Hewer/Rössler
Das Notfall Psychiatrie Buch

Unter Mitarbeit von

Josef Aldenhoff, Barbara Alm, Mathias Berger,
Martin Bohus, Thomas Bronisch, Hans-Ch. Deter,
Matthias Dose, Harald Dreßing, Klaus Ellinger,
Hans Förstl, Kurt Fritzsche, Ulrich Frommberger,
Martin Hambrecht, Leo Hermle, Hildburg Kindt,
Walter E. Müller, Anita Riecher-Rössler,
Dieter Riemann, Fred Rist, Martin H. Schmidt,
Michael Soyka, Godehard Stadtmüller, Ulrich Voderholzer,
Burkhardt Voges, Jörg Walden, Thomas Zilker

DAS NOTFALL PSYCHIATRIE BUCH

Herausgegeben von
Walter Hewer und Wulf Rössler

Mit 9 Abbildungen und 147 Tabellen

Urban & Schwarzenberg · München – Wien – Baltimore

Planung: Dr. med. Thomas Hopfe, München
Lektorat: Petra Münzel-Kaiser M.A., Helga Staudinger M.A., München
Herstellung: D.A.M.P. Peter Mazzetti, München
Graphiken: Esther Schenk-Panic, München
Umschlaggestaltung: Dieter Vollendorf, München

Die Deutsche Bibliothek – CIP-Einheitsaufnahme

Das **Notfall-Psychiatrie-Buch** : mit Tabellen / hrsg. von Walter Hewer und Wulf Rössler. [Unter Mitarb. von Josef Aldenhoff ...]. – München ; Wien ; Baltimore: Urban und Schwarzenberg, 1998
ISBN 3-541-18651-8

Gebrauchsnamen, Handelsnamen, Warenbezeichnungen und dergleichen, die in diesem Buch ohne besondere Kennzeichnung aufgeführt sind, berechtigen nicht zu der Annahme, daß solche Namen ohne weiteres von jedem benutzt werden dürfen. Vielmehr kann es sich auch dann um gesetzlich geschützte Warenzeichen handeln.

Alle Rechte, auch die des Nachdrucks, der Wiedergabe in jeder Form und der Übersetzung in andere Sprachen, behalten sich Urheber und Verleger vor. Es ist ohne schriftliche Genehmigung des Verlages nicht erlaubt, das Buch oder Teile daraus auf photomechanischem Weg (Photokopie, Mikrokopie) zu vervielfältigen oder unter Verwendung elektronischer bzw. mechanischer Systeme zu speichern, systematisch auszuwerten oder zu verbreiten (mit Ausnahme der in den §§ 53, 54 URG ausdrücklich genannten Sonderfälle).

Satz: KOPFteam GmbH, Stockdorf und D.A.M.P. Peter Mazzetti, München
Druck: G. Appl, Wemding
© Urban & Schwarzenberg 1998

ISBN 3-541-18651-8

An Stelle eines Vorworts

I. Einführende Bemerkungen

Psychische Störungen sind in der Bevölkerung außerordentlich weit verbreitet. Naturgemäß sind es akute Manifestationen bzw. Exazerbationen psychischer Erkrankungen und die häufig daraus resultierenden Notfall- und Krisensituationen, die für die betroffenen Patienten und ihre Angehörigen eine besondere Belastung darstellen, ebenso wie sie die Kompetenz des Arztes und der anderen involvierten Berufsgruppen in hohem Maße fordern. Da in solchen Situationen meist ein dringlicher Handlungsbedarf besteht, müssen Entscheidungen häufig von Personen getroffen werden, die zwar über einen medizinischen Hintergrund verfügen, deren Kenntnisse und Erfahrungen auf psychiatrischem Gebiet andererseits begrenzt sind.

Psychiatrische Notfallentscheidungen sollten jedoch unbedingt auf der Grundlage einer ausreichenden psychiatrischen Basiskompetenz getroffen werden, wenn man berücksichtigt, welche Gefährdungen aus akuten psychischen Störungen resultieren können und welche nachteiligen Folgen eine fehlende bzw. nicht sachgerechte Behandlung haben kann. In diesem Zusammenhang haben wir – auch angesichts der Tatsache, daß zum Thema „Notfallpsychiatrie und Krisenintervention" bisher nur relativ wenig deutschsprachige Literatur existiert – gerne die Aufgabe übernommen, vor dem Hintergrund unserer langjährigen Tätigkeit auf diesem Gebiet, als Herausgeber das vorliegende Manual zu gestalten und freuen uns darüber, daß es uns gelungen ist, hierfür ausgewiesene Fachleute zu gewinnen.

II. Gliederung und Konzept des Buches

Der erste Teil des Buches beschäftigt sich mit den Grundlagen des diagnostischen und therapeutischen Handelns in Notfall- und Krisensituationen. Der zweite Teil behandelt Zustandsbilder von besonderer Wichtigkeit, die unter syndromalem Gesichtspunkt besprochen werden. Dies entspricht den Erfordernissen der Notfallsituation insoweit, als die Erstversorgung des Patienten häufig unter primär syndromalem Aspekt stattfindet. Andererseits wird es – angesichts der damit verbundenen differentialtherapeutischen und prognostischen Konsequenzen – immer das Ziel des Arztes sein, zu einem möglichst frühen Zeitpunkt auf dem Boden einer nosologischen (Verdachts-)Diagnose zu handeln. Im Hinblick darauf werden in Teil III die verschiedenen Krankheitsgruppen besprochen. Die Einteilung der Kapitel orientiert sich dabei im wesentlichen an der Systematik der 10. Revision der „Internationalen Klassifikation der Krankheiten" (ICD-10). Schließlich werden im vierten und letzten Teil verschiedene, in den vorangegangenen Abschnitten des Buches nicht systematisch dargestellte Themenbereiche von notfallpsychiatrischem Interesse abgehandelt.

Bei einer Gesamtzahl von 31 Kapiteln konnte es nicht ausbleiben, daß es an manchen Stellen zu inhaltlichen Überschneidungen kam. Wir haben uns entschieden, diese in Kauf zu nehmen, um den Charakter der einzelnen Kapitel als in sich geschlossene Texte zu wahren. Es war uns wichtig, ein hohes Maß an inhaltlicher Geschlossenheit zu erreichen und dennoch die Freiheit der Autoren zu individueller Akzentsetzung nicht zu sehr einzuschränken. Um über das übliche Lehrbuchwissen hinaus eine möglichst praxisnahe Form der Darstellung zu finden, haben wir gemeinsam mit den Autoren versucht, konkrete Hinweise zum praktischen Vorgehen in Notfall- und Krisensituationen zu entwickeln, wobei insbesondere auch der therapeutische Umgang mit dem Patienten Berücksichtigung finden sollte.

Ebenso war es Ziel der Autoren und Herausgeber, ein möglichst hohes Maß an wissenschaftlicher Fundierung zu erreichen. Es wurde insbesondere darauf geachtet, die Inhalte des Buches an dem derzeitigen Erkenntnisstand der klinischen Psychiatrie auszurichten. Allerdings muß einschränkend erwähnt werden, daß viele der Empfehlungen zum diagnostischen und therapeutischen Vorgehen in Notfall- und Krisensituationen mehr auf klinischer Erfahrung, als auf den Ergebnissen systematischer wissenschaftlicher Untersuchungen beruhen.

Wie schon der Umfang des Buches zeigt, wurde auf eine umfassende Darstellung aller notfallrelevanten Themen – unter Einschluß auch solcher Störungen, die nur relativ selten im Rahmen einer Notfall- oder Krisensituation zu beurteilen sind – Wert gelegt. Dies geschah aus mehreren Gründen:

- Mehr als in anderen Fachgebieten gilt für psychiatrische Akutsituationen, daß die subjektiv wahrgenommene Dringlichkeit des Problems ein wesentliches Moment dafür ist, inwieweit eine Intervention (worunter auch ein Gespräch mit primär explorativem Charakter fällt) notwendig ist oder nicht. Im Hinblick darauf werden in diesem Buch auch solche Probleme besprochen, die im Sinne der gängigen Definitionen am ehesten seelischen Krisen entsprechen. Wenn beispielsweise bestimmte in den Kapiteln 3, 7 und 19 dargestellte Problemsituationen aus medizinisch-psychiatrischer Sicht überwiegend nicht akut bedrohlich sind, so schien es uns dennoch angebracht, darauf einzugehen, und zwar zum einen wegen der Häufigkeit, mit der solche Störungen im ärztlichen Notfalldienst, in Krankenhausambulanzen etc. auftreten, zum anderen aber auch deswegen, weil gerade hier eine rechtzeitige Weichenstellung in Richtung psychiatrisch-psychotherapeutischer Hilfen leicht verpaßt werden kann.
- Es sind auch die vielerorts gegebenen Versorgungsbedingungen zu berücksichtigen, die es mit sich bringen, daß nicht selten Zeiträume von 72 Stunden und mitunter auch mehr überbrückt werden müssen, bis eine fachpsychiatrische Beurteilung und Therapieempfehlung erfolgen kann. Dies stellte für uns einen weiteren Anlaß dar, eine thematisch möglichst umfassende Darstellung anzustreben.
- Hier ist also weniger ein „Notfallbuch" im engeren Sinne, als vielmehr ein Manual mit Lehrbuchcharakter entstanden, dessen Inhalte schwerpunktmäßig an den diagnostischen und therapeutischen Erfordernissen in Notfall- und Krisensituationen orientiert sind. Aus inhaltlichen Gründen erschien es uns sinnvoll, auch solche Aspekte zu besprechen, die über die unmittelbare Bewältigung von Akutsituationen hinausreichen, sofern es sich um Hintergrundwissen handelt, das potentiell handlungsrelevant ist, wie etwa Angaben zum Krankheitsverlauf. Hingegen wurde darauf verzichtet, Inhalte, denen in der Akutsituation im allgemeinen eine solche Handlungsrelevanz nicht zukommt, näher zu erörtern. Dies betrifft beispielsweise die Ätiologie oder Epidemiolo-

gie psychischer Störungen oder spezielle Aspekte zu deren Langzeittherapie, worauf – wenn überhaupt – nur in Ausnahmefällen eingegangen wird.

III. Zielgruppen

Mit diesem Buch sollen in besonderem Maße diejenigen Ärzte angesprochen werden, die mit der Diagnostik und Therapie psychiatrischer Akutsituationen konfrontiert sind. Dies sind naturgemäß konsiliarpsychiatrisch tätige Fachärzte, Kolleginnen und Kollegen, die sich in psychiatrischer Weiterbildung befinden, aber auch Ärzte anderer Fachgebiete, die in Allgemeinkrankenhäusern Bereitschaftsdienst leisten oder in den ambulanten ärztlichen Notfalldienst eingebunden sind.

„Last not least" seien auch die in der Versorgung psychisch Kranker involvierten nichtärztlichen Berufsgruppen genannt, also insbesondere Pflegeberufe, Diplom-Psychologen und Sozialarbeiter. Wir hoffen, den Belangen dieser und anderer Berufsgruppen dadurch Rechnung getragen zu haben, daß wir versucht haben, das Buch sprachlich so zu gestalten, daß es hoffentlich für ein möglichst breites Publikum lesbar ist.

IV. Anmerkungen

Um möglichen Mißverständnissen entgegenzuwirken, seien uns noch einige weitere Anmerkungen erlaubt:
– Obwohl wir uns bei der Gestaltung des Buches darum bemüht haben, seine Lesbarkeit über die Berufsgruppe der Ärzte hinaus zu gewährleisten, ist es unzweifelhaft sehr stark „arztzentriert". Dies drückt sich nicht zuletzt darin aus, daß hier in aller Regel vom „Patienten" gesprochen wird, während andere mögliche Bezeichnungen für hilfesuchende Personen („Klient" o.ä.) nur ausnahmsweise verwendet werden. Die wesentliche Begründung hierfür ist, daß Ärzte in Notfall- und Krisensituationen überwiegend die erste Anlaufstelle sind und vor allem auch die unmittelbar notwendigen Entscheidungen zu treffen haben. Dahinter steht auch die konzeptionelle Überlegung, daß wir psychiatrische Notfall- und Krisenintervention ohne engen Bezug zur allgemeinen Medizin nicht für realisierbar halten. Psychiatrische Arbeit ist andererseits in weiten Bereichen – und zwar auch in der Notfall- und Krisenintervention – nur multidisziplinär denkbar. Deshalb wäre es an vielen Stellen des Buches durchaus möglich gewesen, statt vom „Arzt" vom „psychiatrisch Tätigen" zu sprechen, worauf wir jedoch aus sprachlichen Gründen verzichtet haben.
– Manche Leserin (und vielleicht auch mancher Leser) mag es als unzeitgemäß empfinden, wenn überwiegend nur die männliche Form benutzt wird, wenn von Personen beiderlei Geschlechts die Rede ist (also „der Patient" und nicht „der Patient/die Patientin"). Diese Sprachregelung, die einzig und allein unter dem Aspekt der Einfachheit gewählt wurde, wird, so hoffen wir, im Sinne einer geschlechtsübergreifenden Verwendung der männlichen Form verstanden werden!

– Wir orientierten uns in diesem Buch im wesentlichen an den international geltenden Klassifikationssystemen, insbesondere an der ICD-10¹. Wo uns dies aus inhaltlichen Gründen sinnvoll erschien, wurde auch auf das „Diagnostische und Statistische Manual Psychischer Störungen" der American Psychiatric Association (DSM-IV)² Bezug genommen. Andererseits schien es uns nicht angebracht, traditionelle psychopathologische Konzepte völlig über Bord zu werfen. Dies drückt sich beispielsweise darin aus, daß der Leser an einigen Stellen des Buches solche Begriffe, wie „endogen" oder „Neurose" findet, obwohl diese Termini in den genannten Klassifikationssystemen weitgehend unberücksichtigt geblieben sind. Terminologische Mißverständnisse könnten sich auch durch die häufige Verwendung solcher Begriffe, wie „organische Faktoren", „organische Verursachung" u.ä. ergeben. Wir haben uns hierbei der Nomenklatur der ICD-10 bedient, die organische psychische Störungen von solchen, für die (bisher) keine körperliche Ursache nachgewiesen werden kann, unterscheidet, während dieses Klassifikationsprinzip im DSM-IV bekanntlich aufgegeben wurde. Häufig ist auch von „körperlichen" oder „somatischen" Erkrankungen die Rede. Mit diesen Begriffen sind in der Regel nichtpsychiatrische Erkrankungen gemeint, ungeachtet der Tatsache, daß psychische Erkrankungen auch körperlich verursacht sein können.

– Wir haben uns generell darum bemüht, Empfehlungen zur medikamentösen Behandlung möglichst konkret zu fassen; andererseits war es aus Gründen des Umfangs und der Lesbarkeit des Textes nicht möglich, durchgehend detaillierte Angaben zu Dosierung, Kontraindikationen und anderen anwendungsrelevanten Aspekten zu machen. Deshalb möchten wir ausdrücklich darauf hinweisen, daß es in der Verantwortung des Anwenders liegt, sich – sofern er mit einem bestimmten Medikament nicht ausreichend vertraut ist – anhand des Beipackzettels oder anderer Informationsquellen eingehend zu informieren. Dies gilt um so mehr, als neue Erkenntnisse zu Veränderungen der Anwendungsrichtlinien für die empfohlenen Medikamente führen können. Gelegentlich werden Medikamente empfohlen (z.B. Antikonvulsiva bei affektiven Erkrankungen), für die eine entsprechende Indikation vom Bundesinstitut für Arzneimittel und Medizinprodukte (BfArM) bisher noch nicht anerkannt wurde. Auch wenn solche therapeutischen Empfehlungen derzeitigem wissenschaftlichem Konsens entsprechen, ist zu beachten, daß die Anwendung von Medikamenten bei offiziell nicht zugelassenen Indikationen nur unter den Bedingungen der Kurierfreiheit möglich ist und dem Patienten im Aufklärungsgespräch entsprechende Hinweise gegeben werden müssen. Schließlich sei noch darauf hingewiesen, daß wir aus naheliegenden Gründen immer nur ausgewählte Pharmaka und Handelspräparate aufführen konnten, woraus nicht geschlossen werden darf, daß andere, nicht genannte Substanzen bzw. Präparate nicht genausogut angewandt werden könnten.

---

1 Weltgesundheitsorganisation: Internationale Klassifikation psychischer Störungen, ICD-10, Kapitel V (F). Klinisch-diagnostische Leitlinien. Hrsg. v. H. Dilling, W. Mombour, M. H. Schmidt, 2. Aufl., Huber, Bern–Göttingen–Toronto 1993.
2 Diagnostisches und Statistisches Manual Psychischer Störungen DSM-IV. Übersetzt nach der vierten Auflage des Diagnostic und Statistical Manual of Mental Disorders der American Psychiatric Association. Deutsche Bearbeitung und Einführung von H. Saß, H.-U. Wittchen und M. Zaudig, 2. Aufl., Hogrefe, Göttingen–Bern–Toronto–Seattle 1998.

- Obwohl wir sehr darauf geachtet haben, das Buch möglichst praxisnah zu gestalten, möchten wir ausdrücklich davor warnen, es wie ein „Kochbuch" zu verwenden. Unabhängig davon, ob es sich um diagnostische oder therapeutische Interventionen – pharmakologische wie nicht-pharmakologische – handelt, müssen in einem Lehrbuchtext niedergelegte Empfehlungen immer daraufhin überprüft werden, in welcher Weise eine Modifikation im konkreten Einzelfall notwendig ist. Wir möchten auch betonen, daß wir – so sehr uns daran gelegen ist, daß Nicht-Fachärzte mit einer möglichst hohen Kompetenz auf psychiatrischem Gebiet ausgestattet sind – dennoch in schwierigen Situationen immer dazu raten, fachärztliche Kompetenz zu einem möglichst frühen Zeitpunkt in den Entscheidungsprozeß einzubeziehen.
- Schließlich liegt uns ein Punkt noch sehr am Herzen: An zahlreichen Stellen des Buches wird auf die aus akuten Exazerbationen psychischer Erkrankungen potentiell resultierenden Gefahren Bezug genommen und der Aspekt der Sicherheit für den Patienten wie für die Helfer zur Sprache gebracht. Wir möchten damit in keiner Weise einer – sachlich auch nicht zu rechtfertigenden – Ausgrenzung psychisch Kranker mit dem Attribut der „Gefährlichkeit" Vorschub leisten. Wenn wir relativ häufig auf mögliche „Gefährdungen" hinweisen, so hängt dies zum einen mit der Zielsetzung dieses Buches zusammen, zum anderen scheint es uns notwendig, gerade den weniger Erfahrenen über solche Aspekte nicht in Unkenntnis zu lassen und damit seinen legitimen Sicherheitsbedürfnissen Rechnung zu tragen. Darüber hinaus denken wir, daß eine realistische Darstellung möglicher Gefahren (auch wenn ihre Wahrscheinlichkeit häufig gering sein mag) dazu beitragen kann, diffusen Bedrohungsgefühlen auf seiten der Helfer entgegenzuwirken, und es ihnen unter Umständen sogar erleichtern kann, sich auf den Patienten „einzulassen".

V. Danksagungen und Ausblick

Es ist uns ein großes Anliegen, denjenigen Personen, die zum Gelingen dieses Buches direkt oder indirekt beigetragen haben, Dank zu sagen. Dieser Dank geht als erstes an die Autoren des Buches, denen wir in intensiver Auseinandersetzung zum Teil weitgehende Modifikationen ihrer Kapitel abgefordert haben, um bei aller Individualität ein Lehrbuch aus einer Hand vorlegen zu können, und ebenso an Herrn Prof. Dr. Mathias Berger aus Freiburg, für dessen Engagement in der ersten Planungsphase des Buches. Danken möchten wir auch Herrn Dr. Hopfe vom Verlag Urban & Schwarzenberg, dessen Initiative maßgeblich war für die Entstehung dieses Buches, den Lektorinnen Frau Petra Münzel-Kaiser M.A. und Frau Helga Staudinger M.A. für ihre Geduld, ihre außerordentlich kompetente und engagierte Unterstützung und die zu jeder Zeit angenehme Zusammenarbeit sowie allen anderen an diesem Projekt beteiligten Verlagsmitarbeiterinnen und -mitarbeitern.

Es wäre uns nicht möglich gewesen, die Herausgeberschaft für dieses Buch zu übernehmen, wenn wir nicht im Rahmen unserer langjährigen notfall- und konsiliarpsychiatrischen Tätigkeit am Zentralinstitut für Seelische Gesundheit und am Klinikum Mannheim die Gelegenheit gehabt hätten, ein breites Spektrum von psychiatrischen Notfall- und Krisensituationen in der Praxis kennenzulernen und uns intensiv damit auseinanderzusetzen. Der daraus resultierende Erfahrungshorizont bildet den Rahmen für dieses Buch. Für die vielfältigen Anregungen und Vorschläge bezüglich klinisch praktischer Handlungsregeln möchten wir allen ärztlichen Kolleginnen und Kollegen danken, namentlich Herrn Prof. Dr. Dr. Fritz Henn, dem Direktor des Zentralinstituts für Seelische Gesundheit und seinem Vorgänger, Herrn Prof. Dr. Dr. Heinz Häfner. Unser Dank geht ebenso an die nichtärztlichen Mitarbeiterinnen und Mitarbeiter des Instituts, für die wir stellvertretend das Pflegeteam der Intensivstation nennen möchten. Danken möchten wir auch allen anderen Personen, die uns in der einen oder anderen Weise in unserer Arbeit unterstützen und die wir hier nicht alle einzeln nennen können.

Schließlich möchten wir gegenüber denen, die uns am nächsten stehen – unseren beiden Familien – in besonderer Weise unsere Verbundenheit zum Ausdruck bringen und Ihnen danken für die vielfältige Unterstützung, die wir durch sie erfahren dürfen, aber auch das Verständnis, das sie unseren beruflichen Verpflichtungen entgegenbringen.

Wir hoffen nun, daß dieses Manual auf positive Resonanz stoßen wird. Dabei gehen wir davon aus, daß wir zwar den Rahmen dieses Buches beibehalten werden, aber die einzelnen Kapitel werden weiterentwickeln müssen. Wir sind deshalb auf Rückmeldungen, Anregungen und Kritik durch unsere Leser angewiesen.

Walter Hewer und Wulf Rössler
Mannheim und Zürich

Im August 1998

Mitarbeiterverzeichnis

Herausgeber

Dr. med. Walter Hewer
Psychiatrische Klinik
Zentralinstitut für Seelische
Gesundheit
Postfach 12 21 20
68072 Mannheim

Prof. Dr. med.
Dipl.-Psych. Wulf Rössler
Psychiatrische
Universitätsklinik
Sektor West und zentrale
sozialpsychiatrische Dienste
Militärstraße 8
8021 Zürich
Schweiz

Mitautoren

Prof. Dr. med. Josef Aldenhoff
Direktor der
Psychiatrischen Klinik
Niemannsweg 147
24105 Kiel

Dr. med.
Dipl.-Psych. Barbara Alm
Klinik für Psychiatrie und
Psychotherapie – Zentralinstitut
für Seelische Gesundheit
Postfach 12 21 20
68072 Mannheim

Prof. Dr. med. Mathias Berger
Universitätsklinik für
Psychiatrie und Psychosomatik
Hauptstraße 5
79104 Freiburg

Dr. med. Martin Bohus
Abteilung für Psychiatrie
und Psychotherapie
Universitätsklinik für
Psychiatrie und Psychosomatik
Hauptstraße 5
79104 Freiburg

Priv.-Doz.
Dr. med. Thomas Bronisch
Max-Planck-Institut für
Psychiatrie
Kraepelinstraße 10
80804 München

Prof. Dr. med. Hans-Ch. Deter
Universitätsklinikum Benjamin
Franklin – Medizinische Klinik
und Poliklinik der FU
Abteilung für Psychosomatik
und Psychotherapie
Hindenburgdamm 30
12200 Berlin

Priv.-Doz.
Dr. med. Matthias Dose
Bezirkskrankenhaus
Taufkirchen
Bräuhausstraße 5
84416 Taufkirchen a.d. Vils

Dr. med. Harald Dreßing
Psychiatrische Klinik
Zentralinstitut für Seelische
Gesundheit
Postfach 12 21 20
68072 Mannheim

Priv.-Doz.
Dr. med. Klaus Ellinger
Institut für Anästhesiologie und
operative Intensivmedizin
Klinikum Mannheim gGmbH
Theodor-Kutzer-Ufer
68167 Mannheim

Prof. Dr. med. Hans Förstl
Direktor der Psychiatrischen
Klinik der Technischen
Universität München
Klinikum rechts der Isar
Ismaninger Straße 22
81675 München

Dr. med. Kurt Fritzsche
Abteilung für Psychosomatik
und Psychotherapeutische
Medizin
Universitätsklinik für
Psychiatrie und Psychosomatik
Hauptstr. 8
79104 Freiburg

Dr. med. Dipl.-Biol.
Ulrich Frommberger
Abteilung für Psychiatrie und
Psychotherapie
Universitätsklinik für
Psychiatrie und Psychosomatik
Hauptstraße 5
79104 Freiburg

Priv.-Doz. Dr. med. Dr. phil.
Martin Hambrecht
Klinik und Poliklinik für
Neurologie und Psychiatrie
Universität zu Köln
Joseph-Stelzmann-Str. 9
50924 Köln

Priv.-Doz.
Dr. med. Leo Hermle
1. Psychiatrische Abteilung
Krankenhaus Christophsbad
Faurndauer Straße 6–28
73035 Göppingen

Prof. Dr. med. Hildburg Kindt
Abteilung für Psychiatrie und
Psychotherapie mit Poliklinik
Universitätsklinik für
Psychiatrie und Psychosomatik
Hauptstraße 5
79104 Freiburg

Prof. Dr. med. Walter E. Müller
Pharmakologisches Institut
für Naturwissenschaftler
Biozentrum Niederursel
Universität Frankfurt
Marie-Curie-Str. 9
60439 Frankfurt/Main

Prof. Dr. med.
Anita Riecher-Rössler
Psychiatrische
Universitätspoliklinik
Kantonsspital
Petersgraben 4
4031 Basel
Schweiz

Prof. Dr. med. Dieter Riemann
Abteilung für Psychiatrie und
Psychotherapie
Universitätsklinik für
Psychiatrie und Psychosomatik
Hauptstraße 5
79104 Freiburg

Prof. Dr. rer. soc. Fred Rist
Psychologisches Institut I
Universität Münster
Fliednerstraße 21
48149 Münster

Prof. Dr. med. Dr. rer. nat.
Martin H. Schmidt
Klinik für Kinder- und
Jugendpsychiatrie
Zentralinstitut für Seelische
Gesundheit
Postfach 12 21 20
68072 Mannheim

Priv.-Doz.
Dr. med. Michael Soyka
Psychiatrische Klinik und
Poliklinik der Universität
Nußbaumstraße 7
80336 München

Dr. med. Godehard Stadtmüller
Adula-Klinik für Psychosomatik und Psychotherapie
In der Leite 6
87561 Oberstdorf

Dr. med. Ulrich Voderholzer
Abteilung für Psychiatrie und
Psychotherapie
Universitätsklinik für
Psychiatrie und Psychosomatik
Hauptstraße 5
79104 Freiburg

Priv.-Doz. Dr. Burkhardt Voges
Abteilung Gemeindepsychiatrie
Zentralinstitut für Seelische
Gesundheit
Postfach 12 21 20
68072 Mannheim

Prof. Dr. med. Dr. rer. nat.
Jörg Walden
Abteilung für Psychiatrie
und Psychotherapie
Universitätsklinik für
Psychiatrie und Psychosomatik
Hauptstraße 5
79104 Freiburg

Prof. Dr. med. Thomas Zilker
Toxikologische Abteilung
II. Medizinische Klinik u.
Poliklinik der Technischen
Universität München
Klinikum rechts der Isar
Ismaninger Str. 22
81675 München

Inhaltsverzeichnis

An Stelle eines Vorworts V

Mitarbeiterverzeichnis XI

I Grundlagen

1	**Versorgungsebenen in der Notfallpsychiatrie** (**W. Rössler, A. Riecher-Rössler**)	2
1.1	Psychiatrischer Notfall – Seelische Krise	2
1.2	Organisationsprinzipien	3
1.3	Einrichtungen der Notfall- und Krisenhilfe	4
1.3.1	Spezialisierte Notfall- und Krisendienste	4
1.3.2	Vorfeld- und Kernfeldeinrichtungen	4
1.3.3	Filtermodell der Notfall- und Krisenversorgung ..	7
1.4	Praktische Schwierigkeiten	8
1.5	Praktisches Vorgehen zur Ermittlung der zuständigen Hilfeinstanz im Einzelfall	10
2	**Der Zugang zum Patienten – Anamnese- und Befunderhebung** (**J. Aldenhoff**)	12
2.1	Zugang zum Patienten	12
2.1.1	Chancen und Risiken des Erstgesprächs in der Notfallsituation	12
2.1.2	Anforderungen an die Untersuchungssituation ..	14
2.1.3	Einbeziehung von Angehörigen in der Notfallsituation	15
2.1.4	Polizeiliche Anwesenheit	15
2.1.5	Telefonische Kontakte	16
2.2	Entscheidungen vor der Notfalluntersuchung ...	16
2.3	Ziele des Erstkontakts in der Notfallsituation ...	17
2.4	Praxis der Anamnese- und Befunderhebung	18
2.4.1	Allgemeine Hinweise zur Gesprächsführung	18
2.4.2	Systematik des psychopathologischen Befundes in der Notfallsituation	20
2.5	Körperliche und Laboruntersuchung	26
2.6	Spezifische Probleme	27
2.6.1	Suizidalität	27
2.6.2	Fremdgefährdung	29
3	**Therapeutische Gesprächsführung in der Notfallpsychiatrie und Krisenintervention** (**G. Stadtmüller, W. Hewer, K. Fritzsche**)	30
3.1	Voraussetzungen für eine therapeutische Gesprächsintervention	31

3.2	Ziele und allgemeine Richtlinien des therapeutischen Gesprächs in Notfall- und Krisensituationen	32
3.3	Praxis der Gesprächsführung	36
3.3.1	Einleitung des Gesprächs	37
3.3.2	Gewährleistung einer ruhigen Umgebung	37
3.3.3	Aktives Zuhören	38
3.3.4	Exploration	40
3.3.5	Information und Beratung	40
3.3.6	Erkennen und Bearbeiten von Konfliktsituationen	41
3.3.7	Einleitung der Weiterbehandlung	43
3.3.8	Konfrontation	43
3.3.9	Einbeziehung von Angehörigen und anderen Bezugspersonen	44
3.4	Hinweise zur Gesprächsführung bei ausgewählten Zustandsbildern	45
3.4.1	Der ängstliche, „somatisierende" Patient	45
3.4.2	Der verleugnende, nicht krankheitseinsichtige Patient	46
3.4.3	Verlust einer nahen Bezugsperson	46
3.4.4	Der suizidale Patient	48
3.4.5	Der feindselige, aggressive Patient	49
3.4.6	Der psychotische Patient	50
3.4.7	Der intoxikierte Patient	50
3.5	Prinzipien der Krisenintervention	51
4	**Medikamente in der Notfallpsychiatrie (W. E. Müller)**	**56**
4.1	Pharmakokinetische Grundlagen unter besonderer Berücksichtigung der Einmaldosierung	56
4.2	Die chemische Neurotransmission im Gehirn als der primäre Angriffspunkt der Psychopharmaka	59
4.3	Benzodiazepine	61
4.3.1	Eigenschaften der Gruppe	61
4.3.2	Spezielle Eigenschaften einiger Benzodiazepinderivate	64
4.4	Antidepressiva	65
4.4.1	Eigenschaften der Gruppe	65
4.4.2	Spezielle Eigenschaften einiger Antidepressiva	67
4.5	Neuroleptika	70
4.5.1	Eigenschaften der Gruppe	70
4.5.2	Spezielle Eigenschaften einiger Neuroleptika	72
5	**Forensische Fragen bei Notfallentscheidungen (H. Kindt)**	**74**
5.1	Behandlungsauftrag und Behandlungspflicht	75
5.2	Schweigepflicht und Dokumentation	76
5.3	Einwilligung nach Aufklärung (informed consent)	77

5.4	Unterbringung gegen den Willen und zum Schutz psychisch Kranker in einer psychiatrischen Klinik	79
5.4.1	Kriterien für die Unterbringung nach Unterbringungsgesetz oder Betreuungsgesetz . .	80
5.4.2	Praktisches Vorgehen im Unterbringungsverfahren	81
5.5	Einsichtsrecht in psychiatrische Krankenunterlagen	83
5.6	Spezielle gutachterliche Fragestellungen in psychiatrischen Notfallsituationen	85
5.6.1	Vernehmungs-, Verhandlungs- und Haftfähigkeit	86
5.6.2	Fahrtauglichkeit/-tüchtigkeit	86
5.7	Ärztliches Zeugnis, ärztliches Gutachten	87

II Wichtige Syndrome

6	Erregungszustände, aggressives und fremdgefährdendes Verhalten (W. Hewer)	90
7	Angst (U. Frommberger, F. Rist)	112
8	Akute Psychose (W. Rössler, A. Riecher-Rössler)	125
9	Depressive Syndrome (M. Hambrecht)	139
10	Suizidalität (T. Bronisch)	159
11	Stupor (W. Hewer)	171
12	Bewußtseinsstörungen (Delir, Verwirrtheits- und Dämmerzustände) (J. Walden, W. Hewer)	184
13	Intoxikationen (Th. Zilker)	194

III Psychiatrische Krankheitsbilder

14	Organische psychische Störungen (J. Walden, W. Hewer)	214
14.1	Organische Psychosyndrome	214
14.1.1	Delir	216
14.1.2	Organisches amnestisches Syndrom	222
14.1.3	Andere organische Psychosyndrome (Halluzinosen, katatone, wahnhafte, affektive, Angst- und dissoziative Störungen) .	223
14.1.4	Organische Persönlichkeitsveränderungen ...	224

14.2	Hirnerkrankungen	225
14.2.1	Schädel-Hirn-Trauma	226
14.2.2	Epilepsien	227
14.2.3	Parkinson-Erkrankung	230
14.3	Extrazerebrale Erkrankungen	231
14.3.1	Allgemeinerkrankungen	231
14.3.2	Akute intermittierende Porphyrie	232
14.4	Typische Fehler	233

15	**Alkoholkrankheit (L. Hermle)**	**234**
15.1	Intoxikation	236
15.2	Entzugssyndrome	239
15.2.1	Delir	240
15.2.2	Leichtere Entzugssyndrome	247
15.3	Krampfanfälle bei Alkoholabhängigen	249
15.4	Psychotische Störungen	250
15.5	Wernicke-Enzephalopathie	251
15.5.1	(Wernicke-)Korsakow-Syndrom	253
15.6	Andere akute und chronische Alkoholfolgekrankheiten	253
15.6.1	Zentrale pontine Myelinolyse	253
15.6.2	Marchiafava-Bignami-Syndrom	254
15.6.3	Alkoholdemenz	254
15.6.4	Suizidalität bei Alkoholkranken	255
15.7	Typische Fehler bei der Behandlung von Alkoholkranken	256

16	**Psychische Störungen infolge anderer psychotroper Substanzen (M. Soyka)**	**257**
16.1	Opioide	258
16.1.1	Opioidintoxikation	263
16.1.2	Opioidentzugssyndrom	264
16.1.3	Notfälle bei methadonsubstituierten Patienten	268
16.1.4	Notfälle bei Patienten unter Naltrexon	271
16.2	Cannabinoide	271
16.2.1	Cannabisintoxikation	273
16.2.2	Cannabisinduzierte psychotische Störungen	274
16.2.3	Andere THC-induzierte psychische Störungen	274
16.3	Sedativa/Hypnotika	275
16.3.1	Intoxikation durch Sedativa, Hypnotika oder Anxiolytika	275
16.3.2	Entzug von Sedativa/Hypnotika	277
16.3.3	Andere organisch bedingte psychische Störungen nach Einnahme von Sedativa/Hypnotika oder Anxiolytika	279
16.4	Kokain	279
16.4.1	Intoxikation	280
16.4.2	Kokainentzugssyndrom	282
16.4.3	Kokaindelir	282
16.4.4	Psychotische Störungen	283

16.5	Andere Psychostimulanzien	283
16.5.1	Intoxikation	284
16.5.2	Entzugssyndrome	284
16.5.3	Delir	285
16.5.4	Psychotische Störungen	285
16.6	Halluzinogene	286
16.6.1	Halluzinose	286
16.6.2	Halluzinogeninduzierte wahnhafte Störung	288
16.6.3	Halluzinogeninduzierte affektive Störung	288
16.6.4	Halluzinogeninduzierte Flashbacks (Nachhallzustände) und Wahrnehmungsveränderungen	288
16.7	Phencyclidin (PCP) oder ähnlich wirkende Arylcylohexylamine	289
16.7.1	PCP-Intoxikation	290
16.7.2	PCP-induziertes Delir	290
16.7.3	PCP-induzierte psychotische Störungen	291
16.7.4	PCP-induzierte affektive Störungen	291
16.7.5	Andere PCP-induzierte organische psychische Störungen	291
16.8	Lösungsmittel (Inhalanzien)	291
16.8.1	Intoxikation durch Inhalanzien	292
16.9	Andere psychotrope Substanzen	293
16.10	Polytoxikomanie	293
16.11	Besondere Aspekte der Diagnostik und Therapie bei Drogenabhängigkeit	295
16.11.1	Folge- und Begleiterkrankungen	295
16.11.2	Nachweismethoden	297
16.11.3	Besonderheiten im Umgang mit Drogenabhängigen	297
16.11.4	Prognose Drogenabhängiger	298
16.11.5	Therapie mit Anti-Craving-Substanzen nach Entzug	299
16.11.6	HIV-positive drogenabhängige Patienten	299
17	**Schizophrenie und verwandte Erkrankungen (A. Riecher-Rössler, W. Rössler)**	**301**
17.1	Schizophrene Psychosen	301
17.1.1	Notfallsituation paranoid-halluzinatorische Zustandsbilder	304
17.1.2	Notfallsituation katatone Zustandsbilder	313
17.1.3	Notfallsituation hebephrene Zustandsbilder	319
17.1.4	Weitere Notfallsituationen bei Schizophrenie	320
17.2	Andere Psychosen des schizophrenen Formenkreises	321
17.3	Wahnerkrankungen	322
17.4	Typische Fehler bei der Behandlung schizophrener und verwandter Erkrankungen	323
18	**Affektive Erkrankungen (M. Bohus, M. Berger)**	**325**
18.1	Manie	328
18.2	Depression	339

19	**Neurotische und verwandte Störungen**	356
19.1	Angststörungen (F. Rist, U. Frommberger, W. Hewer)	357
19.2	Zwangsstörung (H. Dreßing)	365
19.3	Dissoziative Störungen (H. Dreßing)	367
19.4	Somatoforme Störungen (F. Rist, U. Frommberger)	371
20	**Belastungsreaktionen und Anpassungsstörungen (H. Dreßing)**	376
20.1	Belastungsreaktionen	376
20.1.1	Akute Belastungsreaktion	377
20.1.2	Posttraumatische Belastungsstörung	379
20.1.3	Spezielle Aspekte der Belastungsreaktion nach Vergewaltigung	383
20.2	Anpassungsstörungen	386
20.2.1	Trauerreaktionen	387
20.2.2	Partnerschaftskonflikte	390
21	**Eßstörungen (W. Hewer, H.-Ch. Deter, M. Berger)**	394
21.1	Anorexia nervosa	394
21.1.1	Psychiatrische Notfallsituationen	396
21.1.2	Somatische Notfallsituationen	397
21.2	Bulimia nervosa	400
21.2.1	Psychiatrische Notfallsituationen	401
21.2.2	Somatische Notfallsituationen	402
21.3	Andere Eßstörungen	403
22	**Schlafstörungen (U. Voderholzer, D. Riemann)**	405
22.1	Insomnien	406
22.2	Hypersomnien	409
22.3	Parasomnien	410
23	**Sexualstörungen (B. Voges)**	412
23.1	Sexuelle Funktionsstörungen	413
23.2	Störungen der Geschlechtsidentität	414
23.3	Störungen der Sexualpräferenz	415
23.4	Sexuelle Entwicklungs- und Orientierungsstörungen	418
23.5	Ergänzende allgemeine therapeutische Richtlinien	419
24	**Persönlichkeits- und Verhaltensstörungen (T. Bronisch)**	422
24.1	Paranoide und schizoide Persönlichkeitsstörungen	423
24.2	Dissoziale, emotional instabile, histrionische und narzißtische Persönlichkeitsstörungen	426

24.3	Ängstliche, abhängige, anankastische und passiv-aggressive Persönlichkeitsstörungen	430
24.4	Abnorme Gewohnheiten und Störungen der Impulskontrolle (pathologisches Glücksspiel, pathologische Brandstiftung, pathologisches Stehlen, Trichotillomanie)	432
24.5	Pharmakologisch behandelbare Syndrome bei Persönlichkeitsstörungen	433
24.6	Indikationen und Kontraindikationen zur stationären Aufnahme von Patienten mit schweren Persönlichkeitsstörungen	436

25	**Notfall- und Krisensituationen bei Minderbegabung (M. Dose)**	**438**
25.1	Erregungszustände, fremd- und/oder autoaggressives Verhalten	439
25.2	Psychosen des schizophrenen Formenkreises	443
25.3	Affektive Störungen	446
25.3.1	Behandlung manischer Episoden	446
25.3.2	Antidepressive Behandlung	447
25.4	Rechtliche Aspekte der Behandlung bei minderbegabten Patienten	447
25.5	Unerwünschte psychische Wirkungen der Neuroleptika	449
25.6	Auswirkungen des Hospitalismus	450
25.7	Bezugspersonen	450
25.8	Verhaltenstherapie mit Minderbegabten	451
25.9	Typische Fehler	452
25.10	Behindertenverbände und Selbsthilfegruppen	453

26	**Notfall- und Krisensituationen bei Kindern und Jugendlichen (M. H. Schmidt)**	**455**
26.1	Alterstypische Besonderheiten	455
26.1.1	Rechtliche Situation	455
26.1.2	Befunderhebung in der Notfallsituation	457
26.1.3	Prinzipien der Intervention in der Notfall- und Krisensituation	458
26.2	Gewalttätiges und dissoziales Verhalten	460
26.3	Emotionale Störungen	462
26.3.1	Trennungsangststörung	462
26.3.2	Notfallsituationen bei Zwangsstörungen	464
26.4	Psychotische Störungen im Kindes- und Jugendalter	465
26.5	Suizidalität und depressive Störungen	466
26.5.1	Suizidalität	466
26.5.2	Depressive Störungen	469
26.6	Automutilation bei autistischen Störungen	470

26.7	Interaktionsstörungen als Krisensituationen	471
26.7.1	Krisen bei Fütterstörungen	472
26.7.2	Krisen bei Schlafstörungen	472
26.7.3	Krisen bei Geschwisterrivalität	473
26.7.4	Krisen bei hyperkinetischen Störungen	473
26.7.5	Krisen bei oppositionellem Verhalten	473
26.8	Notfall- und Krisensituationen nach Mißhandlung und sexuellem Mißbrauch	474
26.9	Notfälle bei dissoziativen Störungen und Belastungsreaktionen	477
26.9.1	Dissoziative Störungen	477
26.9.2	Mutismus als Belastungsreaktion	478
26.9.3	Andere Belastungsreaktionen	479
27	**Notfall- und Krisensituationen im höheren Lebensalter** (H. Förstl, G. Stadtmüller, W. Hewer)	**480**
27.1	Delir	482
27.2	Demenz	488
27.3	Affektive Störungen	491
27.4	Suizidalität	493
27.5	Schizophreniforme Psychosen	494

IV Besondere Problembereiche

28	**Akut- und Notfallsituationen durch unerwünschte Arzneimittelwirkungen (UAW)** (W. Hewer)	**498**
28.1	Entstehung	499
28.2	Zentralnervöse UAW von Psychopharmaka	500
28.2.1	Delir	500
28.2.2	Extrapyramidale Störungen unter Neuroleptika	502
28.2.3	Extrapyramidale Bewegungsstörungen unter Antidepressiva	506
28.2.4	Krampfanfälle	507
28.2.5	Stürze	508
28.2.6	Malignes neuroleptisches Syndrom	509
28.2.7	Serotoninsyndrom	513
28.2.8	Verschiedenes	515
28.3	Psychische Störungen durch primär nichtpsychotrope Pharmaka	516
28.4	Extrazerebrale UAW	519
28.4.1	Kardiale Komplikationen	519
28.4.2	Hypertone Reaktionen	521
28.4.3	Hypotone Reaktionen	522
28.4.4	Respiratorische Komplikationen	524
28.4.5	Hämatologische Komplikationen	525
28.4.6	Hepatotoxische Reaktionen	527
28.4.7	Gastrointestinale Störungen	527
28.4.8	Störungen im Bereich des Urogenitaltrakts	528

28.4.9	Hyponatriämie	529
28.4.10	Glaukomanfall	530
28.4.11	Hautreaktionen	530
28.4.12	Verschiedenes	531
28.5	Prophylaktische Aspekte	532

29 Psychiatrische Notfälle im Notarztdienst (K. Ellinger) 535

29.1	Differentialdiagnose von Erregungszuständen	536
29.2	Spezielle Krankheitsbilder	537
29.2.1	Akute Psychosen	537
29.2.2	Delir	538
29.2.3	Suizidalität	540

30 Psychiatrische Notfälle und Krisen im Allgemeinkrankenhaus (B. Alm) 543

30.1	Prinzipien des diagnostischen und therapeutischen Vorgehens	544
30.1.1	Allgemeines	544
30.1.2	Psychotherapeutische Interventionsprinzipien	545
30.1.3	Psychopharmakologische Interventionen	546
30.2	Der Patient auf Intensivstation	548
30.3	Typische Probleme in der perioperativen Phase	549
30.3.1	Häufige psychische Störungen in der perioperativen Phase	549
30.3.2	Psychopharmaka und Anästhetika	551
30.4	Typische Probleme bei nephrologischen Patienten	554
30.4.1	Dialysepatienten	554
30.4.2	Nierentransplantierte Patienten	556
30.5	Psychische Störungen in Gravidität und Post-partum-Phase	556
30.5.1	Häufige psychische Störungen	556
30.5.2	Psychopharmaka in Schwangerschaft und Wochenbett	557
30.5.3	Postpartale depressive Syndrome und Psychosen	559
30.6	Patienten mit HIV-Infektion und AIDS	560
30.6.1	Beratung vor und nach HIV-Testung	560
30.6.2	Psychopathologische Syndrome	561
30.6.3	Besonderheiten bei der Betreuung von AIDS-Patienten	564
30.7	Der krebskranke Patient	564
30.7.1	Aufklärung	564
30.7.2	Psychische Störungen	565
30.7.3	Betreuung im Finalstadium	565
30.8	Häufige Rechtsprobleme im Allgemeinkrankenhaus	566

31	**Besondere Situationen (H. Dreßing)**	570
31.1	Artifizielle Störungen	570
31.2	Simulation	576
31.3	„Drug seeking"	577
31.4	Sprachliche Kommunikationsprobleme	579
31.4.1	Fremdsprachige Patienten	579
31.4.2	Andere Ursachen	580
31.5	Obdachlosigkeit	581
31.6	Patienten mit gehäuften Notfallkonsultationen	582
31.7	Inhaftierung	583

Sachverzeichnis 587

I
Grundlagen

1
Versorgungsebenen in der Notfallpsychiatrie

WULF RÖSSLER, ANITA RIECHER-RÖSSLER

1.1 Psychiatrischer Notfall – Seelische Krise

Die Begriffe „psychiatrischer Notfall" und „seelische Krise" sind unterschiedlicher Herkunft. Der psychiatrische Notfall ist das Analogon zum medizinischen Notfall: ein Zustand, in der Regel durch Krankheit verursacht, der zur Abwendung von Lebensgefahr oder anderen schwerwiegenden Folgen unverzüglich der sachverständigen Beurteilung und Behandlung bedarf.

Während also der Begriff des psychiatrischen Notfalls dem pragmatischen Verständnis der Notfallmedizin entstammt, hat der Begriff der „seelischen Krise" einen theoretischen, auf der Psychoanalyse und der anthropologischen Medizin basierenden Hintergrund. Krisen entstehen in individuellen Belastungssituationen. Bei ausreichendem individuellem Bewältigungsvermögen und unter Nutzung natürlicher Hilfepotentiale gelingt die Lösung der Konflikte und damit die Überwindung der Krise. Somit kann eine Krise unter Umständen auch zur Persönlichkeitsreifung beitragen.

Hiervon gibt es Ausnahmen, die professionelles Eingreifen erfordern. Dies gilt für Menschen, deren Bewältigungsvermögen zu gering ist, die eine hohe Verletzbarkeit für Belastungen aufweisen, deren natürliche Hilfepotentiale ausgeschöpft oder primär schon nicht vorhanden sind. Normale Lebenskrisen können dann rasch in abnorme Krisen übergehen.

Abnorme Krisen zeichnen sich durch eine mißlungene Bewältigung aus, die zu verschiedenartigen psychischen Störungen, wie depressiven Reaktionen, Suizidversuchen, akuten Erregungszuständen, somatoformen Störungen etc., führen kann. Die Übergänge von abnormen Krisen zu psychiatrischen Notfällen sind deshalb fließend.

Im Selbstverständnis vieler Einrichtungen und Dienste, die Hilfen in seelischen Notsituationen anbieten, besteht aber ein prinzipieller Unterschied zwischen Institutionen, deren Zuständigkeit im Bereich abnormer Krisen einerseits bzw. psychiatrischer Notfälle andererseits liegt. Vor dem Versuch, einzelne Einrichtungen und Dienste, die in Deutschland auf diesem Feld tätig sind, zu klassifizieren, sollen deshalb einige Organisationsprinzipien erläutert werden, anhand derer der Beitrag einzelner Einrichtungen zur Notfall- und Krisenhilfe beurteilt werden kann.

1.2 Organisationsprinzipien

Eine angemessene Versorgung im Bereich von Krisenintervention und Notfallpsychiatrie muß sich an folgenden Leitlinien orientieren:
– Auf einer funktionalen Ebene ist vorwiegend die Dringlichkeit einer Intervention zu berücksichtigen. Wenn Hilfe wirklich dringlich benötigt wird, muß sie rund um die Uhr zur Verfügung stehen und rasch, d.h. auch verkehrstechnisch unkompliziert, zu erreichen sein.
– Auf einer organisatorischen Ebene ist neben der Dringlichkeit einer erforderlichen Hilfe, die die Öffnungszeiten und die Erreichbarkeit einer Einrichtung bestimmt, vor allem die Art der einzuleitenden Maßnahmen von Bedeutung.

Bei den vorzuhaltenden Hilfeangeboten sind vorrangig drei Aspekte zu beachten:
– medizinische Aspekte, die in der Regel in einer körperlichen Krankheit oder Begleitsymptomatik bestehen und ärztlicher Behandlung bedürfen;
– psychiatrische Aspekte im engeren Sinne, d.h. seelische Krankheiten oder Störungen, die einer psychiatrischen Intervention zugänglich sind;
– soziale Aspekte, die der sozialarbeiterischen Unterstützung bedürfen.

Häufig sind alle oder mehrere Interventionsebenen angesprochen. Zumeist bedürfen aber die medizinischen, psychiatrischen und sozialen Aspekte nicht gleichermaßen dringlich einer Intervention. Während medizinische und psychiatrische Maßnahmen zur Abwendung vitaler Risiken häufig unmittelbar erfolgen müssen, ist soziale Unterstützung oft erst im Anschluß und kaum je zur Nachtzeit erforderlich.

Wenn man die Ernsthaftigkeit eines Risikos, das mit einer Krise oder einem Notfall verbunden ist, und die darauf gründende Dringlichkeit einer Intervention als Kriterium für Notfall- und Krisenhilfe wählt, muß ein gut funktionierender Notfall- und Krisendienst rund um die Uhr für ein weites Spektrum hilfebedürftiger Zustände offen sein. Die Schwelle der Inanspruchnahme muß niedrig sein, da die unmittelbare Beurteilung der Dringlichkeit einer Intervention in der Regel zunächst durch den Betroffenen selbst oder durch sein unmittelbares Lebensumfeld erfolgt. Deren Einschätzung entspricht nicht zwangsläufig der Einschätzung professioneller Helfer. Betroffene mit weniger dringlichen Krisen können dann in einem gestuften System unterschiedlicher Zuständigkeiten weiterbetreut werden.

1.3 Einrichtungen der Notfall- und Krisenhilfe

1.3.1 Spezialisierte Notfall- und Krisendienste

Spezialisierte Notfall- und Krisendienste, die das ganze Spektrum hilfebedürftiger Menschen in seelischen Krisen und mit psychiatrischen Notfällen entlang den zuvor genannten Leitlinien umfassend versorgen könnten, gibt es in der Regelversorgung nur vereinzelt. Die meisten der existierenden spezialisierten Kriseneinrichtungen haben z.B. nur eingeschränkte Öffnungszeiten. Vor allem weist aber der überwiegende Teil selbständiger Kriseninterventionszentren erhebliche Defizite bei psychiatrischen Hilfeangeboten, vor allem aber bei medizinischem Versorgungsbedarf auf. Psychiatrische Notfälle oder schwere Krisen mit erheblichen Risiken können von solchen Zentren in der Regel nur schwer aufgefangen werden.

Der Hilfesuchende in seelischen Notsituationen ist in Deutschland meist auf eine Vielzahl von Institutionen angewiesen, die in irgendeiner Form in der Krisenhilfe tätig sind. Will man sich rasch einen Überblick über das Versorgungsangebot in Krisenfällen verschaffen, ist es nützlich, die vorhandenen Hilfeeinrichtungen in eine Typologie einzuordnen.

1.3.2 Vorfeld- und Kernfeldeinrichtungen

Eine natürliche Typologie ist in Deutschland durch die strikte Trennung des Sozial- und Gesundheitswesens gegeben: Einrichtungen des Sozialwesens bieten keine medizinischen Leistungen, Einrichtungen des Gesundheitswesens (fast) keine sozialen Hilfen an. Eines der eingangs genannten Organisationsprinzipien ist damit unerfüllbar geworden, nämlich gegebenenfalls medizinische, psychiatrisch-psychotherapeutische und soziale Hilfen in einer Hand anbieten zu können.

Eine andere Typologie orientiert sich daran, wie nahe die jeweiligen Einrichtungen der psychiatrischen Versorgung stehen. Dabei wird von sogenannten Vorfeld- bzw. Kernfeldeinrichtungen gesprochen. Im Medizinsektor werden Nervenärzte und psychiatrische Krankenhäuser dem Kernfeld, Allgemeinärzte, Ärzte mit anderen Gebietsbezeichnungen und nichtpsychiatrische Krankenhäuser dem Vorfeld zugeordnet. In der psychosozialen Versorgung werden z.B. Sozial- und Beratungsdienste dem Vorfeld, sozialpsychiatrische Dienste dem Kernfeld zugerechnet. Die Zuordnung zum psychosozialen Kernfeld gilt auch für sozialpsychiatrische Dienste mit ärztlicher Besetzung, da für diese Dienste in der Regel keine kassenärztliche Behandlungserlaubnis vorliegt.

Vorfeldeinrichtungen in der Notfall- und Krisenhilfe
Der Beitrag der Vorfeldeinrichtungen in der Notfall- und Krisenhilfe wird zumeist unterschätzt. So wissen wir z.B. aus einer großen epidemiologischen Feldstudie in der Bundesrepublik, daß ca. 85% der als behandlungsbedürftig ermittelten Personen mit psychischen Störungen angaben, in den letzten zwölf Mona-

ten einen Allgemeinarzt konsultiert zu haben. Dementsprechend groß ist der Anteil psychisch Kranker an der allgemeinärztlichen Gesamtklientel.

Allgemeinärzte sind die am weitesten akzeptierte Versorgungseinrichtung bei psychischen Problemen. Darüber hinaus haben sie den Vorteil, ihre Patienten über lange Zeiträume zu kennen und begleiten zu können. Allerdings sind viele Allgemeinärzte nicht hinreichend psychotherapeutisch-psychiatrisch ausgebildet, mit der Folge, daß sie körpermedizinischen Interventionsansätzen auch bei seelischen Krisensituationen häufig Vorrang einräumen.

Auch **Allgemeinkrankenhäuser** sind in einem weitaus größeren Maß in der psychiatrischen Notfall- und Krisenhilfe gefordert als gemeinhin bekannt. In den Allgemeinkrankenhäusern wird in entsprechenden Situationen häufig Hilfe gesucht, weil:
– bei einer körperlichen Begleiterkrankung, z.B. bei einer Vergiftung oder Verletzung in suizidaler Absicht oder bei körperlich begründbaren seelischen Störungen, körpermedizinische Kompetenz erforderlich ist;
– Allgemeinkrankenhäuser in der Regel schnell erreichbar sind;
– ihnen nicht das Stigma einer psychiatrischen Einrichtung anhängt.

Auch die Hilfeangebote **psychosozialer Vorfeldeinrichtungen** werden von Personen mit seelischen Störungen im erheblichen Umfang mitgenutzt. Diesen Einrichtungen kommt in der Krisenhilfe zum einen eine Filterfunktion zu, indem sie durch ihren Einsatz bei Personen mit leichteren Krisen eine Zuspitzung zu einer schweren Krise verhindern helfen. Zum anderen sind sie wichtige, die akute Krisenintervention ergänzende Einrichtungen, weil oft erst ihre Hilfeangebote den Boden für eine langfristige Stabilisierung bereiten.

Neben psychologisch-beratenden Maßnahmen werden in diesen Einrichtungen zumeist psychosoziale Betreuungsmaßnahmen angeboten, die sich auf den Anlaß oder die Begleitumstände der Krise beziehen. Die Hilfeangebote richten sich dabei auf
– die Mobilisierung sozialer Unterstützung im natürlichen sozialen Netzwerk, etwa in der Familie,
– die Aktivierung von Ersatzsystemen, z.B. in Form von Selbsthilfeorganisationen,
– die Vermittlung professioneller und sozialer Hilfen bei der Wohnungs- und Arbeitsbeschaffung.

Die Vielzahl psychosozialer Einrichtungen zu klassifizieren, die in diesem Bereich Hilfe leisten, ist nicht einfach. Neben dem allgemeinen Sozialdienst mit einem breitgefaßten Aufgabenspektrum sind hier verschiedene Sonderdienste zu nennen, die entweder spezielle Hilfeleistungen anbieten, wie z.B. Behindertenberatung, oder deren Angebote sich an bestimmte Gruppen von Betroffenen richten, z.B. Ehepaare, Familien, Kinder und Jugendliche, oder an bestimmte Klientengruppen wie Drogen- und Alkoholabhängige.

Dabei sind nicht immer aus der Bezeichnung einer Einrichtung Rückschlüsse auf deren Aufgabenstellung möglich. Beispielsweise tragen Dienste für Alkoholkranke wie auch Dienste, die schwerbehinderten psychisch Kranken Betreuungshilfen am Arbeitsplatz geben, teilweise die gleiche Bezeichnung „Psychosozialer Dienst". Am häufigsten benutzt wird die Bezeichnung „Beratungsstelle", meist versehen mit einem Zusatz, der Aufschluß darüber gibt, an wen sich das Angebot richtet.

An dieser Stelle sollte auch die Sozialstation – andere gebräuchliche Namen sind Sozialzentrum oder Diakoniestation – Erwähnung finden, weil es sich bei dieser Vorfeldeinrichtung um die weithin akzeptierteste und zugleich am meisten bürgernahe ambulante pflegerische Versorgungseinrichtung handelt. Im Mittelpunkt ihrer Angebote stehen die sozialpflegerischen Hilfen in der Wohnumgebung der normalerweise schon älteren Hilfebedürftigen, die z.B. im Hinblick auf Suizidversuche eine Risikogruppe bilden. Zur Überwindung der Vereinsamung versuchen Sozialstationen im besonderen Maß, Selbsthilfe zu aktivieren oder Nachbarschaftshilfe anzuregen. Da ein Großteil der Personen, die in Betreuung der Sozialstationen sind, sich gleichzeitig in allgemeinärztlicher Behandlung befindet, ergänzen sich hier medizinische, pflegerische und soziale Hilfeangebote in besonders günstiger Weise.

Bei der Aufzählung verschiedener Vorfeldeinrichtungen sollten auch **organisierte nichtprofessionelle Hilfeangebote** erwähnt werden. Besondere Popularität genießt hierbei die Telefonseelsorge. Die Telefonseelsorge bietet Menschen in Krisen, die durch die niedrige Schwelle des Angebotes und durch die Anonymität ermutigt sind, Gesprächspartner für verschiedenartigste psychosoziale Schwierigkeiten.

Andere Hilfeangebote der Bürgerhilfe werden in einer Vielzahl von Laienhilfeorganisationen vorgehalten. Sie sind alle darauf gerichtet, die Selbsthilfemöglichkeiten der Betroffenen zu aktivieren oder zu stärken.

Kernfeldeinrichtungen
Die jeweiligen Aufgaben der medizinischen und psychosozialen Kernfeldeinrichtungen in der psychiatrischen Notfall- und Krisenhilfe sind nicht prinzipiell von denen der Vorfeldeinrichtungen unterschieden. Ihre Zielgruppen sind dabei allerdings die schwerer und chronisch psychisch Kranken, durch die professionelle Helfer, die nicht speziell im Umgang mit diesem Personenkreis trainiert sind, zumeist weit überfordert sind. Auch zugespitzte Krisen gehören in die Hände psychiatrisch erfahrener Helfer. Die Kernfeldeinrichtungen, zu nennen sind hier im ambulanten Bereich vor allen Dingen niedergelassene Nervenärzte und sozialpsychiatrische Dienste, sind es dann auch, die eine gegebenenfalls erforderliche Weiterleitung in ein psychiatrisches Krankenhaus veranlassen (müssen), eventuell auch gegen den Willen der Betroffenen.

Ein Großteil der **niedergelassenen Nervenärzte** verfügt über eine langjährige Berufspraxis, die gute Voraussetzungen für eine angemessene Betreuung von Menschen in Notfall- und Krisensituationen bietet. Hinzu kommt, daß Nervenärzten die Patienten, die sie in solchen Situationen zu betreuen haben, vielfach aus langjährigen Behandlungen bekannt sind, mithin eine Fehleinschätzung aufgrund eines Querschnittseindrucks seltener ist.

Der Beitrag **sozialpsychiatrischer Dienste** zur Krisenhilfe läßt sich nur schwer auf einen Nenner bringen, weil sich hinter der Bezeichnung „Sozialpsychiatrischer Dienst" eine Vielzahl unterschiedlicher Organisationsmodelle verbirgt. Diese reichen von sozialen Sonderdiensten, die die langfristige Betreuung chronisch psychisch Kranker übernehmen, bis zu einer Einrichtung, die, eingebunden in die kommunale Ämterstruktur, zu einem großen Teil sicherungs- und ordnungspolitische Aufgaben zu tragen hat.

Im Hinblick auf die stationäre Notfall- und Krisenintervention in einer **psychiatrischen Abteilung** oder einem **psychiatrischen Fachkrankenhaus** ist zu sagen, daß sie vor allem dort funktionsfähig organisiert ist, wo ein enger organisatorischer und räumlicher Zusammenhang mit einem Allgemeinkrankenhaus gegeben ist.

1.3.3 Filtermodell der Notfall- und Krisenversorgung

Die bis hierher vorgestellten, an der Notfall- und Krisenversorgung beteiligten Einrichtungen und Dienste können auch entlang einer anderen Dimension beurteilt werden. Die in Abbildung 1-1 aufgeführten Einrichtungen sind dabei nicht vollständig, sondern nur beispielhaft benannt.

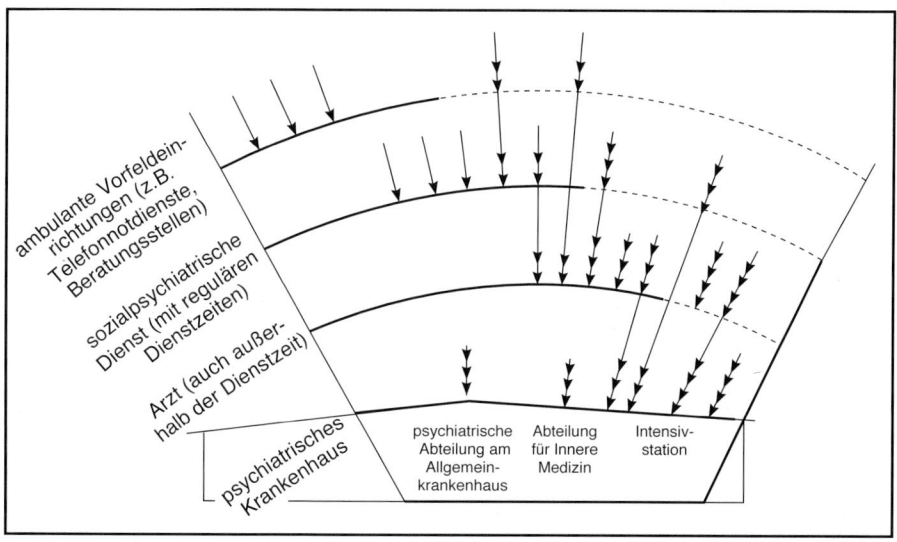

Abb. 1-1   Stufen der Versorgung für Menschen in seelischen Krisen oder mit psychiatrischen Notfällen.

Dargestellt ist ein Stufenmodell der Notfall- und Krisenversorgung mit zunehmender Intensivierung der Hilfen. So können leichtere psychosoziale Krisen zunächst im Vorfeld der Telefonseelsorge oder der Beratungsstellen abgefangen werden, während Patienten mit ernsthafteren seelischen Störungen ohne internistischen Behandlungsbedarf häufig ambulant vom niedergelassenen Arzt oder Psychiater betreut werden können. Erst bei weiter ansteigendem Versorgungsbedarf oder außerhalb regulärer Dienststunden muß ein multidisziplinär besetzter Notfall- und Krisendienst tätig werden.

Eine komplexe Notfall- und Krisenversorgung ist in einem solchen Modell horizontal und vertikal organisiert. Die horizontale Organisation beinhaltet, daß sich verschiedene Versorgungseinrichtungen in ihrer Funktion vertreten können, d. h., daß sie in bestimmten Bereichen gleichartige Versorgungsangebote machen. Das gilt z.B. für Institutsambulanzen und sozialpsychiatrische Dienste mit ärztlicher Besetzung. Im Rahmen ihrer jeweiligen Organisation können diese Einrichtungen Notfälle ohne vorherige Anmeldung während der normalen Dienststunden sehen und psychiatrisch behandeln. Außerhalb der Dienstzeiten (nachts, an Wochenenden und Feiertagen) bedarf es anderer Organisationsmodelle, also spezialisierterer Institutionen, die 24stündig besetzt sind. Mit diesen „höheren" Organisationsstufen ist die vertikale Organisationsstruktur angesprochen.

Das vertikale Organisationsmodell bezieht sich auf die einzelnen Stufen der Versorgung mit zunehmender Intensivierung und Spezialisierung der Hilfen. So sind z.B. niedergelassene Ärzte im Rahmen ihres Versorgungsauftrags auch außerhalb der regulären Dienstzeiten erreichbar, wobei diese Aufgabe vielerorts von einem rund um die Uhr besetzten ärztlichen Notfalldienstes wahrgenommen wird. Häufig geht aber die Kompetenz des ärztlichen Notfalldienstes nicht über die unmittelbare Versorgung hinaus, so daß der Patient auf die nächsthöhere Stufe, z.B. in ein psychiatrisches Fachkrankenhaus, überwiesen werden muß. Auf dieser höchsten Ebene der Spezialisierung und Betreuungsintensität sollten alle erforderlichen psychiatrisch-psychotherapeutischen, körpermedizinischen und sozialen Hilfen vorhanden sein.

Unsere gegenwärtige Krankenhausorganisation erlaubt dies nur zum Teil, nämlich dort, wo psychiatrische Abteilungen in Allgemeinkrankenhäuser integriert sind. Dort können in der Regel fachübergreifend die erforderlichen Hilfen erbracht werden. Wo dies jedoch nicht der Fall ist, müssen die Patienten weiterverwiesen werden, also z.B. nach körpermedizinischer Erstversorgung in Allgemeinkrankenhäusern in psychiatrische Fachkrankenhäuser.

Idealerweise sollte der Patient die einzelnen Versorgungsstufen durchlaufen, sobald auf einer Stufe der Versorgung keine zureichende Hilfe mehr gewährleistet werden kann. In der Realität der Versorgung entscheidet aber zunächst der Inanspruchnehmer selbst, welche Einrichtung er konsultiert. Dies ist aus gesundheitspolitischen Gründen erwünscht, um die Schwelle der Inanspruchnahme möglichst niedrig zu halten. Dabei wird in Kauf genommen, daß der Inanspruchnehmer unter Umständen eine „falsche" Entscheidung trifft. Eine „falsche" Entscheidung wäre z.B., wenn sich ein Patient nachts wegen eines psychosozialen Problems in einer Klinik vorstellt, für das er Hilfe und Unterstützung ebenso gut (oder besser) bei einer ambulanten Institution erhalten könnte. In solchen Fällen sollten die Patienten nach kurzer Konsultation an die zuständigen Einrichtungen verwiesen werden.

1.4 Praktische Schwierigkeiten

In der Theorie ergänzen sich die medizinischen und psychosozialen Vor- und Kernfeldeinrichtungen zu einem sinnvollen Ganzen. Wie Bausteine lassen sie sich zu einem auf die jeweiligen Bedürfnisse flexibel abgestimmten Versorgungsangebot zusammenfügen. Über- oder Unterversorgung wird dadurch vermieden.

Weil die einzelnen Einrichtungen zumeist kleindimensioniert sind, können sie darüber hinaus gemeindenah, d.h. in erreichbarer Nähe ihrer Klienten, arbeiten.

In der Praxis ist aber für Personen, die sich in einer Notfall- oder Krisensituation befinden, die Schwelle zur Inanspruchnahme dieser zersplitterten Angebote über verschiedene Einrichtungen hinweg nur schwer überwindbar, weil ein relativ hohes Maß an Eigeninitiative erforderlich ist. Dies gilt insbesondere dann, wenn verschiedene Einrichtungen in Anspruch zu nehmen sind oder die „richtige" Einrichtung zu suchen ist. Es ist unmittelbar einsichtig, daß es gerade in einer Krise schwerfällt, diese schwierige Koordinierungsleistung zu bewältigen.

Diese Aufgabe wird häufig sozialpsychiatrischen Diensten zugeordnet. Für sozialpsychiatrische Dienste gilt, wie für viele der bis hierher beschriebenen Einrichtungen, daß zwar irgendeine Form von professioneller Krisenhilfe als Bestandteil der täglichen Arbeit angeboten wird, ohne daß sie aber ein Arbeitsschwerpunkt wäre. Die Krisenhilfe sozialpsychiatrischer Dienste und ähnlicher Einrichtungen unterliegt deshalb einigen Einschränkungen:
- Hilfen werden in der Regel nur während der regulären Dienststunden angeboten. Nachts, an Feiertagen und Wochenenden sind sie nicht zugänglich.
- Ein Teil der Einrichtungen kann nur nach vorheriger Terminabsprache in Anspruch genommen werden.
- Ein Teil der Einrichtungen ist nur zugänglich für Klienten, die bereits dort in Betreuung stehen.

Für Einrichtungen, die solchen Einschränkungen unterliegen, gilt deshalb, daß sie die Betreuung von Menschen in seelischen Notsituationen meist auf solche Klienten beschränken müssen, die eine gewisse Zeitverzögerung bei der Inanspruchnahme tolerieren. Dieser Mangel trifft nahezu für das gesamte existierende psychosoziale Versorgungsnetz zu.

Das medizinische Versorgungssystem hat hingegen im Rahmen des sogenannten Sicherstellungsauftrags die Aufgabe übernommen, die Versorgung rund um die Uhr zu gewährleisten. Zwar orientieren sich die niedergelassenen Ärzte nicht unbedingt an den Dienststunden des Öffentlichen Dienstes, aber die Bereitschaft, Tag und Nacht für ihre Patienten verfügbar zu sein, ist deutlich rückläufig. Hier tritt zunehmend der ärztliche Notdienst in Funktion.

Der ärztliche Notdienst ist allen Bürgern so gut bekannt, daß er in Notfällen jeder Art nachts, an Wochenenden und Feiertagen die erste Anlaufstelle ist. Der ärztliche Notdienst leidet aber unter zwei Mängeln:
- Der Ausbildungsstand der den Notdienst wahrnehmenden Ärzte in der Diagnostik und Behandlung psychischer Störungen ist nicht sehr hoch.
- Die Betroffenen sind den ärztlichen Notdiensthabenden persönlich nicht bekannt, so daß die Abschätzung der Risiken bei Unkenntnis der Lebenssituation des einzelnen Patienten erheblich erschwert sein kann.

Beides zusammengenommen kann unter Umständen zu unnötigen Zuweisungen zur stationären Behandlung führen. Zur Erhöhung der fachlichen Kompetenz haben deshalb einige ärztliche Notdienste entweder spezialisierte psychiatrische Notdienste oder einen fachärztlichen psychiatrischen Hintergrunddienst organisiert. Dieser Lösungsweg eignet sich jedoch überwiegend nur für städtische Ballungsräume, die über eine hinreichende Zahl qualifizierter Kollegen verfügen, die an solchen Diensten teilnehmen können.

Die stationäre fachpsychiatrische Versorgung ist dadurch erschwert, daß in vielen Bundesländern die stationäre Versorgung noch durch auf dem Lande gelegene Bezirks- oder Landeskrankenhäuser getragen wird. Dieses historisch gewachsene System psychiatrischer Fachkrankenhäuser versorgt zumeist große Einzugsgebiete mit nicht selten schlechter Verkehrsanbindung. Die rasche und unkomplizierte Inanspruchnahme ist dadurch wesentlich erschwert. Darüber hinaus ist dort die häufig erforderliche interdisziplinäre Versorgung nicht hinreichend gewährleistet.

Inzwischen gibt es in Deutschland eine relativ große, jedoch noch nicht hinreichende Zahl psychiatrischer Abteilungen an Allgemeinkrankenhäusern, die zur Lösung zahlreicher, bis hierher angesprochener praktischer Versorgungsschwierigkeiten beitragen könnten. Psychiatrische Abteilungen an Allgemeinkrankenhäusern sind in der Regel rund um die Uhr zugänglich, rasch erreichbar und in die interdisziplinäre Zusammenarbeit mit anderen medizinischen Fachrichtungen eingebunden. So ist zum einen eine hinreichend kompetente ambulante Notfall- und Krisenversorgung auf allen Versorgungsebenen durch die zuständigen Fachabteilungen gewährleistet, und zum anderen kann gegebenenfalls eine stationäre Aufnahme (in der Regel) ohne langen Transport erfolgen. In der Notfallsituation ist nämlich häufig schwer zu entscheiden, ob und inwieweit ein Patient einer über die unmittelbare Intervention hinausgehenden stationären Versorgung bedarf. Eine solche kurzfristige Aufnahme ermöglicht deshalb zum einen die weitere diagnostische Abklärung und kann zum anderen in enger Zusammenarbeit mit dem natürlichen Lebensumfeld der Betroffenen häufig in überschaubarem Zeitraum wieder beendet werden.

1.5 Praktisches Vorgehen zur Ermittlung der zuständigen Hilfeinstanz im Einzelfall

Viele Regionen verfügen über einen psychosozialen Wegweiser, der darüber Auskunft gibt, welche Einrichtungen zu welchen Dienststunden welche Art von Hilfen anbieten. Sofern ein solcher Wegweiser noch nicht vorliegt, wendet man sich am besten an das nächstgelegene zuständige psychiatrische Fachkrankenhaus oder die zuständige Fachabteilung an einem Allgemeinkrankenhaus. Aus ihrer Tätigkeit heraus sind die dort beschäftigten Psychiater mit den Versorgungsangeboten, insbesondere der psychiatrischen Notfall- und Krisenhilfe vertraut.

Gut informiert sind auch alle Institutionen, die in irgendeiner Weise mit der zwangsweisen Unterbringung psychisch Kranker zu tun haben. Da die Unterbringung wider Willen auf Länderebene geregelt ist, sind entsprechend unterschiedliche Institutionen (Gesundheitsämter, Ordnungsämter, Polizei, Fachärzte, Fachkrankenhäuser, sozialpsychiatrische Dienste, Institutsambulanzen etc.) involviert. Diese Institutionen sind in der Regel auch über weiterführende Krisenhilfen informiert, da die meisten Unterbringungsgesetze eine zwangsweise Unterbringung nur bei Fehlen anderer Hilfemöglichkeiten vorsehen.

Besonders qualifiziert in der Frage weiterführender Hilfeangebote sind in der Regel sozialpsychiatrische Dienste, die – wie bereits zuvor erwähnt – häufig koordinierende Aufgaben in diesem Bereich haben.

Sofern eine Nachbetreuung jedoch nicht gesichert werden kann, sei es, weil die entsprechenden Angebote nicht vorhanden oder zu dem gegebenen Zeitpunkt nicht verfügbar sind, wird häufig eine sofortige Überweisung an das zuständige psychiatrische Fachkrankenhaus erforderlich. Wenn diese Überweisung nicht mit Zustimmung des Betroffenen erfolgen kann, sind die jeweiligen länderspezifischen Unterbringungs- bzw. Psychisch-Kranken-Gesetze streng zu beachten. In der Regel rechtfertigen die jeweiligen Gesetze eine sofortige Unterbringung, wenn bei Vorliegen einer schwerwiegenden seelischen Erkrankung oder Störung eine wesentliche Eigen- oder Fremdgefährdung vorliegt (s.a. Kap. 5).

Literatur

1. Dilling, H., S. Weyerer, R. Castell: Psychische Erkrankungen in der Bevölkerung. Eine Felduntersuchung zur psychiatrischen Morbidität und zur Inanspruchnahme ärztlicher Institutionen in drei kleinstädtisch-ländlichen Gemeinden des Landkreises Traunstein/Oberbayern. Enke, Stuttgart 1984.
2. Häfner, H., H. Helmchen: Psychiatrischer Notfall und psychiatrische Krise – konzeptuelle Fragen. Nervenarzt 49 (1978), 82–87.
3. Häfner, H., W. Rössler, S. Haas: Psychiatrische Notfallversorgung und Krisenintervention – Konzepte, Erfahrungen und Ergebnisse. Psychiatr. Prax. 13 (1986), 203–212.
4. Katschnig, H., C. Kulenkampff, Aktion psychisch Kranke (Hrsg.): Notfallpsychiatrie und Krisenintervention. Tagungsbericht. Rheinland-Verlag, Köln 1987.
5. Riecher, A., W. Rössler: Die Zwangseinweisung psychiatrischer Patienten im nationalen und internationalen Vergleich – Häufigkeiten und Einflußfaktoren. Fortschr. Neurol. Psychiatr. 60 (1992), 375–382.
6. Rössler, W.: Institutionalisierte Hilfeeinrichtungen für Menschen in suizidalen Krisen. In: Wedler, H., M. Wolfersdorf, R. Welz (Hrsg.): Therapie bei Suizidgefährdung. Roderer, Regensburg 1992.
7. Rössler, W., H. J. Salize: Die psychiatrische Krisen- und Notfallversorgung. In: Wienberg, G. (Hrsg.): Bevor es zu spät ist ... Außerstationäre Krisenintervention und Notfallpsychiatrie – Standards und Modelle. Psychiatrie-Verlag, Bonn 1993.
8. Schnyder, U., J.-D. Sauvent (Hrsg.): Krisenintervention in der Psychiatrie. Hans Huber, Bern 1993.

2
Der Zugang zum Patienten – Anamnese- und Befunderhebung

JOSEF ALDENHOFF

Die Konfrontation mit psychiatrischen Notfällen und Akutsituationen kann in vielfältiger Weise zustandekommen: Patienten werden von Angehörigen gebracht, weil sie zu Hause auffällig werden, von der Polizei, weil sie öffentliches Aufsehen oder Ärgernis hervorgerufen haben, sie können aus anderen Kliniken vordiagnostiziert und gegebenenfalls vorbehandelt überwiesen werden, was wiederum eigene Probleme mit sich bringt. Sie begeben sich, insbesondere wenn sie positive Vorerfahrungen gemacht haben, nicht zuletzt von sich aus zum Psychiater, weil sie mit ihrem eigenen Erleben und ihren Gefühlen nicht mehr zurechtkommen. Jede dieser Situationen ist durch einen völlig unterschiedlichen Hintergrund an Informationen, bereits erfolgte, mehr oder minder geeignete Maßnahmen und dadurch generierte Probleme gekennzeichnet.
Die Klärung dieser Vorgeschichte ist einer der wesentlichen ersten Schritte in der Auseinandersetzung mit psychiatrischen Akutsituationen.

2.1 Zugang zum Patienten

Das Gespräch in der Notfallsituation, das in vielen Fällen das Erstgespräch darstellt, gehört zu den interessantesten Situationen in der psychiatrischen Praxis. Es ist durch eine Reihe von Chancen und Problemen gekennzeichnet.

2.1.1 Chancen und Risiken des Erstgesprächs in der Notfallsituation

Der Kontakt zwischen Untersucher und Patient beim Erstgespräch kann im Einzelfall für den weiteren Krankheitsverlauf des Patienten von entscheidender Bedeutung sein und beeinflußt die Erfahrung mit psychiatrischen Institutionen wesentlich. Gelingt es dem Untersucher, einen vertrauensvollen Kontakt zu schaffen, so kann er einen relativ offenen Bericht des Betroffenen über dessen Situation bekommen, psychopathologische oder anamnestische Details erfahren, die sonst unentdeckt blieben, und beim Patienten eine positive Haltung für weitere Behandlungen erzeugen.

Oft kann nur in der Notfallsituation das Vollbild der Krankheitssymptomatik beobachtet werden, was für die Diagnosestellung gegenüber späteren Kontakten von unschätzbarem Vorteil ist. Die Akutsymptomatik kann sich innerhalb weniger Stunden zurückbilden, wird vergessen oder zurückgehalten. Patienten mit einer erstmaligen Manifestation einer psychotischen Erkrankung können gelegentlich auf geringe Neuroleptikamengen schnell remittieren, so daß wesentliche Fakten später nicht mehr zu beobachten sind. Dies gilt insbesondere für Krankheitsbilder, die per se flüchtig sind, wie Drogenwirkungen, Intoxikationen oder bestimmte organische Psychosyndrome.

Im Erstgespräch, das naturgemäß in einer sehr schwierigen oder sogar kritischen Situation zustande kommt, besteht oft die Chance, durch adäquate Beratung und dem Patienten entsprechende Intervention frühzeitig Weichen in die richtige Richtung zu stellen und in begrenzter Zeit wirksam zu helfen. Eine solche positive Kommunikationsbasis kann auch die Motivation der Angehörigen, an einem konstruktiven Behandlungskonzept mitzuwirken, verstärken.

Man kann diese Chancen vertun, wenn man Patienten und Angehörige entmutigt oder verärgert. Dies kann bereits durch übliche Krankenhaussituationen wie langes Warten, wiederholte Störungen des Gesprächs etc. geschehen.

Die **Risiken** der Notfallsituation liegen darin, daß Patient und Arzt sich im allgemeinen nicht kennen und Patienten oft verstört und verzweifelt sind. Nicht selten kommt eine Verkennung der Untersuchungssituation hinzu, die massive Fremdaggression zur Folge haben kann. Deshalb sollten bestimmte räumliche und organisatorische Vorkehrungen für Gesprächskontakte in akuten Notfallsituationen gegeben sein (Tab. 2-1).

Tabelle 2-1   Voraussetzungen für Gesprächskontakte in Akut- und Notfallsituationen.

Der Untersucher sollte auf jeden Fall einen weißen Kittel tragen, um die Eindeutigkeit der Untersuchungssituation zu gewährleisten, und möglichst auch ein Namensschild

Der Untersucher sollte sich vorstellen und die aktuelle Situation charakterisieren

Wesentliche Merkmale des Untersuchungsraums:
- genügend Platz, um die Distanzgrenzen von Klient und Untersucher nicht zu unterschreiten und um eine Gefangennahme des Untersuchers zu erschweren
- ein Tisch, an dem Arzt und Patient zum Gespräch Platz nehmen können, der aber auch nützlich sein kann, wenn man das Gepäck des Patienten gegebenenfalls auf gefährliche Gegenstände durchsuchen muß
- leicht zugängliche Möglichkeiten, um schnell Personal zu Hilfe zu rufen (Notfallknopf etc.), und Vorkehrungen, die es erlauben, die Polizei umgehend einzuschalten
- kein Zugang für den Patienten zu Gegenständen, die potentiell als Waffe verwendet werden könnten (was auch bei der Auswahl des Mobiliars für den Untersuchungsraum beachtet werden sollte)
- genügend Raum und eine Sitzmöglichkeit für eine dritte Person, z.B. bei der körperlichen Untersuchung

Die Situation des Erstgesprächs ist häufig von seiten des Patienten stark durch Angst, Aggressionen oder Bewußtseinsstörungen beeinflußt. Dennoch ist davon auszugehen, daß Patienten bei fast allen Störungen, die zu einem psychiatrischen Notfall führen, ausgenommen den epileptischen Dämmerzustand, bei entsprechender Gesprächsführung durch den Untersucher erreichbar bleiben.

Es sollte versucht werden, die wesentlichen anamnestischen Fakten ohne eine **Prämedikation** zu erfahren, da Medikamente oft zu einer akuten Veränderung der Symptomatik führen. Andererseits macht der akute Krankheitszustand nicht selten eine Exploration unmöglich: Dies gilt für Erregungszustände ebenso wie für stuporöse Bilder. In solchen Fällen kann eine Anbehandlung sinnvoll erscheinen (zur Akutbehandlung von Erregungszuständen s. Kap. 6). Im Zustand des akuten Stupors ist es in vielen Fällen möglich, mit der Gabe von Lorazepam den Patienten in einen Zustand zu bringen, in dem er in oft überraschend flüssiger Weise über seine Symptomatik sprechen kann. Die Dosierung ist jedenfalls so zu wählen, daß eine nachfolgende Exploration möglich erscheint (s. Kap. 11).

2.1.2 Anforderungen an die Untersuchungssituation

Schon im „normalen" zwischenmenschlichen Kontakt ist die Einhaltung einer **angemessenen Distanz** von Belang, im Kontakt zwischen Patient und Untersucher wird sie oft entscheidend. Während eine zu große Distanz ein vertrauliches Gespräch unmöglich macht, wirkt ein zu geringer Abstand bedrängend oder manchmal belästigend. So ist der Körperkontakt in westeuropäischen Gesellschaften meistens auf den Händedruck bei Begrüßung und Abschied beschränkt. In der Notfallsituation muß davon ausgegangen werden, daß Patienten sich sehr oft nur schwer abgrenzen können und daher auf zu große Nähe wesentlich empfindlicher reagieren als Normalpersonen. Manche Patienten empfinden bereits den Händedruck als unangenehm. Erst recht kann dies für andere Formen des Körperkontaktes gelten. Man sollte daher solche Kontaktformen kritisch reflektieren und, abgesehen von seltenen Ausnahmen, völlig auf sie verzichten.

Eine besondere Form des Körperkontakts entsteht bei der **körperlichen Untersuchung**. Wir sollten uns daran erinnern, daß wir selbst körperliche Untersuchungen durch Kollegen, die wir unsympathisch finden – oder die wir gut kennen –, als beklemmend erleben können. Patienten reagieren hier sicherlich noch wesentlich empfindlicher, zumal ihnen der Grund körperlicher Untersuchung bei einer nicht als körperlich empfundenen Problematik zunächst nicht ersichtlich ist. Deshalb muß der Zweck körperlicher Untersuchungen in der psychiatrischen Notfallsituation den Patienten ausdrücklich erklärt werden. Anders als bei der Gesprächssituation sollte man bei der körperlichen Untersuchung immer wieder erwägen, ob es nicht sinnvoll ist, einen Mitarbeiter oder eine Mitarbeiterin aus dem Pflegedienst zu bitten, dabei anwesend zu sein. In erster Linie gilt dies für die Untersuchung einer Patientin durch einen Arzt.

2.1.3 Einbeziehung von Angehörigen in der Notfallsituation

Das Erleben einer psychischen Störung ist für die Betroffenen meist ebenso bedrohlich wie peinlich. Es ist schwierig, solche Erlebnisse einem Fremden mitzuteilen, weswegen meistens die **Gesprächssituation unter vier Augen** zu bevorzugen ist. Dies gilt auch für die Anwesenheit von **Angehörigen**. Sie können zwar meistens relevante Auskünfte über den bisherigen Krankheitsverlauf geben, wenn die Patienten selbst häufig nicht dazu in der Lage sind, die Problematik vollständig darzustellen. Andererseits können durch die Einbeziehung der Angehörigen erhebliche Probleme bezüglich des Vertrauens des Patienten in den Untersucher, der Vertraulichkeit und der Schweigepflicht entstehen. Auch ist häufig schwer abzuschätzen, wieviel Anteil Angehörige an der Entstehung der Symptomatik haben (Ehekonflikte, sexueller Mißbrauch, Gewalt gegen Angehörige etc.). So muß über den Zeitpunkt und den Umfang des Einbeziehens der Angehörigen immer individuell entschieden werden. Im Regelfall empfiehlt es sich, zunächst mit dem Patienten ein Gespräch unter vier Augen zu führen, in dessen Verlauf man die Frage nach der Hinzuziehung Dritter mit ihm klären kann, um ihm so die Möglichkeit einer tatsächlich freien Entscheidung zu geben. Den anderen Beteiligten sollte man, um Mißverständnisse zu vermeiden, erklären, daß es sich dabei um das generell übliche Vorgehen handelt. Es ist sehr wichtig, den Angehörigen zu vermitteln, daß man ihre Präsenz trotzdem positiv bewertet und ihre Kooperation sucht, selbst wenn man häufig ihre Wünsche nicht unmittelbar in Behandlungsstrategien einfließen lassen kann.

2.1.4 Polizeiliche Anwesenheit

Eine besondere Situation entsteht, wenn Patienten von der Polizei zur Untersuchung gebracht werden. Geht es beim ärztlichen Gespräch um eine gutachterliche Fragestellung, etwa in Verbindung mit polizeilichen Ermittlungen (z.B. zur Klärung der Haftfähigkeit), so kann es gute Gründe für die Anwesenheit der Polizisten beim Gespräch geben. Anders ist dies in der normalen ärztlichen Gesprächssituation, wo ein Beisein der Polizei nicht nur den Gesprächskontakt erschweren, sondern auch die Bedingungen der Schweigepflicht ad absurdum führen würde. Daher sollten gewöhnliche Explorationen in Gegenwart der Polizei vermieden werden: Zum einen werden Polizisten von dem Betroffenen oft als Gegner erlebt, zum anderen sind die Voraussetzungen der Schweigepflicht dann nicht gegeben, wenn die Polizei gegen die vorgeführte Person ermittelt.

Wenn Patienten in Handschellen vorgeführt werden, ergibt sich ein Dilemma: Einerseits kann man von niemandem erwarten, daß er in gefesseltem Zustand offen über seine Probleme spricht, andererseits kann die Abnahme der Handschellen zur Gefährdung des Arztes oder Dritter, aber auch zur Selbstgefährdung führen. Deshalb kann über das Abnehmen der Handschellen immer nur nach Maßgabe des Einzelfalls, im Dialog mit Betroffenen und Polizei entschieden werden. Auch in solchen Situationen sollten die Polizisten für die Dauer des Gesprächs den Raum verlassen, sofern Sicherheitserwägungen dem nicht ernsthaft entgegenstehen.

2.1.5 Telefonische Kontakte

Schwierige Situationen entstehen manchmal, wenn eine telefonische Kontaktaufnahme wegen eines akuten, möglicherweise sogar bedrohlichen psychiatrisches Problems erfolgt. Es ist nicht ungewöhnlich, daß dies durch Dritte geschieht, da die betroffenen Personen häufig nicht in der Lage bzw. nicht willens sind, ärztliche und insbesondere psychiatrische Hilfe in Anspruch zu nehmen, z.B. aus fehlender Krankheitseinsicht heraus. Wenn der Patient nicht dazu bewegt werden kann, sich zu einer Exploration vorzustellen, entsteht das Dilemma, daß auf telefonischer Basis eine diagnostische Aussage und damit auch eine therapeutische Entscheidung nicht möglich ist, man andererseits als Arzt über keine Handhabe verfügt, die betroffene Person zu einer ärztlichen Konsultation zu veranlassen.

Niedergelassenen Ärzten steht in solchen Situationen die Möglichkeit eines Hausbesuchs offen. Vorher sollte jedoch geprüft werden, ob dieser in üblicher Weise durchgeführt werden kann oder ob beispielsweise aus Sicherheitserwägungen heraus eine Begleitung – unter Umständen sogar durch die Polizei – erforderlich ist. Außerdem ist zu klären, ob Hinweise für eine akut bedrohliche medizinische Situation bestehen, wie beispielsweise bei einer Intoxikation. In solchen Fällen sollte gleichzeitig ein Krankenwagen, nach Möglichkeit sogar ein Notarztwagen, alarmiert werden.

Demgegenüber hat der Kliniker nicht die Möglichkeit, ambulant einzugreifen. Das heißt, daß er – soweit es ihm nicht doch gelingt, die betroffene Person telefonisch zu einer Kontaktaufnahme mit einem Arzt zu bewegen – dafür Sorge tragen muß, daß die notwendigen Maßnahmen in die Wege geleitet werden und je nach Lage des Einzelfalls Hausarzt, Krankenwagen, Polizei, Gesundheitsamt etc. entsprechend informiert werden.

2.2 Entscheidungen vor der Notfalluntersuchung

Wird ein Patient zur psychiatrischen Notfalluntersuchung gebracht, stellen sich einige grundsätzliche Fragen:

1. **Steht der psychiatrische Notfall im Vordergrund, oder handelt es sich um einen anderen medizinischen Notfall?**

Diese Frage ist komplexer, als sie erscheint. Beispielsweise kann nach einem Suizidversuch zunächst die medizinische Versorgung, etwa durch eine chirurgische oder internistische Behandlung, vordringlich sein. Während und vor allen Dingen nach Durchführung dieser akut gebotenen Maßnahme sollte man sich aber immer bewußt sein, daß die ursächliche Störung eine psychiatrische ist und daß die Eigengefährdung auch nach vollständig geglückter Wund- oder Intoxikationsbehandlung nach wie vor unverändert fortbestehen kann. Umgekehrt können natürlich auch im Rahmen medizinischer Behandlung psychiatrische Akutsituationen wie Verwirrtheitszustände etc. auftreten.

2. **Muß der Patient sofort gesehen werden, oder können andere Patienten gegebenenfalls vorgezogen werden?**
In jedem Fall sollte ein kurzer Kontakt mit dem Patienten klären, ob akute Gefährdungen vorliegen, bei denen sofortiges Handeln geboten ist. Dies gilt meistens für Suizidversuche, gelegentlich aber auch für akute Psychosen und Verwirrtheitszustände. Die immer wieder vorkommende Situation, daß sich ein Patient, bevor er gesehen wurde, wieder aus der Notaufnahme entfernt, bedeutet, daß die Priorität falsch gewählt wurde.

3. **Ist der Patient akut fremd- oder selbstgefährdet, d.h. muß sofort Hilfe herbeigeholt werden, oder, im Fall der Selbstgefährdung, muß ständig eine dritte Person anwesend sein, falls der Arzt mit anderen Tätigkeiten (Telefonieren, Fremdanamnese, etc.) beschäftigt ist?**
Korrektes Handeln leitet sich hierbei aus der Einsicht ab, daß der Arzt, der den Notfall als erster sieht, so lange die Verantwortung trägt, bis ein anderer sie übernehmen kann. Gerade im Umgang mit suizidalen Patienten, deren Akuität oft nicht einzuschätzen ist, geschieht es häufig, daß die eigene Zuständigkeit mit der Konsilanforderung an den Psychiater als beendet angesehen wird, was zu ganz verhängnisvollen Problemen führen kann.

4. **Kann der Patient ohne Risiko die Explorationssituation verlassen, oder gefährdet er dann sich oder andere?**
Man sollte sich überlegen, ob es ernsthafte Gründe gibt, die Freiheit eines Patienten einzuschränken. Prinzipiell kann man nur dann einen Patienten am Verlassen des Ortes der Untersuchung hindern, wenn die Voraussetzungen des Unterbringungsgesetzes gegeben sind, d.h. insbesondere eine akute Gefahr für Leib und Leben des Patienten oder anderer Personen besteht. Ist dies nicht der Fall, so fördert es den Kontakt sehr, wenn man psychiatrische Patienten wie körperlich Kranke behandelt und ihnen den auch außerhalb von Krankenhäusern üblichen Handlungsspielraum zubilligt.

2.3 Ziele des Erstkontakts in der Notfallsituation

1. Aufgrund von Anamnese und Befunden wird eine vorläufige Diagnose gestellt.
2. Vor diesem Hintergrund wird – bei Berücksichtigung der relevanten Differentialdiagnosen – die Gefährlichkeit der akuten Situation für den Patienten selbst und andere eingeschätzt.

3. Bei ambulanten Patienten sollte entschieden werden, ob die ambulante Behandlung fortgesetzt werden kann oder eine stationäre Aufnahme erforderlich ist. (Hierbei spielen die tatsächlich zur Verfügung stehenden Versorgungsstrukturen im ambulanten Bereich und ihre lokal erheblichen Unterschiede sowie das Ausmaß der sozialen Unterstützung, das der Patient in seinem Umfeld erfährt, die wesentliche Entscheidungsgrundlage.)
4. Bei stationärer Aufnahme ist zu klären, ob diese auf einer offenen oder geschlossenen Station stattfindet, ob der Patient mit dieser Maßnahme einverstanden ist oder notfalls auch gegen seinen Willen aufgenommen werden muß.
5. Hinweise auf körperliche Erkrankungen müssen sorgfältig beachtet werden, gegebenenfalls muß eine entsprechende Abklärung so schnell wie möglich stattfinden.
6. Schließlich ist zu klären, ob Angehörige, Arbeitgeber, andere Bezugspersonen etc. zu verständigen sind. Wenn diesbezüglich eine Patientenerklärung vorliegt, sollte diese nach Möglichkeit berücksichtigt werden.

2.4 Praxis der Anamnese- und Befunderhebung

2.4.1 Allgemeine Hinweise zur Gesprächsführung

Auch in der Notfallsituation können psychiatrische Patienten häufig relevante Angaben zu ihrer Vorgeschichte machen.

Es empfiehlt sich, mit Fragen zu der Thematik zu beginnen, die den Patienten am meisten beschäftigt. Auch wenn auf seiten des Untersuchers ein starkes Bedürfnis nach relevanten Informationen besteht und der Wunsch, Redundanz möglichst zu vermeiden, sollte der Patient die Möglichkeit haben, seine Problematik in einem zeitlich vertretbaren Rahmen ohne Unterbrechung darzustellen. Diese Einstellung sollte auch beibehalten werden, wenn die Situationseinschätzung des Patienten sich sehr von der des Arztes unterscheidet, z.B. beim Vorliegen einer Wahnsymptomatik: Während der betroffene Patient von seinem wahnhaften Erleben beeindruckt ist, sinkt das Interesse des Arztes nach der Klärung der für ihn wichtigen diagnostischen Fragen meist sehr rasch ab. Dies kann zum Bruch des Kontakts zwischen Patienten und Untersucher führen.

> Sinnvoll erscheint, von allgemeinen, orientierenden Fragen zu spezifischen Situationsabklärungen fortzuschreiten.

Über dem Ziel einer möglichst umfassenden Faktenerhebung geht oft die Anteilnahme an der Erzählung der Betroffenen verloren. Wichtig ist gerade auch beim Erstgespräch oder in der Notfallsituation, dem Patienten das Gefühl zu vermitteln, daß der Untersucher an seinem Schicksal Anteil nimmt, was in einem erheblichen Maß zur Gestaltung einer positiven Gesprächsatmosphäre beiträgt. Bei der Niederlegung des psychopathologischen Befunds sollte jedes erwähnte Symptom durch ein konkretes Beispiel ergänzt werden, das auch eine spätere Evaluation der Richtigkeit des Befunds ermöglicht.

2 Der Zugang zum Patienten – Anamnese- und Befunderhebung

Bei der Dokumentation des Gesprächs sollte ein besonderes Augenmerk auf Symptome gelegt werden, die Hinweise für eine Minderung oder Aufhebung von Urteils- und Schuldfähigkeit bzw. Geschäftsfähigkeit geben.
Solche Angaben können zum einen von größter forensischer Bedeutung sein, zum anderen ändern sich solche Zustände sehr rasch, z.B. wenn sie durch Alkohol-, Medikamenten- oder Drogeneinfluß bedingt sind, und können später oft nicht oder nur mit größter Mühe rekonstruiert werden.

Unterschiede in der Exploration bei der akuten Notfallsituation im Vergleich zum sonstigen psychiatrischen Interview liegen vor allem in der Konzentration auf die gegenwärtige Situation, auf die aktuellen Lebensumstände (Arbeits- und Wohnsituation) und in den Konsequenzen, z.B. einer stationären Aufnahme für diese Lebenssituation (Tab. 2-2).

Tabelle 2-2 Wesentliche anamnestische Daten bei einer Exploration der Notfallsituation.

Persönliche Daten (Alter, Geschlecht etc.)

Wesentliche Probleme, die zur Notfallsituation führten
– nach Angaben des Patienten
– nach Angaben Dritter (Informationsherkunft und Verläßlichkeit angeben)

Aktuelle Vorgeschichte
– Symptome
– Beginn
– Vorbehandlung

Vergangene psychiatrische Anamnese

Anamnese medizinischer Erkrankungen
– gegenwärtige
– zurückliegende

Gegenwärtige Lebenssituation
– Wo und mit wem lebt der Patient?
– Ist er arbeitsfähig, und hat er Anstellung, oder wie wird er anderweitig unterstützt?
– Welche Form der Versicherung besteht?

Patienten in einer Notfallsituation sind häufig mit den Gegebenheiten eines psychiatrischen Interviews nicht vertraut oder haben Vorstellungen, die durch unrealistische oder antipsychiatrische Publikationen gebildet wurden. Es empfiehlt sich, auf diese Ängste einzugehen, Patienten zu bestärken, daß sie nicht „verrückt" sind und, wenn möglich, Erläuterungen über die Art der vorliegenden Störung zu geben.

Während in normalen Patientengesprächen vom Therapeuten gelegentlich längere Zeit geschwiegen werden kann, ist dies in der Notfallsituation nicht empfehlenswert, da es die Betroffenen meistens irritiert.

2.4.2 Systematik des psychopathologischen Befundes in der Notfallsituation

Äußeres Erscheinungsbild und Verhalten

Wertvolle Informationen für den Untersucher resultieren bereits aus den Eindrücken, die er vor Beginn der eigentlichen Exploration sammelt. So erlaubt schon das äußere Erscheinungsbild Rückschlüsse. Bei Patienten mit schweren psychischen Störungen ist es nicht ungewöhnlich, daß aus dem Zustand der Kleidung und von der Körperhygiene her deutlich wird, daß sie nicht mehr dazu in der Lage waren, die Selbstversorgung in elementaren Dingen aufrechtzuerhalten. In anderen Fällen wecken äußere Merkmale, wie offensichtlich unpassende Kleidung, Tragen einer Sonnenbrille in dunklen Räumen etc., den Verdacht, daß hier ein Zusammenhang mit einer möglichen psychopathologischen Symptomatik gegeben ist.

Weiterhin fallen grobe Verhaltensauffälligkeiten frühzeitig ins Auge, so etwa ein ausgeprägtes Rückzugsverhalten oder auf der anderen Seite die fehlende Respektierung üblicher Regeln des zwischenmenschlichen Umgangs.

Schließlich sollten Mimik und Gestik des Patienten sorgfältig beachtet werden, da sie im allgemeinen wichtige Hinweise auf das aktuelle psychische Befinden eines Menschen geben, indem sie Angst, Erregung, Ratlosigkeit etc. zum Ausdruck bringen.

Einleitungsfrage

Die sorgfältige Erhebung eines möglichst detaillierten psychopathologischen Befundes muß wegen der besonderen diagnostischen und gegebenenfalls auch forensischen Konsequenzen auch und gerade in der Notfallsituation ein wesentliches Ergebnis der Exploration sein. Dieses Ziel kann mit dem Zustand der oft gespannten, ängstlichen oder aggressiven Patienten kontrastieren. Deswegen sollte im Verlauf des Gesprächs immer wieder überprüft werden, ob Klient und Untersucher noch im Kontakt sind oder ob die Interessenslage im Gesprächsverlauf divergiert.

> Dieser Kontakt profitiert meist vom positiven Interesse oder auch von der Parteinahme des Untersuchers für die Situation des Patienten.

Die Frage „Wegen welcher Probleme sind Sie hierher gekommen?" oder „Was kann ich für Sie tun?" gibt den Betroffenen das Gefühl, daß hier jemand bereit ist, sich auf eine auch bedrängende und verworrene Situation verständnisvoll einzulassen. Auf dieser Grundlage wird es dann meistens möglich sein, ein problemgeleitetes Gespräch zu führen und in dessen Verlauf auch die wesentlichen psychopathologischen Details zu erfragen.

Bewußtsein, Aufmerksamkeit und Orientierung

Die Einschätzung von Aufmerksamkeit, Bewußtseinslage und ihr Monitoring während des Gesprächs sind gerade beim Verdacht auf Intoxikationen, die oft während des ersten Gesprächs weiter fortschreiten, besonders wichtig.

2 Der Zugang zum Patienten – Anamnese- und Befunderhebung

Beispielsweise kann es nach einem Suizidversuch, dessen Art dem Untersucher ja zunächst oft nicht mitgeteilt wird, während der Aufnahme und dem ersten Kontakt zur weiteren Resorption des in suizidaler Absicht eingenommenen Medikaments mit fortschreitender Bewußtseinstrübung kommen. Auch Verwirrtheitszustände bei zerebralen Blutungen bieten ähnliche Probleme. Das Delir ist durch fluktuierende Veränderungen von Bewußtseinslage und Orientierung charakterisiert.

Wegen dieser Besonderheiten, die speziell in der Notfallsituation auftreten, sind eine wiederholte Registrierung der Bewußtseinslage und auch die Dokumentation dieser Bemühung sinnvoll (s.a. Kap. 12 und 13).

Die Prüfung der Orientierung zu Person, Ort, Zeit und Situation ist im „normalen" Patientengespräch oft peinlich. In der Notfallsituation, in der die Notwendigkeit zur Klärung der näheren Umstände oft auch schwer gestörten Personen evident erscheint, lassen sich viele Informationen, die zur Erfassung der Orientierung nötig sind, ganz zwanglos erfahren. Ist dies nicht der Fall, sollte man sich nicht scheuen, die Orientierung auch explizit zu prüfen, wenn man bei erhaltener Fassade Zweifel an ihr hat, z.B. im Beginn eines Alkoholentzugsdelirs, das ja per se fluktuierend ist und bei dem der Patient über weite Strecken unauffällig erscheinen kann. Die in dieser Situation entstehende Peinlichkeit kann dadurch etwas gemildert werden, daß man das Abfragen der Orientierung ausdrücklich als obligaten Teil der Untersuchung darstellt (z.B. in folgender Weise: „Es gehört zu meiner Untersuchung, daß ich Sie jetzt noch nach einigen ganz selbstverständlichen Dingen frage: ...").

Bei der Prüfung der Aufmerksamkeit ist zu beachten, ob diese gezielt auf bestimmte Inhalte gerichtet und für eine gewisse Zeit aufrechterhalten und ob sie gegebenenfalls in adäquater Form auf neue Situationen gelenkt werden kann.

Kognitive Funktionen (Auffassung, Konzentration, Merkfähigkeit, Gedächtnis)

Neben der Prüfung von Bewußtseinslage und Orientierung ist die Beurteilung der obengenannten kognitiven Funktionen besonders für die Differentialdiagnose organisch bedingter Syndrome von großer Bedeutung. Während sich wesentliche Hinweise für Auffassungs- oder Konzentrationsstörungen meist aus dem Gesprächsverlauf ergeben, ist das Erkennen von Konfabulationen, Amnesien und Zeitgitterstörungen oft erst nach fremdanamnestischer Überprüfung der Patientenangaben möglich. Orientierende Prüfungen der Merkfähigkeit und des Gedächtnisses können unschwer aus der Explorationssituation heraus gemacht werden, indem man allgemeine Lebensereignisse, das Alter der Kinder, frühere Klinikaufenthalte etc. abfragt.

Dennoch muß man sich klar sein, daß eine umfassende Prüfung des kognitiven Leistungsvermögens und im besonderen auch von Merkfähigkeit und Gedächtnis ein differenziertes psychologisches Verfahren darstellt, das in der Notfallsituation kaum durchführbar und auch nicht notwendig ist. Vermerkt werden sollten Verdachtsmomente, die auf entsprechende Störungen hinweisen.

Affektivität, Antrieb und Psychomotorik

Wichtige Elemente der Beurteilung der affektiven Situation eines Menschen sind:
– das Erfassen der aktuellen Stimmungslage.

- die Prüfung der affektiven Reagibilität (ob der Patient dazu in der Lage ist, emotionale Regungen wie Freude, Traurigkeit etc. zu empfinden und auszudrücken).
- das Erkennen einer über das übliche Maß hinausgehenden Affektlabilität.
- die Exploration der Denkinhalte, die begleitend zu einer veränderten Stimmungslage auftreten (z.B. Insuffizienzgedanken bei der Depression, Größenideen bei der Manie; sind Grübeltendenzen vorhanden, ist es im allgemeinen aufschlußreich, deren Inhalt zu erfragen).
- die Beurteilung, ob die verbale Beschreibung der Stimmungslage und beobachtbares Verhalten kongruent sind.
- die Registrierung der Antriebslage: Minderung? Hemmung? Steigerung?

Entsprechende Symptome erschließen sich schon oft bei der Beobachtung des Spontanverhaltens, der Mimik, der Redeweise und des motorischen Verhaltens. Sie stehen meist in direktem Zusammenhang zum Anlaß der notfallmäßigen Vorstellung und werden in der Regel ohne allzu große Widerstände berichtet.

Bei einer Antriebssteigerung, beispielsweise beim manischen Syndrom, kann eine geordnete Exploration allerdings auf erhebliche Widerstände stoßen. Bei manischen Patienten sollte die meist ohnehin wenig verläßliche Erhebung anamnestischer Daten auf ein absolut notwendiges Maß beschränkt werden und die Aufmerksamkeit statt dessen auf den Kontakt zum Untersuchten gerichtet werden.

Eine besondere Situation stellen durch Mutismus oder Stupor charakterisierte Bilder dar. Zum einen sind sie in der Abgrenzung gegenüber Intoxikationen oder komatösen Zuständen schwierig. Andererseits gehen solche Zustände der reduzierten Psychomotorik oft mit einer stark gesteigerten Wahrnehmungsintensität einher, die dem Betroffenen alle Vorgänge mit ihm oder um ihn herum viel prägnanter, aber oft auch bedrohlicher erscheinen lassen. Dies sollte bei Äußerungen im Umfeld solcher Patienten aus Gründen der Humanität und des Selbstschutzes unbedingt beachtet werden. Letzteres deshalb, weil stuporöse Zustände im Rahmen einer Katatonie plötzlich in einen stark aggressiv gefärbten Erregungssturm umschlagen können.

Formale Denkstörungen

Unabhängig vom Inhalt der Gedanken, die ein Mensch äußert, können Auffälligkeiten hinsichtlich ihres Aufeinanderfolgens bestehen. Diese werden vom Untersucher durch sorgfältige Beobachtung des Gesprächsverlaufs registriert. Zu beachten sind dabei unter anderem:
- Tempo des Gedankengangs: Besteht eine Beschleunigung, Ideenflucht oder eine Verlangsamung, Hemmung?
- Zielgerichtetheit des Gedankengangs: In dieser Hinsicht können unter anderem auffallen Weitschweifigkeit, Einengung, Perseveration.
- Ordnung des Denkens: Entsprechende Störungen sind durch eine eingeschränkte bzw. fehlende formale oder inhaltliche Kohärenz des Denkablaufs gekennzeichnet; Auffälligkeiten können sich unter anderem ergeben im Sinne von assoziativer Lockerung, Sperrung mit Gedankenabreißen, Vorbeireden; bei schweren Störungen im Sinne von inkohärentem bzw. zerfahrenem Denken kann es unmöglich sein, den Worten des Patienten zu folgen; im Extrem-

fall kommt es zum sogenannten Sprachzerfall, bei dem unter Umständen eine aphasische Störung differentialdiagnostisch zu bedenken ist.

Bei deutlicher Ausprägung sind formale Denkstörungen relativ leicht zu erfassen, während sie sich in leichteren Fällen mitunter erst bei längerer bzw. wiederholter Exploration manifestieren.

Formale Denkstörungen können zu einer erheblichen Beeinträchtigung der Fähigkeit führen, selbst einfache alltägliche Abläufe zu bewältigen. Alltägliche Vorgänge der Körperpflege, der Essenszubereitung, einfache grundlegende Schritte im Arbeitsablauf sind oft durch formale Denkstörungen so schwer beeinträchtigt, daß sie mehr zur akuten Einweisung beitragen als Halluzinationen oder eine Wahnsymptomatik.

Inhaltliche Denkstörungen

Wahnsymptome können die Akutsituation ganz unterschiedlich beeinflussen: Während ersterkrankte Schizophrene oft ganz im Bann ihres Wahns stehen, in ihrem Verhalten völlig davon beeinflußt werden und sich auch gegenüber dem Untersucher gar nicht davon distanzieren können, muß sich ein chronifizierter Wahn oder die Wahnsymptomatik bei einer Paranoia überhaupt nicht bemerkbar machen.

> Für die Notfallsituation muß betont werden, daß es sowohl fruchtlos ist, als auch den Kontakt sehr belastet, wenn man versucht, eine realitätsentsprechende Korrektur wahnhafter Überzeugungen erzwingen zu wollen.

Wenn der Patient von sich aus nicht über eine Wahnsymptomatik berichtet, ist es oft nicht ganz leicht, hier einen Einstieg ins Gespräch zu finden. Fähndrich und Stieglitz schlagen in ihrem Leitfaden folgende Einstiegsfrage vor: „Haben Sie in letzter Zeit Dinge erlebt, die Ihnen merkwürdig vorkamen, die Sie beunruhigten oder Ihnen gar Angst machten?"

Störungen des Ich-Erlebens

Diese Störungen – Fremdbeeinflussungserlebnisse, Gedankenausbreitung etc. – tragen sehr zur Farbigkeit des psychopathologischen Bildes einer akuten Psychose bei.

> In bezug auf ihre Bedeutung in der Notfallsituation sollte bedacht werden, daß das Erlebnis unscharfer oder durchlässiger Ich-Grenzen für die Betroffenen oft mit starker Bedrohung und Angst verbunden ist, aus der heraus sich, wenn der Untersucher diese Grenze unterschreitet, nicht selten Aggressionshandlungen entwickeln.

Wahrnehmungsstörungen und Sinnestäuschungen

Diese Störungen können den Charakter einer Exploration stark beeinflussen. Am bedrohlichsten sind Halluzinationen, wenn sie imperativen Charakter haben und den Betroffenen zur Handlung gegen sich selbst oder andere beeinflussen. Oft werden auf das Vorliegen solcher Symptome nur indirekte Hinweise gegeben, weil auch eine Weitergabe dieser Inhalte imperativ verboten wird. Bei Ersterkrankten wird diese Symptomatik nicht selten durch irritiertes Umherschauen deutlich, chronische Patienten zeigen oft eine Hierarchie ganz unterschiedlicher Halluzinationen, die sie dem Untersucher erst nach längerem Kontakt und bei erheblichem Vertrauen mitteilen.

Nicht ganz einfach ist die Frage nach Halluzinationen, auch wenn erfahrene Patienten häufig von sich aus berichten, daß sie „Stimmen hörten oder nicht mehr hören". Ersterkrankte hingegen können mit dem Begriff der Stimmen nur sehr wenig anfangen. Hier erscheint es naheliegend, sich an dem von Fähndrich und Stieglitz beschriebenen Vorgehen zu orientieren und danach zu fragen, ob sie Dinge gehört hätten, die ihnen seltsam oder beunruhigend vorkamen.

Angst- und Zwangssymptome

Eine **Angstsymptomatik** kann bei fast allen psychiatrischen Erkrankungen auftreten und trägt oft wesentlich zur Notfallsymptomatik bei. Dies gilt z.B. für Angst im Zusammenhang mit einer akuten Psychose, in der Wahninhalte oder Halluzinationen zu massiven Ängsten führen können. Auch bei den affektiven Erkrankungen spielt Angst eine große Rolle. Vor allem aber seien Panikattacken als klassische Manifestationsform der Angst genannt.

Im Umgang mit panischer Angst ist wichtig, daran zu denken, daß sich oft keine objektiven Parameter finden lassen, die Angst der Patienten vor einer körperlichen Katastrophe oder vor dem „Verrücktwerden" aber ganz immens ist. Seltener werden in Notfallsituationen Ängste im Zusammenhang mit phobischen Reaktionen gesehen, da diese Ängste definitionsgemäß mit Verschwinden des Stimulus aufhören.

Im Umgang mit solchen Patienten ist eine ruhige, akzeptierende und verstehende Grundhaltung wahrscheinlich das wichtigste.
Gerade Panikpatienten zeigen immer wieder ein Sistieren der Symptomatik, sobald sie im Krankenhaus oder im Gespräch mit einem Arzt sind. Dies ist in vielen Fällen wichtiger als eine pharmakologische Intervention, da die Symptomatik meist kurz nach dem Gesprächsbeginn sistiert.

Eine **Zwangssymptomatik** kann in voller Ausprägung wesentlich zum Entstehen einer Notfallsituation beitragen. Dies wird einem unbekannten Untersucher allerdings selten mitgeteilt, da Zwänge vom Betroffenen selbst als unerklärlich, peinlich, „verrückt" erlebt werden können. Die detaillierte Exploration einer Zwangssymptomatik ist infolgedessen in der Notfallsituation meist nicht möglich und in der Regel nicht erforderlich, es sei denn, daß entsprechende Anhaltspunkte vorliegen.

Vegetative Störungen

Die Erhebung dieser Störungen ist bedeutsam, insbesondere wegen ihrer Bedeutung als Vorfeldsymptome bei affektiver Erkrankung oder Psychose. Dies gilt vor allem für Schlafstörungen, die der vegetativen Symptomatik zugeordnet werden. Die Exploration sollte orientierend sein, nach Ein- und Durchschlafstörungen, der Schlafqualität, aber auch der Schlafdauer fragen. Manische Patienten geben z.B. häufig an, daß sie ausgezeichnet geschlafen hätten und sagen erst auf ausdrückliche Nachfrage, daß die Gesamtschlafdauer zwei Stunden nicht überstiegen habe.

Andere vegetative Störungen wie Störungen von Libido und Potenz, vermehrte Schweißneigung etc. werden in der Notfallsituation nur fakultativ abgefragt.

Einschätzung der Selbst- oder Fremdgefährdung
Suizidalität stellt einen der häufigsten Gründe für psychiatrische Notfälle dar, sei es, daß die Absicht einer Suizidhandlung geäußert wird, sei es, daß der Kontakt mit dem Psychiater als Folge eines versuchten Suizids zustande kommt. In beiden Fällen liegt im Erstgespräch eine besondere Chance, die deshalb auch unbedingt genutzt werden sollte, indem es durch einen Fachmann, einen Psychiater, geführt wird.

Die spezifischen Stufen in der Entwicklung der Suizidalität bedürfen zu ihrer Abschätzung erheblicher Kenntnis und Erfahrung. So sind bestimmte Äußerungen in der Ambivalenzphase anders zu beurteilen, als wenn der Entschluß zum Suizid bereits gefallen ist.

Besonders verhängnisvoll kann die von psychiatrischen Laien immer wieder vorgenommene Unterscheidung in sogenannte demonstrative und ernstgemeinte Suizidversuche wirken. Zum einen hängt diese Unterscheidung vom medizinischen Vorwissen des suizidalen Menschen ab: Medizinische Laien können oft überhaupt nicht abschätzen, welche Maßnahme potentiell tödlich wirkt. Die Untauglichkeit der Mittel eines Suizidversuchs sagt somit nichts über seine Ernsthaftigkeit aus. Die Fehleinschätzung als „demonstrativ" und damit nicht ernstzunehmend begünstigt lediglich, daß der Betroffene den nächsten Versuch mit tauglicheren Mitteln unternimmt. Außerdem gelingen häufig auch Versuche aus überwiegend demonstrativer Intention, während ernstgemeinte scheitern. Grund ist vielleicht die den Betroffenen selbst nicht mehr bewußte Ambivalenz der Suizidhandlung gegenüber.

Man sollte die Unterscheidung in „ernsthaft" und „demonstrativ" verlassen und statt dessen davon ausgehen, daß Suizidalität den Eintritt in eine gefährliche Kommunikationsebene markiert, die gewählt wurde, weil verbale Verständigungsmöglichkeiten im Erleben der Betroffenen sinnlos geworden sind. Dies gilt auch für **fremdgefährliche** Handlungsweisen. Wie schon erwähnt, werden sie nicht selten vom Untersucher durch Unterschreiten einer kritischen Distanz provoziert, bei manischen oder seltener akut schizophrenen Patienten können sie auch aus der Krankheitssymptomatik erklärbar sein.

Erwähnenswert sind schließlich auch noch Situationen der **Selbstgefährdung**, die nicht aus suizidalem Verhalten resultieren. Dies betrifft etwa die Gefahr,
– daß Patienten mit kognitiven Defiziten durch eine Störung der Orientierung in risikoreiche Situationen geraten.
– daß Patienten aus psychotischem Erleben heraus alltägliche Gefahren (z.B. im Straßenverkehr) nicht wahrnehmen.
– daß andere Patienten im Zusammenhang mit ihrer psychischen Erkrankung in einen beeinträchtigten körperlichen Zustand geraten (z.B. aufgrund unzureichender Nahrungs- und Flüssigkeitszufuhr, durch Vernachlässigung von Wunden oder vorbestehenden körperlichen Erkrankungen).

Zum Teil können aus derartigen Verhaltensweisen auch Fremdgefährdungen resultieren (z.B. wenn sich ein fahruntauglicher Patient mit einer hirnorganischen Schädigung nicht davon abbringen läßt, sich an das Steuer seines Pkw zu setzen).

Krankheits- und Behandlungseinsicht
Naturgemäß kommt zwei Fragen bei der Behandlung besondere Bedeutung zu: Ist der Patient behandlungswillig, und stehen seine Erwartungen in einem akzeptablen Verhältnis zu den medizinischen Erfordernissen? Es ist nicht ungewöhnlich, daß Patienten mit psychischen Störungen nicht über die Einsicht verfügen, daß die bei ihnen bestehende Symptomatik Ausdruck einer seelischen Erkrankung ist. Oder Arzt und Patient können sich zwar in der Einschätzung der Krankheit einig sein, dennoch kann der Patient in seiner Meinung über die notwendige Therapie eine Ansicht vertreten, die konträr zu der des Arztes ist. Ein sensibler Umgang mit den Behandlungserwartungen des Patienten und eine ausführliche Erklärung und Begründung der tatsächlichen Erfordernisse können oft eine Zwangsbehandlung umgehen.

Da der weitere Behandlungsverlauf aus naheliegenden Gründen in wesentlichem Maße von der Einstellung des Patienten abhängt, sollte man sich am Ende der Exploration ein Urteil darüber gebildet haben, wie dieser seine Krankheit und die Notwendigkeit einer Behandlung bewertet.

2.5 Körperliche und Laboruntersuchung

Psychiatrische Erkrankungen sind häufig von körperlichen Erkrankungen begleitet, ausgelöst oder verursacht. So können fast alle psychopathologischen Syndrome im engeren Sinne auch organisch bedingt sein, umgekehrt können fast alle organischen Erkrankungen, aber auch viele medizinische Interventionen mit einer psychiatrischen Symptomatik einhergehen (s. Kap. 14). Auch Überdosierung oder Entzug psychotrop wirkender Substanzen spielt eine zentrale Rolle bei der Entstehung psychiatrischer Notfallsituationen.

Problematisch ist, daß Patienten mit akuten psychiatrischen Erkrankungen häufig nicht willens sind, sich **körperlich untersuchen** zu lassen (s. Nähe-Distanz-Problem, Kap. 2.2). Als Ausweg aus diesem Dilemma empfiehlt es sich, bei jedem Patienten die Vitalfunktionen zu überprüfen (Puls, Blutdruck, Atmung, unter Umständen auch die Temperatur), die als Standardverfahren dem Patienten in der Regel geläufig sind und daher am ehesten akzeptiert werden.

Der Umfang einer weitergehenden körperlichen Untersuchung wird bestimmt durch die medizinische Anamnese, durch das Vorhandensein oder Fehlen von Auffälligkeiten bei den Vitalwerten und mögliche Hinweise auf das Vorliegen einer organisch bedingten Störung, wie z.B. eines Delirs. Alle geriatrischen Patienten sollten in der Akutsituation auch körperlich untersucht werden, ebenso wie solche, die durch einen beeinträchtigten Allgemein- oder Ernährungszustand auffallen. Bei Patienten, die stationär in einer psychiatrischen Klinik aufgenommen werden, sind der internistische und neurologische Status obligat.

Schließlich sollte man sich in Zweifelsfällen lieber einmal mehr als weniger zur körperlichen Untersuchung entschließen.

Das Vorliegen von **Laboruntersuchungen** ist für die Diagnosestellung körperlicher Erkrankungen unverzichtbar, zumindest was die Grundparameter des

Blutbildes, der Elektrolyte, des Blutzuckers und der Nieren- und Leberfunktion angeht. Auch bei psychiatrischen Notfällen sollte die Indikation zur Labordiagnostik großzügig gestellt werden. Sie ist obligat, wenn der Verdacht auf eine organische psychische Störung infolge einer akuten körperlichen Erkrankung besteht oder wenn Hinweise auf wesentliche somatische Begleiterkrankungen vorliegen.

Besondere Bedeutung haben Verfahren des **Medikamenten-** oder **Drogenscreenings**: Da fast alle psychiatrischen Syndrome durch Medikamente oder Drogen hervorgerufen werden können, ist eine diesbezügliche Anamnese wichtig, aber es sollte in Krankenhäusern bei Akutaufnahme auch die Möglichkeit zum Drogenscreening bestehen. Gerade Drogenkonsum wird im allgemeinen nicht bei einer Exploration angegeben. Oft sind die Patienten, etwa im LSD-Rausch oder bei einer Amphetaminpsychose, auch gar nicht in der Lage, differenzierte Angaben zu machen.

2.6 Spezifische Probleme

2.6.1 Suizidalität

Die besondere Brisanz dieses Themas liegt darin, daß die meisten Zustände des Lebensüberdrusses oder der Lebensmüdigkeit vorübergehender Natur sind, d.h. daß die Betroffenen nach wenigen Stunden oder Tagen ihre Situation anders einschätzen, daß solche Zustände aber auch oft mit einer erheblichen Energie in die Tat umgesetzt werden, so daß die Verhinderung akuter Suizidalität kein triviales Problem ist, sondern großer Aufmerksamkeit bedarf.

Akute Suizidalität geht meistens mit einer paradoxen Arzt-Patienten-Beziehung einher: Einerseits weiß ein Mensch, der sein Leben beenden will, sehr genau, daß man ihn daran hindern wird, wenn er seine Gedanken und Absichten Dritten weitererzählt; andererseits wird das Gesprächsangebot in einer solchen Situation häufig bei direkter Frage doch angenommen, was sich nur mit einer in dieser Situation durchaus zu erwartenden Ambivalenz erklären läßt.

Es gibt verschiedene Einteilungen, Gedanken suizidaler Patienten bezüglich der Ernsthaftigkeit des Suizidvorhabens einzuteilen. Dem Autor scheint folgende praktikabel:
– gelegentliche Gedanken an das Ende des Lebens: Solche Gedanken sind normal; wenngleich viele Menschen solche Gedanken vermeiden, sind sie im Rahmen einer verantwortungsvollen Auseinandersetzung mit dem eigenen Leben und Sterben nicht als pathologisch einzuordnen.
– Lebensmüdigkeit, gelegentliche Todeswünsche: Äußerungen wie „... es ist besser, nicht mehr zu leben, das Leben ist so beschwerlich geworden etc. ..." sind für sich noch nicht als Zeichen einer akuten Suizidalität zu verstehen, können sich aber in Richtung einer ernstzunehmenden Suizidalität entwickeln. Häufig fügen Patienten mit solchen Äußerungen hinzu, daß ihnen dazu aber der Mut fehle oder daß sie dazu zu gläubig seien.
– ausgeprägte Suizidalität ohne den zur Verwirklichung einer Suizidhandlung notwendigen Antrieb: Vor allem depressive Patienten geben häufig an, daß sie

lieber sterben wollten, daß sie sich aber nicht in der Lage fühlten, die komplexen Handlungsabläufe vor einer Suizidhandlung zu erfüllen. Solche Äußerungen sind im Vorfeld von Suizidhandlungen sehr ernst zu nehmen, da häufig durch therapeutische Aktivitäten der nötige Antrieb erreicht werden kann. (Ein typisches Beispiel ist die Suizidalität, die nach antriebssteigernder thymoleptischer Behandlung mit einer Latenz von ein bis zwei Wochen plötzlich akut wird.)
- akute Suizidgedanken, die bereits von Vorbereitungshandlungen (z.B. Kaufen von Tabletten, Besorgen eines Schlauchs zum Einleiten der Autoabgase ins Wageninnere) begleitet sind: Es ist davon auszugehen, daß ein Suizidversuch mehr oder weniger direkt bevorsteht.
- Patienten, die einen Suizidversuch hinter sich und überlebt haben.
- Einen Sonderfall stellen Patienten dar, die imperative Stimmen hören, die sie auffordern, sich oder anderen das Leben zu nehmen. Häufig befinden sich solche Patienten im Gegensatz zu ihren Gedanken, die sich als Stimmen manifestieren, und versuchen, ihnen zu widerstehen. Es ist oft aber sehr schwer abzuschätzen, wie lange dieser Widerstand aufrechterhalten werden kann.

Aufgrund dieser Einstellung kann man folgendes Vorgehen wählen: Patienten mit einer gewissen Lebensmüdigkeit können als nicht suizidal eingestuft werden, bedürfen aber eines regelmäßigen psychiatrisch-diagnostischen Gesprächs und einer Behandlung der bei ihnen vorhandenen Grunderkrankung. Patienten der anderen Stufen sind als akut suizidal einzustufen. Bei ihnen ist eine psychiatrische Behandlung, gegebenenfalls auch auf einer geschlossenen psychiatrischen Station, obligat. Dabei sollte beachtet werden, daß die Schwelle für Suizidhandlungen normalerweise relativ hoch liegt, aber nach unternommenen Suizidversuchen als bereits überwunden angesehen werden muß, wodurch die Wahrscheinlichkeit für eine weitere Suizidhandlung deutlich zunimmt.

Suizidalität in der Psychotherapie

Die meisten psychiatrischen Notfallsituationen entstehen durch das überraschende Auftreten unerwarteter Interaktionen von Patienten und ihrer Umwelt. Solche Situationen sind naturgemäß unter den Bedingungen einer Psychotherapie selten, da Klient und Therapeut sich meist schon längere Zeit kennen. Sie können aber dann entstehen, wenn es im Verlauf der therapeutischen Gespräche zur Berührung von stark tabuisierten und/oder angstbesetzten Inhalten kommt oder wenn im Kontext von Themen, die besonders schuldbelastet sind, Suizidgedanken auftreten.

Auf die Frage des Verhaltens bei Suizidalität wurde ausgiebig eingegangen, die dort dargestellten Regeln gelten natürlich auch für Suizidalität bei psychotherapeutisch behandelten Patienten. Bei länger dauernder Psychotherapie mit einem erfahrenen Therapeuten, kann manchmal auf die Einweisung in eine Klinik auch bei bestehender Suizidgefährdung verzichtet werden, sofern der therapeutische Kontakt stabil ist.

2.6.2 Fremdgefährdung

Die aus der allgemeinen Medizin abgeleitete Grundhaltung, daß Personen, die freiwillig den Arzt oder die Klinik aufsuchen, in irgendeiner Weise hilfesuchend und daher nicht fremdgefährlich sind, gilt für die Psychiatrie in manchen Fällen nicht: Ambivalenz, Ich-Störungen, Wahn oder Halluzinationen bei klar ausgeprägten Krankheitsbildern können mit erheblicher Fremdgefährdung einhergehen. Ähnliches gilt für organisch bedingte Syndrome, wo Patienten in Desorientierung und situativer Verkennung Bedrohungen erleben, gegen die sie sich dann zur Wehr setzen zu müssen glauben. Eine zwar seltene, aber besonders gefährliche Situation im Bereich neuropsychiatrischer Störungen ist der geordnete aggressive Dämmerzustand, weil hier schwere aggressive Handlungen möglich sind, die mit einer völligen Unfähigkeit einhergehen, irgendwelche Reize von außen wahrzunehmen.

In allen Fällen der Fremdgefährdung ist es das wesentlichste Ziel, das Objekt der Aggression zu schützen, und dieses ist in vielen Fällen der Untersucher selbst. Die dazu nötige Umstellung von einer explorativ-therapeutischen in eine defensive Haltung ist oft kaum zu leisten. Sie wird erleichtert, wenn man in der Notfallsituation immer wieder an die Möglichkeit fremdgefährlicher Handlungen denkt (s. Kap. 6).

Zu beachten ist auch, daß fremdgefährdende Handlungen im beschriebenen Kontext keineswegs nur durch psychisch Kranke begangen werden. In Abhängigkeit von der Urteilskompetenz der einweisenden Stelle (Polizei etc.) ist es nicht ungewöhnlich, daß Personen zu Notfalluntersuchungen vorgestellt werden, die nicht als psychisch krank anzusehen sind, von denen aber aufgrund krimineller Verhaltenstendenzen im Einzelfall massive Gefahren ausgehen können.

Literatur

1. E. Fähndrich, R.-D. Stieglitz: Leitfaden zu Erfassung des psychopathologischen Befundes. Springer, Berlin–Heidelberg–New York 1989.
2. H. Kind: Psychiatrische Untersuchung. Ein Leitfaden für Studierende und Ärzte in Praxis und Klinik. 4. Aufl. Springer, Berlin–Heidelberg–New York 1990.

3
Therapeutische Gesprächsführung in der Notfallpsychiatrie und Krisenintervention

GODEHARD STADTMÜLLER, WALTER HEWER, KURT FRITZSCHE

Das Gespräch ist wesentliches diagnostisches und therapeutisches Mittel in allen Bereichen der Medizin. Dies gilt offensichtlich für die Fächer Psychiatrie und Psychotherapie in besonderem Maße.

Wenn Patienten sich wegen eines psychiatrischen Notfalls oder einer seelischen Krisensituation vorstellen, so nimmt der Arzt das Gespräch üblicherweise von Anfang an mit einer diagnostischen und zugleich therapeutischen Intention auf – eine Trennung dieser beiden wichtigsten Funktionen des ärztlichen Gesprächs ist in der Praxis also nur bedingt möglich. In diesem Kapitel wird aber vorrangig der therapeutische Aspekt dargelegt, nachdem die diagnostische Seite in Kapitel 2 ausführlich behandelt ist.

Bei psychiatrischen Notfällen ist zumeist das Befinden der ganzen Person betroffen. Die Befindlichkeitsstörung wird häufig als zum Kern der Person gehörig erlebt und nicht nur als akzidentell einer – ansonsten gesunden – Person zugehörig. („Ich bin verzweifelt" im Gegensatz zu: „Ich habe Kopfschmerzen.")

> Deshalb ist in der Notfallsituation nicht nur die Kompetenz des ärztlichen Spezialisten gefragt, sondern es geht auch darum, sich in die Lage des Kranken einzufühlen und mit ihm unter Berücksichtigung seiner Individualität in eine therapeutische Beziehung zu treten.

Psychiatrische Notfälle sind so vielgestaltig wie psychiatrische Syndrome respektive Krankheiten. Die Art des Gesprächs muß sich nach den situativen Gegebenheiten, nach dem Syndrom und, wo bekannt, nach der zugrundeliegenden Erkrankung richten. Der Fokus wird in der Notfallsituation auf der aktuellen Befindlichkeit des Patienten liegen. Diese rasch zu erfassen und auf den Patienten in seiner individuellen Lage einzugehen, ist entscheidend. Auf der anderen Seite gibt es bestimmte allgemeine Richtlinien der Gesprächsgestaltung, die beachtet werden müssen.

Die folgenden fünf Themenbereiche sollen im vorliegenden Kapitel näher besprochen werden:
– Voraussetzungen für eine therapeutische Gesprächsintervention;
– Ziele und allgemeine Richtlinien der Gesprächsführung;
– Praxis der Gesprächsführung;

- Gesprächsführung bei ausgewählten Syndromen mit Notfallcharakter;
- Skizzierung einiger Prinzipien der sogenannten Krisenintervention.

3.1 Voraussetzungen für eine therapeutische Gesprächsintervention

Wesentliche Voraussetzungen für ein Gespräch in der Notfallsituation sind:
- die Sicherheit aller Beteiligten;
- Gesprächsfähigkeit beziehungsweise Gesprächsbereitschaft des Patienten;
- der Ausschluß einer unmittelbar lebensbedrohlichen oder akut behandlungsbedürftigen körperlichen Erkrankung.

Die physische **Sicherheit** von Patient, Arzt, anderen Helfern, Angehörigen etc. ist immer von vorrangiger Bedeutung. Es sind also als erstes akute Selbst- und/oder Fremdgefährdung auszuschließen:
- Selbstgefährdung besteht naturgemäß bei Suizidalität, aber auch im Rahmen von Fehleinschätzungen, die aus psychotischem Erleben resultieren (z.B. bei Verfolgungs- oder Größenwahn, unter dem Einfluß von Halluzinationen) oder infolge des Nichterkennenkönnens alltäglicher Gefahren im Zusammenhang mit schweren kognitiven Defiziten, etwa im Rahmen einer dementiellen Erkrankung (weitergehende Ausführungen hierzu in den Kap. 2 und 10).
- Fremdgefährdendes Verhalten tritt zwar nur bei einer relativ kleinen Zahl von Patienten auf, dennoch muß dieser Aspekt aus naheliegenden Gründen generell beachtet werden. Entsprechende Hinweise in Anamnese und Befund müssen aufmerksam registriert werden, bei Vorliegen diesbezüglicher Risikofaktoren ist ein erhöhtes Maß an Vorsicht angezeigt (s.a. Kap. 6).

Von wesentlicher Bedeutung für die Sicherheit aller Beteiligten ist der situative Kontext, der in erheblichem Maße durch die Qualität der Beziehung zwischen dem Betroffenen und seiner Umgebung bestimmt wird. Insofern können die ersten Minuten des Kontakts mit dem Patienten von entscheidender Bedeutung sein.

Der Arzt kann zu einem Klima, das Sicherheit fördert, beitragen, indem er seine Aufmerksamkeit ganz dem Patienten widmet, in seinen Interventionen klar ist und den persönlichen Kontakt über die institutionell vorgegebene Rolle stellt. Zum Aufbau einer vertrauensvollen Beziehung und damit auch zur Sicherheit trägt es weiterhin bei, wenn möglichst wenig Menschen anwesend sind, die Umgebung ein ungestörtes Gespräch unter vier Augen erlaubt, konstante Bezugspersonen, ein ruhiges Zimmer etc. zur Verfügung stehen. Auch wenn solche Rahmenbedingungen in Notfallsituationen häufig nicht gegeben sind, so sollten sie doch, wenn immer möglich, angestrebt werden.

So sehr das skizzierte Vorgehen in vielen Fällen zu einer Entspannung der Situation beiträgt, so wird man andererseits trotz eines psychologisch sensiblen Umgangs mit dem Patienten immer wieder mit Zustandsbildern konfrontiert, die durch eine unvermindert fortbestehende Eigen- oder Fremdgefährdung gekennzeichnet sind (z.B. bei ausgeprägter Dynamik einer Psychose, bei schweren kognitiven Defiziten, bei massiver intoxikationsbedingter Enthemmung des Verhaltens etc.). In solchen Fällen muß vor allen anderen Belangen der Sicherheit von Patient und Umgebung Rechnung getragen werden.

> Wenn unter diesen Bedingungen ein Gesprächskontakt mit therapeutischer Zielsetzung überhaupt sinnvoll oder vertretbar erscheint, so müssen weitere Helfer zumindest in erreichbarer Nähe sein.

Ähnliches gilt im Prinzip auch für Zustandsbilder, deren Dynamik bei unklarer diagnostischer Situation noch nicht hinreichend beurteilt werden kann, auch wenn keine konkret faßbaren Gefährdungsmomente erkennbar sind.

Gesprächsfähigkeit/-bereitschaft: Es gilt, in den ersten zwei, drei Minuten zu erkennen, ob ein Gespräch im Sinne einer kohärent fortschreitenden Wechselrede überhaupt möglich ist oder ob z.B. ein hochgradiger Erregungszustand, starke Verwirrtheit, eine Intoxikation oder fehlende Bereitschaft, sich auf einen Gesprächskontakt einzulassen, dies verhindern. Es soll aber nicht unerwähnt bleiben, daß es in manchen Fällen auch dann, wenn ein differenziertes Gespräch nicht realisierbar ist, gelingen kann, mit dem Patienten in eine therapeutisch wirksame Kommunikation zu treten (s.a. Kap. 3.2).

Ferner muß in den ersten Minuten darauf geachtet werden, ob Anhaltspunkte für eine **medizinische Notfallsituation** (etwa ein Delir im Rahmen eines Alkoholentzugssyndroms oder einer schweren internistisch-neurologischen Erkrankung) vorliegen. Wenn z.B. aufgrund einer Störung von Bewußtseinshelligkeit, Orientierung und Mnestik ein hirnorganisches Geschehen zu vermuten ist, so besteht der nächste Schritt darin, durch gezielte Anamnese- und Befunderhebung eine diagnostische Klärung herbeizuführen, die notwendigen Maßnahmen der Akutbehandlung einzuleiten und dann, wenn erforderlich, das therapeutische Gespräch fortzusetzen.

3.2 Ziele und allgemeine Richtlinien des therapeutischen Gesprächs in Notfall- und Krisensituationen

Die Begriffe Notfall und Krise (s.a. Kap. 1) sind von ihrer Definition her nicht scharf voneinander abgegrenzt. Man verwendet die Bezeichnung „Notfall" üblicherweise dann, wenn Leben und Gesundheit eines Menschen akut bedroht sind und damit die Notwendigkeit eines unmittelbaren therapeutischen Eingreifens besteht. Gegenüber einer solchen medizinischen Definition nimmt der Terminus „Krise" in erster Linie Bezug auf die psychosoziale Situation des betroffenen Individuums und impliziert eine Entwicklungslinie, die einen Verlauf in Richtung einer Gesundung nehmen kann, aber auch die Möglichkeit eines deletären Geschehens – und damit das Auftreten eines Notfalls – in sich birgt. Man spricht in diesem Sinn auch von „Krise zur Neuwerdung".

> Es ist sinnvoll, gerade für das ärztliche Gespräch in Krisen- und Notfallsituationen diesen Doppelaspekt (einerseits der Akuität und Bedrohlichkeit, andererseits der Chance) im Auge zu behalten.

Viele, wenn nicht die meisten psychosozialen Krisen können Ausgangspunkt eines Neubeginns sein, da die Betroffenen gerade in solchen Situationen häufig bereit sind, ihren bisherigen Lebensentwurf in Frage zu stellen und nach neuen

Wegen zu suchen. Diese Chance kann manchmal bereits im allerersten Gespräch angesprochen und zu ersten Schritten genutzt werden. Es sei auch in Erinnerung gerufen, daß die Versorgung psychiatrischer Notfall- und Krisensituationen nicht nur Psychiater und Psychotherapeuten betrifft, sondern sehr häufig auch andere Fachgebiete involviert sind und insbesondere Allgemeinmediziner in vielen Fällen deren Primärversorgung wahrnehmen (Abb. 3-1).

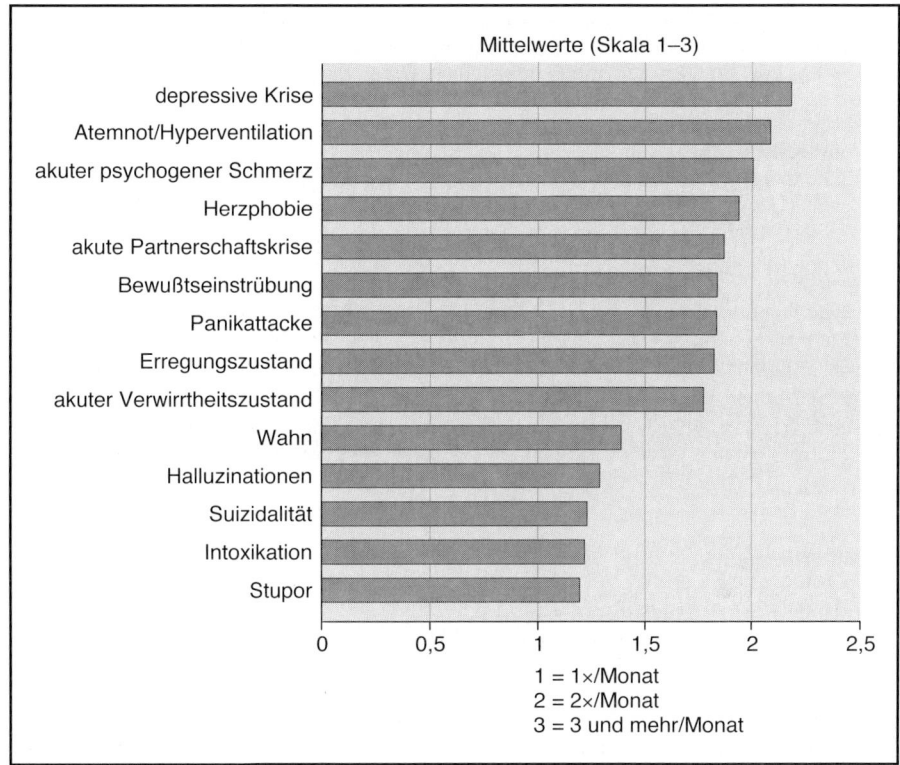

Abb. 3-1   Häufigkeit von psychosozialen Notfällen in der Allgemeinarztpraxis. Befragt wurden 90 Ärzte eines Kurses in Psychosomatischer Grundversorgung [6].

Ziele
Wichtige Ziele des therapeutischen Gesprächs in der Notfall- und Krisenintervention sind in Tabelle 3-1 zusammengefaßt. Dabei wird unterschieden zwischen grundlegenden Zielen, die von übergreifender Bedeutung sind, und – worauf in Kapitel 3.3 noch näher eingegangen wird – weiterführenden Zielen, deren Realisierung sehr viel höhere Anforderungen an die Gesprächsfähigkeit und Belastbarkeit des Patienten stellt. Naturgemäß hängt es von vielerlei individuellen Faktoren ab (Symptomatik, Persönlichkeitseigenschaften, soziales Netz des Betroffenen etc.), welche Schwerpunkte dabei im Einzelfall gesetzt werden und ob

bestimmte der aufgeführten Ziele überhaupt zum Tragen kommen. Weiterhin bedarf es keiner besonderen Betonung, daß die vorläufige diagnostische Einschätzung der Situation – in bezug auf das zu vermutende psychopathologische Syndrom, eine unter Umständen schon mögliche nosologische Verdachtsdiagnose und die Akuität des Krankheitsbildes – in erheblichem Maße Einfluß nimmt auf Stellenwert und Akzentsetzung des therapeutischen Gesprächs.

Tabelle 3-1 Wichtige Ziele des therapeutischen Gesprächs in Notfall- und Krisensituationen. Im Verlauf eines Gesprächs ist in der Regel die Beschränkung auf bestimmte Zielsetzungen erforderlich. Die aufgeführte Reihenfolge ist nicht bindend für die Strukturierung des Gesprächsablaufs.

Grundlegende Ziele
– Beruhigung und Entlastung, Sicherheit geben, Hoffnung wecken
– Vermittlung von Empathie, Stärkung des Selbstwertgefühls
– Aufbau einer therapeutischen Beziehung
– Struktur geben, Grenzen setzen, den Fokus der Aufmerksamkeit verschieben

Weiterführende Ziele
– Information und Beratung
– Erkennen und Bearbeiten von Konfliktsituationen
– Einleitung der Weiterbehandlung
– Konfrontation
– Einbeziehung von Angehörigen und anderen Bezugspersonen

Definitionsgemäß handelt es sich bei den in Tabelle 3-1 genannten **grundlegenden Zielen** um Elemente der therapeutischen Gesprächsführung, die weitgehend situations- und störungsübergreifend gelten:
– Der Versuch, den Patienten **zu beruhigen** und **zu entlasten**, ihm **Sicherheit und Hoffnung zu vermitteln**, steht insbesondere bei erregten, ängstlichen und depressiven Zustandsbildern ganz am Anfang des therapeutischen Kontakts und stellt in solchen Fällen häufig auch die Voraussetzung dar, um eine Exploration überhaupt erst beginnen zu können.
– **In Verbindung** damit ist es von wesentlicher Bedeutung, **Empathie** und Interesse für das Erleben des Patienten zu zeigen. Wenn – wie häufig der Fall – Selbstzweifel, Insuffizienzgefühle oder Kränkungserlebnisse thematisiert werden, empfiehlt es sich im allgemeinen, explizit im Sinne einer **Stärkung des Selbstwertgefühls** mit den Patienten zu kommunizieren.
– Bei Beachtung dieser Hinweise sind wesentliche Voraussetzungen für den **Aufbau einer therapeutischen Beziehung** gegeben, die dadurch gekennzeichnet ist, daß der Patient der Person des Arztes Vertrauen entgegenbringt, von ihm Hilfe und Unterstützung erwartet und dementsprechend prinzipiell bereit ist, dessen therapeutischen Empfehlungen zu folgen.
– Wenn Patienten in ihrem Denken oder Handeln in einem Maße ungeordnet sind, daß daraus Probleme für sie selbst oder ihre Umgebung resultieren, so stellt oftmals eine **Strukturierung** des Gesprächs, der äußeren Rahmenbedingungen etc. die erste und wichtigste therapeutische Intervention dar. Bei Pa-

tienten, die durch expansives, distanzloses oder aggressives Verhalten auffallen, müssen häufig vor allem anderen klare **Grenzen** genannt werden. Schließlich kann ein wesentliches therapeutisches Ziel manchmal schon dann erreicht sein, wenn es gelingt, die thematische oder affektive Einengung eines Patienten zu weiten bzw. den **Focus der Aufmerksamkeit zu verschieben.** Dabei kommt es nicht so sehr darauf an, gezielte Ablenkungsstrategien anzuwenden. Vielmehr bewährt es sich häufig am besten, aus den spontanen Äußerungen des Patienten solche Inhalte herauszugreifen, die ihm offensichtlich wichtig sind, und darüber ein – für den Außenstehenden möglicherweise belanglos wirkendes – Gespräch aufzunehmen. Falls dies nicht gelingt, ist es in manchen Fällen hilfreich, den Patienten – mit Hinweis auf die für den Arzt wichtigen anamnestischen Informationen – zu Vorerkrankungen, Medikamenteneinnahme, persönlichen Lebensumständen, beruflicher Situation o.ä. zu befragen und dabei zu erspüren, welches Thema am ehesten Aussicht bietet, die gewünschte Ablenkung herbeizuführen.

Grenzen
Wie bereits angedeutet wurde, ist besonders im notfallpsychiatrischen Kontext zu beachten, daß abhängig von Art und Schwere des jeweils vorliegenden Krankheitsbilds, Persönlichkeitsmerkmalen des Betroffenen und situativen Gegebenheiten einer therapeutischen Gesprächsintervention auch enge Grenzen gesetzt sein können. In diesem Zusammenhang sind die in Tabelle 3-2 genannten Konstellationen zu beachten, die ein Gespräch erschweren oder gar unmöglich machen können. In solchen Situationen kann die Einbeziehung von Angehörigen, Freunden etc. unter Umständen von besonderer Wichtigkeit sein (s.a. Kap. 3.3). Schließlich ist zu beachten, daß der Zustand der Gesprächsfähigkeit zumindest in manchen Fällen durch die Verabreichung einer geeigneten Medikation (wieder-)hergestellt werden kann.

Tabelle 3-2 Situationen, in denen ein therapeutisches Gespräch nicht oder nur eingeschränkt möglich ist.

- ausgeprägte psychomotorische Hemmung (Extremfall: Stupor)
- ausgeprägter Erregungszustand, drohende physische Aggression
- stärkergradige formale Denkstörungen (Verlangsamung, Ideenflucht, Inkohärenz)
- massive kognitive Defizite (z.B. im Rahmen von Delir oder Demenz)
- stärkergradige Intoxikationszustände
- Angst oder Mißtrauen des Patienten in ausgeprägter Form
- bei manchen Patienten mit schwerster Depression oder mit ausgeprägter Wahndynamik
- fehlende Motivation des Patienten (z.B. aufgrund Fehlen von Krankheitsgefühl oder Krankheitseinsicht)

Parasprachlicher Kontakt

Auch wenn die Patienten nicht zu einem Gespräch – vor allem nicht im Sinne der in Tabelle 3-1 aufgeführten „weiterführenden Ziele" – in der Lage sind, so kann es dennoch gelingen, eine therapeutische Beziehung zu bahnen, beruhigend und entlastend zu wirken, Sicherheit zu geben. Für das Gefühl von Bedrohtsein, Angst, Verzweiflung etc. bzw. andererseits von Sicherheit, Ruhe, Vertrauen in einer Beziehung ist der sprachliche Anteil der Kommunikation nur begrenzt ausschlaggebend, und von der Sprache selbst spielt der niederschreibbare (diskursive) Anteil wiederum eine eher geringe Rolle. Wenn man sich vergegenwärtigt, daß Haltung, Gestik, Mimik, Art des Blickkontakts, Prosodie, Sprechversus Schweigeanteile (Sprechen versus Zuhören!) schon für die gefühlsmäßige Lage von seelisch Gesunden in einem Gespräch häufig die wichtigeren Anteile sind, dann wird deutlich, um wieviel mehr parasprachliche Botschaften relevant sind für die Kommunikation mit Menschen, die unter den Auswirkungen einer akuten psychiatrischen Erkrankung oder einer psychosozialen Krisensituation leiden.

> Deshalb sollte sich der Arzt bemühen, auch in seiner parasprachlichen Kommunikation Echtheit, Klarheit, Empathie auszudrücken und Sicherheit und Ruhe „auszustrahlen" sowie auch nonverbal zu erkennen geben, daß er emotional mitschwingt. Dies gilt vor allem auch für Patienten, die nur sehr eingeschränkt kommunizieren können (etwa bei Delir, Substupor, Autismus). In solchen Zuständen werden oft parasprachliche Signale, insbesondere die Sprachmelodie, auch dann noch aufgefangen, wenn eine verbale Kommunikation nicht mehr möglich ist.

Bei eingeschränkter Kommunikation ist es zudem sinnvoll, Botschaften überstark hervorzuheben, um den situativen Kontext für einen Patienten, der etwa unter akuter Angst oder Panik leidet oder in seiner Verzweiflung emotional erstarrt und kognitiv eingeengt ist, deutlich zu machen und ihm damit das Gefühl der Sicherheit zu vermitteln.

3.3 Praxis der Gesprächsführung

Die nachfolgenden Leitlinien für das praktische Vorgehen in einem Gespräch mit therapeutischer Zielsetzung beinhalten verschiedentlich auch Aspekte, die primär diagnostischer Natur sind, was insofern berechtigt ist, als auch rein diagnostische Maßnahmen – aus psychologischer Perspektive betrachtet – bereits eine therapeutische Funktion erfüllen können. Es versteht sich, daß das hier skizzierte Vorgehen der konkreten Gesprächssituation angepaßt werden muß, ebenso wie der persönliche Erfahrungshintergrund des Arztes in nicht geringem Maße die Gesprächsführung beeinflussen wird.

3.3.1 Einleitung des Gesprächs

| Häufig sind die ersten fünf Minuten ausschlaggebend dafür, ob ein fruchtbarer Gesprächskontakt aufgebaut werden kann.

Die Anwesenheit des Arztes als Person, die zuhört, sich in die Not des Patienten einfühlt und verbal sowie nonverbal Anteilnahme bekundet, bewirkt häufig schon eine merkliche Entlastung. Der Arzt soll schon mit den ersten Begrüßungsworten deutlich machen, daß er gekommen ist, zu verstehen und zu helfen (nicht primär, um zu beurteilen oder etwa „Schnellschuß-Entscheidungen" zu treffen).

Der Kontakt soll in der Notfallsituation besonders klar konturiert sein. Der Arzt stellt sich deutlich mit seinem Namen und in seiner Funktion vor und benennt den Grund seines Kommens. Im allgemeinen erweist es sich auch als hilfreich, wenn der Arzt sich für den Patienten als Person wie in seiner sozialen Rolle klar erkennbar zeigt. Dabei kann der weiße Kittel zu einer Verdeutlichung des Bezugsrahmens beitragen, weil er ein eindeutiges Signal der Berufszugehörigkeit setzt.

| Klarheit und die Herstellung eines eindeutigen Bezugsrahmens müssen um so expliziter geschehen, je mehr Patienten aufgrund ihres Zustandes zur Verkennung der Situation neigen, wie etwa bei akuter Verwirrtheit, Intoxikationen, unter dem Einfluß psychotischen Erlebens.

Dies gilt aber manchmal auch bei Patienten, die unter Panik leiden, oder auch bei Menschen, für die ein Gespräch im Sinne der Krisenintervention nicht oder im Moment noch nicht möglich ist.

3.3.2 Gewährleistung einer ruhigen Umgebung

| Der Arzt sollte sich durch die Angst oder Anspannung des Patienten nicht anstecken lassen, d.h. sich selbst Bedingungen schaffen, die es ihm erlauben, entspannt, ungestört und möglichst bequem zuzuhören.

Dazu kann beispielsweise gehören, Türen zu schließen, bestimmte Personen wegzuschicken oder auch andere hinzuzuziehen. Zur Entspannung kann es ferner beitragen, dem Gespräch eine klare formale und inhaltliche Strukturierung zu geben, ohne daß damit die Offenheit aufgegeben wird, die man benötigt, um sich in die individuelle Problematik des Patienten einzufühlen.

Eher ungünstig ist, einen erregten Patienten (egal, ob der Leitaffekt Angst, Verzweiflung oder aggressive Gespanntheit ist) rasch mit entsprechenden Sätzen beruhigen zu wollen. Allzuleicht wird dies im Sinne von Bagatellisieren und Beschwichtigung verstanden und dient damit allenfalls der Beruhigung des Arztes.

| Der Beruhigung des Patienten ist es im allgemeinen zuträglicher, wenn man ihm in der Initialphase des Gesprächs aufmerksam zuhört und damit die Bereitschaft signalisiert, sich seines Problems in individueller Form anzunehmen.

3.3.3 Aktives Zuhören

| Der Arzt übernimmt, wenn immer möglich, nach den ersten Begrüßungsworten gleich die Rolle des Zuhörers und behält diese zunächst bei.
Im Patienten, der sich durch die Krise zumeist überwältigt fühlt, entsteht durch das Zuhören des Arztes der Eindruck, daß er seine eigene Sicht deutlich machen kann, also einen Freiraum gewinnt und nicht durch zu rasche Beurteilung in seinem Radius des Empfindens und Handelns beschränkt wird. Gleichzeitig gibt dieser Rapport dem Patienten subjektive Sicherheit und dem Arzt die Sicherheit, den Patienten in seiner persönlichen Lage zu erfassen und damit unter anderem auch mögliche Gefahren besser abschätzen zu können.

Das Zuhören soll neben dem äußeren Aspekt (dem Bereitstellen von Sprechzeit) auch innerlich sein, d.h., daß der Arzt dem Patienten die ganze ungeteilte Aufmerksamkeit widmet. Dies schafft – vermittelt durch eine Fülle zugehöriger parasprachlicher Signale – eine annehmende Atmosphäre, die sich zumeist rasch auf den Patienten überträgt.

| Es ist auch in hochakuten Situationen fast immer möglich (wird aber eher selten getan), dem Patienten wenigstens drei bis fünf Minuten ungeteilter Aufmerksamkeit zu schenken.

Dieses „aktive Zuhören" (s.u.) kann häufig den Boden für Entspannung und Compliance gerade in Krisen- und Notfallsituationen herstellen.

Der Patient sollte anfangs – durch offene Fragen hierzu ermutigt – Raum haben, seine Beschwerden genau zu schildern. Insbesondere soll er darin unterstützt werden, seine Gefühle zu äußern. Dies gibt nicht nur ein Bild über Art und Umfang der geschilderten Symptome, seit wann sie bestehen, ob sie in der Vorgeschichte bereits auftraten, sondern auch wertvolle Hinweise auf die Art des Umgangs mit der Krankheit und sonstigen belastenden Ereignissen, die individuellen Bedürfnisse des Patienten, sein subjektives Gesundheits- und Krankheitskonzept und daneben auch erste Aufschlüsse über das soziale Netz.

Unabhängig von psychotherapeutischen Schulen und unbeschadet der berechtigten Forderung nach störungsspezifischem Vorgehen gibt es bestimmte grundlegende therapeutische Haltungen und Vorgehensweisen, wie sie beispielsweise von Balint in der „Kunst des Zuhörens" [2] oder von Rogers [16] formuliert wurden. Als therapeutische Basisvariablen, die Grundlage des „**aktiven Zuhörens**" bilden, wurden von Rogers herausgearbeitet:
- Realitätsoffenheit (Echtheit, Offenheit für die persönliche Wirklichkeit des anderen, Glaubwürdigkeit, Unmittelbarkeit).
- Personenbezogenheit: Dazu gehören einfühlendes Verständnis (Empathie), die Fähigkeit, sich vom Erleben und Verhalten der anderen, aber auch der eigenen Person ein adäquates Bild zu machen.
- Akzeptationsbreite: Achtung vor der individuellen Eigenart der Interaktionspartner (emotionale Wärme, nichtwertende Haltung).

Auf diese Grundlagen des aktiven Zuhörens als Beispiel für eine mögliche Gesprächsführung soll näher eingegangen werden. Einfühlendes Verständnis bedeutet den Versuch, die Gefühle des Patienten so zu verstehen, wie dieser sie erlebt, und sie in einem zweiten Schritt dem Patienten mitzuteilen. Aspekte einfühlenden Verständnisses sind unter anderem:

- den Patienten in der Antwort direkt ansprechen: Dadurch soll ihm verdeutlicht werden, daß es um seine seelischen Belastungen geht. Beispiel: Patient: „Dieses ganze Durcheinander hier auf der Aufnahmestation, alle rennen hin und her und schreien herum." Antwort: „Sie wünschen sich mehr Ruhe und Schutz." Weniger gut wäre z.B.: „Ja, Sie haben Recht, das ist eine ganz schöne Hektik hier."
- den inneren psychischen Zustand des Patienten ansprechen: Der Schwerpunkt der Äußerung des Arztes soll auf die Gefühle in der Patientenäußerung, nicht so sehr auf die sachlichen Anteile ausgerichtet sein. Beispiel: Patient: „Die Menschen haben heute keine Zeit mehr, einander zuzuhören." Antwort: „Sie fühlen sich mit Ihren Sorgen und Ängsten nicht ernstgenommen." Weniger geeignet wäre als Antwort: „Ja, wir leben in einer emotional kalten Ellenbogengesellschaft."
- Vermeidung von Wertungen und an dem subjektiven Erleben des Patienten vorbeigehenden Erörterungen medizinischer Fakten. Beispiel: Patient: „Mit so einer Diagnose ist mein Leben doch völlig sinnlos. Da kann ich mich ja gleich umbringen." Antwort: „Sie fühlen sich verzweifelt und können im Moment keine Hoffnung schöpfen." Weniger gut wäre: „Die Prognose bei diesem Tumor ist bei erfolgreicher Operation und Chemotherapie gar nicht so schlecht."
- Verwendung anschaulicher Bilder statt abstrakter Begriffe. Beispiel: Patient: „Ich weiß einfach nicht, wo ich dran bin." Antwort: „Sie haben den Eindruck, im Dunkeln zu tappen." Weniger geeignet wäre: „Sie fühlen sich völlig ohne Orientierung."

Diese Art der Aufmerksamkeit dient dazu, zuerst einen Rahmen zu schaffen, der Halt, Schutz, Stabilität vor unerträglichen Ängsten, innerer Leere oder tiefer Depression bietet.

Die Äußerungen des Arztes sollen im Kontext des aktiven Zuhörens stehen, d.h. einen Boden bereiten für die Entlastung, die Selbstdarstellung und gegebenenfalls die Selbstexploration des Patienten. Dazu dienen:
- Ermunterungen, weiter zu sprechen, bzw. kurze sprachliche Bekundungen der Aufmerksamkeit;
- Widerspiegelungen von Gefühlen und Gedanken des Patienten;
- kurze offene Fragen.

Der Patient bestimmt die Gesprächsinhalte. Das bedeutet, daß er seine Vorstellungen, seine Gefühle und seine eigene Sichtweise der Notfallsituation darlegen kann. Gerade indem der Arzt Raum läßt, nicht bohrt, nicht drängt, kann er leichter aus den verbalen und averbalen Mitteilungen des Patienten ein Bild über dessen innere Not gewinnen.

> Manchmal ist eine gewisse Disziplin notwendig, um in der Akutsituation nicht sofort zu handeln, sondern erst zuzuhören, zu verstehen, Zusammenhänge zu klären.

Ungünstige Haltungen bzw. Interventionen sind:
- Ungeduld. Sie überträgt sich vor allem auch nonverbal auf den Patienten. Geduld ist primär eine Frage der Haltung, nicht der Zeit.
- oberflächliche Beschwichtigungen, „Gesundbeten" („Es wird schon wieder werden!", „Aber das Leben ist doch sinnvoll!")

- berichtigen oder gar mit dem Patienten rechten. Diese Gefahr besteht bei histrionischem Ausagieren, Manie, aber auch bei Wahn.
- belehren, dort wo der Patient nicht nach Belehrung gefragt hat, sondern in seiner Not gefangen ist.
- Durchhalteparolen („Da haben Sie schon anderes geschafft!").
- Appell an den Willen („Bitte reißen Sie sich zusammen!").

Weiterführende Darstellungen der allgemeinen ärztlichen Gesprächsführung finden sich in [4, 7, 8], eine Übersicht über empirische Ergebnisse therapeutischer Wirkfaktoren in [19].

3.3.4 Exploration

Erst nachdem der Patient seine Beschwerden und seine persönliche Sicht der inneren und äußeren Situation geschildert hat, ist es günstig zu fragen, ob er noch weitere, bisher nicht genannte Beschwerden oder Probleme hat.

In diesem offenen Teil des Interviews kann bereits der psychische Befund in den meisten Kategorien erhoben werden (s. Kap. 2). Im Anschluß daran ist es sinnvoll, daß der Arzt rekapituliert, was er dem Gesagten entnommen hat. Dies erlaubt dem Patienten, zu überprüfen, inwieweit der Arzt ihn verstanden hat, und ihn gegebenenfalls zu verbessern und zu ergänzen. Dabei ist es möglich, Gefühle des Patienten anzusprechen, die dieser vielleicht noch nicht geäußert hat, die dennoch aber spürbar sind. Wenn dies in einfühlsamer Weise stattfindet, so kann dies in wesentlichem Umfang dazu beitragen, daß der Patient sich vom Arzt verstanden fühlt.

Erst danach sollte in **strukturierter Form** gefragt werden nach:
- den Einzelheiten der Beschwerden,
- den subjektiven Gründen, warum es (nach Meinung des Patienten) zu dem bestehenden Ausnahmezustand gekommen ist,
- dem sozialen und beruflichen Kontext,
- jüngst geschehenen Veränderungen der zwischenmenschlichen Situation,
- körperlichen Erkrankungen,
- bisherigen psychiatrischen Erkrankungen bzw. Vorbehandlungen,
- familiären Belastungen (erstens im Sinne einer positiven Familienanamnese, zweitens im Sinne psychosozialer Belastungen, familiärer Konflikte).

Wenn man sich der Gesprächsführung in der skizzierten Form bedient, so gewinnt man häufig auch schon erste Eindrücke von Persönlichkeitsmerkmalen und Bewältigungsverhalten des Patienten, was für das weitere therapeutische Vorgehen in hohem Maße von Belang sein kann.

3.3.5 Information und Beratung

Auch in Notfall- und Krisensituationen sollte unbedingt eine angemessene Information des Patienten darüber angestrebt werden, wie sich seine Situation aus ärztlicher Sicht darstellt und welche weiteren Maßnahmen erforderlich sind.

Wenn der Patient – wie häufig der Fall – aktuell nicht in der Lage ist, komplexere Inhalte aufzunehmen, so sollte man dennoch versuchen, ihm eine inhaltlich zutreffende Einschätzung der Erkrankung mitzuteilen, ohne ihn damit zu überfordern. Es ist z.B. nicht unbedingt notwendig, dem Patienten im Erstgespräch zu sagen: „Sie haben eine Manie!". Andererseits ist wenig hilfreich, sich verwaschen auszudrücken wie: „Wir müssen noch einige Untersuchungen machen, Sie sollten auch wahrscheinlich Medikamente nehmen." Sinnvoller ist z.B.: „Nach meiner Einschätzung sind Sie in einem sehr ernsten Ausnahmezustand, in dem die Gefahr besteht, daß Sie die Kontrolle über sich verlieren könnten." Günstig ist dabei, dem Patienten nicht die Diagnose überzustülpen („Sie haben...."), sondern die Einschätzung als Ich-Botschaft auszudrücken.

> Die Beratung durch den Arzt sollte sich deutlich von Ratschlägen, wie der Patient sie in vielfältiger Form von Angehörigen bekommen hat, unterscheiden.

Sie sollte über allgemeinen Trost und Hinweise zur Lebensführung hinausgehen und als deklarierte Expertenmeinung das spezifische Fachwissen zum Patientenproblem beinhalten. Beschwichtigungen nützen nichts. Gerade Patienten in einer psychischen Notlage haben meistens schon eine Fülle von Ratschlägen bekommen, so daß der zugezogene Arzt vor allem am Anfang des Gesprächs vermeiden sollte, zu rasch Ratschläge ungefragt zu äußern.

> Je deutlicher der Arzt anfangs gemacht hat, daß er den Patienten und dessen Sicht der Situation verstehen will, desto mehr wird dieser in der Folge seine Ratschläge und Initiativen akzeptieren.

Sehr wichtig für den therapeutischen Kontakt mit dem Patienten ist, daß der Arzt vermeidet, die Gefühle des Patienten zu übernehmen, sondern ihnen mit einer professionellen Haltung begegnet, die in der anglo-amerikanischen Literatur mit „detached compassion" [14] benannt wurde (am ehesten mit „unvoreingenommenes Mitgefühl" ins Deutsche zu übersetzen).

> Zum Abschluß der Beratung sollte der Arzt dem Patienten etwas Hilfreiches in Form einer festen Vereinbarung, einer (symbolischen) Verschreibung und kurzfristigen Folgekontakten am besten mit einem festgelegten nächsten Termin mitgeben.

Der Arzt betont seine Unterstützung und Verantwortung für die gemeinsam getroffenen Entscheidungen über das weitere Vorgehen. Er sollte aber vermeiden, sich an die Stelle des Patienten zu setzen und ihm die Verantwortung für die Umsetzung der Vereinbarungen abzunehmen. Günstigenfalls gipfelt die Beratung in einem festen Therapiebündnis.

3.3.6 Erkennen und Bearbeiten von Konfliktsituationen

Häufig – wenn auch längst nicht immer – sind Konflikte im psychosozialen Umfeld des Patienten von wesentlicher Bedeutung für die Entwicklung von Notfall- und Krisensituationen.

Wenn Patienten im Zusammenhang mit einer **offensichtlichen Konfliktsituation** unter einem starken Leidensdruck stehen, so gilt generell, daß das Ausdrücken der darauf bezogenen Gefühle – wie Wut, Ärger, Trauer, Angst, Enttäuschung, Ohnmacht und Verzweiflung – eine emotionale Entlastung bewirkt. Auch tritt der Patient damit nicht selten aus einer innerlichen Isolation heraus, in der er der Meinung war, nur er allein könne solche extremen Gefühle empfinden. Des weiteren kann die Entäußerung von Haß, Wut – aber auch Verzweiflung und Scham – die Aggression probatorisch nach außen lenken, die sich sonst eventuell gegen den Patienten selbst richten könnte. Wenn es zu der angestrebten Entlastung gekommen ist, so schließt sich der Versuch an, eine der spezifischen Konfliktsituation angemessene Bewältigungsstrategie zu finden (weitere Ausführungen s. Kap. 3.5).

Es sollte allerdings beachtet werden, daß bei einigen Zustandsbildern (psychotische Krise, bei hochgradiger aggressiver Gespanntheit, bei Intoxikationen) das intensive Ausdrücken von Gefühlen eher zu einer zunehmenden Anspannung denn zu einer Beruhigung des Patienten führt, so daß in solchen Fällen auf entsprechende Interventionen verzichtet werden sollte.

Sehr häufig sind auch jene Situationen, in denen eine **psychosoziale Konfliktsituation nicht evident** ist und häufig vom Patienten sogar ausdrücklich negiert wird, andererseits aber doch eine Konstellation vorliegt, die daran denken läßt (etwa eine akute Verschlechterung einer längerfristig vorbestehenden Angststörung, die akute Zuspitzung der Symptomatik bei bekannter Persönlichkeitsstörung). In diesem Zusammenhang sollte der Arzt versuchen, sich die folgenden Fragen zu beantworten:
– Welche Probleme bzw. Konflikte könnten hinter der Krisensituation stehen?
– Welche Faktoren sind es, die jetzt zur Dekompensation eines schon länger bestehenden Problems führen?
– Könnte die Notfall- oder Krisensituation auch eine Funktion in bezug auf einen schon länger bestehenden Konflikt haben? Diese könnte z.B. bestehen in:
    – einem Appell an die Umwelt, fürsorgliche Funktionen wahrzunehmen;
    – einer heimliche Anklage;
    – dem Bedürfnis, Aufmerksamkeit und Zuwendung, die der Patient auf andere Weise nicht erhalten zu können meint, beispielsweise durch provozierendes, destruktives Verhalten zu bekommen;
    – einer Minderung von Schuldgefühlen (z.B. bei Einnahme von Drogen oder bei Eheproblemen) durch Verschieben und Ablenken auf Randthemen;
    – Rache an nahestehenden Personen;
    – Selbstbestrafung;
    – der unbewußten Sicherung von Zuwendung (wie z.B. bei anorektischer Krise manchmal der Fall).
– Was will der Patient in der akuten Situation vom Arzt?

Während der Arzt sich so über die zugrundeliegenden Konflikte selbst Rechenschaft ablegen soll, so ist es bei Vorliegen einer Krise andererseits fast nie sinnvoll, explizit gegenüber diesen Patienten Konflikte zu deuten, da sie eine solche Deutung meist nicht akzeptieren können und sie sie unter Umständen noch zusätzlich alarmiert.

3.3.7 Einleitung der Weiterbehandlung

In der Mehrzahl der Fälle bedürfen die Patienten nach der Notfallkonsultation einer Weiterbehandlung und häufig auch betreuender oder unterstützender Maßnahmen in ihrem Lebensumfeld. Das Spektrum der in Frage kommenden Maßnahmen reicht von der Klinikaufnahme, über die Einleitung einer Therapie mit Psychopharmaka, die Vermittlung in ambulante ärztliche Behandlung bis hin zu der Empfehlung, sozialpsychiatrische Dienste, Beratungsstellen oder ähnliche Einrichtungen in Anspruch zu nehmen (s.a. Kap. 1).

Zunächst ist es notwendig, dem Patienten die Informationen zu übermitteln, die er benötigt, um seine Einwilligung für die entsprechenden Maßnahmen geben zu können. In Verbindung damit sollte man sich ein Bild davon machen, wie der Patient gegenüber der geplanten Behandlung eingestellt ist und ob auch die äußeren Rahmenbedingungen für deren Realisierung gegeben sind.

Wenn Mißtrauen, Ablehnung oder ähnliche Einstellungen beim Patienten erkennbar werden, so sollte die primäre Reaktion nicht darin bestehen, den Patienten mit mehr oder weniger einleuchtenden Argumenten „überreden" zu wollen oder gar „Druck" auszuüben. Vielmehr ist es wichtig, die Motive für die fehlende Akzeptanz der vorgeschlagenen Behandlung herauszufinden, um dann gezielt an dieser Stelle anzusetzen (durch Füllen von Informationslücken, Thematisieren spezifischer Ängste etc.). Auch sollte man immer versuchen, den Bedürfnissen des Patienten in flexibler Weise entgegenzukommen, soweit dies inhaltlich vertretbar ist.

Es versteht sich, daß die Intensität der Bemühungen, die man aufwendet, um dem Patienten bestimmte therapeutische Maßnahmen nahezubringen, wesentlich von der Dringlichkeit der Situation abhängt und es unter bestimmten Bedingungen notwendig sein kann, auch gegen den Willen des Patienten zu handeln (s. Kap. 5).

3.3.8 Konfrontation

Konfrontation bedeutet, den Patienten auf bestimmte, von ihm nicht genannte Sachverhalte anzusprechen, die aus Sicht des Arztes so wichtig sind, daß sie thematisiert werden müssen. Aus der Sicht des Patienten handelt es sich dabei sehr häufig um problemträchtige Inhalte, über die zu sprechen er aus diesem Grunde lieber vermieden hätte. Typische Beispiele sind gegenüber Dritten geäußerte Suizidgedanken oder die vielfältigen Schwierigkeiten, die sich bei Abhängigkeit oder Mißbrauch von psychotropen Substanzen ergeben können.

> Aus naheliegenden Gründen kann das Ansprechen solcher Themen die Gesprächsatmosphäre erheblich belasten. Deshalb sollte im notfallpsychiatrischen Kontext zum Mittel der Konfrontation nur dann gegriffen werden, wenn dies aus diagnostischen oder therapeutischen Gründen unvermeidlich ist.

Die entsprechenden Sachverhalte sollten gegebenenfalls klar und für den Patienten verständlich formuliert werden, wobei auf eine psychologisch einfühlsame Gesprächsführung in besonderem Maße geachtet werden sollte. Unbedingt vermieden werden muß der Eindruck eines Verhörs, im Verlauf dessen der Patient „überführt" wird. Ebenso sollte – soweit dies möglich ist – negativen Auswirkungen auf das Selbstwerterleben des Patienten durch die Konfrontation mit den besagten Inhalten entgegengewirkt werden.

3.3.9 Einbeziehung von Angehörigen und anderen Bezugspersonen

Häufig wird man bei Notfallsituationen zu einem Patienten gerufen, zwischen dem und anderen Personen Interaktionen mit deutlicher emotionaler Beteiligung ablaufen. Dies können Angehörige sein, die mit dem Patienten in kontroversem Wortwechsel befangen sind oder die erklärend und Hilfestellung gebend nicht von seiner Seite weichen.

| In allen diesen Fällen ist es wichtig, sich unbedingt zuerst dem Patienten zuzuwenden und ihm klar zu signalisieren, daß er im Zentrum der ärztlichen Aufmerksamkeit steht.

Wenn Angehörige oder sonstige Dritte das Gespräch sofort mit – vielleicht durchaus sinnvollen – Bemerkungen an sich zu reißen versuchen, so ist es hilfreich, klar auszusprechen, daß der Arzt zuerst den Patienten anhören will und wird. Es ist sinnvoll, in höflicher, aber bestimmter Form vor Patienten und Angehörigen klarzustellen, daß man sich für weitere Informationen schon im voraus bedankt, diese aber im Moment von Angehörigen nicht einholt, sondern erst zu einem späteren Zeitpunkt. Auch gegenüber dem Patienten ist deutlich zu machen, daß man primär an seiner Sicht interessiert ist.

Sollte die Sicherheit aller Beteiligten nicht unbedingt die Präsenz von Dritten erfordern, so empfiehlt es sich, etwa mit folgenden Worten auf den Patienten zuzugehen: „Ich möchte zuerst mit Ihnen allein sprechen" und die Angehörigen höflich zu bitten, außerhalb des Zimmers zu warten.

Zu einem späteren Zeitpunkt, d.h. wenn der Patient Gelegenheit hatte, seine Beschwerden offen zu schildern und auf Fragen des Arztes zu antworten, können die Angehörigen einbezogen werden. Auch das sollte man ganz explizit ankündigen, indem man z.B. sagt: „Ich würde jetzt gerne hören, was Ihr Mann/Ihre Frau dazu sagt."

| Dabei ist es hilfreich, den bzw. die Angehörige zu dem Gespräch dazu zu bitten. Ein solches Gespräch zu dritt (bevor man mit dem Angehörigen allein spricht) gibt erstens dem Patienten das Gefühl, daß nicht primär über ihn, sondern mit ihm gesprochen wird, und zweitens erhält der Arzt auf diese Weise meist einen guten Einblick in die Interaktion. Drittens hat der Patient die Möglichkeit, die Äußerung seines Angehörigen zu bestätigen, zu ergänzen oder zu korrigieren.

Von diesem Gespräch des Arztes mit Angehörigen im Beisein des Patienten sollte man nur absehen, wenn der Augenschein schon gezeigt hat, daß massivste aggressive Aufladung zwischen den Beteiligten besteht.

Erst im nächsten Schritt ist es sinnvoll, mit den Angehörigen ohne den Patienten zu sprechen. Auch dies sollte deutlich angekündigt werden, indem man z.B. zu dem Patienten und seinen Angehörigen sagt: „Ich möchte jetzt gerne noch mit Ihrer Frau/Ihrem Mann kurz allein sprechen." Voraussetzung hierfür ist selbstverständlich das Einverständnis des Patienten (sofern er zu einer rechtswirksamen Willensbekundung in der Lage ist). Wenn Widersprüche bestehen zwischen dem, was der Patient sagt, und dem, was anamnestisch durch Angehörige, andere Ärzte etc. bekannt ist, dann sollte man es vermeiden, Partei zu ergreifen.

Die vorangegangenen Ausführungen beziehen sich auf Situationen, in denen das Verhältnis zwischen Patient und Angehörigen durch Konflikte belastet ist, so daß der Arzt in der Akutsituation unter Umständen gezwungen ist, eine Vermittlerrolle zu übernehmen. Es sollte nicht übersehen werden, daß vermutlich sehr viel häufiger jene Situationen sind, in denen Angehörige gegenüber dem Patienten eine unterstützende Funktion wahrnehmen und in vielen Fällen in den therapeutischen Prozeß einbezogen werden können oder gar müssen (z.B. hinsichtlich Information und Beratung, Planung der Weiterbehandlung).

> In welcher Form die Angehörigen einbezogen werden, muß im Einzelfall entschieden werden. Voraussetzung für ein solches Vorgehen ist selbstverständlich das volle Einverständnis des betroffenen Patienten.

Gleichfalls soll nicht unerwähnt bleiben, daß professionelle Bezugspersonen des Patienten (in Heimen, Sozialstationen etc.) ebenfalls eine sehr wichtige Rolle im therapeutischen Prozeß spielen können und ihnen wegen des engmaschigen Kontakts mit dem Patienten sowohl hinsichtlich der Verlaufsbeobachtung als auch der Realisierung therapeutischer Empfehlungen häufig eine Schlüsselstellung zukommt.

3.4 Hinweise zur Gesprächsführung bei ausgewählten Zustandsbildern

3.4.1 Der ängstliche, „somatisierende" Patient

Diese Patientengruppe drückt ihre Not überwiegend durch körperliche Beschwerden aus. Schmerzen im Magen-Darm-Bereich, als bedrohlich empfundenes Herzrasen und ein thorakales Druckgefühl, Atemnot oder Kopfschmerzen werden geschildert. In der Regel besteht jedoch kein relevanter organischer Befund, d.h., die geklagten Symptome sind meist nicht zu objektivieren.

Der Arzt ist für diese Patienten eine wichtige Kontaktperson, von der sie unausgesprochen Schutz und Zuwendung erwarten. Zeitweise besteht eine offene ängstliche Hilflosigkeit und depressive Verstimmung. Andere Patienten können ihre Angst nicht offen zugeben und überbetonen eher ihre körperlichen Schwierigkeiten.

> Zuwendung zum Patienten, z.B. in Form eines Gesprächs, aber auch in Form von Entspannungsübungen, stellt in der Regel ein wesentliches therapeutisches Moment dar.

Viele dieser Patienten sind bereit, sich ganz dem Arzt zu unterwerfen, solange er ihre Versorgungswünsche erfüllt. Die Verordnung eines Medikaments kann für sie ein magisch erlebtes Kontaktsymbol sein. Der Arzt läuft also Gefahr, die Abhängigkeitswünsche des Patienten zu fördern. Folgendes ist daher wichtig:
- Ressourcen des Patienten zu erfassen;

- Verantwortung wieder abzugeben;
- selbständiges Handeln des Patienten zu fördern.

Eine Sondergruppe stellen Patienten mit **herzphobischen Anfällen** dar. Der Anfall ist neben den bekannten Herzsensationen von massiver Todesangst und einer Reihe anderer vegetativer Symptome begleitet. Der Patient drängt auf eine kardiologische Diagnostik, die zu einer Fixierung auf die Rolle eines Herzkranken beitragen kann. Folgende Schritte haben sich bewährt:
- Entlastung durch Information über psychophysiologische Zusammenhänge;
- die Person des Arztes als stabiles, vertrauensvolles Objekt besetzen;
- Vermeiden nicht unbedingt notwendiger weiterer medizinisch-diagnostischer Maßnahmen;
- engmaschige Gesprächsangebote.

Die Verordnung von Tranquilizern darf nur erfolgen, wenn durch andere Maßnahmen keine Stabilisierung erzielbar ist, und maximal nur über wenige Tage.

3.4.2 Der verleugnende, nicht krankheitseinsichtige Patient

Diese Patienten geben auffällig wenig seelische oder körperliche Beschwerden an, auch wenn sie sich, für den Außenstehenden sichtbar, in der Regel in einer massiven körperlichen oder seelischen Krise befinden. Sie verleugnen ihre Krankheit, wissen aber insgeheim um ihren Zustand. Diese Erkenntnis wird jedoch auf verschiedene Weise, wie etwa durch hypomanische Selbstüberschätzung oder Überaktivität, abgewehrt. Es besteht ein Widerstand gegen die Wahrnehmung eigener Schwächen. Oft handelt es sich um Personen in leitenden Positionen.

Der Arzt wird als Gefahr erlebt, da er die Verdrängungsmechanismen schon dadurch stört, daß er dem Patienten objektive Befunde mitteilt. Verordnungen und therapeutische Maßnahmen werden häufig nicht befolgt.

> Bricht der Arzt den Widerstand eines solchen Patienten, kann eine zuvor gut abgewehrte Depression manifest werden und unter Umständen eine gravierende Verschlechterung des Allgemeinzustands nach sich ziehen. Im Gespräch ist also größte Vorsicht vor Labilisierung durch überschnelle Zuordnungen geboten.

Das subjektive Krankheitsverständnis des Patienten ist zu beachten, und Veränderungen sind nur in einem längerfristigen Setting möglich.

3.4.3 Verlust einer nahen Bezugsperson

Psychische Krisen sind häufig durch Verlusterlebnisse im zwischenmenschlichen Bereich ausgelöst. Neben dem Tod eines geliebten Menschen oder Trennungssituationen können auch einschneidende Veränderungen in bezug auf angestammte Rollen in Beruf, Familie etc. mit den daraus resultierenden Konsequenzen für zwischenmenschliche Beziehungen auslösend wirken. Beispielsweise kann der Weggang der Kinder außer Haus sich in diesem Sinne auswirken, auch wenn sie weiterhin einen regelmäßigen Kontakt mit den Eltern aufrechterhalten.

Nicht selten kommt es dann zu psychischen Krisen, wenn die Trauer nicht gelebt werden kann.

> Nicht gelebte Trauer prädestiniert zu Depression, ebenso wie Trauerarbeit prophylaktisch gegen Depression wirksam ist.

Der Arzt sollte deshalb Gefühle der Traurigkeit aufgreifen, um es dem Patienten zu erleichtern, darüber sprechen zu können (wenn hier im Zusammenhang mit Trauerreaktionen nach dem Tod eines nahestehenden Menschen der Begriff „Patient" benutzt wird, so geschieht dies deshalb, weil Hinterbliebene häufig ärztliche Hilfe in Anspruch nehmen, ohne daß damit zwangsläufig eine krankhafte Symptomatik im strengen Sinne vorliegen muß).

Tabelle 3-3 Phasen des normalen Trauerprozesses (nach Bowlby, übernommen in modifizierter Form aus [10]).

1. Phase der Betäubung
2. Phase der Sehnsucht und Suche Die Sehnsucht nach dem verlorenen Menschen vermischt sich mit Traurigkeit, Zorn und Hadern mit dem Schicksal. Der verlorene Mensch wird nicht ganz aufgegeben. Diese Phase dauert meist monatelang. Ein Stehenbleiben auf dieser Stufe kann zu chronischer Trauer und Depression führen.
3. Phase der Verzweiflung Das Empfinden von Verzweiflung steht während dieses, meist kürzeren Zeitraums im Vordergrund des Erlebens. Dahinter steht die Erkenntnis der Endgültigkeit des Verlustereignisses.
4. Phase der Reorganisation Die Trauer wird überwunden, indem auch auf der emotionalen Ebene vollständig akzeptiert wird, daß der Verlust endgültig ist und daß der oder die Zurückgebliebene ohne Schuldgefühle und ohne fortgesetzte Trauer dableiben darf. Dies führt zu einer Neudefinition der Lebenssituation.

Die ärztliche Aufgabe richtet sich ganz wesentlich danach, in welchem Stadium des Trauerprozesses der Patient sich befindet (Tab. 3-3). Besonders auf zwei Stufen im Verlauf des Trauerprozesses kommt eine therapeutische Unterstützung in Betracht:

Am Anfang müssen Verlust, Schmerz und Trauer bejaht und als angemessen für die Situation angesehen werden. Wenn eine starke Abwehr gegen Trauer und Schmerz da ist, dann kann es eine sinnvolle ärztliche Intervention sein, dem Patienten zu einer **Annahme dieser Gefühle** zu verhelfen, nicht dagegen sofort Durchhalteparolen zu verbreiten oder zu beschwichtigen.

> Bei einem Patienten, der aufgrund eines Verlusts gequält ist von Schmerz und Trauer bis hin zur Verzweiflung, sollte der Arzt nicht vorschnell eine Depression diagnostizieren. Das bedeutet auch, daß in den meisten Fällen die Verschreibung von Medikamenten, wie Tranquilizern, eher ungünstig zu bewerten ist, weil auf diese Art und Weise ein an sich natürlicher Zustand den Charakter des Krankhaften zugeschrieben bekäme.

Dies könnte eine Haltung begünstigen, daß die Betroffenen Gefühle, die Bestandteil normaler menschlicher Erfahrung sind, als therapiebedürftig ansehen würden, anstatt sie anzunehmen, und könnte letztendlich einer Abwehr und einem „Einfrieren" dieser Gefühle Vorschub leisten.

Dies kann zu einem späteren Zeitpunkt zu einem Problem werden, wenn die Trauer bei manchen Menschen über **unangemessen lange Zeiträume** aufrechterhalten wird. Dahinter können Schuldgefühle im Zusammenhang mit ambivalenten Einstellungen gegenüber dem Verstorbenen stehen, eine Situation, in der der Hinterbliebene häufig therapeutische Unterstützung benötigt. Diese kann z.B. darin bestehen, auf neue Aufgaben hinzuweisen, die Schuldgefühle zu bearbeiten, Trost zu spenden. In diesem Stadium ist es hilfreich, das persönliche subjektive Lebenskonzept zusammen mit dem Patienten einer Überprüfung zu unterziehen.

Es kann ferner wesentlich zu einem Abschluß des Trauerprozesses beitragen, wenn der Arzt sich die Verlustsituation und den geliebten Menschen, der verloren wurde, genau beschreiben läßt:

- Diese Beschreibung kann zum einen dazu führen, daß die damit verbundenen Gefühle zugelassen werden können (und zwar nicht nur die allgemein als passend angesehenen Gefühle, wie Trauer und Schmerz, sondern unter Umständen auch solche Empfindungen, wie Wut, Enttäuschung oder Ärger, die – obwohl keineswegs selten – aufgrund gesellschaftlicher Normen nicht als akzeptabel gelten).
- Zum zweiten ist zu beachten, daß mit dem Beschreiben des aktuellen Verlustereignisses alte Trennungs- und Verlustängste reaktiviert werden können. Dann kann es sinnvoll sein, diese Ängste auch anzusprechen. Patienten, die sonst nicht leicht in der Lage sind, über ihre Gefühle zu sprechen (insbesondere Personen mit einem Selbstkonzept, in dem Disziplin und Selbstbeherrschung sehr hoch und das Ausdrücken von Gefühlen eher gering bewertet sind), entwickeln nicht selten gerade dann die Bereitschaft, über momentane und alte Verlustängste zu sprechen. Deshalb kann eine Chance des Gesprächs auch darin liegen, daß der Patient erkennt, welche länger zurückliegende Konstellation seiner Biographie es ihm so schwer macht, den jetzigen Verlust adäquat zu betrauern, und es ihm damit möglich werden, vor diesem Hintergrund eine Einstellungsänderung zu erreichen. Mit diesen Patienten sollten in jedem Fall feste weitere Gesprächstermine verabredet werden (weitere Ausführungen zum Umgang mit Trauerreaktionen s. Kap. 20).

3.4.4 Der suizidale Patient

Bei jedem Verdacht auf depressive Erkrankung soll ganz gezielt nach nicht genannten Symptomen einer Depression gefragt werden, insbesondere nach Niedergeschlagenheit, Antriebsmangel, Angst, Schlafstörungen, außerdem sollten die eingenommenen Medikamente (Sedativa?) erhoben werden. Unbedingt muß nach Todeswünschen respektive Suizidgedanken gefragt werden. Suizidalität besteht – besonders auch bei älteren Depressiven – nicht selten monatelang und ist dabei nach außen („man spricht nicht darüber"), aber auch nach innen tabuisiert, d.h., der Patient gesteht sich selbst diese Wünsche die meiste Zeit nicht ein, sondern wird nur zu gewissen Zeiten von diesen zum Teil als persönlichkeitsfremd, gleichwohl drängend erlebten Gedanken überwältigt. Nicht selten kommt er in einer solchen suizidalen Krise erstmals in ärztliche Behandlung.

Über diese tabuisierten und meist schambesetzten Gedanken kann der Patient oft nur sprechen, wenn der Therapeut das Thema als etwas Häufiges und zu den menschlichen Möglichkeiten Gehörendes anspricht, dem Patienten gleichzeitig signalisierend, daß er selbst keine Angst vor diesem Thema hat. Entscheidend ist, Suizidalität zu erkennen bzw. die suizidale Gefährdung einzuschätzen und Suizidalität offen und konkret anzusprechen.

Weitere Ausführungen zu diesem Thema finden sich in Kapitel 10.

3.4.5 Der feindselige, aggressive Patient

Aggressive Erregung bis hin zu höchstgradiger Gespanntheit kann sich bei unterschiedlichen psychischen Erkrankungen entwickeln. Sie kommt reaktiv bei zwischenmenschlichen Krisen, ferner beim pathologischen Rausch, bei Schizophrenie (katatoner Erregungszustand, aggressive Aufladung unter dem Einfluß von Wahn), bei Persönlichkeitsstörungen, insbesondere vom narzißtischen Typus (narzißtische Wut), und bei verschiedenen anderen psychischen Störungen vor (s.a. Kap. 6). Häufig wird die Erregung noch durch die enthemmende Wirkung von Alkohol oder anderen psychotropen Substanzen verstärkt.

Gerade wenn man aggressiv gespannten Patienten gegenübertritt, ist eine klare Konturierung und Festigkeit vonnöten.

Eine einfache Sprache ist von Vorteil. Ungeeignet sind komplizierte Ausführungen. Zu vermeiden ist ebenfalls ein Psychologisieren.

Das Hinzutreten des Arztes kann zu einer Beruhigung der Emotionen beitragen, indem er auf den situativen Kontext in geeigneter Weise Einfluß nimmt. Wenn z.B. die Situation dadurch gekennzeichnet ist, daß sich verschiedene Personen dauernd ins Wort fallen, kann es hilfreich sein, den Patienten in betont höflicher Form anzusprechen und ihm deutlich zu signalisieren, daß man bereit ist, ihm zuzuhören.

Häufig äußern Patienten im aggressiven Ausnahmezustand Schuldvorwürfe, Kränkungen und globalisierende Abwertungen, die von früheren Erlebnissen herstammen. Äußerungen dieser Art sollte man mit Aufmerksamkeit begegnen, dann aber entschieden den Fokus des Gesprächs auf das „Hier und Jetzt" lenken, was im allgemeinen um so leichter gelingt, je mehr man dem Patienten zuvor das Gefühl des Ernstgenommenwerdens vermitteln konnte.

Es ist eine sinnvolle Forderung, daß der Arzt weder Angst noch Ambivalenz haben oder zeigen sollte. Diese Forderung kann nicht immer erfüllt werden.

Wenn also der Arzt in seiner Zuwendung oder Beurteilung ambivalent ist oder wenn er Angst hat, dann soll er weitere Hilfe (z.B. Sanitäter) anfordern.

Manchmal gelingt es, im Sinne eines **„Talk down"** den Patienten im Laufe des Gesprächs weitgehend zu beruhigen.

Dazu ist unbedingt notwendig, daß man gegebenenfalls vorherrschende aggressive sprachliche Interaktionen mit anderen Personen komplett unterbindet und ganz deutlich macht, daß man den Patienten zuerst allein anhören will.

Es kann dann gelingen, durch Wechsel zwischen Zuhören und Konkretisieren des Gehörten, wobei der Arzt den Fokus immer wieder auf die momentane Handlungsrelevanz bringen sollte, die aggressive Aufladung zu verringern (schlagwortartig: von der unendlichen Wut zum konkreten nächstmöglichen Schritt).

Häufig ist es auch möglich, durch entsprechende Gesprächsinterventionen das für aggressive Aufladung typische eingeengte Denken wieder etwas zu weiten, d.h. anderweitige Probleme wieder mehr ins Blickfeld zu rücken. In jedem Fall ist eine Verbreiterung des Problembewußtseins und der Aufmerksamkeit von Vorteil und einer weiteren Zuspitzung und Eskalation unbedingt entgegenzuwirken.

Keinesfalls sollte man in einem zwischenmenschlichen Konflikt Partei ergreifen!

Um den Fokus der Aufmerksamkeit zu verschieben (s.a. Ausführungen hierzu in Kap. 3.2, S. 35), ist es, bei entsprechenden Vorkenntnissen, in manchen Fällen sinnvoll, hypnotherapeutische Techniken [5], die „en passant" in den Gesprächskontakt eingebaut werden können, oder entsprechende Techniken des Neuro-Linguistic-Programming [3] einzusetzen.

3.4.6 Der psychotische Patient

Auch für floride Exazerbationen bislang kompensierter Psychosen finden sich nicht selten Anlässe z.B. in Form einer zu hohen Dichte von gleichzeitig zu verarbeitenden Einflüssen, insbesondere solchen, die emotionaler Natur sind. Für die Notfallsituation hat dies ganz konkret die Bedeutung, daß man auch bei einer akuten Psychose – z.B. zusammen mit Angehörigen des Patienten – nach unmittelbar vorausgelaufenen Veränderungen der emotionalen Belastung fahnden sollte, um gegebenenfalls korrigierende Schritte ins Auge zu fassen oder auch bereits einzuleiten.

Dagegen ist es bei psychotischen Patienten nicht ratsam, sie zu stärkerem affektiven Ausdruck zu ermutigen, da dies ihre Ambivalenz verstärken und die fragile Ich-Grenze zusätzlich belasten würde (zu unterschiedlichen Ausprägungen von Ich-Störungen vgl. auch [17]).

3.4.7 Der intoxikierte Patient

Bei Intoxikationen kommt es häufig in den ersten Stadien und noch bei beginnender Bewußtseinstrübung zu einer Enthemmung. Dies kann dazu führen, daß der Patient eine Vielzahl von Affekten zeigt oder von in der Biographie länger zurückliegenden und auch jüngeren Konflikten, von negativen oder positiven Lebensbilanzen oder entsprechend positiven oder negativen Zukunftsperspektiven berichtet.

So wahr und „an sich" – d.h. bei nichtintoxikiertem Zustand des Patienten – der Beachtung wert diese Inhalte sein mögen, so ist es doch nicht sinnvoll, sie mit dem Patienten zu diskutieren, solange dieser intoxiert ist.

Der Arzt sollte sich auf ein möglicherweise manipulatives Verhalten des Patienten (was bei Intoxikationen im Rahmen eines gewohnheitsmäßigen Abusus nicht ganz selten vorkommt) nicht einlassen, sondern klare Vorgaben für die nächsten Stunden machen. Zwar empfiehlt es sich auch in solchen Fällen, den Patienten wenigstens einige Zeit anzuhören, jedoch sollte man auf wiederholte, kontroverse und sich verästelnde Beschreibungen eher nicht eingehen, oder sich gar auf fruchtlose Diskussionen einlassen. Häufig sind die geäußerten Probleme am nächsten Morgen, wenn der Patient detoxikiert ist, wieder entaktualisiert!

Zu beachten sind immer die Maskierung bedrohlicher körperlicher Erkrankungen (z.B. Herzinfarkt, Schädel-Hirn-Trauma) durch die Intoxikation, ferner auch unerkannt gebliebene Vergiftungen in suizidaler Absicht. Der Patient muß genau danach befragt werden (wenn irgend möglich, auch durch Fremdanamnese zu ergänzen), welche Substanzen er im einzelnen zu sich genommen hat, damit nicht eine Mehrfachvergiftung (z.B. suizidale Barbiturateinnahme bei ins Auge fallender Alkoholintoxikation) übersehen wird.

> Wenn der Patient detoxikiert ist, so sollte dieser Moment zu einem Gespräch genutzt werden, in dem noch einmal Suizidalität abgefragt wird und man mit ihm sehr ernst über die weitere Perspektive und – bei gewohnheitsmäßigem Alkohol-, Medikamenten- oder Drogenabusus – über deren Behandlungsmöglichkeiten spricht.

Dazu kann auch der Hinweis auf Selbsthilfegruppen und geeignete Entgiftungs- und Entwöhnungsbehandlungen gehören. Hier ist bei Wahrung einer höflichen und den Patienten als Menschen wertschätzenden Form eine Konfrontation mit dem Abusus oder der Sucht in der Regel angezeigt.

3.5 Prinzipien der Krisenintervention

Lebenskrisen sind ein Bestandteil normaler menschlicher Erfahrung. Ein von einer Krise betroffener Mensch bedarf dann professioneller Hilfe, wenn zum einen ein Mißverhältnis besteht zwischen der Schwere der belastenden Faktoren, denen er ausgesetzt ist, und seinem Bewältigungsvermögen und zum anderen das ihm in seinem Lebensumfeld zur Verfügung stehende Unterstützungspotential durch Familie, Freunde etc. zur Kompensation der Situation nicht ausreicht. Wenn in einem solchen Kontext Symptome im Sinne einer psychischen Störung auftreten, so kann man auch von einer abnormen oder pathologischen Krise sprechen (s.a. Kap. 1 und 3.2).

Es sollte beachtet werden, daß Untersuchungen zu psychischen Bewältigungsstrategien (Coping-Forschung) gezeigt haben, daß weniger das auslösende Ereignis als solches, sondern vielmehr die individuelle Erlebnisverarbeitung vor dem Hintergrund von aktueller Lebenssituation, Erfahrungen mit der Bewältigung früherer Krisen, Persönlichkeitsmerkmalen etc. von entscheidender Bedeutung ist (weitere Ausführungen s. [12]). So ist z.B. die Pensionierung im Gegensatz zur landläufigen Meinung statistisch nicht mit einem höheren Depressionsrisiko verbunden (Übersicht bei [20]), wohl aber kann es bei Menschen mit der Berentung zur Depression kommen, wenn diese einerseits eine hohe Identifikation mit dem Beruf aufwiesen und andererseits nur über wenige außerberufliche Kontakte und Beschäftigungsmöglichkeiten verfügen.

Häufige Auslöser für psychosoziale Krisen sind unter anderem schwere Unfälle, ernste und lebensbedrohliche Krankheiten, der Verlust naher Angehöriger, finanzielle Probleme, die unter Umständen unlösbar erscheinen, Arbeitsplatzverlust, schwerwiegende zwischenmenschliche und familiäre Probleme oder das Zusammenkommen verschiedener Verlusterlebnisse im Alter, wie Partnerverlust, soziale Desintegration, körperliche Krankheit, Rollenwechsel.

Typische psychische Reaktionen in Krisensituationen bestehen in depressiven Zustandsbildern (s. Kap. 9), die nicht selten mit Suizidalität einhergehen (s. Kap. 10), in Angstzuständen unterschiedlicher Prägung (s. Kap. 7) sowie manchmal auch in Erregungszuständen, die unter Umständen mit aggressiven Verhaltensweisen verbunden sein können (s. Kap. 6). Nosologisch betrachtet, ergibt sich die Notwendigkeit einer Krisenintervention besonders häufig bei neurotischen Störungen (s. Kap. 19), Belastungsreaktionen und Anpassungsstörungen (s. Kap. 20) sowie bei Persönlichkeitsstörungen (s. Kap. 24).

Nicht selten kommt es erst unter dem Einfluß von Alkohol oder anderen psychotropen Substanzen zu einer Labilisierung, die den Patienten in einen Ausnahmezustand geraten läßt; auf der anderen Seite greifen die Betroffenen in schon bestehenden Ausnahmezuständen häufiger zu Alkohol, Drogen oder Medikamenten. Das heißt, daß in entsprechenden Situationen immer auch die Möglichkeit eines vorangegangenen Konsums psychotroper Substanzen bedacht werden sollte.

Es gibt laute und stille Krisen. Menschen, die sich in Krisensituationen eher zurückziehen, verstummen, können kurz- und auch langfristig in besonderem Maße gefährdet sein. Dem Betroffenen selbst und seiner Umwelt kann es schwerfallen, die bei ihm vorhandenen Gefühle einschätzen und in der richtigen Weise darauf zu reagieren. Die nicht geäußerten Affekte erstarren, wenden sich gegen die eigene Person in Form von Suizidalität oder bringen sich durch vielfältige psychosomatische Symptome zur Sprache.

Krisenintervention stellt eine Form der psychiatrischen Soforthilfe dar, die bei krankheitswertigen Krisensituationen sinnvoll eingesetzt werden kann und für die es mancherorts spezialisierte Einrichtungen gibt (Übersicht in [21]). Wenn auch die Grenzen zu verwandten Versorgungskonzepten (Kurzzeitpsychotherapie, Notfallpsychiatrie) fließend sind, so lassen sich doch andererseits auch charakteristische Merkmale von Kriseninterventionen benennen (Tab. 3-4). Es handelt sich um eine von vornherein kurzfristig angelegte Therapieform, die sich in einem zeitlichen Rahmen von einem bis einigen Tagen, maximal wenigen Wochen bewegt und die in bestimmten Stadien abläuft (eine entsprechende Einteilung aus einem Standardwerk der Krisenintervention ist in Tab. 3-5 wiedergegeben). Dabei geht es nicht nur um Bewältigung einer Krisensituation, sondern auch um die Verhinderung einer ungünstigen Weiterentwicklung (sekundäre Prävention) und die Weckung der Bereitschaft zu einer unter Umständen indizierten weiteren Behandlung.

Für ein Gespräch im Rahmen einer Krisenintervention sollten im allgemeinen 20–40 Minuten zur Verfügung stehen. Die Interventionsprinzipien ähneln in vielem dem Vorgehen, das oben ausführlich dargestellt wurde. Jedoch können bestimmte Aspekte, auf die in der Notfallsituation wegen der Akuität der Situation und des unmittelbaren Handlungsbedarfs normalerweise nicht eingegangen wer-

Tabelle 3-4 Wesentliche Merkmale des Kriseninterventionskonzepts [18].

- Vermittlung rascher und flexibler Hilfe
- Konzentration auf die aktuelle Problemlage
- zeitliche Begrenzung
- aktive und direkte, jedoch nicht unbedingt direktive therapeutische Haltung
- multiprofessioneller Ansatz
- ggf. Einbeziehung des sozialen Umfelds

Tabelle 3-5 Ablauf einer ambulanten Krisenintervention [aus 18].

1. Kontakt herstellen
   - Begrüßung
   - Setting klären
   - emotionale Entlastung zulassen

2. Problemanalyse
   - Situationsanalyse (Krisenauslöser, aktuelle Situation, Krisenhintergrund, Anamnese)
   - Coping-Analyse
   - Ressourcenanalyse

3. Problemdefinition
   - Krise in verständliche Worte fassen
   - bisherige Lösungsversuche benennen

4. Zieldefinition
   - realisierbare Zukunftsperspektive formulieren
   - Hoffnung vermitteln („vicarious hope")

5. Problembearbeitung
   - Kriseninterventionstechniken (distanzierende und stützende Techniken, Realitätstraining)
   - Coping-Modifikation
   - Umsetzung in den Lebensalltag immer wieder überprüfen
   - zugrundeliegende (neurotische) Konflikte ansprechen, jedoch nicht vertiefend bearbeiten
   - bei Bedarf Medikamente (Vorsicht mit Benzodiazepinen!)
   - bei Bedarf sozialarbeiterische Hilfe bzw. juristische Beratung
   - Unterstützung zwischen den Gesprächsterminen gewährleisten (Telefonkontakt, Selbsthilfeorganisationen, Notfalldienst)

6. Termination
   - Ist die Krise wirklich überwunden?
   - noch einmal Coping-Analyse
   - Abschied/Ablösung von Therapeut(in) ansprechen
   - potentielle zukünftige Krisen antizipieren

7. Follow-up
   - Standortbestimmung
   - Indikation für Psychotherapie prüfen

den kann, in der Krisenintervention eher thematisiert werden. So wird es beispielsweise häufiger gelingen, ein Interview in der Weise zu führen, daß eine vorläufige diagnostische Einordnung hinsichtlich Persönlichkeitsstruktur und psychodynamischer Konfliktsituationen möglich ist [1]; dies ist deshalb von Belang, weil neben den offensichtlichen Auslösern der Krise häufig bestimmte Konflikte, im Sinne etwa von Autonomie-/Abhängigkeits- oder Autarkie-/Versorgungskonflikten, wesentliche Determinanten des momentanen Zustands darstellen. Weitere Themen, auf die im Rahmen einer Krisenintervention ausführlicher eingegangen werden kann (und muß), sind unter anderem:
- zwischenmenschliche Konflikte, insbesondere wenn sie mit tiefgreifenden Kränkungen verbunden sind
- der Verlust von nahen Angehörigen
- Selbstwertkrisen

Es ist in der Krisenintervention von Wichtigkeit,
- den Arzt-Patienten-Rapport zu stärken, um bereits beim ersten Kontakt eine möglichst tragfähige Beziehung herzustellen
- das unmittelbare Problem zu fokussieren, um dann im nächsten Schritt eine mögliche Entlastung zusammen mit dem Patienten ins Auge zu fassen
- die Ressourcen des Patienten (sowohl intrapsychische wie solche der zwischenmenschlichen Umgebung) mit ihm zu erwägen
- das weitere Vorgehen in dem ersten Gespräch ganz deutlich zu machen, mit dem Patienten in ein Therapiebündnis einzutreten, was auch die folgenden ärztlichen Kontakte einbezieht. Hierzu sind feste Zeitverschreibungen angebracht

In Abhängigkeit von der im Einzelfall vorliegenden Konstellation kann es schließlich sinnvoll sein, dem Patienten eine psychotherapeutische Weiterbehandlung zu empfehlen (Tab. 3-6) und ihn dahingehend zu motivieren – ein Anliegen, dem die Betroffenen in der Krise häufig mit größerer Offenheit begegnen, als dies sonst der Fall wäre.

Tabelle 3-6 Psychotherapieformen, deren Effektivität wissenschaftlich gesichert ist (mod. nach [9]).

psychoanalytische Therapie	sehr gut gesichert
kognitiv-behaviorale Therapien	sehr gut gesichert
Gesprächspsychotherapie	sehr gut gesichert
Gestalttherapie	Vorliegen einer Reihe positiver wissenschaftlicher Belege
Paar- und Familientherapie	Vorliegen einer Reihe positiver wissenschaftlicher Belege
interpersonelle Therapie	gute Wirksamkeit bei depressiven Störungen, aber auch bei einigen anderen Erkrankungen, z.B. Bulimie

Literatur

1. Arbeitskreis OPD (Hrsg.): Operationalisierte Psychodynamische Diagnostik, Grundlagen und Manual. Hans Huber, Bern 1996.
2. Balint, M.: Der Arzt, sein Patient und die Krankheit. Klett-Cotta, Stuttgart 1991, S. 171.
3. Bandler, R., J. Grinder: Neue Wege der Kurzzeittherapie. 12. Aufl. Junfermann, Paderborn 1997.
4. Dahmer, H., J. Dahmer: Gesprächsführung. Eine praktische Anleitung. Thieme, Stuttgart 1989.
5. Erickson, M. H., E. L. Rossi: Hypnotherapie – Aufbau, Beispiele, Forschungen, 4. Aufl. Pfeiffer, München 1997.
6. Fritzsche, K., W. Geigges, A. Hartmann, J. M. Herrmann, Th. von Uexküll, M. Wirsching: Anforderungen an ein „Curriculum Psychosomatische Grundversorgung". Z. ärztl. Fortbild. (ZaeF) 90 (1996), 709–716.
7. Geisler, L.: Arzt und Patient – Begegnung im Gespräch, 3. Aufl. Pharma, Frankfurt 1992.
8. Geyer, M.: Das ärztliche Gespräch. Allgemeinpsychotherapeutische Strategien und Techniken, 2. Aufl. Verlag Gesundheit, Berlin 1990.
9. Grawe, K., R. Donati, F. Bernauer: Psychotherapie im Wandel, 4. Aufl. Hogrefe, Göttingen–Bern 1995.
10. Hell, D.: Welchen Sinn macht Depression? Ein integrativer Ansatz. Rowohlt Taschenbuch, Reinbek 1994
11. Helmich, P., E. Hesse, K. Köhle, H. Mattern, H. Pauli, Th. von Uexküll, W. Wesiack: Psychosoziale Kompetenz in der ärztlichen Primärversorgung. Springer, Berlin–Heidelberg–New York 1991.
12. Lazarus, R. S.: Coping theory and research: past, present, and future. Psychosomatic Medicine 55 (1993), 234–247.
13 Margraf, J. (Hrsg.): Lehrbuch der Verhaltenstherapie. Springer, Berlin–Heidelberg–New York 1996.
14. Pattison, E. M.: Detached compassion and its detortions in thanatology. In: Schoneberg, B., et al. (eds.): Education of the Medical Student in Thanatology. Arno Press, New York 1981.
15. Reimer, C. (Hrsg.): Ärztliche Gesprächsführung, 2. Aufl. Springer, Berlin–Heidelberg–New York 1994.
16. Rogers, C. R.: Klientenzentrierte Psychotherapie. In: Corsini, R. J. (Hrsg..): Handbuch der Psychotherapie, Bd. 1, S. 471–512. Beltz, Weinheim 1983.
17. Scharfetter, C.: Allgemeine Psychopathologie, 4. Aufl. Thieme, Stuttgart–New York 1996.
18. Schnyder, U., J.-D. Sauvant (Hrsg.): Krisenintervention in der Psychiatrie. Hans Huber, Bern–Göttingen–Toronto–Seattle 1993.
19. Tscheulin, D.: Wirkfaktoren Psychotherapeutischer Intervention. Hogrefe, Göttingen–Toronto–Zürich 1992.
20. Wächtler, C.: Suizidalität. In: Oswald, W. D., et al. (Hrsg.): Gerontologie, 2. Aufl., S. 597–605. Kohlhammer, Stuttgart–Berlin–Köln 1991.
21. Wienberg, G. (Hrsg.): Bevor es zu spät ist: Außerstationäre Krisenintervention und Notfallpsychiatrie. Standards und Modelle. Psychiatrie Verlag, Bonn 1993.

4
Medikamente in der Notfallpsychiatrie

WALTER E. MÜLLER

Die in der Notfallpsychiatrie eingesetzten Medikamente sind im wesentlichen die gleichen, die auch sonst in anderen Bereichen der Psychiatrie ihre Anwendung finden. Ein ausführlicher Überblick über Pharmakokinetik und Pharmakologie aller Psychopharmaka und anderer in der Psychiatrie angewandter Medikamente würde allerdings den Rahmen dieses Kapitels bei weitem sprengen. Hier sei auf Werke der Standardliteratur verwiesen. Die folgenden Ausführungen beschränken sich auf wenige, aber häufig eingesetzte Substanzen, für die exemplarisch allgemeine Grundlagen und Bedingungen des Einsatzes von Psychopharmaka in Notfallsituationen herausgearbeitet werden.

4.1 Pharmakokinetische Grundlagen unter besonderer Berücksichtigung der Einmaldosierung

Die Wirkung eines Medikaments wird von seiner Konzentration am Wirkort bestimmt. Da die Arzneimittelkonzentration im Gehirn am Menschen nicht meßbar ist, muß man sich bei der Betrachtung der pharmakokinetischen Grundbedingungen auf die Wirkstoffkonzentration im Blut verlassen. Diese steht auch in der Regel im Gleichgewicht mit der Konzentration im ZNS. Dies gilt auch für die meisten Psychopharmaka als gut fettlösliche (lipophile) Substanzen, die schnell durch die Blut-Hirn-Schranke penetrieren können.

Typischerweise nimmt der Blutspiegel eines Pharmakons nach oraler Gabe mit der Zeit langsam zu, erreicht bei ausreichender Dosis den minimalen therapeutischen Bereich (Invasionsphase), verweilt für eine bestimmte Zeit im therapeutisch benötigten Plasmakonzentrationsbereich und wird dann durch unterschiedliche Eliminationsprozesse langsam ausgeschieden (Evasionsphase) (Abb. 4-1). Bei der Anwendung in der Akutsituation kommt es vor allen Dingen auf einen möglichst schnellen Wirkungseintritt an, d.h. das möglichst schnelle Erreichen einer ausreichenden Substanzkonzentration am Wirkort (ZNS) an. Dies läßt sich aus den sogenannten t_{max}-Angaben abschätzen, der Zeit, die eine Substanz benötigt, bis maximale Plasmaspiegel erreicht sind. Findet man hier Angaben von mehreren Stunden, dann ist diese Arzneiform für den oralen Akuteinsatz weniger gut geeignet.

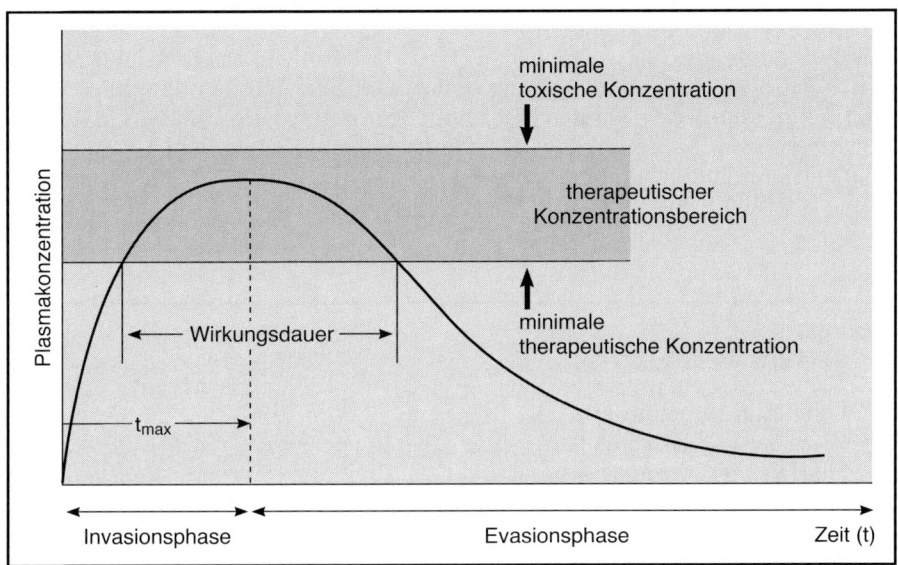

Abb. 4-1 Schematische Darstellung eines Plasmaspiegelverlaufs nach oraler Applikation.

Für t_{max} spielt bei festen oralen Arzneiformen (Tabletten, Kapseln, Dragees) die Zerfallzeit und Auflösungszeit eine wesentliche Rolle, d.h. die Zeit, die vergeht, bis nach Einnahme des Medikaments ausreichend gelöste Moleküle im Magen- bzw. Darminhalt zur Resorption zur Verfügung stehen (ca. 30–60 min). Diese Verzögerung kann für die Anwendung in der Akutsituation durch Einnahme von flüssigen oralen Arzneiformen (hauptsächlich Tropfen) umgangen werden, mit denen bei bestimmten Substanzen (Benzodiazepine, Neuroleptika) nach oraler Einnahme sehr schnell ausreichende Wirkspiegel im Gehirn erreicht werden können (innerhalb von Minuten), so daß eine parenterale Applikation umgangen werden kann.

Bei oraler Gabe flüssiger Arzneiformen, z.B. Tropfen, wird für lipophile Arzneistoffe oft ein ausreichend schnelles Anfluten im ZNS erreicht.

In vielen Fällen der akuten medikamentösen Intervention (z.B. wenn eine orale Medikation nicht mehr möglich ist) wird allerdings eine parenterale und hier vor allen Dingen intravenöse Applikation unumgänglich. Hier erreicht man praktisch zum Zeitpunkt der Bolusinjektion schon maximale Blutspiegel, die bei ausreichend lipophilen Substanzen dann auch sehr schnell zu hohen Konzentrationen im ZNS führen. Andere parenterale Applikationsformen wie z.B. die intramuskuläre Injektion können bei einzelnen Substanzen auch in Frage kommen, führen aber in der Regel wesentlich langsamer zu ausreichenden ZNS-Konzentrationen.

Die therapeutische Wirkung eines Arzneistoffs wird generell durch das Unterschreiten des minimalen therapeutischen Plasmaspiegels terminiert (s. Abb. 4-1). Bei vielen Substanzen kann dieser Evasionsprozeß in zwei Phasen zerlegt werden, eine sogenannte Alpha-Phase mit einer kurzen und eine Beta-Phase mit einer längeren Zeitkonstanten (Abb. 4-2). Die Alpha-Phase, die im angegebenen Beispiel sehr deutlich ausgeprägt ist, wird in der Regel von Umverteilungsphänomenen getragen. Nach akuter (auch oraler) Gabe erreicht ein lipophiler Wirkstoff in kürzester Zeit (Minuten) sehr hohe Konzentrationen im ZNS, da dieses Organ besonders gut durchblutet wird. Entsprechend seinem hohen Verteilungsvolumens kommt es aber dann im Anschluß zu einer relativ schnellen Umverteilung aus dem gut durchbluteten Organ ZNS in weniger gut durchblutete Bereiche wie z.B. die Muskelmasse.

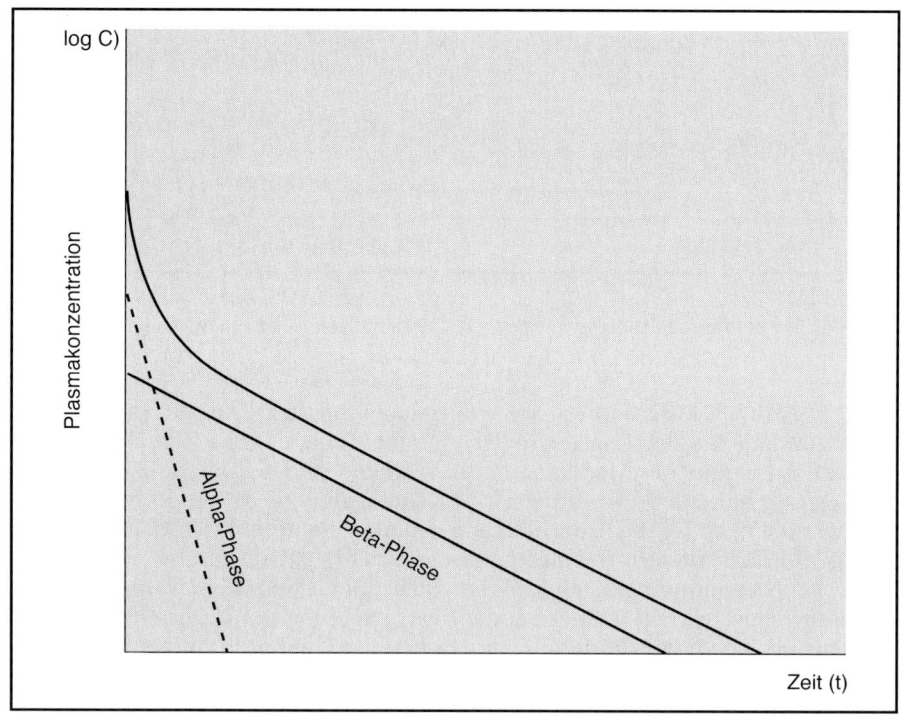

Abb. 4-2 Plasmaspiegelverlauf nach i.v. Applikation in halblogarithmischer Auftragung. Die Plasmaspiegelverlaufskurve kann in zwei lineare Phasen zerlegt werden: α-Phase, bei der die Abnahme des Plasmaspiegels durch Verteilung ins Gewebe bestimmt ist, und β-Phase, die die terminale Elimination beschreibt. Die Zeit, in der der Plasmaspiegel in der β-Phase um die Hälfte abnimmt, wird als Eliminationshalbwertszeit ($t_{1/2}$) bezeichnet.

> Bei ausreichend fettlöslichen Substanzen kann allein diese Umverteilungsphase bedeuten, daß die minimale therapeutische Konzentration im ZNS unterschritten und die akute Wirkung nur durch diese Umverteilungsphänomene terminiert wird.

Dieses Phänomen gilt besonders bei akuten Einmaldosierungen, wo die kurzen Wirkdauern häufig nicht mit den langen Eliminationshalbwertszeiten übereinstimmen (s. Beta-Phase in Abb. 4-2).

Ist das therapeutische Ziel der Erhalt einer ausreichenden Plasmakonzentration über längere Zeit (Tage oder Wochen), wird man dies durch Mehrfacheinnahme erreichen, wobei die Höhe der angestrebten mittleren Plasmakonzentration bestimmt wird von der individuellen Dosis, dem Dosierungsintervall und vor allen Dingen auch der Eliminationshalbwertszeit der jeweiligen Substanz.

> Bei konstanter multipler Dosierung wird in der Regel nach ca. fünf bis sieben Eliminationshalbwertszeiten das steady state erreicht, also die Phase, bei der ein mittlerer Plasmaspiegel konstant gehalten wird, da sich dann die Summe der Invasions- und der Evasionsprozesse die Waage hält. Der gleiche Zeitraum gilt für jede Dosisänderung.

4.2 Die chemische Neurotransmission im Gehirn als der primäre Angriffspunkt der Psychopharmaka

Alle wichtigen Funktionen unseres zentralen Nervensystems (ZNS) wie Aufnahme, Verarbeitung und Speicherung sensorischer Informationen, aber auch unsere psychischen wie motorischen Reaktionen auf entsprechende sensorische Informationen werden über Funktionsänderungen von Nervenzellen vermittelt. Um dieser Vielfalt an komplexen Aufgaben gerecht zu werden, ist für eine optimale Funktion des ZNS eine intensive Kommunikation zwischen den einzelnen Nervenzellen essentiell. Diese wird im ZNS größtenteils über chemische Neurotransmission vermittelt. Hierbei sind Zellkörper, Dendriten und Axone durch eine große Anzahl von individuellen Synapsen miteinander verschaltet.

Die funktionelle Vielfalt biologischer Prozesse unseres ZNS spiegelt sich deshalb im wesentlichen auf synaptischer Ebene wider, wo eine Fülle von unterschiedlichen Neurotransmittersubstanzen nach Freisetzung aus dem präsynaptischen Neuron mit Rezeptoren des postsynaptischen Neurons interagiert und über verschiedene Transduktionsmechanismen das aufgenommene Signal in das rezeptive Neuron weitergeben kann.

> Damit kommt der chemischen Neurotransmission eine ganz entscheidende Bedeutung für die Funktion unseres ZNS zu.

Die wesentlichen Funktionsprinzipien der chemischen Neurotransmission, wie sie im ZNS ablaufen, sind in Abbildung 4-3 schematisch dargestellt.
- In der Regel wird vom präsynaptischen Neuron der eigentliche Transmitter synthetisiert, wobei oft der Zellkörper hier von größerer Bedeutung ist als das Axon selbst.
- Die Transmitter gelangen dann über axonalen Transport in die Präsynapse, wo sie in Vesikeln gespeichert werden.

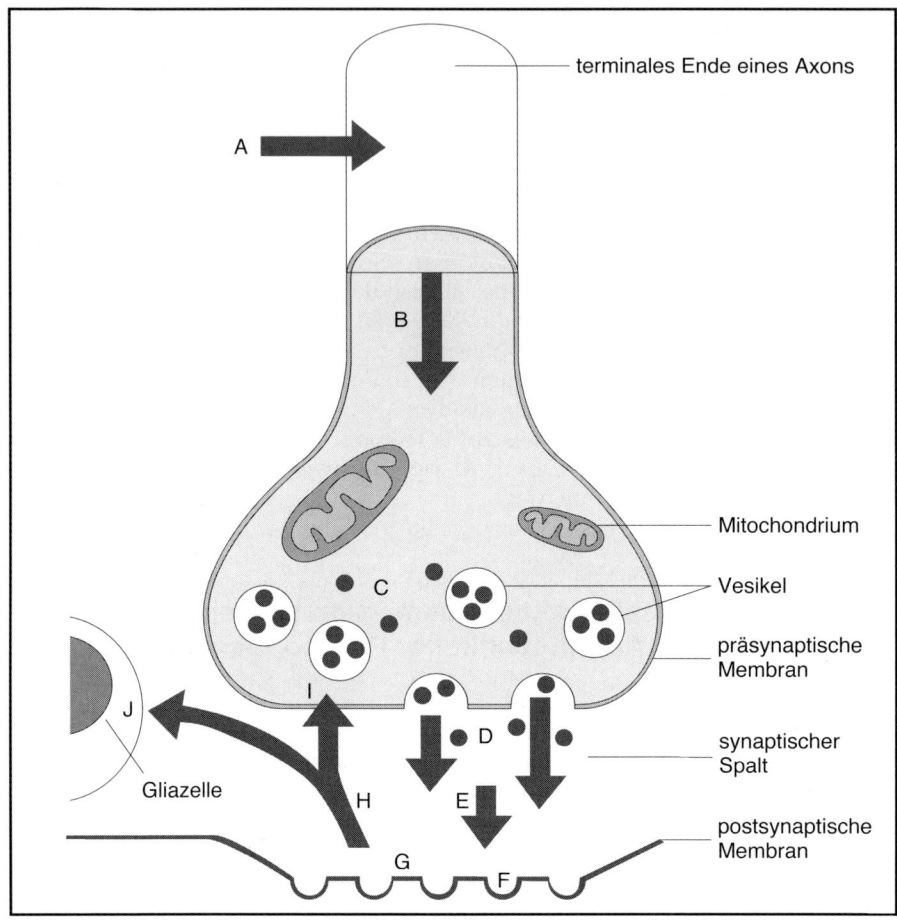

Abb. 4-3 Schematische Darstellung einer chemischen Synapse als Kommunikationsprinzip zwischen zwei Nervenzellen.
Der Transmitter selbst – oder meist seine Vorstufe – wird von spezifischen Systemen ins Neuron aufgenommen (A). Der aufgenommene bzw. aus der Vorstufe im Neuron synthetisierte Transmitter wird über axonalen Transport an die Nervenendigungen transportiert (B) und dort in Vesikeln gespeichert (C). Durch ein Aktionspotential des Axons und einen damit verbundenen Ca^{++}-Einstrom wird der Transmitter durch Exozytose aus den Vesikeln in den synaptischen Spalt freigesetzt (D) und kann nach Diffusion (E) mit Rezeptoren auf der postsynaptischen Seite reagieren (F). Die Inaktivierung des Transmitters erfolgt durch Abbau oder Aufnahme an der postsynaptischen Seite (G) durch Rückdiffusion (H) und Aufnahme ins präsynaptische Neuron (I) bzw. in synapsebegleitende Gliazellen (J).

– Eine neuronale Entladung des Axons führt zu einer exozytotischen Freisetzung des Transmitters, der über den synaptischen Spalt dann die postsynaptische Membran und die dort vorhandenen Rezeptoren des rezeptiven Neurons erreichen kann.

- Damit das ganze System immer wieder in Gang gesetzt werden kann, ist eine sehr schnelle Inaktivierung des sich in der Synapse bzw. am Rezeptor befindlichen Transmitters nötig. Dies wird entweder durch enzymatischen Abbau, Wiederaufnahme in das präsynaptische Neuron oder Aufnahme in die synapsebegleitenden Gliazellen erreicht.

Die Informationsweitergabe wird auf der postsynaptischen Seite von Rezeptoren übernommen, die vom freigesetzten Transmitter besetzt werden und die das so ausgelöste Signal dann über verschiedene Transduktionsmechanismen in das Neuron weiterleiten. Transduktionsmechanismen können im einfachsten Fall Ionenkanäle sein, wie z.b. der Chloridkanal, der durch den Neurotransmitter Gammaaminobuttersäure (GABA) geöffnet wird. Die meisten Transduktionsmechanismen sind aber membranständige Enzyme, die an den eigentlichen Rezeptor über ein stimulierendes (N_s) bzw. inhibitorisches (N_i) Protein (auch G-Proteine genannt) gekoppelt sind. Ihre Aktivierung führt zur intrazellulären Bildung sekundärer Transmitter (zyklisches AMP, Inositolphosphate, Ca-Ionen), die ihrerseits dann die Funktionsänderung der Nervenzelle auslösen.

Die heute therapeutisch zur Verfügung stehenden Psychopharmaka greifen alle mehr oder weniger spezifisch in einzelne Prozesse der chemischen Neurotransmission bestimmter Neurotransmittersysteme ein. Ihre Wirkung ist nur dann spezifisch für das ZNS, wenn das jeweilige Transmittersystem in der Peripherie keine Rolle spielt (z.B. bei den Benzodiazepinen als GABAerge Substanzen).

Spielt der jeweilige Transmitter auch in der Peripherie eine Rolle, ist auch hier mit analogen Wirkungen des Psychopharmakons zu rechnen (z.B. Verstärkung der noradrenergen Übertragung des Sympathikus durch trizyklische Antidepressiva).

Neben einigen anderen Substanzen werden in der Notfallpsychiatrie im wesentlichen Substanzen aus der Gruppe der Benzodiazepine, der Antidepressiva und der Neuroleptika eingesetzt, auf die im folgenden näher eingegangen werden soll.

4.3 Benzodiazepine

4.3.1 Eigenschaften der Gruppe

Der Wirkungsmechanismus der Benzodiazepine ist eng mit der Funktion des postsynaptischen GABA-A-Rezeptors assoziiert. Gammaaminobuttersäure (GABA) ist der wichtigste inhibitorische Neurotransmitter unseres zentralen Nervensystems. Überall im zentralen Nervensystem sind GABAerge Neurone vorhanden, die sehr komplex mit anderen Neuronen verschaltet sind und in der Regel deren Erregbarkeit reduzieren. Diese GABAerge Hemmung ist ein ubiquitärer Prozeß in unserem gesamten ZNS; er verhindert, daß überschießende Erregungen bestimmter Neurone oder bestimmter Neuronenverbände auftreten können, und ist damit für die Ausbalancierung aller unserer zentralen Funktionen unerläßlich. Eine Blockade dieser Hemmprozesse z.B. durch GABA-A-Rezeptor-Antagonisten (Bicucullin oder Picrotoxin) führt in kürzester Zeit zu massiven Exzitationszuständen mit Krämpfen und dem Tod.

Die Substanzgruppe der Benzodiazepine greift nicht direkt am GABA-A-Rezeptor an, sondern sie bindet an eine spezifische Bindungsstelle für diese Substanzgruppe (Benzodiazepinrezeptor), die allosterisch an den GABA-A-Rezeptor gekoppelt ist. Als Folge kommt es zu einer Verstärkung der GABAergen Hemmung. Dies erklärt die vereinfachende Bezeichnung der Benzodiazepine als „Bremskraftverstärker" unseres ZNS.

Alle pharmakologischen Eigenschaften der Benzodiazepine, ihre davon ableitbaren unerwünschten Arzneimittelwirkungen und ihre therapeutischen Wirkungen können über eine Verstärkung GABAerger Hemmprozesse durch Aktivierung des Benzodiazepinrezeptors erklärt werden (Tab. 4-1). Diese Annahme konnte durch die Entwicklung von Benzodiazepinrezeptorantagonisten belegt werden. Benzodiazepinrezeptorantagonisten (z.B. Flumazenil) binden an den Benzodiazepinrezeptor, lösen damit aber keine Beeinflussung der GABAergen Inhibition aus.

Tabelle 4-1 Die pharmakologischen Eigenschaften der Benzodiazepine als Grundlage ihrer therapeutischen Einsatzmöglichkeiten, aber auch als Grundlage der wichtigen unerwünschten Wirkungen. Alle hier beschriebenen Wirkungen und Nebenwirkungen werden über einen Angriff an zentralen Benzodiazepinrezeptoren ausgelöst und können daher durch einen Benzodiazepinrezeptorantagonisten (z.B. Flumazenil) terminiert werden.

Pharmakologische Eigenschaft	Therapeutischer Einsatz	Unerwünschte Wirkungen
antikonvulsiv	zentral ausgelöste Krampfzustände, Epilepsie	
zentral muskelrelaxierend	Spastik, Muskelverspannungen, Tetanus	Muskelschwäche, Ataxie, Gangstörungen, Atemdepression
sedativ/hypnotisch	Schlafstörungen, Prämedikation in der Anästhesie	Tagessedation, Schläfrigkeit, eingeschränkte Aufmerksamkeit
amnestisch	verschiedene Anwendungen in der Anästhesie	Amnesie (anterograd), z.B. bei der Anwendung als Hypnotikum
anxiolytisch, erregungs- und aggressionsdämpfend	Spannungs-, Erregungs- und Angstzustände verschiedener Genese, Streßabschirmung	Gleichgültigkeit, Realitätsflucht, Affektabflachung

4 Medikamente in der Notfallpsychiatrie

Durch Benzodiazepinrezeptorantagonisten kann man aber spezifisch alle pharmakologischen bzw. therapeutischen Wirkqualitäten der Benzodiazepine in Minuten antagonisieren.
Flumazenil kann damit immer dann eingesetzt werden, wenn aufgrund von akzidentellen oder suizidalen Überdosierungen eine Benzodiazepinwirkung kurzfristig terminiert werden muß.
Die heute im Handel erhältlichen Benzodiazepine unterscheiden sich im Hinblick auf ihre agonistischen Eigenschaften am Benzodiazepinrezeptor nicht wesentlich. Sehr deutliche Unterschiede sieht man aber in ihrer Affinität zum Benzodiazepinrezeptor, was sich in ihrer mittleren Tagesdosis auf Milligrammbasis niederschlägt (Tab. 4-2).

Tabelle 4-2 Eigenschaften einiger für die Notfallpsychiatrie wichtiger Benzodiazepine. IC_{50} sind die halbmaximalen Hemmkonstanten für die Bindung an den Benzodiazepinrezeptor in vitro (je niedriger die Konzentration, desto höher ist die Affinität zum Rezeptor). Von den pharmakokinetischen Eckdaten sind die terminale Eliminationshalbwertszeit ($t_{1/2}$) angegeben und die Zeit bis zum Erreichen maximaler Blutspiegel nach Einnahme der festen oralen Arzneiform (z.B. Tablette).

Substanz	IC_{50} (nmol/l)	mittlere Tagesdosis (mg)	$t_{1/2}$ (h)	t_{max} (h)
Clonazepam	2	2–6	20–40	2–4
Diazepam	8	10–15 (30)	20–45	1–1,5
Dikaliumclorazepat	9*	20–60	50–80*	0,5–2*
Lorazepam	4	1–3 (6)	10–20	1–2,5
Midazolam	5	–	2–4	–
Oxazepam	18	20–60	8–15	2–4

* Angaben für Desmethyldiazepam

Diese enge Assoziation des Wirkungsmechanismus aller Benzodiazepine mit dem gesamten pharmakologischen Wirkungsspektrum hat den Nachteil, daß man bei den heutigen zur Verfügung stehenden Substanzen immer auch mit sedierenden Effekten rechnen muß, die sich in einer störenden Tagesmüdigkeit und in Konzentrationsschwierigkeiten äußern können.
Darüber hinaus gibt es deutliche Unterschiede der einzelnen Benzodiazepinderivate im Hinblick auf ihre pharmakokinetischen Eigenschaften. Dies hat auch praktische Konsequenzen in der Akuttherapie. So wird für alle Benzodiazepine (auch Diazepam) nach parenteraler Applikation hoher Dosen der dadurch hervorgerufene narkoseähnliche Zustand durch Umverteilungsphänomene terminiert. Danach sind aber im Falle des Diazepams (lange $t_{1/2}$) die Patienten noch für Stunden beeinträchtigt und nicht fahrtüchtig, während diese Phase im Fall des Midazolams (kurze $t_{1/2}$) wesentlich kürzer ist (s. Tab. 4-2).
Von den therapeutischen Eigenschaften der Benzodiazepine werden in der Notfallpsychiatrie hauptsächlich die sedierenden Eigenschaften (bis hin zur Auslösung eines narkoseähnlichen Zustands) genutzt, dazu die antikonvulsiven

Eigenschaften und die auch häufig sofort und nach einmaliger Gabe zu sehenden akuten anxiolytischen Effekte.

Die bei der Akutanwendung der Benzodiazepine zu erwartenden unerwünschten Arzneimittelwirkungen sind im wesentlichen Sedierung und Konzentrationsminderung, Schwindel und Schwächegefühl.

4.3.2 Spezielle Eigenschaften einiger Benzodiazepinderivate

Wichtige pharmakodynamische und pharmakokinetische Eckdaten einiger Benzodiazepine sind in Tabelle 4-2 zusammengefaßt. Die aufgeführten Dosierungen stellen Richtwerte dar, die den Gegebenheiten des Einzelfalls angepaßt werden müssen (Schwere der Erkrankung, Alter des Patienten etc.). Wenn möglich, sollte eine einschleichende Aufdosierung erfolgen.

Clonazepam
Clonazepam wird primär in der Akut-, aber auch in der Dauerbehandlung von Krampfleiden eingesetzt. Die Substanz hat gute antikonvulsive Eigenschaften bei relativ geringer Sedation, bedingt durch einen nur partiellen Agonismus am Benzodiazepinrezeptor.

Für die Notfallanwendung steht Clonazepam auch in einer schneller resorbierbaren flüssigen Arzneiform (Tropfen) zur Verfügung.

Diazepam
Diazepam ist das Standardbenzodiazepinderivat mit ausgeprägten anxiolytischen, sedierenden, antikonvulsiven und muskelrelaxierenden Eigenschaften.

Diazepam steht für den Akuteinsatz auch in einer Flüssigarzneiform (Tropfen) zur Verfügung. Darüber hinaus kann die i.v.Gabe oft auch durch die Anwendung der rektalen Arzneiform (Rektaltube) vermieden werden.

Diazepam hat über den Metaboliten Desmethyldiazepam eine sehr langsame Eliminationsgeschwindigkeit. Damit muß auch bei Einmalgabe nach dem Abklingen der Akutwirkung noch längere Zeit mit Nebenwirkungen wie Sedation und Konzentrationsproblemen gerechnet werden, so daß Patienten auch nach Stunden noch nicht aktiv am Straßenverkehr teilnehmen sollten.

Dikaliumclorazepat
Die Substanz stellt eine Prodrug dar, die schon im Magen-Darm-Trakt zum eigentlichen Wirkstoff, dem Desmethyldiazepam, zerfällt. Maximale Plasmaspiegel werden trotzdem relativ schnell erreicht. Die Substanz steht auch in einer parenteralen Arzneiform zur Verfügung.

Lorazepam
Lorazepam zeigt gute anxiolytische Eigenschaften bei weniger stark ausgeprägter Sedierung, bedingt durch eine langsame Diffusion in das ZNS.

Für den Akuteinsatz steht eine sich schon im Mund auflösende Arzneiform zur Verfügung (Vorteil: Schlucken der Tablette entfällt, schnelle orale Resorption).

Midazolam

Die Substanz wird schnell metabolisiert, so daß der Patient schon nach wenigen Stunden symptomfrei ist. Es muß hier besonders mit einer deutlichen Atemdepression gerechnet werden.

Neben der parenteralen Darreichungsform stehen Lacktabletten zur oralen Prämedikation in der Anästhesie zur Verfügung.

Oxazepam

Oxazepam zeigt eine relativ langsame Resorption und ist daher für den Akuteinsatz weniger gut geeignet. Auf der anderen Seite ist die terminale Elimination von Oxazepam im Alter nicht beeinträchtigt (im Gegensatz zu Diazepam), so daß die Substanz gerade bei älteren Patienten eine Alternative darstellt.

4.4 Antidepressiva

4.4.1 Eigenschaften der Gruppe

Trizyklische Antidepressiva

Die initialen Wirkungen der trizyklischen Antidepressiva, nämlich eine Hemmung der präsynaptischen Wiederaufnahme der beiden Transmittersubstanzen Noradrenalin und Serotonin, sind schon lange bekannt (Tab. 4-3). Ähnlich lange ist die Monoaminoxidasehemmung als antidepressiver Wirkungsmechanismus eingeführt. Diese initialen Eingriffe (s. Abb. 4-3) in die zentrale Neurotransmission, die akut zu einer Erhöhung der synaptischen Konzentration der jeweiligen Neurotransmitter führen, bewirken dann in einem Zeitraum, der parallel gesehen werden kann zur Ausbildung der antidepressiven Wirkung am Menschen (2–3 Wochen), adaptive Veränderungen postsynaptischer Mechanismen der zentralen Neurotransmission, wovon eine Abnahme der Dichte bzw. eine Abnahme der Empfindlichkeit von zentralen β-Rezeptoren am besten und für sehr viele Antidepressiva gut belegt ist (Abb. 4-4).

Es gibt aber darüber hinaus noch eine ganze Reihe anderer akuter Effekte, die über adaptive Veränderungen der gleichen oder auch anderer Systeme der zentralen Neurotransmission letztlich zu einer antidepressiven Wirkung am Patienten führen können (Abb. 4-5).

> Auch bei parenteraler Anwendung (z.B. als Infusion) ist hinsichtlich der antidepressiven Effekte mit einer Wirklatenz von zwei bis drei Wochen zu rechnen.

Neben diesen für die eigentliche antidepressive Wirkung wichtigen initialen Effekten im Bereich der chemischen Neurotransmission können Antidepressiva in unterschiedlichem Maß auch als Antagonisten an einer ganzen Reihe von Neurorezeptoren im zentralen, aber auch im peripheren Nervensystem wirken (Tab. 4-3). Diese mit dem primären antidepressiven Wirkungsmechanismus nicht mehr assoziierten Effekte erklären einen großen Teil der unerwünschten Arzneimittelwirkungen, die bei den einzelnen Substanzen (in Korrelation zu den Rezeptorbindungsprofilen) allerdings sehr unterschiedlich ausgeprägt sind (Tab. 4-4).

Tabelle 4-3 Neurochemische Profile für in der Notfallpsychiatrie wichtige tri- und tetrazyklische Antidepressiva. Dargestellt sind halbmaximale Hemmkonstanten (IC_{50}-Werte) für synaptosomale Aufnahme von Noradrenalin (NA) bzw. Serotonin (5-HT) in vitro und für die Ligandenbindung an folgende Rezeptorsysteme im humanen Hirngewebe: Histamin-H_1-, α_1-adrenerge, α_2-adrenerge, Muskarin- (M-), Serotonin-2-(5-HT_2-)Rezeptoren (zur Bewertung der IC_{50}-Werte s. Legende zu Tab. 4-2).

			IC_{50} (nmol/l)					
	mittlere Tagesdosis (µg)	NA-Aufnahme	5-HT-Aufnahme	H_1-Rezeptoren	α_1-Rezeptoren	α_2-Rezeptoren	5-HT_2-Rezeptoren	M-Rezeptoren
Amitriptylin	150	14	84	1	24	940	18	10
Clomipramin	150	28	5	31	38	> 1000	54	37
Doxepin	150	18	220	0,2	24	> 1000	27	23
Maprotilin	150	7	> 1000	2	90	> 1000	120	570
Nortriptylin	150	2	154	6	55	> 1000	41	37

Andererseits können bestimmte dieser rezeptorblockierenden Eigenschaften auch therapeutisch genutzt werden. Dies gilt insbesondere für die durch H_1-Blockade bewirkte sedierende und schlafanstoßende Wirkung, die beispielsweise bei agitiert depressiven Syndromen einen erwünschten Begleiteffekt darstellt, der im Gegensatz zur eigentlichen antidepressiven Wirkung ohne Latenz zum Tragen kommt. Die TZA haben darüber hinaus direkt kardiotoxisch-chinidinartige Nebenwirkungen (Blockade von schnellen Natriumkanälen), die besonders bei Überdosierungen oder kardialen Risikopatienten zu beachten sind.

Die unerwünschten Wirkungen der TCA sind nach Applikation sofort zu sehen und nehmen im Verlauf der Therapie eher an Bedeutung ab (Toleranz).

Serotonin-Wiederaufnahmehemmstoffe

Die sogenannten Serotonin-Wiederaufnahmehemmstoffe (SSRI) wirken über eine spezifische Hemmung der neuronalen Wiederaufnahme von Serotonin. Sie führen aber zu ähnlichen adaptiven Ebenen auf der Ebene der Neurotransmitterrezeptoren wie z.B. die trizyklischen Antidepressiva (s. Abb. 4-5). Dies erklärt pharmakologisch ihre therapeutische Gleichwertigkeit bei der Behandlung von Depressionen, aber auch die ebenfalls erst nach Verzögerung einsetzende antidepressive Wirkung.

Die Serotonin-Wiederaufnahmehemmer beeinflussen die für die Nebenwirkungen der trizyklischen Antidepressiva wichtigen Neurotransmitterrezeptoren in therapeutischen Konzentrationen nicht und haben auch keine chinidinartigen natriumkanalantagonistischen Eigenschaften. Allerdings ist der Einsatz mit spezifischen, an die Serotonin-Wiederaufnahmehemmung gebundenen unerwünschten Arzneimittelwirkungen (Tab. 4-5) verbunden.

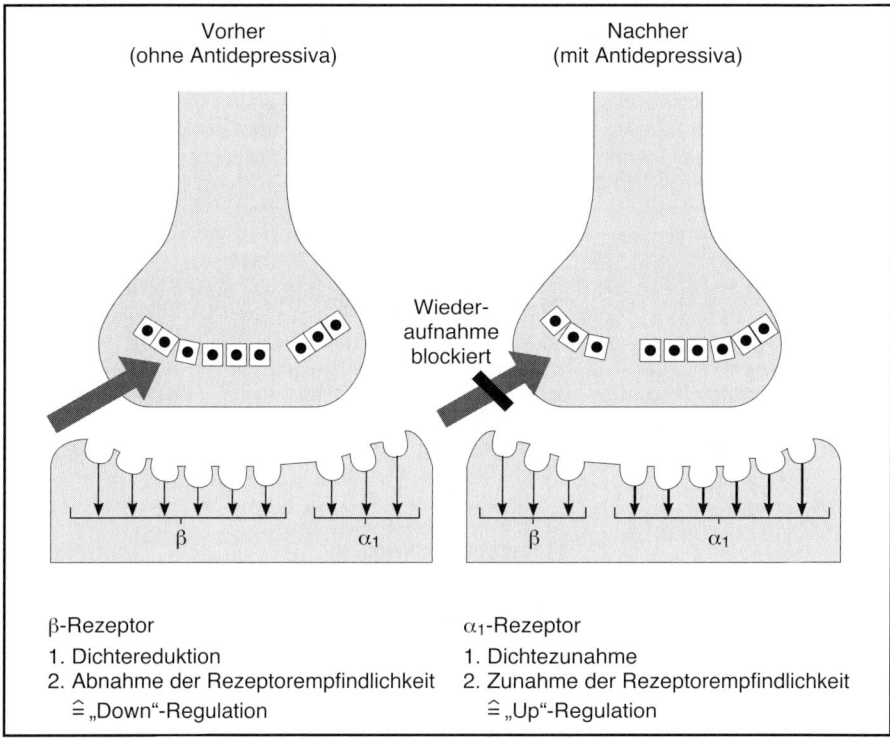

Abb. 4-4 Adaptive Veränderungen der noradrenergen Synapse nach chronischer Therapie mit einem klassischen trizyklischen Antidepressivum. Auf der Ebene der postsynaptischen β-Rezeptoren kommt es zu einer Abnahme von Dichte und Funktionalität des Transduktionssystems („Down-Regulation"), während bei den postsynaptischen α_1-Rezeptoren Dichte und Funktionalität zunehmen („Up-Regulation") (nach [5]).

4.4.2 Spezielle Eigenschaften einiger Antidepressiva

Trizyklische Antidepressiva
Die wesentlichen pharmakologischen Eigenschaften der hier zu besprechenden trizyklischen Antidepressiva (TZA) sind in Tabelle 4-3 zusammengefaßt.

Alle TZA beeinflussen sowohl die Noradrenalin- wie auch die Serotoninwiederaufnahme, wenn auch in unterschiedlichem Ausmaß. Unter diesen Substanzen ist Clomipramin die am stärksten für die Serotoninwiederaufnahme selektive Substanz, und Nortriptylin und Maprotilin (chemisch gesehen eine tetrazyklische Substanz) sind am selektivsten für die Noradrenalinwiederaufnahme. Alle haben auch antagonistische Eigenschaften an verschiedenen Neurotransmitterrezeptoren (s. Tab. 4-3). Die halbmaximalen Hemmkonstanten sind in Tabelle 4-3 im Vergleich zu den Hemmkonstanten für die Noradrenalin- und Serotoninwiederaufnahme dargestellt.

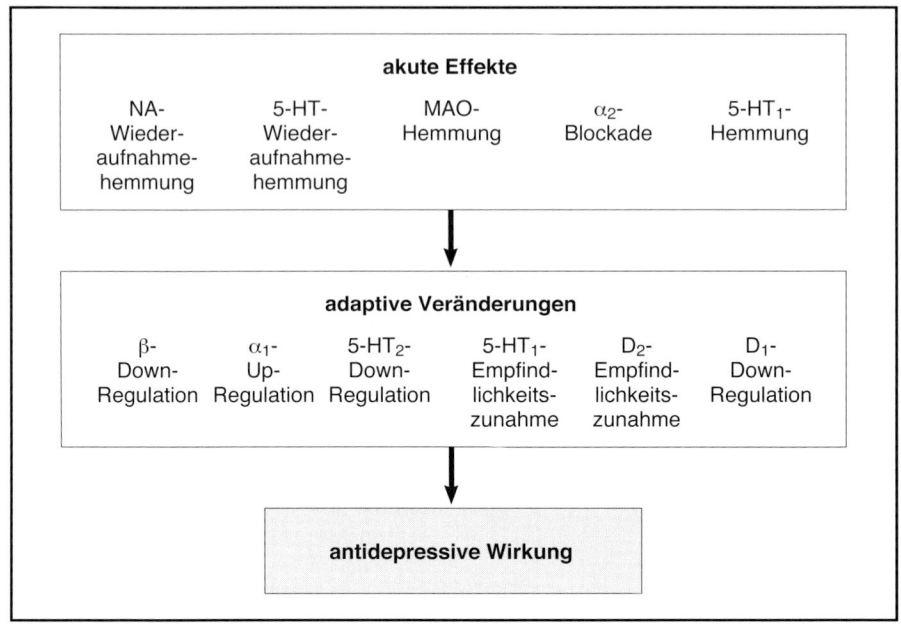

Abb. 4-5 Generelle Bedeutung von akuten Effekten und adaptiven Veränderungen für den biochemischen Wirkungsmechanismus von Antidepressiva.

Von den über die Rezeptorprofile ableitbaren unerwünschten Arzneimittelwirkungen der TZA (Tab. 4-4) sind für die Akutanwendung vor allen Dingen die über die H_1-antihistaminergen Eigenschaften erklärbare Sedation hervorzuheben und auch die über die α_1-antagonistischen Eigenschaften ausgelöste Hypotonie, die vor allen Dingen auch bei der möglichen parenteralen Anwendung einiger der Substanzen (Amitriptylin, Clomipramin, Doxepin, Maprotilin) zu einer deutlichen orthostatischen Dysregulation führen kann. Leichte Unterschiede gibt es auch bei den anticholinergen Eigenschaften, hier schneiden Maprotilin und Nortriptylin relativ günstig ab.

TZA zeichnen sich durch eine große interindividuelle Streuung der benötigten Dosen aus (Grund: individuelle Empfindlichkeit, besonders aber interindividuelle Unterschiede der Elimination). Die angestrebten therapeutischen Dosierungen liegen im Mittel bei 150 mg/Tag. Wegen der erheblichen interindividuellen Unterschiede hinsichtlich Wirkung und Verträglichkeit, aber auch wegen der initial besonders deutlich ausgeprägten unerwünschten Arzneimittelwirkungen, ist eine einschleichende Aufdosierung erforderlich. Dies gilt besonders für ältere und körperlich vorgeschädigte Patienten.

Die beim Einsatz neuer TZA zu beachtenden Kontraindikationen sind in Tabelle 4-6 zusammengefaßt. Inwieweit die dort genannten Anwendungsbeschränkungen den Einsatz eines bestimmten Antidepressivums verhindern, hängt auch von dessen weiter oben besprochenen spezifischen Eigenschaften ab (weitere Angaben s. Herstellerinformationen der einzelnen Präparate).

Tabelle 4-4 Mögliche therapeutische Konsequenzen der Blockade von Neurorezeptoren.

Blockierter Neurorezeptorentyp	Wirkungen
M	– trockener Mund – verschwommenes Sehen, Akkommodationsstörungen – Sinustachykardie – Verstopfung – Harnretention, Miktionsstörungen – Gedächtnisstörungen
H_1	– Sedierung, Müdigkeit, Schläfrigkeit – Verstärkung anderer zentral dämpfender Substanzen – Gewichtszunahme (?)
α_1	– Orthostase, Blutdrucksenkung – Schwindel, Benommenheit, Sedation – Reflextachykardie – Verstärkung der Wirkung anderer α_1-Blocker
D_2	– extrapyramidalmotorische Störungen – Prolaktinerhöhung – sexuelle Funktionsstörungen
$5\text{-}HT_2$	– Appetitzunahme, Gewichtszunahme – Blutdrucksenkung

Tabelle 4-5 Typische unerwünschte Wirkungen der SSRI.

– Übelkeit, Erbrechen
– Kopfschmerzen, Benommenheit, Schwächegefühl
– Sedierung, Schlafstörungen,
– vermehrtes Schwitzen, Ängstlichkeit
– trockener Mund, Obstipation, sexuelle Störungen

Serotonin-Wiederaufnahmehemmer
Aus der Gruppe der spezifischen Serotonin-Wiederaufnahmehemmer (SSRI) stehen heute fünf Verbindungen zur Verfügung: Citalopram, Fluoxetin, Fluvoxamin, Paroxetin und Sertralin.
  Alle diese Substanzen sind praktisch frei von den vegetativen Nebenwirkungen der Trizyklika. Dominierende unerwünschte Wirkungen dieser Substanzgruppe sind Übelkeit, Erbrechen, Unruhe und Schlafstörungen (s. Tab. 4-5).
  In Deutschland steht bis jetzt kein SSRI in einer parenteralen Arzneiform zur Verfügung. Von daher, aber auch wegen ihrer relativ langsamen Resorption, vor allem aber wegen des Fehlens solcher Begleitwirkungen wie Sedierung, Schlaf-

Tabelle 4-6 Kontraindikationen und Anwendungsbeschränkungen tri- und tetrazyklischer Antidepressiva (modifiziert und ergänzt nach der „Roten Liste" 1998).

Kontraindikationen
- Kombination mit MAO-Hemmern*
- akute Intoxikation mit zentral dämpfenden Pharmaka und Alkohol
- akute Delirien
- Engwinkelglaukom
- schwere kardiale Überleitungsstörungen (höhergrad. AV-Block, Schenkelblock)
- Allergie gegen trizyklische Antidepressiva

Anwendungsbeschränkungen
- Stenosen im Magen-Darm-Kanal
- Blasenentleerungsstörungen mit Restharn-Bildung
- kardiale Vorschädigungen
- schwere Leberfunktionsstörungen
- erhöhte zerebrale Krampfbereitschaft
- orthostatische Hypotonie, Reflexösophagitis, Zustände verminderter gastrointestinaler Motilität (z.B. diabetische Gastroparese), Blutbildschäden**

* unter bestimmten Voraussetzungen kann in Ausnahmefällen eine Kombination der beiden Substanzgruppen indiziert sein
** nicht in der „Roten Liste" genannte Zustandsbilder, die im Einzelfall der Anwendung bestimmter Antidepressiva entgegenstehen können

anstoßung etc. und der erwähnten Wirklatenz spielen SSRI bei der Initialbehandlung von Akutsituationen keine wesentliche Rolle.

Bei der Anwendung von SSRI sind bestimmte Kombinationen mit anderen Medikamenten (z.B. MAO-Hemmern) streng kontraindiziert (detaillierte Informationen hierzu s. Herstellerempfehlungen).

4.5 Neuroleptika

4.5.1 Eigenschaften der Gruppe

Neuroleptika wirken als Antagonisten der post- und präsynaptisch lokalisierten Dopamin-D_2-Rezeptoren im ZNS. Neuroleptika üben diesen Effekt in praktisch allen Hirnarealen aus, in die die wichtigsten dopaminergen Systeme unseres ZNS, also das tuberoinfundibuläre, das nigrostriatale und das mesolimbische (mesokortikale) System, projizieren. Während die Blockade von postsynaptischen Dopaminrezeptoren im mesolimbischen bzw. mesokortikalen dopaminergen System mit der antipsychotischen Wirksamkeit der Neuroleptika in Verbindung gebracht wird, resultieren aus einer Blockade von Dopaminrezeptoren im tuberoinfundibulären wie auch im nigrostriatalen System wichtige unerwünschte Wirkungen der Neuroleptika wie
- Anstieg der Plasmakonzentration von Prolaktin,
- Auslösung akuter Dyskinesien,

- Auslösung von extrapyramidalmotorischen Störungen im Sinne eines Parkinsonoids,
- irreversible Spätdyskinesien.

Trotz dieser sehr engen Assoziation des Wirkungsmechanismus der erwünschten mit dem der unerwünschten Wirkungen der Neuroleptika ist es in den letzten Jahren mit den sogenannten **atypischen Neuroleptika** gelungen, erwünschte, d.h. antipsychotische Wirksamkeit, von den unerwünschten Wirkungsqualitäten (im wesentlichen Störungen des extrapyramidalmotorischen Systems) zu differenzieren. Leitsubstanz der atypischen Neuroleptika ist das Clozapin.

Neben den D_2-antagonistischen Eigenschaften blockieren klassische, aber auch atypische Neuroleptika wie das Clozapin verschiedene zentrale und periphere Neurorezeptoren, was in Analogie zu den Antidepressiva bestimmte Nebenwirkungen erklärt (s. Tab. 4-4). Die D_2-Antagonisierung scheint auch für die psychomotorische Ruhigstellung bei Akutgabe relevant zu sein. Daneben spielen aber bei einzelnen Neuroleptika auch direkt sedierende Eigenschaften eine Rolle (s. Tab. 4-4), wobei die sedierende Komponente im akutpsychiatrischen Kontext durchaus erwünscht sein kann.

Ähnlich wie bei den Antidepressiva bestehen auch hier erhebliche interindividuelle Variationen hinsichtlich der notwendigen therapeutischen Dosierungen. Eine einschleichende Aufdosierung ist zu empfehlen.

Die wesentlichen Kontraindikationen für Neuroleptika sind in Tabelle 4-7 zusammengefaßt.

Tabelle 4-7 Kontraindikationen und Anwendungsbeschränkungen von Neuroleptika (mod. nach [1] und „Rote Liste 1998"; bezüglich der für individuelle Präparate geltenden Richtlinien sei auf die Herstellerinformation verwiesen).

Kontraindikation
- akute Intoxikation mit zentral dämpfenden Pharmaka und Alkohol

Anwendungsbeschränkungen
- Engwinkelglaukom
- Stenosen im Magen-Darm-Kanal, Zustände verminderter gastrointestinaler Motilität
- Blasenentleerungsstörungen mit Restharn-Bildung
- kardiale Vorschädigungen
- ausgeprägte (orthostatische) Hypotonie
- Blutbildschäden*
- schwere Leberfunktionsstörungen
- Morbus Parkinson
- Zustand nach malignem neuroleptischem Syndrom**
- prolaktinabhängige Tumoren
- Phäochromozytom

* gilt insbesondere für Clozapin
** Einsatz von Clozapin bei diesen Situationen möglich

4.5.2 Spezielle Eigenschaften einiger Neuroleptika

Die Neuroleptika können heute unbeachtet ihrer chemischen Struktur in hoch-, mittel- bzw. schwachpotente untergliedert werden, wobei sich diese Klassifikation auf die klinische Erfahrung stützt. Sie entspricht in etwa der ebenfalls aus der klinischen Anwendung hervorgegangenen Klassifikation nach Chlorpromazin-Äquivalenten, die zum Ausdruck bringen sollen, um wieviel Mal mehr (auf mg-Basis) man Chlorpromazin applizieren müßte, um die gleiche Wirkung am Patienten zu erreichen (Tab. 4-8). Beide aus der klinischen Erfahrung stammenden Klassifikationen gehen daher davon aus, daß man mit allen Neuroleptika im Prinzip die gleiche antipsychotische Wirkung erreichen kann, allerdings werden von den hochpotenten nur Dosen von wenigen Milligramm und von den schwachpotenten sehr hohe Milligrammdosen benötigt. Pharmakologisch gesehen besteht bei der Anwendung beider Klassifikationen eine gute Korrelation zwischen der Wirkstärke der verschiedenen Substanzen und ihrer Affinität zu dem D_2-Rezeptor.

Tabelle 4-8 Gliederung der Neuroleptika nach neuroleptischer Potenz bzw. Chlorpromazin-Äquivalenten (die mg-Menge Chlorpromazin, die 1 mg der jeweiligen Substanz wirkungsäquivalent ist). Angegeben sind auch die halbmaximale Hemmkonstante für Ligandenbindung an den D_2-Rezeptor (zur Bewertung der IC_{50}-Werte s. Legende zu Tab. 4-2) und die relative Bindungsstärke an andere Rezeptoren (bei 1 bindet die Substanz an den anderen Rezeptor so stark wie an den D_2-Rezeptor, bei 10 10fach stärker, bei 0,1 10fach schwächer).

	Mittlere Tagesdosis (mg)	IC_{50}-D_2 (nmol/l)	Relative Wirkstärke			
			M-Rezeptoren	H_1-Rezeptoren	α_1-Rezeptoren	5-HT_2-Rezeptoren
Hochpotente Neuroleptika						
– Benperidol	4–10	0,2	< 0,001	< 0,001	0,04	0,1
– Haloperidol	5–15	1	< 0,001	< 0,001	0,06	< 0,001
– Trifluoperazin	2–10	2	< 0,001	< 0,01	0,05	0,1
Mittelpotente Neuroleptika						
– Clozapin	75–300	150	5	190	6	45
– Melperon	50–150	210	< 0,001	0,8	2,3	5,2
– Perazin	75–300	10	< 0,001	–	0,75	1,0
Niederpotente Neuroleptika						
– Chlorprothixen	50–300	20	0,2	13	12	40
– Levomepromazin	25–200	60	0,2	–	20	40
– Pipamperon	60–120	100	< 0,001	< 0,001	1,8	98

Die einzelnen Neuroleptika unterscheiden sich aber deutlich im Hinblick auf zusätzliche antagonistische Eigenschaften an verschiedenen Neurorezeptorsystemen (s. Tab. 4-8). Affinitätskonstanten für den α_1-Rezeptor, den Muskarinrezeptor, den Histamin-H_1-Rezeptor und den 5-HT_2-Rezeptor sind hier in relativen Wirkungsstärken angegeben und sagen aus, wieviel stärker das Neuroleptikum an den jeweiligen Rezeptor bindet im Vergleich zum D_2-Rezeptor. Daraus ist ersichtlich, daß bei den schwachpotenten Neuroleptika eine ausreichende D_2-Rezeptor-Antagonisierung nur bei gleichzeitiger massiver Antagonisierung der anderen Rezeptoren erreicht werden kann, während man mit den hochpotenten Substanzen relativ selektiv nur den D_2-Rezeptor funktionell ausschalten kann.

Die relative Stärke der Beeinflussung anderer Neurorezeptorsysteme ist auch bei den Neuroleptika, ähnlich wie bei den Antidepressiva, für ihr Nebenwirkungsspektrum von Bedeutung: Je stärker bei ausreichender D_2-Rezeptor-Besetzung auch Histamin-H_1-Rezeptoren, Muskarinrezeptoren und α_1-Rezeptoren antagonisiert werden (s. Tab. 4-8), ist bei den Substanzen mit sedierenden, anticholinergen und hypoton bzw. orthostatischen Nebenwirkungen zu rechnen (s. Tab. 4-4).

Clozapin ist das einzige hier aufgeführte **atypische Neuroleptikum**, da nur für diese Substanz ausreichende Erfahrung in der Akutbehandlung besteht. Bei ausreichender antipsychotischer Dosierung zeigt Clozapin praktisch keine extrapyramidalmotorischen unerwünschten Nebenwirkungen. Demgegenüber sind andere aus dem Rezeptorprofil (s. Tab. 4-6) ableitbare Nebenwirkungen wie Sedation, Hypotonie und Orthostaseprobleme auch bei Clozapin von Bedeutung.

Weiterführende Literatur

1. Benkert, O., H. Hippius: Psychiatrische Pharmakotherapie, 6. Aufl. Springer, Berlin–Heidelberg 1996.
2. Faust, V., O. Dietmaier: Psychopharmaka. ecomed, Landsberg 1990.
3. Laux, G., O. Dietmaier, W. König: Pharmakopsychiatrie, 2. Aufl. Fischer, Stuttgart 1997.
4. Möller, H. J., M. Schmauss: Arzneimitteltherapie in der Psychiatrie. Wissenschaftliche Verlagsgesellschaft, Darmstadt 1996.
5. Müller, W. E.: Therapie mit Psychopharmaka. In: Möller, H. J. (Hrsg.): Therapie psychiatrischer Erkrankungen, S. 32–53. Enke, Stuttgart 1993.
6. Perry, P. J., B. Alexander, B. I. Liskow: Psychotropic Drug Handbook. American Psychiatric Press, Washington D.C. 1997.
7. Schatzberg, A. F., J. O. Cole, C. DeBattista: Manual of Clinical Psychopharmacology, 3rd ed. American Psychiatric Press, Washington D.C. 1997.

5
Forensische Fragen bei Notfallentscheidungen

HILDBURG KINDT

Die Besonderheit psychischer Störungen und Krankheiten mit ihrer potentiellen Beeinträchtigung entscheidender Persönlichkeitsfunktionen wie Wille, Verstand, Einsichtsvermögen, Urteils- und Kritikfähigkeit begründet gegebenenfalls spezifische ärztliche und juristische Maßnahmen, die in für unantastbar gehaltene autonome Persönlichkeitsbereiche eingreifen. Zielsetzungen der Gesellschaft mit ihren Normenvorstellungen sowie Ansprüche des Individuums mit der Schutzwürdigkeit des Persönlichkeitsrechts scheinen sich hier oftmals zu widersprechen und lassen auf juristische Sachverhalte bezogene Stellungnahmen des Psychiaters umstritten erscheinen. Um hier und gerade in Notfallsituationen eine vertretbare Balance zwischen diesen Polaritäten halten zu können, ist es erforderlich, sich die wichtigsten medizinrechtlichen Entscheidungssituationen zu vergegenwärtigen.

Zweckmäßig für den niedergelassenen wie auch für den in der Klinik tätigen Arzt ist eine Sammlung der wichtigsten bundeseinheitlichen wie auch länderspezifischen Gesetzestexte in der jeweils neuesten Fassung, die auch im Notfallkoffer mitgeführt werden sollten.

Mit dem Hinweis und Beleg der gültigen Gesetzestexte umgeht man im Notfall zeitraubende und unfruchtbare Diskussionen mit Betroffenen und Angehörigen z.B. bei der Überweisung und Unterbringung in einer psychiatrischen Klinik gegen den Willen des Patienten, der fürsorglichen Zurückhaltung oder bei einer begründbaren Ablehnung einer Einsichtnahme in psychiatrische Krankenunterlagen. Psychiatrische Stellungnahmen in Notfallentscheidungen haben den Schutz des psychisch Kranken (Fürsorgepflicht des Staates) zur Schadensabwendung von Gesundheit und/oder Leben umzusetzen, auch wenn sie dem grundgesetzlich garantierten Recht auf Freiheit und Selbstbestimmung zu widersprechen scheinen.

5.1 Behandlungsauftrag und Behandlungspflicht

Die spezifische Fürsorge- bzw. Behandlungspflicht und der jeweilige Versorgungsauftrag ergeben sich aus dem Arzt-Patienten-Verhältnis, das als Arzt-Patienten-Vertrag aufzufassen ist, mit dem ein Patient in Diagnostik und Therapie einwilligt (Vertragshaftung). Jeder – auch zu Heilzwecken – vorgenommene ärztliche Eingriff in die körperliche Integrität einer Person erfüllt juristisch den Tatbestand der Körperverletzung und bedarf grundsätzlich der doppelten Rechtfertigung: der medizinischen Indikation und der Einwilligung des Patienten nach dessen Aufklärung (informed consent). Nur im Notfall – bei einem krankheitsbedingt nichteinwilligungsfähigen Patienten – sind Diagnostik und Therapie als Geschäftsführung ohne Auftrag im Sinne eines rechtfertigenden Notstands (§ 34 StGB) zu betrachten.

- Ist nach Aufklärung und Information keine Einwilligungserklärung über ein ärztliches Eingreifen zu erhalten, muß der Patient so behandelt werden, wie anzunehmen ist, daß er zu gesunden Zeiten mutmaßlich für sich selber entscheiden würde (proxy consent).

Bei der Beurteilung von Suizidimpulsen und suizidalem Verhalten, die unter Umständen eine momentane Willensäußerung des Patienten darstellen und gegebenenfalls sogar schriftlich als Willenserklärung niedergelegt sind, ist folgendes zu beachten:

- In einer Notsituation, in der ein Arzt zu einem suizidgefährdeten Patienten gerufen wird, ist niemals mit genügender Sicherheit zu entscheiden, ob Suizidgedanken oder Suizidimpulse oder abgelaufene Suizidhandlungen freie Willensentscheidungen oder eben krankhafter Natur sind.

Die medizinrechtliche, d.h. die berufsrechtliche, die strafrechtliche wie auch die zivilrechtliche – haftrechtliche – Situation ist bei nicht auszuschließender krankhafter Willensentscheidung eine völlig andere als z.B. bei Suizidhandlungen aus sogenannter freier Willensentscheidung. Letztere sind aber in der Notfallsituation nicht zweifelsfrei zu identifizieren, so daß der hinzugerufene Arzt auch bei dem entgegenstehender Willensäußerung des Patienten zu den Maßnahmen, die zum Erhalt seines Lebens erforderlich sind, verpflichtet ist (s. hierzu auch Kap. 13)

- Die Notwendigkeit, einen Patienten immer persönlich zu untersuchen, d.h. mit ihm zu sprechen und sich seine spezifische Situation in seinem spezifischen sozialen Umfeld zu verdeutlichen, bevor eine ärztliche Maßnahme angeordnet wird, kann nicht deutlich genug hervorgehoben werden.

Ärztliche Entscheidungen per Telefon (z.B. eine Verbringung in eine Klinik) ohne stattgehabte persönliche Untersuchung können als Freiheitsverletzung der Person betrachtet und als Behandlungsfehler angezeigt werden.

Ein Behandlungsfehler liegt dann vor, wenn eine ärztliche Maßnahme nach dem Erkenntnisstand der medizinischen Wissenschaft die gebotene Sorgfalt vermissen läßt und damit unsachgemäß ist. Neben der strafrechtlich wie gegebenenfalls auch standesrechtlich zu überprüfenden Fehlhandlung (Körperverletzung, unterlassene Hilfeleistung) kann auch gegebenenfalls zivilrechtlich Schadenersatz beansprucht werden. Ein Behandlungsmißerfolg ist allerdings kein Beweis für schlechte Behandlungsqualität.

Auch bei einer sogenannten Geschäftsführung ohne Auftrag im rechtfertigenden Notstand, d.h., wenn krankheitsbedingt keine Einwilligung in eine notwendige ärztliche Maßnahme zu erhalten ist, besteht ein vertragsähnliches Verhältnis zwischen Arzt und Patient. Die Folgen dieses Verhältnisses entsprechen voll dem eines ärztlichen Behandlungsvertrags.

▎Auch hier ist die Einhaltung der Sorgfalt verpflichtend.

An die psychiatrische Versorgung von Notfallsituationen wird ein Qualitätsmaßstab angelegt, der sich an den Qualitätsanforderungen des Berufsstandes mißt.

Der Arzt muß die Grenzen seines Könnens einschätzen und angemessen reagieren können, wenn er für die Deutung eines Krankheitsbildes oder für die Durchführung einer bestimmten Behandlung nicht kompetent genug ist. Hieraus folgt auch die Verpflichtung, sich ständig fortzubilden. Dem Arzt kann nicht vorgeschrieben werden, welche Methode er zur Diagnostik und Therapie wählt, im Rahmen seines Ermessensspielraumes ist er jedoch verpflichtet, dem Prinzip des sichersten Weges zu folgen. Über die in Frage kommenden Behandlungsverfahren und Maßnahmen muß der Patient angemessen aufgeklärt werden (s. Kap. 5.3).

5.2 Schweigepflicht und Dokumentation

Da das Arzt-Patienten-Verhältnis nicht nur auf rechtlichen Grundlagen, sondern vor allem auf Vertrauen basiert, ist die ärztliche **Schweigepflicht** Eckpfeiler des ärztlichen Handelns. Ärzte sind gesetzlich verpflichtet, die Schweigepflicht einzuhalten. Verstöße gegen dieses Gesetz können strafrechtlich verfolgt werden (§ 203 Abs. I StGB). Verletzungen der Schweigepflicht und der sich daraus ableitenden berufsständischen Regeln können gegebenenfalls zusätzlich auch zu einem Disziplinarverfahren über die Berufsordnung führen. Ärzte und andere im Gesundheitswesen tätige Personen haften zivilrechtlich für Schäden, die Patienten aufgrund einer Verletzung der Schweigepflicht entstanden sind.

Auch wenn die Verletzung der Schweigepflicht als rechtswidrige Handlung angesehen werden muß, muß berücksichtigt werden, daß die Behandlung eines psychiatrischen Notfallpatienten fast immer auf Angaben Dritter angewiesen ist, was möglicherweise zu einer Einschränkung der ärztlichen Schweigepflicht im Einzelfall führen kann. Dennoch sollte, wenn möglich, jeder Patient vor der Weitergabe von Informationen auch darüber unterrichtet werden und von ihm eine sogenannte Schweigepflichtsentbindung, d.h. sein Einverständnis, eingeholt werden.

Ärztliche, diagnostische und therapeutische Maßnahmen müssen laut höchstrichterlicher Rechtsprechung des Bundesgerichtshofs **dokumentiert** werden. Eine Krankengeschichte, eine Ambulanzkarte, ein Arztbericht dokumentieren die durchgeführten ärztlichen Maßnahmen und begründen sie.

▎Auch für die Dokumentation notfallmäßiger Interventionen ist zu bedenken, daß ihr Inhalt gegebenenfalls Gegenstand eines juristischen Verfahrens werden kann. Gleichzeitig muß der Inhalt genügend informativ für nachbehan-

delnde Ärzte sein, die die Aufzeichnungen als Grundlage für ihre darauf aufbauenden klinischen Entscheidungen benötigen.
Aus der Dokumentation muß ersichtlich sein, ob die Qualität der Versorgung des Patienten innerhalb der Richtlinien über die gebotene Sorgfalt lag (Qualitätskontrolle). Die Dokumentation sollte vollständig und genau sein und muß die wesentlichsten Kriterien für die Begründung der psychiatrischen Notfallentscheidung enthalten (Tab. 5-1).

Tabelle 5-1   Wichtige Angaben in der Dokumentation von psychiatrischen Notfallkontakten.

- Wie kam der Kontakt mit der Klinik/dem Arzt zustande?
- Was ist das persönliche Anliegen des Patienten?
- Einschätzung, ob der Patient für sich oder andere eine Gefahr darstellt (ob selbst- oder fremdgefährdendes Verhalten aus der Vorgeschichte bekannt oder durch jetziges Verhalten begründbar ist)
- Begründung und Dokumentation eigener Befunderhebung, ärztlicher Entscheidungen und Maßnahmen, vor allem solcher, die indiziert sind, aber gegen den erklärten Willen des Patienten durchgeführt werden
- Vermerk bei jedem Patienten, der sich nicht behandeln lassen will, ob er in der Lage war, die Folgen des Unterlassens einer ärztlich indizierten Maßnahme zu verstehen und in ihren Konsequenzen nachzuvollziehen
- schriftliche Dokumentation der dem Patienten mitgegebenen Anweisungen und Empfehlungen; ein Befundbericht für den nachbehandelnden Arzt sollte dem Patienten entweder mitgegeben oder auf dem Postwege unverzüglich zugestellt werden.

Bei der Abfassung eines psychiatrischen Notfallberichts ist zu beachten, daß ihn der Patient unter Umständen später einsehen will.

5.3 Einwilligung nach Aufklärung (informed consent)

Die Einwilligungsfähigkeit eines Patienten ist die Voraussetzung dafür, daß er einer Behandlungsmaßnahme oder einer stationären Aufnahme zustimmt bzw. sie ablehnt.
Die wichtigsten Kriterien für die Beurteilung der Fähigkeit zu einer rechtswirksamen Einwilligung sind Orientierung zu Zeit, Ort, Person und Situation, die vorhandene Krankheitseinsicht und das Verstehen der Vorteile und Risiken einer geplanten Maßnahme oder Behandlung einschließlich des Verstehens, welche Folgen die Ablehnung haben kann.
Obwohl die rechtswirksame Einwilligung des Patienten die rechtliche Voraussetzung des Arzt-Patienten-Vertrags (s.o.) und damit jeder ärztlichen Intervention darstellt, liegen bis heute keine Standards zur Feststellung von Einwilligungsfähigkeit vor. Gründe dafür sind unter anderem, daß Einwilligungsfähigkeit meist als gegeben angesehen wird oder daß der Arzt Einwilligung oder Nichtableh-

nung der von ihm vorgeschlagenen Maßnahmen für nicht überprüfungsbedürftig hält.

Die Prüfung der Einwilligungsfähigkeit bzw. ihre attestierte Einschränkung kann zu einem Konflikt zwischen Selbstbestimmungsrecht des Patienten und der Fürsorgepflicht des Arztes im Sinne des Patientenwohls führen.

In der Regel taucht die Notwendigkeit einer psychiatrischen Eilbeurteilung der Einwilligungsfähigkeit Erwachsener nur dann auf, wenn der Patient eine dringliche oder lebensnotwendige Diagnostik oder Behandlung ohne erkennbare oder nachvollziehbare Gründe ablehnt. Die Beurteilung der Einwilligungsfähigkeit ist von daher zunehmend zu einer psychiatrischen Notfallentscheidung geworden.

Einwilligungsfähigkeit ist – auch wenn dies in konsiliarischen Anfragen an den Psychiater häufig geschieht – im übrigen nicht gleichzusetzen mit Geschäftsfähigkeit, die nach bundeseinheitlichem Gesetz bei allen Erwachsenen gegeben ist, es sei denn es liegen die Voraussetzungen für eine Einschränkung oder Aufhebung der freien Willensbildung vor (§104 und 105, 1896 BGB). Das heißt, auch Einwilligungsunfähigkeit ist nicht als identisch mit Geschäftsunfähigkeit zu betrachten. Es gibt keine generelle Einwilligungsfähigkeit für ärztlich indizierte Maßnahmen, sondern nur eine Einwilligungsfähigkeit in bezug auf eine konkrete Situation und die daraus abzuleitenden Konsequenzen (s.u.).

Um sicherzustellen, daß eine psychiatrische Einschätzung der vorhandenen Einwilligungsfähigkeit vorgenommen und der Patient umfassend über eine geplante Maßnahme aufgeklärt wurde, sollten die in Tabelle 5-2 aufgeführten Befunde und Kriterien dokumentiert werden.

Tabelle 5-2 Befunde und Kriterien, die zur psychiatrischen Einschätzung der Einwilligungsfähigkeit und zur umfassenden Aufklärung des Patienten dokumentiert werden sollten.

- Bewußtseinslage mit Orientierung des Patienten zu Zeit, Ort, Person und Situation
- stattgehabte Information über die ärztliche Beurteilung der klinischen Situation sowie über das geplante Vorgehen, also hinsichtlich der vorgesehenen, konkret benannten diagnostischen und/oder therapeutischen Maßnahme(n) (ggf. sollte der Patient gebeten werden, die Informationen wiederzugeben sowie Fragen und Kommentare zu äußern)
- Information über die Risiken bei Unterlassung der geplanten Maßnahme mit Darstellung möglicher unerwünschter Folgen (auch hier sollte der Patient in eigenen Worten wiederholen, mit welchen Konsequenzen er bei Unterlassen der ärztlich indizierten Maßnahme in seiner konkreten Situation zu rechnen hat)
- wenn möglich, Unterzeichnung einer schriftlichen Einverständniserklärung, sonst aber Dokumentation der mündlich gegebenen Einwilligung, ggf. im Beisein von Zeugen

Es zeigt sich zwingend, daß Einwilligungsfähigkeit und Geschäftsfähigkeit auch medizinrechtlich nicht identisch sind, sondern daß die Person, die einwilligen kann, d.h. die Tragweite einer geplanten ärztlichen Maßnahme verstehen kann, im rechtlichen Sinne nicht auch für alle anderen Rechtsgeschäfte geschäftsfähig sein muß. Andererseits kann eine Person, die im üblichen Sinne geschäftsunfähig ist, für eine ärztlich indizierte Maßnahme durchaus einwilligungsfähig sein.

> Wenn nicht unmittelbar Lebensgefahr besteht, sollte sich der behandelnde Arzt für die Klärung von Einwilligungsfähigkeit genügend Zeit und Raum nehmen, um keine Fehlentscheidungen zu treffen.

Unter **Testierfähigkeit** als spezieller Form von Geschäftsfähigkeit versteht man die Fähigkeit zur Abfassung eines rechtswirksamen Testaments. Ist ein psychisch Kranker wegen krankhafter Störung seiner Geistesfähigkeit, Geistesschwäche oder Bewußtseinsstörung nicht in der Lage, die Bedeutung einer derartigen Willenserklärung einzusehen oder einsichtsgemäß zu handeln, besteht Testierunfähigkeit (§ 2229 BGB). Der psychiatrische Sachverständige, der notfallmäßig wegen einer Beurteilung von Testierfähigkeit gerufen wird, sollte sich an die oben genannten Kriterien von Einwilligungsfähigkeit halten. Allerdings sollte die psychiatrische Beurteilung der Unfähigkeit zur Abfassung eines Testaments keinesfalls als Notfallentscheidung betrachtet und bewertet werden.

5.4 Unterbringung gegen den Willen und zum Schutz psychisch Kranker in einer psychiatrischen Klinik

Die Freiheit der Person, insbesondere vor staatlichen Maßnahmen, ist durch das allgemeine Persönlichkeitsrecht in Art. 2 des Grundgesetzes geschützt; gleichzeitig wird das freie Selbstbestimmungsrecht auf körperliche Unversehrtheit eingeräumt, in das nur aufgrund eines förmlichen Gesetzes eingegriffen werden darf.

Gesetzlich vorgeschriebene, d.h. erlaubte Maßnahmen mit Freiheitsentziehung müssen den Grundsatz der Verhältnismäßigkeit wahren, d.h., sie müssen grundsätzlich
- geeignet sein, einen Mißstand zu beheben,
- erforderlich sein,
- im Einzelfall angemessen und auch zumutbar sein.

> Rechtlich ist diejenige Maßnahme vorgeschrieben, die eine Person am wenigsten beeinträchtigt und doch zum Ziel führt, wobei eine zu erwartende persönliche Beeinträchtigung im angemessenen Verhältnis zum angestrebten Erfolg stehen muß.

Über die Zulässigkeit und Dauer einer freiheitsbeschränkenden oder freiheitsentziehenden Maßnahme hat ein Richter zu entscheiden, wie auch die Polizei keine Person länger als zum Ende des Tages nach dem Aufgreifen in Gewahrsam halten darf.

Regelungen für Maßnahmen gegenüber Personen, die krankheitsbedingt sich oder andere Personen gefährden, sind, soweit es sich um psychisch Kranke handelt, entweder in den unterschiedlichen Unterbringungsgesetzen der Bundesländer oder bundeseinheitlich im Betreuungsgesetz (BtG) verankert. Beide Möglichkeiten beruhen ausnahmslos auf der Fürsorgepflicht des Staates gegenüber kranken Personen.

§ 63 StGB regelt dagegen die Unterbringung psychisch kranker Rechtsbrecher im Maßregelvollzug. Maßnahmen nach dem § 63 StGB werden niemals im Rahmen von Notfallentscheidungen angeordnet, sondern beruhen auf den Befunden, den Begründungen und Empfehlungen eines ausführlichen psychiatrischen Sachverständigengutachtens.

5.4.1 Kriterien für die Unterbringung nach Unterbringungsgesetz oder Betreuungsgesetz

Für jede freiheitsentziehende oder freiheitsbeschränkende Maßnahme nach den Unterbringungsgesetzen oder dem Betreuungsgesetz (BtG) in einer dafür vorgesehenen psychiatrischen Einrichtung ist eine vormundschaftsgerichtliche Genehmigung durch das zuständige Amtsgericht einzuholen, hier werden innerhalb gesetzlicher Fristen Notfallentscheidungen des psychiatrischen Sachverständigen verlangt. Dazu sind die in Tabelle 5-3 aufgeführten Kriterien zu beachten.

Tabelle 5-3 Kriterien für eine Genehmigung von freiheitsentziehenden oder -beschränkenden Maßnahmen nach Unterbringungs- oder Betreuungsgesetz durch das zuständige Amtsgericht.

- Es muß eine psychische Krankheit festgestellt werden, infolge deren eine erhebliche Eigen- oder Fremdgefährdung vorliegt, die nicht anders als durch Unterbringung und Behandlung in einer psychiatrischen Klinik abzuwenden ist
- Voraussetzung für die Anwendung der Unterbringungsgesetze ist, daß es sich um eine akute, unmittelbar bevorstehende Gefahr handelt. Chronische Gefährdungen von Gesundheit oder Leben müssen über den Nachweis von Betreuungsbedürftigkeit für den Bereich Gesundheitsfürsorge und/oder Aufenthaltsbestimmung über das Betreuungsgesetz geregelt werden. Zu beachten ist, daß eine Unterbringung in einer psychiatrischen Klinik nach dem Betreuungsrecht nur aufgrund eigener, krankheitsbedingter Gefährdung vorgenommen werden darf, nicht aber, wenn eine Gefährdung anderer Personen vorliegt. Hier müssen die jeweiligen Unterbringungsgesetze der Länder angewendet werden
- Bei einem rechtmäßigen und zulässigen Unterbringungsverfahren in einer psychiatrischen Klinik nach den Unterbringungsgesetzen der Länder wird übereinstimmend davon ausgegangen, daß eine Person, obwohl sie eine natürliche Willensäußerung abgeben kann, in ihrer eigenverantwortlichen Willensbildung (Einsichtsfähigkeit und Urteilsfähigkeit bezüglich der eigenen Krankheit) krankheitsbedingt so beeinträchtigt ist, daß aus fürsorglichen Gründen Schutzmaßnahmen wie eine fürsorgliche Zurückhaltung mit Freiheitsentzug und gegebenenfalls eine psychiatrische Behandlung richterlich angeordnet werden müssen. Da aber Eigen- und Fremdgefährdung nicht zwingend als Indizien für psychische Krankheit gelten können, muß dieser Zusammenhang zwischen psychischer Krankheit und der daraus resultierenden Gefährdung in einem fachärztlichen psychiatrischen Zeugnis dargelegt und begründet werden
- Mit einer Besserung des Krankheitszustands durch die erforderliche und richterlich angeordnete Maßnahme muß nach medizinischer Erkenntnis gerechnet werden können

Von Maßnahmen gegen den Willen betroffene psychisch kranke Personen sind gegebenenfalls auch zur Duldung ärztlich zu verantwortender körperlicher und freiheitsbeschränkender Maßnahmen verpflichtet, sofern es Maßnahmen sind, die keine Nachteile für Leben oder Gesundheit bringen oder die Persönlichkeit nicht verändern. Hier gelten für die Bundesländer unterschiedliche Bestimmungen.

Für alle ärztliche Maßnahmen gegen den Willen des Patienten, bedeutet dies aber, daß sie als Heilbehandlung unter ärztlicher Leitung, d.h. unter ärztlicher Verantwortung, anzuwenden sind. Dies gilt für jede Form medikamentöser, psychotherapeutischer oder sozialtherapeutischer, diagnostischer wie therapeutischer Maßnahmen.

5.4.2 Praktisches Vorgehen im Unterbringungsverfahren

Im Regelfall läuft ein Unterbringungsverfahren nach einem Unterbringungsgesetz in drei Stufen ab:
1. Die mittlere Unterbringungsbehörde (Amt für öffentliche Ordnung/Polizeibehörde) leitet ein Verfahren ein.
2. Ein Facharzt für Psychiatrie nimmt zu den oben genannten Voraussetzungen Stellung.
3. Ein Richter beim zuständigen Vormundschaftsgericht entscheidet.

Im Notfall beginnt das Unterbringungsverfahren mit einer Überweisung/Einweisung des Patienten in eine psychiatrische Klinik, in der die Kriterien der Zurückhaltung durch einen Facharzt geklärt werden müssen.

Dem unverzüglich gestellten Antrag der Klinik an das Vormundschaftsgericht ist ein fachärztliches Zeugnis beizufügen (Tab. 5-4). Hierfür sind länderspezifische Fristen einzuhalten.

Tabelle 5-4 Wichtige Inhalte eines fachärztlichen Zeugnisses bei Unterbringungsverfahren.

- Umstände, die zur Aufnahme führten
- aktuelle Vorgeschichte
- psychiatrisches Krankheitsbild
- Gründe für die Unterbringungsbedürftigkeit (Lebensgefährdung, Gesundheitsgefährdung, Gefahr für Rechtsgüter anderer)
- Bezug zwischen Krankheit und Gefährdung, d.h. Begründung, wodurch eine unmittelbar bevorstehende Gefährdung gegeben ist
- Begründung, daß die Gefahr nicht anders als durch eine stationäre Aufnahme und Behandlung abgewendet werden kann
- Aussage, ob eine Anhörung des Patienten durch den Richter möglich oder ob sie nicht möglich ist, weil für den Patienten gesundheitliche Nachteile zu befürchten sind, bzw. ob eine Verständigung mit ihm nicht möglich ist
- voraussichtliche Dauer der Unterbringungsbedürftigkeit
- Nennung von Bezugspersonen, d.h. Vertrauenspersonen für den Betroffenen, bei denen es sich nicht um Familienangehörige handeln muß

Sobald der Gerichtsbeschluß einer einstweiligen Anordnung für die Rechtmäßigkeit der Unterbringung vorliegt, ist er dem Patienten unverzüglich auszuhändigen, dem Gericht sollten Aushändigung und Zeitpunkt schriftlich mitgeteilt werden. Wegen der länderspezifisch unterschiedlichen Unterbringungsgesetze sollte sich jeder Arzt, der mit psychiatrischen Notfällen konfrontiert ist, über die Ausführungsbestimmungen im jeweiligen Bundesland informieren.

Die **Unterbringung nach dem Betreuungsrecht** folgt letztlich den gleichen Gesichtspunkten, basiert aber auf den Grundlagen des bundeseinheitlich geregelten Betreuungsrechts (§ 1896 BGB). Eine persönlich zu errichtende Betreuung soll dazu dienen, Hilfen und Unterstützung anzubieten, wenn ein Volljähriger aufgrund einer psychischen Erkrankung oder einer körperlichen, geistigen oder seelischen Behinderung seine Angelegenheiten ganz oder teilweise nicht mehr besorgen kann. Eingriffe in die persönliche Freiheit sind auf das absolute Mindestmaß zu beschränken. Umfangreiche Verfahrensgarantien sind im Gesetz über die freiwillige Gerichtsbarkeit (FGG) geregelt. Ein Betreuer darf nur für die Aufgabenkreise bestellt werden, in denen eine Betreuung auch erforderlich ist.

Das Vorliegen von psychischen Krankheiten reicht im Sinne des Gesetzes nicht für die Errichtung einer Betreuung aus, eine Betreuung muß objektiv erforderlich sein, d.h., die Beeinträchtigung durch psychische Krankheit muß kausal für die Unfähigkeit des Betroffenen sein, seine Angelegenheiten ganz oder teilweise zu besorgen.

Die Notwendigkeit einer Betreuung wird nicht von einer möglichen Geschäftsunfähigkeit abhängig gemacht. Sie kann erst nach Vorliegen einer ärztlichen/fachärztlichen Sachverständigenstellungnahme angeordnet werden.

Für einen gebotenen ärztlichen Eingriff, der aus vitaler Indikation keinen Aufschub duldet, vom Patienten aber krankheitsbedingt abgelehnt wird, muß grundsätzlich eine richterliche Eilentscheidung als einstweilige Anordnung beantragt werden, wenn wegen der dringend gebotenen akuten Interventionsbedürftigkeit dazu keine Zeit bleibt, liegt, wie oben ausgeführt, ein rechtfertigender Notstand vor, der ärztliches Handeln ohne rechtswirksame Einwilligung erlaubt und strafrechtliche Sanktionen ausschließt.

Bei gegebener Einwilligungsunfähigkeit eines Patienten und erfolgter Zustimmung eines vormundschaftlich gerichtlich bestellten Betreuers bedürfen bestimmte medizinische Maßnahmen nur dann der gerichtlichen Genehmigung, wenn sie risikoreich sind z.B. Elektrokrampfbehandlung (EKT), Operationen – auch hiervon sind Notfallinterventionen ausgenommen.

Ein bestellter Betreuer für den Bereich der Gesundheitsfürsorge und/oder für Aufenthaltsbestimmung kann eine zivilrechtliche Unterbringung mit Freiheitsentziehung nach § 1906 BGB bei Gericht beantragen. Voraussetzung dafür ist, daß eine erhebliche Selbstgefährdung des Betroffenen vorliegt. Ein nach dem Betreuungsgesetz betreuter Patient kann bei vorliegender Eigengefährdung nicht nach dem Unterbringungsgesetz untergebracht werden (Subsidiarität, d.h. Nachrangigkeit des UBG).

Gesetzlich sind auch sogenannte **unterbringungsähnliche Maßnahmen** genehmigungspflichtig. Sie müssen allerdings über einen längeren Zeitraum oder regelmäßig einen Freiheitsentzug oder Freiheitsbeschränkung bewirken. Gemeint sind das Anbringen von Bettgittern, Gurten oder das Verschließen eines Zimmers oder einer Station z.B. in einem Pflege- oder Altenheim. Zulässig sind sie nur dann, wenn sie dem Wohl des Betroffenen dienen und eine entsprechende Gefährdung begründet wird. Ausdrücklich ist auch hier die Gabe von Medikamenten, die eine Immobilität des Betroffenen zur Folge haben, einbezogen. Konkrete Richtlinien gibt es dazu bisher noch nicht. Daher empfiehlt es sich, eine Abstimmung mit den örtlichen Vormundschaftsgerichten vorzunehmen, um zu klären, welche medikamentösen Behandlungen dort als genehmigungspflichtig erachtet werden.

Als freiheitsbeschränkende Maßnahmen sind Fixierungen zu betrachten, für die jeder Klinikleiter Standards der Durchführung festzulegen hat, aufgrund derer u.a. Grund, Art und Dauer der Maßnahme dokumentiert werden und die gegebenenfalls die Beurteilung der Rechtmäßigkeit zulassen.

Ist der Betreute mit freiheitsentziehenden und/oder freiheitsbeschränkenden Maßnahmen einverstanden und einwilligungsfähig, so genügt nach derzeitiger Rechtsprechung seine eigene Zustimmung.

Wie bei den Unterbringungsgesetzen der Länder muß für die Errichtung einer Betreuung ein Sachverständigengutachten/-zeugnis eingeholt werden, das von einem Facharzt oder einem in der Psychiatrie erfahrenen Arzt erstellt wurde. Für unterbringungsähnliche Maßnahmen reicht ein ärztliches Zeugnis aus.

Die geschlossene Unterbringung von **Kindern** und **Jugendlichen** in psychiatrischen Kliniken erforderte früher keine rechtlichen Maßnahmen, sofern die Eltern und Erziehungsberechtigten einverstanden waren. Seit 1980 gilt gemäß § 1631b BGB, daß eine Unterbringung von Kindern und Jugendlichen, die mit Freiheitsentziehung verbunden ist, nur mit Genehmigung des zuständigen Vormundschaftsgerichts zulässig ist. Ohne Genehmigung ist die Unterbringung nur zulässig, wenn Gefahr im Verzug ist – die Genehmigung ist in solchen Fällen unverzüglich nachzuholen (s.a. Kap. 18.1).

5.5 Einsichtsrecht in psychiatrische Krankenunterlagen

Da es sich bei dem Wunsch nach Einsichtnahme meist um psychisch Kranke handelt, die ihr Begehren unverzüglich beantwortet sehen möchten, soll die Rechtslage zum Einsichtsrecht in psychiatrische Krankenunterlagen als spezielle psychiatrische Entscheidung aufgefaßt werden, die in manchen Fällen dringlich zu fällen ist. In obergerichtlichen Rechtsprechungen der letzten Jahre sind zum Teil widersprüchliche Entscheidungen zur Frage ergangen, unter welchen Voraussetzungen und in welchem Umfang Einsicht in ärztliche Behandlungsunterlagen bei psychisch kranken Personen zu gewähren ist. Gegenüber Krankengeschichten der anderen medizinischen Disziplinen kommt den psychiatrischen Aufzeichnungen insofern eine Sonderstellung zu, weil in ihnen ggf. Angaben Dritter festgehalten sind, die datengeschützt sind.

Bei Gewährung eines Einsichtsrechts müssen grundsätzlich auch therapeutische und fürsorgliche Erwägungen mit berücksichtigt werden, da eine ungeschützte Einsichtnahme in Krankenunterlagen für den Patienten durchaus mit einer erheblichen Gefährdung seiner psychischen Gesundheit verbunden sein kann. Ärztliche Behandlungsnotizen im psychiatrischen Bereich enthalten überdies häufig subjektive Wertungen und Interpretationen, deren Vertraulichkeit ebenfalls schutzwürdig ist.

So muß grundsätzlich darauf geachtet werden, wie ein Ausgleich zwischen dem berechtigten Informationsinteresse des Patienten und dem notwendigen Schutz von Persönlichkeitsrechten Betroffener und Beteiligter herzustellen ist.

Aus der besonderen Natur der psychiatrischen Behandlungen, die in vielen Fällen über ein einfaches rechtsgeschäftliches Vertragsverhältnis hinausgehen, hat der BGH den Grundsatz entwickelt, daß die auch einem psychiatrischen Patienten grundsätzlich geschuldete Einsichtnahme sich nur auf objektivierbare Befunde bezieht. Wenn ein Patient uneingeschränkte Einsichtnahme fordert, so sind drei mögliche Gegenargumente zu beachten:
- therapeutische Gründe, wie z.B. das Risiko einer gesundheitlichen Schädigung oder die Belastung des Arzt-Patienten-Vertrauensverhältnisses (therapeutisches Privileg).
- die Interessen Dritter, die mit Informationen über sich selbst oder den Patienten Eingang in die Krankengeschichte gefunden haben (datengeschützte Angaben Dritter).
- die Interessen des Arztes, der mit seinen subjektiven Bewertungsanteilen erheblich persönlich in diagnostische und therapeutische Prozesse involviert ist.

Trotz Berücksichtigung dieser Argumente besteht derzeit Einigkeit darüber, daß eine Güterabwägung stärker zugunsten eines Selbstbestimmungsrechts des Patienten, der Einsichtnahme in seine Unterlagen begehrt, ausfallen muß.

In der Praxis wird man solange wie möglich ein einverständliches Vorgehen in der Kommunikation zwischen Arzt und Patient und seinen Angehörigen anstreben.

Bei einem vorgebrachten Einsichtswunsch empfiehlt es sich, ein ausführliches Gespräch mit dem Patienten zu führen, um ihm eine gemeinsame Erörterung der ihn interessierenden Fragen aus seiner Krankengeschichte und die sich auf ihn beziehende Diagnostik und Therapie anzubieten. Auf diese Weise kann am besten auf seine derzeitige gesundheitliche Verfassung und seine psychische Belastbarkeit Rücksicht genommen werden.

Eine Variante kann in der Einschaltung dritter Personen liegen, die als Vertrauensperson des Patienten von ihm benannt werden.

Scheitern beide Möglichkeiten, kann eine Herausgabe von Fotokopien über die sogenannten objektiven oder die naturwissenschaftlich gesicherten Befunde erfolgen, während subjektive Arztinterpretationen, Daten Dritter und die aus dem therapeutischen Privileg und Rücksichtnahme für schädlich gehaltenen Informationen diagnostischer und prognostischer Art unkenntlich gemacht oder zurückgehalten werden dürfen.

5.6 Spezielle gutachterliche Fragestellungen in psychiatrischen Notfallsituationen

Die anschließend aufgeführten Fragestellungen erfordern im allgemeinen eine umfangreiche psychiatrische Begutachtung und sollen nur insofern Erwähnung finden, als der psychiatrische Sachverständige zu sogenannten Notfallentscheidungen gerufen werden kann und dann auf die Notwendigkeit einer ausführlichen psychiatrischen Begutachtung und einer damit verbundenen Untersuchung verweisen muß.

In unserer Rechtsgemeinschaft wird davon ausgegangen, daß ihre Mitglieder grundsätzlich in der Lage sind, ab dem 18. Lebensjahr eigenverantwortlich zu denken, zu wollen, sich entscheiden zu können und aufgrund freier Willensentscheidung zu handeln. Der Sachverstand des psychiatrischen Sachverständigen wird unter bestimmten Voraussetzungen dazu benötigt, zu beurteilen, ob krankheits- oder störungsbedingte Einschränkungen dieser grundsätzlich als gegeben angesehenen Fähigkeiten vorliegen.

Vorsatz, Absicht, Motivation und Wille werden als tragende Strukturelemente des menschlichen Handelns im sozialen Kontext angesehen. Sind diese Funktionen und Leistungen krankheitsbedingt beeinträchtigt, können daraus Risiken und Gefährdungen des Lebens, der Gesundheit wie auch fremder Rechtsgüter entstehen. Eigenschaften wie Vernunft, Kritik- und Einsichtsvermögen, Dialogfähigkeit und Kommunikationsfähigkeit garantieren das Einhalten rechtsstaatlicher Ordnungen und bedürfen daher bei ihrer krankheitsbedingten Einschränkung der Beurteilung durch einen Sachverständigen.

Die in Tabelle 5-5 genannten Kriterien verschiedener Auftraggeber sind immer Gegenstand eines psychiatrischen Gutachtens – davon abgetrennt können sie aber auch im Notfall als Frage an einen psychiatrischen Sachverständigen gestellt werden. Sind eine oder mehrere der aufgeführten Funktionsbereiche im Zusammenhang mit rechtserheblichen Sachverhalten in Frage gestellt, muß immer ein psychiatrischer Sachverständiger zu Rate gezogen werden, von dem dann die kompetente Beurteilung einer möglichen Einschränkung oder einer Aufhebung dieser Fähigkeit erwartet wird.

Tabelle 5-5   Kriterien für eigenverantwortliche Willensentscheidungen.

- freie Willensentscheidung mit ihren komplexen Denk- und Handlungsabläufen als ein dynamisch und prozeßhaft ablaufendes Geschehen
- differenziertes Kritik- und Urteilsvermögen mit der Fähigkeit zu angemessener Realitätseinschätzung, zur Überprüfung, Relativierung und Korrektur gefaßter Entschlüsse aufgrund realer Sachverhalte und Gegebenheiten (Realitätswahrnehmung, Realitätskontrolle, Realitätsanpassung)
- Glaubwürdigkeit, Eindeutigkeit und Konstanz im Denken und Handeln (Garantie von sozialer Verantwortlichkeit, Dialog- und Kommunikationsfähigkeit)

5.6.1 Vernehmungs-, Verhandlungs- und Haftfähigkeit

Unter **Vernehmungsfähigkeit** wird die Fähigkeit zur situationsadäquaten Kommunikation mit den Ermittlungsbehörden verstanden. Zu beurteilen ist die Fähigkeit, den Sinn von Fragen zu verstehen und in Form eines Dialogs sinnvoll darauf eingehen zu können, aber auch ob durch eine polizeiliche oder richterliche Vernehmung gesundheitliche Schäden zu erwarten sind.

Bei der **Verhandlungsfähigkeit** geht es um die Fähigkeit zur Wahrnehmung von Prozeßrechten. Der Betreffende sollte in der Lage sein, seine eigenen Interessen vernünftig zu vertreten, er muß aufgrund seiner körperlichen und psychischen Verfassung der Verhandlung folgen und die Bedeutung der einzelnen Verfahrensschritte erkennen können.

Die Beurteilung der **Haftfähigkeit** bedeutet, den psychisch und körperlichen Zustand eines Beschuldigten in bezug auf die Folgen eines Freiheitsentzugs zu berücksichtigen.

Für den psychiatrischen Sachverständigen empfiehlt es sich, jeweils nur die psychische und psychosoziale Situation des zu Beurteilenden in seinem Befund zu berücksichtigen und die somatischen medizinischen Beeinträchtigungen von einem auf somatischem Gebiet tätigen Arzt (bzw. einer Notfallambulanz) mit Labor- und technischer Zusatzausrüstung beurteilen zu lassen. Eine alleinige psychiatrische Beurteilung von Haftfähigkeit bzw. Haftunfähigkeit einer Person reicht im allgemeinen nicht aus. Bei vorhandener oder angegebener Suizidgefährdung ist darauf zu achten, daß die betroffene Person bei allen Untersuchungsgängen von einer dafür ausgebildeten Person begleitet wird. Wenn psychiatrische Abteilungen in Vollzugsanstalten erreichbar sind, reicht die Diagnose einer psychiatrischen Erkrankung zur Begründung von Haftunfähigkeit nicht aus.

5.6.2 Fahrtauglichkeit/-tüchtigkeit

Die Beurteilung von Fahrtauglichkeit bzw. -tüchtigkeit ist wiederum eine kombinierte psychiatrische wie somatisch-medizinische Beurteilung vorhandener Beeinträchtigungen und erfordert entsprechende diagnostische Strategien.

> Jeder Arzt ist grundsätzlich verpflichtet, seinen Patienten darüber aufzuklären, wenn Krankheit und/oder medikamentöse Behandlung zu einer Beeinträchtigung seiner Fahrtüchtigkeit führen können.

Es wird dem Arzt empfohlen, die stattgefundene Aufklärung des Patienten zu dokumentieren und sich gegebenenfalls diese Aufklärung schriftlich bestätigen zu lassen.

Eng verbunden mit der Frage der Aufklärung eines fahruntauglichen Patienten ist das Problem der Offenbarungsbefugnis des Arztes. Dieses Problem wird aktuell, wenn ein fahruntauglicher Patient gegen den Rat des Arztes dennoch sein Kraftfahrzeug führt. Andererseits ist der Arzt gegenüber Dritten zur Verschwiegenheit verpflichtet (Schweigepflicht). Eine Offenbarungspflicht fahrtauglicher, uneinsichtiger Patienten durch den Arzt gibt es in Deutschland nicht. Der Bundesgerichtshof hat dem Arzt aber eine Offenbarungsbefugnis gegenüber dem Gesundheitsamt oder der zuständigen Straßenverkehrsbehörde zugebilligt, wenn es um die Wahrung eines höherwertigen Rechtsgutes als des Patientengeheimnisses geht. Im Hinblick auf fahruntaugliche Patienten kann das höherwertige Rechtsgut der Schutz von Leben und Gesundheit anderer Verkehrsteilnehmer sein. Der Arzt muß aber zur Gefahrenabwehr alles unternommen haben (Belehrung des Patienten, Hinweise auf evtl. Meldung, ggf. auch Aufklärung und Einbeziehung von Angehörigen), ehe er sich zu einer Meldung entschließt. Eine Einbehaltung der Fahrerlaubnis ist keine genügende Absicherung gegen eigenmächtiges Führen eines Kraftfahrzeuges und dient nicht ausreichend genug dem Schutz anderer Verkehrsteilnehmer. Gegebenenfalls muß auf die Bestimmungen der jeweiligen Unterbringungsgesetze zum Schutz psychisch Kranker und zur Gefahrenabwendung hinsichtlich fremder Rechtsgüter zurückgegriffen werden.

Im übrigen sei bei speziellen Fragestellungen zur Fahreignung psychisch Kranker auf das Gutachten des gemeinsamen Beirats für Verkehrsmedizin „Krankheit und Kraftverkehr", Bonn 1992, herausgegeben vom Bundesminister für Verkehr und vom Bundesgesundheitsminister, Schriftenreihe Heft 71, verwiesen. Dieses Grundsatzgutachten ist kein behördlicher Erlaß, sondern eine Zusammenstellung von Leitsätzen und Empfehlungen zur Fahreignung psychisch kranker Personen (s.[1]).

5.7 Ärztliches Zeugnis, ärztliches Gutachten

Bei den zuletzt dargestellten speziellen Fragestellungen geht es im Rahmen von Notfallentscheidungen um kurze psychiatrische Befundberichte, die als ärztliches Attest oder als kurze gutachterliche Stellungnahme zu einer speziellen Frage eine Antwort geben sollen. Hier ist aber zu bedenken, daß sich ärztliches Zeugnis (Attest) und ärztliches Gutachten auch aus juristischer Sicht unterscheiden: Ein Zeugnis wird von einem Zeugen ausgestellt, der etwas beobachtet hat. Ein diagnostizierender oder behandelnder Arzt ist zunächst ein sogenannter Sachverständiger Zeuge, dessen Beobachtungen auf dem dafür notwendigen medizinischen Sachverstand beruhen. Im Zeugnis eines Sachverständigen-Zeugen sind aber regelmäßig eben nicht nur Beobachtungen, sondern auch Bewertungen, z.B. Diagnosen und deren Konsequenzen, enthalten. Ein ärztliches Sachverständigengutachten sollte deshalb sinnvollerweise nicht durch einen sachverständigen Zeugen, d.h. durch einen behandelnden Arzt, sondern durch einen unabhängigen medizinischen Sachverständigen abgegeben werden, der frei von therapeutischen Beziehungen und Bindungen zum Untersuchten ist. Deshalb muß sich der sachverständige Gutachter im Sinne von geforderter Neutralität und Objektivität die Grundlagen seiner Bewertungen und Beurteilungen durch eine eigene fachkompetente Untersuchung verschaffen und seine Schlußfolgerungen mit diesen Befundtatsachen angemessen diskutieren und korrelieren.

Aus Zeit und Kostengründen hat es sich eingebürgert, sich über diesen Unterschied zwischen Zeugnis und Sachverständigengutachten hinwegzusetzen. Bei kritischer Wahrnehmung der Aufgaben und Pflichten des Gutachters und der grundsätzlichen Grenzen der Aussagefähigkeit sollten diese Unterschiede vor allem dem psychiatrischen Sachverständigen bekannt und vertraut sein, um gegebenenfalls aus Befangenheitsgründen eine Begutachtung abzulehnen. Andererseits können die umfassende Kenntnis und Erfahrung eines behandelnden Arztes durchaus die bessere Grundlage für richterliche Notfallentscheidungen (einstweilige Anordnung) sein, so daß sinnvollerweise auf sie zurückzugreifen ist.

Literatur

1. Bundesminister für Verkehr (Hrsg.): Krankheit und Kraftverkehr. Gutachten des gemeinsamen Beirats für Verkehrsmedizin beim Bundesminister für Verkehr und beim Bundesminister für Gesundheit. Bearb. v. H. Lewrenz, B. Frische, 4. Aufl., Bonn 1992.
2. Dittmann V.: Forensische Psychiatrie In: Freyberger, H. J., R.-D. Stieglitz (Hrsg.): Kompendium der Psychiatrie (S. 446–473). Karger, Basel–Freiburg–Paris–London–New York–New Delhi–Bangkok–Singapore–Tokio–Sydney 1996
3. Venzlaff U., K. Foerster: Psychiatrische Begutachtung – Ein praktisches Handbuch für Ärzte und Juristen, 2. Aufl. Fischer, Stuttgart–Jena–New York 1994.
4. Warnke A., G. E. Trott, H. Remschmidt: Forensische Kinder- und Jugendpsychiatrie. Ein Handbuch für Klinik und Praxis. Huber, Bern–Göttingen–Toronto 1997.

II
Wichtige Syndrome

6
Erregungszustände, aggressives und fremdgefährdendes Verhalten

WALTER HEWER

Erregungszustände sind durch eine Steigerung von Antrieb und Psychomotorik gekennzeichnet und gehören zu den wichtigsten psychiatrischen Notfallsituationen, da sie einerseits mit einer erheblichen Eigengefährdung verbunden sein können und andererseits in besonderem Maße den Aspekt der Fremdgefährdung beinhalten.

Erregungszustände können bei nahezu allen psychischen Erkrankungen auftreten, während umgekehrt nicht jede außergewöhnliche Erregung eines Menschen Ausdruck einer Erkrankung sein muß, sondern auch eine adäquate Reaktion auf entsprechende Ereignisse darstellen kann. Gegenstand dieses Kapitels sind diejenigen Erregungszustände, die im Kontext psychischer Störungen auftreten.

Akute Erregtheit stellt bei verschiedenen psychopathologischen Syndromen ein wesentliches Moment der Symptomatik dar. Deshalb handelt es sich bei dem „Erregungszustand" nicht um ein Syndrom, das scharf von den anderen in den Kapiteln 7–13 besprochenen Bildern abgegrenzt werden könnte. Vielmehr ergeben sich meist Überlappungen mit anderen Zustandsbildern (also Erregung bei akuten Psychosen, Erregung bei Intoxikationen etc.). In diesem Kapitel werden diejenigen Situationen besprochen, in denen psychomotorische Erregung das Leitsymptom darstellt. Da aus Erregungszuständen besondere Gefährdungen entstehen können, wird auf Maßnahmen, die zum Schutz von Patient, Helfern und anderen involvierten Personen notwendig sind, ausführlicher eingegangen.

Krankheitsbild

Die typischen Verhaltensmerkmale sind in Tabelle 6-1 aufgeführt. Selbstgefährdungen können sich ergeben durch autoaggressive Tendenzen (Selbstverletzungen bis hin zu suizidalem Verhalten) und ungerichtete Fluchtreaktionen.

Das subjektive Befinden des Betroffenen kann – in Abhängigkeit von der zugrundeliegenden Störung – sehr unterschiedliche Qualitäten annehmen und geprägt sein durch Angst und Panik, Gereiztheit, Wut, psychotisches Erleben, Euphorie etc. Dementsprechend vielfältig sind die mimischen und verbalen Äußerungen der Patienten (z.B. in Form von lautem Schreien, Schimpfen, Ausstoßen von Drohungen, Klagen u.a.m.).

6 Erregungszustände, aggressives und fremdgefährdendes Verhalten

Tabelle 6-1   Typische Verhaltensmerkmale bei Erregungszuständen.

- Gespanntheit (erkennbar am Gesichtsausdruck und sonstigen Zeichen der psychomotorischen Anspannung, wie Ballen der Fäuste etc.)
- motorische Unruhe (ständiges Aufundabgehen, Ringen der Hände, „Herumfuchteln" mit den Armen etc.)
- allgemeine Antriebssteigerung
- aggressive Äußerungen
- u.U. Kontrollverlust und Enthemmung, die mit gewalttätigem Verhalten bis hin zu zielloser Zerstörungswut einhergehen können

Wichtig für die Behandlungsmotivation ist, ob der Patient unter der Erregung leidet (Ich-dystones Erleben) oder ob er diese entweder nicht wahrnimmt oder als gerechtfertigte Reaktion auf das Verhalten anderer Menschen ansieht. Üblicherweise zeigen sich Prodromi, z.B. in Form innerer oder äußerlich erkennbarer Unruhe, Gespanntheit im Ausdrucksverhalten etc.; möglich ist aber auch ein raptusartiges Auftreten ohne wahrnehmbare Vorboten.

Der Erregungszustand dauert in der Regel Minuten bis Stunden, selten Tage (dies meist im Zusammenhang mit schweren psychotischen Zuständen).

Umgang mit dem Patienten

Beachtung von Fremdgefährdungen

Als erstes muß man als Helfer die Gefährlichkeit der Situation abschätzen (s.a. Tab. 6-4):
- Könnte der Patient Waffen mit sich führen, oder sind sonstige gefährliche Gegenstände in seiner Reichweite?
- Wie sind die körperlichen Kräfte des Patienten einzuschätzen? (Cave: auch asthenisch gebaute Menschen können im Rahmen von Erregungszuständen enorme Kräfte entfalten!)
- Läßt die räumliche Situation Fluchtwege für Patient und Helfer offen?
- Sind genügend weitere Helfer vor Ort oder erreichbar?

Erregten Patienten sollte man, wenn irgend möglich, nicht allein gegenübertreten!

Gerät man dennoch in eine Situation, in der man als einzelner Helfer einem erregten Patienten gegenübersteht, so sollte man folgendes beachten:
- Ist ein Gefährdungspotential erkennbar oder zu vermuten: Vermeidung unangemessener Risiken, z.B. indem man sich zurückzieht und um Hilfe ruft; allenfalls kommt ein Hinhalten des Patienten über einen gewissen Zeitraum in Frage, wenn man weiß, daß weitere Helfer demnächst hinzukommen werden.
- Besteht offensichtlich kein Gefährdungspotential: Zugehen auf den Patienten, um ihn auf dem Wege des Gesprächs zu beruhigen (aber auch in diesen Fällen sollte man sich baldmöglichst um die Anwesenheit von mindestens einem weiteren Helfer bemühen, z.B. um die notwendige Überwachung zu gewährleisten, wenn man selbst wegen Telefonaten, Richten von Medikamenten etc. diese nicht wahrnehmen kann).

In jedem Fall empfiehlt sich die Wahrung eines angemessenen Abstandes zum Patienten (aus Gründen der eigenen Sicherheit, aber auch um zu vermeiden, daß der Patient sich in die Enge getrieben fühlt).
Bei hohem Gefährdungspotential sollte man die Verständigung der Polizei frühzeitig in Betracht ziehen.

- Akute Exazerbationen bei bestimmten psychischen Erkrankungen können sehr ernste Gefahren für Patient und Umwelt hervorrufen. Die Fremdgefährdung, die von psychisch Kranken in ihrer Gesamtheit ausgeht, ist jedoch nicht höher als dies beim Durchschnitt der Allgemeinbevölkerung der Fall ist. Von der großen Mehrheit psychisch Kranker sind Fremdgefährdungen nicht zu erwarten!

Ständige Überwachung des Patienten

- Für die Dauer des Erregungszustands darf der Patient nicht aus den Augen gelassen werden, da häufig auch eine Eigengefährdung besteht (durch zielloses Fluchtverhalten oder suizidale Impulse). Von dieser Regel darf nur dann abgewichen werden, wenn der Schutz des Helfers dies erfordert.

Weitere Verhaltensregeln

- Als Helfer sollte man versuchen, dem Patienten ruhig und bestimmt gegenüberzutreten, und dabei Gesprächsbereitschaft signalisieren.

Bei provozierendem Verhalten (Beschimpfungen, Beleidigungen, falsche Anschuldigungen) sollte man gelassen reagieren und sich bewußt machen, daß es sich dabei um den Ausdruck des abnormen psychischen Zustands des Patienten handelt. Umgekehrt ist es wichtig, im eigenen Verhalten alles zu vermeiden, was die Erregung des Patienten weiter steigern könnte: Dies betrifft die Kontrolle eigener emotionaler Reaktionen wie Ärger oder Belustigung ebenso wie die Vermeidung von sensiblen Themen, deren Berührung den Zustand des Patienten negativ beeinflussen könnte (z.B. wenn man einen paranoiden Patienten vom irrealen Charakter seines wahnhaften Erlebens überzeugen möchte).

- Wichtig ist ferner, dem Patienten das weitere Vorgehen zu erklären, also welche diagnostischen und therapeutischen Maßnahmen vorgesehen sind, und möglichst auch sein Einverständnis dazu einzuholen.

Manchmal erweist es sich als außerordentlich hilfreich, dem Patienten das Gefühl zu vermitteln, daß auch er und nicht nur der Arzt allein die Situation kontrolliert. Das heißt, daß es unter bestimmten Umständen sinnvoll sein kann, dem Patienten Entgegenzukommen zu signalisieren, solange dadurch notwendige diagnostische und therapeutische Maßnahmen nicht verhindert werden.

Umgekehrt gibt es aber auch Situationen, in denen man frühzeitig Grenzen setzen muß. Wenn etwa Drohungen ausgesprochen werden, so muß man unverzüglich signalisieren, daß ein derartiges Verhalten nicht akzeptiert wird (es sei denn, daß taktische Erwägungen ein anderes Vorgehen erfordern).

Ob Angehörige oder sonstige Vertrauenspersonen in das Gespräch einbezogen werden, ist individuell zu entscheiden, je nachdem ob sie auf den Patienten beruhigend oder im gegenteiligen Sinne einwirken.

- Letztendlich ist immer Ziel des Erstkontakts mit dem erregten Patienten, eine Basis für ein Gespräch zu finden, um eine Exploration durchführen zu können.

Wenn dies gelingt, ist in der Regel schon eine gewisse Entspannung der Situation und damit die wichtigste Voraussetzung dafür erreicht, mit verbalen Mitteln beruhigend auf den Patienten einzuwirken. Dabei gilt, daß taktisches Verhalten durchaus erlaubt ist. Wenn man beispielsweise einen erregten alkoholisierten Patienten durch „kumpelhaften Zuspruch" [9] beruhigen kann, so sollte man dies gegebenenfalls auch tun.

Vorgehen bei akutem Handlungsbedarf
Nicht bei allen Patienten gelingt es, die Situation zu entschärfen. Dann kann es unumgänglich sein, Sofortmaßnahmen einzuleiten, ohne daß man bereits zu diesem Zeitpunkt über ausreichende diagnostische Informationen verfügt.

> Wenn immer sich akute Gefährdungen des Patienten, anderer Personen oder auch erhebliche Sachbeschädigungen abzeichnen, ist man berechtigt (und auch verpflichtet), die zu deren Abwendung erforderlichen Maßnahmen zu ergreifen (also Fixierung, Verabreichung von Medikamenten etc.).

Dabei sind die geltenden Rechtsvorschriften zu beachten (s.u.), ebenso wie die Verhältnismäßigkeit der Mittel gegeben sein muß (und zwar auch in bezug auf mögliche Gefährdungen der Helfer)

Rechtliche Aspekte
Die folgenden Bestimmungen sind zu beachten (s.a. Kap. 5):
- In Notfallsituationen ist jeder Bürger zur Hilfeleistung im Rahmen seiner Möglichkeiten verpflichtet, es sei denn, daß damit unzumutbare Gefahren verbunden wären (z.B. eine Gefährdung von Leib und Leben des Helfers).
- Unter bestimmten Voraussetzungen kommt der „rechtfertigende Notstand" zum Tragen. Die entsprechenden Strafrechtsbestimmungen besagen, daß eine an sich strafbare Handlung straffrei bleibt, wenn sie im Interesse eines höheren Rechtsguts geschieht (z.B. Einschränkung der Bewegungsfreiheit eines Patienten zur Vermeidung von erheblichen Eigen- und Fremdgefährdungen).
- Zumindest bei stärkergradig ausgeprägter Erregung ist davon auszugehen, daß die Patienten sich häufig in einem Zustand befinden, der die freie Willensbildung ausschließt. Deshalb kann der Helfer in solchen Situationen im Sinne einer „Geschäftsführung ohne Auftrag" handeln, wie dies beispielsweise auch bei Bewußtlosen der Fall ist.

Diagnostisches Vorgehen
Aus naheliegenden Gründen ist eine sofortige diagnostische Abklärung bei Erregungszuständen nur mit Einschränkungen möglich. Dennoch sollte man auch in der Akutsituation versuchen, ein Mindestmaß an Informationen zu erlangen, um so zu einem möglichst frühen Zeitpunkt eine gezielte Therapie einleiten zu können. Generell gilt, daß Patienten mit Erregungszuständen einer kompletten psychiatrischen Untersuchung bedürfen, die gegebenenfalls zu einem späteren Zeitpunkt nachgeholt werden muß.

Anamnese und psychopathologischer Befund
Bei der Exploration des Patienten werden gleichermaßen anamnestische Daten wie psychopathologische Befunde erhoben (s.a. Kap. 2). Sofern der Patient zu verbaler Kommunikation in der Lage ist, sollte auch in der Akutsituation eine

kurze Exploration erfolgen. In Tabelle 6-2 sind diejenigen Inhalte zusammengefaßt, auf die in besonderem Maße zu achten ist.

Tabelle 6-2   Wichtige Elemente der notfallmäßigen Beurteilung von Erregungszuständen.

Anamnese
- auslösende Situation (wenn diese nicht spontan genannt wird, den Patienten bzw. Angehörige über den Ablauf der letzten Stunden/Tage berichten lassen)
- psychiatrische Vorerkrankungen
- Einnahme von Medikamenten
- Konsum von Alkohol oder Drogen

Psychopathologischer Befund
- Bewußtseinslage: Bewußtseinstrübung?
- Orientierung: Störung der Orientierung zu Ort, Zeit, Situation, Person?
- formales Denken: geordnet? inkohärent? beschleunigt, ideenflüchtig? Einengung, Perseverationen?
- paranoid-halluzinatorische Symptome?
- Psychomotorik: Unruhe, Bewegungsdrang? Ausdruck von Gespanntheit durch Mimik und Gestik?
- Affektivität: Angst? Ärger? Wut? Dysphorie?
- eigengefährdende Tendenzen: z.B. durch ungezieltes Weglaufen? durch suizidale Impulse?
- fremdgefährdende Tendenzen: entsprechende verbale Äußerungen? offen aggressives Verhalten (resp. darauf hinweisende Verhaltensmuster)?

Körperlicher Befund
- Vitalparameter: Puls, Blutdruck, u.U. Körpertemperatur
- Beachtung wichtiger klinischer Zeichen dekompensierter internistischer Erkrankungen: z.B. Ödeme, Halsvenenstauung, Zyanose, Tachy-, Dyspnoe, Exsikkose, Ikterus, Fötor, Zeichen der vegetativen Entgleisung (Hyperhidrosis, Tremor etc.)
- Vorhandensein von Intoxikationszeichen: veränderte Pupillenweite, Dysarthrie, Nystagmus, Koordinationsstörungen u.a.m.
- Hinweise auf akute zerebrale Erkrankungen: z.B. Kopfschmerzen, veränderte Bewußtseinslage, Hirnnervenstörungen, Halbseitensyndrome, Pyramidenbahnzeichen, Aphasie
- eingehender klinischer Status einschließlich der erforderlichen technischen Untersuchungen bei entsprechenden Verdachtsmomenten (im Einzelfall wichtige Laboruntersuchungen: Blutbild, Elektrolyte, Nieren- und Leberfunktionsparameter, Blutzucker, Toxikologie)

Wenn immer möglich, sollte der Patient Gelegenheit erhalten, seine subjektive Sichtweise der Situation darstellen zu können, auch um auf diesem Wege eine wichtige Voraussetzung für den Aufbau einer Vertrauensbasis zu schaffen. Bei entsprechenden Hinweisen sollte man sich nicht scheuen, den Patienten offen auf fremdaggressive Impulse anzusprechen.

Die Möglichkeit einer sinnvollen Exploration findet ihre Grenzen bei akut intoxikierten Patienten, bei denen die unter diesen Bedingungen gewonnenen

Informationen nur mit Vorbehalt gewertet werden dürfen. Bei gespannten, psychomotorisch unruhigen oder offen aggressiven Patienten ist eine weitergehende Exploration sogar kontraindiziert, wenn man bei dem Versuch eines Gesprächs den Eindruck gewinnt, daß dies zu einer weiteren Zuspitzung der Situation führt.

Bei der fremdanamnestischen Befragung von Angehörigen und sonstigen Bezugspersonen, die nahezu immer wertvolle Informationen liefert, ist zu beachten, daß dies im Einzelfall – beispielsweise bei mißtrauischen oder gar paranoiden Patienten – eine Steigerung der Erregung bewirken kann.

| Deshalb sollte die Fremdanamnese nach Möglichkeit erst dann eingeholt werden, wenn der Patient seine Zustimmung dazu gegeben hat, wobei die Befragung Dritter eher nicht in seiner Anwesenheit stattfinden sollte.

Körperliche Befunderhebung
Wie generell für psychiatrische Erkrankungen, so gilt auch für Erregungszustände, daß eine körperliche Befunderhebung Bestandteil der psychiatrischen Untersuchung ist. Da ein kompletter internistisch-neurologischer Status Zeit und die Kooperation des Patienten erfordert, wird man diesen in der Akutsituation meist nicht erheben können.

| Wie in Tabelle 6-2 erwähnt, sollte der Untersucher aber zumindest versuchen, sich anhand der Vitalparameter und unter Beachtung verschiedener wichtiger klinischer Zeichen ein Bild davon zu verschaffen, ob eine akute körperliche Erkrankung vorliegen könnte oder ob die Wahrscheinlichkeit dafür eher gering ist.

Häufig zeigen die Patienten Zeichen einer Sympathikotonie (Tachykardie, Mydriasis, Schwitzen, Zittern), die meist unmittelbare Folge der Erregung sind, im Einzelfall aber auch Ausdruck eines organischen Krankheitsgeschehens sein können.

Ob technische Untersuchungen zur Anwendung kommen, ist im Einzelfall zu entscheiden. Im allgemeinen ist ihre Bedeutung nachrangig, zumal die Ergebnisse häufig erst zu einem späteren Zeitpunkt vorliegen, jedoch ist zu beachten:

| Eine Blutzucker-Schnellmessung darf auch bei dem geringsten Verdacht auf eine Hypoglykämie nicht unterbleiben.
| Ebenso ist zu beachten, daß bei Hinweisen auf eine exogen toxische Genese des Krankheitsbildes Material für toxikologische Untersuchungen asserviert werden sollte.

Die in dieser Hinsicht häufigste Noxe – Alkohol – kann zwar seit einigen Jahren mit Geräten zur Bestimmung des Atemalkohols innerhalb kürzester Zeit nachgewiesen werden, jedoch ist diese Methode, die die Kooperation des Patienten erfordert, bei Erregungszuständen nur begrenzt einsetzbar.

Generell gilt, daß eine eingehende körperliche Untersuchung besonders dann erforderlich wird, wenn es sich um ein neu aufgetretenes Krankheitsbild handelt bzw. dann, wenn Vorgeschichte und aktueller klinischer Eindruck eine organische Erkrankung vermuten lassen.

Differentialdiagnose, Grunderkrankungen
Die Vielfalt der für Erregungszustände ursächlichen psychischen Störungen spiegelt Tabelle 6-3 wider, in der die wesentlichen Grunderkrankungen zusammengefaßt sind. Im folgenden werden diejenigen Aspekte besprochen, die für die

Akutdiagnostik der jeweiligen Krankheitsbilder im Kontext dieses Kapitels von Bedeutung sind. Eine weiterführende Darstellung von deren Diagnostik und Therapie findet sich in den entsprechenden Kapiteln des Buches. Zu beachten ist, daß Mehrfachdiagnosen (sog. Komorbiditäten) nicht selten vorkommen (z.B. eine durch psychotrope Substanzen induzierte psychische Störung bei einem Patienten mit vorbekannter Schizophrenie).

Tabelle 6-3 Erregungszustände: wichtige Grunderkrankungen.

Organische psychische Störungen
- dementielle Syndrome
- akute organische Psychosyndrome: u.a. bei Epilepsie, Hypoglykämie und sonstigen internistischen oder neurologischen Grunderkrankungen
- organische Wesensänderung bei diffuser oder fokaler zerebraler Schädigung
- medikamentös induzierte Bilder: u.a. unter Neuroleptika (Akathisie), Benzodiazepinen (paradoxe Reaktionen), Anticholinergika

Psychische Störungen und Verhaltensstörungen durch psychotrope Substanzen
- Intoxikationen, u.a. durch Alkohol, Cannabinoide, Psychostimulanzien, Halluzinogene
- Entzugssyndrome, z.B. bei Alkohol-, Opioid-, Sedativa- oder Hypnotikaentzug
- substanzinduzierte psychotische Zustandsbilder
- Persönlichkeitsveränderung bei chronischem Substanzgebrauch

Psychosen des schizophrenen Formenkreises, z.B. paranoid-halluzinatorische Zustandsbilder, katatone Erregungszustände

Affektive Störungen: manische Syndrome, agitierte Depressionen

Neurotische Störungen und Belastungsreaktionen: v.a. Angststörungen, akute und posttraumatische Belastungsreaktionen

Persönlichkeitsstörungen, v.a. vom paranoiden, dissozialen, narzißtischen und emotional-instabilen Typus

Impulskontrollstörungen

Minderbegabung der unterschiedlichen Schweregrade

Organische psychische Störungen

Symptome wie inkohärentes Denken, Störungen von Mnestik und Orientierung sind typische Hinweise auf eine organische Ursache des Krankheitsbildes.

Das Auftreten des Erregungszustands steht häufig im Zusammenhang mit paranoid-halluzinatorischen Erlebnisweisen (z.B. beim sog. Bestehlungswahn oder bei wahnhaften Personenverkennungen). Für akute organische Psychosen vom Typ des **Delirs** (womit nach der heute gültigen Nomenklatur auch Verwirrtheitszustände eingeschlossen sind, s.a. Kap. 14) sind kennzeichnend zum einen der

Verlauf mit akutem Beginn und fluktuierender Symptomatik und zum anderen eine Bewußtseinstrübung, die häufig aber nur kurzfristig besteht (s.a. Kap. 12).

Daneben gibt es aber auch **organische Psychosen**, die – im Gegensatz zu deliranten oder dementiellen Bildern – nicht mit einer globalen Einschränkung kognitiver Funktionen verbunden sind. Sie weisen eine ähnliche Symptomatik wie schizophrene oder affektive Psychosen auf und können von der Phänomenologie her von diesen sogar nicht zu unterscheiden sein (s.a. Kap. 8, 14, 17 und 18).

Bei den **organischen Persönlichkeitsstörungen** stehen kognitive Defizite gleichfalls nicht im Vordergrund. Bei diesen Patienten stellt eine organisch verursachte verminderte Affektkontrolle das Hauptproblem dar, so daß sie in Situationen der Belastung und Überforderung schnell mit Reizbarkeit, Ärger und Wut bis hin zur offenen Aggression reagieren.

> Die Diagnose einer organischen Persönlichkeitsstörung kann in Kenntnis der zerebralen Noxe und einer in Verbindung damit aufgetretenen Wesensänderung vermutet werden, oft ergeben sich die wesentlichen Hinweise aus der Fremdanamnese.

Organisch verursachte Erregungszustände sind im Durchschnitt der Fälle mit einem eher geringen Fremdgefährdungspotential verbunden, da ein beträchtlicher Teil der Patienten durch die körperlichen Grunderkrankungen geschwächt ist. Jedoch kann von zumeist jüngeren Patienten mit **isolierten zerebralen Schädigungen** durchaus eine massive Gefährdung anderer Personen ausgehen.

Grundsätzlich können alle Hirn- und auch solche Allgemeinerkrankungen mit potentieller **sekundärer zerebraler Schädigung** Ursache eines organischen Erregungszustands sein (zur Vielfalt der Ursachen s. Kap. 14, auf die durch Alkohol und Drogen verursachten Bilder wird weiter unten in diesem Kapitel eingegangen). Neben akuten hirnorganischen Krankheitsbildern, wie Enzephalitiden oder intrakraniellen Blutungen, sind vor allem Erkrankungen mit residualer Schädigung des zentralen Nervensystems und chronische degenerative Prozesse zu beachten.

> Angesichts der steigenden Prävalenz dementieller Erkrankungen, wo bei mindestens 20% der Betroffenen Erregungszustände und aggressive Verhaltensweisen ein Problem darstellen, spielt diese Patientengruppe in der klinischen Praxis eine wichtige Rolle.

Patienten mit Anfallsleiden können Erregungszustände sowohl iktal als auch post- und interiktal entwickeln (Näheres bei [13]). Bei Hypoglykämien ist zu beachten, daß die hirnorganische Symptomatik isoliert ohne sonstige körperliche Auffälligkeiten auftreten kann.

Schließlich sollte die Möglichkeit eines medikamentös induzierten Unruhe- oder Erregungszustands nicht außer acht gelassen werden (z.B. bei antriebssteigernden Antidepressiva, Neuroleptika, Benzodiazepinen, Antiparkinsonmitteln).

Psychische und Verhaltensstörungen durch psychotrope Substanzen

Diejenigen Erregungszustände, die durch toxische Wirkungen oder den Entzug bestimmte psychotroper Substanzen hervorgerufen werden (s. Tab. 6-3), sind gleichfalls als organisch verursacht einzustufen, werden hier aber in Anlehnung an die ICD-10-Klassifikation gesondert besprochen.

Neben substanzbedingten Störungen des Verhaltens kommen bei dieser Patientengruppe Persönlichkeitsmerkmale wie Verminderung von Affektkontrolle und Frustrationstoleranz als Ursache von Erregungszuständen in Frage. Diese Merkmale entwickeln sich teilweise im Laufe einer Suchterkrankung, teils sind sie präexistent im Sinne einer vorbestehenden Persönlichkeitsstörung (s.a. Kap. 24).

> Generell sind Erregungszustände im Kontext des Mißbrauchs von Alkohol und psychotropen Substanzen als besonders problematisch einzustufen, da sie mit einem überdurchschnittlichen Maß an Fremdaggressivität verbunden sind und die betroffenen Personen nicht selten zu kriminellen Verhaltensweisen neigen.

Deshalb sollte man die oben besprochenen Vorsichtsmaßnahmen minutiös beachten (Näheres zu den einzelnen Störungen s. Kap. 15 und 16)

Psychosen des schizophrenen Formenkreises

Problematisch sind in erster Linie diejenigen Situationen, in denen Patienten unter dem Einfluß paranoid-halluzinatorischen Erlebens in Erregung geraten. Bei akuten Krankheitsbildern geht dies nahezu immer mit einer starken affektiven Beteiligung einher, häufig werden die Patienten von psychotischer Angst geradezu überwältigt. Dies gilt in besonderem Maße für die heute eher seltenen katatonen Erregungszustände, die das Gegenstück zum katatonen Stupor darstellen und ohne Vorboten aus diesem heraus entstehen können.

> Generell ist davon auszugehen, daß das Handeln von Patienten mit akuten schizophrenen Erkrankungen in hohem Maße von der Psychose bestimmt wird, wobei fremdaggressives Verhalten in der Mehrzahl der Fälle aus psychotischem Angsterleben heraus erklärbar ist (z.B. dem Wahn, von einem vermeintlichen Feind gequält oder getötet zu werden). Deshalb muß man in solchen Situationen auf mögliche Eigen- oder Fremdgefährdungen besonders sorgfältig achten.

Das bedeutet, daß gravierende Verhaltensauffälligkeiten in den zurückliegenden Stunden oder Tagen in die Urteilsbildung miteinbezogen werden müssen, auch wenn der Patient zum Zeitpunkt des Notfallkontakts vielleicht wieder „ruhig" ist. Besondere Probleme ergeben sich aus der Tatsache, daß es auch ohne entsprechende Vorboten zu gefährlichen Situationen kommen kann (sog. Raptus).

> Bei chronischen Erkrankungen des schizophrenen Formenkreises tritt die affektive Beteiligung eher in den Hintergrund, d.h., die Patienten müssen nicht erregt wirken, dennoch kann eine massive Eigen- oder Fremdgefährdung bestehen.

Im Extremfall handelt es sich dabei um Tötungsabsichten, die scheinbar kühl und berechnend geplant wurden, deren Ursache aber letztendlich in der Dynamik des typischerweise paranoid-psychotischen Erlebens zu sehen ist.

Schließlich kann es auch bei schizophren Erkrankten zu Erregungszuständen mit einfühlbarem psychoreaktivem Hintergrund kommen. Diese treten typischerweise in Verbindung mit Überforderungssituationen auf oder wenn Bezugspersonen auf krankheitstypische Verhaltensweisen mit heftiger emotionaler Kritik reagieren.

Affektive Störungen

Bei **psychotischen Manien** kann es – ähnlich wie bei den schizophrenen Erkrankungen – aus der Dynamik der Psychose heraus zu Erregungszuständen kommen. Daneben sind diejenigen manischen Syndrome zu nennen, bei denen eine erhöhte Reizbarkeit ein markantes Merkmal darstellt („gereizte Manie").

- Generell kommt es bei manischen Patienten vor allem dann zu Erregungszuständen, wenn sie aufgrund ihres expansiven Verhaltens mit der Umwelt in Konflikt geraten.

Bei **agitiert-depressiven Syndromen** stehen Erregung und psychomotorische Unruhe im Vordergrund. Die Diagnosestellung fällt im allgemeinen nicht schwer, da die Patienten ihr depressives Erleben und Verhalten im Regelfall sehr deutlich kundtun. Rat- und Hoffnungslosigkeit, Insuffizienz- und Schuldgefühle sind typische Merkmale dieser Krankheitsbilder.

- Auf eine Suizidgefährdung muß vor allem bei Vorliegen eines depressiven Wahns sorgfältig geachtet werden.

Das Auftreten einer Fremdgefährdung ist bei Depressionen ein seltenes Ereignis, sollte aber dennoch bedacht werden. Dies gilt insbesondere für das Risiko eines erweiterten Suizids, z.B. bei Patientinnen mit schweren postpartalen Depressionen.

Neurotische Störungen, Belastungsreaktionen und Anpassungsstörungen

Erregung, die im Rahmen von **Angststörungen** auftritt, bessert sich häufig bereits dann, wenn ein Arzt präsent ist, fremdaggressive Verhaltensweisen stellen hier im allgemeinen kein Problem dar (Näheres zu dieser Thematik in Kap. 7 und 19).

Belastungsreaktionen können bei Opfern von Katastrophen, schweren kriminellen Handlungen und sonstigen außergewöhnlichen Belastungen auftreten. Vor allem bei der akuten Belastungsreaktion kann es zu schwerer Erregung kommen. Deshalb müssen diese Patienten ständig überwacht und gegebenenfalls auch medikamentös behandelt werden (s.a. Kap. 20).

Auch bei den **Anpassungsstörungen**, die Reaktionen auf weniger außergewöhnliche Belastungen darstellen (z.B. Probleme in Partnerschaft und Beruf), kann es zu psychogenen Erregungszuständen kommen. Nicht selten werden diese durch Alkoholkonsum ausgelöst. Auch wenn diese Situationen in der Mehrzahl der Fälle keine Komplikationen nach sich ziehen, ist zu beachten, daß es zu suizidalen Handlungen oder schweren Kränkungen respektive sogar zu körperlicher Gewalt gegenüber Interaktionspartnern kommen kann.

Persönlichkeitsstörungen

Bei bestimmten Prägnanztypen von Persönlichkeitsstörungen können Erregungszustände zu massiven Problemen führen, wobei die Umwelt darunter oft mehr als die Betroffenen selbst leidet. Überwiegend suchen diese die Gründe für ihr Verhalten in Verfehlungen ihrer Mitmenschen und weisen eigene Verantwortung von sich.

Besonders problematisch sind Erregungszustände bei dissozialen Persönlichkeiten, da von ihnen bei häufig bestehender habitueller Gewaltbereitschaft und gleichzeitigem Mißbrauch von Alkohol oder anderen psychotropen Substanzen eine massive Fremdgefährdung ausgehen kann. Außerdem besteht bei dissozialen, emotional instabilen und narzißtischen Persönlichkeitsstörungen im Rahmen einer generellen Minderung der Impulskontrolle häufig nur eine geringe Hemmschwelle gegenüber selbstschädigenden Handlungen.

Minderbegabung
Bei Patienten mit den unterschiedlichen Graden einer Intelligenzminderung gehören Erregungszustände zu den häufig zu beobachtenden Verhaltensstörungen (s.a. Kap. 25). Typische Auslöser sind Kränkungs- und Überforderungssituationen vor dem Hintergrund wenig differenzierter Problemlösestrategien und einer nicht selten verminderten Affektkontrolle.

Beim Erstkontakt mit dem Patienten kann es schwierig sein, leichtere Grade von Minderbegabung zu erkennen, da dies eine reguläre Exploration mit Angaben zur schulischen und beruflichen Entwicklung und eventuell zusätzlich eine testpsychologische Untersuchung erfordert.

Sonstige Störungen und Problemsituationen
Erregungszustände und fremdgefährdendes Verhalten werden ferner beobachtet bei bestimmten kinder- und jugendpsychiatrischen Störungen (z.B. hyperkinetischen Bildern und Störungen des Sozialverhaltens, s. Kap. 26). Weiterhin zu nennen sind Störungen der Impulskontrolle (s. Kap. 24) und Fremdgefährdungen im Rahmen sexueller Deviationen s. Kap. 23).

> Gewalttätigkeit ohne Vorliegen einer psychischen Erkrankung ist ein Problem, das mit juristischen Mitteln anzugehen ist; eine psychiatrische Intervention ist nicht indiziert.

Abgrenzungsprobleme ergeben sich vor allem bei Patienten mit dissozialen Persönlichkeitsstörungen, die – ohne daß damit in der Regel eine Einschränkung der Schuldfähigkeit verbunden ist – häufig kriminell werden. Bei fremdgefährdendem Verhalten dieser Art ist individuell darüber zu entscheiden, ob eine psychiatrische Behandlungsindikation besteht. Das Vorhandensein eines subjektiven Leidensdrucks und autoaggressiver Tendenzen wären in solchen Fällen Argumente dafür, eine Behandlung in Erwägung zu ziehen. Zu beachten ist jedoch auch, daß es Patienten gibt, die sich durch eine „Psychiatrisierung" den juristischen Konsequenzen ihres Verhaltens entziehen wollen (s.a. Kap. 24).

Akuttherapie
Diejenigen therapeutischen Maßnahmen, die störungsübergreifend zur Anwendung kommen, werden im folgenden besprochen. Bezüglich der spezifischen Therapie von Erregungszuständen im Kontext bestimmter psychischer Erkrankungen sei auf die entsprechenden Kapitel dieses Buch verwiesen. Selbstverständlich sollten kausale Behandlungsmöglichkeiten immer als erstes bedacht werden, z.B. das Absetzen eines ursächlichen Medikaments oder die Korrektur einer Hypoglykämie (s.a. die Ausführungen zum „Umgang mit dem Patienten" am Anfang dieses Kapitels).

Gespräch
> Am Anfang aller Bemühungen steht der Versuch, mit dem Patienten in Gesprächskontakt zu treten, einerseits um anamnestische Informationen von

6 Erregungszustände, aggressives und fremdgefährdendes Verhalten

ihm einzuholen, andererseits aber auch, um zu einem möglichst frühen Zeitpunkt im therapeutischen Sinne auf ihn einzuwirken.
Dies kann je nach Lage in ganz unterschiedlicher Weise geschehen:
- durch beruhigende Zusprache,
- durch Vermitteln von Empathie und Zuhören,
- durch Erklären des weiteren Vorgehens,
- durch verbale Grenzsetzung,
- durch Besprechen auslösender Situationen etc.

Neben der Erreichbarkeit des Patienten besteht die wesentliche Voraussetzung für eine Gesprächsintervention darin, daß die Sicherheit aller involvierten Personen gewährleistet ist. Deshalb muß man zu Beginn des Gesprächs prüfen, ob ein erhöhtes Risiko für gewalttätiges Verhalten des Patienten vorliegt (Tab. 6-4), und gegebenenfalls die notwendigen Vorkehrungen treffen (s.o. und die nachfolgenden Ausführungen zu medikamentöser Akutbehandlung und Fixierung).

Tabelle 6-4 Merkmale, die ein erhöhtes Risiko für gewalttätiges Verhalten anzeigen können (in Anlehnung an [5, 11, 13, 14]).

Aktuelle situative Gegebenheiten
- Mißtrauen und Feindseligkeit, die nach einem Gesprächsangebot eher zu- als abnehmen
- psychomotorische Erregung, Anspannung, Hyperaktivität (Perseverationen, laute Stimme, aber auch „finsteres Schweigen")
- Reizbarkeit, plötzliche Stimmungsschwankungen, eingeschränkte Selbstkontrolle, z.B. mit bizarrem, rasch wechselndem Verhalten, fehlende Frustrationstoleranz, explosives Verhalten
- verbale Aggressivität, u.U. mit Gewaltandrohung
- aggressives Verhalten, z.B. Zuschlagen von Türen, Hinwerfen von Gegenständen, leichtere Sachbeschädigungen, Drohgebärden
- schwere Kränkungen (bei Vorliegen weiterer disponierender Merkmale, initial u.U. „unwirklich ruhige" Reaktion)
- Patient fühlt sich in die Enge getrieben, er wird unfreiwillig vorgestellt
- Vorhandensein eines konkreten Plans, anderen Menschen Gewalt anzutun
- subjektives Angstempfinden des Helfers

Generelle Risikoindikatoren
- Vorliegen einer akuten Intoxikation
- Vorhandensein von Waffen und Gegenständen, die als solche benutzt werden können
- anamnestisch bekannte Gewalttätigkeit bzw. vorbekannte Störung der Impulskontrolle
- eigene Gewalterfahrung in der Jugend
- bestimmte Diagnosen: Alkohol-/Drogenabhängigkeit, hirnorganische Schädigungen, dissoziale und verwandte Persönlichkeitsstörungen, psychotische Erkrankungen, Manie

Dazu gehört auch, dem Patienten frühzeitig zu signalisieren, daß fremdaggressive Tendenzen grundsätzlich nicht akzeptiert werden und daß man darauf vorbereitet ist, gegebenenfalls die nötigen Gegenmaßnahmen einzuleiten.

Ob man das Gespräch allein mit dem Patienten führt – was grundsätzlich erstrebenswert ist – oder ob man auf der Anwesenheit Dritter (Pfleger, Angehörige, Polizei etc.) besteht, muß im Einzelfall entschieden werden. Dabei sollte man keinesfalls eigene Sicherheitsbelange vernachlässigen.

Angesichts der Heterogenität der Erregungszuständen zugrundeliegenden Probleme und Erkrankungen kann es für die Gesprächsdauer keine standardisierten Empfehlungen geben.

| Schon nach wenigen Sätzen kann deutlich werden, daß eine verbale Intervention nicht sinnvoll ist (Tab. 6-5) oder sogar eine Zunahme der Erregung bewirkt. In diesen Fällen ist es ratsam, das Gespräch nicht weiterzuführen und zu einem späteren Zeitpunkt einen erneuten Versuch zu unternehmen, unter Umständen nach zwischenzeitlich erfolgter medikamentöser Behandlung.

Tabelle 6-5   Situationen, in denen eine Gesprächsintervention schwierig oder unmöglich ist.

- Intoxikationen oder sonstige ausgeprägte hirnorganische Beeinträchtigungen
- ausgeprägte formale oder inhaltliche Denkstörungen bei psychotischen Erkrankungen
- massive Erregung (Patient „außer sich"), gewalttätiges Verhalten (aktuell oder drohend)
- fehlende Bereitschaft des Patienten, sich auf ein Gespräch einzulassen (bei fehlendem Leidensdruck oder bei unüberwindbarem Mißtrauen)

Generell sollte man eine Gesprächsdauer von 20–30 Minuten in der Regel nicht überschreiten, da längere Interventionen die meisten Patienten überfordern und im allgemeinen auch keine größeren Erfolgschancen bieten.

Man beginnt das Gespräch am besten mit einer offenen Fragestellung (Tab. 6-6), die dem Patienten Gelegenheit gibt, seine Sichtweise der Situation darzustellen und die ihm vermitteln sollte, daß man sich in seine Situation hineinversetzen und ihn ernst nehmen möchte („Ich sehe, Sie sind sehr aufgeregt, können Sie mir erzählen, was passiert ist?"). Wenn der Patient das Gespräch initial ablehnt, sollte man etwas später in freundlich-bestimmter Form noch einmal auf ihn zugehen („Lassen Sie uns doch einen Augenblick über die Dinge, die Sie so aufgeregt haben, sprechen") und nach diesem Versuch seine Ablehnung gegebenenfalls auch akzeptieren.

Da die Patienten aus ihrer aktuellen psychischen Befindlichkeit meist nicht dazu in der Lage sind, konsistente Angaben zur Anamnese zu machen, ist es nach der einleitenden Phase des Gesprächs meist unvermeidlich, die weitere Exploration zu strukturieren („Verstehen Sie bitte, daß ich Ihnen jetzt noch einige Fragen stellen muß, um mir Ihre Situation besser vorstellen zu können.").

| Unter therapeutischen Gesichtspunkten ist es wichtig, dem Patienten zu signalisieren, daß man ihm als Helfer gegenübertritt (s.o.).

Dies ist insofern nicht selbstverständlich, als viele Patienten gegen ihren Willen vorgestellt werden und psychiatrische Interventionen in diesem Kontext allzuleicht als Disziplinierungsmaßnahme mißverstanden werden. Durch beruhigende Zusprache wird man versuchen, auf den Patienten und gegebenenfalls auch sein Umfeld einzuwirken, wenn es zu intensiven emotionalen Reaktionen bei al-

Tabelle 6-6 Empfehlungen für die Gesprächsführung mit akut erregten Patienten.

– Prüfung, ob Patient zu einem therapeutischen Gespräch fähig und bereit ist
– Beachten der wesentlichen Sicherheitsaspekte
– Empathie zeigen
– dem Patienten Grenzen setzen, wo dies nötig ist
– berechtigte Anliegen des Patienten wahrnehmen
– Vermeidung von Konfrontationen, wo immer möglich
– Gesprächsstil an dem aktuellen Zustand des Patienten orientieren (einfache, klare Diktion bevorzugen)
– Versuch, zu pragmatischen Problemlösungen zu gelangen, strukturiertes therapeutisches Vorgehen

len Beteiligten gekommen ist. Dies kann unter Umständen beinhalten, daß man eine Schlichterrolle wahrzunehmen hat, die jedoch nicht immer von den Konfliktparteien akzeptiert wird.

Unnötige Konfrontationen sollte man vermeiden. Dazu gehört, daß man aus der Krankheit resultierende Realitätsverkennungen nicht in Frage stellt.

> So steht unter therapeutischem Aspekt im Gespräch mit einem wahnhaften Patienten der Realitätsgehalt seines Erlebens nicht im Vordergrund, vielmehr sollte man die aus dem Wahn resultierenden Empfindungen (Angst, Beeinträchtigungserleben) thematisieren.

Damit wird ein generelles Interventionsprinzip verdeutlicht, wonach man versuchen sollte – aufbauend auf einer gemeinsamen Problemdefinition mit dem Patienten – mit ihm ein Arbeitsbündnis einzugehen. Dabei kommt es nicht darauf an, daß der Patient die diagnostische Einschätzung des Arztes teilt. Ohnehin sollte in dem gegebenen Kontext die Nennung einer psychiatrischen Diagnose eher vermieden werden. Dies gilt insbesondere für nicht krankheitseinsichtige Patienten.

> Wenn ein therapeutischer Rapport zustande gekommen ist, beginnt man, nach konkreten Lösungen zu suchen, möglichst im Einklang mit dem Patienten und seinen Bezugspersonen.

Welche Lösungsmöglichkeiten zur Verfügung stehen, hängt vom Einzelfall ab: manchmal genügt bereits die Klärung eines Mißverständnisses, in anderen Fällen ist eine Strukturierung der situativen Bedingungen – etwa die Trennung von Konfliktparteien – erforderlich, oder das Gespräch mündet in einer freiwilligen Medikamenteneinnahme des Patienten. Wenn es gelingt, im Laufe des Gesprächs die Aufmerksamkeit des Patienten von der belasteten aktuellen Situation abzulenken, ist dies im allgemeinen günstig.

Wenn Patienten unabhängig von der eigentlichen Krankheitssymptomatik konkrete Anlässe für ihre Erregung haben, beispielsweise bei wenig einfühlsamem oder kränkendem Verhalten von Bezugspersonen, sollte man ihnen signalisieren, daß man ihre Reaktion nachvollziehen kann, und insoweit dieses Verhalten „entpathologisieren", andererseits sollte man aber auch versuchen, sich in die Situation der anderen Beteiligten hineinzuversetzen, weil man auf diese Art und Weise am ehesten dazu in der Lage ist, einer Zuspitzung der Konfrontation zwischen beiden Seiten entgegenzuwirken.

Die Aufarbeitung psychosozialer Konfliktsituationen steht nur ausnahmsweise im Mittelpunkt der Akutintervention. Ein derartiges Vorgehen kommt am ehesten bei psychoreaktiven Erregungszuständen in Frage, sollte aber auch hier nur mit Vorsicht erfolgen, da andernfalls eine Zunahme der Erregung resultieren könnte.

Wenn ein Gesprächsrapport nicht zustande kommt, sind alternative Strategien zu erwägen, etwa der Rückgriff auf Ablenkungsmanöver (z.B. dem Patienten ein Getränk anzubieten), um seine Aufmerksamkeit in eine andere Richtung zu lenken.

Wenn es die Situation erlaubt, ist es unter Umständen auch ratsam, den Patienten einfach „in Ruhe" zu lassen und alle Erregung provozierenden Stimuli konsequent zu vermeiden. Ein derartiges Vorgehen kann beispielsweise bei intoxikationsbedingten Erregungszuständen angezeigt sein.

Gelingt es, mit dem akut erregten Patienten einen Gesprächsrapport und ein Arbeitsbündnis aufzubauen, so ist damit ein entscheidender therapeutischer Schritt erreicht und das Maximum der Erregung meist schon abgeklungen. Allerdings gelingt dies auch dem Erfahrenen nicht immer angesichts der häufig schwierigen situativen Bedingungen (z.B. Vorstellung durch die Polizei) beziehungsweise der Schwere der im einzelnen vorliegenden Grunderkrankung.

Medikamentöse Therapie
Eine medikamentöse Intervention ist immer dann indiziert, wenn nichtmedikamentöse Maßnahmen zu keiner ausreichenden Beruhigung des Patienten führen.

Nicht selten ist eine psychopharmakologische Vorbehandlung die Voraussetzung, um mit dem Patienten überhaupt in einen Gesprächskontakt treten zu können. Schließlich wird man bei denjenigen Störungen, die üblicherweise einer medikamentösen Behandlung bedürfen – also vor allem Erkrankungen des schizophrenen und affektiven Formenkreises –, frühzeitig mit einer entsprechenden Medikation beginnen.

Selbstverständlich muß man sich immer in angemessener Weise um das Einverständnis des Patienten zur Verabreichung von Medikamenten bemühen. Nur wenn dies nicht gelingt und akute Gefahren drohen oder bereits eingetreten sind, sind die rechtlichen Voraussetzungen für eine Zwangsmedikation gegeben, die in solchen Situationen einen notwendigen und nicht aufschiebbaren ärztlichen Eingriff darstellt.

Patienten, die Vorerfahrungen mit Psychopharmaka haben, machen ihr Einverständnis nicht selten davon abhängig, daß sie ein bestimmtes Medikament erhalten bzw. nicht erhalten. Derartige Wünsche betreffen nahezu immer Neuroleptika und können insoweit berechtigt sein, als manche Patienten unter bestimmten Substanzgruppen regelmäßig Nebenwirkungen erleben (z.B. extrapyramidale Störungen unter hochpotenten Neuroleptika, wie Haloperidol), während dies bei anderen Substanzen (z.B. Perazin, Taxilan®) nicht der Fall sein muß.

Von nicht krankheitseinsichtigen Patienten wird man häufig nach einer Begründung für die Medikation gefragt. In diesen Fällen sollte man – wie weiter oben dargelegt – versuchen, eine gemeinsame Sprachregelung mit dem Patienten etwa in dem Sinne zu finden, daß er „sich sehr habe aufregen müssen" und es deshalb sinnvoll sei, wenn er ein Medikament „zur Beruhigung" nehme.

6 Erregungszustände, aggressives und fremdgefährdendes Verhalten 105

Wenn Medikamente gegen den Willen des Patienten verabreicht werden müssen, so muß dies selbstverständlich in einer, den Umständen entsprechenden, psychologisch sensiblen Weise stattfinden. Die Injektion von Medikamenten unter Anwendung von Zwang stellt dabei das letzte Mittel dar, wenn andere Vorgehensweisen (Anbieten der Medikamente, Überredungsversuche etc.) nicht zum Ziel führten. Wenn es zu solch schwierigen Situationen gekommen ist, sollte man zu einem späteren Zeitpunkt versuchen, diese im Gespräch mit dem Patienten aufzuarbeiten.

Die wichtigsten Medikamente zur Notfallbehandlung von Erregungszuständen sind in Tabelle 6-7 zusammengestellt.

Wahl von Applikationsform, Substanz und Dosierung

Welche Applikationsform man wählt, hängt von der Akuität der Situation und der Kooperation des Patienten ab. Bei oraler Verabreichung sollten Medikamente in flüssiger Form benutzt werden. Intravenöse Injektionen und Infusionen können bei extrem erregten Patienten nicht angewandt werden. Außerdem ist zu beachten, daß bestimmte Medikamente nicht (Levomepromazin [z.B. Neurocil®]) oder nur mit langsamer Injektionsgeschwindigkeit und unter Überwachung von Atmung (Benzodiazepine) bzw. Kreislaufparametern (niederpotente Neuroleptika wie Chlorprothixen [z.B. Truxal®]) intravenös eingesetzt werden können. Deshalb stellt die i.m. Injektion oft die günstigste Applikationsform dar. Zu beachten ist jedoch, daß Diazepam (z.B. Valium®) – im Gegensatz zu Lorazepam z.B. Tavor® – bei i.m. Gabe schlecht resorbiert wird. Wenn diese unumgänglich ist, soll die Injektion in den M. deltoideus noch die relativ beste Resorption gewährleisten.

Bei unklaren Krankheitsbildern sollten Medikamente nur unter strenger Indikationsstellung gegeben werden, insbesondere dann, wenn die Symptomatik akuter körperlicher Erkrankungen dadurch verschleiert werden könnte.

Weiterhin sind individuelle Unverträglichkeiten zu beachten (z.B. keine Benzodiazepine bei anamnestisch bekannter paradoxer Reaktion auf diese Stoffgruppe). Die wichtigsten Risiken, der verschiedenen Pharmaka sind in Tabelle 6-7 zusammengefaßt (s.a. Kap. 4 und 28).

Die aufgeführten Dosierungen sind in Abhängigkeit vom Einzelfall deutlich zu modifizieren. Eine Reduktion der Dosis um ca. 50%, unter Umständen sogar auf ein Drittel, ein Viertel oder noch weniger, ist erforderlich bei betagten Patienten und bei Vorliegen körperlicher, vor allem zerebraler Vorerkrankungen. Auch bei intoxikationsbedingten Zustandsbildern sollte primär mit einer eher niedrigen Dosis behandelt werden.

Andererseits reichen die genannten Initialdosen manchmal nicht aus. In diesen Fällen kommt neben der wiederholten Verabreichung der höchstmöglichen Einzeldosis bis zum Erreichen der vom Hersteller angegebenen Tagesmaximaldosis eine Kombinationsbehandlung in Frage. Üblicherweise kombiniert man dabei entweder hoch- und niederpotente Neuroleptika oder hochpotente Neuroleptika mit Benzodiazepinen.

Bei Hochdosis- und Kombinationsbehandlungen müssen die Patienten sorgfältig hinsichtlich der Vitalfunktionen, aber auch in bezug auf Motorik und Koordination überwacht werden. Bei niederpotenten Neuroleptika und trizyklischen Antidepressiva sollte auch die Möglichkeit einer orthostatischen Hypotonie bedacht werden.

Tabelle 6-7 Die wichtigsten Substanzen zur medikamentösen Behandlung von Erregungszuständen.

Substanz	Zielsymptomatik	Probleme	Übliche Dosierung*
Hochpotente Neuroleptika – Haloperidol	– endogene und körperlich begründbare Psychosen** – best. intoxikationsbedingte Erregungszustände (v.a. bei Alkoholintoxikation)	– extrapyramidale Nebenwirkungen – Vorsicht bei M. Parkinson – Vorsicht bei Zustand nach malignem neuroleptischem Syndrom	ED: 2,5–5–10 mg p.o./i.m./i.v. TMD: – 50 mg parenteral – 100 mg p.o.
Niederpotente Neuroleptika – Chlorprothixen – Levomepromazin	– psychomotorische Erregung	– anticholinerge Wirkungen – Blutdruckabfall, Tachykardie	ED: 50–100 mg p.o./i.m./p.inf. TMD: – bis 200 mg i.m./p.inf. – bis 300 mg p.o. ED: 25–50(–75) mg p.o. oder 25–50 mg i.m. TMD: – bis 200 mg i.m. – bis 300 mg p.o.
Benzodiazepine – Diazepam – Lorazepam	– ängstliche Erregung – Entzugsdelir – Horrortrips	– Atemdepression – paradoxe Wirkung – Muskelrelaxation – nicht bei Sedativa-/Alkoholintoxikation	ED: 5–10 mg p.o./i.v. TMD: – 40(–60) mg i.v. – 60(–80) mg p.o. ca. 1/4–1/5 der Dosis von Diazepam TMD: 10 mg
Sonstige – Clomethiazol	– delirantes Syndrom, insbesondere bei Alkoholentzug – Unruhezustände gerontopsychiatrischer Patienten	– Atemdepression – bronchiale Sekretverhaltung	bei Alkoholdelir: ED: 2–4 Kps. TMD: 20–24 Kps. in der Gerontopsychiatrie: ED: 1–2 Kps. übliche Tagesdosis: 3–6 Kps.
– Doxepin, Amitriptylin (trizyklische Antidepressiva)	– agitiert-depressives Syndrom	– anticholinerge Effekte – Blutdruck ↓, Puls ↑ – Vorsicht bei kardialen Erkrankungen	ED: 25–50(–75) mg p.o./p.inf. TMD: 50–150 mg

ED: übliche initiale Einzeldosis
TMD: übliche maximale Tagesdosis bei akuten Erregungszuständen

* empfohlene Dosierungen in Anlehnung an [1]; Modifikation der genannten Dosierungen nach Maßgabe des Einzelfalls (s. Text); weitergehende Anwendungsrichtlinien: s. Herstellerempfehlungen
** nicht zur Monotherapie des Alkoholdelirs geeignet

6 Erregungszustände, aggressives und fremdgefährdendes Verhalten

Unruhe- und Erregungszustände alter Menschen werden in erster Linie mit Butyrophenonen behandelt. Bei begleitender psychotischer Symptomatik ist Haloperidol Mittel der ersten Wahl, bei multimorbiden, zerebral schwer vorgeschädigten Patienten reichen unter Umständen 0,5–1,0 mg als Initialdosis schon aus. Ansonsten kommen auch niederpotente Substanzen, wie Melperon (Eunerpan®) oder Pipamperon (Dipiperon®), in Frage. Clomethiazol stellt dann eine Alternative dar, wenn Auffälligkeiten im Sinne eines deliranten Syndroms bestehen (s.a. Kap. 27).

Besonderheiten einzelner Substanzen

Bei **Haloperidol** kann die Initialdosis gegebenenfalls nach 30 Minuten wiederholt werden. Die übliche Tagesmaximaldosis kann in problematischen Einzelfällen unter bestimmten Kautelen überschritten werden (Überwachung der Herz-Kreislauf-Parameter inkl. EKG im Hinblick auf eine QT-Verlängerung). Die häufigsten Nebenwirkungen sind extrapyramidaler Natur (Frühdyskinesien, Parkinsonoid, Näheres dazu in Kap. 4 und 28). Wenn eine entsprechende Disposition anamnestisch bekannt ist, sollten möglichst niedrige Dosierungen gewählt werden. Alternativ kommt in solchen Fällen Perazin (Taxilan®) als mittelpotentes Neuroleptikum in Frage, das deutlich seltener extrapyramidale Störungen hervorruft (übliche Initialdosis 50–100 mg).

> Bei Erregungszuständen im Rahmen von Intoxikationen mit Alkohol oder sonstigen vigilanzmindernden Substanzen sollten Medikamente nur bei strenger Indikationsstellung gegeben werden, wobei dann Haloperidol das Mittel der Wahl darstellt.

Niederpotente Neuroleptika sind durch eine eher schwache neuroleptische Potenz und eine deutliche psychomotorisch dämpfende Wirkung charakterisiert. Unerwünschte Wirkungen auf die Kreislaufsituation sowie anticholinerge Effekte, die unter anderem ein Delir bewirken können, müssen sorgfältig beachtet werden. Levomepromazin ist das niederpotente Neuroleptikum mit der stärksten Wirkung, aber auch dem höchsten Nebenwirkungspotential. Deshalb kommt Levomepromazin in erster Linie für schwere Erregungszustände in Frage und sollte nur von Ärzten verordnet werden, die mit seiner Wirkung vertraut sind.

> Unter dem Aspekt der Verträglichkeit sollten die in Tab. 6-7 genannten niederpotenten Neuroleptika bei älteren Patienten nicht gegeben und gegebenenfalls niederpotente Neuroleptika vom Butyrophenontyp (Melperon, Pipamperon) eingesetzt werden.

Bei den **Benzodiazepinen** ist Diazepam die Standardsubstanz. Alternativ kommt Lorazepam in Frage, das bei kurzer bis mittellanger Halbwertszeit und fehlenden aktiven Metaboliten eine gute Steuerbarkeit aufweist, auch bei oraler Gabe eine kurze Wirklatenz zeigt, sowohl i.m. als auch i.v. angewandt werden kann und schließlich auch noch in der sogenannten Expidet-Form, die über die Mundschleimhaut resorbiert wird, verabreicht werden kann. Eine im Vergleich zu anderen Benzodiazepinen möglicherweise höhere Abhängigkeitsgefährdung ist im notfallpsychiatrischen Kontext von nachrangiger Bedeutung. Bei allen Benzodiazepinen ist die Atemdepression als gravierendste Nebenwirkung zu beachten, die besonders bei i.v. Gabe sowie bei vorbestehenden schweren respiratorischen Störungen (insbesondere respiratorischer Globalinsuffizienz) ein Risiko darstellt.

Deshalb darf die i.v. Injektion nur sehr langsam erfolgen, der spezifische Benzodiazepinantagonist Flumazenil (Anexate®) sollte möglichst verfügbar sein.
Bei agitierten Depressionen kann der sedierende Effekt bestimmter **Antidepressiva** (etwa Amitriptylin [z.B. Saroten®], Doxepin [z.B. Aponal®]) sinnvoll eingesetzt werden, während der eigentliche antidepressive Effekt erst mit zeitlicher Latenz zur Geltung kommt. Alternativ kann eine Sedierung auch durch niederpotente Neuroleptika oder Benzodiazepine erreicht werden.
Clomethiazol (Distraneurin®), das eine ausgeprägte sedierende Wirkung aufweist, ist Mittel der ersten Wahl beim Alkoholdelir. Neben einer bronchialen Verschleimung sind als mögliche Komplikationen eine Atemdepression sowie eine mechanische Behinderung der Atmung durch ein Zurückfallen der Zunge zu beachten (weitere Einzelheiten zur Behandlung mit Clomethiazol in Kap. 14, 15 und 27).

Protektive Maßnahmen
Diese umfassen die sorgfältige, d.h. in der Regel lückenlose Überwachung des Patienten und den Schutz von Helfern und unbeteiligten Dritten. Wenn bei schweren Erregungszuständen Zwangsmaßnahmen erforderlich sind und diese mit den gegebenen personellen Ressourcen nicht durchgesetzt werden können, muß unter Umständen die Polizei unverzüglich eingeschaltet werden. Dieser Schritt ist obligat bei der Konfrontation mit bewaffneten Personen.

Fixierung
Die Fixierung eines Patienten ist generell nur dann erlaubt, wenn akute Gefahren für ihn oder seine Umgebung auf andere Weise nicht abgewendet werden können.
Dies ist am häufigsten in der Initialphase der Fall, bevor Medikamente ausreichend wirken bzw. um überhaupt erst die Voraussetzung für deren Applikation zu schaffen.
Die Fixierung ist eine therapeutische Maßnahme, die unter strikter Beachtung der geltenden rechtlichen Bestimmungen ärztlich angeordnet und sorgfältig dokumentiert werden muß. Wenn die Fixierung eines Patienten unausweichlich war, bevor er von einem Arzt gesehen werden konnte, muß dies unverzüglich nachgeholt werden.
Wenn bei akuten Erregungszuständen die Notwendigkeit einer Fixierung besteht, ist es anfangs oft nicht zu vermeiden, eine Fixierung an allen Extremitäten und am Rumpf vorzunehmen. Dem neuesten Standard entsprechende Fixierungsgurte müssen vorgehalten werden.
Insbesondere in den Fällen, wo die Patienten massiv gegen die Fixierung ankämpfen, sind ernsthafte oder sogar bedrohliche Zwischenfälle möglich (Verletzungen, kardiorespiratorische Komplikationen, bei längerer Dauer: Dekubitus, Pneumonie). Deshalb ist eine engmaschige Überwachung der Patienten erforderlich, die – heutigen Qualitätsanforderungen entsprechend [13] – durch eine Sitzwache oder eine vergleichbare Form der Betreuung erfolgen sollte. Dies gilt auch im Hinblick darauf, daß fixierte Patienten häufig in besonderem Maße der beruhigenden Zusprache bedürfen und meist schon die engmaschige oder ständige Präsenz einer Betreuungsperson allein zu einer gewissen Beruhigung führt.

In regelmäßigen Zeitabständen ist zu prüfen, ob die Notwendigkeit einer Fixierung weiterhin besteht. Darüber hinaus sind die in stationären Einrichtungen vor Ort geltenden Fixierungsrichtlinien zu beachten.

> Die Fixierung eines Patienten darf nicht den Charakter einer Disziplinierungsmaßnahme annehmen.

Die Fürsorgepflicht des Arztes kann in entsprechenden Situationen die Anwendung dieses protektiven Mittels beinhalten, um vermeidbaren Risiken für Leben und Gesundheit des Patienten und anderer Betroffener entgegenzuwirken. Wenn die Indikation zur Fixierung besteht, sollte man sie nach vorheriger Ankündigung konsequent und ohne Zeitverzug durchführen, während wiederholte Drohungen mit dieser Maßnahme vermieden werden sollten. Allerdings sollte man es nicht unversucht lassen, sich bietende Möglichkeiten zur Deeskalation der Situation zuvor auszuschöpfen [13].

In manchen Situationen ist eine rechtzeitige Fixierung eher im Sinne des Patienten, als ihn durch Medikamente vollkommen „ruhigstellen" zu wollen. Auch gibt es Patienten, die in Akutsituationen durchaus mit einer Fixierung einverstanden sind, weil sie selbst eine Angst vor unkontrollierbaren destruktiven Impulsen verspüren. Schließlich haben Befragungen von Patienten gezeigt, daß ein beträchtlicher Anteil von ihnen im nachhinein Einsicht in die Notwendigkeit von Zwangsmaßnahmen in der akuten Krankheitsphase entwickelt [8].

Diese Überlegungen sollen jedoch nicht die Tatsache in Frage stellen, daß die Anwendung von Zwangsmaßnahmen einen massiven Eingriff in die Persönlichkeitsrechte eines Menschen darstellt, der nur in besonderen Ausnahmesituationen gerechtfertigt ist und der Aufarbeitung im Gespräch mit dem Patienten nach Abklingen der akuten Krankheitserscheinungen bedarf (eingehende Erörterung zur Problematik von Zwangsmaßnahmen s. [2], [13]).

Isolierung
In manchen Kliniken wird zur Behandlung akut erregter Patienten auch das Prinzip der Isolierung angewandt, d.h., die Patienten sind in einem Raum, wo sie von Außenreizen abgeschirmt sind, allein untergebracht.

> Auch hier gelten im Prinzip die gleichen Regeln der Fürsorge für den Patienten wie oben beschrieben.

Weiteres therapeutisches Vorgehen

Stationäre oder ambulante Weiterbehandlung
Eine stationäre Aufnahme wird erforderlich,
- wenn es unter der Erstbehandlung zu keiner befriedigenden Besserung kommt;
- wenn die Schwere der Grundkrankheit offensichtlich einer ambulanten Behandlung entgegensteht;
- bei unklarer Ursache des Krankheitsbildes.

Wenn die Klinikaufnahme vom Patienten abgelehnt wird, ist nach den Richtlinien der Unterbringungsgesetze über eine mögliche Zwangseinweisung zu entscheiden (s. Kap. 5).

Eine wichtige Voraussetzung für eine ambulante Weiterbehandlung kann die Bereitschaft des Patienten sein, sich in fachpsychiatrische Betreuung zu begeben.

Prophylaxe erneuter Erregungszustände

Erneuten Erregungszuständen kann am besten durch eine konsequente Behandlung der zugrundeliegenden Erkrankung vorgebeugt werden. Daneben ist zu prüfen, ob gezielte Maßnahmen zur Vermeidung typischer Auslösesituationen möglich sind.

Letzteres kann auch Interventionen umfassen, die über die individuelle Behandlung des Patienten hinausreichen, wie etwa die Beratung oder Unterstützung überforderter Angehöriger. In Kliniken, Heimen und vergleichbaren Einrichtungen sollten mögliche institutionelle Faktoren bedacht werden (häufiger Personalwechsel, Überfüllung von Stationen etc.).

Ein besonderes Problem stellt die Behandlung von Patienten mit chronisch rezidivierenden Erregungszuständen dar, die mit ausgeprägten gewalttätigen Tendenzen einhergehen können. Diese umfaßt neben verhaltenstherapeutischen Maßnahmen auch eine medikamentöse Rezidivprophylaxe, wobei verschiedene Substanzgruppen denkbare Optionen sind (u.a. Neuroleptika, serotonerg wirkende Antidepressiva, Phasenprophylaktika wie Lithium oder Carbamazepin, Betablocker vom Typ des Propanolol [z.B. Dociton®]; eingehende Darstellung s. [12]).

Typische Fehler

- Sofortige Zwangsbehandlung ohne vorherigen Versuch, den Patienten zur Mitarbeit zu bewegen;
- Unterlassen oder zu zögerliche Anwendung notwendiger Zwangsmaßnahmen;
- Mißachten essentieller Sicherheitsvorkehrungen für Patient und Helfer;
- zu lange, fruchtlose Gespräche, unstrukturiertes therapeutisches Vorgehen;
- fehlende Bereitschaft, auf berechtigte Belange des Patienten oder anderer Beteiligter einzugehen, Übersehen „berechtigter" Erregung des Patienten;
- zu lange und nicht ausreichend überwachte Fixierung von Patienten.

Literatur

1. Benkert, O., H. Hippius: Psychiatrische Pharmakotherapie, 6. Aufl. Springer, Berlin–Heidelberg 1996.
2. Finzen, A., H.-J. Haug, A. Beck, D. Lüthy: Hilfe wider Willen: Zwangsmedikation im psychiatrischen Alltag. Psychiatrie Verlag, Bonn 1993.
3. Fisher, W. A.: Restraint and seclusion: a review of the literature. Amer. J. Psychiatry 151 (1994), 1584–1591.
4. Hewer, W.: Notfälle in der Gerontopsychiatrie. In: Förstl, H. (Hrsg.): Lehrbuch der Gerontopsychiatrie, S. 472–491. Enke, Stuttgart 1997.
5. Hughes, D. H.: Assessment of the potential for violence. Psychiat. Ann. 24 (1994), 579–584.
6. Marks, W.: Physical restraints in the practice of medicine: current concepts. Arch. intern. Med. 152 (1992), 2203–2206.
7. Munizza, C., P. M. Furlan, A. d'Elia et al.: Emergency psychiatry: a review of the literature. Acta psychiatr. scand. 88 (Suppl.) (1993), 374.

8. Naber, D., T. Kircher, K. Hessel: Schizophrenic patients' retrospective attitudes regarding involuntary psychopharmacological treatment and restraint. Europ. Psychiatry 11 (1996), 7–11.
9. Poser, W., S. Poser: Lebensbedrohliche Rauschzustände und Entzugssymptome. In: Burchardi, H. (Hrsg.): Akute Notfälle, 4. Aufl., S. 475–484. Thieme, Stuttgart 1993.
10. Poser, W., S. Poser, K.-P. Schäfer: Psychiatrische Notfälle. In: Burchardi, H. (Hrsg.): Akute Notfälle, 4. Aufl., S. 485–494. Thieme, Stuttgart 1993.
11. Rupp, M.: Notfall Seele: Methodik und Praxis der ambulanten psychiatrisch-psychotherapeutischen Notfall- und Krisenintervention. Thieme, Stuttgart 1996.
12. Steinert, T.: Aggression bei psychisch Kranken. Enke, Stuttgart 1995.
13. Steinert, T., R. Brenner, G. Deibel, P. Gebhardt, T. Kohler, V. Onnen, P.-O. Schmidt-Michel, C. Süss, E. Vollmer: Zwangsmaßnahmen im psychiatrischen Krankenhaus: Ein Aspekt der Qualitätssicherung, Spektrum der Psychiatrie, Psychotherapie und Nervenheilkunde 27 (1998), 35–39.
14. Tardiff, K.: The current state of psychiatry in the treatment of violent patients. Arch. Gen. Psychiatry 49 (1992), 493–499.
15. Yudofsky, S. C., J. M. Silver, R. E. Hales: Treatment of aggressive disorders. In: Schatzberg, A. F., Ch. B. Nemeroff (eds.): The American Psychiatric Press Textbook of Psychopharmacology. American Psychiatric Press, Washington D.C.–London 1995.

7
Angst

ULRICH FROMMBERGER, FRED RIST

Angst und Furcht sind normale Empfindungen des menschlichen Daseins, deren Funktion es ist, den Menschen vor Gefährdungen im alltäglichen Leben zu warnen. Angst ist eine meist als unangenehm erlebte Emotion, da sie mit dem Gefühl drohender Gefahr verbunden ist. Während das „Wovor" der Angst nicht bestimmbar ist, wird unter „Furcht" ein angstbesetztes emotionales Erleben verstanden, das sich auf definierte Objekte, Ereignisse etc. bezieht, die vermeintlich oder tatsächlich eine Bedrohung darstellen. Allerdings wird in der Umgangssprache nicht zwischen Angst und Furcht unterschieden. Auch im Rahmen dieses Kapitels soll der Begriff „Angst" in einem übergreifenden, d.h. den der „Furcht" einschließenden Sinne, verwendet werden.

Wenn Ängste unangemessen stark werden, häufig auftreten und lange andauern, sind sie behandlungsbedürftig.

Zeichen des krankhaften Ausmaßes der Angst sind der Verlust der Kontrolle über die Angstempfindungen, wenn angstbesetzte Situationen, die objektiv keine Gefahr beinhalten, vermieden werden müssen und der Betroffene stark unter den Angstsymptomen leidet.

Bei der Bewertung der Angst als eine Krankheit ist nicht zuletzt auch die subjektive Einschätzung des Patienten von hoher Bedeutung.

Ängste zeigen sich bei verschiedenen Krankheitsbildern in unterschiedlichen Formen, Ausprägungen und Verläufen. Angsterleben kann prinzipiell auf drei Ebenen beschrieben werden:
– auf der Ebene der Gefühle und des Denkens,
– auf der Verhaltensebene,
– auf der körperlichen Ebene.

So kann z.B. die Befürchtung einer Katastrophe zu einem Vermeidungsverhalten führen und mit erheblichen vegetativen Reaktionen einhergehen.

Durch die Vielfalt der körperlichen Angstsymptome sind die Differentialdiagnosen auf viele Organsysteme zu beziehen.

Bei der manchmal schwierigen Differentialdiagnose gilt es zu beachten, daß Angst immer ein Geschehen ist, bei dem somatische und psychische Prozesse in Wechselwirkung miteinander stehen, d.h., es gibt keine ausschließlich „psychische" Angst ohne „somatische" Angstäquivalente.

Der Arzt ist immer wieder damit konfrontiert, daß der Patient eine andere Begrifflichkeit oder auch Interpretation der Symptomatik als er selbst verwendet. So gibt es nicht wenige Patienten, die ihre Angst nicht als solche benennen, sondern sie als „Unruhe" oder „Nervosität" bezeichnen und auch bei Nachfragen nur zu einer diffusen Symptombeschreibung in der Lage sind. Manche Patienten geben lediglich körperliche Symptome an, ohne den Affekt der Angst wahrzunehmen, andere deuten die Angst als Folge der körperlichen Symptomatik und erwähnen sie erst gar nicht. Hilfreich ist hier oft die Erhebung der Fremdanamnese mit der Beobachtung, Einschätzung und Interpretation der Angehörigen oder Bezugspersonen.

Nach der heute geltenden Terminologie unterscheidet man die primären Angsterkrankungen – Panikstörung, Phobien, generalisierte Angststörung – von den sekundären Angsterkrankungen infolge einer organischen Erkrankung oder einer anderen psychischen Erkrankung, wie beispielsweise einer Schizophrenie oder Depression.

Da das Phänomen „Angst" bei vielen psychischen Störungen auftritt, können hier nur einige ausgewählte, für die Notfallpraxis besonders relevante Krankheitsbilder mit den für sie typischen Äußerungsformen von Angst skizziert werden.

Krankheitsbild
Primäre und sekundäre Angsterkrankungen zeigen ein außerordentlich weitgespanntes Symptomenspektrum (Tabelle 7-1).

Tabelle 7-1   Symptomenspektrum bei Angsterkrankungen.

Denken und Fühlen	Körper
– Befürchtung von bedrohlichen Ereignissen, Katastrophen etc.	– psychomotorische Anspannung
– Hilflosigkeit	– Kopfschmerzen
– Kontrollverlust	– Benommenheit oder Schwindel
– Besorgtsein	– weite Pupillen
– Müdigkeit oder Erregung	– Mundtrockenheit
– Nervosität	– Schluckbeschwerden oder Kloßgefühl im Hals
– Schreckhaftigkeit	– Kurzatmigkeit
– Konzentrationsstörungen	– Hyperventilation
– Schlafstörungen	– Druck oder Enge in der Brust
– Alpträume	– Schmerzen in Brust oder Rücken
	– Tachykardie, Palpitationen
Verhalten	– Übelkeit
– motorische Unruhe (Auf- und Ablaufen, Kneten oder Reiben der Hände u.ä.m.)	– Durchfall
	– Harndrang
– Vermeiden bestimmter Situationen	– Kribbelgefühl in Bauch, Händen oder Füßen
– sexuelle Funktionsstörungen	– Hitze- oder Kälteschauer
	– Zittern
	– Schwitzen

Umgang mit dem Patienten, Exploration

> Beim Erstkontakt mit einem Patienten, der voller Angst ist, ist es vor allem anderen wichtig, daß ihm sein Gegenüber Sicherheit vermittelt. Dem ist es zuträglich, wenn der Arzt der spontanen Beschwerdeschilderung des Patienten geduldig zuhört, er ihn auffordert, alles, was ihn ängstigt, anzusprechen und – wenn erforderlich – klärende Fragen an ihn richtet. Auf diese Art und Weise macht er dem Patienten deutlich, daß er seine Beschwerden ernst nimmt, und erreicht eine Strukturierung der Situation, was sich im allgemeinen günstig auf das Angsterleben auswirkt.

Im ersten Gespräch sollten nicht nur das aktuelle Beschwerdebild, sondern auch Auslöser und die angstunterhaltenden Bedingungen und Verhaltensweisen erfragt werden. Hilfreich ist auch die Frage nach der Symptomatik und den Umständen der ersten Angstmanifestation sowie den nachfolgenden Ereignissen. Der weitere Verlauf der Symptome, ihre Häufigkeit und Intensität sowie die Konsequenzen für das Alltagsleben des Patienten sind zu explorieren. Ablehnende Konfrontation mit Widersprüchen oder unangemessene Beruhigungsversuche („Das ist doch nicht so schlimm") sollten vermieden werden.

Wenn die vorläufige Diagnose, z.B. einer Angsterkrankung im engeren Sinne, gestellt wurde, sollte man diese dem Patienten mitteilen. Viele Angstpatienten erleben sich als „verrückt" oder fürchten, an einer organischen Herzkrankheit zu leiden. Diese Angst sollte ihnen genommen und ihnen ein Erklärungsmodell vermittelt werden, daß es sich bei den Angsterkrankungen um häufige und behandelbare „richtige" Erkrankungen handelt. Auch dem angstvollen hirnorganisch erkrankten oder schizophrenen Patienten ist durch beruhigenden Zuspruch zu vermitteln, daß ihm geholfen werden kann.

> Hoffnungslosigkeit, Demoralisierung und Verlust der Sinngebung des eigenen Lebens infolge einer anhaltenden Angstsymptomatik können wesentlich zur Entwicklung suizidaler Krisen beitragen. Daher sollte in solchen Fällen besonders auf suizidale Tendenzen geachtet werden (s.a. Kap. 10).

Angstpatienten zeigen häufig ein sehr anklammerndes Verhalten, richten ständige Nachfragen an den Arzt und verlangen immer wieder die Versicherung, daß bestimmte Ereignisse, die sie befürchten, nicht eintreten werden. Den beruhigenden Zusicherungen des Arztes wird dennoch häufig nicht geglaubt. Dadurch kann leicht eine Dynamik in dem Sinne entstehen, daß der Arzt mit Ärger und Ablehnung reagiert. Das Wissen darum und das Akzeptieren der eigenen Reaktion kann für den Arzt hilfreich sein, solche Situationen in therapeutisch sinnvoller Weise anzugehen. Schließlich trägt es zur Verminderung der Angst des Patienten bei, wenn man ihm die vorgesehenen diagnostischen und therapeutischen Maßnahmen erklärt.

Nicht selten verunsichern die Patienten den Arzt mit ihrer Angst so sehr, daß er sich zu Untersuchungen von zweifelhafter Notwendigkeit genötigt sieht. Dabei ergibt sich typischerweise das Dilemma, einerseits den aus dem Angsterleben des Patienten resultierenden Forderungen nach medizinisch nicht indizierten Maßnahmen entgegenzuwirken, andererseits aber eine angemessene differentialdiagnostische Abklärung nicht zu unterlassen.

In manchen Fällen kann es – in Abstimmung mit dem Patienten – hilfreich sein, Begleitpersonen von dem Krankheitsbild zu unterrichten, die dann ihrerseits beruhigend auf den Patienten einwirken können.

Wenn eine Angstsymptomatik auf dem Boden paranoiden Erlebens besteht, so ist es sinnlos oder sogar kontraproduktiv, die Patienten von dessen Unrichtigkeit und Wahnhaftigkeit überzeugen zu wollen. Man sollte jedoch versuchen, ihnen nahezubringen, daß man ihre Angst versteht und es möglich ist, sie therapeutisch zu beeinflussen. Dessenungeachtet muß bei sehr angstvollen und psychomotorisch angespannten Patienten auf eine potentielle Fremdgefährdung geachtet werden (s.a. Kap. 6, 17, 24).

Wenn der Patient trotz Beachtung dieser Empfehlungen nicht eine gewisse Beruhigung erfährt oder seine Angst sich gar weiter steigert, so wird die Gabe eines sedierenden Medikaments (z.B. Diazepam 5–10 mg) in der Mehrzahl der Fälle die Situation erheblich entschärfen und wieder ein Gespräch mit dem Patienten ermöglichen.

Rechtlicher Aspekt: Patienten mit akuter Angstsymptomatik sind in der Regel zu einer rechtswirksamen Erklärung ihres Willens in der Lage. Ausnahmen hiervon können sich ergeben, wenn eine Erkrankung des schizophrenen Formenkreises, eine schwere Depression oder eine organische psychische Störung als Grunderkrankung vorliegt. Wenn Medikamente verordnet werden, muß auf die dadurch eingeschränkte Fahrtauglichkeit ebenso wie auf mögliche Interaktionen mit Alkohol hingewiesen werden.

Somatische Befunderhebung

Vor einer psychiatrisch-psychotherapeutischen Behandlung müssen körperliche Erkrankungen ausgeschlossen werden, d.h., eine somatische Anamnese und eine internistisch-neurologische Untersuchung sind durchzuführen, ergänzt durch laborchemische Untersuchungen, EKG und EEG, gegebenenfalls auch durch cCT bzw. MRT. Ein Drogenscreening kann eine verheimlichte Einnahme von Benzodiazepinen oder Drogen offenbaren.

Ursachen, Differentialdiagnosen

Angst hat viele Facetten und kann vielfältigen Ursprungs sein. Daher ist differentialdiagnostisch insbesondere zu klären, ob die Angst spontan auftritt oder situativ bedingt ist. Von wesentlicher Bedeutung sind weiterhin die folgenden Fragen:
- Erwächst die Angst auf dem Hintergrund einer Persönlichkeitsstörung?
- Geht dem Beginn der Angst eine psychosoziale Belastung oder eine körperliche Erkrankung voraus?
- Liegt eine Angsterkrankung im engeren Sinne, eine schwere depressive oder gar eine psychotische Erkrankung bzw. eine organisch bedingte Angst vor?
- Besteht eine Intoxikation mit oder Entzug von Drogen oder Medikamenten?

Die differentialdiagnostische Unterscheidung der Angsterkrankungen im eigentlichen Sinne (z.B. Panikstörung) von Angstsyndromen bei psychotischen Grunderkrankungen (z.B. wahnhafte Depression oder Schizophrenie) ist wegen der unterschiedlichen Behandlungsstrategien von erheblicher Bedeutung. Zu beachten ist, daß Angstzustände mit dem Erscheinungsbild einer Panikattacke unvermittelt während einer depressiven Phase oder schizophrenen Episode auftreten können. Charakteristisch für die Panikstörung ist, daß nach Ausschluß anderer Ursachen die Aufklärung über den Charakter der Symptome als Ausdruck einer Angsterkrankung und nicht als Zeichen einer lebensbedrohlichen Erkrankung dem Patienten oft eine, wenn auch passagere Erleichterung verschafft.

Angst auf organischer Grundlage

Es handelt sich zumeist um Patienten, bei denen keine gegenwärtige psychosoziale Belastung vorliegt und eine funktionelle psychische Störung nicht bekannt ist. Es liegt eher eine Anamnese organischer Erkrankungen – häufig chronischer Art – oder einer Einnahme von Medikamenten, die den Sympathikotonus steigern können, vor. Unter anderem können Ängste ausgelöst bzw. verstärkt werden durch illegale Drogen, Coffein, Nikotin und Schlafentzug. Die Symptomatologie der Angst zeigt bei verschiedenen Grunderkrankungen zwar gewisse Charakteristika, überwiegend sind die auf der psychopathologischen und körperlichen Ebene zu beobachtenden Auffälligkeiten jedoch unspezifischer Natur.

Bei der Abgrenzung von primären Angsterkrankungen gegenüber organischen Leiden ist zu berücksichtigen, daß Angstphänomene unter anderem bei den in Tabelle 7-2 aufgeführten Erkrankungen auftreten können (s.a. [8]). Bei einer Reihe von organischen Grunderkrankungen kann die Angstsymptomatik besondere Merkmale zeigen (Beispiele hierfür in Tab. 7-3).

Tabelle 7-2 Beispiele für organische Erkrankungen, die mit Angstphänomenen einhergehen können.

Neurologische Erkrankungen	Kardiovaskuläre Erkrankungen
– Encephalomyelitis disseminata	– kardiale Rhythmusstörungen
– AIDS-Enzephalopathie	– Mitralklappenprolaps
– Anfallsleiden	– Koronarinsuffizienz
– vestibuläre Störungen	– Myokardinfarkt
– M. Parkinson	– Kardiomyopathie
– dementielle Erkrankungen	– Lungenödem (bei dekompensierter Herzinsuffizienz)
– Chorea Huntington	
– zerebrale Vaskulitiden	
– M. Wilson	**Gastrointestinale Erkrankungen**
	– Magen- und Duodenalulzera
Pulmonale Erkrankungen	– M. Crohn
– Asthma bronchiale	– Colitis ulcerosa
– chronisch obstruktive Lungenerkrankungen	**Endokrine und metabolische Störungen**
– Pneumothorax	– Hyper- oder Hypothyreose
– Lungenembolie	– Hypoglykämie
	– Hyperparathyreoidismus
	– Karzinoidsyndrom
	– M. Cushing

Tabelle 7-3   Besondere Merkmale der Angstsymptomatik bei verschiedenen organischen Grunderkrankungen und bei Substanzabhängigkeit.

Grunderkrankung	Besondere Merkmale der Angstsymptomatik
Hyperthyreose	ängstliche Erregung; deren stetige Zunahme kann auf die Entwicklung einer thyreotoxischen Krise hinweisen
hypertensive Krise bei Phäochromozytom	starke Angst und Todesfurcht, länger dauernde ängstliche Erregung
Cushing-Syndrom	ängstlich-depressive Gestimmtheit mit Antriebsstörung und Affektlabilität
Hypoglykämie	ängstliche Erregung mit innerer Unruhe sowie Konzentrationsschwäche, Sehstörungen, Schwitzen, Tremor und Heißhunger
Angina pectoris, Myokardinfarkt	starke Angst in Verbindung mit Belastung, in Ruhe oder aus dem Schlaf heraus auftretende Schmerzen im Thoraxbereich oder angrenzenden Körperpartien
Epilepsie	Angst sowohl als Anfallsäquivalent als auch im Intervall zwischen den Anfällen; kann mit Wahrnehmungsveränderungen einhergehen (Halluzinationen, Mikropsie, Makropsie, Déjà-vu-Erlebnissen, Derealisation und Depersonalisation); charakteristisch: plötzlicher Beginn, kurze Zeitdauer, abruptes Ende der Symptomatik
Schwindelzustände	starke Angst; je gerichteter und klarer definierbar sie ist, um so eher liegt ein organisch begründeter Schwindel vor; je diffuser und unspezifischer sie sich äußert, um so eher handelt es sich um einen psychogen begründeten Schwindel
beginnende Entzugssymptomatik	unspezifische Erregung und Ängstlichkeit; Angst vor quälender Entzugssymptomatik kann zum Therapieabbruch führen
Entzugsdelir	massive Ängste in Verbindung mit wahnhaften und halluzinatorischem Erleben, ausgeprägte vegetative Erre-

Angst bei schizophrener Erkrankung

Die Angst schizophrener Patienten wird meist nach außen projiziert. Sie kann sich beziehen auf bestimmte Personen, die gesamte Lebensumwelt oder eine Vielzahl anderer tatsächlich vorhandener oder vermeintlicher Objekte, von denen sich der Patient bedroht, verfolgt oder beeinträchtigt fühlt. Unspezifische Ängste und Mißtrauen können der eigentlichen schizophrenen Symptomatik lange vorausgehen. Bevor sich die psychotischen Symptome manifestieren, kann eine Wahnstimmung auftreten, die durch eine diffuse, noch nicht im Wahn konkretisierte Angst gekennzeichnet ist und die mit erheblicher psychomotorischer Unruhe und Angespanntheit einhergehen kann.

Akustische Halluzinationen können Angst auslösen, wenn sie den Patienten beschimpfen oder ihn zu Handlungen treiben, die er eigentlich nicht durchführen möchte, indem sie ihn beispielsweise zum Suizid auffordern. Leibliche Halluzinationen mit dem Eindruck des von außen Gemachten, z.B. bestrahlt oder hypnotisiert zu werden, sowie bizarre körperliche Wahrnehmungen, z.B. im Sinne der Veränderung der Größe und Form von Körperteilen, führen zu Mißempfindungen oder Schmerzen, können von Angst begleitet sein und den Patienten veranlassen, zur somatischen Abklärung ärztliche Hilfe in Anspruch zu nehmen. Die Ängste können handlungsleitend sein und bedrohliche, aber auch für den Außenstehenden unverständliche und skurril anmutende Verhaltensweisen bedingen.

Angst bei depressiven Erkrankungen
Im Vordergrund steht die Angst vor dem eigenen Versagen, der eigenen Minderwertigkeit. Die Ängste beziehen sich darauf, den Tag nicht zu bewältigen, Fehler zu begehen und den eigenen oder den Anforderungen anderer Menschen nicht gewachsen zu sein. Bei wahnhafter Realitätsverkennung beziehen sie sich darauf, zu verarmen, sich versündigt zu haben oder darauf, daß der Körper seine Funktion nicht mehr erfülle. Die Scham vor der vermeintlich vernichtenden Kritik anderer und die Angst vor der Bedrohung der Existenz aufgrund persönlichen Fehlverhaltens können zur Suizidhandlung führen. Die Ängste können über die gesamte Dauer der Erkrankung persistieren und erst mit deren Besserung langsam abnehmen.

Angst bei Panikstörung
Es treten plötzliche, unerwartete Ängste oder ausgeprägtes Unwohlsein auf mit der Folge, daß bei dem Patienten schlimmste Befürchtungen auftreten, wie etwa sterben zu müssen, „verrückt" zu werden oder die Kontrolle über sich zu verlieren. Diese anfallsartigen Ängste können begleitet sein von vegetativen Symptomen erheblicher Intensität wie Palpitationen, Tachykardie, Schwindel, Atemnot und thorakaler Beklemmung, Kloßgefühl im Hals, Übelkeit, Stuhldrang, Zittern, Schwitzen, Kribbelparästhesien in Händen und Füßen sowie einem veränderten Erleben des eigenen Körpers oder der Umgebung.

Die Ängste dauern zumeist nicht länger als eine halbe Stunde an, mit einer Variationsbreite von einigen Sekunden bis hin zu wenigen Stunden. Sie können mehrfach am Tag auftreten und den ganzen Tagesablauf bestimmen. Aus Angst vor einem erneuten Angstanfall vermeiden viele Patienten den Ort, an dem die erste Panikattacke aufgetreten ist, oder auch andere Orte oder Situationen, in denen sie einen weiteren Angstanfall befürchten.

Angst bei Phobien
Die Ängste treten in erwarteten, vorhersehbaren Situationen auf, z.B. sozialen Situationen (vor anderen zu essen, zu sprechen, zu schreiben), vor bestimmten Objekten (z.B. Spinnen) oder in Situationen, in denen räumliche Wahrnehmungen verändert sind, z.B. in engen oder weiten Räumen oder in großen Höhen.

Die Angst bezieht sich immer auf bestimmte und bestimmbare Objekte und Situationen. Die Angst ist gerichtet.

Der Patient kann befürchten, etwas Demütigendes oder Peinliches zu tun, oder er befürchtet einen Angstanfall in bestimmten Situationen. Die angstauslösenden Situationen werden daher vermieden oder nur mit großer Angst ertragen. Das Vermeidungsverhalten kann mit schwerwiegenden sozialen Folgen einhergehen, z.B. sozialem Rückzug und Vereinsamung, Arbeitslosigkeit, Berentung.

Die Angst wird als unsinnig oder übertrieben angesehen, ist aber gleichzeitig oft übermächtig und kann zu Gefühlen der Hilf- und Hoffnungslosigkeit führen mit nachfolgender depressiver Verstimmung.

Angst bei generalisiertem Angstsyndrom
Die Patienten sind ständig besorgt und angstvoll, indem sie etwa befürchten zu erkranken, einen Unfall zu erleiden oder Opfer krimineller Handlungen zu werden. Ihre Befürchtungen sind vor allem auf sich selbst oder ihre Angehörigen bezogen. Die Sorgen und Ängste führen zu einer gesteigerten psychomotorischen Anspannung, vegetativen Übererregbarkeit, beständigen Grübeln, Bilden von Gedankenketten und Erhöhung der allgemeinen Aufmerksamkeit.
Die Ängste bestehen oft bereits seit langer Zeit.

Angst bei Zwangsstörungen
Zwangsgedanken drängen sich dem Betroffenen immer wieder auf, sind typischerweise anhaltend und werden als Ich-fremd und unsinnig erlebt. Beispielsweise wird der Patient auch bei hygienisch unbedenklichen Handlungen den Gedanken nicht los, sich stark verschmutzt zu haben. Bei anderen Patienten löst der Gedanke, eine geliebte Personen verletzen zu müssen, massive Ängste aus.

Zwangshandlungen dienen der Reduktion von Ängsten. Sie müssen immer wieder durchgeführt werden, sind zum Teil ritualisiert und dauern dann viele Stunden an. Die Reinigung des eigenen Körpers, der Kleidung von Angehörigen oder von Gegenständen kann einen großen Teil des Tages in Anspruch nehmen. Andere Patienten müssen beständig ihre Umgebung kontrollieren, bestimmte Gegenstände ordnen und sammeln etc.

Starke Angst tritt auf, wenn der Patient versucht, sich den Zwangsgedanken oder Zwangshandlungen zu widersetzen. In solchen Situationen kommt es zu Befürchtungen, daß andere Personen oder er selbst von katastrophalen Ereignisse betroffen sein könnten. Häufig ist auch die Befürchtung, „verrückt" zu werden.

Generell erleben sich die Patienten den Zwängen gegenüber als hilflos und ohnmächtig. Die Handlungen zur Reduktion der Angst beeinträchtigen die sozialen Funktionen des Patienten.

Angst bei akuten Belastungsreaktionen
Auf eine starke – meist plötzliche, unerwartete – Belastung, z.B. die Mitteilung einer schwerwiegenden Diagnose oder der Tod eines nahestehenden Menschen, kann eine Angstsymptomatik auftreten mit Unruhe, Schlafstörungen, Tachykardie, Schwitzen, psychomotorischer Abspannung, Verzweiflung, Ärger, Überaktivität oder Rückzug, bis hin zu dissoziativen Zuständen und Fugue (s.a. Kap. 20).

Die Symptome halten nur wenige Stunden bis zu einigen Tagen an und sind vollständig reversibel.

Angst bei posttraumatischer Belastungsstörung
Die Ängste beginnen nach einem plötzlich und unerwartet aufgetretenen außergewöhnlichen Ereignis, z.b. einem lebensbedrohlichen Unfall, Überfall mit Körperverletzung, Vergewaltigung oder Geiselnahme. Die Ängste können unmittelbar nach dem Ereignis auftreten, möglich ist aber auch ein Intervall von Tagen oder Wochen, manchmal Jahren. Das Erlebnis wird beständig wiedererinnert und führt zu Angstsymptomen, die denjenigen der Panikattacken, des generalisierten Angstsyndroms oder der Phobien ähnlich sind. Die Patienten zeigen eine anhaltend erhöhte vegetative Anspannung, gesteigerte Schreckhaftigkeit oder Reizbarkeit. Sie schlafen schlecht, haben Alpträume und leiden unter Konzentrationsmängeln und einer Leistungsminderung (s.a. Kap. 20)

Therapeutisches Vorgehen – allgemeine Richtlinien
Neben den Prinzipien allgemeiner Gesprächsführung (s. Kap. 3) und den Empfehlungen für den Umgang mit den Patienten (s.o.) kommen zur weiterführenden Behandlung prinzipiell psycho- und pharmakotherapeutische Maßnahmen in Betracht.

Psychotherapie
> Bereits die Mitteilung der Diagnose, die Erklärung der Angstphänomene im Rahmen eines somatischen oder psychiatrischen Krankheitsbildes sowie der Hinweis auf weiterführende therapeutische Möglichkeiten können zu einer Reduktion der Ängste beitragen.

Ängste gehen oft einher mit befürchtetem oder realem Kontrollverlust. Dem kann in vielen Fällen bereits durch die Aufklärung über die Erkrankung und allgemeine Verhaltensmaßregeln (z.B. die Regulation des Schlaf-Wach-Rhythmus oder körperliche Bewegung betreffend) entgegengewirkt werden. Hilfreich ist es auch, wenn dem Patienten Informationen zu den Möglichkeiten einer weiterführenden Therapie (Adressen von niedergelassenen Psychiatern und Psychotherapeuten, Spezialambulanzen etc.) an die Hand gegeben werden, ebenso wie der Hinweis auf Selbsthilfegruppen nützlich sein kann.

Bei den Psychotherapiemethoden in der Angstbehandlung haben sich in den letzten Jahren insbesondere die kognitiven und verhaltenstherapeutischen Verfahren in vielen Studien als erfolgreich erwiesen. Sie lassen sich sowohl als alleinige Therapieform anwenden wie auch in Kombination mit Psychopharmaka. Problematisch ist jedoch die Verordnung von Benzodiazepinen bei Expositionsübungen im Rahmen einer Verhaltenstherapie, da es unter diesen Bedingungen mutmaßlich zu einer Minderung des therapeutisch erwünschten Lernerfolgs kommt. Über die therapeutenbegleitete Exposition hinaus ist auch die Selbstexposition des Patienten nach entsprechender Anleitung in vielen Fällen erfolgreich und kann seine Autonomie in wünschenswerter Weise fördern.

Psychopharmakotherapie

▎ Bei der Therapie der primären Angststörungen steht die Psychotherapie im Vordergrund, sofern der Patient dazu motiviert ist und ein geeigneter Therapeut zur Verfügung steht.

▎ Eine Therapie mit Psychopharmaka ist dann anzustreben, wenn diese Voraussetzungen nicht gegeben sind, wenn schnelle Hilfe notwendig ist oder eine Psychotherapie nicht ausreichend wirksam war.

▎ Bei schweren Verlaufsformen erscheint oft die Kombination aus Psychotherapie und Psychopharmakotherapie am aussichtsreichsten.

Bei der psychopharmakologischen Therapie sind die folgenden Hinweise zu beachten.

Die klassischen, am schnellsten wirksamen Anxiolytika sind die **Benzodiazepine**. Bei Patienten mit Substanzmißbrauch – wozu Patienten mit Angsterkrankungen neigen – sollten Benzodiazepine aber vermieden werden. Drogen- und medikamentenabhängige Patienten suchen nicht selten ärztliche Notdienste, Notfallambulanzen etc. auf, um sich Benzodiazepine zusätzlich zu anderen Drogen oder als deren Ersatz zu besorgen.

▎ Bei Verdacht auf Substanzabusus sollten keine Benzodiazepine verschrieben werden.

Benzodiazepine sollten bei Angstpatienten nur für kurze Zeiträume, z.B. maximal zwei Wochen, eingesetzt werden, um Abhängigkeitsentwicklungen zu vermeiden.

Kurze Halbwertszeiten von Anxiolytika können zu Rebound-Phänomenen führen. Daher sind die Tageszeiten der Verschreibung und des Auftretens der Angst sowie die Pharmakokinetik des im Einzelfall verwendeten Präparats zu berücksichtigen.

Bei psychotischen und depressiven Störungen können Benzodiazepine kurzfristig zur Anxiolyse beitragen, ersetzen jedoch nicht die spezifische neuroleptische oder antidepressive Therapie.

Angststörungen, Zwangserkrankungen und posttraumatische Belastungsstörungen sprechen auf **trizyklische Antidepressiva** an. Auch **MAO-Hemmer** und **Serotonin-Wiederaufnahmehemmer** sind wirksam.

▎ Den Antidepressiva, deren Wirksamkeit wissenschaftlich gut gesichert ist und die nicht das Risiko einer Abhängigkeitsentwicklung beinhalten, sollte bei der psychopharmakologischen Behandlung von Angststörungen Vorrang eingeräumt werden.

Angstpatienten reagieren oft sehr empfindlich auf Medikamente oder bewerten aus medizinischer Sicht ungefährliche **Begleiteffekte** der medikamentösen Therapie (z.B. anticholinerge Wirkungen von trizyklischen Antidepressiva) als Vorzeichen einer befürchteten erneuten Katastrophe. Unter der Gabe von trizyklischen Antidepressiva und irreversiblen MAO-Hemmern kommt es infolge unerwünschter Arzneimittelwirkungen am häufigsten zu Therapieabbrüchen. Selektive Serotonin-Wiederaufnahmehemmer und reversible MAO-Hemmer werden im allgemeinen besser vertragen, unter anderem wegen weitgehend fehlender anticholinerger Nebenwirkungen.

Zu beachten ist auch, daß eine erfolgreiche Psychopharmakotherapie von der **ausreichenden Dosis** und **Dauer** der Medikation abhängig ist. So gelten z.B.

150 mg Clomipramin als eine ausreichende Dosis in der Behandlung der Panikstörung, die bei Therapieresistenz in manchen Fällen bis auf 300 mg erhöht werden kann, wenn eine ausreichende Kontrolle von EKG, Plasmaspiegel, Blutbild- und Leberenzymwerten gewährleistet ist. Die Mindestdauer der Therapie mit einer bestimmten Medikation beträgt vier bis sechs Wochen. Das Absetzen der Medikation muß langsam erfolgen, da bei schneller Reduktion die Rückfallrate erheblich ansteigt.

Stationäre Behandlung

Primäre Angsterkrankungen können in der Regel ambulant behandelt werden. Eine **stationäre Therapie** kommt in erster Linie bei sehr schweren Verläufen in Frage sowie bei solchen Patienten, bei denen eine zusätzliche psychische Störung komplizierend aufgetreten ist (z.b. eine depressive Episode bei vorbestehender Angsterkrankung). Bei stärkergradiger Angstsymptomatik im Rahmen anderer Erkrankungen (z.B. Schizophrenie, Depression, hirnorganische Störungen) ist eine stationäre Therapie häufig nicht zu umgehen. Bei diesen Krankheitsbildern muß besonders auf eine mögliche, durch ausgeprägtes Angsterleben mitbedingte Eigen- oder Fremdgefährdung geachtet werden, die gelegentlich sogar eine Aufnahme gegen den Willen des Patienten erforderlich werden läßt (s.a. Kap. 5, 17, 18).

Bei der notwendigen Abwägung im Einzelfall ist auch immer die **Suizidgefahr** im Kontext des Erlebens von Hilflosigkeit gegenüber übermächtigen Ängsten zu beachten. Zum Auftreten von Suizidideen kann es sowohl bei primären Angststörungen als auch – häufiger – im Rahmen anderer zugrundeliegender Erkrankungen (z.B. Schizophrenie, Depression, hirnorganische Störungen) kommen.

Therapeutisches Vorgehen – spezielle Aspekte

Therapie der Angst auf organischer Grundlage

Psychotherapie
Hierfür gibt es keine spezifische Form der Psychotherapie. Es gelten die allgemeinen Prinzipien der therapeutischen Gesprächsführung; auf die beim individuellen Patienten vorliegenden Ängste sollte in verständnisvoller und unterstützender Weise eingegangen werden (s.a. Kap. 3).

Psychopharmakotherapie
Die Psychopharmakotherapie kann die Therapie der organischen Grunderkrankung auf der symptomatischen Ebene unterstützen.

Bei drogen- oder medikamenteninduzierten Ängsten steht naturgemäß das Absetzen der jeweiligen Substanz an erster Stelle. Bei starker Ausprägung der Angstsymptomatik, z.B. im Rahmen von Entzugssyndromen, können unterschiedliche Psychopharmaka verwendet werden (Einzelheiten dazu in Kap. 15, 16).

Paranoide Ängste auf organischer Grundlage sprechen oft bereits auf niedrige neuroleptische Dosen an, z.B. 4 mg Haloperidol/Tag. Benzodiazepine (z.B. Diazepam 5 mg als Einzeldosis) kommen zwar prinzipiell zur Anxiolyse in Frage, können aber auch zu paradoxen Reaktionen führen mit Agitiertheit, Unruhe und Schlafstörungen.

Therapie der Angst bei schizophrener Erkrankung
Siehe auch Kapitel 17.

Psychotherapie
Begleitend zur Psychopharmakotherapie können supportive Therapien, kognitive Verhaltenstherapien, Familientherapie oder Soziotherapie eingesetzt werden.

Psychopharmakotherapie
Neuroleptika sind die Mittel der Wahl. Bei unspezifischen Ängsten wirken sedierende Neuroleptika, z.B. Chlorprothixen 50–100 mg, oft am besten anxiolytisch. Ängste, die aus psychotischem Erleben resultieren, sollten jedoch primär mit hochpotenten Neuroleptika angegangen werden (z.B. Haloperidol 10–15 mg/Tag). Initial können auch Benzodiazepine eine Anxiolyse bewirken, wie z.B. Lorazepam bei katatonem Stupor (weitere Ausführungen hierzu in Kap. 11).
Der Einsatz der genannten Medikamente erfordert immer eine Berücksichtigung der individuellen Voraussetzungen. Da im Einzelfall gravierende Nebenwirkungen möglich sind, müssen die Patienten in angemessener Form beobachtet werden (s.a. Kap. 4, 17, 28).

Therapie der Angst bei depressiver Erkrankung
Siehe auch Kapitel 8.

Psychotherapie
Supportive Therapie oder – spezifischer – Interpersonelle Psychotherapie, kognitive Verhaltenstherapie oder tiefenpsychologisch orientierte Therapie können die Beschwerden reduzieren. Wenn Ängste im Akutstadium wahnhaft ausgestaltet sind, ist die Einleitung einer spezifischen Psychotherapie verfrüht und erst nach Abklingen der Wahnsymptomatik sinnvoll.

Psychopharmakotherapie
Im Vordergrund sollte die Behandlung mit Antidepressiva in ausreichender Menge (z.B. 150 mg Amitriptylin/Tag) und Dauer (mind. 4–6 Wochen) stehen (s.a. Kap. 18). Benzodiazepine können aufgrund ihrer anxiolytischen Wirkung bei akuter Suizidalität sinnvoll eingesetzt werden (s.a. Kap. 10).

Therapie der Angst bei primären Angsterkrankungen, Zwangsstörungen und Belastungsreaktionen
Die Therapie der Angst bei diesen Krankheitsbildern wird an dieser Stelle nicht besprochen, da in den Kapiteln 19 und 20 ausführlich darauf eingegangen wird.

Literatur

1. Benkert, O., H. Hippius: Psychiatrische Pharmakotherapie, 6. Aufl. Springer, Berlin 1996.
2. Dreßing, H., M. Berger: Posttraumatische Streßerkrankungen. Nervenarzt 62 (1991), 16–26.
3. Dubin, W. R., K. J. Weiss: Handbuch der Notfall-Psychiatrie. Huber, Bern 1993.
4. Frommberger, U., J. Angenendt, M. Berger: Die Behandlung von Panikstörungen und Agoraphobien. Nervenarzt 66 (1995), 173–186.
5. Hoffmann, S. O., M. Bassler: Psychodynamik und Psychotherapie von Angsterkrankungen. Z. ärztl. Fortbild. 89 (1995), 127–132.
6. Kaplan, H. I., B. J. Sadock: Pocket Handbook of Emergency Psychiatric Medicine. Williams & Wilkins, Baltimore 1993.
7. Marks, I.: Ängste. verstehen und bewältigen. Springer, Berlin 1993.
8. Wilms, K., M. R. Kraus: Angstsymptomatik als Begleiterscheinung somatischer Erkrankungen. In: Nissen, G. (Hrsg.): Angsterkrankungen: Prävention und Therapie, S. 48–57. Huber, Bern–Göttingen–Toronto–Seattle 1995.
9. Wittchen, H.-U., M. Bullinger-Naber, I. Hand, S. Kasper, H. Katschnig, M. Linden, J. Margraf, H.-J. Möller, D. Naber, W. Pöldinger, A. van de Roemer: Was Sie schon immer über Angst wissen wollten. Karger, Basel 1993.

8
Akute Psychose

Wulf Rössler, Anita Riecher-Rössler

Krankheitsbild
Der Begriff „Akute Psychose" ist weder exakt definiert, noch handelt es sich um eine einheitliche Krankheitsgruppe. Darunter zusammengefaßt werden krankhafte Zustände, die zu erheblicher Beeinträchtigung der seelischen Funktionen führen, wobei vor allem die Einsichts- und Steuerungsfähigkeit sowie der Realitätsbezug beträchtlich gestört sind. Innerhalb der Psychosen unterscheidet man zwischen den körperlich begründbaren und den endogenen oder funktionellen Psychosen:
– Andere Bezeichnungen für körperlich begründbare Psychosen sind organische oder symptomatische Psychosen. Bei den körperlich begründbaren Psychosen wird unterschieden zwischen Erkrankungen, die unmittelbar durch eine Schädigung des Gehirns, und solchen, die mittelbar durch Krankheiten anderer Organe bzw. allgemeine Systemerkrankungen mit sekundärer Störung der Hirnfunktion hervorgerufen werden, sowie solchen, die durch pharmakologisch wirksame Substanzen induziert sind.
– Unter endogenen oder funktionellen Psychosen werden schizophrene und affektive Psychosen verstanden, deren Ätiologie weitgehend ungeklärt ist. Wenngleich theoretisch eine Stoffwechselstörung des Gehirns im Sinne eines gestörten Neurotransmittergleichgewichts den endogenen Psychosen zugrunde gelegt wird, wird die Diagnose psychopathologisch – nach Ausschluß körperlich begründbarer Psychosen – gestellt.

Die klinischen Merkmale einer akuten Psychose entwickeln sich in der Regel in einer kurzen Zeitspanne von Stunden bis wenigen Tagen. Gleichwohl müssen nicht alle Symptome, die zu einer medizinisch-psychiatrischen Konsultation führen, innerhalb dieses kurzen Zeitraums entstanden sein. Der Krankheitsverlauf weist häufig auf mehr oder weniger spezifische Prodomalsymptome, wie z.B. Störungen der Emotionalität oder des Sozialverhaltens, hin. Akute Psychosen können auch als Exazerbation einer bekannten Grunderkrankung auftreten.

Symptomatik

Fakultativ sind die folgenden psychopathologischen Symptome zu beobachten, die – eingeordnet in den Gesamtzusammenhang der Diagnosestellung – richtungweisend sein können:
- Bewußtseinsstörung (s.a. Kap. 12).
- Denkstörungen.
- Wahn.
- Halluzinationen.
- Affektstörungen.
- Störungen des Antriebs und der Motorik.

Bewußtseinsstörung: Unter einer quantitativen Bewußtseinsstörung sind einzuordnen die Bewußtseinstrübung mit Störungen der Wachheit von Somnolenz bis hin zum Koma. Ausgeprägte Bewußtseinsstörungen sind relativ einfach zu erkennen. Bewußtseinsstörungen leichteren Grades fluktuieren jedoch häufig in ihrer Intensität. Während der Patient zu einem Zeitpunkt der Untersuchung noch bewußtseinsklar und unauffällig wirkt, kann kurze Zeit später eine massive Bewußtseinstrübung auftreten. Der Patient wirkt plötzlich „verhangen" oder „schwer besinnlich".

Qualitative Bewußtsseinstörungen gehen mit partieller oder totaler Desorientierung, Einengung des Bewußtseinsfeldes oder Ausrichtung auf bestimmtes inneres Erleben bis hin zu traumartig desorientiert-verworrenen Zuständen oder auch illusionären Verkennungen und Halluzinationen (s.u.) der verschiedenen Sinnesgebiete einher.

Denkstörungen: Denkstörungen können überaus vielfältig sein. Der Gedankengang kann wie gebremst, unregelmäßig, mühsam, wie gegen Widerstände vonstatten gehen. Die Gedanken können auch plötzlich abbrechen oder um bestimmte Inhalte kreisen. Andererseits können Denken und Sprechen beschleunigt sein. Das Denken kann auch von dazwischenkommenden anderen Einfällen abgelenkt werden. Bei manchen Patienten imponiert in erster Linie eine vermehrte Ablenkbarkeit des Denkens (assoziative Lockerung).

Leichtere Grade der Denkstörungen sind nicht selten schwer zu fassen. Schwere Denkstörungen sind auch für den ungeübten Untersucher erkennbar. So ist die Sprache des Patienten bei Vorliegen einer Denkzerfahrenheit durch einen weitgehenden Verlust der logischen und affektiven Konsistenz gekennzeichnet, im Extremfall kommt es zum sogenannten Wortsalat.

Denkstörungen im Zusammenhang mit Ich-Erlebnisstörungen sind vor allem bei der Diagnosestellung einer Schizophrenie bedeutsam. Diese Kranken klagen darüber, daß andere ihre Gedanken wüßten oder lesen könnten, ihnen Gedanken entzogen würden oder ihre Gedanken von anderen gemacht oder gelenkt würden.

Wahn: Als „Wahn" bezeichnet man „krankhaft entstandene, inhaltlich falsche Überzeugungen, die nicht aus anderen Erlebnissen ableitbar sind, mit unmittelbarer Gewißheit (Evidenz) auftreten und an denen die Patienten auf dem Höhepunkt ihrer Erkrankung unbeirrbar und unzugänglich für alle Gegengründe (unkorrigierbar) trotz der Unvereinbarkeit mit dem bisherigen Erfahrungszusammenhang und der objektiven nachprüfbaren Realität festhalten". Die Kriterien des Wahns sind also weniger das Unsinnige, Unwahrscheinliche oder Unmögliche, sondern daß der Wahn eine unerschütterliche Überzeugung ohne zureichende Begründung darstellt.

Die Wahnformen können vielfältig sein. Unter Wahneinfällen werden wahnhafte Gedanken, wie die der Verfolgung, Beeinträchtigung oder Vergiftung verstanden. Bei der Wahnwahrnehmung mißt der Patient einer realen Wahrnehmung eine abnorme Bedeutung bei.

Dem Wahn geht häufig eine Wahnstimmung voraus. Der Patient hat das Gefühl, es sei etwas Unheimliches im Gange. Die Vorgänge der Umgebung erscheinen merkwürdig und seltsam. Der Betroffene ist häufig argwöhnisch, verunsichert, ratlos. Selten ist die Stimmung gehoben. In diesem Stadium der Wahnbildung mit noch nicht manifestem Wahn ist der Betroffene häufig verbalen Interventionen noch zugänglich, wenn auch meist nur sehr kurzfristig.

Halluzinationen: Bei Halluzinationen handelt es sich um Wahrnehmungen ohne entsprechenden Sinnesreiz von außen. Halluzinationen kommen auf allen Sinnesgebieten vor, unter Umständen auch auf mehreren gleichzeitig. Halluzinationen können sich nach Deutlichkeit und Intensität, nach Realitätseindruck sowie durch ihre Auswirkungen auf das tatsächliche Verhalten des Betroffenen unterscheiden. Bei der illusionären Verkennung handelt es sich hingegen um eine verfälschte Wahrnehmung wirklicher Gegebenheiten.

- Bei akustischen Halluzinationen werden z.B. Lärm, Geräusche oder andere ungestaltete akustische Wahrnehmungen empfunden, oder aber der Patient hört laute Worte, Sätze, Geflüster oder Stimmen. Die Stimmen können dabei deutlich sein oder nur wie ein Gemurmel aus der Ferne erscheinen. Manchmal kennt der Betroffene die Stimme, es können eine oder mehrere Personen sein, die entweder einen Dialog führen oder Kommentare zu dem Tun des Betroffenen abgeben.
- Bei den optischen Halluzinationen berichtet der Betroffene elementare Erlebnisse in Form von Lichtern, Farben, Blitzen etc. Häufiger werden aber einzelne Bilder oder auch ganze Szenen wahrgenommen.
- Geruchs- und Geschmackshalluzinationen gehen erlebnismäßig ineinander über. Häufig finden sich solche Halluzinationen in Verbindung mit Verfolgungs- und Vergiftungsängsten.
- Bei taktilen Halluzinationen erleben die Patienten Hautempfindungen im Sinne von Angefaßt-, Festgehalten- oder Angeblasenwerden, Brennen, Stechen, Bohren etc. Taktile Halluzinationen können mit oder auch ohne Schmerzen einhergehen. Eine Sonderform einer taktilen Halluzination ist der sogenannte Dermatozoenwahn, hier berichtet der Patient über kleine Tiere, z.B. Würmer oder Käfer, auf oder unter der Haut.
- Die taktilen Halluzinationen gehen fließend in die sogenannten Leibhalluzinationen über. Der Betroffene hat z.B. das Gefühl, vertrocknet, verschrumpft, leer, hohl zu sein oder daß sein Körper von Strömen oder Strahlen durchflutet wird, die überall im Leib gespürt werden. Bei manchen Betroffenen kommt es auch zu einer Veränderung der Körperwahrnehmung insofern, als dieser oder bestimmte Körperteile in veränderter Größe oder verzerrter Form empfunden werden. Bei manchen dieser Leibhalluzinationen fühlen sich die Patienten durch äußeren Einfluß körperlich beeinträchtigt.

Affektstörungen: Die Sprache kennt eine große Zahl unterschiedlichster Gefühle. Affekte können z.B. dadurch charakterisiert sein, daß der Patient entweder deprimiert, traurig, lust- und freudlos, hoffnungslos, ängstlich, mürrisch, gereizt, ärgerlich, mißtrauisch, feindselig oder auch heiter-euphorisch gestimmt ist.

In der klinischen Erfahrung sind einige charakteristische Affektveränderungen besonders hervorgehoben:
- Man spricht z.B. von Affektarmut oder verflachtem Affekt bei einem Mangel oder Verlust an affektiver Ansprechbarkeit und Schwingungsfähigkeit oder auch emotionaler Indifferenz.
- Affektstarre bezeichnet den Verlust der affektiven Modulationsfähigkeit, d.h., bestimmte Affekte sind zwar vorhanden, der Betroffene kann seine Affekte aber nicht bestimmten Situationen oder Gesprächsthemen anpassen.
- Von Affektlabilität sprechen wir bei schnellen Stimmungswechseln, wobei die Affekte häufig nur von kurzer Dauer sind und rasch ins Gegenteil umschlagen können.
- Affektinkontinenz beinhaltet die mangelnde Affektsteuerung, in der Affekte übermäßig rasch anspringen, eine übermäßige Stärke haben und nicht beherrscht werden können.
- Manche Betroffene berichten über eine Gefühlsleere, die häufig als Gefühl der Gefühllosigkeit bezeichnet wird. Parathymie beschreibt hingegen einen Gefühlsausdruck, der mit den Inhalten des Gesagten nicht übereinstimmt. So lacht der Patient zum Beispiel während er von seinen Suizidgedanken erzählt.

Störungen des Antriebs und der Motorik: Antrieb ist ein Begriff zur Kennzeichnung der belebenden Kraft für alle psychischen und physischen Leistungen eines Menschen. Störungen des Antriebs werden z.B. deutlich in der Antriebsarmut oder dem Antriebsmangel. Der Betroffene ist in unterschiedlichem Ausmaß aspontan bis apathisch, die Motorik kann verlangsamt sein, die Redeweise ist schwunglos einsilbig, die Anregbarkeit allgemein herabgesetzt. Mangelnde Entschlußbereitschaft und -fähigkeit bis hin zur Willenlosigkeit kennzeichnen die Antriebsarmut. Schwere Antriebsarmut kann auch in eine Sprach- und Reglosigkeit (Stupor, s.a. Kap. 11) einmünden, wobei differentialdiagnostisch häufig schwer zu entscheiden ist, ob der Stupor durch Antriebsarmut oder durch eine Sperrung oder Hemmung des Antriebs bedingt ist. Die Antriebssteigerung macht sich hingegen durch einen gesteigerten Rededrang, Unruhe, bis hin zu schwerer allgemeiner Erregung bemerkbar.

Die Motorik wird in Mimik, Gestik, Haltung, Einzelbewegungen und kombinierten Bewegungsabläufen deutlich. Es gibt eine Vielzahl von motorischen Störungen. Man unterscheidet z.B. die Bewegungsarmut, die auch mit einer Verminderung der mimischen Bewegungen einhergeht (Hypokinese). Dem steht die Hyperkinese gegenüber mit überschießenden Bewegungsabläufen. Weiterhin finden sich Grimassieren, Fratzenschneiden und Haltungsstereotypien, in denen unnatürliche Haltungen starr und über längere Zeit beibehalten werden. Im Rahmen des Negativismus sperren sich die Betroffenen gegen jede Bewegung, zu der sie aufgefordert werden oder tun das Gegenteil des Verlangten. Bei der Echopraxie/Echolalie ahmt oder spricht der Betroffene automatenhaft Bewegungen bzw. Worte und Sätze, die er bei anderen Menschen wahrgenommen hat, nach. Unter motorischen Störungen eingeordnet wird auch unangemessenes Verhalten bis hin zu bizzaren oder geziert-manierierten Bewegungen. Ebenfalls erwähnenswert sind sogenannte motorische Stereotypien mit gleichförmig wiederholten,

8 Akute Psychose

zum Teil einfachen Bewegungen (Kratzen, Nesteln) oder auch komplizierten Bewegungsabläufen.

Umgang mit dem Patienten
Patienten mit akuten Psychosen sind häufig in hohem Maße geängstigt, insbesondere bei Ersterkrankungen, wenn sich die wahrgenommenen psychopathologischen Symptome einem ihnen bekannten Krankheitsverständnis völlig entziehen. Da die Patienten in der Regel verbalen Interventionen nur schwer zugänglich sind, erleben auch die nächsten Angehörigen intensive Gefühle der Hilflosigkeit und Angst.

> Im Hinblick darauf ist ein aktiv ärztliches Vorgehen erforderlich. Ein sachliches und ruhiges Auftreten trägt meist zur Beruhigung der Situation bei.

Dies betrifft nicht nur den Patienten und seine Angehörigen, sondern auch manche ärztliche Kollegen und Mitarbeiter des Pflegepersonals, die nicht hinreichend im Umgang mit akut psychisch Kranken geschult sind.

Der Arzt sollte den Betroffenen erläutern, daß es sich um eine seelische Erkrankung handelt. Er sollte weiter darstellen, daß zur Diagnosestellung einige Untersuchungen erforderlich sind. Alle diagnostischen und therapeutischen Maßnahmen sollten kurz und klar erläutert werden. Dies schließt bei eingeschränkter oder aufgehobener Willensfähigkeit auch eine rechtliche Aufklärung über gegebenenfalls ohne Zustimmung des Patienten durchzuführende Maßnahmen ein.

> Gleichwohl sollte der behandelnde Arzt sich darüber im klaren sein, daß die rechtlichen Rahmenbedingungen für eine Unterbringung bzw. Behandlung gegen den Willen des Patienten sehr eng gesteckt sind.

Die meisten Ländergesetze sehen hierzu vor, daß nicht nur eine psychische Störung von längerer Dauer und erheblicher Ausprägung vorliegt, sondern daß darüber hinausgehend eine akute Eigen- oder Fremdgefährdung gegeben sein muß. Deshalb sollte der behandelnde Arzt immer anstreben, notwendige Behandlungsschritte in Übereinstimmung mit dem Patienten durchzuführen, und bei fehlender Krankheitseinsicht zumindest die Zustimmung der begleitenden Angehörigen suchen (vgl. Kap. 5).

> In jedem Fall sollte es der behandelnde Arzt vermeiden, mit dem Betroffenen über den Wahrheitsgehalt des psychotischen Erlebens zu diskutieren, sondern dessen Schilderung als seine subjektive Realität akzeptieren.

Obwohl von der Gesamtheit der psychisch Kranken im Vergleich zur Allgemeinbevölkerung keine erhöhte Fremdgefährdung ausgeht, so ist dennoch in Rechnung zu stellen, daß Situationen der Eigen- oder Fremdgefährdung bei akut psychisch Erkrankten nicht ganz selten und manchmal unvorhersehbar auftreten.

Auf eine angemessene physische (räumliche) Distanz zwischen Untersucher und Patient sollte geachtet werden, und zwar sowohl im Interesse des Untersuchers als auch zur Vorbeugung möglicher Bedrohungsgefühle seitens des Patienten. Für stark geängstigte Patienten kann die Anwesenheit einer vertrauten Person hilfreich sein.

Der betroffene Patient muß sowohl zu seinem eigenen wie auch zum Schutze seiner Umgebung bei entsprechenden Hinweisen nach gefährlichen Gegenständen (z.B. Messer oder andere Waffen) untersucht werden. Die Untersuchungssituation muß so gestaltet werden, daß sich der Untersucher unter Umständen unverzüglich zurückziehen kann. Sofern Gewalttätigkeit droht, muß unter Umständen die Polizei zur Unterstützung hinzugezogen werden. Dabei muß man sich allerdings vor Augen halten, daß die Anwesenheit von Polizisten bei der Untersuchung nicht unbedingt zur Entspannung der Situation beiträgt.

Solange noch keine hinreichende Sicherheit über den Gefährdungsgrad gegeben ist, sollte der Patient ständig überwacht werden.

Der Untersucher muß beachten, daß bei so schwerwiegenden Störungen, die mit gestörtem Realitätsbezug und gestörter Einsichts- und Steuerungsfähigkeit von erheblichem Ausprägungsgrad einhergehen, ein Großteil der Behandlungsverantwortung – auch in rechtlicher Hinsicht – auf ihm liegt. Deshalb muß er dafür Sorge tragen, daß der Patient das Untersuchungs- bzw. Wartezimmer nicht unbemerkt verlassen kann.

Diagnostisches Vorgehen

Bei allen akuten Psychosen geht es zunächst darum, körperlich begründbare Krankheitsbilder von endogenen oder funktionellen Psychosen abzugrenzen, da sich aus dieser Abgrenzung erhebliche therapeutische Konsequenzen ergeben.

Die Diagnose erfolgt aufgrund der Anamnese, auf der Basis des psychopathologischen Befundes, körperlicher (Begleit-)Symptome und der apparativen Diagnostik einschließlich Laboruntersuchung.

Bei der Anamnese ist neben der aktuellen Symptomatik zu erfragen, ob körpermedizinische oder psychiatrische Vorerkrankungen bekannt sind. Tabelle 8-1 faßt einige wesentliche anamnestische Fragen zusammen, insbesondere im Hinblick auf gegebenenfalls bekannte Vorerkrankungen.

Tabelle 8-1 Wichtige anamnestische Fragen bei Patienten mit akuten psychotischen Zustandsbildern.

- Bei psychiatrischer Vorerkrankung: Wie war der bisherige Krankheitsverlauf?
- Unterscheidet sich der jetzige Verlauf von früheren Erkrankungsepisoden?
- Sind neue Symptome hinzugekommen?
- War bei früheren Episoden Eigen- oder Fremdgefährdung gegeben?
- Welche körpermedizinischen Vorerkrankungen sind bekannt?
- Sind neue somatische Symptome hinzugekommen?
- Welche Medikamente wurden verordnet (wurden sie regelmäßig/unregelmäßig eingenommen?), und welche Medikamente werden gegenwärtig eingenommen?
- Werden nicht verordnete, frei verkäufliche Medikamente eingenommen?
- Liegt ein Substanzmißbrauch vor?
- Sind aus jüngerer Zeit (Schädel-Hirn-)Traumen bekannt?

Psychopathologischer Befund

Für den geübten Untersucher beginnt die Erhebung des psychopathologischen Befundes mit der Kontaktaufnahme und verläuft parallel zur diagnostischen Abklärung. Ungeübte Untersucher sollten sich die Zeit nehmen, den psychopathologischen Befund gesondert zu erheben.

8 Akute Psychose

Zur Diagnostik körperlich begründbarer Psychosen können psychopathologische Kriterien herangezogen werden, die auf der Beschreibung organisch bedingter psychopathologischer Merkmalskombinationen beruhen (s.a. Kap. 12). Innerhalb der Vielfalt solcher Merkmalskombinationen läßt sich eine Untergliederung in zwei verschiedenartige Symptomgruppen vornehmen. Bei einer ersten Gruppe stehen qualitative und quantitative Störungen des Bewußtseins oder Beeinträchtigungen höherer kognitiver Leistungen (z.B. Störungen des Gedächtnisses und der Orientierung) im Vordergrund, die sich von den psychopathologischen Merkmalen funktioneller psychischer Krankheiten im allgemeinen gut unterscheiden lassen und den Rückschluß auf eine primäre und sekundäre Hirnschädigung oder -funktionsstörung nahelegen. Weniger richtungweisend sind hingegen Affektstörungen, z.B. Affektlabilität oder -inkontinenz, Wahnsymptome, Halluzinationen (vorwiegend optische) oder auch Störungen des Antriebs (z.B. Apathie) und der Motorik (z.B. Nesteln). Solche psychopathologischen Befunde erlangen dann aber zunehmend Gewicht, wenn sie in engem zeitlichem Zusammenhang mit körpermedizinischen Erkrankungen oder mit der Einnahme kurz zuvor verordneter Medikamente bzw. bei Änderung vorbestehender Medikation oder mit der Aufnahme bzw. dem Entzug psychotroper Substanzen auftreten.

Internistisch-neurologische Untersuchung

Als nächstes erfolgt eine sorgfältige internistisch-neurologische Untersuchung. Von besonderer Bedeutung ist die Erfassung der Vitalparameter (Blutdruck, Puls, Temperatur, Atmung). Bei der Prüfung des Allgemeinzustands wird auf Ernährungszustand, Exsikkosezeichen und Hautveränderungen geachtet. Die allgemeine Inspektion schließt auch die Suche nach Verletzungen, insbesondere Kopfverletzungen, ein. Die Beweglichkeit des Genicks wird geprüft, die Größe der Schilddrüse palpiert. Herz und Lunge werden auskultiert, das Abdomen wird palpiert. Die neurologische Untersuchung beinhaltet die Untersuchung der Hirnnerven, der Motorik wie der Koordination. Der Reflexstatus wird erhoben, die Sensibilität geprüft.

Die unerläßliche internistisch-neurologische Untersuchung hat unter psychologischen Aspekten darüber hinaus den Vorteil, daß zumindest ein Teil mißtrauischer und geängstigter Patienten in dem Gefühl bestärkt wird, wirklich in medizinischer Behandlung zu sein. Das Gespräch über körpermedizinische Befunde einschließlich somatischer Vorerkrankungen wie die internistisch-neurologische Untersuchung kann auch den Einstieg in die Anamnese zu psychiatrischen Vorerkrankungen und die Erhebung des psychopathologischen Befundes erleichtern, so daß dieser Teil der Untersuchung variabel nachgeordnet sein kann.

Laboruntersuchungen

Der körperlichen Untersuchung und der Erhebung des psychopathologischen Befundes schließen sich in der Regel Laboruntersuchungen an. Laboruntersuchungen ersetzen die körperliche Untersuchung nicht. Unverzichtbare Laborparameter sind BKS, großes Blutbild, Elektrolyte, Nieren- und Leberfunktionsparameter, Gesamteiweiß, Blutzucker, CPK und Urinstatus sowie Urinsediment. Bei entsprechendem Verdacht muß die Notwendigkeit weiterer Zusatzdiagnostik im Einzelfall geprüft werden (EEG, CCT, Lumbalpunktion, Drogenscreening). Auch die Messung des Alkoholspiegels im Blut wird häufig erforderlich.

Auf der Basis der nun vorliegenden Informationen kann zusammen mit dem psychopathologischen Befund eine **vorläufige Diagnose** gestellt werden. Sofern die begleitenden Untersuchungen keine pathologischen Ergebnisse bringen, kann bei Vorliegen entsprechender psychopathologischer Symptome vorläufig die Diagnose einer endogenen oder funktionellen Psychose gestellt werden. Aber auch im weiteren Verlauf sollten Hinweise auf körperlich begründbare Psychosen unbedingt beachtet werden.

Differentialdiagnose

Akute körperlich begründbare Psychosen

In der Gruppe der akuten körperlich begründbaren Psychosen sollte eine Intoxikation mit oder Entzug von psychoaktiven Substanzen wegen deren hoher Ablaufgeschwindigkeit vorrangig ausgeschlossen werden.

Diese Gruppe der akut körperlich begründbaren Psychosen zeigt zunächst keine morphologischen Hirnveränderungen. Sie sind in der Regel reversibel. Sie können längerfristig aber auch Defektzustände hinterlassen.

Drogen-, alkohol- und medikamenteninduzierte psychotische Zustandsbilder (vgl. Kap. 15 und 16)

Die anamnestischen Angaben der Patienten sind häufig unzuverlässig, ein Drogenscreening ist deshalb unerläßlich. Eine positive Toxikologie sollte nicht dazu führen, daß weiterführende Untersuchungen, die dem Nachweis oder Ausschluß differentialdiagnostisch zu erwägender Krankheitsbilder dienen, unterlassen werden.

Substanzmißbrauch mit illegalen Drogen kommt vorzugsweise in der Altersgruppe der 20- bis 30jährigen vor. Am häufigsten finden sich Intoxikationen mit Halluzinogenen (z.B. LSD), Amphetaminen, Kokain oder Cannabis.

Die genannten illegalen Substanzen erzeugen in der Regel mehr eine psychische als physische Abhängigkeit. Im Rahmen von Intoxikationen zeigen sich die unterschiedlichsten paranoid-halluzinatorischen Zustandsbilder. Affektstörungen mit Euphorie oder depressive Zustände, die von ausgeprägter Angst und panikartiger Symptomatik begleitet sein können, sind häufig.

Im Rahmen legalen Substanzmißbrauchs ist der **Alkoholmißbrauch** in der Gesellschaft am weitesten verbreitet (vgl. Kap. 15). Bei den Patienten, die im Rahmen von Alkoholentzugssyndromen akut behandlungsbedürftig werden, handelt es sich häufig um Alkoholabhängige, die bereits einen sozialen Abstieg durchlaufen haben. Inanspruchnehmer sind in der Mehrzahl Männer im Alter zwischen 30 und 40 Jahren. Alkoholabhängige haben ein hohes Suizidrisiko. Suizidäußerungen sind deshalb sehr ernst zu nehmen.

Die bekannten Entzugssymptome (Schwitzen, Tremor, Übelkeit, innere Unruhe) können nahtlos in ein Delirium tremens übergehen mit Desorientiertheit, illusionären Verkennungen, Halluzinationen, Wahngedanken etc.

Vor dem Hintergrund von Ernährungsstörungen bei Alkoholkranken muß auch eine Wernicke-Enzephalopathie mit Augenmuskellähmungen, Nystagmus, Bewußtseinsstörungen, Ataxie und peripherer Neuropathie in Betracht gezogen werden. Erwähnenswert ist ferner die Korsakow-Psychose mit Gedächtnisstörung, Konfabulation, Desorientiertheit etc. Ein eher seltenes Krankheitsbild stellt die Alkoholhalluzinose dar mit vorherrschenden akustischen Halluzinationen von bedrohlichem Charakter.

Darüber hinaus können akute psychotische Zustände bei den verschiedenartigsten **Medikamenten** – Psychopharmaka wie Nichtpsychopharmaka – beobachtet werden.

> Es handelt sich dabei um unerwünschte Arzneimittelwirkungen, die nicht nur bei Überdosierungen, sondern auch bei Einnahme von therapeutischen Dosen auftreten können (s. Kap. 28).

Zu beachten ist auch, daß im Rahmen von Substanzmißbrauch häufig verschiedene Substanzen und Medikamente, zum Teil mit wechselseitiger Verstärkung oder gar Potenzierung, kombiniert werden.

Insbesondere bei älteren Menschen kann eine unkontrollierte Einnahme von Medikamenten, die Ersteinnahme von Medikamenten oder eine Änderung vorbestehender Medikation zu den Symptomen einer akuten Psychose führen, ohne daß ein Medikamentenmißbrauch vorliegen muß. In einer solchen Gefahr stehen ältere Menschen insbesondere dann, wenn mehrere Medikamente mit anticholinerger Wirkung miteinander kombiniert werden. Üblicherweise zeigen diese Krankheitsbilder typische Symptome organischer Psychosen (s.a. Kap. 14 und 27).

Psychotische Zustandsbilder im Rahmen internistischer und neurologischer Erkrankungen
Es gibt eine Reihe von internistischen und neurologischen Erkrankungen, die mit den Symptomen einer akuten Psychose einhergehen können (s.a. Kap. 14). Dies gilt z.B. für viele Infektionserkrankungen, schwere Herz- und Lebererkrankungen, Vitaminmangelzustände und verschiedene endokrine Störungen. Ebenso vielfältig können die neurologischen Erkrankungen sein, auf deren Boden sich die Symptome einer akuten Psychose entwickeln. Das Krankheitsspektrum reicht von gefäßbedingten über entzündliche Hirnerkrankungen bis zu Tumoren und Hirnverletzungen.

> Es ist zu beachten, daß bei diesen Bildern die nicht selten bedrohlichen körperlichen Grunderkrankungen durch die „lärmende" Symptomatik der seelischen Störung maskiert werden können. Deshalb werden solche Patienten immer wieder vorschnell in psychiatrische Kliniken überwiesen, obwohl die Diagnostik und Therapie der somatischen Erkrankung vorrangig wäre. Relativ häufig handelt es sich dabei um ältere Menschen. Gerade für diese Altersgruppe gilt jedoch, daß – abgesehen von wahnhaften Depressionen – psychotische Ersterkrankungen überwiegend organisch verursacht sind, so daß eine dahingehende Abklärung immer möglichst rasch in die Wege geleitet werden muß (s.a. Kap. 27.5).

Funktionelle/endogene Psychosen

Schizophrenie und verwandte Erkrankungen
Zu dieser Erkrankungsgruppe gehören schizophrene, schizophrenieähnliche und wahnhafte Psychosen sowie die schizoaffektiven Störungen (vgl. Kap. 17). Es handelt sich um eine heterogene Gruppe von Störungen. Allen gemeinsam ist, daß ihre Ätiologie bisher weitgehend unbekannt ist.

Die **schizophrenen Psychosen** sind die häufigsten und schwersten Erkrankungen dieser Gruppe. Folgende Symptome gelten als charakteristisch für schizophrene Störungen:
- Gedankenlautwerden,
- Gedankeneingebung oder Gedankenentzug,
- Gedankenausbreitung,
- verschiedene Wahninhalte,
- das sogenannte Gefühl des Gemachten,
- kommentierende oder dialogisierende Stimmen.

Optische Halluzinationen kommen auch, jedoch seltener vor. Neben solchen produktiven Symptomen gibt es auch sogenannte negative Symptome mit Apathie, verflachtem oder inadäquatem Affekt. In der Phase der akuten Erkrankung treten die Negativsymptome mit Apathie, Lust- und Freudlosigkeit hinter die produktiven Symptome wie Wahn und Halluzinationen zurück, ohne jedoch zu verschwinden.

Bei der Schizophrenie werden verschiedene Untergruppen unterschieden. Am häufigsten sind **paranoid-halluzinatorische Zustandsbilder** mit Vorherrschen von Wahn und Halluzinationen.

Bei der **katatonen Schizophrenie** stehen psychomotorische Störungen im Vordergrund, die zwischen Extremen wie Erregung und Stupor alternieren können. Weiterhin finden sich Haltungsstereotypien und Negativismus. Bei der perniziösen Katatonie kommt es zusätzlich zu schweren vegetativen Regulationsstörungen, wie Puls- und Blutdruckveränderungen, Elektrolytverschiebungen und einer vital gefährlichen Hyperthermie (über die Schwierigkeiten der Abgrenzung vom malignen neuroleptischen Syndrom vgl. Kap. 28).

Bei der **Hebephrenie** stehen affektive Veränderungen im Vordergrund. Wahnvorstellungen und Halluzinationen sind flüchtig und bruchstückhaft, das Verhalten unvorhersehbar. Die Stimmung ist flach und unpassend. Das Denken ist ungeordnet, die Sprache weitschweifig und zerfahren.

Die **schizoaffektiven Störungen**, bei denen – meistens gleichzeitig, oder höchstens durch einige Tage getrennt – sowohl schizophrene als auch affektive Symptome in der gleichen Krankheitsphase auftreten, zeigen einen episodischen Verlauf. Die affektive Symptomatik kann dabei entweder als manisches oder depressives Bild imponieren.

Affektive Erkrankungen

Bei diesen Erkrankungen bestehen die Hauptsymptome in einer Veränderung der Affektivität (vgl. Kap. 18). Die wichtigsten Erkrankungen, die mit akuten psychotischen Zustandsbildern einhergehen, sind
- Manie (mit psychotischen Symptomen);
- schwere depressive Episoden (mit psychotischen Symptomen);
- bipolare affektive Störung (mit psychotischen Symptomen),

Bei der **Manie** ist die Stimmung situationsinadäquat gehoben. Übliche soziale Hemmungen gehen verloren. Selbstüberschätzung und Größenideen können in Wahn einmünden; aus Reizbarkeit und Mißtrauen kann sich ein Verfolgungswahn entwickeln. Ideenflucht und Rededrang können dazu führen, daß der Betreffende nicht mehr verstanden wird („verworrene Manie"). Ausgeprägte und anhaltende körperliche Aktivität und Erregung können in Aggression oder Gewalttätigkeit münden.

8 Akute Psychose

Bei **schweren depressiven Episoden** werden sowohl durch psychomotorische Hemmung wie durch Agitiertheit gekennzeichnete Bilder gesehen. Verlust des Selbstwertgefühls, Gefühle von Verzweiflung, Nutzlosigkeit und Schuld sind meist vorherrschend, in schweren Fällen besteht ein hohes Suizidrisiko. Hinzutreten können Wahnideen, Halluzinationen oder ein depressiver Stupor. Der Wahn schließt gewöhnlich Ideen der Versündigung, der Verarmung oder einer bevorstehenden Katastrophe ein.

Bei einer **bipolaren affektiven Störung** treten einmal gehobene Stimmung, vermehrter Antrieb und Aktivität (Manie) auf, dann wieder eine Stimmungstief, verminderter Antrieb und Aktivität (Depression). In der akuten Notfallsituation erlauben anamnestische Angaben über frühere Krankheitsepisoden gegebenenfalls eine Einordnung unter dieses Krankheitsbild.

Artifizielle Störungen (absichtliches Erzeugen oder Vortäuschen von Symptomen)
Alle bisherigen differentialdiagnostischen Überlegungen müssen noch dahingehend ergänzt werden, daß die oben beschriebenen Symptome in Einzelfällen absichtlich erzeugt oder vorgetäuscht sein können.
Derartige psychische Störungen, die sich typischerweise mit großer Dramatik darstellen, sind zwar selten, führen jedoch bei den involvierten Ärzten und dem Pflegepersonal zu großer Irritation und lösen im allgemeinen intensive diagnostische und therapeutische Bemühungen aus.

Typisch für diese Patienten ist, daß sie „verrückt spielen". Sie beschreiben z.B. ungewöhnliche optische Halluzinationen („kleine grüne Männchen") und produzieren bereitwillig jedes Symptom, nach dem sie gefragt werden (s.a. Kap. 31).

Die Gründe für solches Verhalten sind häufig unklar. Zumeist liegt diesem Verhalten eine schwere Persönlichkeitsstörung zugrunde (s.a. Kap. 24). Abzutrennen hiervon ist die Simulation, z.B. zur Vermeidung von Strafverfolgung oder zur Verschaffung finanzieller Vorteile durch das Kranksein.

Diagnostischer Stufenplan
Wenn aufgrund der oben skizzierten Symptomatologie die Verdachtsdiagnose einer akuten Psychose gestellt wird, so sind für die weitere Differentialdiagnose drei Kriterien von besonderer Wichtigkeit:
- Liegen die **Leitsymptome einer organischen Psychose** vor, also insbesondere quantitative oder qualitative Bewußtseinsstörungen und eine Beeinträchtigung kognitiver Leistungen, wie Mnestik, Orientierung etc.?
- Findet sich eine **internistisch-neurologische Erkrankung als Ursache der Psychose?** Entsprechende Hinweise können sich ergeben aus der Anamnese bzw. klinischen und zusatzdiagnostischen Befunden (also z.B. Symptome einer kardiovaskulären Erkrankung, Fieber, laborchemische Korrelate einer gestörten Leber- oder Nierenfunktion etc.).
- **Könnte es sich um eine substanzinduzierte Psychose handeln?** Dies betrifft in erster Linie Zustandsbilder in Folge der Einnahme von psychotropen Substanzen (Alkohol, Drogen, psychotrope Medikamente), daneben sind aber auch Medikamente ohne primär psychotrope Wirkung als mögliche Ursache zu bedenken. Hinweise auf ein substanzinduziertes psychotisches Geschehen resultieren zum einen aus der Anamnese einer gegenwärtigen oder kurz – d.h. Tage bis Wochen – zurückliegenden Einnahme entsprechender Pharmaka,

Drogen etc. Des weiteren sind die typischen Intoxikations- bzw. Entzugssymptome, die unter Einwirkung von psychotropen Substanzen auftreten können, zu beachten (z.B. Bewußtseinstrübung, Miosis, Mydriasis, Ataxie, Nystagmus, Dysarthrie, Tremor, Blutdrucksteigerung, Tachykardie, Hyperhidrosis). Schließlich können der Diagnose einer substanzinduzierten Psychose auch entsprechende toxikologische Nachweise zugrunde liegen.

In Abbildung 8-1 ist unter Verwendung dieser Kriterien ein Entscheidungsbaum dargestellt, aus dem acht verschiedene idealtypische Symptomkonstellationen abgeleitet werden können, die im allgemeinen eine vorläufige diagnostische Einordnung eines Krankheitsbildes erlauben. Auch wenn danach die Diagnose einer endogenen Psychose im wesentlichen auf dem Wege des Ausschlusses anderer Ursachen gestellt wird, so gibt es andererseits auch positive Hinweise, die hierfür herangezogen werden können. Dies gilt unter anderem für das Vorliegen einer positiven Familienanamnese, ebenso wie für Vorerkrankungen aus dem Formenkreis der endogenen Psychosen in der Eigenanamnese des Patienten.

Ob somatische Auffälligkeiten als die wesentlichen ätiologischen Faktoren für ein psychotisches Krankheitsbild anzusehen sind, bedarf immer einer individuellen Beurteilung. Neben zerebralen Prozessen sind es in der Regel schwere Allgemeinerkrankungen mit potentieller Beeinträchtigung der Hirnfunktion, die eine psychotische Symptomatik verursachen können (weitere Ausführungen s.o. und in Kap. 14). Ein zeitlicher Zusammenhang zwischen körperlicher Erkrankung und psychopathologischer Symptomatik unterstützt die Annahme eines entsprechenden Zusammenhangs ebenso wie die Besserung der psychischen Störung nach wirksamer Behandlung der mutmaßlichen Grunderkrankung. An eine durch somatische Faktoren bedingte Psychose ist ferner zu denken, wenn eine für eine endogene Psychose untypische Symptomkonstellation besteht (z.B. deutliches Überwiegen optischer gegenüber akustischen Halluzinationen).

> Wegen der Vielfalt möglicher körperlicher Grunderkrankungen kann im Rahmen der diagnostischen Abklärung die konsiliarische Hinzuziehung anderer Fachgebiete erforderlich werden, wobei ein Großteil körpermedizinischer Erkrankungen mit vorherrschender psychopathologischer Symptomatik mit einer begrenzten Zahl relativ wenig aufwendiger diagnostischer Maßnahmen identifiziert werden kann.

Therapeutische Prinzipien

Das therapeutische Vorgehen ist zunächst davon bestimmt, ob und inwieweit es gelingt, mit dem Patienten zu einem Konsens über die Behandlungsnotwendigkeit der Erkrankung zu kommen. Dabei kann es hilfreich sein, sich über Teilaspekte der Behandlung zu verständigen oder gegebenenfalls Vorschläge des Patienten zunächst aufzugreifen. In manchen Fällen kann bereits eine wirksame Reizabschirmung wesentlich zur Beruhigung des Patienten beitragen.

Soweit der Patient erregt, aggressiv, ängstlich, agitiert, mißtrauisch oder ähnliches ist, sind medikamentöse Maßnahmen angezeigt. Welche Substanzklassen jeweils indiziert sind, ist den Kapiteln 6 und 17 zu entnehmen.

> Der behandelnde Arzt muß dabei immer bedenken, daß akut lebensbedrohliche Erkrankungen, wie z.B. ein Schädel-Hirn-Trauma, nicht verschleiert werden dürfen. Wenn hierüber Unsicherheit besteht, ist bei aggressiven und

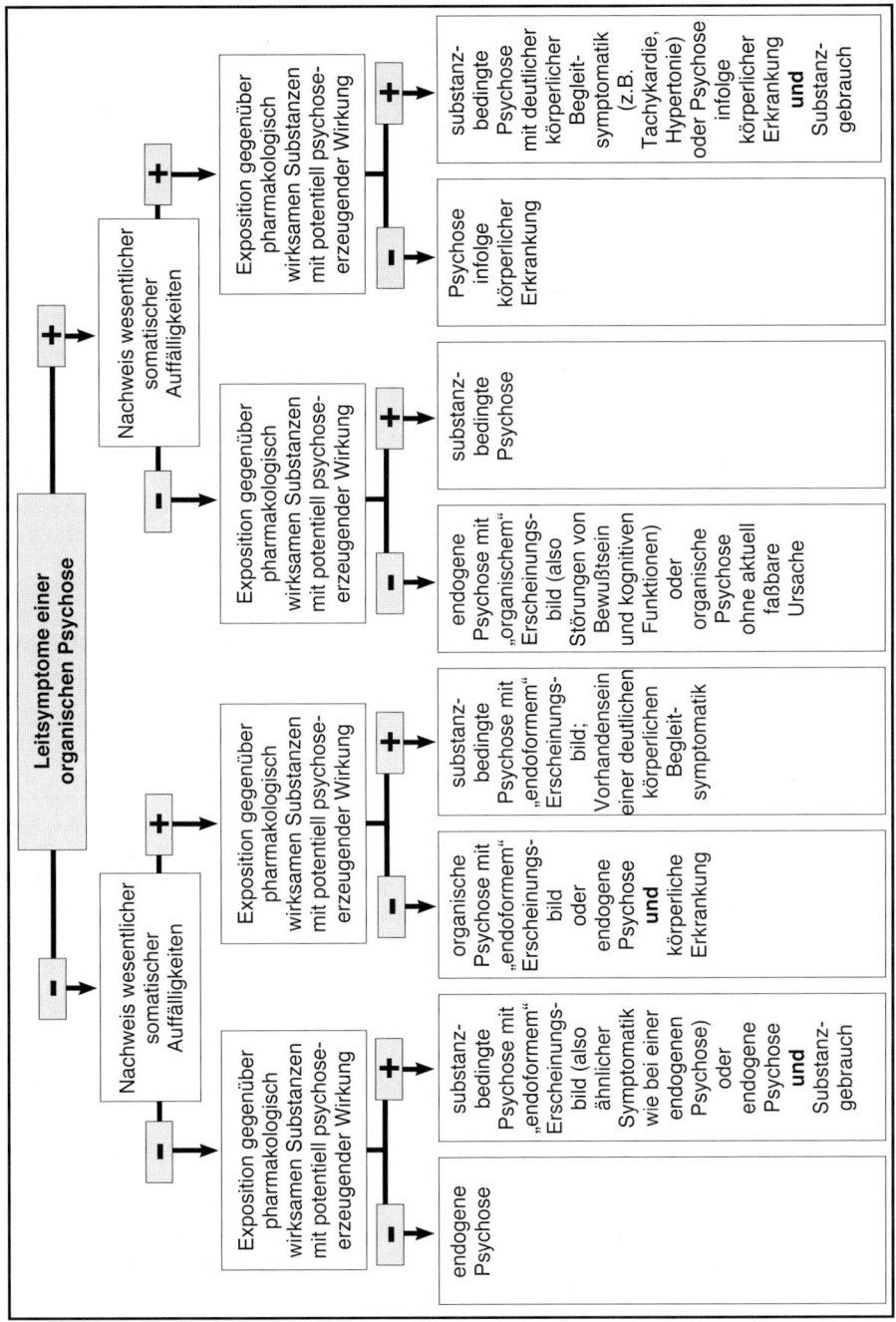

Abb. 8-1 Diagnostischer Stufenplan bei Patienten mit akuten psychotischen Zustandsbildern.

agitierten Patienten unter Umständen eine Fixierung einer Medikation mit nicht abzuschätzenden Folgewirkungen vorzuziehen.

Dabei gilt, daß die Fixierung als freiheitsentziehende Maßnahme nur im äußersten Notfall durchgeführt werden darf (s.a. Kap. 6). Wenn die notwendigen diagnostischen und therapeutischen Maßnahmen vom Patienten abgelehnt werden, so ist individuell darüber zu entscheiden, ob eine Notfallsituation sofortiges Handel erfordert oder zunächst bis zu einer richterlicher Entscheidung nach dem Unterbringungs- bzw. Betreuungsgesetz abgewartet werden muß.

In einem weiteren Schritt stellt sich die Frage, ob der Patient ambulant oder stationär behandelt werden muß. Für Neuerkrankungen ist in der Regel eine stationäre Behandlung indiziert, die es im weiteren auch ermöglicht, weiterführende, differentialdiagnostisch wichtige Untersuchungsmaßnahmen durchzuführen. Wenn der Patient mit einer notwendigen stationären Aufnahme nicht einverstanden ist, muß wiederum die Frage geprüft werden, ob die rechtlichen Voraussetzungen für eine Unterbringung wider den Willen des Betroffenen erfüllt sind. Eine weiterführende Darstellung der Therapie akuter psychotischer Zustandsbilder findet sich in den Kapiteln 14 bis 18.

Literatur

1. Hewer, W., W. Rössler, E. Jung: Somatische Erkrankungen bei stationär behandelten psychiatrischen Patienten. Psychiatr. Prax. 18 (1991), 133–138.
2. Scharfetter, C.: Allgemeine Psychopathologie. Thieme, Stuttgart 1996.
3. Weltgesundheitsorganisation: Nationale Klassifikation psychischer Störungen: ICD-10, Kap. V (F). In: Dilling, H., W. Mombour, M. H. Schmidt (Hrsg.): Klinisch-diagnostische Leitlinien. Huber, Bern–Göttingen–Toronto 1991.

9
Depressive Syndrome

MARTIN HAMBRECHT

Krankheitsbild
Definiert werden depressive Syndrome durch ihre affektive Symptomatik, zu der fast immer Symptome des Antriebs, der Psychomotorik, des Wollens und Denkens sowie häufig auch körperliche Beschwerden hinzukommen.

Das Risiko, mindestens einmal im Leben an einer depressiven Episode im engeren Sinne („major depression") zu erkranken, liegt nach neueren Studien zwischen 15 und 18% [10], wobei Frauen ein doppelt so hohes Erkrankungsrisiko tragen wie Männer. Depressive Syndrome sind jedoch unspezifisch und treten nicht nur bei den eigentlichen affektiven Störungen, sondern auch bei vielen anderen psychiatrischen Krankheitsbildern als Begleitsymptomatik auf.

Depressive Verstimmungen beginnen oft schleichend, verlaufen häufig blande und teilweise mono- oder oligosymptomatisch, z.B. nur mit Schlaf- oder Antriebsstörungen. Diese Zustände werden dann oft vom Betroffenen selbst, seiner Familie oder dem primär konsultierten Arzt nicht als depressives Syndrom erkannt. Typischerweise gilt dies für die sogenannte larvierte Depression, bei der körperliche Beschwerden (z.B. Schmerzen, gastrointestinale Beschwerden) ganz im Vordergrund stehen, während die depressive Verstimmung eher gering ausgeprägt ist und sich hinter den Körpersymptomen zu verbergen scheint.

> Zum Notfall werden depressive Syndrome durch einen plötzlichen Beginn oder durch die Schwere ihrer Symptomatik. Akuter Handlungsbedarf besteht vor allem bei Selbstgefährdung durch Suizidalität, durch erhebliche Selbstvernachlässigung oder wahnbestimmtes Verhalten und bei sehr starker Angst.

Gefühle
Gedrückte Stimmung ist das Leitsymptom depressiver Syndrome. Die Patienten beschreiben ihre Gemütslage als niedergeschlagen, traurig, verzweifelt, schwermütig oder hoffnungslos. Das Selbstwerterleben ist von Gefühlen der Insuffizienz, Scham oder Schuld geprägt. Mitunter können die Patienten überhaupt kein Gefühl mehr aufbringen („Gefühl der Gefühllosigkeit"), fühlen sich leer, versteinert und beklagen, nicht mehr weinen zu können. Die Fähigkeit, mit an-

deren Menschen gefühlsmäßig mitzuschwingen und emotional adäquat zu reagieren, geht verloren.

In zwei Drittel der Fälle gehen depressive Verstimmungen mit Ängsten einher, die meist eher diffus und generalisiert, gelegentlich aber auch in Form von Panikattacken oder situativ gebunden auftreten können.

Psychomotorik, Antrieb und Motivation
Die gedrückte Stimmung findet ihren Ausdruck in Mimik und Gestik (trauriger Gesichtsausdruck, Weinen etc.), kann andererseits aber auch zu einem Verlust affektiver Ausdrucksbewegungen führen (Affektstarre). Störungen von Antrieb und Psychomotorik gehören typischerweise zu depressiven Verstimmungen, wobei entweder eine Verminderung bzw. Hemmung des Antriebs bis hin zum Stupor (s. Kap. 11) oder eine Antriebssteigerung mit ausgeprägter psychomotorischer Unruhe beobachtet wird, bei der die Patienten keine Ruhe finden, nicht sitzen bleiben können und rastlos umherlaufen (gehemmt-depressives vs. agitiert-depressives Syndrom).

Neben der gedrückten Stimmung und den Antriebsstörungen zählen der Verlust von Interessen und die Unfähigkeit, Freude zu empfinden, zu den Kardinalsymptomen der Depression. Die Patienten werden auch jenen Lebensinhalten gegenüber gleichgültig, die ihnen sonst viel bedeuten (Familie, Beruf, Freunde, Hobbies usw.), sie verhalten sich passiv oder auch aktiv vermeidend.

Denken
Konzentration, Aufmerksamkeit, Merkfähigkeit und Gedächtnisleistungen können in einer Depression bis hin zum Schweregrad einer „Pseudodemenz" vermindert sein. Der formale Gedankengang ist fast immer durch Grübeln gekennzeichnet; die Gedanken drehen sich ständig im Kreis. Andere Patienten weisen Gedankenleere und Denkhemmung bis hin zur Denkunfähigkeit auf und sind selbst von kleinsten Entscheidungen, z.B. beim Anziehen am Morgen, überfordert.

Inhaltlich wird das Denken von negativen Inhalten und Erwartungen bezüglich der eigenen Person, der Familie und Umwelt, Vergangenheit, Gegenwart und Zukunft beherrscht, was sich in Selbstzweifeln, Selbstvorwürfen und pessimistischen Zukunftserwartungen bis hin zu lebensmüden Gedanken äußert. Sieht der Patient selbst die Unsinnigkeit dieser negativen Gedanken ein, ohne sich davon freimachen zu können, handelt es sich um Zwangsgedanken. Wenn er an objektiv falschen Gedanken, Überzeugungen oder Wahrnehmungen unkorrigierbar festhält, handelt es sich um Wahn (s.u.).

Körperliche Symptome
Depressive Patienten fühlen sich meist kraftlos, körperlich schlapp und leicht ermüdbar. Sie wirken vorgealtert und leiden fast immer unter Schlafstörungen, wobei Insomnie und oberflächlicher, zerhackter Schlaf häufiger sind als Hypersomnie. Als typische „Vitalsymptome" einer Depression gelten frühmorgendliches Erwachen (zwei und mehr Stunden vor der üblichen Zeit), morgendliches Stimmungstief, Appetitlosigkeit, Gewichtsabnahme und Verlust von sexuellem Interesse. Körperliche Mißempfindungen, Druckgefühle und Schmerzen betreffen meist den Kopf, die Brust mit der Herzregion, den Rücken und die Glieder. Auch

Globusgefühle im Hals, Engegefühle im Thorax oder unbestimmter Druck im Abdomen werden beklagt.

Suizidalität
(hierzu ausführlich Kap. 2 und 10)
Es gibt kaum einen depressiven Patienten, dem lebensverneinende Tendenzen völlig fremd wären. Diese können sich äußern in Todesphantasien, lebensmüden Gedanken, passiven Todeswünschen, Suizidabsichten, autoaggressiven Handlungen ohne Selbsttötungsabsicht, aber auch aktiven Suizidhandlungen.

> Die kritischste Zeit für Suizidversuche ist meist der ab- und der aufsteigende Schenkel der Depression, wenn die Stimmung einerseits gedrückt, der Antrieb aber normal oder gar gesteigert sein kann.

Allerdings wird Suizidgefährdung nicht nur bei schweren depressiven Verstimmungen beobachtet. Sie kann durchaus auch bestehen bei Patienten, die nur mäßig bedrückt wirken. Dieses kann beispielsweise der Fall sein bei Patienten mit Suchterkrankungen oder Schizophrenie, etwa dann, wenn sie in bestimmten Phasen ihrer Erkrankung in negativer Weise über ihr Leben bilanziert haben.

Depressive Syndrome können in eine suizidale Einengung münden, die Interessen, Wünsche, Gefühle, Wertvorstellungen und soziale Kontakte betrifft [9]. Aggressivität ist ebenfalls ein Zeichen für Suizidgefährdung – mit der Einengung wird sie schließlich gegen sich selbst gewandt.

Die Ankündigung eines Suizids ist immer ernst zu nehmen. Suizidversuche in der Vorgeschichte und in der Verwandtschaft sprechen für ein erhöhtes Risiko.

Wahn
Als wahnhaft wird das unkorrigierbare Festhalten an objektiv falschen Überzeugungen bezeichnet. Depressive Wahninhalte sind in der Regel von ihrem Inhalt her kongruent mit der depressiven Grundstimmung (synthym) und betreffen typischerweise die Gesundheit (hypochondrischer Wahn), finanzielle Situation (Verarmungswahn), angebliches oder tatsächliches, aber objektiv geringes Fehlverhalten (Schuldwahn) oder stellen die eigene Existenz grundsätzlich in Frage (nihilistischer Wahn).

Können weder logische Argumente noch widerständige Erfahrungen den Wahn beeinflussen oder korrigieren, dann besteht Wahngewißheit. Der Patient ist subjektiv z.B. fest davon überzeugt, völlig verarmt, unheilbar krank oder der schrecklichsten Verbrechen schuldig zu sein. Dafür werde er verfolgt (paranoider Wahn) und habe eine furchtbare Strafe zu erwarten.

Im Beziehungswahn bezieht er zufällige Ereignisse auf sich (Beispiel: schwarze Pkw künden vom nahenden Tod).

> Wahnhafte Depressionen verlaufen meist schwerer als andere Depressionsformen und führen häufiger zu Stupor und zu Suizidgefährdung, z.B. aus der Motivation zur Selbstbestrafung heraus oder um der erwarteten göttlichen Strafe zuvorzukommen.

Halluzinationen
Bei depressiven Syndromen sind Trugwahrnehmungen eher selten und werden vom Betroffenen häufig auch als irreal erkannt, sind also Pseudohalluzinationen. Gesehen werden z.B. Schattengestalten von Tod oder Teufel. Allerdings kommen

auch echte Halluzinationen vor: Gehört werden diffamierende oder anklagende Stimmen, gerochen wird Leichen- oder Aasgeruch, der unter Umständen vom eigenen Körper auszugehen scheint.

Bedrohliche Selbstvernachlässigung
Durch ausgeprägte Entschlußlosigkeit, Planungsunfähigkeit, körperliche Erschöpfung, mangelnden Antrieb bis hin zum Stupor (s. Kap. 11), durch wahnhaft oder von Todeswünschen motivierte Nahrungsverweigerung kann es beim depressiven Patienten zu einer Vernachlässigung von Ernährung, Bekleidung, Hygiene und Gesundheitsfürsorge kommen. Zumal ältere Patienten geraten dann durch Exsikkose, Kachexie, Unterkühlung, unbehandelte körperliche Erkrankungen (kardiale Erkrankungen, Diabetes etc.) leicht in einen Zustand der vitalen Gefährdung.

Umgang mit dem Patienten
Depressive Patienten sind in der Regel dankbar für Zuwendung, wollen sich mitteilen und sind im Gespräch leicht zugänglich. Ausnahmen bilden Patienten mit ausgeprägten Schuld- und Schamgefühlen, Patienten mit starken Antriebsstörungen und wahnhafte Patienten, denen es schwerfällt, sich auf Kontakt einzulassen. Hier sind besonderes Taktgefühl, Behutsamkeit und Geduld erforderlich. Zwar müssen auch und gerade die emotional belastenden Themen angesprochen werden, dies sollte jedoch vorsichtig und ohne moralische Bewertung geschehen.

> Depressive Patienten sollen sich mit ihren Sorgen ernstgenommen fühlen, auch wenn sie noch so irreal erscheinen.

Es ist wichtig, Verständnis für ihr persönliches Erleben zu äußern, ihnen aber auch deutlich zu machen, daß man ihre subjektive Sicht mit ihren negativen, pessimistischen, manchmal wahnhaften Gedanken nicht teilt. Das Gespräch sollte verbal und nonverbal Gelassenheit und nüchterne Zuversicht vermitteln. Der Interviewer sollte Ruhe und Verläßlichkeit ausstrahlen und sich ausreichend Zeit für das Gespräch nehmen können.

> Dennoch sollte dem Patienten auch deutlich werden, daß sein Gesprächspartner seine Bedürfnisse nur im Rahmen der therapeutischen Beziehung erfüllen kann und alle anderen Wünsche aktives Handeln im realen Lebensbezug erfordern.

Zur Konfrontation mit der Realität gehört auch, die zeitlichen und situativen Grenzen des Gesprächs nicht auszublenden. Auch bei sehr zuwendungsbedürftigen Patienten sind stundenlange Gespräche weder sinnvoll noch möglich.

Der Interviewer wird das Gespräch in der Regel gegen Ende zunehmend aktiver strukturieren. Mit dem Patienten sollte dann das weitere Procedere und gegebenenfalls der nächste persönliche Kontakt vereinbart werden, damit sich eine Zukunftsperspektive eröffnet.

Diagnostisches Vorgehen

Anamnese
Mit Fragen nach dem Grund der Vorstellung, nach dem momentanen Befinden sowie den Beschwerden in den letzten Tagen und Wochen verschafft man sich

9 Depressive Syndrome

nicht nur einen ersten Eindruck von der aktuellen Situation, sondern macht dem Patienten auch ein Beziehungsangebot. Der Interviewer stellt sich als jemand vor, der am Patienten als Person interessiert ist und an seiner Situation Anteil nimmt.

> Das Untersuchungsgespräch dient nicht nur dem Gewinn von Informationen, sondern besitzt für den Patienten auch eine wichtige entlastende Funktion.

Kathartisch kann er (vielleicht erstmals) jemandem seine Gefühle und Gedanken äußern, der sich ihm dafür ganz zur Verfügung gestellt hat, auch die subjektiv schwerwiegendsten Sorgen aushält und die nüchterne Gewißheit vermittelt, daß die Welt davon nicht untergeht.

Über die aktuelle Situation einschließlich möglicher Auslöser, erfolgloser Behandlungsversuche usw. hinaus sollte sich die Exploration dann folgenden Punkten zuwenden:
– frühere depressive Episoden (gibt es Gemeinsamkeiten?),
– Prodromi,
– belastende Lebenssituationen (z.B. akute oder chronische Konflikte in Partnerschaft, Familie und Beruf),
– körperliche Erkrankungen,
– aktuell eingenommene Medikamente,
– weitere Belastungsfaktoren (wie Substanzmißbrauch, familiäre Risiken für Depression und Suizid),
– Persönlichkeit des Patienten mit ihren individuellen Besonderheiten, z.B. im Umgang mit Krisen.

Schließlich muß auch deutlich werden, welche Ressourcen der Patient und sein Umfeld für die Bewältigung der aktuellen Krise besitzen und welche Entlastungsmöglichkeiten (Krankschreibung, Obhut eines zuverlässigen Angehörigen oder Freundes etc.) in Frage kommen.

Befand sich der Patient wegen depressiver oder anderer psychischer Symptome bereits andernorts in Behandlung, sollte man versuchen, von dort Informationen einzuholen.

Befund

Der größte Teil des psychopathologischen Befundes ergibt sich bei depressiven Patienten meist schon aus den vorgebrachten Beschwerden, wobei Umfang und Schweregrad allerdings durch gezieltes Nachfragen und eventuell durch die Fremdanamnese spezifiziert werden müssen. Besonders zu explorieren sind außerdem immer körperliche Symptome, kognitive und mnestische Defizite sowie produktiv-psychotische Symptomatik.

> Suizidalität muß bei jedem depressiven Menschen direkt angesprochen werden.

Der internistisch-neurologische Status, ergänzt durch technische Zusatzuntersuchungen (Labor, EKG, bildgebende Verfahren etc.), über deren Umfang individuell zu entscheiden ist, dient dem Ausschluß körperlicher Erkrankungen.

In der Notfallsituation steht die Einschätzung der akuten Gefährdung vor differentialdiagnostischen Überlegungen.

> Bei depressiven Syndromen ist vor allem Klarheit über die Suizidalität, über handlungsbestimmenden Wahn und über eine mögliche körperliche Gefährdung durch Selbstvernachlässigung und fehlende Selbstverantwortlichkeit er-

forderlich. Der Patient muß so lange überwacht werden, bis diese Risiken ausgeschlossen sind.

Fluktuationen im psychopathologischen Bild können Hinweise auf ursächliche Einflüsse und auf den Schweregrad des Syndroms geben, so daß neben der psychopathologischen Momentaufnahme im Querschnitt eine Verlaufsbeobachtung des Patienten im Längsschnitt wichtige diagnostische Informationen liefert:
- Ist die Symptomatik situations- oder interaktionsabhängig?
- Stehen dem Patienten Variationsmöglichkeiten im emotionalen Ausdruck und in der sozialen Interaktion zur Verfügung?
- Sind die anamnestischen Angaben valide?
- Spricht das Krankheitsbild auf therapeutische Interventionen an?
- Wie geht die Familie mit dem Patienten um und wie der Patient mit seiner Familie?

Differentialdiagnose und Ätiologie

Syndromale Differentialdiagnose

Gehemmt-depressive Syndrome haben mit einer Reihe von Krankheitsbildern die psychomotorische Hemmung gemein (Stupor nichtdepressiver Genese, akinetisch-rigides Parkinson-Syndrom, dysphorische Zustände bei Intoxikationen, katatone Schizophrenie, Negativsymptomatik bei Schizophrenie, Antriebsstörungen aus anderer Ursache). Diesen Syndromen fehlt in der Regel jedoch im Querschnitt die affektive Thematik und in der Anamnese typische Angaben über die Entwicklung der Episode. Neben dem zeitlichen Ablauf dient auch die Beurteilung der relativen Schwere der einzelnen Symptome zueinander der Differenzierung dieser Zustände.

Agitiert-depressive Syndrome müssen von Angst-, Erregungs- und Verwirrtheitszuständen, von dysphorisch-manischen Zuständen und von produktiv-psychotischen Syndromen differenziert werden. Ohne anamnestische Angaben (häufig durch die Fremdanamnese) ist dies in der Akutsituation mitunter schwierig. Häufig wird Depressivität erst nach beruhigendem Zureden und gegebenenfalls Sedierung des Patienten deutlich.

Wahnhafte depressive Zustände, insbesondere mit paranoiden Wahninhalten und Halluzinationen, sind in der Akutsituation ebenfalls nicht immer von anderen psychotischen Syndromen zu unterscheiden, insbesondere wenn diese zugleich depressive Symptome aufweisen (z.B. reaktive Depression bei sensitivem Beziehungswahn). Zur Differenzierung dienen neben der Anamnese des Frühverlaufs, vor allem zur Abfolge der Symptome, auch hier die Beurteilung des relativen Schweregrades der Einzelsymptome zueinander und die Beobachtung des weiteren Verlaufs, eventuell unter Therapie.

Nosologische Differentialdiagnose

Depressive Symptome kommen nahezu bei allen psychiatrischen Krankheitsbildern und bei vielen körperlichen Erkrankungen zumindest als Begleitsymptome vor. Zudem wirkt „Depressivität" als Persönlichkeitsmerkmal gestaltend bei vielen Erkrankungen mit und hat Einfluß auf das Bewältigungsverhalten („coping") in der Reaktion eines Menschen auf eine Erkrankung. Die folgende Übersicht beinhaltet deshalb nur psychische Störungen, bei denen depressive Symptomatik

9 Depressive Syndrome

eine relativ wichtige Rolle spielt. Die Gliederung orientiert sich an der International Classification of Diseases, 10. Fassung (ICD-10).

Organische depressive Störungen
Nach ICD-10 werden hier depressive Syndrome zusammengefaßt, deren Ursache eine Schädigung oder Funktionsstörung des Gehirns oder eine extrazerebrale Erkrankung ist. Zahllose körperliche Erkrankungen und Medikamente werden mit depressiven Symptomen in Verbindung gebracht (wichtige Beispiele in den Tab. 9-1 und 9-2). In Anbetracht der Tatsache, daß es sich dabei um sehr unterschiedliche Erkrankungen, zum Teil mit gegensinnigen pathophysiologischen Abläufen, handelt, sei daran erinnert, daß die Zusammenhänge zwischen organischen Erkrankungen einerseits und bestimmten psychopathologischen Syndromen andererseits unspezifischer Natur sind (s.a. Kap. 14).

Tabelle 9-1 Wichtige internistisch-neurologische Erkrankungen, die Ursache organischer depressiver Syndrome sein können (mod. nach [1, 6]).

Neurologische Erkrankungen
– vaskuläre Prozesse (z.B. ischämischer Hirninfarkt, subkortikale arteriosklerotische Enzephalopathie)
– Raumforderungen (insbesondere frontale Tumoren)
– entzündliche Prozesse (z.B. virale Enzephalitiden, Encephalomyelitis disseminata, Lues)
– degenerative Erkrankungen (z.B. M. Parkinson, Chorea Huntington, M. Alzheimer, andere Demenzformen)
– verschiedene Erkrankungen (z.B. Epilepsie, Schädel-Hirn-Trauma, Myasthenia gravis, M. Wilson)

Endokrinologische Störungen
– Hyper-/Hypothyreose
– M. Cushing, M. Addison
– Hyper-/Hypoparathyreoidismus
– Diabetes mellitus

Maligne Neubildungen
– Pankreaskarzinom
– Bronchialkarzinom

Infektionserkrankungen
– infektiöse Mononukleose
– Influenza
– HIV-Infektion
– Tuberkulose

Metabolische Störungen
– Urämie
– Hyponatriämie
– Hypo- und Hyperkalzämie
– akute intermittierende Porphyrie

Sonstige Erkrankungen
– schwere kardiopulmonale Erkrankungen
– Schlafapnoe-Syndrom
– entzündliche Systemerkrankungen (z.B. rheumatoide Arthritis, systemischer Lupus erythematodes, Arteriitis temporalis)
– Vitaminmangelzustände (z.B. Vitamin B_{12}, Folsäure)

An ein organisch verursachtes depressives Syndrom ist vor allem bei atypischen Symptomkonstellationen zu denken (z.B. depressive Verstimmung in Verbindung mit neurologischen Symptomen oder Demenz).

Tabelle 9-2 Ausgewählte Pharmaka als mögliche organische Ursachen für depressive Syndrome (mod. nach [1, 6]).

ZNS-wirksame Pharmaka	Verschiedene Pharmaka
– L-Dopa	– Kortikosteroide
– Baclofen	– orale Kontrazeptiva
– Barbiturate	– bestimmte gastrointestinal wirksame
– Benzodiazepine	Pharmaka (u.a. Ranitidin, Cimetidin)
– Neuroleptika	– Antiphlogistika (u.a. Indometacin)
	– Zytostatika (u.a. Vincristin)
Kardiovaskuläre Pharmaka	– Immunmodulatoren (u.a. Interferon-α und -β)
– Betablocker	– Ciclosporin
– Methyldopa	– bestimmte Tuberkulostatika
– Clonidin	
– Reserpin	

Für einen Kausalzusammenhang spricht eine klare zeitliche Abfolge: Die depressive Verstimmung folgt in aller Regel der angenommenen körperlichen Schädigung. Sie darf nicht mit der emotionalen Reaktion auf das Wissen um eine bestehende Erkrankung oder auf deren Symptome verwechselt werden. Auch an eine zufällige Komorbidität von psychischer und körperlicher Störung ohne kausale Beziehung ist zu denken, da depressive Syndrome relativ verbreitet sind.

Wann immer möglich, sollten organisch verursachte Depressionen kausal behandelt werden.

Eine zusätzliche symptomatische antidepressive Therapie ist oft ebenfalls sinnvoll, sollte aber die Nebenwirkungen und Kontraindikationen besonders sorgfältig berücksichtigen. Medikamente mit potentiell depressiogener Wirkung sollten – je nach Dringlichkeit ihrer Indikation – abgesetzt werden oder durch andere Präparate ersetzt werden, bei denen derartige Nebenwirkungen weniger wahrscheinlich sind.

Depressive Störungen bei Sucht und Substanzmißbrauch

Depressivität und Abhängigkeit bzw. Mißbrauch von Alkohol, illegalen Drogen oder Medikamenten sind häufig assoziiert. Deshalb ist bei jedem depressiven Patienten sorgfältig nach der Einnahme psychotroper Substanzen zu forschen.

Nicht immer läßt sich zweifelsfrei entscheiden, welches die Grunderkrankung war und welche Störung sekundär als Reaktion hierzu auftrat: Einerseits greifen Patienten mit einer depressiven Störung zu psychotropen Substanzen, um dadurch ihre Symptome im Sinne eines inadäquaten Bewältigungsversuchs zu lindern. Andererseits führen der Konsum von Alkohol, Cannabis, Kokain, Amphetaminen, Tranquilizern und ähnlichen Substanzen entweder akut während einer Intoxikation, unmittelbar im Anschluß (im Entzug) oder durch die psychosozialen Folgen im weiteren Verlauf zu dysphorisch-gedrückter Stimmung, Antriebsstörungen, Interessenverlust, Schlafstörungen usw. bis hin zu Suizidalität. Bei vielen Substanzen kann chronischer Mißbrauch schließlich eine (häufig depressiv geprägte) organische Wesensänderung bewirken. Unter strikter Abstinenz werden die kausalen Zusammenhänge in der Regel deutlicher.

Lassen sich klare zeitliche und situative Beziehungen zwischen Substanzmißbrauch/-abhängigkeit und Depressivität ziehen, dann steht entweder die Suchtbehandlung oder die Depressionsbehandlung im Vordergrund.

Primäre Suchterkrankungen können flankierend antidepressiv behandelt werden, was die Auseinandersetzung mit der Suchtproblematik aber nicht erspart. Primäre depressive Störungen erfordern neben der Abstinenz in erster Linie eine antidepressive Behandlung.

Depressive Syndrome bei schizophrenen Störungen

Bestehen bei einem Patienten sowohl depressive als auch schizophrene Symptome, kommen drei Konstellationen in Betracht:
- Depressive Symptome (v.a. Antriebsverlust, Anhedonie) treten bei ca. 80% der Patienten mit Schizophrenie bereits vor der Erstaufnahme als Prodromal- oder unspezifische Begleitsymptomatik auf [3]. Auch schizophrene Residuen sind häufig depressiv geprägt. Dabei können sich depressive Symptome mit den sogenannten Negativsymptomen der Schizophrenie (Anhedonie, Antriebsverlust, Denkhemmung etc.) überlappen. Falls psychosoziale Interventionen nicht ausreichen, ist gegebenenfalls an eine Umstellung der neuroleptischen Therapie zu denken, wobei dann Neuroleptika mit möglicherweise antidepressiver Wirkung in Frage kommen (so etwa Perazin [z.B. Taxilan®], Flupentixol [z.B. Fluanxol®], Sulpirid [z.B. Dogmatil®] oder Clozapin [Leponex®]). Auch kann eine antidepressive Begleitmedikation erwogen werden.
- Nach Remission der akuten psychotischen Symptome zeigen viele Patienten eine depressive Reaktion. Diese **postremissive Depression**, deren Ausmaß von leichten passageren Verstimmungen bis hin zu ausgeprägter Suizidalität (Bilanzsuizid) reichen kann, wird durch hohe Erwartungen des Patienten an sich selbst, durch ein forderndes Umfeld und durch die Konfrontation mit den krankheitsbedingten Defiziten, etwa im Rahmen einer forcierten Rehabilitation, gefördert. Hier steht die psychotherapeutische Unterstützung des Patienten in seiner Krankheitsbewältigung im Vordergrund. Eine medikamentöse Umstellung (s.o.) kann gegebenenfalls helfen.
- Um eine **schizoaffektive Psychose** vom schizodepressiven Typus zu diagnostizieren, müssen depressive und schizophrene Symptome gleichzeitig in einem Ausmaß vorliegen, das jeweils die Diagnose beider Einzelstörungen rechtfertigen würde. Die Notfallbehandlung wird in erster Linie antipsychotisch mit hochpotenten und bei starker Unruhe auch niederpotenten Neuroleptika erfolgen. Im weiteren Behandlungsverlauf werden Antidepressiva hinzugegeben und schließlich eine Phasenprophylaxe (z.B. mit Carbamazepin, ggf. auch mit Lithium) eingeleitet. Auf Suizidalität und wahnbestimmtes Verhalten ist sorgfältig zu achten.

Wahnhafte Depressionen sind dann relativ leicht von depressiv gefärbten schizophrenen Störungen zu unterscheiden, wenn – wie oben beschrieben – Wahnsymptome oder Halluzinationen synthym (stimmungskongruent) sind, also beispielsweise der Wahn sich auf solche Inhalte wie Schuld, Verarmung, Krankheit etc. bezieht. Verknüpft mit der Schuldthematik, können dabei auch paranoide – also den Gedanken des Verfolgtwerdens beinhaltende – Wahngedanken vorkommen. Ich-Störungen sind bei wahnhafter Depression typischerweise ebenfalls mit diesen Wahninhalten verbunden oder betreffen die Negation der eigenen Existenz. Schwierig wird die Differenzierung zwischen primärer Depression oder primärer Schizophrenie, wenn einerseits stimmungsinkongruente Wahninhalte exploriert werden können, andererseits aber keine eindeutigen schizophrenen Erstrangsymptome vorliegen.

Affektive Störungen

Eine „depressive Episode" (nach DSM-IV: „major depression") kann erstmalig auftreten oder im Rahmen einer „rezidivierenden depressiven Störung" bzw. einer „bipolaren affektiven Störung" im Wechsel mit manischen Episoden vorkommen. Psychopathologie, Ursachen, Behandlung und Verlauf werden ausführlich in Kapitel 18.2 beschrieben.

Wichtige Kriterien der Unterscheidung gegenüber depressiven Anpassungsstörungen und gegenüber der Dysthymie sind die Abgrenzbarkeit der Erkrankungsphasen, die Dauer der Symptomatik und – häufiger auch – das Fehlen bzw. die relativ geringe Schwere auslösender Ereignisse. Je nach der Anzahl depressiver Symptome wird eine leichte, mittelgradige oder schwere depressive Episode diagnostiziert, gegebenenfalls mit somatischen oder psychotischen Symptomen.

Die Unterscheidung einer „endogenen" von einer „neurotischen" Depression ist heute nicht mehr üblich. Allerdings haben im Einzelfall „endogene" (also eher konstitutionell-biologische) und „neurotische" (d.h. biographisch-lerngeschichtliche) Faktoren unterschiedliches Gewicht. Außerdem können reaktive Momente hineinspielen, wenn die Depression z.B. durch belastende Lebensereignisse ausgelöst oder aufrechterhalten wird. Für eine starke „endogene" Komponente sprechen eine familiäre Belastung, anamnestisch bekannte manische Phasen, ein akuter Beginn der Depression (aus heiterem Himmel ohne erkennbaren Auslöser), Wahn, Stupor oder andere schwere Symptome sowie Tagesschwankungen und Früherwachen als Anzeichen einer gestörten zirkadianen Rhythmik. Die stark biographisch geprägte „neurotische Depression" ist in der neuen Nomenklatur der „Dysthymie" vergleichbar (s.u.).

Die Therapieplanung sollte bei depressiven Episoden gleichermaßen psycho-, sozio- und pharmakotherapeutische Methoden erwägen. Kriterien für das relative Gewicht dieser drei Bereiche sind neben der Schwere und Akuität der Symptomatik (mit/ohne psychotische Symptome) auch Persönlichkeitsmerkmale und Therapieerwartungen des Patienten und seiner Familie.

Depressive Reaktionen und Anpassungsstörungen

Hier handelt es sich um eine depressive Symptomatik als Antwort auf einen psychosozialen Stressor, und zwar innerhalb eines Zeitraums von ein bis drei Monaten nach Beginn des belastenden Ereignisses. Anpassungsstörungen sind sicher die häufigste Ursache depressiver Symptomatik mit einem breiten Spektrum des Schweregrades von passageren, symptomarmen und normalpsychologisch gut nachvollziehbaren depressiven Befindlichkeitsstörungen bis hin zu psychopathologisch deutlich auffälligen, lange anhaltenden, möglicherweise chronifizierenden abnormen Erlebnisreaktionen, die auch mit Suizidalität verbunden sein können. Für die diagnostische Beurteilung ist das psychopathologische Bild ins Verhältnis zur Schwere des auslösenden traumatischen Ereignisses zu setzen. Dabei muß die prämorbide Persönlichkeit mit ihren typischen Bewältigungsstrategien ebenfalls berücksichtigt werden. Für die Behandlung gilt prinzipiell, daß bei einer raschen Intervention bessere Erfolgsaussichten bestehen.

Trauerreaktionen sind wohl keinem Menschen fremd. In der Regel kommt es auf den Tod eines geliebten Menschen hin zu einer emotionalen Erschütterung, die passager das Erscheinungsbild eines depressiven Syndroms zeigen kann. Derartige Reaktionen werden üblicherweise als normal angesehen. Gefühle eigener Wertlosigkeit fehlen; Schuldgefühle betreffen Dinge, die man gegenüber dem Verstorbenen möglicherweise versäumt hat.

Wenn die akute Trauer einen Zeitraum von einigen Wochen bis Monaten überschreitet oder Symptome sich im Verlauf verschlimmern, handelt es sich um eine komplizierte bzw. pathologische Trauerreaktion. Diese ist oft auf ambivalente Gefühle gegenüber dem Verstorbenen, auf familiäre Konflikte oder traumatische Todesumstände zurückzuführen. Probleme dieser Art, die unter Umständen dem Betroffenen nicht bewußt sind, behindern und verzögern die Trauerarbeit.

Spezifisch-psychiatrische Therapie und längerfristige psychotherapeutische Begleitung ist bei normalen Trauerreaktionen in der Regel nicht nötig, bei komplizierten Trauerreaktionen jedoch erforderlich, weil diese unbehandelt eine ungünstige Prognose mit Übergang in schwere depressive Verstimmungen, Angststörungen usw. haben (weitere Ausführungen s. Kap. 20).

Depressive Syndrome bei Neurosen und Persönlichkeitsstörungen

Niedergedrückte Stimmung, Antriebslosigkeit, lebensmüde Gedanken oder Schlafstörungen kommen als unspezifische Symptome bei allen neurotischen und Persönlichkeitsstörungen vor. Bei der depressiven Neurose bzw. Persönlichkeitsstörung stehen sie im Mittelpunkt der Symptomatik, aber auch Patienten mit Angst-, Zwangs- oder hysterischen Neurosen und mit Persönlichkeitsstörungen leiden immer wieder an depressiven Symptomen.

Schematisch lassen sich Neurose und Persönlichkeitsstörung an dieser Stelle insofern differenzieren, als neurotische Patienten eher an sich selbst und der erlebten eigenen Insuffizienz leiden, während Patienten mit Persönlichkeitsstörungen die Ursache ihrer Mißstimmung eher im sozialen Umfeld suchen. In der Regel handelt es sich jeweils um anhaltende Störungen, die erstmals im jungen Erwachsenenalter auffallen und immer dann zum psychiatrischen Notfall werden können, wenn sich die Symptome verschlimmern oder akut erhebliche psychosoziale Funktionseinbußen auftreten.

Bei einer **Dysthymie** (heute oft synonym mit „depressiver Neurose" verwendet) bestehen für mindestens zwei Jahre leichtere depressive Symptome in wechselndem Ausmaß, zwischen denen es auch immer wieder einige symptomfreie Tage oder Wochen gibt. Psychiatrische Krisen und Notfälle können bei diesen Patienten einerseits dann auftreten, wenn sich aus der Dysthymie eine depressive Episode („major depression") entwickelt. Andererseits können sich dysthyme Symptome – meist unter psychosozialem Streß – akut verschlimmern. Suizidalität kann dabei vorkommen, psychotische Symptome üblicherweise nicht.

Erreicht der Schweregrad nicht das Ausmaß einer depressiven Episode, dann sollte man die „dysthyme Krise" als akute Manifestation einer chronischen neurotischen Problematik behandeln. Der Patient sollte darin unterstützt werden, die sich charakteristischerweise wiederholenden persönlichen Schwierigkeiten in seiner Biographie zu erkennen (Selbstwertprobleme, Ängste, Langeweile, innere Leere, destruktive Beziehungen) und sich nicht zu sehr auf die aktuelle Auslösesituation zu fokussieren. Typischerweise berichten diese Patienten über eine schwierige Kindheit, häufig auch über frühe Verlusterlebnisse und sind für eine psychotherapeutische Bearbeitung zu motivieren.

Bei Menschen mit Persönlichkeitsstörungen kann es zu depressiven Verstimmungen im Kontext individueller maladaptiver Verhaltensmuster und der daraus resultierenden Probleme im beruflichen und persönlichen Umfeld kommen. So leidet die histrionische Persönlichkeit unter Beziehungsabbrüchen und unbefriedigenden sozialen Beziehungen, die schizoide an den Folgen ihrer Isolation, die dissoziale an den Konsequenzen ihres sozial destruktiven, rücksichtslosen Verhaltens. Während sich die Grundprobleme kaum lösen und allenfalls durch eine langfristig stabile therapeutische Beziehung mildern lassen, kann in der Akutbehandlung eine antidepressive Medikation sinnvoll sein.

Therapie
Die in diesem Abschnitt beschriebenen therapeutischen Strategien sind im wesentlichen syndromorientiert. Dies ist darin begründet, daß die Akuttherapie depressiver Zustandsbilder sich primär an der individuell vorliegenden Zielsymptomatik orientiert (Vorhandensein von Schlafstörungen, Suizidalität etc.), während nosologische Gesichtspunkte meist zweitrangig sind. Allerdings kann die nosologische Einordnung eines Krankheitsbildes – sofern sie in der Akutsituation möglich ist – durchaus auch erhebliche therapeutische Konsequenzen haben, dann etwa, wenn das pharmakotherapeutische Vorgehen in Abhängigkeit von der bekannten oder zu vermutenden Grunderkrankung unter Umständen erheblichen Modifikationen unterliegen kann (z.B. wegen möglicher Wechselwirkungen zwischen Antidepressiva und bestimmten organischen Grunderkrankungen oder wegen des Risikos der Auslösung manischer Phasen bei Depressionen im Rahmen bipolarer affektiver Erkrankungen, auf weitere therapeutische Konsequenzen, die sich aus der nosologischen Einordnung eines depressiven Syndroms ergeben, wurde bereits im vorangegangenen Abschnitt eingegangen).

Im folgenden wird in erster Linie das therapeutische Vorgehen bei Akutpatienten mit schwereren depressiven Syndromen („major depression") besprochen, die in jedem Fall psychiatrische Behandlung über den Notfallkontakt hinaus benötigen (s. hierzu ausführlich Kap. 18.2). Bei leichteren depressiven Verstimmungen (Dysthymie, depressive Reaktion etc.) fehlen dafür oft Dringlichkeit und Motivation der Patienten, so daß sie sich zwar manchmal im Rahmen von Notfallkontakten vorstellen, eine reguläre Behandlung jedoch nicht in allen Fällen zustande kommt. Insgesamt gelten hier prinzipiell die gleichen Therapieregeln wie bei schweren depressiven Verstimmungen, die Akutbehandlung wird sich aber meist auf einige Gespräche und allenfalls eine leichte sedierende Bedarfsmedikation beschränken können.

Allgemeine therapeutische Richtlinien

Interaktion
Im Umgang mit dem depressiven Menschen ist es grundsätzlich falsch, ihn aufzufordern, „sich zusammenzureißen". Der Depressive will wohl, aber er kann

nicht. Druck von außen und unangemessene Aufmunterungsversuche verstärken nur seine Verzweiflung.

| Wichtig ist, den Patienten geduldig zu begleiten und immer wieder die eigene feste Überzeugung zu vermitteln, daß er gesund werden wird.

Das Gespräch sollte also klar, empathisch und nüchtern-optimistisch geführt werden. Häufig besteht eine belastende Lebenssituation; dann muß dem Patienten vermittelt werden, daß diese Belastungen „normal" sind und gemeistert werden können. Dem Betroffenen hilft es, wenn seine emotionalen Reaktionen ebenso als „normal" akzeptiert werden.

| Mit Ausnahme stuporöser, sehr erregter oder ausgeprägt wahnhafter Patienten ist jeder depressive Mensch einem beratenden und unterstützenden Gespräch zugänglich.

Jedes gute ärztliche Gespräch enthält derartige supportiv-psychotherapeutische Elemente. Deren Anwendung bedarf keiner besonderen Voraussetzungen, ist bereits nach einem oder wenigen Gesprächen effektiv und eignet sich deshalb gerade für Akutsituationen. Die wesentlichen Schritte in einem supportiven psychotherapeutischen Gespräch sind: Eingrenzung und Benennung des Problems; Ausdruck von Interesse und Anteilnahme; Erklärungen und Ratschläge zur Bewältigung; gemeinsame Definition realistischer Ziele (s.a. Kap. 3; ausführliche Hinweise zum therapeutischen Umgang mit depressiven Menschen finden sich bei [11]).

Suizidalität

Im Umgang mit suizidalen Patienten ist es am wichtigsten, die Suizidgefährdung überhaupt zu erkennen (Rückzug, Ankündigungen, Kontaktabbruch etc.).

| Man sollte versuchen, eine stabile persönliche Beziehung aufzubauen und Suizidgedanken, -absichten und -vorbereitungen direkt anzusprechen.

Unter Umständen muß auch gegen den Willen des Betroffenen zur Erhaltung seines Lebens gehandelt werden (Arzt rufen, zur Klinik begleiten, geschlossene Aufnahme). Nach einem Suizidversuch sollten alle Bezugspersonen die Bereitschaft zur Kontaktaufnahme, zum Gespräch und zu einem nichtwertenden, akzeptierenden Zuhören zeigen.

Eine Krisenintervention, die über ein anteilnehmendes Zuhören hinausgeht, muß den Patienten und die involvierten Bezugspersonen zum Gespräch zusammenführen, um „die Krise offen zu halten", d.h. zu verhindern, daß die ursächlichen Konflikte verleugnet werden (s.a. Kap. 3).

Stationäre Einweisung

Eine Reihe von Gründen kann zu einer Aufnahme des Patienten zwingen, gegebenenfalls auch unter geschlossenen Bedingungen (Tab. 9-3). Im Einzelfall kann allerdings bei einem verständnisvollen, zuverlässigen, einsichtigen und konsistenten familiären Umfeld trotz Suizidalität oder psychotischer Symptome auf eine Hospitalisierung verzichtet werden.

Ambulante Weiterbehandlung

Patienten, die im Notdienst gesehen und dann in ambulante Betreuung weitergeleitet werden, nehmen diese häufig nicht wahr.

Tabelle 9-3   Indikationen für die Hospitalisierung eines depressiven Patienten.

Schwere depressive Symptomatik, insbesondere bei Vorliegen eines oder mehrerer der folgenden Merkmale:
– Suizidalität
– verhaltensbestimmende psychotische Symptome
– vitale Indikation für Elektrokrampftherapie
– akute internistische Probleme (Kachexie, Exsikkose etc.)
– Selbstversorgung oder Betreuung durch Angehörige nicht möglich
– ambulante Behandlung wird nicht wahrgenommen oder war wirkungslos
– ambulante Behandlung aus medizinischen Gründen nicht möglich (z.B. klassische Antidepressiva wegen Herzerkrankung kontraindiziert)
– Verdacht auf organische Ursache der Depression, was ambulant nicht kurzfristig abgeklärt werden kann

> Es ist deshalb wichtig, daß bei einer derartigen Therapieempfehlung aus der Notfallsituation heraus eine positive Therapieerwartung und Vertrauen in den Weiterbehandelnden geschaffen wird.

Nach Möglichkeit sollten Angehörige diesbezüglich „in die Pflicht genommen" werden. In manchen Fällen kann es sogar angezeigt sein, später z.B. telefonisch nachzufragen, ob es zur Weiterbehandlung kam. Im Zweifelsfall kommt auch die Einbestellung des Patienten zu einem Zweitgespräch in Frage.

Somatische Aspekte
Einerseits sind körperliche Ursachen der depressiven Symptomatik auszuschließen bzw. zu behandeln, andererseits ist eine Behandlung der körperlichen Folgen schwerer depressiver Verstimmungen einzuleiten durch Flüssigkeitssubstitution, gegebenenfalls (par-)enterale Ernährung, internistische Prophylaxen etc.

Psychosoziale Aspekte
Konflikte, Belastungen und Ressourcen im Umfeld des Patienten sind gleichermaßen zu berücksichtigen.

> In der Notfallbehandlung kann es im einen Fall notwendig sein, das Hilfspotential der Familie zu aktivieren, während es im anderen Fall sinnvoll ist, die Familie vom Patienten fernzuhalten. Dies kann vorübergehend der einzige Weg sein, um den Patienten vor Ansprüchen und Überforderung durch das soziale Umfeld zu schützen.

In der Akutsituation ist kein Platz für Schuldzuschreibungen, und zwar weder in Richtung des Patienten noch seiner Angehörigen. Vielmehr sollten Belastung und Engagement aller Beteiligten gewürdigt werden.

Bei umschriebenen Lebenskonflikten sind spezielle Beratungsstellen einzuschalten (z.B. für Ehe- oder Erziehungsprobleme, Schuldner, ausländische Bürger, sexuell mißbrauchte Personen), bei Patienten mit einer insgesamt schlechten sozialen Anpassung (sozialen Behinderung) ist oft für alle Lebensbereiche eine Einzelfallhilfe durch den allgemeinen Sozialdienst einzuleiten.

9 Depressive Syndrome

Psychotherapeutische Strategien
Über die supportiven, entlastenden Notfallgespräche hinaus sollte bei jedem depressiven Patienten die Indikation für eine weiterführende Psychotherapie geprüft werden. Diese kann in der Regel aber nur mittelfristig wirksam werden; zu Anfang kann es (durch Regression des Patienten) sogar zu einer Verschlimmerung kommen.

Psychotherapie kann durch eine Bearbeitung zugrundeliegender Konflikte, durch Erlernen adäquater Bewältigungsstrategien für psychische Belastungen oder durch den Aufbau von Selbstwertgefühl und erlebter eigener Kompetenz präventiv wirken. Auf diese vorbeugenden (Selbsthilfe-)Strategien kann angesichts der hohen Rezidivneigung depressiver Syndrome nicht verzichtet werden.

Zur Psychotherapie der Depression nutzen die verschiedene Ansätze unterschiedliche Methoden (s.a. Kap. 18.2):
- Bei einer Verhaltenstherapie werden beispielsweise über einen Verstärkerplan Aktivitäten aufgebaut oder ein sogenanntes Genußtraining durchgeführt, das der Freudlosigkeit des Depressiven entgegenwirken soll.
- Kognitive Verhaltenstherapie arbeitet an negativen Selbstbewertungen und anderen depressiven Gedanken.
- Die interpersonelle Therapie nach Klerman und Weissman konzentriert sich auf die Bewältigung von Verlusterlebnissen und die Lösung aktueller zwischenmenschlicher Probleme [8].
- Die Psychoanalytische bzw. tiefenpsychologischfundierte Therapie bearbeitet aktuelle Konflikte vor dem Hintergrund ungelöster frühkindlicher Konstellationen.

Pharmakologische Strategien in der Akutsituation
(s.a. Kap. 4 und 18.2)
Psychopharmaka wirken nicht primär ursachengerichtet, sondern syndromgerichtet [2]. Allerdings sind mögliche Grunderkrankungen als Kontraindikationen für bestimmte Pharmaka zu berücksichtigen. Beispielsweise darf keine sedierende Medikation bei einer Alkoholintoxikation gegeben werden. Im Sinne einer rationalen Arzneimitteltherapie sind Antidepressiva und andere Psychopharmaka nur gezielt entsprechend der jeweiligen Symptomkonstellation einzusetzen.

Stimmungsaufhellung
Dieses Zielsymptom aller **Antidepressiva** kann in der Regel nicht innerhalb von Tagen, sondern erst im Verlauf von zwei bis drei Wochen erreicht werden. „Starting tricyclics from the emergency room" [6] ist deshalb durchaus umstritten. Dennoch können Antidepressiva bereits beim Erstkontakt mit dieser Absicht angesetzt werden, insbesondere wenn die weitere Akutbehandlung in eigenen Händen bleibt.

Dabei müssen die möglichen Risiken dieser Medikamente berücksichtigt werden: Viele können übermäßig sedieren, bei Überdosierung (z.B. in suizidaler Absicht) tödlich wirken oder manische Zustände provozieren. Bei den klassischen trizyklischen Antidepressiva (z.B. Amitriptylin [Saroten®], Clomipramin [Anafranil®]) sind teilweise gravierende Nebenwirkungen möglich (Tab. 9-4):

Tabelle 9-4 Wichtigste Risiken antidepressiver Psychopharmaka und prophylaktische Maßnahmen.

Letale Überdosierung (v.a. bei trizyklischen Antidepressiva)

Unerwünschte Wirkungen bei Anwendung therapeutischer Dosierungen
- anticholinerge, kardiale, orthostatische Wirkungen (v.a. bei Trizyklika)
- Unruhezustände (v.a. bei MAO-Hemmern [Monoaminoxidasehemmer], SSRI [selektive Serotonin-Wiederaufnahmehemmer])
- potentielle Arzneimittelinteraktionen (v.a. bei SSRI, irreversiblen MAO-Hemmern [Tranylcypromin])

Prophylaktische Maßnahmen
Bezüglich suizidaler Intoxikationen:
- keine Verordnung einer potentiell vital bedrohlichen Substanzmenge (geringeres Risiko bei neueren Pharmaka, wie z.B. SSRI)

Bezüglich unerwünschter Arzneimittelwirkungen:
- Kreislauf- und EKG-Kontrolle vor Therapiebeginn
- vorsichtige Dosissteigerung, insbesondere bei Risikopatienten
- Verlaufsbeobachtung und Dosisanpassung

- Anticholinerger Natur sind die fast immer bestehende Mundtrockenheit, die häufige Obstipation, eine Erhöhung des Augeninnendrucks (bei Engwinkelglaukom), ein Harnverhalt und das seltenere Delir.
- Antihistaminisch verursacht sind Gewichtszunahme und übermäßige Sedierung.
- Kreislaufhypotonie und sexuelle Funktionsstörungen gehen unter anderem auf die Blockade von Alpha-Rezeptoren zurück.
- Durch Störung der Gefäßregulation kann es zu orthostatischer Hypotonie kommen, die – neben Sedierung und antidepressivainduzierten Myoklonien – eine mögliche Ursache von Stürzen mit der Gefahr von Schenkelhalsfrakturen bei älteren Patienten ist.
- Selten, aber potentiell sehr gefährlich, ist eine Verzögerung der kardialen Erregungsleitung durch die chinidinartige Begleitwirkung trizyklischer Antidepressiva.

Neuere Antidepressiva, wie beispielsweise die selektiven Serotonin-Wiederaufnahmehemmer (SSRI), sind hinsichtlich ihrer Risiken weniger problematisch; für die Anwendung in Akutsituationen ist jedoch zu beachten, daß die meisten dieser Substanzen keine sedierende Begleitwirkung haben und zum Teil sogar Unruhezustände provozieren können. Außerdem sind auch unter diesen Pharmaka schwere Nebenwirkungen möglich, insbesondere durch Arzneimittelinteraktionen (s.a. Kap. 4, 28).

Lithium, dessen Wirksamkeit zur Phasenprophylaxe rezidivierender affektiver Störungen gut belegt ist, führt wegen seiner Toxizität zu Notfallsituationen, wenn es akzidentell oder in suizidaler Absicht zu einer Überdosierung kommt. Als Therapeutikum spielt es im psychiatrischen Notfall keine Rolle. Bei Therapieresistenz unter antidepressiver Medikation kann es als Adjuvans erfolgreich eine Remission einleiten.

Antriebssteigerung bei gehemmt-depressiver Symptomatik
Mit dieser Indikation werden aktivierende trizyklische Antidepressiva (z.B. Nortriptylin [Nortrilen®], Dibenzepin [Noveril®], Clomipramin [Anafranil®]), in letzter Zeit aber zunehmend selektive Serotonin-Wiederaufnahmehemmer (SSRI, z.B. Fluoxetin [Fluctin®], Fluvoxamin [Fevarin®]) und MAO-Hemmer (Moclobemid [Aurorix®]) eingesetzt.

> Wichtig ist bei den meisten Substanzen die bereits begründete einschleichende Dosierung, die Beachtung möglicher Nebenwirkungen, die Begrenzung der verordneten Menge bei Suizidgefährdung und schließlich Geduld, weil mit einer Besserung des Antriebs nicht vor Ablauf einiger Tage zu rechnen ist.

Sedierung bei agitiert-depressiver Symptomatik
Hier sind antriebsdämpfende **Antidepressiva** indiziert, in erster Linie Trizyklika wie Doxepin (Aponal®) oder Amitriptylin (Saroten®) – unter Beachtung der genannten Risiken.

> Die sedierende Wirkung der antriebsdämpfenden Antidepressiva tritt in der Regel innerhalb weniger Stunden ein, reicht bei schwerer agitierter Depression aber manchmal nicht aus, so daß zumindest initial eine Zusatzmedikation erforderlich wird.

Dafür bieten sich einerseits **Benzodiazepine** – wie Diazepam (z.B. Valium®) oder Lorazepam (z.B. Tavor®) –, andererseits Neuroleptika an. Das Abhängigkeitspotential von Benzodiazepinen kann bei einer reinen Notfall- bzw. Akutbehandlung vernachlässigt werden, es sei denn, es ist im Einzelfall eine erhöhte Suchtgefährdung zu erkennen (zum Vorgehen bei Verdacht auf vorbestehende Benzodiazepinabhängigkeit s. Kap. 18.2). Ihre typische Indikation sind depressive Reaktionen auf besondere Lebensereignisse, bei denen Benzodiazepine für einige Tage bis wenige Wochen gut gegen Schlafstörungen, Ängste und Unruhe helfen können.

Niederpotente **Neuroleptika** werden ebenfalls zur Sedierung bei depressiven Syndromen verordnet – hochpotente Neuroleptika sind dagegen nur bei psychotischer Symptomatik indiziert (s.u.). Extrapyramidalmotorische Nebenwirkungen sind bei Medikamenten, wie Promethazin (z.B. Atosil®)oder Chlorprothixen (z.B. Truxal®), kaum zu erwarten, auf anticholinerge Nebenwirkungen und unerwünschte Wirkungen auf die Kreislaufsituation (Hypotonie, v.a. in Orthostase) ist jedoch sorgfältig zu achten. Keine anticholinergen Nebenwirkungen treten bei Pipamperon (Dipiperon®) auf, das sich deshalb besonders für ältere Patienten eignet.

Behandlung von Schlafstörungen
Im Prinzip eignen sich dafür alle genannten sedierenden Medikamente, wobei allerdings Wirkungseintritt und -dauer zu beachten sind. Bei Durchschlafstörungen und Früherwachen sind beispielsweise retardierte Formen trizyklischer Antidepressia (z.B. Amitriptylin [Saroten retard®]) indiziert, bei reinen Einschlafstörungen eher unretardierte Formen sedierender Antidepressiva (z.B. Amitriptylin [Saroten®], Doxepin [Aponal®], Trimipramin [Stangyl®]). In Frage kommen auch kürzer wirkende Benzodiazepine oder niederpotente Neuroleptika. Daneben ist auch an Chloralhydrat (Chloraldurat®, wenig Nebenwir-

kungen, aber Risiko letaler Überdosierung) und die neueren Benzodiazepinanaloga Zopiclon und Zolpidem (Ximovan® bzw. Bikalm®, geringe Nebenwirkungen, kurze Halbwertszeit, allerdings Abhängigkeitsentwicklung nicht auszuschließen) zu denken.

Anxiolyse
Auch hier kommen die genannten sedierenden Psychopharmaka in Betracht, als besonders wirksam haben sich jedoch unter den Trizyklika Doxepin (Aponal®) und bei den Benzodiazepinen Lorazepam (Tavor®) erwiesen. Lorazepam (in der Regel 1–2,5 mg oral) hat in üblicher Dosierung weniger einen sedierenden als einen distanzierend-anxiolytischen Effekt. Es wird rasch resorbiert und bildet keine aktiven Metaboliten. Das Abhängigkeitspotential ist erheblich, in der Akutsituation aber nachrangig.

Suizidalität
Ein Medikament mit sicher „antisuizidaler" Wirkung gibt es nicht. Bei einem suizidalen Patienten können Medikamente eine sorgfältige Überwachung (ggf. geschlossene stationäre Unterbringung) nicht ersetzen.

Bis zur Stimmungsaufhellung können vor allem antriebshemmende, sedierende und distanzierende Medikamente den suizidalen Patienten vorübergehend entlasten. Zum Einsatz kommen unter Beachtung der beschriebenen Risiken Antidepressiva (z.B. Doxepin [Aponal®]), niederpotente Neuroleptika (z.B. Promethazin [Atosil®]) und bei den Benzodiazepinen neben Diazepam [z.B. Valium®] und Oxazepam [z.B. Adumbran®] vor allem Lorazepam [z.B. Tavor®](s.o.).

Bei suizidalen Patienten ist die Medikamenteneinnahme – und zwar vor allem bei der Verordnung von Trizyklika – sorgfältig zu überwachen, um einem Sammeln von Tabletten mit dem Ziel des Suizidversuchs vorzubeugen. Ambulant dürfen nur kleinste Packungsgrößen verordnet werden.

Letale Intoxikationen sind auch mit Lithium und Barbituraten möglich. Neuere antidepressive Medikamente (z.B. Fluoxetin [Fluctin®], Moclobemid [Aurorix®]) sind hinsichtlich dieser Risiken weniger problematisch, können aber zu Unruhe führen und haben keine Sofortwirkung.

Behandlung produktiv-psychotischer Symptome
Hochpotente Neuroleptika, wie Haloperidol (z.B. Haldol®), Bromperidol (z.B. Impromen®), Flupentixol (z.B. Fluanxol®), in einem Dosisbereich von 5–15 mg/Tag sind bei wahnhafter Depression bereits initial indiziert. Sie können allein oder in Kombination mit einem Antidepressivum verordnet werden. Die antipsychotische Wirkung tritt in der Regel innerhalb weniger Tage ein. Hinsichtlich der Nebenwirkungen ist immer an extrapyramidalmotorische Symptome zu denken (ältere Patientinnen als Hauptrisikogruppe für Spätdyskinesien), in zweiter Linie auch an anticholinerge Nebenwirkungen.

Infusionstherapie mit Antidepressiva
Verschiedene Antidepressiva (vor allem Trizyklika) stehen in infundierbarer Form zur Verfügung (z.B. Amitriptylin [z.B. Saroten®], Clomipramin [z.B. Anafranil®], Doxepin [z.B. Aponal®]). Eine bessere Wirksamkeit der intravenösen Applikation ist nicht gesichert. In Akutsituationen kommt sie vor allem dann

in Betracht, wenn eine orale Gabe nicht möglich ist, so z.B. bei ausgeprägtem depressivem Stupor.

Andere somatische Behandlungsmethoden in der Akutsituation
Bei schwersten Depressionen können Stupor, Suizidalität oder Nahrungsverweigerung eine akute vitale Bedrohung darstellen, was einen besonders raschen Therapieerfolg erforderlich macht. Die **Elektrokrampfbehandlung** (EKT) stellt dann die Behandlungsmethode der ersten Wahl dar. Gleiches gilt bei vorbekannter Medikamentenresistenz oder -unverträglichkeit. Stellen sich Resistenz oder gravierende Nebenwirkungen im Verlauf einer medikamentösen Behandlung heraus, dann kommt die EKT als Methode der zweiten Wahl in Betracht.

Die Wirksamkeit der EKT ist gut belegt [4, 5, 7]. Wahnhafte Depressionen sprechen zu 80–90% an, bis dahin therapieresistente Depressionen zu 50–70%.

Meist wird alle zwei bis drei Tage insgesamt sechs- bis zehnmal behandelt (zur Durchführung s. [4, 5, 7]). Unter der heute üblichen Kurznarkose mit Muskelrelaxation stellt die EKT eine risikoarme Methode dar. Für herzkranke und ältere Patienten ist das Risiko bei einer EKT eher geringer als bei einer Behandlung mit den klassischen antidepressiven Medikamenten. Als Folge der Behandlung können Gedächtnisstörungen auftreten, die von seltenen Ausnahmen abgesehen, nur vorübergehend sind, in der Regel nicht zu einer stärkergradigen Beeinträchtigung des Patienten führen und angesichts der oft bedrohlichen Grunderkrankung in Kauf genommen werden müssen.

Auch einen **Schlafentzug** sollte man in der Akutbehandlung erwägen, weil es sich um eine rasch wirkende und zudem nebenwirkungsarme Methode handelt. Sie eignet sich vor allem bei Depressionen mit typischen Vitalsymptomen wie Früherwachen und Morgentief. Patienten mit psychotischen Symptomen oder zerebraler Anfallsbereitschaft sollten dagegen nicht primär mit Schlafentzug behandelt werden. Wirksam ist sowohl der völlige Schlafentzug für eine Nacht als auch das Aufstehen und Wachbleiben in der zweiten Nachthälfte (Näheres s. Kap. 18.2).

Rechtliche Aspekte in der Akutsituation
Depressive Verstimmungen können zu einer Einschränkung der freien Willensbildung, der Selbstverantwortlichkeit, der Einsichtsfähigkeit und der Steuerung von möglicherweise gefährlichen Handlungsimpulsen führen. In der Notfallsituation kann deshalb jeder Arzt in die Schwierigkeit kommen, zwischen diesen krankheitsbedingten Gefährdungen und den grundsätzlichen Freiheitsrechten einer Person abwägen zu müssen. Wenn Selbstgefährdung durch Suizidalität, starke Selbstvernachlässigung, wahnbestimmtes Verhalten oder wenn Fremdgefährdung durch das Risiko eines erweiterten Suizids besteht, der Patient aber nicht krankheitseinsichtig oder zumindest behandlungsbereit ist, gibt das Gesetz die Möglichkeit, ihn auch gegen seinen Willen in einem psychiatrischen Krankenhaus unterzubringen und zu behandeln.

> Jeder Arzt hat im Notfall das Recht und die Pflicht, die Notwendigkeit einer Zwangseinweisung festzustellen, die dann bei Aufnahme in die zuständige psychiatrische Klinik vom diensthabenden Psychiater nochmals überprüft wird.

Zwangseinweisungen sind zu befristen und je nach Bundesland 24 Stunden bis drei Tage nach der Aufnahme richterlich zu prüfen. Die Rechtsgrundlage hierfür stellen die Unterbringungsgesetze der Länder dar.

Handelt es sich nicht um einen Notfall im strengen Sinne, sondern um eine eher subakut verlaufende Gefährdung aufgrund einer psychischen Erkrankung, so wird in der Regel das Ordnungsamt aktiv, nachdem es von der Gefährdung in Kenntnis gesetzt wurde und bittet das Gesundheitsamt um ein Gutachten hierzu, das seinerseits dann die Grundlage für eventuell zu treffende richterliche Entscheidungen darstellt (näheres zu rechtlichen Aspekten in Kap. 5).

Literatur

1. Barreira, P. J.: Depression. In: Hyman, S. E., G. E. Tesar (eds.): Manual of Psychiatric Emergencies, 3rd ed., pp. 117–128. Little, Brown & Co., Boston–New York–Toronto–London 1994.
2. Benkert, O., H. Hippius: Psychiatrische Pharmakotherapie, 6. Aufl. Springer, Berlin–Heidelberg–New York 1996.
3. Bustamante, S., K. Maurer, W. Löffler, H. Häfner: Depression im Frühverlauf der Schizophrenie. Fortschr. Neurol. Psychiatr. 62 (1994), 317–329.
4. Folkerts, H.: Elektrokrampftherapie. Enke, Stuttgart 1997.
5. Folkerts, H., S. Bender, R. Erkwoh, E. Klieser, A. Klimke, W. Schurig: Entwurf einer Stellungnahme der DGPPN zur Elektrokrampftherapie. Nervenarzt 67 (1996), 509–513.
6. Hillard, J. R.: Mood syndromes. In: Hillard, J. R. (ed.): Manual of Clinical Emergency Psychiatry, pp. 135–145. American Psychiatric Press, Washington 1990.
7. Kissling, W., H. Lauter: Indikation und Durchführung der Elektrokrampftherapie. In: Möller, H.-J. (Hrsg.): Therapie psychiatrischer Erkrankungen, S. 312–318. Enke, Stuttgart 1993.
8. Klerman, G. L., M. M. Weissman, B. J. Rounsaville, E. S. Chevron: Interpersonal Psychotherapy of Depression. Basic Books, New York 1984.
9. Ringel, E.: Das Leben wegwerfen. Herder, Wien–Freiburg–Basel 1978.
10. Wittchen, H. U., B. Knäuper, R. C. Kessler: Lifetime risk of depression. Brit. J. Psychiatr. 165 (Suppl.) (1994), 16–22.
11. Wolfersdorf, M. G.: Hilfreicher Umgang mit Depressiven. Zum Verstehen und Behandeln von depressiv Kranken. Hogrefe & Huber, Göttingen 1992.

10
Suizidalität

Thomas Bronisch

Die Bedeutung des Suizids wird hartnäckig unterschätzt. Er gehört in den meisten europäischen Ländern und in den USA zu den zehn häufigsten Todesursachen: In einigen Altersgruppen kommt auf 50 Todesfälle ein Suizid. In der Bundesrepublik Deutschland (alte Bundesländer) ereigneten sich 1995 9 932 Suizide. Die Staaten Brandenburg und Sachsen haben schon seit dem letzten Jahrhundert sehr hohe Suizidraten, so daß die neuen Bundesländer eine höhere Suizidrate als die alten Bundesländer aufweisen. Die Bundesrepublik liegt damit in der Rangfolge der europäischen Staaten im oberen Drittel. Die Dunkelziffer wird auf ca. 25% geschätzt.

Die Suizidraten bei beiden Geschlechtern nehmen mit steigendem Alter zu bei gleichzeitig eher abnehmender Zahl der Suizidversuche. Die Frauen weisen dabei bis zum 50. Lebensjahr eine deutlich niedrigere Suizidrate auf. Bei den Suizidversuchen allerdings überwiegt das weibliche Geschlecht, insbesondere im jugendlichen und jungen Erwachsenenalter.

Soziale Isolation ist mit dem Ansteigen von Suizidziffern verknüpft. Die höchsten Suizidraten finden sich bei Geschiedenen, gefolgt von Ledigen und Verwitweten. Suizid wie Suizidversuche kommen gehäuft bei Arbeitslosen vor und Suizidversuche mehr in den unteren als in den oberen sozialen Schichten.

Zwischen 15 und 35% der Betroffenen wiederholen den Suizidversuch in den nächsten zwei Jahren. Die Suizidrate beträgt dabei 0,9–2,5% pro Jahr. Laut Langzeitstudien, die sich über einen Zeitraum von zehn Jahren und mehr erstrecken, vollenden 10–13% der Probanden schließlich einen Suizid.

Ein bis zwei Drittel der Suizidenten suchten im letzten Monat ihres Lebens einen Arzt auf, zumeist einen Nichtpsychiater, der unter Umständen Hinweise für eine Suizidalität seines Patienten hätte feststellen können.

Symptomatik
In dem Begriff Suizidalität gehen drei verschiedene Formen suizidalen Erlebens und Verhaltens auf:
– Suizidideen
– Suizidversuche

- Suizide

Suizidideen können beinhalten: Nachdenken über den Tod, Todeswünsche und suizidale Ideen im engeren Sinne.

Für **Suizidversuche** wird mittlerweile in der wissenschaftlichen Literatur weitgehend die Definition von Kreitman (1980) akzeptiert. Demnach ist ein Suizidversuch, von dem Autor **Parasuizid** genannt, wie folgt definiert: Ein „selbstinitiiertes, gewolltes Verhalten eines Patienten, der sich verletzt oder eine Substanz in einer Menge nimmt, die die therapeutische Dosis oder ein gewöhnliches Konsumniveau übersteigt und von welcher er glaubt, sie sei pharmakologisch wirksam".

Aus der Definition des Suizidversuchs/Parasuizids ergibt sich, daß eine aktive Intention zur Beendigung des eigenen Lebens bei dem Suizidenten vorhanden sein muß. Psychische Störungen, wie z.B. Alkohol-, Medikamenten- und Drogenabhängigkeit oder Magersucht, die oftmals als protrahierte Selbsttötung beschrieben werden, fallen somit nicht unter suizidale Verhaltensweisen.

In der ambulanten und klinischen Praxis ist man am häufigsten mit Patienten nach einem Suizidversuch konfontriert, weswegen die folgenden Ausführungen in besonderem Maße dieser Patientengruppe gelten. Grundsätzlich sind sie aber auch auf Patienten vor einem möglichen Suizidversuch anwendbar.

Einteilung von Suizidversuchen

Bei der Beschreibung von suizidalen Verhaltensweisen/Suizidversuchen hat es sich als klinisch brauchbar erwiesen, eine Unterteilung zu treffen, die sich nach den Motiven des Suizidenten richtet:
- Wunsch nach Zäsursetzung, d.h. die Absicht, durch eine suizidale Handlung mit einer unbewältigten Lebenssituation abzuschließen oder Abstand davon zu gewinnen (parasuizidale Pause).
- Appell an die Mitmenschen, d.h., im Vordergrund steht der Hilferuf an die Umgebung, der auf unerträgliche Belastungen und Konflikte hinweisen soll (parasuizidale Geste).
- Autoaggression, die mit einer Selbsttötungsabsicht im eigentlichen Sinne verbunden ist (parasuizidale Handlung).

Alle drei Formen können kombiniert mit unterschiedlichen Schwerpunkten auftreten.

Befunderhebung

Vorgehen
Empfehlenswert ist das in Tabelle 10-1 dargestellte diagnostische Vorgehen.

Einschätzung der Ernsthaftigkeit eines Suizidversuchs
Neben der Suizidintention sind Suizidarrangement und **Gefährlichkeit** der **Suizidmethode** von Bedeutung:
- Das **Suizidarrangement** gibt Auskunft darüber, inwieweit der Suizident ein (rasches) Auffinden seiner Person nach erfolgtem Suizidversuch möglich oder unmöglich macht. Wird ein Suizidversuch so geplant, daß ein Rettungsversuch unwahrscheinlich wird, besteht naturgemäß ein sehr hohes Risiko. Wenn sich z.B. jemand ein Zimmer in einem Hotel nimmt und um 18.30 Uhr eine

Tabelle 10-1 Diagnostisches Vorgehen bei Suizidalität.

Diagnostische Ebene	Diagnostische Ziele
1. Anamnese	Erfassen der Symptomatik und ihrer chronologischen Entwicklung; Information über Vorerkrankungen (insbesondere Suizidversuche) und Lebenssituation
2. Exploration	Erkennen psychiatrischer Erkrankungen, insbesondere depressiver Syndrome; Verstehen auslösender Konfliktsituationen Beurteilung der aktuellen Suizidgefährdung (s.a. Tab. 10-2): – aktive vs. passive Gedanken – konkrete Planung vs. ungerichtete Absichten – häufige, drängende vs. seltene Gedanken – Gefährlichkeit einer geplanten oder ausgeführten suizidalen Handlung – Art des Suizidmotivs
3. Körperliche Untersuchung	Erfassen therapierelevanter körperlicher Begleiterkrankungen (einschließlich der Folgen durchgeführter suizidaler Handlungen)
4. Fremdanamnese	Ergänzung und Überprüfung der Angaben des Patienten (besonders bei Bagatellisierungstendenzen; möglichst mit dem Einverständnis des Betroffenen!)

Überdosis Schlaftabletten und Alkohol einnimmt, so hat er den Suizidversuch ganz offensichtlich in der berechtigten Annahme geplant, daß er bis zum folgenden Morgen nicht gefunden werden wird. Dagegen hat jemand, der, kurz bevor sein Ehepartner nach Hause kommt, eine Überdosis Tabletten einnimmt, in der Regel ein kleineres Suizidrisiko, ebenso jemand, der selbst Rettungsdienste benachrichtigt.
– Die **Suizidmethode** gibt Hinweis auf die Endgültigkeit des Todeswunsches. Hierbei spielen die sogenannten harten Methoden eine besondere Rolle. Dazu zählen alle Methoden, die nicht mit einer Einnahme von Drogen oder Medikamenten verbunden sind, z.B. sich erhängen, sich erschießen, vor einen Zug springen, sich ertränken, sich aus einem hohen Gebäude stürzen, sich die Pulsadern aufschneiden oder sich eine todbringende Substanz spritzen oder infundieren (z.B. Insulin). Bei potentiell letalem Vorgehen ist die Ernsthaftigkeit des Suizidversuchs entsprechend hoch einzuschätzen. Ein Patient, der sich die Pulsadern aufschneidet oder versucht, sich zu erhängen oder zu erschießen, trägt in der Regel ein höheres Risiko als jemand, der zehn Aspirintabletten schluckt. In der Beurteilung der Gefährlichkeit eines Suizidversuchs muß auch die subjektive Auffassung des Patienten bezüglich der „Tauglichkeit" des Selbsttötungsversuchs mit eingehen. So kann z.B. ein Patient irrtümlicherweise glauben, daß die Wirkung von 50 nicht verschreibungs-

pflichtigen Aspirintabletten weniger gravierend ist als die von 10–50 Tabletten Diazepam, das nur auf Rezept erhältlich ist.

Hinsichtlich der **Gefahr eines erneuten Suizidversuchs** sollten also besonders das Arrangement und die Methode des vorangegangenen Suizidversuchs beachtet werden: Je härter die Methode und je weniger das Arrangement die Möglichkeit des Eingreifens von außen offenließ, desto höher ist die Ernsthaftigkeit der Suizidalität einzuschätzen und damit die Wahrscheinlichkeit, daß der Patient von seinen Suizidabsichten auch in Zukunft nicht abrücken wird. Es darf allerdings auf keinen Fall der Umkehrschluß gezogen werden, daß ein vorangegangener nicht ernsthafter Suizidversuch „nur" zu weiteren nicht ernsthaften Suizidversuchen führt.

Die **suizidale Absicht** ist das entscheidende Kriterium bei der Diagnose Suizidalität. So werden von psychotischen, zumeist schizophrenen Patienten Handlungen begangen, die zunächst als Suizidversuch imponieren (z.B. Sturz aus dem Fenster), diese rühren aber von Wahnideen her (z.B. fliegen zu können). Hierzu gehören auch imperative Stimmen, die eine selbstschädigende oder selbsttötende Handlung befehlen.

Von Suizidversuchen abzugrenzen sind ferner selbstschädigende Verhaltensweisen, wie etwa selbst zugefügte Schnittverletzungen an den Armen oder das Ausdrücken von Zigaretten auf dem Handrücken, was des öfteren bei Patienten mit schweren Persönlichkeitsstörungen vorkommt.

Indikatoren für Suizidalität

Die wichtigsten Indikatoren für eine akute suizidale Gefährdung sind aus Tabelle 10-2 zu ersehen.

Von besonderer Wichtigkeit ist das Vorliegen einer depressiven Verstimmung. Nahezu jeder Suizidgefährdete hat eine zumindest leichte depressive Verstimmung. Daher empfiehlt es sich, bei Verdacht auf Suizidalität zunächst nach den entsprechenden Symptomen zu fragen, wie depressiver Verstimmung, Schlafstörungen, Appetit- und Libidostörungen, Konzentrationsstörungen, Apathie, Müdigkeit, Freud- und Lustlosigkeit, Selbstabwertung, Schuldgefühle, Hoffnungslosigkeit.

Hervorzuheben ist auch eine Familienanamnese mit Suiziden und Suizidversuchen, da dadurch das Risiko des Betroffenen deutlich erhöht ist.

Einschätzung des Risikos eines erneuten Suizidversuchs

Die Gefahr eines erneuten Suizidversuchs ist um so geringer, je konkreter der Patient darstellen kann, warum er zum jetzigen Zeitpunkt nicht mehr suizidal ist, d.h. was sich in seiner Einstellung zum Leben (Tode) und in seiner sozialen Situation so grundlegend geändert hat, daß ein Suizidversuch nicht mehr sinnvoll und notwendig erscheint.

Hat der Arzt Zweifel an der Aufrichtigkeit der Antworten seines Patienten, sollten möglichst viele Fremdinformationen eingeholt werden.

Auch die Einstellung des Patienten zu seinem Suizidversuch läßt Rückschlüsse auf ein zukünftiges Risiko zu. Ein weniger ausgeprägtes Suizidrisiko haben Patienten, die froh sind, den Suizidversuch überlebt zu haben, die Suizidideen und suizidales Verhalten unannehmbar und schrecklich finden oder die um Hilfe bitten.

Tabelle 10-2 Indikatoren einer akuten suizidalen Gefährdung. Je mehr dieser Merkmale vorhanden sind, desto höher ist die aktuelle Suizidgefährdung eines Patienten einzuschätzen.

Anamnese
- ein oder mehrere Suizidversuche in der Vorgeschichte
- positive Familienanamnese mit Suiziden und/oder Suizidversuchen
- Suizidarrangement, das eine Auffindung schwierig oder unmöglich macht
- Suizidversuch mit harter Methode oder entsprechende Gedanken
- Konflikt, der zu Suizidideen/Suizidversuch führte, weiterhin ungelöst
- soziale Isolierung, zunehmender Rückzug des Patienten in der letzten Zeit
- Vorliegen einer Suchterkrankung

Psychopathologischer Befund
- fehlende Distanzierung von Suizidideen/Suizidversuch, auch evtl. nach ausführlichem Gespräch
- Erleben von drängenden Suizidgedanken
- ausgesprochene Hoffnungslosigkeit, Fehlen von Zukunftsperspektiven
- schwere depressive Verstimmung, evtl. mit depressiven Wahnideen
- akute psychotische Symptomatik
- Hinweise auf mangelnde Impulskontrolle, z.B. bei akuter Alkoholintoxikation oder im Alkoholentzug
- gereiztes/aggressives oder agitiertes Verhalten des Patienten, Fehlen eines tragfähigen Gesprächsrapports

Ein Patient dagegen, der unwirsch, trotzig, schweigsam, unkooperativ oder teilnahmslos, sogar feindselig ist, hat möglicherweise einen anhaltenden Todeswunsch. Deshalb muß mit einem weiterhin bestehenden beträchtlichen Suizidrisiko gerechnet werden, wenn der Patient sich nicht offen und direkt äußert.

Ein Patient, der die Gefährlichkeit seines Suizidversuchs herunterspielt oder leugnet, ist schwer einzuschätzen. Er wird möglicherweise versuchen, den Arzt davon zu überzeugen, daß sein selbstzerstörerisches Verhalten unbeabsichtigt war (häufig bei Alkohol- und Drogenabhängigen). Dies läßt ebenfalls auf ein fortbestehendes hohes Suizidrisiko schließen.

Besondere Wachsamkeit ist angezeigt, wenn sich ein Patient nach einer Tablettenintoxikation, dem Aufwachen aus einem Koma oder nach Rettung aus anderen lebensbedrohlichen Situationen wie „neu geboren" fühlt. Solch ein Patient ist vielleicht euphorisch und behauptet, daß die beinahe tödliche Episode seine „unglückliche Vergangenheit ausgelöscht" habe. Diese gehobene Stimmung ist in der Regel jedoch nur kurzlebig, und es kann dann wieder zu einer suizidalen Gefährdung kommen, wenn der Patient ins reale Leben mit all seinen Enttäuschungen und Widrigkeiten zurückkehrt.

Besonders zu beachten ist dabei auch die gedankliche Einengung des suizidalen Menschen auf seine Innenwelt, d.h. die ausschließliche Beschäftigung mit dem eigenen, extrem negativ geprägten Erleben.

Vorsicht ist besonders dann geboten, wenn der Patient nach Suizidandeutungen und ausgeprägter depressiver Verstimmung ganz plötzlich, ohne daß sich

Wesentliches in seinem Leben geändert hat, eine „unheimliche" Ruhe ausstrahlt oder in einen ausgesprochen agitierten Zustand gerät.
Weiterhin sind suizidale Zwangsgedanken, die oftmals im Rahmen einer schweren Depression auftreten, als besonders gefährlich anzusehen.

Risikofaktoren für Suizidalität

Der bedeutendste Risikofaktor für einen Suizid ist ein vorangegangener Suizidversuch, und je mehr Suizidversuche in der Vorgeschichte erfolgt sind, desto größer wird die Wahrscheinlichkeit eines Suizids.
Risikofaktoren von Bedeutung sind auch psychiatrische Erkrankungen, vor allem Suchterkrankungen und Depressionen. Es gibt Hinweise dafür, daß ca. 15% der stationär behandelten Depressiven und Suchtkranken sich im Laufe ihrer Erkrankung suizidieren. Weiterhin finden sich gehäuft Suizide und Suizidversuche bei Schizophrenen und Patienten mit Panikstörungen, organischen Psychosyndromen sowie bei Patienten mit Persönlichkeitsstörungen, insbesondere mit Borderline- (emotional instabiler), dissozialer, narzißtischer und dependenter Persönlichkeitsstörung (s.a. Kap. 24).
Auch bei konsumierenden körperlichen Erkrankungen, wie z.B. Krebs oder AIDS, treten – leicht – erhöhte Suizidraten auf.

Es muß jedoch darauf hingewiesen werden, daß mit diesen Prädiktoren ein Suizid nur unzureichend vorausgesagt werden kann.

Motive und Bedeutungen von suizidalem Verhalten

Eine Reihe von Motiven und Bedeutungsmöglichkeiten für suizidales Verhalten läßt sich grundsätzlich voneinander unterscheiden (Tab. 10-3).

Tabelle 10-3 Mögliche Motive und Bedeutungen von Suizidalität.

- Erlösung von seelischem (Depression, Angst, Psychose) und körperlichem Leid (Krebs, AIDS, Diabetes, Niereninsuffizienz)
- Wunsch nach einem Gottesurteil bezüglich des eigenen Weiterlebens, d.h. weder leben noch sterben können
- Suche nach Ruhe und Geborgenheit
- Hilferuf und Hilfsappell
- Entlastung von Schuldgefühlen
- Wendung der Aggression gegen das eigene Ich, da Aggression nicht gegen den Partner gerichtet werden darf
- primäre Aggressivität gegen das eigene Ich
- Identifikation mit einer Idolfigur (sog. Werther-Effekt)
- Erpressung, Wunsch, die soziale Umwelt zu kontrollieren/zu manipulieren
- Racheakt im Sinne der Bestrafung eines Partners
- Kränkung aufgrund eines mangelhaft entwickelten Selbstwertgefühls (narzißtische Kränkung)
- einzige Möglichkeit, das Selbstwertgefühl noch zu retten (Suizidversuch als „narzißtische Plombe")
- Appell an menschliche Bindung bzw. Aufkündigung aller menschlichen Bindungen
- aktive und freie Handlung eines Menschen (sog. Bilanzselbstmord)
- Spannungsabfuhr: kein Suizidversuch im engeren Sinne

Meistens ist keiner dieser Gründe allein zutreffend. Insbesondere narzißtische Motive, vor allem aber der Appell an die menschliche Bindung sind als die wesentlichen Beweggründe für suizidales Verhalten anzusehen.

Die geschilderten Bedeutungen und Beweggründe suggerieren eine gewisse Abwägung, Entscheidung, Reflexion des Suizidenten. Dies entspricht jedoch nicht der klinischen Realität:

- Suizidversuche und Suizide sind meist Impulshandlungen, wobei der momentane seelische Schmerz nicht ausgehalten werden kann. Es handelt sich hierbei also um einen Ausnahmezustand von Krankheitswert.

Dies wird auch dadurch deutlich, daß sich in 99% der Fälle die Betroffenen innerhalb von zehn Tagen von dem Suizidversuch distanzieren.

Therapie

Notfallbehandlung

Wenn der Patient aufgrund seiner Äußerungen oder seines Verhaltens als akut suizidgefährdet anzusehen ist, sind alle Maßnahmen, die dazu geeignet sind, ihn vom Vollzug des Suizids zurückzuhalten, prinzipiell gerechtfertigt (also Verhindern der Einnahme einer toxischen Medikamentendosis, Festhalten des Patienten, um ihn an einem Sprung aus dem Fenster zu hindern, Verordnen eines Medikaments zur Dämpfung der akuten Suizidimpulse etc.).

- Aufgrund der Pflicht zur Hilfeleistung müssen Ärzte, aber auch andere anwesende Personen im Rahmen ihrer Möglichkeiten den suizidalen Menschen daran hindern, sich das Leben zu nehmen.

Alle dazu erforderlichen Maßnahmen sind rechtlich abgedeckt durch die Bestimmungen des „rechtfertigenden Notstandes" bzw. der „Geschäftsführung ohne Auftrag", während man sich andererseits bei Nichteingreifen im Sinne einer unterlassenen Hilfeleistung strafbar machen kann (s.a. Kap. 5).

- Die stationäre Aufnahme ist indiziert, wenn eine suizidale Handlung innerhalb der nächsten Minuten, Stunden oder Tage zu erwarten ist. In diesen Fällen ist eine geschlossene Unterbringung meist nicht zu vermeiden.

Der Patient darf nicht allein gelassen werden und ist sofort in das zuständige psychiatrische Krankenhaus einzuliefern. Wenn immer möglich, sollte dies auf freiwilliger Basis geschehen, wobei behandelnder Arzt und Angehörige versuchen sollten, in diesem Sinne auf den Patienten einzuwirken. Gibt er sein Einverständnis nicht, ist eine Aufnahme unter Anwendung der auf Länderebene gültigen Unterbringungsgesetze möglich, gegebenenfalls unter Hinzuziehung der Polizei (s.a. Kap. 5).

Das Vorliegen einer schweren oder diagnostisch nicht sicher einzuordnenden psychiatrischen Erkrankung ist ein zusätzliches Argument für die Einleitung einer klinischen Behandlung. Ähnliches gilt für die Fälle, in denen es nach einem Suizidversuch zu einer beobachtungs- oder behandlungsbedürftigen körperlichen Schädigung gekommen ist.

Erhebliche Probleme können sich in Grenzfällen ergeben, wenn einerseits eine akute Suizidgefährdung nicht eindeutig zu fassen ist und andererseits die Distanzierung von den Selbsttötungsabsichten nicht glaubhaft ist. Es ist auch keineswegs selten, daß der Patient eine psychiatrische Exploration verweigert oder sich unkooperativ verhält, oft verbunden mit der ultimativen Forderung nach sofortiger Entlassung.

> Man sollte sich durch provokatives Verhalten dieser Art nicht beirren lassen und unter Berücksichtigung aller vorliegenden Informationen über die Notwendigkeit einer stationären Aufnahme entscheiden und im Zweifelsfall dieser den Vorzug geben.

In derartigen Situationen sollte immer ein psychiatrisches Konsil durchgeführt werden. Ist ein Psychiater nicht verfügbar, kann dies im Einzelfall bedeuten, daß der Patient im regional zuständigen psychiatrischen Krankenhaus vorgestellt werden muß, gegebenenfalls auch unter Anwendung der Unterbringungsgesetze.

> Bei der Entscheidung über eine Zwangseinweisung muß dem Grundsatz der Verhältnismäßigkeit Rechnung getragen werden. Wesentliche Momente bei dieser Güterabwägung sind die im Einzelfall gegebenen ambulanten Versorgungsmöglichkeiten, das vorhandene Potential an sozialer Unterstützung sowie der Grad der Absprachefähigkeit auf seiten des Patienten.

Psychotherapeutische Krisenintervention
Die folgenden Elemente der psychotherapeutischen Krisenintervention kommen zur Anwendung:
- Akzeptieren des suizidalen Verhaltens als Notsignal;
- Verstehen der Bedeutung und subjektiven Notwendigkeit dieses Notsignals;
- Bearbeitung der gescheiterten Bewältigungsversuche;
- Aufbau einer tragfähigen Beziehung;
- Wiederherstellen der wichtigsten Beziehungen;
- gemeinsame Entwicklung alternativer Problemlösungen für die aktuelle Krise;
- gemeinsame Entwicklung alternativer Problemlösungen auch für künftige Krisen;
- Kontaktangebot als Hilfe zur Selbsthilfe;
- Einbeziehung von Angehörigen.

> Der wichtigste Punkt ist dabei der Aufbau einer tragfähigen Beziehung, d.h., daß sich der Therapeut auf die Beziehung zum Suizidgefährdeten einläßt oder dafür sorgt, daß dieser eine weiterführende Betreuung erhält.

Suizidale Patienten neigen dazu, ihnen angebotene Hilfe nicht wahrzunehmen oder abzulehnen, und zwar um so häufiger, je größer der zeitliche Abstand zwischen dem Suizidversuch und dem therapeutischen Angebot ist. Deswegen ist eine feste weitere Terminvereinbarung bzw. die persönliche Vermittlung in eine weiterführende psychiatrische oder psychotherapeutische Behandlung unbedingt erforderlich.

Interventionsstrategien

> Basis jeder psychotherapeutischen Intervention ist eine eindeutige Einstellung/Haltung des Therapeuten zur Suizidalität.

Es sollten folgende Leitsätze für einen erfolgreichen therapeutischen Umgang mit Suizidalität beachtet werden:
- Suizdversuche basieren in den meisten Fällen auf sehr subjektiven Bilanzen des eigenen Lebens, die meist korrigiert werden können.
- Therapeut und Patient müssen sich darüber im klaren sein, daß ein Suizid etwas ist, was **nicht** rückgängig gemacht werden kann.

10 Suizidalität

- Nahezu jeder Suizidversuch enthält als wesentliches Element einen Appell an menschliche Bindungen.
- Der Therapeut muß mit dem suizidalen Patienten einen zeitlichen Aufschub vereinbaren, während dessen er – noch einmal – mit dem Patienten die Lebenssituation unter verschiedenen Aspekten betrachten kann.
- Kein Therapeut kann einen Patienten **langfristig** von einem Suizidversuch/Suizid abhalten. Der Therapeut muß mit der Kränkung fertig werden, daß er nicht um jeden Preis Leben erhalten kann.
- Der Therapeut muß für den Patienten stellvertretend Hoffnung signalisieren können.
- Ein Suizidversuch ist immer ernst zu nehmen, auch bei suizidalen Gesten muß therapeutisch gehandelt werden.
- Das psychosoziale Umfeld des Patienten sollte in die therapeutischen Überlegungen miteinbezogen werden.

Unter den oben genannten Voraussetzungen ist die Aufrechterhaltung und Festigung des Kontakts zum Patienten die entscheidende therapeutische Intervention. Jüngere und unerfahrene Therapeuten sollten sich nicht davon abhalten lassen, schwierige, suizidale Patienten weiter zu betreuen, und, statt den Fall an einen erfahrenen Therapeuten zu delegieren, einen Supervisor einschalten.

Grundsätzlich kann ein Suizidpakt (d.h. eine Abmachung über das momentane Aufschieben bzw. Aussetzen der Suizidhandlung) geschlossen werden, sofern bei dem Patienten nicht eindeutig manipulative Tendenzen vorherrschen oder eine Psychose vorliegt. Zeitlich sollte ein solcher Suizidpakt auf maximal eine Woche begrenzt sein.

Pharmakologische Krisenintervention

Tranquilizer ermöglichen eine vorübergehende Beruhigung und Entspannung, eine Angstlösung, eine emotionale Distanzierung des suizidalen Patienten (etwa Diazepam 5–10 mg [z.B. Valium®]). Sie können hierbei von Neuroleptika mit sedierender Wirkung unterstützt werden (etwa Perazin 50–100 mg [z.B. Taxilan®]). Ausgeprägte depressive Verstimmungen sollten – meist in Kombination mit einer der oben genannten Stoffgruppen – mit Antidepressiva behandelt (etwa Amitriptylin/d 75–150 mg [z.B. Seroten®]), psychotische Erlebnisformen wie Wahn oder Halluzinationen durch hochpotente Neuroleptika (etwa Haloperidol/d 5–10 mg [z.B. Haldol®]) angegangen werden.

> Bei der pharmakologischen Behandlung ist immer darauf zu achten, daß die Patienten die Medikamente nicht für einen erneuten Suizidversuch sammeln, d.h. die Gabe der Dosis für einen oder wenige Tage unter engmaschiger Kontrolle des Therapeuten ist notwendig.

Bei der Verordnung von Psychopharmaka ist auch zu beachten, daß eine unter Umständen vorausgegangene Medikamentenintoxikation abgeklungen sein sollte.

Behandlung von Suizidalität bei bestimmten psychischen Störungen

Eine spezielle Behandlungsstrategie bei Suizidalität betrifft psychotische, depressive und Suchterkrankungen:

Patienten mit einer **psychotischen Erkrankung** weisen einen erheblichen Realitätsverlust auf, der sich z.B. in Wahn, Halluzinationen und Denkstörungen äußert. Meist sind eine sofortige Unterbringung des Patienten auf einer geschlossenen psychiatrischen Station und eine unverzügliche antipsychotische Behandlung unter Einschluß sedierender Medikamente erforderlich. Die weitere Abschätzung der Suizidalität sollte dann einem erfahrenen Psychiater überlassen werden.

Bei **schweren Depressionen** gilt ähnliches wie bei den Psychosen. Hier sollte sofort eine antidepressive Behandlung unter Einschluß sedierender Medikamente erfolgen. Zu beachten ist, daß ein schwer depressiver Mensch oftmals allein deswegen suizidal wird, weil die Symptome der Depression aktuell eine unerträgliche Qual für ihn bedeuten. Deshalb treten suizidale Impulse häufig bereits im Rahmen einer symptomorientierten medikamentösen Behandlung in den Hintergrund. In einer schweren Depression ist das Selbstwertgefühl des Betroffenen stark beeinträchtigt. Zusätzlich können ausgeprägte Schuldgefühle bestehen. Vor diesem Hintergrund sind eine kritische Beleuchtung der Lebensgeschichte und Konfrontation mit Defiziten oder Fehlentwicklungen zu vermeiden, um den Patienten nicht noch mehr in Schuld- und Minderwertigkeitsgefühle zu stoßen, die zu einer akuten Verschlimmerung der Suizidgefährdung führen können.

Bei **Suchterkrankungen** ist der körperliche Entzug die wichtigste suizidprophylaktische Maßnahme. Daher steht an erster Stelle jeder Behandlung der körperliche Entzug bzw. die Motivierung dazu. Abhängige Patienten geraten oft dann in eine suizidale Krise, wenn das soziale Netz mehr und mehr zerreißt, d.h. Arbeit und Familie verlorengehen und körperliche Folgeerscheinungen der Sucht hinzutreten. Hier ist es besonders angebracht, das soziale Umfeld mit in die Therapie einzubeziehen.

Umgang mit dem Patienten

Das Vertrauensverhältnis zwischen Patient und Therapeut ist die wichtigste Voraussetzung, um suizidale Patienten zuverlässig erkennen und wirksam behandeln zu können. Deshalb muß man von Anfang an sein besonderes Augenmerk auf das Zustandekommen einer tragfähigen therapeutischen Beziehung richten.

> Dem Patienten muß objektiv, vorurteilsfrei und empathisch, ohne Vorwürfe, Geringschätzigkeit oder Gleichgültigkeit begegnet werden. Nie darf ärztlicherseits ein Suizidversuch bagatellisiert werden.

Auf provokatives Verhalten sollte man mit Gelassenheit reagieren und solche Angriffe nicht persönlich nehmen.

Da ein Suizident auf Zurückweisung außerordentlich empfindlich reagieren kann, muß ernsthaft auf das Verhalten des Patienten und seine entsprechenden Gedanken eingegangen werden, auch wenn im Gespräch schnell klar wird, daß er keine eigentliche Selbsttötungsabsicht hatte, sondern vor allem Aufmerksamkeit auf sich lenken wollte.

Auch das übrige Personal muß einen suizidalen Patienten ernst nehmen und entsprechend betreuen. Das Vorurteil vom suizidalen Patienten als dem manipulativen und vorsätzlichen Schöpfer seiner eigenen Probleme findet sich häufig beim Krankenpflegepersonal, das sich unter Umständen nur widerwillig um „Selbstmordkandidaten" kümmert, wenn „wir doch wirklich kranke Patienten haben, die Hilfe brauchen". Hier wird übersehen, daß viele Patienten, die wie-

derholt suizidale Gesten ausführen, sich zu einem späteren Zeitpunkt tatsächlich umbringen.
- Die meisten Probleme in der therapeutischen Beziehung bereitet die ausgeprägte Ambivalenz des Patienten.

Einerseits appelliert er an die Hilfsbereitschaft des Therapeuten und sucht die menschliche Bindung, andererseits wehrt er Hilfestellung und Zuwendung ab. Der Therapeut muß sich dieses Wechselspiel immer wieder bewußtmachen und konstant in seiner Distanz haltenden Zuwendung zum Patienten bleiben bzw. dahin zurückkehren. Oftmals sind die wechselseitigen Ansprüche von Patient und Therapeut überhöht, so daß es zwangsläufig zu Enttäuschungen auf beiden Seiten kommt.

Nicht zu vergessen sind auch eigene suizidale Tendenzen oder Todeswünsche des Therapeuten, die dann in die Beurteilung der subjektiven Bilanz des Patienten einfließen und womöglich zu einem Einverständnis in dessen suizidale Tendenzen führen können. Umgekehrt besteht auch die Gefahr der Bagatellisierung, wobei der Therapeut eine drohende Suizidgefahr übersieht. Letztendlich ist es dann für den Therapeuten besser, zu akzeptieren, daß er für die Therapie von suizidalen Patienten weniger gut geeignet ist, und die Therapie an einen anderen Therapeuten abgibt. Wenn der Therapeut suizidales Verhalten als „Schwäche" bewertet, bedeutet dies eine massive Entwertung des ohnehin schon in seinem Selbstwertgefühl stark beeinträchtigten Patienten. Dieser reagiert unter Umständen so, daß er seine „Schwäche" überwindet und sich umbringt.

- So ist eine stabile Beziehung zwischen Therapeut und Patient von zentraler Bedeutung für die Therapie suizidalen Verhaltens. Dies beinhaltet nicht zuletzt auch, daß der Therapeut seiner Gegenübertragung, also seine emotionale Reaktion auf das Verhalten des Patienten, reflektieren und kontrollieren kann.

Typische Fehler im Umgang mit suizidalen Menschen
- Der wohl häufigste Fehler ist das zu frühe Ende einer Betreuung.

Angesichts der oftmals schlechten Compliance von Suizidenten sollte man mit Nachdruck auf eine Behandlung bis zum Abklingen der suizidalen Tendenzen drängen bzw. bis zu einem Zeitpunkt, wenn eine Zukunftsperspektive erkennbar wird mit einer Veränderung der Einstellung des Patienten und seiner Lebensumstände. Für den Fall, daß sich der betreuende Arzt überfordert fühlt, ist es immer noch besser, sich Rat und Hilfe von einem Fachkollegen zu holen, als den Patienten, zu dem sich meistens eine therapeutische Beziehung entwickelt hat, einfach an eine „fremde" Person abzugeben.

Weitere typische Fehler sind:
- Nichtansprechen von Suizidgedanken aus der Sorge heraus, solche zu provozieren;
- Fehleinschätzung der „Ruhe vor dem Sturm";
- bei Entlassung unverbindliche Therapieempfehlung anstatt einer festen Terminabsprache;
- fruchtlose Diskussionen mit dem Patienten über die Notwendigkeit einer stationären Aufnahme anstelle der Erörterung der zum Suizidversuch führenden Motive;
- einseitige Betonung medikamentöser oder psychotherapeutischer Maßnahmen;

- Nichterkennen von Bagatellisierungstendenzen des Patienten;
- nicht hinreichende Würdigung fremdanamnestischer Hinweise, die eine hohe Gefährdung anzeigen;
- depressive oder wahnhafte Denkinhalte suizidaler Menschen werden als real akzeptiert;
- Umgang mit suizidalen Patienten, der durch negative emotionale Reaktionen geprägt ist;
- Verordnung unnötig hoher Dosen potentiell toxischer Pharmaka in der Akutsituation (insbesondere trizyklischer Antidepressiva).

Literatur

1. Bronisch, T.: Der Suizid. Ursachen, Warnsignale, Prävention. Beck, München 1995.
2. Dubin, W., K. J. Weiss: Handbuch der Notfallpsychiatrie. Huber, Bern–Göttingen–Toronto 1993.
3. Kernberg, O. F.: Schwere Persönlichkeitsstörungen, Theorie, Diagnose, Behandlungsstrategien, 3. Aufl. Klett-Cotta, Stuttgart 1991.
4. Kreitman, N.: Die Epidemiologie des Suizids und Parasuizids. In: Kisker, K. P., H. Lauter, J.-E. Meyer, G. Müller, E. Strömgren (Hrsg.): Psychiatrie der Gegenwart 2: Krisenintervention, Suizid, Konsiliarpsychiatrie, S. 87–106. Springer, Berlin–Heidelberg–Tokyo 1986.
5. Linehan, M. M.: Dialektische Verhaltenstherapie bei Borderline-Persönlichkeitsstörungen. Prax. Klin. Verhaltensmed. Rehabil. 8 (1989), 220–227.
6. Wedler, H., M. Wolfersdorf, R. Welz: Therapie bei Suizidgefährdung. Ein Handbuch. Roderer, Regensburg 1992.
7. Wolfersdorf, M.: Therapie der Suizidalität. In: Möller, H. J. (Hrsg.): Therapie psychiatrischer Erkrankungen, S. 715–732. Enke, Stuttgart 1993.

11
Stupor

WALTER HEWER

Krankheitsbild

Unter **Stupor** versteht man einen Zustand der deutlich verminderten bzw. aufgehobenen psychomotorischen Aktivität, der weder durch Schlaf noch durch eine quantitative Bewußtseinsstörung zu erklären ist (abweichend davon wird Stupor in der Neurologie, vor allem im Anglo-amerikanischen Sprachraum meist als eine mit einer Vigilanzminderung einhergehende Bewußtseinsstörung definiert). Beim Stupor – im Sinne der oben formulierten, in der Psychiatrie üblichen Definition – handelt es sich dabei um eine unspezifische Reaktionsform, die durch das Phänomen der Reglosigkeit gekennzeichnet ist und bei ganz unterschiedlichen Grunderkrankungen auftreten kann (s. Tab. 11-1).

Stupor kann als ein „Erstarren in Angst, Schreck und Ratlosigkeit" verstanden werden [14].

Die Dauer des Krankheitsbildes ist sehr variabel und reicht von wenigen Minuten bis zu mehreren Wochen.

Beim **Substupor** ist die beschriebene Symptomatik weniger stark ausgeprägt, d.h. der Patient ist in seiner psychomotorischen Aktivität nicht vollständig gehemmt. Das Krankheitsbild zeigt insgesamt einen stärker fluktuierenden Verlauf. Das diagnostische und therapeutische Vorgehen entspricht demjenigen bei voll ausgebildetem Stupor.

Mutismus wird definiert als die Unfähigkeit eines Patienten zu sprachlichen Äußerungen bei intaktem Sprach- und Sprechvermögen. Es handelt sich dabei um eine Störung des Antriebs, die sich definitionsgemäß auf die verbale Kommunikationsfähigkeit beschränkt, während andere motorische Abläufe im wesentlichen unbeeinträchtigt bleiben. Der Mutismus stellt in vielen Fällen eine minderschwere Ausprägungsform des Stupors dar, so daß im wesentlichen die gleichen Richtlinien für das Vorgehen in Akutsituationen gelten.

Mutismus – im Sinne der oben getroffenen Definition – tritt überwiegend in Verbindung mit den in Tabelle 11-1 genannten körperlich nicht begründbaren psychischen Störungen auf. Sprach- und Sprechstörungen im Rahmen neurologischer Erkrankungen, wie etwa Aphasien in ihrer Initialphase, müssen je-

Tabelle 11-1 Grunderkrankungen bei stuporösen und stuporähnlichen Zustandsbildern (in Anlehnung an [8]).

Organische Erkrankungen des Zentralnervensystems
– Enzephalitis
– Epilepsie (Status nonconvulsivus, postiktale Zustandsbilder)
– Parkinson-Krise
– malignes neuroleptisches Syndrom
– fortgeschrittene Demenz
– Stupor bei zerebralen Prozessen unterschiedlicher Genese (neoplastisch, traumatisch, vaskulär etc.), vor allem bei frontaler, temporaler oder dienzephaler Lokalisation (z.B. akinetischer Mutismus bei bilateralen frontalen Läsionen)

Funktionelle (körperlich nicht begründbare) psychiatrische Erkrankungen
– katatone Schizophrenie
– Depression
– Manie (selten!)
– dissoziative Reaktionen (z.B. in Verbindung mit akuten Belastungssituationen)

Sonstige Erkrankungen
– metabolische Störungen (u.a. diabetische Ketoazidose, Hypoglykämie, Hypercalcämie, Urämie, hepatische Enzephalopathie, akute intermittierende Porphyrie)
– unerwünschte Arzneimittelwirkungen (Neuroleptika, Corticosteroide u.a.m.)
– drogeninduzierter Stupor (Halluzinogene, Phencyclidin, sog. Designerdrogen)
– Stupor bei artifizieller Störung (Vortäuschung psychischer Symptome)

doch differentialdiagnostisch bedeckt werden [16], ebenso wie drogeninduzierte mutistische Bilder (unter Phencyclidin, Halluzinogenen).
Zu beachten ist auch, daß es Einzelfälle gibt, bei denen es sich nicht um einen Mutismus im eigentlichen Sinne, sondern um willentliches Schweigen handelt, z.B. bei sehr mißtrauischen Patienten, die befürchten, daß man ihnen ihre Aussagen zum Nachteil auslegen könnte. Schließlich ist das Phänomen des selektiven Mutismus bei Kindern zu erwähnen, bei dem sprachliche Kommunikation nur mit bestimmten Personen, etwa den Familienangehörigen stattfindet (s.a. Kap. 18.9.2).

Symptomatik
Meist findet man einen liegenden Patienten vor, jedoch können die Patienten auch eine sitzende oder stehende Position einnehmen.

Wesentliche Merkmale des Stupors sind das Fehlen äußerlich erkennbarer psychischer Aktivität sowie eine aufgehobene Spontanmotorik. Der Kranke ist mutistisch und zeigt auf den ersten Blick auch keine nonverbalen Reaktionen auf das Geschehen in seiner Umgebung. Lediglich die Augenbewegungen lassen mitunter eine gespannte Beobachtung der anwesenden Personen erkennen. Die Mimik kann ausdruckslos sein, aber auch Angst, Anspannung, Depression oder – selten – ekstatische Verzückung verraten. In der Mehrzahl der Fälle sind die Augen geöffnet, sind sie geschlossen, so handelt es sich meist um ein aktives „Zukneifen". Typisch sind auch Abwehrbewegungen, beispielsweise wenn man sich dem Patienten nähert, um Blutdruck zu messen, Blut abzunehmen etc.

Da der Patient zumindest bei ausgeprägtem Stupor die Nahrungs- und Flüssigkeitszufuhr verweigert, ergeben sich die häufigsten Komplikationen aus einer Exsikkose mit Störungen des Elektrolythaushalts.

Bei länger dauernder psychomotorischer Erstarrung kann es zu einer drastischen Gewichtsabnahme, unter Umständen auch zu Kontrakturen kommen. Daneben sind die typischen durch Immobilität verursachten Komplikationen zu beobachten, also vor allem Thrombembolien und hypostatische Pneumonien.

Ein Stupor beeinträchtigt auch die Ausscheidungsfunktionen: Üblicherweise sind die Patienten inkontinent, umgekehrt können aber auch Harn- oder Stuhlverhaltung auftreten.

Umgang mit dem Patienten
Beim Umgang mit dem stuporösen Patienten ist folgendes zu beachten:

Während bestimmte äußerlich beobachtbare Krankheitsmerkmale gut zu erkennen sind, liegt es in der Natur des Krankheitsbildes, daß die Exploration des subjektiven Erlebens im floriden Stadium nicht möglich ist. Nach Besserung der Symptomatik besteht häufig eine Amnesie. Bei einem Teil der Patienten läßt sich jedoch retrospektiv annäherungsweise explorieren, was sie im Stupor erlebt haben. So ist bekannt, daß Patienten mit psychotischen Erkrankungen in dieser Situation typischerweise unter dem Einfluß einer hochakuten paranoid-halluzinatorischen Symptomatik stehen. Dabei steht häufig eine „...Wahnstimmung mit heftiger affektiver Erregung, die vorwiegend ängstlich, manchmal feindselig getönt ist" im Vordergrund [13]. Dies ist die Erklärung dafür, daß die Patienten die Geschehnisse in ihrer Umgebung wahnhaft fehldeuten können.

Im Kontext von psychotischem Erleben kann ein Stupor unvermittelt in eine ausgeprägte psychomotorische Erregung mit Eigen- oder Fremdgefährdung umschlagen. Speziell bei katoton schizophrenen Patienten kann es zu massiver Gewalttätigkeit kommen, während bei wahnhaft Depressiven in erster Linie die Möglichkeit raptusartiger suizidaler Handlungen in Betracht zu ziehen ist. Ähnlich gravierende Ereignisse sind möglich bei einem Stupor im Rahmen eines Anfallsleidens.

Auch wenn diese Situationen selten sind, so ergibt sich dennoch daraus die Konsequenz, daß ein stuporöser Patient nicht unbeaufsichtigt gelassen werden darf und nach Möglichkeit noch mindestens eine weitere Person bei seiner Versorgung anwesend sein sollte.

Obwohl sich ein Teil der stuporösen Patienten in einem traumähnlich umdämmerten Zustand befindet, sind andere trotz fehlender Reagibilität durchaus wach und aufnahmefähig, mitunter registrieren sie Wortwahl und nonverbales Verhalten des Untersuchers mit erhöhter Sensibilität.

Deshalb sollte man sich im Erstkontakt genauso wie bei anderen Patienten verhalten, d.h. sich zunächst einmal persönlich vorstellen und erklären, welche ärztlichen Maßnahmen man vorzunehmen beabsichtigt.

Der Stil des Umgangs sollte durch Empathie und Unmißverständlichkeit in der Wortwahl geprägt sein. Es ist auch wichtig, dem Patienten zu vermitteln, daß man damit vertraut ist, daß er sich infolge seiner Krankheit momentan nicht äußern kann. Schließlich kann man darauf verweisen, daß sich der Zustand der Reglosigkeit durch geeignete Behandlungsmaßnahmen gut bessern läßt.

Stuporöse Patienten sind aufgrund ihrer Erkrankung in der Regel nicht in der Lage, diagnostische oder therapeutische Maßnahmen adäquat zu beurteilen und ihnen zuzustimmen. Dies gilt beispielsweise für den katatonen Patienten, der sich der notwendigen Behandlung aus einer psychotischen Realitätsverkennung heraus verweigert. Aus einem solchen Verhalten kann in einer Notsituation mit dringendem Handlungsbedarf eine rechtswirksame Ablehnung der Behandlung nicht abgeleitet werden. Vielmehr ist der Arzt dazu berechtigt, aber auch verpflichtet, alle in der Notfallsituation indizierten Maßnahmen unter Anwendung angemessener Mittel durchzuführen.

Diagnostisches Vorgehen

Beobachtung – Exploration

Die Beobachtung des Patienten ist beim stuporösen Syndrom besonders wichtig. Hinweise, die sich aus der Registrierung von Mimik und Augenbewegungen ergeben, wurden bereits erwähnt. Sind die Augen geschlossen und der Patient reagiert nicht auf Ansprache, so ist zu prüfen, ob die Augen aktiv geschlossen gehalten werden. Ist dies nicht der Fall, ist eine Vigilanzminderung als mögliche Ursache für diesen Zustand zu bedenken (s. Kap. 12). Wichtig ist auch zu erkennen, ob es in Abhängigkeit von äußeren Faktoren (Ansprache, Nichtbeachtung etc.) zu einer Modulation der Symptomatik kommt.

Bei dem Versuch eines explorierenden Gesprächs ist es notwendig, daß man sich Zeit läßt, da manche Patienten erst mit erheblicher Verzögerung und deutlich verlangsamt reagieren. Eine Antwort des Patienten kann man am ehesten auf einfach ausgedrückte Fragen zu konkreten Inhalten erwarten („Wie geht es Ihnen? Möchten Sie etwas trinken? Haben Sie Schmerzen?"). Beachtet werden sollte auch, ob die Patienten anderen Personen gegenüber gesprochen haben und welche Inhalte sie dabei geäußert haben.

Fremdanamnese

Da die Patienten im Stupor oder bei Mutismus bestenfalls einige wenige Worte oder nur einzelne Satzbruchstücke äußern, müssen die Angehörigen oder sonstige Anwesende fremdanamnestisch befragt werden. Dies sollte nicht in Anwesenheit des Patienten geschehen. Es ist empfehlenswert, zumindest den Versuch zu unternehmen, den Patient davon zu informieren und wenn möglich sogar sein Einverständnis (etwa durch ein Kopfnicken) einzuholen.

Zum einen sollte die Fremdanamnese Aufschluß geben darüber, ob der Patient schon einmal psychiatrisch erkrankt war. Andererseits können aus der Beschreibung des Verhaltens in den Tagen und Wochen vor Einsetzen des Stupors unter Umständen wesentliche diagnostische Rückschlüsse gezogen werden:
- Bei Grunderkrankungen aus dem schizophrenen oder manisch-depressiven Formenkreis tritt der Stupor im allgemeinen nicht ohne Vorboten auf. Vielmehr lassen sich im Vorfeld typischerweise zunehmende psychotische Auffälligkeiten bzw. depressive Verhaltensweisen explorieren.

– Bei psychoreaktiv bedingten Stupores ist meist eine Auslösesituation mit enger zeitlicher Bindung an die Entwicklung der akuten Symptomatik in Erfahrung zu bringen.

Unerläßlich ist eine exakte Medikamentenanamnese unter besonderer Berücksichtigung der Neuroleptika. Dabei ist zu beachten, daß die Gabe eines Depot-Neuroleptikums schon Wochen zurückliegen kann und deshalb von den Angehörigen nicht unbedingt spontan angegeben wird. Auch die Information über das Absetzen zuvor verordneter Medikamente ist von wesentlicher diagnostischer Bedeutung, da es häufig mit einer gewissen Latenz zu einem Rückfall in eine erneute Krankheitsepisode kommt.

Internistisch-neurologische Untersuchung

Als erstes sind die Vitalparameter zu erfassen, also Puls, Blutdruck, Temperatur, Atmung und Bewußtseinslage. Besonders wichtig ist die rektale Temperaturmessung trotz der praktischen Probleme, die sich mitunter dabei ergeben. Sind die Vitalparameter nicht pathologisch verändert und ergeben sich keine Hinweise auf eine akute neurologische Erkrankung in Form von Störungen der Pupillomotorik, Halbseitenzeichen etc. (s.a. Kap. 12), so kann eine unmittelbare Bedrohung des Patienten zunächst einmal ausgeschlossen werden.

Wichtig sind auch die Beachtung von Exsikkosezeichen sowie eine genaue Prüfung des Muskeltonus. Dabei ist zu unterscheiden zwischen einem in seiner Intensität konstanten Rigor, wie er beim Parkinson-Syndrom oder beim malignen neuroleptischen Syndrom auftritt, und einer eher variablen Tonuserhöhung bei Katatonie, die als „Gegenhalten" imponieren kann [7].

Wegen der fehlenden Kooperationsfähigkeit des Patienten im Stupor ist es notwendig, ihn zu einem späteren Zeitpunkt noch einmal vollständig körperlich zu untersuchen, dies gilt insbesondere für die neurologische Befunderhebung.

Technische Untersuchungen

Unverzichtbare Laborparameter sind BKS, Differentialblutbild, Elektrolyte, Nierenfunktionsparameter, Gesamteiweiß, Blutzucker und Creatinkinase (CK). Ferner ist die Ableitung eines EEG indiziert. Wenn der EEG-Befund normal ausfällt, ist eine (hirn)organische Ursache des Krankheitsbildes eher unwahrscheinlich. Die Untersuchung von Liquor, Leberfunktionsparametern, Porphyrinen, der Drogennachweis im Serum oder Urin sowie eine kranielle Computertomographie bzw. MRT werden bei entsprechenden klinischen Verdachtsmomenten durchgeführt.

Pharmakologische Interventionen

In manchen Fällen kann die Gabe bestimmter Pharmaka (Benzodiazepine, insbesondere Lorazepam; Biperiden) diagnostische Rückschlüsse erlauben (s.u., Therapeutisches Vorgehen).

Differentialdiagnose, Grunderkrankungen

Auf der **syndromalen Ebene** muß der Stupor in erster Linie von Zuständen der Bewußtseinstrübung (s. Kap. 12) abgegrenzt werden. Dabei spricht für einen Stupor und gegen eine Bewußtseinstrübung, wenn der Patient die Augen geöffnet oder aktiv geschlossen hält, der Muskeltonus eher erhöht denn erniedrigt ist und der Patient sich Initiativen des Untersucher erkennbar verweigert oder sogar das Gegenteil davon tut (Negativismus).

Zwischen stuporösen Syndromen im Rahmen internistisch neurologischer Erkrankungen und dem sogenannten „stillen Delir" (s. Kap. 12, 14) gibt es fließende Übergänge. Beim letztgenannten Krankheitsbild erwartet man eine zumindest intermittierend bestehende Bewußtseinstrübung sowie einen insgesamt stärker fluktuierenden Verlauf, ohne daß anhaltend ein Zustand der vollständigen Reglosigkeit besteht. Diese Patienten wird man auch eher zu verbalen Äußerungen veranlassen können, die dann in der Regel eindeutige Hinweise auf eine kognitive Beeinträchtigung liefern (inkohärentes Denken, Desorientierung etc.). Wenn sie sich ärztlichen Maßnahmen gegenüber verweigern, so ist dieses Verhalten nicht so gezielt und koordiniert wie beim klassischen Stupor.

Schließlich sind Zustände der ausgeprägten Antriebslosigkeit abzugrenzen, z.B. bei Demenz und chronischer Schizophrenie. Das Unterscheidungskriterium ist hier, daß bei solchen apathischen Syndromen durchaus eine Reagibilität gegenüber Außenreizen gegeben ist, nur daß die angewandten Stimuli wesentlich stärker als beim Gesunden sein müssen.

Die wesentlichen Grunderkrankungen für das stuporöse Syndrom sind in Tabelle 11-1 zusammengefaßt, und zwar unterteilt nach organischen Ursachen einerseits und funktionellen, also körperlich nicht begründbaren psychischen Störungen andererseits, bei denen der Stupor ein genuin psychopathologisches Phänomen darstellt:

Bei den **organischen Grunderkrankungen** handelt es sich zum Teil um Krankheitsbilder, bei denen eine organisch verursachte Bewegungsunfähigkeit der psychomotorischen Erstarrung zugrunde liegt. Dies trifft beispielsweise zu auf Zustandsbilder infolge einer massiven dopaminergen Unterfunktion, nämlich die Parkinson-Krise sowie akinetische Syndrome unter Neuroleptika. Letztere zeigen fließende Übergänge zum malignen neuroleptischen Syndrom (MNS). Das MNS geht häufig mit einem Stupor einher und ist differentialdiagnostisch, wenn überhaupt, nur schwer von der lebensbedrohlichen febrilen Katatonie abzugrenzen (weitere Ausführungen dazu in Kap. 17 und 28). Erwähnenswert erscheint in diesem Zusammenhang, daß in jüngster Zeit wiederholt die Vermutung geäußert wurde, daß es sich bei MNS und febriler Katatonie um verwandte oder gar weitgehend identische Krankheitsprozesse handeln könnte [4]. Leitsymptome des MNS (s. Kap. 28) sind Fieber, Rigor und die Zeichen der vegetativen Entgleisung. Kennzeichnend für manche dieser Patienten ist, daß sie bei der Untersuchung den Eindruck erwecken, sich bewegen zu wollen, sie jedoch offensichtlich nicht in der Lage sind.

Wenn auch selten, so doch unbedingt differentialdiagnostisch zu beachten sind diejenigen Krankheitsbilder, bei denen das Phänomen der Reglosigkeit durch eine Lähmung der Extremitäten in Verbindung mit Ausfallserscheinungen im Bereich der Hirnnerven hervorgerufen wird. Klassisches Beispiel hierfür ist das Locked-in-Syndrom, bei dem sich die Patienten aufgrund ihres neurologischen Defizits nur durch vertikale Augen- und Lidbewegungen äußern können.

> Generell werden organisch verursachte Stupores nach den üblichen klinischen Kriterien durch die gängigen pathognomonischen Untersuchungsbefunde verifiziert (z.B. paroxysmale Veränderungen im EEG, entzündliche Liquorveränderungen etc.).

Die Diagnose eines Stupors infolge einer **funktionellen psychischen Störung** gründet zum einen auf dem Ausschluß relevanter organischer Differentialdiagnosen, zum anderen sollte nach positiven Hinweisen für das in Frage kommende Krankheitsbild gesucht werden:
- Eine in der Mehrzahl der Fälle körperlich nicht begründbare **katatone Störung** liegt vor, wenn typische katatone Symptome bestehen: z.B. Haltungsstereotypien (ungewöhnliche, teils bizarre Körperhaltungen, die unter Umständen längerdauernd beibehalten werden), wächserne Biegsamkeit (Verharren des Körpers in Haltungen, die von außen auferlegt werden), Katalepsie (Haltungsverharren, das einer passiven Bewegung durch den Untersucher entgegenwirkt) und der bereits erwähnte Negativismus. Neben diesen Symptomen im Sinn einer Hypomotilität können zusätzlich sogenannte katatone Hyperphänomene beobachtet werden, wie Bewegungsstereotypien, Echolalie und Echopraxie, Grimassieren etc. Charakteristisch für katatone Patienten ist schließlich, daß die psychomotorische Anspannung im allgemeinen auch deutlich in deren Mimik zum Ausdruck kommt.

Anmerkung: Die oben aufgeführten Symptombeschreibungen sind aus dem Manual der ICD-10 aus dem Jahre 1991 entnommen. Es ist zu beachten, daß manche Definitionen in der Literatur nicht einheitlich benutzt werden. Zusätzlich zu der in der ICD-10 genannten „Modellierbarkeit" der Körperhaltung nennen manche Autoren die wachsartige Erhöhung des Muskeltonus als wesentliches Merkmal der „wächsernen Biegsamkeit". Für das im vorliegenden Text als „Katalepsie" bezeichnete Symptom wird zum Teil auch der Begriff „Rigidität" verwendet. „Katalepsie" wird von verschiedenen Autoren im Sinne des längerfristigen Beibehaltens einer bestimmten Körperhaltung verwendet, und zwar unabhängig davon, ob diese aktiv eingenommen oder passiv vorgegeben wurde. Die enge Verwandtschaft von „Katalepsie" und „wächserner Biegsamkeit" kommt nicht zuletzt darin zum Ausdruck, daß die beiden Begriffe mancherorts (z.B. im DSM-IV) als ein einziges Symptom zusammengefaßt werden, das als wachsartige Verformbarkeit der Körperhaltung mit Beibehaltung von außen auferlegter Haltungen definiert wird.

> Wichtig ist zu beachten, daß es sich bei der Katatonie primär um ein Syndrom handelt, das nicht nur bei schizophrenen Erkrankungen, sondern auch im Rahmen organischer und manisch-depressiver Krankheitsbilder auftreten kann.

Nur wenn die allgemeinen Voraussetzungen für die Diagnose einer Schizophrenie (s. Kap. 17) erfüllt sind, kann von einer katatonen Schizophrenie gesprochen werden. In diesen Fällen läßt sich meist für die Prodromalphase des Stupors eine psychotische Symptomatik mit Wahn, Halluzinationen, Denkzerfahrenheit etc. explorieren. Wichtig ist zu beachten, daß bei neuroleptisch behandelten Patienten ein primär katatones Syndrom unter Umständen medikamentös exazerbieren beziehungsweise durch ein MNS überlagert werden kann.

- Der **depressive Stupor** wird durch eine maximale Hemmung des Antriebs infolge typischer Veränderungen im Fühlen und Denken verursacht. Der ängstlich gequälte Gesichtsausdruck des Patienten vermittelt Rat- und Hoffnungslosigkeit. Oft handelt es sich weniger um eine einfühlbare Traurigkeit, denn um eine Erstarrung in einem Zustand der Gefühllosigkeit und Devitalisierung.

Typischerweise handelt es sich dabei um wahnhafte Depression, für die Denkinhalte wie Schuld, Versündigung, Zerstörung und Katastrophenerleben kennzeichnend sind.
- Der **psychogene** (oder dissoziative) **Stupor** stellt meist eine Reaktion auf ein umschriebenes schwerwiegendes Ereignis dar, das bei dem Betroffenen Schreck oder Panik hervorruft. Möglich ist aber auch eine Auslösung durch länger dauernde Konflikte im psychosozialen Umfeld, denen der Patient sich hilflos gegenüber sieht. Die auslösenden Bedingungen lassen sich fremdanamnestisch meist relativ leicht in Erfahrung bringen. Mitunter führt die Wahrnehmung des Patienten, beachtet bzw. beobachtet zu werden, zu einer Verstärkung der Symptomatik.

> Psychogene Stupores zeigen im allgemeinen einen eher kurzfristigen und gutartigen Verlauf, sie dauern selten länger als einige Stunden, während die vorgenannten Krankheitsbilder ohne spezielle Behandlung sich über Wochen hinziehen können und mit einem deutlich erhöhten Risiko somatischer Sekundärkomplikationen belastet sind.

Therapeutisches Vorgehen
Angesichts der Tatsache, daß eine normale verbale Kommunikation mit dem stuporösen Patienten nicht möglich ist, ist es um so wichtiger, die allgemeinen Regeln des Umgangs mit diesen Patienten zu beachten (s.o.).

> Die Entgleisung von Vitalparametern – insbesondere das Vorliegen von Fieber – signalisiert eine akute Gefährdung, so daß die unverzügliche Aufnahme auf einer Intensivstation in Betracht gezogen werden muß.

Dies gilt vor allem dann, wenn die vorliegenden Befunde Anhaltspunkte für eine febrile Katatonie bzw. ein MNS liefern.

Eine **intravenöse Flüssigkeitszufuhr** ist indiziert, wenn Exsikkosezeichen vorliegen oder wenn aufgrund der Dauer des Stupors die Notwendigkeit einer Substitution gegeben ist. Man hat zu prüfen, ob neben dem Grundbedarf an Flüssigkeit und Elektrolyten zusätzlich ein Korrekturbedarf besteht (z.B. bei Hypokaliämie oder Hypernatriämie). Bis zum Vorliegen der Laborparameter erhält der Patient eine Vollelektrolytlösung, danach ist die Infusionstherapie gegebenenfalls zu modifizieren.

Mit der Einleitung einer **künstlichen Ernährung** kann zunächst zugewartet werden, da die Mehrzahl der Patienten innerhalb von ein bis zwei Tagen einen Zustand erreicht, der eine Wiederaufnahme der Nahrungs- und Flüssigkeitszufuhr auf physiologischem Wege erlaubt. Hingegen ist es bei Patienten in schlechtem Ernährungszustand notwendig, unverzüglich eine ausreichende Kalorienzufuhr sicherzustellen. Dabei sollte der enteralen Ernährung über eine Magensonde der Vorzug gegeben werden, soweit dies nicht am Widerstand des Patienten scheitert. In solchen Fällen kommt alternativ eine parenterale Ernährung in Betracht.

Daneben sind die allgemeine Prinzipien der Behandlung und Pflege von Schwerkranken zu beachten, also die Durchführung einer Thromboseprophylaxe durch Low-dose-Heparin, die Bilanzierung von Ein- und Ausfuhr, die richtige Lagerung und Durchführung von passiven Bewegungsübungen.

Bei **mutistischen Zustandsbildern** stellen körperliche Sekundärkomplikationen im allgemeinen kein Problem dar. Es sind die gleichen Regeln des Umgangs

11 Stupor

wie beim stuporösen Patienten zu beachten, insbesondere ist eine angemessene Überwachung des Patienten zu gewährleisten. Das weitere therapeutische Vorgehen richtet sich nach den Prinzipien, die für die jeweilige Grunderkrankung gelten.

Kausale Behandlung
Sofern der Stupor durch eine definierte internistisch-neurologische Erkrankung oder ein toxisches Agens bedingt ist (s. Tab. 11-1), steht die entsprechende kausale Behandlung im Vordergrund (Näheres dazu s. Lehrbücher Innere Medizin/Neurologie, z.B. [1, 15]). Alle anderen Maßnahmen, die in diesem Kapitel besprochen werden, werden in diesen Fällen nur supportiv im Bedarfsfall eingesetzt.

Behandlung von Komplikationen
Körperliche Sekundärkomplikationen eines Stupors werden nach den üblichen internistischen Behandlungsprinzipien therapiert (s. z.B. [15]). Parallel dazu muß von psychiatrischer Seite eine Behandlung mit dem Ziel einer möglichst raschen Beendigung der psychomotorischen Erstarrung eingeleitet werden. Bei derart gravierenden Krankheitsbildern ist deshalb eine enge interdisziplinäre Zusammenarbeit zwischen Internist und Psychiater in besonderem Maße erforderlich.

Medikamentöse Behandlung

Benzodiazepine (insbesondere Lorazepam)
Lorazepam (z.B. Tavor®) ist diejenige Substanz aus der Gruppe der Benzodiazepine, die sich durch eine besonders gute stuporlösende Wirkung, und zwar in erster Linie bei funktionellen psychiatrischen Krankheitsbildern, auszeichnet. Auch bei wahnhafter Depression und katatoner Schizophrenie kommt es unter Lorazepam in der Mehrzahl der Fälle zumindest zu einer Lockerung der psychomotorischen Erstarrung, die wenigstens eine bruchstückhafte verbale Kommunikation erlaubt, mitunter kann man aber auch ein völliges Verschwinden der Symptomatik beobachten.
> Diese beeindruckende Wirkung darf jedoch nicht zu der Fehleinschätzung führen, daß das Krankheitsbild „geheilt" sei und weitere Behandlungsmaßnahmen sich erübrigten. Vielmehr muß man damit rechnen, daß der Patient innerhalb einiger Stunden wieder in den alten Zustand zurückfällt.

Bei längerfristiger Anwendung von Lorazepam ist neben einer potentiellen Abhängigkeitsentwicklung auch eine mögliche Abnahme der Wirksamkeit zu beachten, so daß diese Substanz keinesfalls die Gabe von Antidepressiva bzw. Neuroleptika bei den entsprechenden Krankheitsbildern ersetzen kann. Lediglich bei psychogenen Stupores kann sich die Pharmakotherapie – soweit überhaupt erforderlich – in den meisten Fällen auf eine kurzfristige Anwendung von Lorazepam beschränken.

Die wesentliche Begründung für die Verabreichung von Lorazepam besteht einerseits in diagnostischer Hinsicht, da ein beträchtlicher Anteil der Patienten erst danach exploriert werden kann, zum anderen kann die Besserung nach Lorazepam für die Aufnahme von Nahrung und Flüssigkeit ausgenutzt werden.

Die übliche orale Dosis bei stuporösen Krankheitsbildern liegt bei 2–2,5 mg. Wenn der Patient keine Medikamente schluckt, so ist eine parenterale Verabreichung von Lorazepam möglich (1 Amp. = 2 mg). Dabei tritt die Wirkung der intramuskulären Gabe nur mit geringer Verzögerung gegenüber der intravenösen Injektion ein, wobei die letztere wegen der Gefahr der Atemdepression in jedem Falle langsam zu erfolgen hat, während bei der erstgenannten Applikationsform der resultierende CK-Anstieg und die dadurch eingeschränkte Aussagekraft dieses Laborparameters beachtet werden muß. Alternativ kann Lorazepam in der Expidet-Form (à 1 bzw. 2,5 mg) appliziert werden, da auch beim nicht kooperationsfähigen Patienten meist eine Öffnung des Mundes so weit gelingt, daß der notwendige Kontakt des Medikaments mit der Mundschleimhaut möglich ist.

Soweit sich unter Lorazepam innerhalb von 30–60 Minuten keine Besserung einstellt, kann die Initialdosis nochmals verabreicht werden, es sei denn, daß es darunter zu einer deutlichen Sedierung ohne Stuporlösung gekommen wäre. Bei Ansprechen der Symptomatik kann Lorazepam unter Beachtung der weiter oben getroffenen Einschränkungen und generellen Kontraindikationen vorerst fortgeführt werden, die übliche Tagesdosis liegt in der Größenordnung von 3–6 mg, höhere Dosen können unter Umständen unter entsprechender Beobachtung gegeben werden.

Biperiden
Wenn der Verdacht auf eine durch Neuroleptika verursachte Akinese besteht, sollte ein Versuch mit Biperiden [z.B. Akineton®] unternommen werden. Die Initialdosis beträgt 2,5 mg (= 1/2 Amp.) intravenös, bei nicht ausreichender Wirkung ist eine Wiederholung nach zehn bis 15 Minuten möglich. Die Wirkung von Biperiden tritt rasch ein, d.h. innerhalb von Minuten bis etwa einer Viertelstunde nach Injektion.

> Es ist zu beachten, daß die Wirkung nicht streng spezifisch ist. So kann es beispielsweise auch bei primär katatonen Zustandsbildern zu einer transitorischen Lockerung der Psychomotorik unter Biperiden kommen.

Neuroleptika
Beim Stupor im Rahmen einer katatonen Schizophrenie sind hochpotente Neuroleptika – üblicherweise Haloperidol (z.B. Haldol®) oder Benperidol (z.B. Glianimon®) induziert.

> Neuroleptika dürfen jedoch nur dann verordnet werden, wenn ein durch diese Substanzgruppe bedingter akinetisch-stuporöser Zustand sicher ausgeschlossen werden kann.

Da in der Akutsituation oft nicht zu klären ist, ob und wann zuletzt Neuroleptika verabreicht wurden, muß deren Gabe im Zweifelsfall bis zur Klärung dieser Frage aufgeschoben werden, wobei Lorazepam im Intervall gegeben werden kann. Die Initialdosis beträgt für Haloperidol 5 mg, für das noch höherpotente Benperidol 2(–4) mg, die jeweils intramuskulär (mögliche injektionsbedingte CK-Erhöhung beachten!) oder langsam intravenös appliziert werden können.

Wenn ein katatoner Zustand von Fieber begleitet wird, so sollte für den Einsatz von Neuroleptika eine besonders sorgfältige Indikationsstellung erfolgen. Dies zum einen wegen der häufig im Querschnitt nicht zu klärenden Differentialdiagnose zwischen febriler Katatonie und MNS („katatones Dilemma"), zum anderen aber auch deswegen, weil das Auftreten von Fieber als Komplikation eines katatonen Syndroms eine bedrohliche Situation anzeigt, in der die Elektrokrampftherapie wegen ihrer im Vergleich zu Medikamenten rascheren und zuverlässigeren Wirkung in den meisten Fällen das Mittel der Wahl ist.

Antidepressiva

Diese sind bei depressiven Syndromen indiziert, es sei denn, daß aufgrund der Dauer und Schwere des Stupors eine Notwendigkeit zum primären Einsatz der Elektrokrampftherapie besteht. Vorzugsweise wird mit trizyklischen Antidepressiva behandelt, sofern die bekannten Kontraindikationen ausgeschlossen werden können (s. Kap. 4, 10, 18).

Beim Stupor werden Trizyklika bevorzugt per Infusion verabreicht, und zwar sowohl aus Gründen der Praktikabilität als auch unter dem Aspekt, daß möglichst rasch pharmakologisch wirksame Plasmaspiegel erreicht werden sollten. Vor allem bei älteren Patienten ist es empfehlenswert, initial eine Probedosis von 25 mg Doxepin (z.B. Aponal®) oder Amitriptylin (z.B. Saroten®) über ein bis zwei Stunden in einer Trägerlösung von 250 oder 500 ml zu infundieren (bezüglich des weiteren Vorgehens s. Kap. 10 und 18).

Ob man die Behandlung mit Antidepressiva bereits vor Klinikaufnahme beginnt, ist im Einzelfall zu entscheiden. Angesichts der erheblichen Wirklatenz dieser Substanzgruppe besteht jedoch im Normalfall hierfür keine zwingende Notwendigkeit.

Elektrokrampftherapie

Die Elektrokrampftherapie (EKT) ist bei der seltenen akuten lebensbedrohlichen Katatonie die wirksamste Behandlungsform und sollte deshalb bei diesem Krankheitsbild unverzüglich eingeleitet werden.

Bei afebriler Katatonie und bei depressivem Stupor ist sie ebenfalls in Betracht zu ziehen, und zwar vor allem dann, wenn körperliche Sekundärkomplikationen absehbar oder bereits eingetreten sind und es deshalb erforderlich ist, die Behandlungsform mit dem raschesten Wirkungseintritt zu wählen.

Die EKT scheint auch bei malignem neuroleptischen Syndrom einen therapeutischen Effekt aufzuweisen, so daß ihr Einsatz auch im Fall des erwähnten „katatonen Dilemmas" zu diskutieren ist, wenn febrile Katatonie und MNS nicht sicher voneinander abgegrenzt werden können.

Wie bei jedem anderen Behandlungsverfahren muß auch bei der EKT eine individuelle Nutzen-Risiko-Abwägung vorgenommen werden. Dabei gilt generell, daß bei Beachtung der heute üblichen Kautelen [5] die mit der EKT verbundenen Risiken im Vergleich zu den Alternativen (Neuroleptika oder Antidepressiva, unbehandelter Krankheitsverlauf) nahezu immer deutlich geringer sind.

Die Anwendung der EKT setzt eine rechtswirksame Einwilligung des Patienten bzw. seines Rechtsvertreters voraus. Gegebenenfalls kommt die Einrichtung einer Betreuung auf dem Weg der einstweiligen Anordnung in Betracht. Bei akut bedrohlichen Krankheitsbildern, deren Behandlung keinen Aufschub duldet, kann jedoch im Sinne eines rechtfertigenden Notstandes unverzüglich mit der EKT begonnen werden (weitere Ausführungen zu Rechtsproblemen in Kap. 5).

Weitere Maßnahmen

Gespräch
Sobald der Stupor abgeklungen ist, ist ein Gespräch mit dem Patienten, das nicht unter Zeitdruck stehen sollte, unverzichtbar. Es dient zwei Zielen:
- Zum einen erlaubt es die bis dahin nicht mögliche Exploration. Man muß versuchen, das Erleben des Patienten während der stuporösen Phase nachzuvollziehen, also etwa nach dem Vorhandensein depressiver oder paranoid-halluzinatorischer Symptome fragen. Kann der Patient keine genaue Schilderung seines Befindens während des fraglichen Zeitraums abgeben, so sollte man sein besonderes Augenmerk auf die davorliegende Prodromalzeit richten.
- Das Gespräch hat aber auch eine therapeutische Funktion. Diese wird bei schizophren und schwer depressiv Erkrankten eher in einem supportiven Sinne wahrgenommen, während bei psychogenen Stupores ein konfliktzentriertes Gespräch unter Umständen bereits zu diesem Zeitpunkt stattfinden kann.

Stationäre Aufnahme
Da es sich beim Stupor um ein schweres Krankheitsbild handelt, ist die stationäre Aufnahme im Regelfall indiziert. Sie ist obligat, wenn Erkrankungen des schizophrenen oder affektiven Formenkreises die Ursache darstellen, ebenso bei Vorliegen einer organischen Grunderkrankung bzw. körperlicher Sekundärkomplikationen. Ob vor dem Transport ein Medikament verabreicht und eine Infusionstherapie begonnen werden muß, ist im Einzelfall zu entscheiden.

Bei kurzfristiger Dauer des stuporösen Zustandsbildes – wie bei psychogenen Stupores häufig der Fall – kann unter Umständen eine Klinikaufnahme nach einer eingehenden Exploration vermieden werden, sofern diese eine akute Gefährdung des Patienten mit hinreichender Wahrscheinlichkeit ausschließen läßt.

Literatur

1. Brandt, Th., J. Dichgans, H. Ch. Diener (Hrsg.): Therapie und Verlauf neurologischer Erkrankungen, 2. Aufl. Kohlhammer, Stuttgart 1993.
2. Bräunig, P., S. Krüger, J. Höffler: Verstärkung katatoner Symptome unter Neuroleptikatherapie. Nervenarzt 66 (1995), 379–382.
3. Förstl, H., W. Hewer: Malignes neuroleptikainduziertes Syndrom und akute lebensbedrohliche Katatonie. Intensivmed. 26 (1989), 117–122.
4. Fink, M.: Neuroleptic malignant syndrome and catatonia: one entity or two? Biol. Psychiatry 39 (1996), 1–4.
5. Folkerts, H.: Elektrokrampftherapie, Ferdinand Enke, Stuttgart 1997.
6. Häfner, H., S. Kasper: Akute lebensbedrohliche Katatonie. Nervenarzt 53 (1982), 384–394.
7. Hermle, L., G. Oepen: Zur Differentialdiagnose der akut lebensbedrohlichen Katatonie und des malignen Neuroleptikasyndroms – ein kasuistischer Beitrag. Fortschr. Neurol. Psychiat. 54 (1986), 189–195.
8. Hyman, S. F., G. E. Tesar: Manual of Psychiatric Emergencies, 3rd. ed. Little Brown & Co., Boston–New York–Toronto–London 1994.
9. Kindt, H.: Katatonie – ein Modell psychischer Krankheit. Ferdinand Enke, Stuttgart 1980.
10. Lishman, W. A.: Organic Psychiatry, 2nd ed. Blackwell, Oxford–London–Edinburgh 1987.

11. Möller, H. J.: Zur Differentialdiagnostik und Therapie katatoner Syndrome unter besonderer Berücksichtigung der febrilen Katatonie. In: Möller, H. J., H. Pruntek (Hrsg.): Therapie im Grenzgebiet von Psychiatrie und Neurologie. Springer, Berlin–Heidelberg–New York 1989.
12. Northoff, G., W. Krill, J. Wenke, H. Travers, B. Pflug: Subjektives Erleben in der Katatonie: Systematische Untersuchung bei 24 kataonen Patienten. Psychiat. Prax. 23 (1996) 69–73.
13. Sass, H.: Die Stellung katatoner Syndrome zwischen den affektiven und schizophrenen Psychosen. In: Hippius, H., E. Rüther, M. Schmauss (Hrsg.): Katatone und dyskinetische Syndrome. Springer, Berlin–Heidelberg–New York 1989.
14. Scharfetter, Ch.: Allgemeine Psychopathologie, 3. Aufl. Thieme, Stuttgart–New York 1991.
15. Weihrauch, T. R. (Hrsg.): Wolff, Weihrauch: Internistische Therapie 1998/99, 12. Aufl. Urban & Schwarzenberg, München–Wien–Baltimore 1998.
16. Ziegler, W., H. Ackermann: Mutismus und Aphasie – eine Literaturübersicht. Fortschr. Neurol. Psychiat. 62 (1994) 366–371.

12
Bewußtseinsstörungen (Delir, Verwirrtheits- und Dämmerzustände)

Jörg Walden, Walter Hewer

Bewußtseinsstörungen sind psychopathologisch das Leitsymptom der akuten organisch bedingten psychischen Störungen, während bei den chronischen organisch bedingten Störungen eine Persönlichkeitsveränderung oder eine Demenz charakteristische Erscheinungsbilder darstellen.

Krankheitsbild
Als **quantitative Bewußtseinsstörungen** sind definiert:
- Die **Somnolenz**, einhergehend mit Schläfrigkeit, Aspontaneität und Verlangsamung, stellt den geringsten Ausprägungsgrad einer quantitativen Bewußtseinsstörung dar. In diesem Stadium ist der Patient durch Ansprache, Berührung etc. voll weckbar und zu gezielten verbalen und motorischen Reaktionen in der Lage. Er versinkt aber wieder in einen benommenen oder schlafähnlichen Zustand, wenn er allein gelassen wird. Die Reflexe sind erhalten, der Muskeltonus kann vermindert sein.
- Eine stärkere Bewußtseinstrübung wird als **Sopor** bezeichnet. In diesem Stadium ist bei dem Kranken nur durch intensive äußere Einwirkungen, wie Schütteln oder kräftige Schmerzreize, eine kurzfristige Reaktion zu erzielen, die je nach Schweregrad der Bewußtseinsstörung gerichtet oder ungerichtet ist. Ein Zustand vollständiger Wachheit wird dabei meist nicht erreicht.
- In einem weiteren Stadium ist der Patient schließlich nicht mehr weckbar, es liegt dann eine Bewußtlosigkeit, also ein **Koma**, vor. Im tiefen Koma ist der Muskeltonus extrem herabgesetzt, und die Hautreflexe sowie die peripheren Sehnenreflexe sind nicht mehr auslösbar.

Im Mittelpunkt dieses Kapitels stehen die sogenannten **qualitativen Bewußtseinsstörungen**, bei denen neben dem Leitsymptom der Bewußtseinstrübung (Definition s.u.) relativ häufig auch psychopathologische Phänomene, wie Wahn, Halluzinationen oder Unruhezustände, beobachtet werden.
- Das Delir ist durch inkohärentes Denken, Orientierungsstörungen sowie durch eine ängstliche Erregung und motorische Unruhe gekennzeichnet. Das **Delir im engeren Sinne** (eine in der deutschen psychopathologischen Tradition [5] übliche Definition, im Gegensatz zum „Delir im weiteren Sinne" nach

ICD-10 bzw. DSM-IV (weiter Ausführungen hierzu s.u. und Kap. 14.1.1)) umfaßt typischerweise Illusionen (Mißdeutungen von realen Sinneseindrücken) sowie optische und teilweise auch akustische Halluzinationen (besonders Akoasmen, d.h. die Wahrnehmung nicht vorhandener lauter Geräusche, wie Krachen, Trommeln etc.). Haptische Halluzinationen (also den Berührungssinn betreffende Trugwahrnehmungen) können ebenfalls auftreten. Charakteristisch sind ferner auffällige Nestelbewegungen und insbesondere die Zeichen einer Überaktivierung des sympathischen Nervensystems (Schwitzen, Tremor, Tachykardie). Der Patient kann sich nach dem Abklingen des deliranten Zustands nicht daran erinnern, es besteht also Amnesie.

- Beim **Verwirrtheitszustand** (amentielles Syndrom) dominieren formale Denkstörungen (Ähnlichkeiten mit dem assoziativ gelockerten, verworrenen Denken im Halbschlaf oder Traum) in Verbindung mit Perseverationen (Haften am Gedankengang), Ratlosigkeit und Verlust der Kritikfähigkeit. Darüber hinaus sind Konzentrations- und Orientierungsstörungen in der Regel vorhanden.
- Beim **Dämmerzustand** ist das Bewußtsein mitunter weniger getrübt, als traumartig eingeengt. Die Patienten sind bei erster Betrachtung häufig nicht auffällig, es ist jedoch tatsächlich ein erheblicher Verlust an Steuerungs- und Besinnungsfähigkeit vorhanden. Die Kommunikation mit der Umwelt ist für den Patienten damit erheblich eingeschränkt. Manchmal kommen beim Dämmerzustand auch Illusionen und Halluzinationen vor. Für die Dauer des Dämmerzustands besteht Amnesie, einzelne lückenhafte Erinnerungen können jedoch vorhanden sein.

In den modernen Klassifikationssystemen psychiatrischer Erkrankungen (ICD-10, DSM-IV) wird die hier besprochene Einteilung der akuten organischen Psychosyndrome so nicht mehr vorgenommen, vielmehr werden die obengenannten drei Prägnanztypen unter dem Begriff Delir zusammengefaßt (zur Aufstellung der diagnostischen Kriterien s. Tab. 14-3). Diese Definition eines **Delirs im weiteren Sinne** beinhaltet im wesentlichen neben einer Bewußtseinstrübung, allgemeiner kognitiver Leistungseinschränkung, Störungen der Psychomotorik und des Tag-Nacht-Rhythmus bestimmte Verlaufsmerkmale (akuter Beginn, fluktuierende Symptomausprägung). Hingegen setzt der erweiterte Delirbegriff das Vorhandensein deutlicher Halluzinationen und vegetativer Symptome nicht voraus. Auch wenn die Definition des Delirs im weiteren Sinne heute international üblich ist, so sollte dies – nach Meinung der Verfasser – unter dem Aspekt einer sorgfältigen phänomenologischen Beschreibung psychopathologischer Zustandsbilder nicht dazu führen, daß Begriffe wie die des Verwirrtheits- oder Dämmerzustands völlig aufgegeben werden.

Von zentraler Bedeutung für das hier verwendete Einteilungsprinzip psychoorganischer Akutsyndrome ist der Terminus „Bewußtseinstrübung". Dieser schließt in Anlehnung an Huber [5] neben einer unterschiedlich stark ausgeprägten Vigilanzminderung (also einer quantitativen Bewußtseinsstörung) Störungen von Aufmerksamkeit, Auffassung, Mnestik und Orientierung sowie der Fähigkeit zum Vollzug geordneter Denkabläufe ein. Vom äußeren Erscheinungsbild her fallen die Patienten durch Merkmale wie „Verhangenheit" oder „Geistesabwesenheit" auf.

Umgang mit dem Patienten

Angesichts der dargestellten kognitiven Einschränkungen, die im Rahmen von Bewußtseinsstörungen auftreten, und der Tatsache, daß die Symptomatik – insbesondere auch der Grad der Vigilanz – starken Schwankungen unterliegen kann, ist bei dem Umgang mit dem Patienten folgendes von Bedeutung:

- Eine meist vorbestehende psychomotorische Unruhe kann durch äußere Faktoren, wie Aufenthalt in ungewohnter Umgebung, diagnostische Maßnahmen etc. leicht eskalieren; deshalb ist es wichtig, durch eine ruhige, aber gezielte Vorgehensweise und durch Hilfestellungen, die der Orientierung des Patienten dienen, dem entgegenzuwirken.
- Nicht verzichtet werden darf auf eine engmaschige Überwachung hinsichtlich möglicher Eigen- oder Fremdgefährdungen (auch in luziden Intervallen, wegen des häufigen Fluktuierens der Symptomatik!).
- Ebenso müssen die Vitalparameter überwacht werden, da die zugrundeliegenden körperlichen Erkrankungen im Einzelfall zu lebensbedrohlichen Dekompensationen führen können (z.B. diabetische Stoffwechselentgleisungen, schwere Infektionen, Intoxikationen).

Rechtlich gesehen wird in der Regel auch bei leichteren Bewußtseinsstörungen zumindest eine Einschränkung in der freien Willensbildung anzunehmen sein. Die in der Notfallsituation erforderlichen Entscheidungen müssen vom behandelnden Arzt getroffen werden, da die Patienten zu einer rechtswirksamen Erklärung ihres Willens nicht in der Lage sind (Geschäftsführung ohne Auftrag bzw. rechtfertigender Notstand). Die Einbeziehung von Angehörigen in den Entscheidungsprozeß kann sehr hilfreich sein, auch wenn deren Willensäußerung keinen rechtlich bindenden Charakter hat. Bei länger dauernden Bewußtseinsstörungen kann eine stationäre Unterbringung gemäß den Bestimmungen des Betreuungsgesetzes oder des jeweils länderspezifischen Unterbringungsgesetzes erforderlich werden.

Diagnostisches Vorgehen

Anamnese

Da die Patienten in der Regel durch Auffassungs- und Orientierungsstörungen beeinträchtigt sind, kommt der Fremdanamnese eine große Bedeutung zu. Es sollte insbesondere nach dem Beginn und dem möglicherweise wechselnden Verlauf der Symptome sowie nach Störungen des Tag-Nacht-Rhythmus gefragt werden. Ferner ist zu eruieren, ob schon früher ähnliche Zustandsbilder oder andere psychische Erkrankungen aufgetreten sind.

Vor allem aber muß über fremdanamnestische Angaben nach den Ursachen der Bewußtseinsstörung gefahndet werden. Dabei spielen Angaben über Alkoholkonsum und die Einnahme psychotroper Substanzen, körperliche Vorerkrankungen und deren medikamentöse Behandlung eine herausragende Rolle.

12 Bewußtseinsstörungen (Delir, Verwirrtheits- und Dämmerzustände)

Beobachtung, Exploration

Bei der Beobachtung und Exploration des Patienten muß der Grad der quantitativen und qualitativen Bewußtseinsstörung ermittelt werden. Dabei ist insbesondere auf Orientierungsstörungen und formale Denkstörungen zu achten.

Das explorierende Gespräch sollte nicht unter Zeitdruck erfolgen, da die Patienten häufig sehr verlangsamt reagieren.

Internistisch-neurologische Untersuchung

Für die Differentialdiagnostik der Bewußtseinsstörung ist die internistisch-neurologische Untersuchung essentiell (Tab. 12-1).

Tabelle 12-1 Internistisch-neurologische Untersuchung bei bewußtseinsgestörten Patienten (ausführliche Darstellung des Untersuchungsgangs bei [2]).

Prüfung des quantitativen Grades der Bewußtseinsstörung
- bei deutlicher Vigilanzminderung Weckreize (z.B. durch Reiben über dem Sternum oder Kneifen im Bereich der Oberarminnenseite, Schmerzreize im Trigeminusbereich [Nasenwurzel])

Prüfung der weiteren Vitalparameter
- Atmung
- Puls, Blutdruck
- Temperatur

Internistischer Notfallstatus
- Inspektion des gesamten Körpers, z.B. Suche nach äußeren Verletzungen
- Ausschluß eines Meningismus
- kardiopulmonale Befunderhebung, Untersuchung des Abdomens etc.

Okulo- und Pupillomotorik
- Öffnung der Augen (spontan, nach Ansprache bzw. nach Schmerzreizen)
- Stellung der Bulbi (spontan, bei Kopfdrehung)
- Vorhandensein eines Nystagmus?
- Fixierung möglich?
- koordinierte Augenbewegungen möglich?
- Pupillenweite
- Isokorie
- direkte und konsensuelle Lichtreaktion
- Prüfung des Kornealreflexes

Motorik
- Registrierung der Körperhaltung (z.B. Beuge-/Streckstellung der Extremitäten)
- Registrierung von Spontanbewegungen bzw. Reaktionen auf Ansprache
- Suche nach Paresen, Tonusdifferenzen
- Prüfung der Muskeleigenreflexe
- Suche nach Pyramidenbahnzeichen

Bei unkooperativen Patienten müssen zumindest die Vitalparameter wie Puls, Blutdruck, Temperatur und Atmung erfaßt werden.

Technische Untersuchungen
Laborchemisch sind zunächst Basisparameter, wie BKS, Blutbild, Elektrolyte, Kreatinin, Harnstoff, Leberenzyme, Blutzucker und gegebenenfalls auch die Schilddrüsenhormone, zu bestimmen. Außerdem sollte eine Urinuntersuchung mit einem der gängigen Schnelltests (z.B. Combur 9®) erfolgen, die die Erfassung von Hämaturie, Proteinurie, Leukozyturie, Ketonurie, Glukosurie etc. erlauben. Bei Verdacht auf Erkrankungen von Nieren und Harnwegen ist die mikroskopische Untersuchung des Harnsediments zusätzlich durchzuführen.

Bei entsprechender Indikation sollte die erforderliche Liquordiagnostik frühzeitig erfolgen.

Ferner sollten ein EKG und möglichst bald auch ein EEG abgeleitet werden. Das EEG stellt einen wichtigen Parameter zur Beurteilung der Schwere einer Bewußtseinsstörung dar. Bei unauffälligem EEG-Befund ist zumindest eine stärkergradige Bewußtseinsstörung unwahrscheinlich.

Bei Verdacht auf eine strukturelle Hirnläsion als Ursache der Bewußtseinsstörung (z.B. subdurales Hämatom, Tumor usw.) muß ein CT des Schädels unverzüglich durchgeführt werden.

Differentialdiagnose
Wenn eine (qualitative) Bewußtseinsstörung vorliegt, so ist dies in der Regel ein wegweisender Befund für die Diagnose einer organischen psychischen Störung vom akuten Verlaufstyp (d.h. eines Delirs im weiteren Sinne; auf diese Definition des Delirs nach ICD-10 und DSM-IV wird in den weiteren Ausführungen dieses Kapitel Bezug genommen). Die mit zupfenden und nestelnden Bewegungen einhergehende Leerlaufmotorik, die bei deliranten Patienten häufig zu beobachten ist, stellt zusätzlich einen relativ spezifischen Hinweis auf ein organisch verursachtes Krankheitsbild dar.

Auch wenn die Bewußtseinstrübung im oben definierten Sinne das Leitsymptom der akuten organischen Psychosyndrome darstellt, so kann eine organische Ursache eines Krankheitsbildes beim Fehlen dieses Merkmals keineswegs ausgeschlossen werden: Akute organisch bedingte psychische Störungen können durchaus bei klarer Bewußtseinslage bestehen, wie beispielsweise schizophreniforme oder affektive Störungen aufgrund internistisch-neurologischer Erkrankungen (s. dazu Kap. 14, insbesondere Tab. 14-2).

Generell ist zu beachten, daß keine spezifischen Zusammenhänge zwischen organischen Krankheitsprozessen und psychopathologischer Symptomatik bestehen.

So kann ein Delir durch eine Vielfalt unterschiedlicher Grunderkrankungen bedingt sein (s. dazu Kap. 14.1.1, Tab. 14-1), während umgekehrt eine bestimmte körperliche Erkrankung unterschiedliche psychopathologische Syndrome hervorrufen kann (z.B. kann ein Hyperparathyreoidismus ebenso ein Delir wie ein organisches affektives Syndrom verursachen).

In der Praxis empfiehlt sich ein differentialdiagnostisches Vorgehen in zwei Schritten:
1. Im Rahmen der **syndromalen Differentialdiagnose** erfolgt die Abgrenzung deliranter Zustandsbilder gegenüber anderen psychopathologischen Syndromen. Dabei ist insbesondere folgendes zu beachten:

12 Bewußtseinsstörungen (Delir, Verwirrtheits- und Dämmerzustände)

- Vor allem bei Patienten im höheren Lebensalter ist eine Abgrenzung gegenüber dementiellen Zuständen von Bedeutung, wobei eine Demenz nicht akut beginnt, keinen fluktuierenden Verlauf aufweist und normalerweise nicht mit einer Bewußtseinsstörung verbunden ist. Im Querschnitt kann es manchmal schwierig oder gar unmöglich sein, delirante und dementielle Zustandsbilder zu differenzieren (s.a. Kap. 27).
- Ferner ist eine Abgrenzung zu affektiven Störungen und schizophrenen Psychosen vorzunehmen, bei denen eine Bewußtseinstrübung nur in seltenen Ausnahmen (meist hochakuten Verläufen) beobachtet wird. Kognitive Defizite sind bei diesen Krankheitsbildern üblicherweise nicht in der für das Delir kennzeichnenden massiven Ausprägung festzustellen. Wenn Halluzinationen bestehen, so gilt, daß ein Überwiegen der optischen Sinnesmodalität eher für eine organische Psychose spricht, während akustische Halluzinationen häufiger bei schizophrenen Psychosen auftreten.

2. Nachdem die Syndromdiagnose „Delir" gestellt wurde, ist als nächstes die **ätiologische Differentialdiagnose** zu leisten. Diese beruht auf der oben dargestellten internistisch-neurologischen Untersuchung des Patienten. Hierbei gilt, daß mit zunehmender Ausprägung einer quantitativen Bewußtseinsstörung akut bedrohliche Erkrankungen, wie Intoxikationen (s. Kap. 13), Stoffwechselkrisen, intrakranielle Blutungen etc. dringlich ausgeschlossen werden müssen. Wichtige Differentialdiagnosen und entsprechende wegweisende Befunde sind in Tabelle 12-2 aufgeführt (s.a. Kap. 14.1.1).

Tabelle 12-2 Wichtige Differentialdiagnosen und entsprechende wegweisende Befunde bei bewußtseinsgestörten Patienten.

Wichtige Ursachen	Klinische Befunde
bestimmte Entzugssyndrome (z.B. Alkohol, Benzodiazepine)	vegetative Symptome, psychomotorische Unruhe
Intoxikationen (z.B. Alkohol, Medikamente)	Nystagmus, Ataxie
Infektionen (z.B. Meningitis, Enzephalitis)	Leukozytose, Fieber
metabolische Störungen (z.B. Hypoglykämie, hepatische bzw. urämische Enzephalopathie)	Glukosespiegel niedrig; Ammoniak und Bilirubin erhöht, Prothrombinzeit (Quick) erniedrigt; Kreatinin erhöht
traumatische Ereignisse (z.B. Contusio, intrakranielle Blutung)	fokale neurologische Zeichen

Akuttherapie

Behandlung der Grunderkrankung

Primär sollte eine Behandlung der zugrundeliegenden Erkrankung erfolgen (z.B. Elektrolytausgleich, Infektionsbehandlung, Entfernung toxischer Agenzien). Bei durch anticholinerge Substanzen bedingten Bewußtseinsstörungen ist eine Antidotbehandlung mit Physostigmin indiziert (übliche Initialdosis 2 mg langsam i.v. unter Monitorkontrolle, s.a. Kap. 28.2.1).

Zur Aufhebung der zentral dämpfenden Wirkung von Benzodiazepinen kann als Antidot Flumazenil (initial 0,2 mg i.v., bei ausbleibender Wirkung in Abständen von 60 Sekunden jeweils weitere 0,1 mg bis zu einer Gesamtdosis von 1 mg) appliziert werden.

Internistische Basistherapie

Diese umfaßt insbesondere:
- Überwachung und gegebenenfalls Stabilisierung der Vitalfunktionen (Herz-Kreislauf, respiratorische Situation etc.).
- Überwachung und gegebenenfalls Korrektur des Flüssigkeits- und Elektrolythaushalts; bedarfsgerechte Flüssigkeitszufuhr und Ernährung.
- Thrombose- und Pneumonieprophylaxe, Lagerung, Mobilisation etc.

Prinzipien der medikamentösen Therapie psychopathologischer Erscheinungen bei Bewußtseinsstörungen

Angesichts der Tatsache, daß delirante Syndrome Ausdruck einer gestörten zentralnervösen Funktion sind, ist generell folgendes zu berücksichtigen: Da es unter psychotropen, aber auch anderen Medikamenten relativ leicht zu einer Verschlechterung der psychopathologischen Symptomatik kommen kann, bedarf das pharmakotherapeutische Vorgehen bei Patienten mit derartigen Bewußtseinsstörungen einer besonders sorgfältigen Indikationsstellung und engmaschigen Überwachung.

Wenn eine Minderung der Vigilanzfunktion im Vordergrund steht – es sich also um eine quantitative Bewußtseinsstörung handelt – sind psychotrope Medikamente in der Regel kontraindiziert. Dies gilt insbesondere auch für intoxikationsbedingte Bewußtseinsstörungen. Falls in solchen Situationen ausnahmsweise eine medikamentöse Therapie erforderlich wird (z.B. bei einem massiv erregten alkoholintoxikierten Patienten), ist Haloperidol diejenige Substanz, bei der eine zunehmende Vigilanzminderung am wenigsten zu befürchten ist.

Für die qualitativen Bewußtseinsstörungen – also das Delir im weiteren Sinne – gilt grundsätzlich, daß Psychopharmaka dann indiziert sind, wenn psychopathologische Phänomene, wie psychomotorische Unruhe oder psychotische Symptome (z.B. Wahn, Halluzinationen) in den Vordergrund treten. Bestehen Hinweise auf ein entzugsbedingtes delirantes Syndrom, so ist unbedingt auf den möglichst frühzeitigen Beginn einer psychopharmakologischen Behandlung zu achten, da sich diese Krankheitsbilder unbehandelt innerhalb kurzer Zeit dramatisch verschlechtern können.

Die wichtigsten Pharmaka zur Behandlung deliranter Syndrome sind Clomethiazol (Distraneurin®), hochpotente Neuroleptika, von denen bei dieser

Indikation am häufigsten Haloperidol (z.B. Haldol®) zur Anwendung kommt, und die Benzodiazepine (Diazepam [z.B. Valium®], Lorazepam [z.B. Tavor®] u.a.m.). Unter Berücksichtigung der in Tabelle 12-3 aufgeführten wesentlichen Wirkqualitäten dieser Medikamente resultieren folgende Empfehlungen für die praktische Therapie:

Tabelle 12-3 Medikamentöse Behandlung akuter organischer Psychosyndrome.

Substanz(gruppe)	Wesentliche Wirkungen	Wichtige Nebenwirkungen	Kombinations- möglichkeit mit
Clomethiazol	Suppression von Entzugssymptomen, sedierende, hypnotische und antikonvulsive Wirkung	Atemdepression, bronchialer Sekretverhalt, Abhängigkeitsentwicklung	Haloperidol
hochpotente Neuroleptika (Haloperidol)	antipsychotische und psychomotorisch dämpfende Wirkung	extrapyramidale Störungen	Benzodiazepine, niederpotente Neuroleptika vom Butyrophenontyp (Melperon, Pipamperon)
Benzodiazepine (z.B. Diazepam, Lorazepam)	Anxiolyse, sedierende, hypnotische und antikonvulsive Wirkung	Atemdepression, paradoxe Erregung	Haloperidol

- Beim **Alkoholdelir** ist Clomethiazol Mittel der ersten Wahl, wobei die intravenöse Applikation nur unter intensivmedizinischen Bedingungen erfolgen darf; wenn Clomethiazol kontraindiziert ist, können Benzodiazepine eingesetzt werden und gegebenenfalls mit Haloperidol kombiniert werden. Zur Behandlung der nicht selten ausgeprägten vegetativen Entgleisung kommt auch der Einsatz von Clonidin in Frage.
- Bei **deliranten Syndromen, die nicht durch Alkohol oder psychotrope Substanzen bedingt sind**, also in der Regel im Zusammenhang mit schweren internistisch-neurologischen oder sonstigen somatischen Erkrankungen auftreten, kommen alternativ Haloperidol oder Clomethiazol in Betracht; wesentliche Kriterien für den differentialtherapeutischen Einsatz der beiden Substanzen sind neben deren Nebenwirkungsprofil die im Einzelfall vorliegende Zielsymptomatik (bei im Vordergrund stehender psychotischer Symptomatik eher Haloperidol, bei ausgeprägter Erregung mit deutlicher vegetativer Symptomatik eher Clomethiazol).
- Wenn sich abzeichnet, daß die delirante Symptomatik unter einem der genannten Medikamente nicht ausreichend gedämpft werden kann, so sollte

frühzeitig eine Kombinationstherapie in Erwägung gezogen werden (s. Tab. 12-3). Dabei sollte die Anwendung von niederpotenten Neuroleptika aus der Gruppe der Phenothiazine (z.B. Levomepromazin [Neurocil®], Promethazin [Atosil®]) und der Thioxanthene (z.B. Chlorprothixen [Truxal®]) wegen ihrer anticholinergen (und damit potentiell delirogenen) Wirkung vermieden werden.
Streng kontraindiziert ist die Kombination von Benzodiazepinen und Clomethiazol wegen der Gefahr respiratorischer Komplikationen.
Bei der Anwendung von Benzodiazepinen ist zu beachten, daß das Risiko paradoxer Wirkungen im höheren Lebensalter und bei zerebraler Vorschädigung erhöht ist.
- Wie generell bei Psychopharmaka der Fall, variieren die für eine wirksame Behandlung erforderlichen Dosen – in Abhängigkeit von individueller Sensitivität gegenüber Medikamentenwirkungen, Alter, Vorerkrankungen etc. – auch bei deliranten Syndromen erheblich (zum Teil um ein Mehrfaches); deshalb muß die Dosisfindung immer unter Berücksichtigung der im Einzelfall beobachteten erwünschten und unerwünschten Arzneimittelwirkungen vorgenommen werden.
Zu dem pharmakotherapeutischen Vorgehen im einzelnen sei auf die entsprechenden Kapitel verwiesen (Kap. 14.1.1, 15.2).

Weiteres therapeutisches Vorgehen

Da Bewußtseinsstörungen in der Regel Ausdruck schwerer, nicht selten lebensbedrohlicher Erkrankungen sind, ist eine stationäre Aufnahme meist unvermeidlich.
Bei der Entscheidung, wo der Patient weiterbehandelt werden soll, ist zu prüfen, ob bekannte oder zu vermutende schwere somatische Grunderkrankungen spezifische diagnostische oder therapeutische Maßnahmen seitens der involvierten Fachgebiete erfordern und damit die Aufnahme in einem Allgemeinkrankenhaus unumgänglich wird. Eine stationäre psychiatrische Behandlung ist hingegen dann indiziert, wenn solche psychopathologische Phänomene im Vordergrund stehen, die unter Umständen mit Eigen- oder Fremdgefährdungen verbunden sind, und damit die Notwendigkeit besteht, den Patienten auf einer geschlossenen Station mit lückenloser Überwachungsmöglichkeit aufzunehmen. Wenn eine Aufnahme in einer psychiatrischen Klinik vorgesehen ist, sollten zuvor noch, unter Beachtung der lokalen Gegebenheiten, dringlich durchzuführende somatische Untersuchungen vorgenommen werden (Labor, cCT etc.).
Eine Beobachtung unter ambulanten Bedingungen kommt dann in Frage, wenn es sich um eine leichtere Bewußtseinsstörung handelt und Anhaltspunkte für eine sich selbst limitierende Symptomatik vorliegen (z.B. eine Somnolenz nach erstmaliger Gabe eines Medikaments mit ZNS-depressiver Wirkung). Allerdings muß auch in diesen Fällen eine angemessene Überwachung des Patienten gewährleistet sein.

Literatur

1. Benkert, O., H. Hippius: Psychiatrische Pharmakotherapie, 6. Aufl. Springer, Heidelberg–Berlin 1996.
2. Biniek, R., E. Schindler: Untersuchung des bewußtlosen Patienten. Nervenarzt 67 (1996), 975–982.
3. Dubin, W. R., K. J. Weiss: Diagnosis of organic brain syndrome: an emergency department dilemma. J. Emergency Med. 1 (1984), 393–397.
4. Fritze, J., H. Beckmann: Organisch bedingte psychische Störungen. In: Hierholzer, K., R. F. Schmidt (Hrsg.): Pathophysiologie des Menschen, S. 25.1–25.24. Edition Medizin, Weinheim 1991.
5. Huber, G.: Psychiatrie, 5. Aufl. Schattauer, Stuttgart 1994.
6. Lipowski, Z. J.: Delirium. Acute confusional states. Oxford University Press, Oxford 1990.
7. Schüttler, R. (Hrsg.): Organische Psychosyndrome. Springer, Berlin–Heidelberg–New York 1993.
8. Walden, J., D. vanCalker, J. Fritze: Psychiatrie (II): Organische Psychosen. EEG-Labor 17 (1995), 2–10.

13
Intoxikationen

Thomas Zilker

Symptomatik

Eine einheitliche Symptomatik für Vergiftungen gibt es nicht. Je nach dem Wirkmechanismus des Giftes stehen unterschiedliche Symptome im Vordergrund, dennoch gibt es typische sogenannte Toxidrome, die auf ganz bestimmte Vergiftungen hinweisen können.

Bei den für die Psychiatrie wichtigen Intoxikationen handelt es sich meist um Suizidversuche.

> Da bei Suizidversuchen überwiegend Medikamente verwendet werden, die ZNS-depressiv sind, ist das Leitsymptom dafür die quantitative Bewußtseinsstörung im Sinne eines Kontinuums von der leichten Somnolenz bis hin zum tiefen Koma.

Diese Bewußtseinsstörung muß differentialdiagnostisch von anderen Erkrankungen mit primärer und sekundärer zerebraler Beteiligung unterschieden werden. Besonders schwierig ist die Unterscheidung gegenüber einer diffusen hypoxischen Hirnschädigung, die ebenfalls durch die Vergiftung ausgelöst werden kann.

Bei Vergiftungen durch **Schlafmittel** und **Sedativa** mit einer mehr oder minder starken ZNS-Depression ist eine Überprüfung der Reflexe zur Einschätzung der Komatiefe hilfreich, wobei eine besonders starke Herabsetzung der Muskeldehnungsreflexe bei der Barbituratvergiftung gesehen wird.

> Entsprechend der Verfügbarkeit von Schlafmitteln und Sedativa stehen heute die Vergiftungen durch Benzodiazepine ganz im Vordergrund.

An zweiter Stelle der verursachenden Substanzen stehen die freiverkäuflichen Schlafmittel, deren Inhaltsstoff meistens Diphenhydramin ist. Danach kommen Antidepressiva und Neuroleptika, gefolgt von den Barbituraten. Vergiftungen durch die Schlafmittel Methaqualon, Glutethimid, Meprobamat und Carbromal treten heute in Deutschland nur noch sehr selten auf.

Auch die Intoxikation durch **Opiate** führt zu einer ZNS-Depression. Diese ist zusätzlich gekennzeichnet durch eine herabgesetzte Atemfrequenz und miotische Pupillen.

Andere in der Psychiatrie verwendete Medikamente führen im Vergiftungsfall ebenfalls zu komatösen Zuständen: Während bei **Benzodiazepin-** und **Barbituratintoxikationen** ein sogenanntes ruhiges Koma vorliegt, sind Vergiftungen durch **Antidepressiva, Neuroleptika, Diphenhydramin** und **Carbamazepin** – sofern nicht eine sehr schwere Vergiftung vorliegt – durch ein agitiertes Koma gekennzeichnet, dem häufig Konvulsionen und delirante Zustände vorausgehen. Ein Status epilepticus ist typisch für die **Isoniazidvergiftung**, während ein Opisthotonus mit Übergang in den Status epilepticus für die sehr selten gewordene **Strychninintoxikation** charakteristisch ist.

Übelkeit und Erbrechen sind typisch für Vergiftungen durch **Säuren** und **Laugen**, durch die Schmerzmittel **Paracetamol** und **Salicylat**, durch **Schwermetalle** und **Pilze** sowie die **Digitalisintoxikation**.

Schwere Herz-Kreislauf-Symptome in Kombination mit ZNS-Symptomen werden bei Vergiftungen durch **Chinin, Chinidin, Digitalis, Chloroquin** und **Lidocain** gesehen. Bei Intoxikationen mit **Kalziumantagonisten** und **Betarezeptorenblockern** findet sich eine starke Wirkung am Herz-Kreislauf-System mit nur geringer Wirkung am ZNS.

Eine pulmonale Symptomatik herrscht bei Vergiftungen durch **Reizgase, Kohlenwasserstoffe** und **Paraquat** vor. Dabei führen die Reizgase zu einem toxischen Lungenödem, die Kohlenwasserstoffe zu einer Pneumonie und Paraquat zu einer irreversiblen Lungenfibrose.

Gifte, die zu einer ausgesprochenen metabolischen Azidose führen, haben eine Hyperventilation zur Folge. Der Organismus versucht so, die Azidose auszugleichen. Hyperventilation ist charakteristisch für die Vergiftung durch **Ethylenglykol, Methanol** und **Salicylate**.

> Besteht bei vergifteten Patienten eine Hyperventilation ohne ausgeprägte metabolische Azidose mit niedrig-normalem Sauerstoffpartialdruck und erniedrigtem CO_2-Partialdruck, so muß an eine Lungenschädigung im Rahmen einer Aspiration, einer Pneumonie oder eines beginnenden Lungenversagens gedacht werden.

Dieser Zustand kann bei Vergiftungen vorkommen, die über eine längere Phase hin zu einer ZNS-Depression oder einem Schockgeschehen geführt haben.

Wenn nach einer Vergiftung eine schwere Hepatopathie mit Gelbsucht auftritt, so muß vor allem an eine **Paracetamol-** oder **Knollenblätterpilzintoxikation** gedacht werden.

Im Gefolge von schweren Vergiftungen kommt es sehr häufig aufgrund der Kreislaufdepression oder nach langem Liegen im Rahmen einer Rhabdomyolyse zu einem akuten Nierenversagen. Das akute Nierenversagen ist aber auch Leitsymptom bei der Intoxikation durch Ethylenglykol.

Diagnostisches Vorgehen

Bei Giften, die primär nicht zu einer Bewußtseinsstörung führen, kann die Diagnose in der Regel durch die Anamnese gestellt werden.

> Ist bei Patienten aufgrund einer Bewußtseinsstörung keine Anamnese zu erheben und fehlen fremdanamnestische Angaben, so muß immer an die Möglichkeit einer Vergiftung gedacht werden.

Indizien für eine Vergiftung sind z.B. leere Tablettenröhrchen oder Reste von aufgelösten Tabletten in einem Trinkglas.

Da häufig die Fremdanamnese nur unvollständig erhoben werden kann, kommt der Giftanalytik eine besondere Bedeutung zu.

Um aber eine ausreichende Giftanalytik durchführen zu können, ist beim Vergiftungsverdacht immer geeignetes Material unter Vermeidung von Kontamination zum Giftnachweis zu asservieren.

In Frage kommen vor allem Urin, wobei mindestens 50 ml gebraucht werden, Venenblut (je 10 ml nativ sowie 10 ml in EDTA) und die vorgefundenen Giftreste. Unter Umständen sollten Erbrochenes und Stuhl zusätzlich asserviert werden. Die Proben sind genau mit Name, Zeit und Identitätskennzeichen zu beschriften, eine zusätzliche Medikation, die vor der Asservierung erfolgte, muß protokolliert werden.

Die wichtigsten Methoden zur Giftanalytik sind Dünnschichtchromatographie, Enzyme-Mediated Immunoassay (EMIT), Fluorescence Polarisation Immunoassay (FPIA) und die High-Pressure Liquid Chromatography (HPLC). Auch der Radioimmunoassay (RIA) hat einen Stellenwert in der Giftanalytik. Mit ihm können Digitalis, LSD und das Pilzgift Amatoxin nachgewiesen werden.

Für die Analytik von Schwermetallen steht die Atomabsorptionsspektrometrie zur Verfügung. Mit der modernen Methode der sogenannten „induktiv gekoppelten Plasma-Quatrupol-Massenspektrometrie" (ICPMS) ist ein Screening auf Schwermetalle möglich. Die Gaschromatographie-Massenspektrometrie ist wahrscheinlich die beste Technik zum Nachweis der meisten Chemikalien, sie bedarf jedoch eines hohen Kapital- und Personalaufwands und steht deshalb meist nur in rechtsmedizinischen Instituten zur Verfügung.

Die Giftanalytik ist darauf ausgerichtet, die ursächliche Substanz zu identifizieren. Meist handelt es sich deshalb um qualitative bzw. semiquantitative Nachweismethoden. Nur für wenige Gifte ist aus prognostischen bzw. therapeutischen Gründen eine Quantifizierung notwendig:
- Barbiturate (Indikation zur Hämoperfusion).
- Paracetamol (Indikation für eine Antidottherapie).
- Salicylatvergiftung (Indikation für die Hämodialyse).
- Paraquat (Unterscheidung zwischen infausten und solchen Vergiftungen, die überlebt werden können).

Neben diesen direkten Giftnachweisen gibt es auch noch laborchemisch erfaßbare indirekte Nachweise der toxischen Wirkung bestimmter Gifte:
- Die sogenannte Osmolalitätslücke kann gefunden werden bei Vergiftungen durch Methanol, Isopropanol und Ethylenglykol.
- Ein erniedrigter Blutzucker kann auf eine Vergiftung mit Insulin bzw. Sulfonylharnstoffen hinweisen.
- Erhöhte Transaminasen können ein Zeichen für eine Vergiftung mit hepatotoxischen Substanzen wie Paracetamol, Knollenblätterpilzgift (Amatoxin) oder Tetrachlorkohlenstoff sein.
- Eine gestörte Nierenfunktion mit Erhöhung des Kreatinins kann auf eine Vergiftung mit Ethylenglykol oder Schwermetallen wie Kadmium, Quecksilber und Arsen hindeuten.
- Eine gestörte Blutgerinnung mit Herabsetzung der Thromboplastinzeit mag als Hinweis auf eine Vergiftung durch Antikoagulanzien dienen.

- Hämolysezeichen (Anämie, Anstieg von LDH und des indirekten Bilirubins) treten bei Vergiftungen durch Arsenwasserstoff, Kupfer oder organische Säuren auf.
- Rhabdomyolysen mit einer Erhöhung der CK können durch Gifte wie Amphetamine, Heroin, Methadon, Neuroleptika, MAO-Hemmer, Phencyclidin und am häufigsten durch Diphenhydramin ausgelöst werden.
- Die wichtigsten Gifte, die zur Methämoglobinämie führen, sind Anilin, Chlorate, Nitrobenzol, Nitrat, Primaquin und Dapson.

Sofortmaßnahmen

Wird ein Rettungssanitäter oder Hausarzt zu einem vergifteten Patienten gerufen, so ist es in Abhängigkeit vom Schweregrad der Vergiftung indiziert, einen Notarzt nachzualarmieren. Lediglich bei ansprechbaren bzw. motorisch-reaktiven Patienten ist ein Verbringen ins Krankenhaus durch den Rettungsassistenten ohne Arztbegleitung möglich, sofern aufgrund der Umstände nicht mit einer raschen Verschlechterung des Zustandsbildes zu rechnen ist.

Bei komatösen Patienten, die nicht motorisch reaktiv sind, oder bei Patienten, die eine Kreislaufdepression aufweisen, hat die Erstversorgung immer durch den Notarzt zu erfolgen.

Dabei steht die Beachtung der Regeln der Elementarhilfe im Vordergrund.

Atmung

Die erste Priorität hat die Überprüfung der Atemwege.

Zu einer Verlegung der Atemwege kommt es bei Vergiftungen durch das Zurückfallen des Zungengrunds, Zahnprothesen, Aspiration, Ödem oder Krampf der Glottis und durch Sekretüberflutung aufgrund einer starken Bronchorrhö. Oft gelingt es durch geeignete Lagerung (Bauch- oder stabile Seitenlage) und Überstrecken des Kopfes, die Luftwege freizuhalten. Fremdkörper müssen entfernt, die oberen Atemwege durch Absaugen gereinigt werden.

Die Atmung kann jedoch auch gestört sein im Gefolge eines lang anhaltenden Krampfgeschehens oder bei einer Vergiftung durch relaxierende bzw. dauerdepolarisierende Medikamente oder Gifte. Bei einem Krampfanfall, der sich nicht selbst limitiert, muß eine Narkose mit Benzodiazepinen (z.B. Midazolam [Dormicum®] 5–10 mg i.v. 5 mg/min) oder Barbituraten (z.B. Phenobarbital 10–20 mg/kg KG, 25–50 mg/min i.v.) eingeleitet werden und eine sofortige orotracheale Intubation erfolgen.

Die wesentlich häufigere Ursache für eine nicht ausreichende Ventilation und mangelnde Oxygenierung ist eine Lähmung des Atemzentrums durch ZNS-wirksame Substanzen. Auch diese Störung bedarf einer raschen oro- oder nasotrachealen Intubation mit anschließender Beatmung.

Ist auf diese Art und Weise die Ventilation des Patienten gesichert, so kann das Augenmerk auf die Kreislaufstabilisation gerichtet werden.

Kreislauf

Als Schock bezeichnet man den Zustand der nicht ausreichenden Gewebsperfusion. Obwohl ein erniedrigter Blutdruck und eine verringerte Herzleistung oft zusammen auftreten, sind diese beiden Zustände für sich betrachtet nicht unbedingt einem Schock gleichzusetzen. Der Patient kann einen normalen

Blutdruck und dennoch eine Minderperfusion des Gewebes haben. Andererseits können Patienten mit erniedrigtem Blutdruck eine durchaus normale Gewebsperfusion aufweisen.

Eindeutige Schockzeichen sind in der Regel ein erniedrigter Blutdruck bei peripherer Vasokonstriktion mit reflektorischer Tachykardie und verminderter kapillärer Durchblutung, die über eine verlangsamte Wiederauffüllung der Kapillaren beobachtbar ist.

Um diese Kapillarwiederauffüllung zu testen, kann der Fingernagel des Patienten gedrückt werden: Das Wiedererscheinen der roten Farbe nach dem Loslassen dauert beim Schock deutlich länger als zwei Sekunden.

Bei Vergiftungen kann der Schock verursacht sein durch
- Volumenverlust z.B. bei Intoxikationen durch Schwermetalle, Colchicin und Lebensmittel;
- Herabsetzung des peripheren Widerstandes wie bei Vergiftungen durch Neuroleptika;
- Verminderung der Kontraktilität des Herzens wie bei Vergiftungen durch Barbiturate, andere Schlafmittel und trizyklische Antidepressiva;
- Verminderung der Herzfrequenz durch Bradyarrhythmien oder sonstige Rhythmusstörungen wie bei Vergiftungen mit Digitalis, Betablockern, Chloroquin, Theophyllin und Kalziumantagonisten.

Die Therapie der Kreislaufinsuffizienz bei Vergiftungen richtet sich nach der Ursache der Störungen. Als Erstmaßnahme bei noch unklarer Vergiftung bietet sich zunächst eine Volumengabe an, wobei 200 ml einer kristalloiden Lösung rasch infundiert werden sollten. Läßt sich dadurch keine Verbesserung der Kreislaufsituation erzielen, so ist die Gabe von adrenergen Substanzen indiziert, wobei zunächst die Gabe von Dopamin in einer Dosis von 2–5–10 µg/kg KG/min und bei Nichtansprechen auf diese Therapie die Gabe von Noradrenalin in einer Dosis von 0,1–0,2 µg/kg KG/min notwendig wird. Bei direkt kardiotoxischen Substanzen muß Dobutamin (2,5–10 µg/kg KG/min) in Kombination mit Antiarrhythmika bzw. spezifischen Antidota angewendet werden.

Bewußtseinslage
Nach Stabilisierung des Kreislaufs ist eine Abschätzung der Bewußtseinslage des Patienten erforderlich.

Als besonders geeignet für die Abschätzung der Komatiefe bei Schlafmittelvergiftungen hat sich folgende fünfstufige Klassifikation erwiesen.

Grad 1: Ansprechbare leichte Vergiftung: Charakterisiert durch Benommenheit, eine Anamnese ist möglich, der Patient ist ataktisch, Reflexe, Atmung und Kreislauf sind unauffällig.

Grad 2: Soporöse leichte Vergiftung: Der Patient wird schlafend aufgefunden, kann aber erweckt werden und gibt einzelne Antworten auf Fragen. Er kann nicht stehen, Spontanbewegungen sind vorhanden, es besteht noch keine Störung der Reflexe, der Atmung oder des Kreislaufes.

Grad 3: Motorisch-reaktive mittelschwere Vergiftung: Der Patient ist bewußtlos und nicht erweckbar, auf Schmerzreize ist er motorisch reaktiv. Der Reflexstatus ist unauffällig. Durch Aspiration in Rückenlage ist jedoch eine Verlegung der Atemwege möglich. Eine Kreislaufdepression besteht noch nicht.

Grad 4: Areaktive schwere Vergiftung: Der Patient ist bewußtlos, es findet sich keine Reaktion auf Schmerzreize mehr, der Hustenreflex ist erloschen, die Reaktion der Pupillen auf Licht ist träge, die Muskeldehnungsreflexe sind vor allem bei der Barbituratvergiftung abgeschwächt. Die Atmung ist oberflächlich, das Atemminutenvolumen ist reduziert, eine Verlegung der Atemwege durch Zungengrund und Aspiration ist leicht möglich, es besteht eine Tachykardie, der systolische Druck und die Blutdruckamplitude sind vermindert.

Grad 5: Areaktive lebensbedrohliche Vergiftung: Der Patient ist bewußtlos, er zeigt keinerlei Reaktion. Die Pupillenreflexe sind nicht mehr vorhanden, die Muskeldehnungsreflexe sind abgeschwächt, es besteht häufig eine Anisokorie oder Mydriasis. Die Spontanatmung ist erloschen, es besteht eine Tachykardie oder Bradykardie, der systolische Druck liegt unter 80 mmHg, der diastolische Druck ist nach Riva-Rocci nicht mehr meßbar.

Im komatösen Zustand ist eine Unterscheidung zwischen einem toxisch-metabolischen Koma und einem Koma durch eine strukturelle Zerstörung von Hirngewebe nicht immer möglich, vor allem dann, wenn einseitige fokale neurologische Ausfälle nicht erkennbar sind. Als besonders wichtige Symptome, die auf ein fokal-neurologisches Defizit hindeuten, sind zu beachten eine Anisokorie, eine Seitendifferenz der Muskeldehnungsreflexe, das einseitige Fehlen einer Schmerzreaktion sowie halbseitige Pyramidenbahnzeichen. Die Differentialdiagnose toxischer bzw. nichttoxisch-metabolischer Komata besteht vor allem zur Basilaristhrombose, zur Subarachnoidalblutung, zur Hirnmassenblutung und zu Enzephalitiden. Eine Hypoglykämie muß immer ausgeschlossen werden.

Rechtliche Probleme bei akuten Vergiftungen

Bei akuten Vergiftungen sind, vor allem bei drogenabhängigen und suizidalen Patienten, einige rechtliche Aspekte zu beachten:

Der Arzt befindet sich in der Notfallsituation in der Garantenpflicht. Das bedeutet, daß er als Garant für die Unversehrtheit eines bedrohten Rechtsgutes – nämlich der Gesundheit des Vergifteten – einzustehen hat.

In dem Moment, wo er von einer Vergiftung erfährt, tritt diese Garantenpflicht ein. Er muß sich um den Patienten kümmern, gegebenenfalls durch einen Hausbesuch bzw. durch die Alarmierung eines Notarztes. Auf Angaben Dritter darf er sich nicht verlassen. Vernachlässigt der Arzt die Garantenpflicht, so kann er sich, je nach Ausgang des Falls, strafbar machen.

Bei Suizidversuchen gilt, wie bei einem Unglücksfall, die Verpflichtung zur Hilfeleistung, und zwar auch für Laien. Darüber hinaus kommt auch hier für den Arzt die Garantenpflicht zum Tragen, aufgrund deren er gehalten ist, im Rahmen seiner Möglichkeiten eine suizidale Handlung beziehungsweise deren nachteilige Folgen für Leben und Gesundheit des Betroffenen zu verhindern.

Äußert ein Patient nach einer in suizidaler Absicht herbeigeführten Vergiftung unter dem Einfluß fortbestehender Suizidabsichten, daß er keine ärztliche Hilfe in Anspruch nehmen will, so entbindet dies den Arzt nicht von der Pflicht, alle medizinisch erforderlichen Maßnahmen zu treffen.

Wenn ein Patient in solchen Fällen nicht von der Notwendigkeit einer Behandlung überzeugt werden kann, so kann gegebenenfalls gegen seinen Willen vorgegangen werden, im Extremfall unter Anwendung von Zwangsmaßnahmen. Rechtgrundlage hierfür ist der § 34 StGB (rechtfertigender Notstand).

Das dargestellte Vorgehen ist aufgrund höchstrichterlicher Rechtsprechung auch bei einem sogenannten „frei verantworteten Suizid" prinzipiell geboten und vertretbar. Bei dem „frei verantworteten Suizid" handelt es sich im übrigen um eine in der klinischen Praxis außerordentlich seltene Ausnahmesituation, deren Verifizierung im Kontext der Akutversorgung eines Patienten nahezu unmöglich erscheint (s.a. [5]).

Bei Patienten, die sich nach einem Suizidversuch in einem bewußtlosen Zustand befinden, gilt analog zu dem vorher Gesagten ebenfalls die Pflicht zu Hilfeleistung. Besteht keine Möglichkeit zur Kommunikation, so sind die Voraussetzungen für eine Geschäftsführung ohne Auftrag gegeben (§ 667–687 BGB). Ein entsprechendes Vorgehen ist im Regelfall auch dann geboten, wenn ein sogenanntes Patiententestament vorliegt, in dem eine Therapie abgelehnt wird.

Wenn es infolge des Konsums von Drogen, Alkohol oder Medikamenten, wie etwa bei der Diphenhydraminvergiftung, zu einer exogen-psychotischen Reaktion kommt, gilt die Garantenpflicht nur so lange, bis die Betroffenen wieder zu einer freien Willensäußerung in der Lage sind. Wenn sie dann eine Weiterbehandlung ablehnen, so muß dem entsprochen werden, es sei denn, es lägen konkrete Anhaltspunkte für eine akute suizidale Gefährdung vor.

Alkoholisierte Patienten, die sich in erheblichem Maße fremd- und selbstgefährdend verhalten, können vorübergehend im Sinne eines rechtfertigenden Notstands behandelt werden.

Patienten mit exogen-toxisch verursachten Psychosen sind für den Zeitraum des Anhaltens dieser Symptomatik genauso zu behandeln wie z.B. Patienten mit floriden Psychosen des schizophrenen Formenkreises. Wenn sie eine Therapie ablehnen, muß gegebenenfalls eine Unterbringung nach den Bestimmung der Unterbringungsgesetze eingeleitet werden (s. Kap. 5).

Bei akzidentellen oder suizidalen Vergiftungen gilt eine gesetzliche **Meldepflicht** nach § 16e Chemikaliengesetz, wenn es sich um Vergiftungen durch chemische Stoffe und Produkte, Pflanzenschutzmittel, Holzschutzmittel und beruflich verwendete Chemikalien handelt (Arzneimittel fallen jedoch nicht unter diese Bestimmungen!). Auch ist der Verdacht auf Vergiftungen durch gesundheitsschädliche chemische Stoffe aus der Umwelt nach diesem Paragraphen meldepflichtig. Die Meldung hat mittels eines Formbogens an das Bundesinstitut für gesundheitlichen Verbraucherschutz und Veterinärmedizin zu erfolgen.

Therapiemöglichkeiten

Zur Therapie bei Vergiftungen stehen neben der oben bereits ausgeführten Elementarhilfe die Giftentfernung aus dem primären und sekundären Giftweg – sowie in eher seltenen Fällen – eine Antidottherapie zur Verfügung.

Giftentfernung aus dem primären Giftweg

Um eine weitere Resorption zu verhindern, sollten noch nicht vom Körper aufgenommene Giftanteile aus dem primären Giftweg entfernt werden. Dabei richtet man sich nach der Eintrittspforte:
- Oral eingenommene Gifte werden durch Auslösen von Erbrechen bzw. Magenspülung entfernt.

- Gifte, die auf die Haut oder ins Auge gekommen sind, werden durch Abwaschen bzw. Augenspülung eliminiert.
- Rektal eingeführte Gifte müssen durch ein Klistier, subkutan oder intramuskulär applizierte Gifte können durch Exzision beseitigt werden.
- Auch die Abatmung von Giften – vor allem von halogenierten Kohlenwasserstoffen – ist möglich.

Am häufigsten werden Gifte oral aufgenommen. Sofern der Patient nicht bewußtseinsgetrübt ist, kann das Gift durch das Auslösen von Erbrechen eliminiert werden.

Die beste Methode für das induzierte Erbrechen ist die Gabe von **Sirupus Ipecacuanhae**. Diese Methode kann bei Kindern und Erwachsenen angewandt werden.

Das Auslösen von Erbrechen ist kontraindiziert bei Vergiftungen mit organischen Lösemitteln, Tensiden, Antiemetika sowie ätzenden Substanzen. Bei bewußtseinsgetrübten Patienten oder wenn aufgrund des aufgenommenen Giftes mit zerebralen Krämpfen zu rechnen ist, darf ebenfalls kein Erbrechen ausgelöst werden.

Sirupus Ipecacuanhae wird in altersentsprechender Dosierung (Tab. 13-1) oral verabreicht. Sofort anschließend muß reichlich zu trinken gegeben werden, damit im Schwall erbrochen werden kann. Bei Ingestion potentiell lebensbedrohlicher Giftmengen oder bei Ausbleiben des Erbrechens nach Ipecacnanha-Anwendung ist eine Magenspülung indiziert.

Tabelle 13-1 Dosierung von Sirupus Ipecacuanhae.

1–1½ Jahre	10 ml	> 3 Jahre	30 ml
1½–2 Jahre	15 ml	Erwachsene	30 ml
2–3 Jahre	20 ml		

Zur **Magenspülung** wird der Patient in Bauch- und Kopftieflage gebracht. Bei Erwachsenen verwendet man einen 18 mm dicken Schlauch mit abgerundeten Enden, Seitlöchern und einem integrierten Trichter. Um den Magenschlauch richtig zu plazieren, wird seine Länge von der Glabella bis eine Handbreit unter dem Xiphoid des Patienten ausgemessen und am Schlauch markiert. Er wird dann – durch einen Keil vor Bissen gesichert – mit der Markierung bis zur Zahnreihe eingeführt. Der Trichter wird zur Hälfte mit Wasser gefüllt. Der Einlauf erfolgt durch Hochheben, der Auslauf durch Absenken des Trichters. Man spült bis zum klaren Rückfluß. Die Mindestmenge sollte 10 l betragen, mehr als 60 l sollten wegen der Gefahr einer Wasserintoxikation unter allen Umständen vermieden werden. Am Ende der Spülung werden 30–50 Kohlekompretten (Carbo medicinalis) und 2–3 Eßlöffel Natriumsulfat in Wasser aufgelöst, instilliert und dann der abgeklemmte Schlauch entfernt.

Nach neueren Erkenntnissen ist sowohl das Auslösen von Erbrechen als auch eine Magenspülung nur innerhalb der ersten Stunde nach Giftingestion effektiv. Auszunehmen von dieser Regel sind

- Gifte, die Verklumpungen bilden oder sehr langsam resorbiert werden (z.B. Carbamazepin, Bromcarbamide),
- hochtoxische Chemikalien (wie z.B. Organophosphate, Arsen, Quecksilbersalze und Paraquat),

Dies bedeutet, daß die Magenspülung keineswegs mehr als Routinemaßnahme zur Giftelimination betrachtet werden darf, sie ist nur noch innerhalb der ersten ein bis zwei Stunden nach Giftaufnahme und bei besonders gefährlichen Giften angezeigt. Sie darf niemals als Abschreckungsmittel dienen.

Giftentfernung aus dem sekundären Giftweg

Ist ein Gift einmal resorbiert, können nur noch Maßnahmen ergriffen werden, die zu einer beschleunigten Wiederausscheidung führen.
- Die Exkretion über die Niere kann über eine Anregung der Diurese meistens kombiniert mit Alkalisierung gefördert werden.
- Gasförmige und leicht flüchtige Gifte können durch eine forcierte Abatmung verstärkt ausgeschieden werden.
- Die Ausscheidung über Leber und Galle kann durch die repetitive Gabe von Kohle gefördert werden, die im Duodenum und im oberen Dünndarm das Gift absorbiert, das im enterohepatischen Kreislauf zirkuliert.
- Die Alkalisierung erfolgt durch die i.v. Gabe von Bikarbonat (initial beim Erwachsenen 1–2 mval/kg KG, dann je nach Säure-Basen-Status), der pH des Urins sollte in vierstündigen Abständen gemessen werden.
- Mittels Hämodialyse, Hämoperfusion und Plasmapherese können manche Gifte nach Resorption aus dem Blut beschleunigt entfernt werden. Dieses Verfahren ist nur bei einem kleinen Verteilungsvolumen des Gifts sinnvoll.

In letzter Zeit wurde die Effektivität der Giftentfernung aus dem sekundären Giftweg verschiedentlich massiv angezweifelt. Die folgenden Gifte können jedoch nachgewiesenermaßen aus dem sekundären Giftweg wirksam eliminiert werden:
- alkalische Diurese: mittelschwere Salicylatvergiftung, mittelschwere Barbituratvergiftung, Methotrexatvergiftung.
- Hämodialyse: Methanol, Ethylenglykol, Lithium und Salicylat.
- Hämoperfusion: schwere Vergiftungen durch lang wirkende Barbiturate sowie Meprobamat und Theophyllin.
- repetitive Gabe von Medizinalkohle: schwere Vergiftungen durch Barbiturate, Carbamazepin, Theophyllin, Chinin, Dapson und Salicylate; sie ist möglicherweise wirksam bei Vergiftungen mit Digitoxin, Phenytoin, Valproinsäure, Ciclosporin und Meprobamat.

Die Indikationsstellung für die verschiedenen Gilfteliminationsverfahren wird von Klinik zu Klinik zum Teil sehr unterschiedlich gehandhabt, ähnliches gilt für die in der Literatur ausgesprochenen Empfehlungen. Für die nähere Zukunft zeichnen sich Tendenzen hin zu einer Vereinheitlichung der Anwendung von Gifteliminationsverfahren ab, Positionspapiere der zuständigen Fachgesellschaften befinden sich derzeit in Vorbereitung. Dem mit der Therapie von Vergiftungen weniger vertrauten Leser wird empfohlen, sich im Zweifelsfall bei einer Vergiftungszentrale zu informieren (Auflistung der Vergiftungszentralen in Deutschland und Europa s. „Rote Liste").

Antidottherapie

Bei den Antidoten kann man unabhängig von ihrer Wirkungsweise zwischen lebensrettenden, supportiven und unspezifischen Antidoten unterscheiden.

Zu den unspezifischen Antidoten gehören z.B. Kohle (bindet die meisten Gifte im Gastrointestinaltrakt), Glaubersalz (führt zu beschleunigter Darmpassage), Colestyramin (bindet an Gallensäuren gebundene Gifte).

Eine spezifische Antidottherapie ist nur für wenige Gifte vorhanden. Allerdings gibt es Vergiftungen, die ohne den raschen Einsatz eines spezifischen Antidots tödlich verlaufen.

Supportive Antidote können den Verlauf einer Vergiftung abkürzen oder günstig beeinflussen. Zu weiterführenden Informationen über die Anwendung von Antidota sei auf die Spezialliteratur verwiesen sowie auf das entsprechende Kapitel in der „Roten Liste".

Vergiftungen mit Psychopharmaka

Nachfolgend soll speziell auf einzelne Vergiftungen eingegangen werden, die bei psychisch Kranken gehäuft vorkommen. Dies betrifft insbesondere Intoxikationen mit Psychopharmaka, die zum Zwecke des Suizids eingenommen werden (weiterführende Darstellung dieser Thematik: s. Spezialliteratur).

Antidepressiva

Von den Antidepressiva gelten als besonders toxisch die trizyklischen Antidepressiva und die nichtselektiven Monoaminoxidase(MAO)-Hemmer. Die neueren Antidepressiva aus der Reihe der Serotonin-Wiederaufnahmehemmer und der spezifischen Monaminoxidasehemmer sind wesentlich weniger toxisch und werden deshalb hier nicht abgehandelt.

Die suizidale Einnahme von **tri- und tetrazyklischen Antidepressiva** hat durch den zunehmenden Gebrauch dieser Medikamente in den vergangenen Jahren stark zugenommen.

15% aller suizidalen Medikamentenintoxikationen gehen auf diese Substanzen zurück.

Die wichtigsten **Trizyklika** sind Amitriptylin, Imipramin und Doxepin. Das wichtigste tetrazyklische Antidepressivum ist Maprotilin.

Symptome
Gewöhnlich erscheinen Intoxikationszeichen innerhalb der ersten vier Stunden nach Ingestion. Es kommt zu zentralnervösen Symptomen in Form von Unruhe, deliranten Zuständen, Myoklonien und choreoathetotischen Bewegungen. Krampfanfälle können auftreten, und schließlich kommt es zu einer tiefen Bewußtlosigkeit, wobei die Reflexe erhalten bleiben.

Die anticholinerge Wirkung dieser Medikamente führt zu einer Erweiterung der Pupillen, zu trockenen Schleimhäuten, verminderter Darmperistaltik, Sinustachykardie und Hyperthermie.

Bei der Aufnahme von mehr als 1 g dieser Medikamente kann es zu schweren kardiotoxischen Wirkungen mit Überleitungs- und Repolarisationsstörungen kommen. Im EKG finden sich eine Verlängerung der PQ- und QT-Zeit sowie eine Verbreiterung des QRS-Komplexes. Rhythmusstörungen in Form einer ventrikulären Tachykardie oder eines Kammerflimmerns sind lebensbedrohliche Folgen dieser Vergiftung.

Probleme kann auch das Kreislaufversagen bereiten, das sowohl auf Volumengabe als auch auf Katecholamine refraktär sein kann.

Eine Komplikation der schweren Vergiftung mit diesen Antidepressiva ist das Multiorganversagen.

Therapie
Die Therapie richtet sich nach dem Schweregrad der Vergiftung:
- Besteht lediglich ein anticholinerges Syndrom, so kann Physostigmin (Anticholium®) eingesetzt werden. Physostigmin beeinflußt auch die Herzfrequenz, sofern nur eine Sinustachykardie vorliegt. Cave: Bei schweren Vergiftungen mit Herzrhythmusstörungen darf Physostigmin nicht eingesetzt werden.
- Kommt es zu Krämpfen, so können diese mit Diazepam oder Phenobarbital beherrscht werden.
- Sind die Patienten komatös, so ist meist eine Respiratortherapie indiziert.
- Liegt eine Hypotonie ohne eindeutige Schockzeichen vor, so kann durch die Gabe von Volumen – am besten in Form von physiologischer Kochsalzlösung – der Blutdruck stabilisiert werden. Reicht die Volumengabe nicht aus, so muß Dopamin oder Noradrenalin als vasopressorische Substanz eingesetzt werden.
- Wenn der QRS-Komplex im EKG 0,14 s überschreitet, ist die Gabe von Natriumbikarbonat als Antidot angezeigt. Hierfür werden 2 mval/kg KG der 8,4%igen Natriumbikarbonatlösung innerhalb einer halben Stunde infundiert. Mit Nebenwirkungen ist bei dieser Dosis nicht zu rechnen. Man erklärt sich die Wirkungsweise des Natriumbikarbonats so, daß einerseits im alkalischen Bereich mehr trizyklische Antidepressiva an Eiweiß gebunden sind und daß andererseits durch die Zufuhr von Natrium der am Herzmuskel blockierte Natriumkanal wieder aktiviert wird. Selten treten bei Trizyklikavergiftungen auch sogenannte Torsade-de-pointes-Tachykardien auf, die dann mit Magnesium oder einer sogenannten Overdrive-Therapie behandelt werden müssen (vgl. Intoxikation mit Neuroleptika, s.u.).

Für eine beschleunigte Giftelimination gibt es kein probates Mittel. Eine Hämoperfusion ist wegen des großen Verteilungsvolumens wirkungslos, am besten erscheint noch, durch die wiederholte Gabe von Medizinalkohle die Giftausscheidung zu fördern.

Da die Patienten mit dieser Vergiftung zur Harnverhaltung neigen, müssen sie in jedem Fall katheterisiert werden.

Der nichtselektive, **irreversible MAO-Hemmer Tranylcypromin** (Parnate®) kann zu schweren Vergiftungen führen.

Die Ingestion von mehr als 3 mg/kg KG gilt als gefährlich.

Symptome
Man kann die Vergiftung durch MAO-Hemmer in vier Phasen einteilen:
- Innerhalb der ersten zwölf Stunden nach Ingestion zeigen sich in der Regel noch keine Vergiftungszeichen.

- Nach dieser Zeit treten Kopfschmerzen, Rötung des Gesichts, Hyperreflexie, Mydriasis, Übelkeit, Palpitationen, Nystagmus und Tremor auf. Es kommt zu vermehrtem Speichelfluß, der Tonus der Muskulatur nimmt zu, und es zeigen sich Faszikulationen. Die ZNS-Symptomatik ist gekennzeichnet durch Halluzinationen, Lethargie und Delir. Zunächst kommt es zu Hypertonie und Hyperventilation sowie zu Tachykardie. Es entsteht ein sogenanntes krampfendes Koma mit Hyperpyrexie.
- Die dritte Phase bei der schweren MAO-Hemmer-Vergiftung ist charakterisiert durch einen kardiovaskulären Kollaps.
- Wird der kardiovaskuläre Kollaps aufgrund von therapeutischen Maßnahmen überstanden, so kann es in der vierten Phase zu weiteren schweren Komplikationen kommen mit Hämolyse, Rhabdomyolyse, Verbrauchskoagulopathie und akutem Nierenversagen.

Therapie
In der frühen Phase kann es notwendig sein, den stark erhöhten Blutdruck zu senken. Hierfür bietet sich Urapidil (Ebrantil®) in einer Dosis von 10–50 mg i.v. an. Bei Hypotonie ist die Gabe von Noradrenalin (Arterenol®) indiziert. Bei dem Auftreten einer malignen Hyperthermie, die dann meist einhergeht mit Tachykardie, Tachypnoe, metabolischer Azidose, Hyperkapnie, Temperaturen über 41°C und Muskelstarre kann Dantrolen in Form einer raschen Infusion von 2,5–10 mg/kg KG i.v. als Initialdosis eingesetzt werden. Auch Bromocriptin (Pravidel®) kann versucht werden. Dieses steht jedoch nur oral zur Verfügung, die Anfangsdosis beträgt 5–10 mg. Wegen der muskulären Rigidität ist die Gabe von Diazepam und unter Umständen eine Muskelrelaxierung mit künstlicher Beatmung notwendig. Serotoninantagonisten sind unwirksam.

Benzodiazepine

Symptome
Bei der Benzodiazepinvergiftung steht die Sedierung im Vordergrund. Meistens findet sich ein komatöser Patient, der noch motorisch auf Schmerzreize reagiert. Eine Kreislaufdepression und ein Erlöschen der Reflexe finden sich selten, auch ist die atemdepressive Wirkung der Benzodiazepine eher gering. Werden Benzodiazepine jedoch in Kombination mit Alkohol eingenommen, so können sie zu einer tiefen Narkose mit Atemdepression führen. Wenn Patienten mit schweren Benzodiazepinvergiftungen lange nicht aufgefunden werden, können sich die Komplikationen einstellen, wie sie bei anderen Schlafmittelvergiftungen auch vorkommen: Rhabdomyolyse, Pneumonie, Lungen- und Nierenversagen.

Therapie
Die Benzodiazepinvergiftung bedarf in der Regel nur einer symptomatischen Therapie mit Überwachung. Gelegentlich ist bei massiver Überdosierung, vor allem von Flunitrazepam, eine längerfristige Respiratortherapie notwendig.
Die Anwendung von Flumazenil erfolgt zunächst unter diagnostischen Gesichtspunkten. Liegt eine ausschließliche Benzodiazepinvergiftung vor, kommt es durch den Antagonisten zu einem kurzfristigen Aufklaren des Bewußtseins. Bei älteren Personen und Patienten mit vorbestehenden Lungenerkrankungen,

die schwer vom Respirator zu entwöhnen sind, kann durch eine Dauerinfusion mit diesem Antagonisten eine Beatmungspflichtigkeit vermieden werden.

Carbamazepin

Symptome
Die Symptome der Carbamazepinvergiftung sind Unruhe und Verwirrtheit mit Ataxie und athetotischen Bewegungen. Schreitet die Vergiftung fort, so kommt es zum Koma mit erhöhtem Muskeltonus und Krampfneigung, wobei dieser Zustand mit einer großen Latenz zur Giftaufnahme eintreten kann. An ZNS-Symptomen bestehen in der Regel eine Mydriasis mit Nystagmus und Strabismus divergens.

Therapie
Da Carbamazepin langsam resorbiert wird, lassen sich durch die Magenspülung Giftreste noch bis zu 24 Stunden nach Ingestion entfernen. Weil dieses Medikament im Magen zum Zusammenklumpen neigt, ist bei komatösen Patienten eine Gastroskopie gegebenenfalls mit gastroskopischer Giftentfernung indiziert.
  Die weiteren Therapiemaßnahmen richtet sich nach dem Schweregrad der Vergiftung:
– Ist der Patient komatös, bedarf es einer Intubation mit Beatmung.
– Bei Hypotonie braucht der Patient zunächst Volumen, wenn dies nicht ausreicht, Dopamin zur Kreislaufstabilisierung.
– Treten Krämpfe auf, so ist Diazepam das Mittel der Wahl.
Aufgrund der langen Verweildauer im Magen-Darm-Trakt ist die repetitive Gabe von Kohle zusammen mit der Gabe von Laxanzien die wichtigste Maßnahme zur Giftelimination. Die Wirksamkeit der Hämoperfusion ist umstritten. Häufig kommt es nach kurzfristigem Aufklaren wieder zu einem Rückfall ins Koma, da die Patienten bei Verbesserung der Gesamtsituation nachresorbieren.

Chloralhydrat

Symptome
Die Symptome der schweren Chloralhydratüberdosierung bestehen in einem tiefen Koma mit Lähmung des Atemzentrums und einer Herz-Kreislauf-Instabilität. Es kommt zu einer Ataxie und Lethargie, und innerhalb von zwei Stunden nach Ingestion tritt dosisabhängig ein tiefes Koma ein. Die Pupillen sind in der Regel eng.
  Der typische Geruch nach Birne erlaubt es, die Chloralhydratvergiftung von anderen Schlafmittelvergiftungen zu unterscheiden.
  Da Chloralhydrat die Schleimhäute reizt, können in der Frühphase der Vergiftung Übelkeit und Erbrechen auftreten.
  Aufgrund des Lösemittelcharakters von Chloralhydrat (ein Metabolit ist die Trichloressigsäure) kommt es mit einer Latenz von mehreren Tagen zu hepatotoxischen Erscheinungen mit Gelbsucht und einer Erhöhung der Transaminasen. Außerdem kann Chloralhydrat schwere Herzrhythmusstörungen hervorrufen.
  Bei der Diagnose der Chloralhydratvergiftung kann eine Abdomenaufnahme weiterhelfen, da Chloralhydrat röntgendicht ist.

Therapie

Patienten mit Chloralhydratvergiftung sind in der Regel beatmungspflichtig. Bei Hypotonie muß Volumen gegeben werden.

Vor der unnötigen Gabe von Katecholaminen wird gewarnt, da durch diese ventrikuläre Rhythmusstörungen ausgelöst werden können. Sie dürfen nur zum Einsatz kommen, wenn der Kreislauf ohne diese Substanzen nicht zu halten ist.

Vergiftungen durch Lithiumsalze

Zur Lithiumvergiftung kommt es entweder im Rahmen einer suizidalen Handlung oder akzidentell bzw. iatrogen durch eine relativ zu hohe Lithiumdosis. Dies ist besonders dann gegeben, wenn Patienten unter Lithiumtherapie zusätzlich mit Diuretika behandelt werden oder nicht genügend trinken bzw. einen verstärkten Flüssigkeitsverlust durch Schwitzen, Diarrhö oder Erbrechen erleiden. Auch bei einer plötzlich gestörten Nierenfunktion kommt es akkumulativ zur Lithiumintoxikation.

Die akkumulativen Lithiumintoxikationen sind als gefährlicher einzuschätzen, da zu dem Zeitpunkt, wenn die Patienten zur Behandlung kommen, sich Lithium schon in der Regel im ganzen Körper und im Gehirn verteilt hat, während bei der akuten Intoxikation diese Verteilung noch nicht abgeschlossen ist und durch Entgiftungsmaßnahmen verhindert werden kann.

Symptome

Die typischen Zeichen einer Lithiumintoxikation sind zunächst ZNS-Symptome. Es kommt zu Desorientierung, Konzentrations- und Gedächtnisstörungen. Manchmal werden die Symptome im Rahmen der Grunderkrankung gedeutet und die Lithiumdosierung gesteigert, wodurch die Vergiftung verstärkt wird.

Zusätzliche neurologische Symptome sind ein Parkinsonoid mit Zahnradphänomen, Tremor, Myoklonien, Ataxie, Dysarthrie, Choreoathetosen, Faszikulationen und positive Pyramidenbahnzeichen. In der Anfangsphase der Vergiftung klagen die Patienten oft über Übelkeit, Erbrechen und Durchfall.

Die Elimination von Lithium erfolgt ausschließlich renal. Da die Vergiftung jedoch selbst zu einer Herabsetzung der renalen Clearance führt, ist die Elimination während der Intoxikation weiter herabgesetzt. Bei der schweren Überdosierung ist der Patient komatös, Krampfanfälle treten auf.

Auch das Herz-Kreislauf-System ist bei Lithiumintoxikationen beteiligt, es kommt zur AV-Blockierung mit Bradykardie und in Folge davon zur Hypotonie, aber auch schwere Blutdrucksteigerungen sind schon beschrieben worden.

Therapie

Die Therapie ist abhängig von dem Zustand des Patienten und dem Lithiumspiegel:
- Alle Patienten mit einem Spiegel > 4 mmol/l sollten dialysiert werden.
- Bei einem Lithiumspiegel zwischen 2,5 und 4 mmol/l hängt die Dialyseindikation vom Allgemeinzustand und der Entstehungsweise der Lithiumintoxikation ab.

Sind deutliche Intoxikationszeichen vorhanden, so ist eine Hämodialyse indiziert. Sind die Intoxikationszeichen nur wenig ausgeprägt, wie meist bei akuter Vergiftung der Fall, so können ein Aufrechterhalten der Diurese und die Zufuhr von Natrium ausreichend sein. Bei normaler Nierenfunktion sollte ein Serumnatriumspiegel von 140–145 mmol/l bei einer täglichen Urinmenge von 3–5 l angestrebt werden. Bei eingeschränkter Nierenfunktion mit entsprechendem Ausgleich des Natriums kann Furosemid zur Aufrechterhaltung der Diurese eingesetzt werden. Thiaziddiuretika, wie z.B. Hydrochlorothiazid, müssen gemieden werden.

– Auch bei Lithiumspiegeln unter 2,5 mmol/l können – und zwar fast ausschließlich bei akkumulativen Vergiftungen – schwere Intoxikationssymptome vorliegen, die im Einzelfall eine Indikation zur Hämodialyse darstellen können. Ansonsten gelten hier die gleichen Prinzipien, wie oben dargestellt, d.h., es sollte unter Aufrechterhaltung eines Serumnatriumspiegels im hochnormalen Bereich für eine reichliche Diurese gesorgt werden.

Neuroleptika
Die Toxizität der Neuroleptika ist relativ gering. In schwersten Fällen können Bewußtlosigkeit und Ateminsuffizienz auftreten. Wegen der anticholinergen Wirkung der meisten Neuroleptika kommt es oft zu Pupillenerweiterung und Tachykardie. Bei anfälligen Patienten kann es durch Senkung der Krampfschwelle zu generalisierten zerebralen Krampfanfällen kommen.

Ein frühes Zeichen der Neuroleptikaintoxikation, das als Nebenwirkung bereits bei therapeutischen Dosierungen auftreten kann, ist das hyperkinetischdystone Syndrom. Dieses besteht in einer Dyskinesie eventuell mit nach oben gerichtetem Blick und Torticollis, Grimassieren und Opisthotonus. Das Schlucken fällt schwer, es treten Schlundkrämpfe auf. Diese Symptomatik ist in der Regel leicht mit Biperiden zu durchbrechen.

Therapie
Die Therapie der Neuroleptikavergiftung besteht in der Gabe von Kohle mit Glaubersalz, einer Stabilisierung des Kreislaufs durch Volumenzufuhr und unter Umständen Katecholamingabe.

Von einzelnen Phenothiazinen, vor allem Thioridazin, sind auch schwere kardiotoxische Effekte beschrieben. In Analogie zu den trizyklischen Antidepressiva sollte als erstes eine Erhöhung des Serumnatriumspiegels (145–150 mval/l) angestrebt werden. Bei Nichtansprechen muß Lidocain Verwendung finden.

Vor allem bei Haloperidol wurden auch mit einer Latenz bis zu 24 Stunden auftretende Torsade-de-pointes-Tachykardien beschrieben. Diese kündigen sich durch eine verlängerte QT-Zeit an und sind mit einem Bolus von 8–16 mval Magnesiumsulfat i.v. und einer anschließenden Dauerinfusion mit 24–40 mval/24 h zu behandeln. Ist diese Maßnahme erfolglos, so kann noch eine Schrittmacherstimulation mit Overdriving versucht werden.

13 Intoxikationen

Vergiftung durch andere psychotrope Substanzen

Äthanol
Zur Alkoholvergiftung (Äthanolvergiftung) mit anschließender Hospitalisierung kommt es in der Regel bei Patienten mit chronischem Alkoholismus. Häufig wird Alkohol in Kombination mit Medikamenten im Rahmen von Suizidversuchen von Alkoholabhängigen eingenommen.

Symptome
Die Äthanolvergiftung ist durch zwei Phasen gekennzeichnet:
- Die erste Phase besteht in einem akuten Rauschzustand mit ataktischem Gang, verwaschener Sprache, Benommenheit, Reizbarkeit, Distanzlosigkeit und Logorrhö. Das Gesicht ist gerötet, die Pupillen sind weit, der Patient schwitzt, leidet an Übelkeit oder erbricht.
- Die zweite Stufe der Alkoholvergiftung ist gekennzeichnet durch Bewußtlosigkeit mit schwerer ZNS-Depression, die bis zur Atemdepression gehen kann.

Die vital bedrohlichen Alkoholspiegel beginnen bei 3 g/l für Patienten, die nicht an Alkohol gewöhnt sind. Bei Alkoholikern beginnt die kritische Konzentration bei über 5 g/l. Kinder sind wesentlich empfindlicher, es kann bereits bei 1,5 g/l zu schwersten Vergiftungen kommen.

Therapie
Wichtigste Maßnahme ist die Überwachung der Vitalfunktionen. Bei schwer intoxikierten Patienten kann eine vorübergehende kontrollierte Beatmung notwendig werden. In solchen Fällen, die meist nach einer schweren akuten Überdosierung (z.B. Austrinken einer Flasche Schnaps in einem Zug) vorkommen, ist auch die Indikation für eine Hämodialyse gegeben. Ebenfalls hämodialysiert werden sollten Kinder, wenn ein Blutalkoholspiegel von 3–4 g/l und eine anhaltende zentralnervöse Störung vorliegt.

Da die Patienten oft aggressiv sind, ist gelegentlich eine medikamentöse Sedierung notwendig. Hierbei wird zur Vorsicht mit der Anwendung von Benzodiazepinen geraten, da diese die Vergiftung verstärken und zum Atemstillstand führen können. Besser erscheint die Sedierung durch Neuroleptika, auch wenn diese die Gefahr der Krampfauslösung in sich bergen (s.a. Kap. 15.1).

Amphetamine (s.a. Kap. 16.5)
Die wichtigsten Amphetamine sind Amphetamin und Metamphetamin. Die wichtigste „Designerdroge", ein Amphetaminabkömmling, ist das **Ecstasy** (3,4-Methylendioxymetamphetamin). Ecstasy hat neben seiner stimulierenden Wirkung auch starke psychotomimetische Wirkungen, so daß es ungeachtet seiner Amphetaminstruktur und Wirkung manchmal auch den Halluzinogenen zugeordnet wird (s.a. Kap. 16).

Symptome
Eine akute Überdosis von Amphetaminen bzw. der Amphetaminanaloga führt zu Hyperaktivität, Verwirrtheitszustand, Hypertonie, Tachypnoe, Tachykardie, Er-

brechen, Bauchschmerzen, Schwitzen und Temperaturerhöhung. Schwere Vergiftungen führen zu dem Vollbild eines Delirs, die Körpertemperatur kann auf mehr als 40°C ansteigen, es treten zerebrale Krampfanfälle auf. Schließlich kommt es zum Zusammenbruch des Kreislaufs mit tiefem Koma und hämodynamisch wirksamen Herzrhythmusstörungen.

Therapie
Bei Agitiertheit und Delir bietet sich Diazepam (5–10 mg i.v.) an. Butyrophenone können dann verwendet werden, wenn psychotische Symptome im Vordergrund stehen.

Sind Hyperthermie und Dehydratation die Leitsymptome, sollte auf eine genügende Infusionsmenge geachtet werden, bis ZVD, Hämatokrit und die Serumelektrolyte ausgeglichen sind und eine Urinausscheidung von mindestens 100–150 ml/h einsetzt. Gegen die Hyperpyrexie sind Antipyretika nicht wirksam. Die Patienten sollten zusätzlich zur Rehydratation physikalisch gekühlt werden.

Bei Hypertonie dürfen Betarezeptorenblocker nach neueren Erkenntnissen nicht eingesetzt werden, da sie zu einer zusätzlichen Demaskierung der α-adrenergen Katecholaminwirkung mit kardialen Komplikationen führen können. Behandlungsbedürftige hypertone Zustände sind bei der Amphetaminvergiftung meist kurz dauernd und sollten daher mit kurz wirkenden Pharmaka wie Nitraten oder Urapidil (10–50 mg i.v.) behandelt werden.

Nach Ecstasy-Einnahme sind schwere Vergiftungen mit Rhabdomyolyse, Nierenversagen und Multiorganversagen beschrieben. Gelegentlich kommt es im Rahmen dieses Multiorganversagens auch zum Leberversagen. Das selten zu beobachtende isolierte Leberversagen ist wahrscheinlich durch eine idiosynkratische Reaktion des Organismus verursacht, es kann nicht spezifisch behandelt werden. Wir haben zwei Fälle von fulminantem Leberausfall beobachtet. Das Leben dieser Patienten war nur durch eine Lebertransplantation zu erhalten.

Cannabis
Schwerwiegende Vergiftungen mit Cannabis sind relativ selten. Dennoch kann es vor allem nach oraler Aufnahme zu sehr starken psychischen und körperlichen Reaktionen kommen.

Symptome
Es kommt zu Übelkeit, Erbrechen und starkem Schwindel. Ein lethargischer Zustand kann auftreten. Manche Patienten reagieren mit einem Stupor. Dabei registrieren sie alle äußeren Ereignisse, können sich jedoch nicht äußern und haben das Gefühl, „wahnsinnig" zu werden. Diese Zustände klingen spontan nach mehreren Stunden ab.

Therapie
Die Therapie besteht in der Gabe von Antiemetika (z.B. Metoclopramid 10–20 mg oral oder i.v.). Es kann notwendig sein, Flüssigkeit intravenös zuzuführen und Benzodiazepine (Diazepam 5–10 mg) zur Durchbrechung des psychischen Ausnahmezustandes einzusetzen.

Kokain (s.a. Kap. 16.4)
Die Kokainvergiftung hat große Ähnlichkeit mit der Amphetaminvergiftung, sie ist aber noch gefährlicher.

Symptome
Durch eine verminderte Noradrenalinwiederaufnahme im ZNS, aber auch im peripheren Nervensystem, kommt es zu einer adrenergen Übererregung. Diese führt am Herz-Kreislauf-System zunächst zu Tachykardie, Hypertonie und Blässe. Im weiteren Verlauf und bei schwerer Vergiftung kommt es zu Angina pectoris. Es kann sich ohne vorgeschädigte Koronarien ein Herzinfarkt entwickeln. Aufgrund der Hypertonie kann sich auch bei jungen Patienten eine Rhexisblutung im Gehirn ausbilden. Auch ischämische Hirninfarkte, wohl im Gefolge von lokalen Thrombosen oder Vaskulitiden, sind beobachtet worden.

Es können sich ungünstige Auswirkungen auf die zentrale Atemregulation und die Lungenfunktion entwickeln. So kommt es zunächst zur Hyperventilation, dann zu Atemnot, schließlich bildet sich im Gefolge eines Lungenödems eine Zyanose aus, im weiteren Verlauf kann ein Atemstillstand auftreten.

Das führende Symptom kann auch ein Status epilepticus sein.

Therapie
Die Therapie besteht in einer Sedierung mit Benzodiazepinen (Diazepam 5–10 mg), notfalls einer kontrollierten Beatmung. Steht die Hypertonie mit drohendem Linksherzversagen im Vordergrund, so muß Glyceroltrinitrat (z.B. Nitrolingual®) 5–8 mg/h intravenös unter intensivmedizinischer Überwachung eingesetzt werden. Alternativ bietet sich Nifedipin (z.B. Adalat®) als intravenöse Infusion mit 1,25 mg/h an.

LSD (s.a. Kap. 16.6)
Eine LSD-Vergiftung führt nie zu schweren körperlichen Symptomen, allerdings ist der Patient als psychiatrischer Notfall zu betrachten.

Symptome
Psychopathologisch kann es zu Panikattacken, akuten exogenen Psychosen, maniformen Zustände und mitunter zu einem völligen Verlust des Realitätsbezugs kommen. In diesen Zuständen können die Patienten selbstgefährdend sein und durch Unfälle zu Tode kommen.

Therapie
Die Therapie besteht in Zuwendung zu dem Patienten, einer Reduzierung der äußeren Stimuli, also das Verbringen in einen abgedunkelten und ruhigen Raum, und der Gabe von Diazepam. Steht weniger die Angst, sondern die akute psychotische Reaktion im Vordergrund, so können Butyrophenone eingesetzt werden.

Opiate (s.a. Kap. 16.1)
Die häufigste Opiatvergiftung ist die Heroinüberdosierung bei einem i.v. Drogenabhängigen. Allerdings werden auch Vergiftungen mit Dihydrocodeinsaft und

Methadon – meist in Kombination mit anderen Suchtstoffen im Rahmen einer Polytoxikomanie – beobachtet.

Symptome
Leitsymptome sind ZNS-Depression bis zum Koma, Atemdepression und Miosis. Außerdem finden sich Bradykardie, erniedrigter Blutdruck und gelegentlich Hypothermie. Besonders gefürchtet ist das durch heroininduzierte Lungenödem, wobei unklar ist, ob dies auf Verunreinigungen des Heroins oder auf eine Hypoxämie infolge der Atemdepression zurückzuführen ist.

Therapie
Die Therapie besteht – solange der Patient noch mit ausreichenden Vitalfunktionen vorgefunden wird – in einer Lagerung in stabiler Seitenlage und bei nicht ausreichender Spontanatmung in einer Intubation mit Beatmung.

Der spezifische Opiatantagonist Naloxon (z.B. Narcanti®) kann eingesetzt werden, wenn eine Intubation nicht möglich ist. Dies führt jedoch häufig dazu, daß der Patient schlagartig erwacht, Entzugssymptome entwickelt und sich einer Klinikaufnahme widersetzt. In diesem Zusammenhang ist unbedingt zu beachten, daß der Patient anschließend ohne eine erneute Heroindosis ins Koma zurückfallen kann, da die Wirkdauer des Naloxons mit 45–70 Minuten die Wirkdauer der aktiven Metaboliten des Heroins mit drei bis vier Stunden bei weitem unterschreitet.

Weiterführende Literatur

1. Albrecht, K.: Intensivtherapie akuter Vergiftungen. Ullstein Mosby, Berlin 1997.
2. Ellenhorn, M. J.: Ellenhorn's Medical Toxicology, Diagnosis and Treatment of Human Poisoning, 2nd ed. Williams & Wilkins, Baltimore 1997
3. Haddad, L. M., J. F. Winchester: Clinical Management of Poisoning and Drug Overdose, 2nd ed. Saunders, Philadelphia 1990.
4. von Mühlendahl, K. E., U. Oberdisse, R. Bunjes, S. Ritter: Vergiftungen im Kindesalter, 3. Aufl. Enke, Stuttgart 1995.
5. Saß, H., C. Wiegand: Rechtliche Grundlagen bei der Behandlung psychisch Kranker. In: Möller, H.-J. (Hrsg.): Therapie psychiatrischer Erkrankungen, S. 831–839. Enke, Stuttgart 1993.

III
Psychiatrische Krankheitsbilder

14
Organische psychische Störungen

JÖRG WALDEN, WALTER HEWER

Organische psychische Störungen sind auf eine direkte oder indirekte Hirnschädigung zurückzuführen. Mehr oder weniger synonym werden die Begriffe „organische Psychose", „symptomatische Psychose", „körperlich begründbare Psychose" sowie „somatogene Psychose" gebraucht.

14.1 Organische Psychosyndrome

Organische Psychosyndrome sind weitgehend unabhängig von der jeweiligen Ursache durch gemeinsame psychopathologische Syndrome gekennzeichnet, d.h., es handelt sich um unspezifische Reaktionsformen des Gehirns auf eine Vielzahl unterschiedlicher Noxen bzw. Schädigungen.

Unterschiedliche zerebrale und extrazerebrale Erkrankungen können zu gleichen psychischen Symptomen führen, andererseits kann dieselbe organische Grundkrankheit verschiedene Typen von organischen psychischen Störungen induzieren. Welches organische Psychosyndrom auftritt, ist nicht in erster Linie durch die Grunderkrankung bestimmt, sondern unter anderem durch die Schwere der Erkrankung, deren Lokalisation, das Lebensalter sowie situative und dispositionelle Faktoren.

Pathogenetisch kommen prinzipiell die folgenden Gruppen von Krankheiten bzw. Einflüssen als Ursachen für organische psychische Störungen in Frage:
- zerebrale Erkrankungen;
- extrazerebrale Erkrankungen mit sekundärer Hirnfunktionsstörung;
- toxische Einwirkungen von Drogen, Medikamenten, gewerblichen Giften (z.B. Schwermetalle, Lösungsmittel), bestimmten pflanzlichen Stoffen etc.;
- Entzugssyndrome bei Abhängigkeit von psychotropen Substanzen (s. dazu Kap. 15 und 16).

Einen Eindruck von der Vielfalt möglicher Ätiologien vermittelt Tabelle 14-1.

Tabelle 14-1 Beispiele für Erkrankungen, die organischen psychischen Störungen zugrunde liegen können.

Hirnerkrankungen
- entzündliche Prozesse (z.B. Herpes-Enzephalitis)
- Raumforderungen (z.B. frontale Lokalisation)
- Zirkulationsstörungen (z.B. Infarkte im Posteriorstromgebiet, Subarachnoidalblutung)
- Anfallsleiden (z.B. nichtkonvulsiver Status)
- traumatische Schädigungen (z.B. Contusio)

Allgemeinerkrankungen
- kardiovaskuläre Erkrankungen (z.B. Herzinfarkt, brady- und tachykarde Arrhythmien, Herzinsuffizienz, hypertensive Enzephalopathie)
- Leber-, Niereninsuffizienz
- Entgleisungen des Wasser- und Elektrolythaushalts (z.B. Exsikkose, Hypo-, Hypernatriämie, Hyperkalzämie)
- Kollagenosen (z.B. systemischer Lupus erythematodes)
- Vitaminmangelzustände
- endokrine und Stoffwechselerkrankungen (z.B. Hypo-, Hyperglykämie, Hypo-, Hyperthyreose)
- respiratorische Insuffizienz
- Infektionen (z.B. Pneumonie, Sepsis, HIV)
- postoperative Zustandsbilder
- Malignome (z.B. paraneoplastische Endokrinopathien)
- Intoxikationen

Tabelle 14-2 Spektrum organischer psychischer Störungen (aufgeführt sind die in der ICD-10 genannten Syndrome; Einteilung nach Lauter, 1988 [5]).

Syndrome ersten Ranges
- Demenz
- Delir
- amnestisches Syndrom

Syndrome zweiten Ranges
- organische Halluzinose
- organische katatone Störung
- organische wahnhafte (schizophreniforme) Störung
- organische affektive Störung (u.a. depressiver, manischer Färbung)
- organische Angststörung
- organische dissoziative Störung
- organische emotional labile (asthenische) Störung
- leichte kognitive Störung
- organische Persönlichkeits- und Verhaltensstörung
- andere, gemischte und atypische Syndrome

Tabelle 14-2 gibt einen Überblick über die unterschiedlichen Erscheinungsbilder bei organischen psychischen Störungen. Dabei kann man nach Lauter zwi-

schen den Syndromen ersten und zweiten Ranges unterscheiden:
- Syndrome ersten Ranges sind gekennzeichnet durch Störungen von Bewußtseinslage und/oder kognitiver Leistungen, die per se mit hoher Wahrscheinlichkeit auf eine organische Ursache des Geschehens hinweisen.
- Syndrome zweiten Ranges ähneln phänomenologisch eher den funktionellen (also körperlich nicht begründbaren) psychischen Störungen, mitunter kann das Erscheinungsbild sogar identisch sein (z.B. kann sich eine organisch verursachte schizophreniforme Störung mit einer von einer schizophrenen Psychose nicht unterscheidbaren Psychopathologie manifestieren). Deshalb muß auch bei psychopathologischen Zustandsbildern, deren Erscheinungsbild nicht eindeutig auf eine organische Verursachung hinweist, immer eine körperliche Untersuchung erfolgen.

Wesentlich für die Einordnung organischer psychischer Störungen ist der zeitliche Verlauf.

So zeigt das Delir (ebenso wie die nach heutiger Klassifikation unter diesem Begriff subsumierten Verwirrtheits- und Dämmerzustände) einen akuten oder subakuten Verlauf und ist durch das Leitsymptom der Bewußtseinstrübung gekennzeichnet (s.a. Kap. 12). Demgegenüber sind Chronizität und überwiegend auch Irreversibilität charakteristische Merkmale von Demenzerkrankungen und organischen Persönlichkeitsveränderungen (s.a. Kap. 27).

Die anderen in Tabelle 14-2 genannten Syndrome zeigen im Vergleich dazu eine größere Variabilität in ihrer zeitlichen Dynamik.

14.1.1 Delir

In diesem Abschnitt wird das Delir im Rahmen von Allgemein- und Hirnerkrankungen besprochen (zum Alkoholdelir s. Kap. 15.2, zu drogeninduzierten Delirien s. Kap. 16; zu speziellen Aspekten des Delirs beim alten Menschen s. Kap. 27.1).

Krankheitsbild

Das delirante Syndrom ist durch inkohärentes Denken, Bewußtseinstrübung, Merkfähigkeitsstörungen sowie Desorientiertheit gekennzeichnet. Dazu kommen häufig illusionäre Verkennungen und optische Halluzinationen. Der Patient ist dabei ängstlich, affektlabil und reizbar. Fakultativ kommen die vegetativen Symptome einer Überaktivität von Sympathikus und Parasympathikus wie Tachykardie, Schwitzen und Diarrhö hinzu. Charakteristisch ist oft ein fluktuierender Verlauf, wobei sich Phasen der vollen Orientiertheit mit Phasen von Desorientiertheit abwechseln können. Mit dem Delir sind auch Störungen des Schlaf-Wach-Rhythmus verbunden (s.a. Aufstellung der diagnostischen Kriterien für das Delir in Tab. 14-3).

Delirante Syndrome kommen als Folge akut bis subakut einwirkender organischer Hirnschädigungen, bei sekundären Hirnfunktionsstörungen im Rahmen von Allgemeinerkrankungen und bei bestimmten toxischen Einwirkungen vor (s. Tab. 14-1). Je schneller eine Noxe einwirkt, um so eher entstehen Delirien.

Kinder und ältere Menschen reagieren besonders schnell mit einem deliranten Syndrom. Ebenso entwickeln Menschen mit einer vorbestehenden hirnorga-

14 Organische psychische Störungen

Tabelle 14-3 Diagnostische Leitlinien nach ICD-10 für das nicht durch Alkohol oder sonstige psychotrope Substanzen bedingte Delir (mod. nach den diagnostischen Leitlinien der ICD-10 von 1991 unter Berücksichtigung der ICD-10-Forschungskriterien von 1994).

- Störung des Bewußtseins und der Aufmerksamkeit
- globale Störungen der Kognition, Wahrnehmungsstörungen (Wahrnehmungsverzerrungen, Illusionen und meist optische Halluzinationen), Beeinträchtigung von abstraktem Denken und Auffassung, unter Umständen mit flüchtigen Wahnideen, inkohärentes Denken; mnestische Störungen (v.a. des Immediat- und Kurzzeitgedächtnisses bei relativ intaktem Langzeitgedächtnis); Desorientierung zur Zeit, in schweren Fällen auch zu Ort und Person
- psychomotorische Störungen (z.B. Hypo- oder Hyperaktivität)
- Störungen des Schlaf-Wach-Rhythmus
- akuter Beginn, fluktuierender Verlauf
- fakultativ: affektive Störungen wie Depression, Angst oder Furcht, Reizbarkeit, Euphorie, Apathie oder staunende Ratlosigkeit

nischen Affektion wie etwa einem dementiellen Prozeß gehäuft delirante Episoden (s.a. Kap. 27).

Umgang mit dem Patienten

Beim Umgang mit dem Patienten mit delirantem Syndrom ist beruhigendes Zureden und eventuell Ablenkung von großer Wichtigkeit.

Auf keinen Fall sollte die Widerlegung wahnhafter Denkinhalte des Patienten angestrebt werden.

Die Anwesenheit konstanter Bezugspersonen ist von Vorteil.

Patienten mit Delir gefährden sich häufig selbst. Deshalb müssen sie gegebenenfalls auf einer geschlossenen Station überwacht werden. Dabei kann unter Umständen eine richterliche Unterbringung notwendig sein (s.a. Kap. 5, 12).

Symptomatik und Befunderhebung

Nach der Anamneseerhebung (wobei wegen der kognitiven Beeinträchtigung der Patienten die Fremdanamnese im Vordergrund steht) muß eine internistisch-neurologische Untersuchung erfolgen. Es schließt sich eine Erhebung des psychopathologischen Befundes an. Leitsymptom des Delirs ist die Bewußtseinstrübung, die von einer leichten Somnolenz bis hin zu (unter Umständen passageren) komatösen Zuständen reichen kann. Neben der ängstlichen Erregung, der motorischen Unruhe und der Orientierungsstörung treten optische Halluzinationen, illusionäre Verkennungen und die oben genannten vegetativen Symptome auf.

Des weiteren sind in Abhängigkeit von der vermuteten zerebralen oder extrazerebralen Grunderkrankung zu veranlassen:
- Routinelaboruntersuchungen (insbesondere BKS, Blutbild, Blutzucker, Elektrolyte, Nieren- und Leberfunktionsparameter, Urinsediment),
- EKG,
- EEG,
- eventuell Röntgen-Thorax-Untersuchung,

- eventuell Drogenscreening,
- eventuell Bestimmung von Medikamentenplasmaspiegeln (z.B. Lithium, Antiepileptika, Digitalis).

Besonders bei akuter Bewußtseinstrübung muß auch eine Lumbalpunktion erwogen werden, wobei eine vorab durchgeführte Computertomographie bestimmte intrakranielle Ursachen des Delirs (z.b. Blutungen, Infarkte, Hirnödem) ausschließen kann.

Differentialdiagnostisch sind neben den durch psychotrope Substanzen hervorgerufenen Delirien andere psychische Störungen wie manische bzw. schizophrene Episoden abzugrenzen, vor allem wenn die Bewußtseinstrübung nicht so stark ausgeprägt ist. Insbesondere ist auf das Fluktuieren der Symptome beim Delir zu achten: Phasen völliger Wachheit und Orientiertheit können sich mit Episoden deutlich eingeschränkter kognitiver Leistungsfähigkeit abwechseln (weitere Ausführungen zur Differentialdiagnostik delirante Symptome in Kap. 12).

Zu beachten ist auch, daß zahlreiche – häufig nicht primär psychotrope – Medikamente delirante Syndrome auslösen können (s.a. Kap. 28.2.1 und 28.3). Nicht selten stellt deren unkontrollierte oder falsche Einnahme einen wesentlichen ursächlichen Faktor dar, und zwar vor allem bei älteren Menschen, denen häufig eine Vielzahl verschiedener Medikamente verordnet wird.

Akuttherapie

Das Delir ist eine primär körperliche Erkrankung mit psychopathologischer Manifestation. Deshalb ist die Behandlung der zugrundeliegenden pathophysiologischen Abläufe die entscheidende therapeutische Maßnahme. Psychopharmakologische Substanzen kommen beim Delir, soweit es nicht entzugsbedingt ist, nur unter symptomatischen Aspekten zur Anwendung.

Die bis dahin eingenommene Medikation sollte kritisch überprüft werden, denn ein Behandlungsprinzip besteht darin, Zahl und Dosis der verordneten Medikamente auf ein Mindestmaß zu reduzieren. Dies gilt naturgemäß besonders dann, wenn der Verdacht auf ein pharmakogenes Delir besteht.

Wegen der Schwere der Erkrankung ist eine stationäre Therapie unumgänglich. Die internistische Basistherapie umfaßt alle Maßnahmen, die dem Erhalt der körperlichen Homöostase dienen (bedarfsgerechte Flüssigkeitszufuhr, Herz-Kreislauf-Überwachung etc. [s.a. Kap. 12]). Prädisponierende Erkrankungen werden in üblicher Weise behandelt (z.B. durch Antibiotika, Elektrolytausgleich usw.).

In den meisten Fällen ist eine psychopharmakologische Sedierung notwendig. Hierfür kommen primär entweder Clomethiazol (Distraneurin®) oder Haloperidol (z.B. Haldol®) inFrage.

Hinsichtlich der in Tabelle 14-4 aufgeführten Empfehlungen ist zu beachten, daß immer eine individuelle Dosisfindung anzustreben ist. Einerseits sollte eine für die Beeinflussung der Zielsymptomatik ausreichende Medikamentendosis verordnet werden, andererseits ist es aber auch wichtig, daß die in der Regel somatisch schwerkranken Patienten nicht über das notwendige Maß hinaus mediziert werden. Außerdem sollten die Patienten unter laufender psychopharmakologischer Behandlung sorgfältig in bezug auf die bekannten Nebenwirkungen der einzelnen Substanzen überwacht werden (Herz-Kreislauf- und respiratorische Situation, Vigilanz, Motorik, Koordination etc.). Bei betagten und körperlich vorgeschädigten Patienten reichen im allgemeinen niedrigere als die in der

14 Organische psychische Störungen

Tabelle genannten Dosierungen aus (s. die Ausführungen zu den Prinzipien der Pharmakotherapie deliranter Syndrome in Kap. 12; spezielle Aspekte zur Therapie des Delirs beim alten Menschen werden in Kap. 27 besprochen).

Tabelle 14-4   Medikamentöse Behandlung des nicht durch Alkohol oder andere psychotrope Substanzen bedingten Delirs (Erläuterung der tabellarischen Angaben im Text, ergänzende Ausführungen in Kap. 12 und Tab. 12-3).

Substanz (-gruppe)	Einsatzgebiet	Verträglichkeit	Übliche Dosierungen
hochpotente Neuroleptika (Haloperidol)	Standardtherapie, insbesondere bei ausgeprägter paranoid-halluzinatorischer Symptomatik	nicht bei Parkinson-Syndrom	2,5–5 mg i.v., i.m. oder p.o. als Einzeldosis, übliche Tagesdosis 5–15 mg, Maximaldosis 50 mg/d
Clomethiazol	Alternative zu Haloperidol, insbesondere bei klassischem Delir	nicht bei schweren bronchopulmonalen Erkrankungen, respiratorischer Insuffizienz, Schlafapnoe-Syndrom	in den ersten 2 h bis zu 6–8 Kps., in 24 h max. 20 Kps.
niederpotente Neuroleptika	Unruhezustände, Schlafstörungen (v.a. bei geriatrischen Patienten), u.U. ergänzend zu Haloperidol	vegetative und extrapyramidale Nebenwirkungen eher gering	Melperon: 100–300 mg/d Pipamperon: 3 × 40 mg bis zu einer Gesamtdosis von 360 mg/d
Benzodiazepine	u.U. zur Sedierung in Kombination mit Haloperidol, insbesondere bei ängstlich getönter Symptomatik	nicht bei respiratorischer Globalinsuffizienz, Schlafapnoe-Syndrom, Myasthenia gravis; Vorsicht bei geriatrischen Patienten und bei zerebraler Vorschädigung	Diazepam: 5–10 mg i.v. oder p.o., übliche Tagesdosis: 20–40 (–60) mg Lorazepam: initial 1–2,5 mg, Tagesdosis 4–8(–10) mg

Im einzelnen gilt für die in Tabelle 14-4 genannten Pharmaka folgendes:
1. Bei deliranten Syndromen auf dem Boden internistisch-neurologischer oder sonstiger somatischer Grunderkrankungen gilt **Haloperidol** als Mittel der Wahl, das mit guter Wirksamkeit und hinreichender Verträglichkeit eingesetzt werden kann. Günstig sind die eher geringen vegetativen und kardialen Be-

gleitwirkungen, während Probleme am häufigsten durch die bekannten extrapyramidalen Nebenwirkungen der Neuroleptika entstehen (s. dazu auch Kap.28.1.2). Deshalb ist Haloperidol bei Parkinson-Syndrom kontraindiziert, ferner sollte bei anamnestisch bekannten schweren Neuroleptika-induzierten extrapyramidalen Störungen – einschließlich des malignen neuroleptischen Syndroms – eine Anwendung nur nach sorgfältiger Prüfung der Indikation erfolgen. Bei geriatrischen Patienten genügen oft schon Tagesdosen von 1–2,5 mg Haloperidol. Das möglichst frühzeitige Erkennen parkinsonoider Symptome ist bei dieser Patientengruppe von besonderer Bedeutung. Bei ausgeprägter Erregung sollte vor Überschreiten der in Tabelle 14-4 genannten Maximaldosis zunächst eine Kombination mit Benzodiazepinen oder niederpotenten Neuroleptika versucht werden (zur Anwendung sehr hoher und höchster Dosierungen von Haloperidol s.u.).

2. Clomethiazol stellt eine Alternative zu Haloperidol dar, insbesondere wenn das Bild eines Delirs im engeren Sinne (zur Definition dieses Begriffs s. Kap.12) mit ausgeprägter psychomotorischer Unruhe und vegetativer Symptomatik besteht. Eine orale Verabreichung ist, wenn immer möglich, vorzuziehen. Die im folgenden, den Herstellerangaben weitgehend entsprechenden Dosisempfehlungen gelten primär für die Anwendung von Clomethiazol beim Alkoholdelir, können prinzipiell aber auch auf nicht durch Alkohol oder psychotrope Substanzen verursachte Delirien übertragen werden. Allerdings ist zu berücksichtigen, daß für multimorbide Patienten im höheren Lebensalter abweichende, deutlich niedrigere Dosisempfehlungen gelten (s. dazu auch Kap. 27).

Die orale Initialdosis liegt bei zwei (bis vier) Kapseln oder 10–15 ml Mixtur, bei Bedarf können nach 30–60 Minuten noch einmal zwei Kapseln ($\approx$ 10 ml Mixtur) verabreicht werden. Die Höchstdosis innerhalb der ersten zwei Stunden beträgt sechs bis acht Kapseln, über 24 Stunden können 20 (–24) Kapseln bzw. entsprechende Mengen an Mixtur verordnet werden.

Die Infusionsbehandlung mit 0,8 % Clomethiazollösung darf nur unter intensivmedizinischen Bedingungen (Herz-Kreislauf- und respiratorisches Monitoring) erfolgen. Die übliche Initialdosis beträgt 3–7,5 ml/min, alternativ kann in schweren Fällen ein Bolus von 40–100 ml über ca. fünf Minuten infundiert werden. Die Erhaltungsdosis liegt bei 0,5–1,0 ml/min, maximal dürfen 2500 ml (= 20 g) in 24 Stunden verabreicht werden. Eine Umstellung auf orale Therapie zu einem frühestmöglichen Zeitpunkt (unter Umständen schon vor Ablauf von 24 Stunden) ist anzustreben.

Wesentliches Kriterium für die Dosierung von Clomethiazol ist die Intensität der Sedierung des Patienten, die – bei erhaltener Weckbarkeit – in ausreichendem Maße gegeben sein sollte. Wegen des erheblichen Suchtpotentials der Substanz muß die Behandlung zeitlich limitiert werden. Schließlich sind, trotz einer insgesamt guten Verträglichkeit von Clomethiazol, mögliche Nebenwirkungen auf internistischem Gebiet zu bedenken, wie bronchopulmonale Sekretverhaltung, Ateminsuffizienz, Herzfrequenzanstieg, Blutdruckabfall. Entsprechende Risiken bestehen vor allem bei schwerer körperlicher Vorschädigung des Patienten.

Bei massiver Erregung oder ausgeprägter psychotischer Symptomatik können hochpotente Antipsychotika zusätzlich zu Clomethiazol verabreicht werden

(z.B. Haloperidol 5–30 mg/d initial), während eine Kombination mit Benzodiazepinen strikt kontraindiziert ist.
3. Niederpotente Neuroleptika: Es kommen in erster Linie Substanzen, wie Melperon (Eunerpan®) oder Pipamperon (Dipiperon®), zur Anwendung, die weitgehend frei sind von unerwünschten anticholinergen Begleitwirkungen. Sie kommen vor allem in Ergänzung zu Haloperidol mit dem Ziel der Dämpfung psychomotorischer Unruhe, Schlafanstoßung etc. zum Einsatz. Bei leichterer Symptomatik kann, besonders bei betagten Patienten, eine Monotherapie mit diesen Pharmaka unter Umständen ausreichend sein.
   Anmerkung: Niederpotente Neuroleptika mit starker anticholinerger Komponente (z.B. Chlorprothixen [z.B. Truxal®]) sollten wegen ihrer delirogenen Eigenschaften und ihrer potentiell ungünstigen Auswirkungen auf die Kreislaufparameter bei deliranten Syndromen nur ausnahmsweise unter strengster Indikation zur Sedierung verwendet werden.
4. Benzodiazepine: Diese werden in der Regel in Kombination mit Haloperidol eingesetzt. Dabei ist zu beachten, daß Benzodiazepine – wie Clomethiazol – atemdepressiv wirken können und zwar in erster Linie bei vorbestehender respiratorischer Globalinsuffizienz. Eine Monotherapie mit Benzodiazepinen sollte bei deliranten Syndromen im Rahmen internistisch-neurologischer Grunderkrankungen möglichst vermieden werden.
   Anmerkung zur Pharmakotherapie des Delirs: In der Mehrzahl der Fälle kann durch die in Tabelle 14-4 empfohlenen Dosierungen eine ausreichende symptomatische Wirkung erzielt werden, insbesondere bei Ausschöpfung der besprochenen Medikamentenkombinationen. So bewirkt die Kombination von Haloperidol und Benzodiazepinen auch bei ausgeprägter Symptomatik in aller Regel eine gute Sedierung, ohne daß klinisch bedeutsame Auswirkungen auf die Herz-Kreislauf- oder respiratorische Situation auftreten.
   In problematischen Einzelfällen kann es jedoch vorkommen, daß ein Überschreiten der in Tabelle 14-4 genannten Dosen von Haloperidol und Benzodiazepinen nicht zu umgehen ist. In diesem Zusammenhang ist die von manchen Autoren propagierte sogenannte schnelle Sedierung („rapid tranquillisation") zu erwähnen, bei der hochpotente Neuroleptika (üblicherweise Haloperidol) entsprechend der Symptomatik des Patienten vorübergehend in kurzen Abständen gegeben werden (z.B. 5 mg Haloperidol, u.U. kombiniert mit 2[–4] mg Lorazepam in 30- bis 60minütigen Abständen über einen Zeitraum von mehreren [ca. 2–4] Stunden, Einzelheiten dazu bei [8]). Es liegen auch Berichte über die Kombination von Haloperidol und Lorazepam in ultrahohen Dosen vor, wobei zum Teil deutlich mehr als 100 mg von jeder Substanz über 24 Stunden gegeben werden [1]. Es sei jedoch ausdrücklich betont, daß es sich dabei nicht um allgemein akzeptierte therapeutische Vorgehensweisen handelt. Deren Anwendung kann allenfalls in Ausnahmefällen zur Diskussion stehen, wenn etwa die körperliche Ruhigstellung eines extrem agitierten Patienten in der postoperativen Phase unvermeidlich ist. Generell gilt, daß die Patienten bei Überschreitung der üblichen Dosierungen besonders sorgfältig, gegebenenfalls sogar intensivmedizinisch überwacht werden müssen. So ist beispielsweise zu beachten, daß es unter sehr hohen Haloperidoldosen (i.d.R. > 100 mg/d) im Einzelfall zu lebensbedrohlichen Kammertachykardien vom Typ Torsade de pointes kommen kann (s.a. Kap. 28.2).

14.1.2 Organisches amnestisches Syndrom

Krankheitsbild
Das organische amnestische Syndrom ist durch eine Beeinträchtigung von Kurz- und Langzeitgedächtnis charakterisiert, wobei das Immediatgedächtnis erhalten bleibt.
Wichtige Ursachen sind in Tabelle 14-5 aufgeführt. Verantwortlich sind Läsionen im Hippocampusareal sowie der Corpora mamillaria und angrenzender Teile des Hypothalamus. Amnestische Symptome können auch reversibel als Ausdruck einer Funktionsstörung ohne Strukturläsion z.B. bei Commotio cerebri, nach der Applikation schnell wirkender Benzodiazepine (wie Midazolam) und bei schweren Intoxikationen auftreten.

Tabelle 14-5 Wichtige Ursachen eines organischen amnestischen Syndroms.

toxisch
- Kohlenmonoxid
- Arsen
- Blei

Mangelleiden
- Thiaminmangel (Wernicke-Korsakow-Syndrom)

traumatisch
- Schädel-Hirn-Trauma

hypoxisch
- Erstickung
- Reanimation nach Herzstillstand

epileptisch
- Status epilepticus

infektiös
- Herpes-simplex-Enzephalitis

Da die Fähigkeit, neue Inhalte zu speichern, beim organischen amnestischen Syndrom reduziert ist, entwickelt sich typischerweise eine anterograde Amnesie mit zeitlicher Desorientiertheit. Zusätzlich kann auch eine retrograde Amnesie in individuell unterschiedlicher Ausprägung bestehen. Häufig treten Konfabulationen auf (Konfabulationen: Erinnerungslücken werden mit Einfällen ohne realen Hintergrund ausgefüllt, die vom Patienten selbst aber für wirkliche Erinnerungen gehalten werden). In der Regel sind die Wahrnehmung und andere kognitive Funktionen ungestört, so daß die vorhandenen Gedächtnisstörungen besonders auffällig sind.

Symptomatik und Befunderhebung
Nach der ICD-10-Klassifikation gelten die folgenden diagnostischen Leitlinien:
– Beeinträchtigung des Kurzzeitgedächtnisses; antero- und retrograde Amnesie; verminderte Fähigkeit, vergangene Erlebnisse in ihrer chronologischen Reihenfolge in Erinnerung zu rufen;
– anamnestischer oder objektiver Nachweis einer Hirnschädigung oder einer Hirnerkrankung;
– Fehlen einer Störung im Immediatgedächtnis (d.h. der unmittelbaren Wiedergabe der gebotenen Inhalte, geprüft z.b. durch das Nachsprechen von Zahlen); Fehlen von Aufmerksamkeits- und Bewußtseinsstörungen und Fehlen einer Beeinträchtigung der allgemeinen intellektuellen Leistungsfähigkeit;
– fakultativ: Konfabulationen, Mangel an Einsichtsfähigkeit, emotionale Veränderungen

Ein Krankheitsbild, bei dem die Symptomatik definitionsgemäß reversibel ist, ist die transitorische globale Amnesie, bei der es mit plötzlichem Beginn über einen Zeitraum, der meist nur einige Stunden beträgt, und selten 24 Stunden überschreitet, zu einem amnestischen Syndrom kommt, dessen Pathogenese bisher nicht geklärt ist.

Akuttherapie
Bei der Akutversorgung von Patienten mit amnestischen Syndromen sind zwei Aspekte besonders zu beachten:
– Eine somatische Abklärung muß sofort erfolgen, damit therapierbare Grunderkrankungen ohne Verzug einer gezielten Behandlung zugeführt werden (z.B. Herpes-simplex-Enzephalitis, Wernicke-Enzephalopathie [s.a. Kap. 15.5]).
– Es sind protektive Aspekte zu beachten, d.h., durch Unterstützung, Beobachtung und Überwachung des Patienten muß dafür Sorge getragen werden, daß Gefährdungen, die aus den mnestischen Defiziten und der damit verbundenen Desorientierung resultieren (z.B. durch Verirren im Krankenhaus) minimiert werden.

Psychopharmaka sind primär nicht indiziert und sollten eher vermieden werden, es sei denn, daß die Patienten im Kontext ihres amnestischen Syndroms sekundäre psychopathologische Auffälligkeiten entwickeln, die so ausgeprägt sind, daß eine medikamentöse Therapie erforderlich wird.
Es gelten dann die üblichen symptom- bzw. syndromorientierten Indikationsrichtlinien für Antidepressiva, niederpotente Neuroleptika etc.

14.1.3 Andere organische Psychosyndrome (Halluzinosen, katatone, wahnhafte, affektive, Angst- und dissoziative Störungen)

Krankheitsbild
Organische psychische Störungen können grundsätzlich alle Zustandsbilder zeigen, die bei den körperlich nicht begründbaren psychischen Erkrankungen auf-

treten. Auf der Basis einer organischen Erkrankung sind so halluzinatorische Zustände, katatone Störungen (häufiger bei Enzephalitis und Kohlenmonoxidvergiftung), wahnhafte, affektive und dissoziative Störungen möglich. In manchen Fällen kommt es dabei auch zu einer Aufeinanderfolge verschiedener Syndrome in Abhängigkeit von der Dynamik der Grunderkrankung. So kann sich etwa nach einem Herz-Kreislauf-Stillstand aus einem anfänglichen Koma heraus ein delirantes Syndrom entwickeln, das dann in ein paranoid-halluzinatorisches Syndrom und schließlich in eine organische affektive Störung einmündet.

Organisch bedingte affektive Störungen werden besonders bei links frontotemporalen Ischämien beobachtet. Sie können aber auch durch Medikamente (z.B. Reserpin, Methyldopa) und endokrinologische Störungen (z.B. Funktionsstörungen von Schilddrüse oder Nebennierenrinde) hervorgerufen werden (s. Kap. 9). Läsionen der den Sprachzentren der linken Hemisphäre analogen Regionen der rechten Hirnhälfte führen zu den Aprosodien. So bedingt beispielsweise eine Läsion des der Broca-Region entsprechenden rechtshemisphärischen Areals eine Unfähigkeit, die Sprache affektiv zu modulieren.

Akuttherapie

In therapeutischer Hinsicht stehen Maßnahmen zur Behandlung der Grunderkrankung an erster Stelle. Wenn darüber hinaus, was häufig der Fall ist, symptomorientierte Behandlungsprinzipien zur Anwendung kommen (z.B. die Gabe von Neuroleptika bei einem organischen paranoid-halluzinatorischen Syndrom), so muß die medikamentöse Einstellung unter besonders sorgfältiger Beobachtung stattfinden. Diese Empfehlung ist darin begründet, daß es in solchen Fällen manchmal zu unerwünschten Arzneimittelwirkungen kommen kann, die aus einer Interaktion von Medikation und organischer Grunderkrankung resultieren.

14.1.4 Organische Persönlichkeitsveränderungen

In der psychiatrischen Nosologie werden von den körperlich nicht begründbaren Persönlichkeitsstörungen (s. Kap. 24), die als Ausdruck eines lebenslangen Maladaptationsverhaltens und damit einer gestörten psychologischen Entwicklung des Individuums angesehen werden, die sogenannten organischen Persönlichkeitsstörungen (oder Persönlichkeitsveränderungen) abgegrenzt.

Organische Persönlichkeitsveränderungen können sowohl aus umschriebenen zerebralen Läsionen (nach Blutungen, Infarkten, Traumen, Tumorexstirpation etc.) wie diffusen Hirnerkrankungen, z.B. Abbauprozessen, resultieren. Auch die sogenannte epileptische Wesensänderung ist in diesem Sinne einzuordnen.

Krankheitsbild

Charakteristisch für organische Persönlichkeitsveränderungen ist eine veränderte emotionale Reagibilität, die sich beispielsweise in einer verstärkten Affektlabilität, unangemessenen Gefühlsreaktionen, aber auch in einer Affektverflachung manifestieren kann. Typisch sind ferner eine Antriebsminderung und eine Einschränkung im Durchhaltevermögen hinsichtlich zielgerichteter Aktivitäten. Ohne daß die Kriterien für die Diagnose einer Demenz erfüllt sind, fallen die Patienten durch Umständlichkeit und Langsamkeit im Denken sowie Perseverationstendenzen auf. Im Krankheitsverlauf können charakteristische Persönlichkeitsmerkmale sowohl eine Akzentuierung wie eine Nivellierung erfahren. Schließlich werden in manchen Fällen neue, dem ursprünglichen Wesen des Betroffenen fremde Verhaltensweisen beobachtet.

Läsionen des Frontallappens sind besonders häufig mit organischen Persönlichkeitsveränderungen assoziiert. Das Frontallappensyndrom ist durch Defizite in der Planung von Handlungsabläufen, motorische und kognitive Störungen sowie häufig eine charakteristische Witzelsucht gekennzeichnet.

Typische Akutsituationen, die bei organischen Persönlichkeitsveränderungen auftreten können, sind:
– Erregungszustände, meist im Kontext erhöhter Reizbarkeit und eingeschränkter Affektkontrolle;
– abnorme affektive Zustände, vor allem depressiver Natur, unter Umständen verbunden mit suizidalen Verhaltenstendenzen;
– sozial unangemessene Verhaltensweisen im Rahmen einer Enthemmung;
– paranoide Reaktionen, meist auf dem Boden eines ausgeprägten Mißtrauens.

Akuttherapie
Zunächst sollte man versuchen, auf dem Wege des Gesprächs auf den Patienten einzuwirken (je nach Ausgangssituation stützend, beruhigend, konfrontierend etc.). Es kann auch notwendig sein, bei Konflikten mit Bezugspersonen vermittelnd einzugreifen, da diesen die Krankhaftigkeit der genannten Verhaltensweisen nicht immer bewußt ist!
Bei entsprechendem Schweregrad ist eine am Zielsymptom orientierte medikamentöse Behandlung indiziert.

Eine stationäre Aufnahme wird erforderlich bei akuter Eigen- oder Fremdgefährdung sowie in den Fällen, bei denen ambulante Interventionsmöglichkeiten offensichtlich nicht ausreichen. Schließlich kann sie in Einzelfällen auch zur diagnostischen Abklärung indiziert sein.

14.2 Hirnerkrankungen

Prinzipiell können alle Arten von Hirnerkrankungen (also entzündliche, degenerative, traumatische, raumfordernde, vaskuläre Prozesse etc.) organische psychische Störungen verursachen. Deshalb ist die neurologische Befunderhebung, gegebenenfalls ergänzt durch zusatzdiagnostische Verfahren, unverzichtbarer Bestandteil der psychiatrischen Untersuchung. Zu beachten ist die Möglichkeit einer Erstmanifestation schwerer und häufig notfallmäßig behandlungsbedürftiger somatischer Erkrankungen unter dem Bild psychopathologischer Auffälligkeiten (s. Tab. 14-1).

Wie bereits erwähnt (s. Kap. 14.1), gilt auch für Hirnerkrankungen das Prinzip der Unspezifität, es kann also nicht vom psychopathologischen Syndrom auf die zugrundeliegende Erkrankung geschlossen werden.

14.2.1 Schädel-Hirn-Trauma

Krankheitsbild
Die Schwere von Schädel-Hirn-Traumen kann anhand der Dauer der posttraumatischen Bewußtseinsstörung bzw. anhand der Dauer der anterograden Amnesie annäherungsweise bestimmt werden. Während beim leichten Schädel-Hirn-Trauma eine Bewußtlosigkeit mit einer Dauer von Sekunden bis wenigen Minuten auftritt und eine Bewußtseinstrübung von nicht länger als einer Stunde besteht, bewegt sich die Dauer des komatösen Zustandes beim mittelschweren Schädel-Hirn-Trauma in der Größenordnung von Minuten bis einer Stunde (maximal mehreren Stunden) und die sich anschließende Bewußtseinstrübung dauert in der Regel nicht länger als 24 Stunden. Beim schweren Schädel-Hirn-Trauma schließlich werden die genannten Zeitintervalle – z.T. erheblich – überschritten.

> Es ist immer daran zu denken, daß auch nach leichten Schädel-Hirn-Traumen gefährliche posttraumatische Komplikationen, vor allem raumfordernde Blutungen, auftreten können. Es ist daher in jedem Fall eine stationäre Überwachung für wenigstens 24 Stunden ratsam.

Im Gegensatz zur **Commotio**, bei der die Bewußtseinsstörung die Dauer einer Stunde nicht überschreitet, kann bei der **Contusio cerebri** eine substantielle Hirnschädigung nachgewiesen werden. Durch stumpfe Gewalteinwirkung auf den Schädel entstehen Rindenprellungsherde, die bevorzugt am Ort des Aufpralls (coup) und dessen Gegenseite (contre coup) lokalisiert sind. Durch Zugwirkungen auf die Gefäße kann es zu Einblutungen in das Parenchym und die umgebenden Hirnhäute kommen, komplizierend kann sich je nach Ausprägung der kontusionellen Schädigung ein Hirnödem entwickeln.

Symptomatologisch dominiert zunächst eine Stunden bis Tage anhaltende Bewußtlosigkeit, zusätzlich kann es zu fokal-neurologischen Defiziten, wie Hirnnervenausfällen oder Halbseitensyndromen, kommen.

> Mit Rückläufigkeit der quantitativen Bewußtseinsstörung treten häufig psychopathologische Auffälligkeiten in den Vordergrund.

Diese können unter dem Bild eines Delirs ebenso wie dem eines amnestischen Psychosyndroms verlaufen. Stehen psychotische Phänomene, wie Wahn oder Halluzinationen, im Vordergrund, kann man von einer Kontusionspsychose sprechen. Auch sind affektive Störungen möglich, wobei das Aufeinanderfolgen verschiedener Syndrome im Krankheitsverlauf recht charakteristisch ist (z.B. initiale Bewußtlosigkeit, gefolgt von einem Delir, an das sich zunächst ein paranoid-halluzinatorisches und dann ein organisch affektives Syndrom anschließt). Bei schweren Verläufen kann eine psychopathologische Akutsymptomatik unter Umständen über Wochen bis Monate persistieren.

Bei **schweren Hirnschädigungen** muß mit Defektheilungen gerechnet werden. Typisch hierfür ist das Auftreten eines posttraumatischen Anfallsleidens. Psychopathologisch stellen organische Persönlichkeitsveränderungen, aber auch durch kognitive Einbußen bis hin zur Demenz gekennzeichnete Zustandsbilder charakteristische Spätfolgen dar. Bei weniger schweren Schädigungen werden sogenannte pseudoneurasthenische Syndrome beobachtet, die durch Affektlabilität und Reizbarkeit sowie eine subjektiv empfundene allgemeine Leistungsminderung gekennzeichnet sind.

Akuttherapie
Es kommen die für organische psychische Störungen allgemeingültigen Behandlungsprinzipien zur Anwendung. Im Vordergrund steht die Behandlung der Grunderkrankung, also die Therapie des Schädel-Hirn-Traumas seitens der involvierten Fachdisziplinen (Neurochirurgie, Neurologie, Innere Medizin etc.), wobei der Therapie des posttraumatischen Hirnödems besondere Bedeutung zukommt (Näheres hierzu s. Lehrbücher der Intensivmedizin).

Die Verordnung von Psychopharmaka erfolgt syndrombezogen:
- Neuroleptika (s. Kap. 12, 14.1.1).
- Clomethiazol (s. Kap. 12, 14.1.1).
- Benzodiazepine (s. Kap. 12, 14.1.1).
- Antidepressiva (s. Kap. 4, 9, 18).
- Antikonvulsiva werden eventuell angewendet bei ausgeprägten Affektschwankungen, unter Umständen mit gereizt-maniformen Zuständen. In Frage kommen in erster Linie Carbamazepin und Valproinsäure.

Generell gilt für die Verordnung psychotroper Medikamente, daß die Aufdosierung unter sorgfältiger Beobachtung von Wirkungen und Nebenwirkungen beim individuellen Patienten erfolgen muß. Insbesondere müssen Interaktionen mit der Grunderkrankung berücksichtigt werden (z.B. Senkung der Krampfschwelle durch Neuroleptika und Antidepressiva).

Immer ist der protektive Aspekt zu beachten, d.h., in Situationen, in denen die Patienten krankheitsbedingt sich selbst oder (selten!) andere gefährden, müssen Vorkehrungen zur Abwendung dieser Gefahren getroffen werden (z.B. die Aufnahme des Patienten auf einer geschlossenen Station).

Schließlich ist im Krankheitsverlauf bei einer Verschlechterung der psychopathologischen Symptomatik immer zuerst an eine zerebrale Komplikation zu denken, so beispielsweise:
- bei einer sich wieder verschlechternden Bewußtseinslage, unter Umständen verbunden mit akuter Verwirrtheit und einer Hemisymptomatik: subdurales Hämatom.
- bei progredienten kognitiven Defiziten, vor allem bei gleichzeitig bestehender Gang- und Blasenstörung: Normaldruckhydrozephalus.

14.2.2 Epilepsien

Epilepsien können fokal oder generalisiert auftreten. Die Symptomatik einfach fokaler Anfälle wird durch die Lokalisation des epileptogenen Fokus bestimmt (also beispielsweise motorische Entäußerungen kontralateral bei einem Herd in der Präzentralregion). Wenn ein fokales Anfallsgeschehen mit einer Bewußtseinsstörung einhergeht, so handelt es sich um sogenannte komplex fokale Anfälle. Bei den generalisierten Anfallsformen sind sowohl der Grand mal als auch die Absence obligat mit einer Bewußtseinsstörung verbunden.

Nach neuerer Einschätzung wird davon ausgegangen, daß eine verstärkte Assoziation zwischen Epilepsien und Psychosen besteht. Psychische Störungen bei Epilepsien können klassifiziert werden als
- Störungen aufgrund epilepsieerzeugender organischer Erkrankungen.
- Störungen, die direkt den epileptischen Anfällen zuzuordnen sind.
- Störungen, die zwischen den Anfällen (interiktal) auftreten.

Iktale Störungen

Psychopathologische Phänomene (Tab. 14-6) können ein Symptom sowohl einfach als auch komplex fokaler Anfälle darstellen. Der paroxysmale Charakter der Symptomatik stellt im allgemeinen einen guten Hinweis auf ein epileptisches Geschehen dar.

Tabelle 14-6   Beispiele psychopathologischer Phänomene, verursacht durch iktale Abläufe (in Anlehnung an [4]).

- dysphasische Störungen
- dysmnestische Störungen (z.B. Déjà-vu-Gefühl)
- Derealisations-, Depersonalisationserleben, traumähnliche Zustände
- affektive Veränderungen (z.B. Angst, Ärger, Glücksgefühl)
- illusionäre Verkennungen, Halluzinationen (alle Sinnesqualitäten betreffend)
- psychomotorische Störungen (Stupor, Perseverationen, schablonenhafte Verhaltensweisen)

Zu länger anhaltenden iktal bedingten Dämmerzuständen (d.h. Bildern, die durch eine Trübung bzw. Einengung des Bewußtseins charakterisiert sind, s.a. Kap. 12) kann es bei Petit mal, myoklonisch-astatischen und bei komplex fokalen Anfällen kommen, wenn diese im Sinne eines Status epilepticus aufeinanderfolgen, ohne daß der Zustand der Bewußtseinsklarheit zwischenzeitlich erreicht wird.

Beim Status myoklonisch-astatischer Anfälle lenken mitunter leichte Myoklonien den Verdacht auf eine epileptische Genese. Auch wenn die Patienten bei diesen Anfallsformen umdämmert erscheinen, so können sie doch manchmal noch einfache Handlungen durchführen und auf Ansprache eine Reaktion zeigen.

Diagnostisch wegweisend ist beim Petit mal und beim myoklonisch-astatischen Status das EEG mit typischen Anfallsäquivalenten, während es für den komplex fokalen Status keine pathognomonischen EEG-Veränderungen gibt.

Akuttherapie: Therapeutisch muß bei iktal bedingten Dämmerzuständen sofort eine Anfallsunterbrechung erfolgen. Als Mittel der ersten Wahl dient eine intravenöse Injektion von Clonazepam oder Diazepam. Unter klinischen Bedingungen ist als Alternative Phenytoin in Betracht zu ziehen (Näheres s. Lehrbücher der Neurologie bzw. Notfallmedizin).

Postiktale Dämmerzustände

Bei postiktalen Dämmerzuständen sind die Patienten bewußtseinsgetrübt und meist deutlich verlangsamt, sie neigen zu Situationsverkennungen und können in diesem Rahmen geängstigt oder aggressiv reagieren. Möglich sind auch Unruhezustände ohne erkennbaren äußeren Anlaß.

Im Normalfall klingen postiktale Dämmerzustände innerhalb von Minuten bis Stunden ab, ausnahmsweise können sie aber über Tage oder sogar Wochen persistieren.

Das EEG ist durch eine der Ausprägung der Bewußtseinsstörung in etwa entsprechende Allgemeinveränderung gekennzeichnet.

Akuttherapie: Therapeutisch sind protektive Maßnahmen vorrangig. Wegen möglicher Eigen- oder Fremdgefährdungen während der Phase der Bewußtseinsstörung sind entsprechende Vorkehrungen zu treffen, d.h., der Patient muß in adäquater Weise überwacht werden. Falls eine medikamentöse Sedierung bei stärkergradigen Unruhezuständen indiziert ist, kommen neben Benzodiazepinen auch Neuroleptika in Betracht, und zwar – wegen der geringen Beeinflussung der Krampfschwelle – vorzugsweise Melperon (Eunerpan®).

Interiktale Psychosen

Ohne zeitliche Bindung an epileptische Ereignisse können bei Anfallskranken psychotische Störungen unterschiedlicher Phänomenologie auftreten. Eine besondere Konstellation ergibt sich bei der sogenannten Alternativpsychose, die typischerweise zu einem Zeitpunkt auftritt, wenn es zu einer Sanierung der Epilepsie gekommen ist, d.h., daß die Patienten anfallsfrei sind und auch im EEG epileptische Äquivalente nicht mehr registriert werden (sog. forcierte Normalisierung).

Dieses Krankheitsbild ist durch eine schizophrenieähnliche Symptomatik mit formalen Denkstörungen, akustischen Halluzinationen, Gedankeneingebungen und sonstigen produktiv-psychotischen Symptomen bei eher normaler Bewußtseinslage gekennzeichnet.

Hinsichtlich der Pathogenese geht man von einer antagonistischen Beziehung zwischen Epilepsie und Psychose aus, d.h., daß man der durch Antikonvulsiva bewirkten Erhöhung der Krampfschwelle eine ursächliche Bedeutung für die psychotische Dekompensation beimißt. Dazu paßt die Beobachtung, daß Alternativpychosen besonders bei rascher Aufsättigung mit Antiepileptika auftreten.

Akuttherapie: Diese ist syndromal orientiert. So besteht beispielsweise bei einer paranoid-halluzinatorischen Symptomatik das übliche Vorgehen darin, zusätzlich zur antikonvulsiven Therapie ein hochpotentes Neuroleptikum zu verordnen. Bei Alternativpsychosen kommt eine vorübergehende Reduktion der Antikonvulsiva bei gleichzeitiger Zugabe eines Neuroleptikums in Betracht. Nach Rückbildung der psychotischen Symptome werden die Antiepileptika wieder schrittweise erhöht. Diese Vorgehensweise ist natürlich mit einem gewissen Risiko einer Anfallsprovokation verbunden, weswegen diese Maßnahmen mit einem Neurologen abgestimmt werden sollten.

Sonstige Störungen

Affektive Störungen, wie depressive Verstimmungen oder vermehrte Reizbarkeit, können Anfallsprodromi darstellen. Interiktal kann es zu ausgeprägten Verstimmungszuständen ohne äußeren Anlaß kommen, deren Entstehungsweise bisher nicht geklärt ist. Generell sind depressive Syndrome, oft mit deutlichem psychoreaktivem Hintergrund, zu beachten. Die Möglichkeit einer suizidalen Gefährdung ist bei diesen Patienten sorgfältig zu bedenken (s.a. Kap. 9, 10, 18).

Für den therapeutischen Umgang mit Epilepsiekranken, die an chronischen organischen Psychosyndromen leiden (organische Persönlichkeitsveränderungen, Demenz) gelten die an anderer Stelle des Buches besprochenen allgemeinen Richtlinien (s. Kap. 14.1.3, Kap. 27).

14.2.3 Parkinson-Erkrankung

Krankheitsbild

Etwa 1% der über 60 Jahre alten Bevölkerung leidet an einem Parkinson-Syndrom. Neben den charakteristischen neurologischen Symptomen Rigor, Tremor und Akinese kann es zu einem hirnlokalen Psychosyndrom kommen, das durch einen Antriebsmangel und eine allgemeine Verlangsamung psychischer Prozesse gekennzeichnet ist (Bradyphrenie). Leichte bis mittelschwere psychoorganische Veränderungen mit kognitiven Einbußen werden relativ häufig beobachtet, sie können in ein Parkinson-Demenz-Syndrom übergehen. Auch kommt es gehäuft zum Auftreten depressiver Zustandsbilder.

| Psychiatrische Akutsituationen ergeben sich am häufigsten im Zusammenhang mit psychotischen Exazerbationen.

Ein erhöhtes Risiko für diese organisch verursachten psychischen Störungen ist bei fortgeschrittener Parkinson-Erkrankung gegeben und vor allem bei zusätzlich bestehender Demenz.

Auslösend wirken in der Regel relative Überdosierungen der Antiparkinsonmittel, wobei sämtliche Substanzgruppen als Noxe in Frage kommen (L-Dopa, Dopaminagonisten, Amantadin, Anticholinergika, MAO-B-Hemmer). Psychotische Exazerbationen sind häufige Nebenwirkungen: Man schätzt, daß bei 20–30% der mit L-Dopa oder Dopaminagonisten behandelten Patienten psychotische Symptome zumindest kurzfristig auftreten. Deren Entstehung wird durch eine medikamentös induzierte verstärkte dopaminerge Aktivierung mesolimbischer Neurone erklärt. Während unter L-Dopa und Dopaminagonisten typischerweise Halluzinationen (oft optischer Natur) und paranoides Erleben im Vordergrund stehen, treten unter Amantadin und Anticholinergika eher delirante Bilder auf, die durch Bewußtseinstrübung und ein globales kognitives Defizit gekennzeichnet sind. Jedoch gibt es keinen spezifischen Zusammenhang zwischen Art des angewandten Medikaments und psychopathologischer Symptomatik, was auch damit zusammenhängt, daß die betroffenen Patienten überwiegend eine Kombinationsbehandlung erhalten.

Akuttherapie

Bei schwereren psychotischen Dekompensationen ist im Regelfall eine Reduktion der Antiparkinsonmedikation erforderlich, auch wenn dies auf Kosten der Mobilität des Patienten geht. Falls die Medikamente ausnahmsweise komplett abgesetzt werden müssen, so darf dies nicht abrupt geschehen, insbesondere nicht bei L-Dopa und Anticholinergika.

Konventionelle Neuroleptika sind wegen ihres Dopaminantagonismus kontraindiziert. Hingegen kann bei persistierender paranoid-halluzinatorischer Symptomatik ein Therapieversuch mit Clozapin durchgeführt werden. Eine einschleichende Dosierung ist notwendig (Initialdosis: 12,5 mg, u.U. sogar nur 6,25 mg), die erforderlichen Enddosierungen bewegen sich üblicherweise in der Größenordnung von 25–100 mg. Bei zu rascher Aufdosierung besteht ein erhöhtes Risiko für Nebenwirkungen (Übersedierung, orthostatischer Kollaps, Delir, s.a. Kap. 28). Die besonderen Anwendungsrichtlinien für dieses Medikament müssen beachtet werden (u.a. wöchentliche Blutbildkontrollen). Zu beachten ist auch, daß Clozapin für diese Indikation nicht zugelassen ist, so daß die therapeutische Anwendung beim Parkinson-Kranken nur unter den Bedingungen der Therapiefreiheit möglich ist.

Weiteres therapeutisches Vorgehen
Über die Akuttherapie hinaus gelten die üblichen Prinzipien der Behandlung organischer psychischer Störungen (s. Kap. 12, 14.1). Besonders ist zu achten auf eine möglichst frühzeitige Diagnose und Behandlung komplizierender Begleiterkrankungen, außerdem sollte eine ausreichende Flüssigkeitszufuhr gewährleistet sein.

Nach Abklingen der psychotischen Symptomatik muß in Abstimmung mit dem behandelnden Neurologen eine medikamentöse Neueinstellung vorgenommen werden.

14.3 Extrazerebrale Erkrankungen

14.3.1 Allgemeinerkrankungen

Zahlreiche extrazerebrale Krankheitsbilder können organische psychische Störungen hervorrufen. In Tabelle 14-1 sind ausgewählte Beispiele aufgeführt, bei denen psychopathologische Auffälligkeiten im Vordergrund der Symptomatik stehen können.

> Es können sich also, ebenso wie bei Hirnerkrankungen, auch schwere, zum Teil lebensbedrohliche extrazerebrale Erkrankungen unter dem Bild einer psychischen Störung manifestieren (s.a. Kap. 29).

Dabei existieren, wie an anderer Stelle bereits ausgeführt (Kap. 14.1), keine spezifischen Zusammenhänge zwischen Grunderkrankung und Psychopathologie. Zu erwähnen ist beispielhaft der M. Cushing, bei dem 50% der Betroffenen psychische Störungen entwickeln. Dabei überwiegen depressive Zustandsbilder. Es können aber auch maniforme und schizophreniforme Bilder sowie hirnorganische Psychosyndrome auftreten. Bei den letztgenannten Syndromen dominieren Störungen von Merkfähigkeit und Gedächtnis sowie delirante Symptome. Entsprechend vielgestaltige organische Psychosyndrome können auch durch Glukokortikoide, die bei der Behandlung einer großen Zahl von Erkrankungen angewendet werden, induziert werden.

Therapeutisch ist bei diesen Krankheitsbildern neben einer kausalen Intervention in bezug auf das Grundleiden und der Anwendung allgemeiner Behandlungsprinzipien (Überwachung, beruhigende Zusprache) im Einzelfall die Indikation zu einer symptomorientierten Gabe von Psychopharmaka zu stellen.

14.3.2 Akute intermittierende Porphyrie

Auf diese Erkrankung, die wegen ihrer Vielgestaltigkeit bei unklaren akuten neurologisch-psychiatrischen Erkrankungen immer differentialdiagnostisch zu bedenken ist, soll im Hinblick auf die Implikationen für das pharmakotherapeutische Vorgehen besonders eingegangen werden.

Krankheitsbild

Die Symptomatologie wird neben akuten abdominellen Krisen durch psychopathologische (z.B. psychotische Symptome, histrionisch wirkende, d.h. durch dramatisierende, hysteriforme Tendenzen auffällige Verhaltensweisen) und neurologische Zustandsbilder (z.B. polyneuropathische Erscheinungen, zentrale Paresen) geprägt.

Ursache der Erkrankung ist eine genetisch bedingte Aktivitätsminderung der Uroporphyrinogen-I-Synthase (Synonym: Porphobilinogen–Desaminase). Ausgelöst werden die Stoffwechselkrisen durch eine Vielzahl von Medikamenten (u.a. bestimmte Antikonvulsiva, Barbiturate, Antikonzeptiva), aber auch durch Alkoholkonsum und prolongiertes Fasten, wobei diese Noxen eine vermehrte Synthese bestimmter Hämvorstufen bewirken (z.B. Deltaaminolävulinsäure, Porphobilinogen).

Die Diagnosestellung gründet sich auf den Nachweis dieser Stoffwechselprodukte im Urin, der bei diesem Krankheitsbild eine charakteristische Rotfärbung annehmen kann (oft erst nach längerem Stehen).

Akuttherapie

Bei dem geringsten Verdacht auf eine akute intermittierende Porphyrie ist zu prüfen, ob potentiell gefährliche Medikamente verabreicht wurden, die dann unverzüglich abgesetzt werden müssen. Generell sollte die medikamentöse Behandlung wegen der unklaren Auswirkungen vieler Substanzen auf den Hämstoffwechsel auf ein Minimum beschränkt werden. Welche Medikamente als ungefährlich gelten und welche unbedingt vermieden werden müssen, kann aus einer entsprechenden Tabelle in der „Roten Liste" ersehen werden. So können unter anderem Promethazin, Droperidol und Midazolam auch dann eingesetzt werden, wenn der Verdacht auf eine akute intermittierende Porphyrie besteht, auch bei Clomethiazol soll dies der Fall sein [2].

Ziel einer kausalen Behandlung ist die Verminderung der Hämvorstufen. Diese umfaßt die Bilanzierung des Flüssigkeitshaushalts bei reichlicher Flüssigkeitszufuhr (u.U. in Form einer forcierten Diurese) sowie die Infusion größerer Mengen Glukose (300–500 g/d). Wegen der Gefahr vital bedrohlicher Komplikationen (u.a. Atemlähmung) müssen die Patienten intensivmedizinisch versorgt werden (detaillierte Darstellung der Therapie s. Lehrbücher der Inneren und der Intensivmedizin).

14.4 Typische Fehler

- Psychopharmakologische Behandlung bei mangelhafter organischer Abklärung der Grunderkrankung.
- Zu starke pharmakologische Sedierung, die die Beurteilung der Bewußtseinsstörung erschwert.
- Nichterkennen organischer Ursachen von affektiven oder paranoid-halluzinatorischen Symptomen bei Patienten mit körperlichen Grunderkrankungen.
- Vernachlässigung der Beurteilung des Verlaufs der Erkrankung bei Überbewertung des Querschnittbefundes (z.b. häufig fluktuierender Verlauf von Bewußtseinsstörungen).

Literatur

1. Adams, F.: Emergency intravenous sedation of the delirious medically ill patient. J. Clin. Psychiatr. 49 (Suppl.) (1988), 22–26.
2. Brandt, T., J. Dichgans, H. C. Diener (Hrsg.): Therapie und Verlauf neurologischer Erkrankungen, 2. Aufl. Kohlhammer, Stuttgart 1993.
3. Benkert, O., H. Hippius: Psychiatrische Pharmakotherapie, 6. Aufl. Springer, Heidelberg–Berlin 1996.
4. Fröscher, W.: Psychische Störungen bei Epilepsie. In: Faust, V. (Hrsg.): Psychiatrie, S. 605–608. Fischer, Stuttgart–Jena–New York 1995.
5. Lauter, H.: Die organischen Psychosyndrome. In: Kisker, K. P., H. Lauter, J.-E. Meyer et al. (Hrsg.): Psychiatrie der Gegenwart, Bd. 6: Organische Psychosen, 3. Aufl., S. 3–56. Springer, Berlin–Heidelberg–New York 1988.
6. Lipowski, Z. J.: Delirium. Acute brain failure in man. Thomas, Springfield 1980.
7. Matthes, A., H. Schneble: Epilepsien. Thieme, Stuttgart 1992.
8. Munizza, C., P.M. Furlan, A. d'Elia et al.: Emergency psychiatry: a review of the literature. Acta psychiatr. Scand. 88 (Suppl. 374) (1993)
9. Poeck, K.: Neurologie, 7. Aufl. Springer, Berlin–Heidelberg–New York 1997.
10. Robinson, R. G., K. L. Kubos, L. B. Starr, K. Rao, T. R. Price: Mood disorders in stroke patients: importance of location of lesion. Brain 107 (1984), 81–93.
11. Schüttler, R. (Hrsg.): Organische Psychosyndrome. Springer, Berlin–Heidelberg–New York 1993.
12. Schwartz, A.: Neurologie systematisch. Uni-Med, Lorch 1996.
13. Trimble, M. R.: Neuropsychiatry. John Wiley & Sons, Chichester 1981.
14. Trzepacz, P. T.: Delirium. Advances in diagnosis, pathophysiology and treatment, Psychiat. Clin. N. Am. 19 (1996), 429–448.
15. Walden, J., D. van Calker, J. Fritze: Psychiatrie (II): Organische Psychosen. EEG-Labor 17 (1995), 2–10.

15
Alkoholkrankheit

Leo Hermle

In Deutschland sind schätzungsweise 3–5% der Gesamtbevölkerung alkoholkrank, d.h., es gibt demzufolge drei bis vier Millionen Alkoholabhängige. Im Durchschnitt werden 12 l reinen Alkohols pro Kopf und Jahr konsumiert. Es wird mit jährlich 40 000 Alkoholtoten gerechnet, wobei die Dunkelziffer hoch ist.

Der Mißbrauch von Alkohol führt zu schweren Organschädigungen. Von herausragender Bedeutung sind die Schädigung von zentralem und peripherem Nervensystem, Leber, Gastrointestinaltrakt und Herz. Allein 20 000 Menschen sterben pro Jahr an den Folgen einer alkoholischen Leberzirrhose. Bei einer täglichen Aufnahme von mehr als 60 g reinem Alkohol bei Männern bzw. mehr als 20 g bei Frauen ist das Risiko einer Leberzirrhose gegeben. Aber auch bereits geringere Alkoholmengen können zu gesundheitlichen Schädigungen führen, da die individuelle Verträglichkeit beträchtlich schwanken kann.

Die Entstehung der Alkoholabhängigkeit ist ein komplexer Prozeß, bei dem neben biologischen auch psychische und soziale Faktoren eine wichtige Rolle spielen. Verschiedene Untersuchungen haben gezeigt, daß Alkoholkranke relativ häufig noch weitere psychische Erkrankungen aufweisen. Überrepräsentiert sind die Diagnosen „dissoziale Persönlichkeitsstörung", „affektive Störungen" und „Mißbrauch anderer psychotroper Substanzen". Des weiteren treten sekundäre Alkoholprobleme bei verschiedenen anderen psychischen Erkrankungen auf. In neueren Arbeiten wurden z.B. bei schizophren Erkrankten Prävalenzraten für Alkoholabhängigkeit von 12–43% ermittelt, wobei neben dem Alkohol häufig auch illegale Drogen (insbesondere Cannabis und Stimulanzien) konsumiert werden. Bei kombinierter Abhängigkeit von Alkohol und anderen psychotropen Substanzen im Rahmen einer Polytoxikomanie ergeben sich besondere Probleme (s. Kap. 16).

Ca. 15% der Alkoholkranken sterben durch Suizid, 25% begehen Suizidversuche, wobei die Ursachen hierfür sehr verschieden sind [3, 4].

Alkoholabhängige finden sich in allen Alters- und Berufsgruppen, aber bevorzugt im dritten und vierten Lebensjahrzehnt. In den letzten 30 Jahren hat insbesondere der Anteil alkoholkranker Frauen erheblich zugenommen (Geschlechterrelation Männer zu Frauen etwa 3:1).

15 Alkoholkrankheit

Eine Expertenkommission der WHO hat 1977 vorgeschlagen, zwischen Alkoholmißbrauch und Alkoholabhängigkeit zu unterscheiden. Entsprechend wird für die Annahme eines schädlichen Gebrauchs von Alkohol nach ICD-10 (F10.1) eine tatsächliche Schädigung der psychischen und/oder physischen Gesundheit des Konsumenten vorausgesetzt. Eine akute Intoxikation oder ein „Kater" beweisen daher noch nicht diese Diagnose.

Die Diagnose Alkoholabhängigkeit (F10.2) soll gestellt werden, wenn drei oder mehr der folgenden Kriterien innerhalb des letzten Jahres irgendwann vorhanden waren:
- ein starker Wunsch oder Zwang, Alkohol zu konsumieren;
- verminderte Kontrolle bezüglich des Beginns, der Beendigung und der Menge des Alkoholkonsums;
- Substanzgebrauch, um Entzugssymptome zu mildern;
- Auftreten eines körperlichen Entzugssyndroms;
- Toleranzentwicklung;
- eingeengtes Verhaltensmuster im Umgang mit Alkohol;
- fortschreitende Vernachlässigung anderer Interessen zugunsten des Alkoholkonsums;
- anhaltender Alkoholkonsum trotz eindeutiger körperlicher, psychischer und sozialer Schädigungen.

Diagnosestellung

Die Diagnosestellung in den Anfangsstadien der Alkoholkrankheit kann schwierig sein, da die Befindensstörungen, die den Patienten zum Arzt führen, oft uncharakteristisch sind. Zudem ist von seiten der Betroffenen und deren Bezugspersonen häufig mit Bagatellisierungs- und Verleugnungstendenzen zu rechnen. Symptome wie z.B. morgendlicher Brechreiz mit Zittern und allgemeiner vegetativer Labilität, Schlafstörungen etc. können sowohl Folge einer alkoholtoxischen Organschädigung, als auch bereits Symptome eines beginnenden Entzugssyndroms sein.

Zur Abschätzung der körperlichen und psychischen Abhängigkeit wurden Fragebögen entwickelt, die auch relativ leicht in die Anamneseerhebung eingebaut werden können. Der einfachste Test ist der sogenannte CAGE-Test, der vier Fragen umfaßt:
1. Haben Sie (erfolglos) versucht, Ihren Alkoholkonsum zu reduzieren? (**C**ut down)
2. Ärgern Sie sich über kritische Bemerkungen Ihrer Umgebung wegen Ihres Alkoholkonsums? (**A**nnoyed)
3. Haben Sie Schuldgefühle wegen Ihres Trinkens? (**G**uilt feelings)
4. Brauchen Sie morgens Alkohol, um erst richtig leistungsfähig zu werden? (**E**ye-opener)

Die Diagnose ist wahrscheinlich, wenn mehr als zwei Fragen bejaht werden. Eine wesentlich genauere Diagnose ist mit dem „Kurzfragebogen für Alkoholgefährdete" und mit dem „Münchner Alkoholismus-Test (MALT)" möglich [2, 3]. Letzterer kombiniert einen Selbstbeurteilungsbogen mit einem Fremdbeurteilungsbogen, womit etwa 90% der Alkoholkranken eindeutig diagnostiziert werden können.

15.1 Intoxikation

Krankheitsbild

Die Begriffe Rausch und Intoxikation werden im Zusammenhang mit Konsum von Alkohol in der Literatur häufig alternierend, aber auch synonym verwandt. Die Unterscheidung zwischen Rausch und Intoxikation ist im anglo-amerikanischen Sprachraum nicht üblich. Dort gelten auch leichte Rauschzustände als Intoxikation. Das klinische Bild der Intoxikation, wie es in der ICD-10 (F10.0) beschrieben wird, ist ein durch Alkohol hervorgerufenes klinisches Bild, das durch Störungen des Verhaltens und körperliche Symptome gekennzeichnet ist, wobei zwischen der Schwere der Intoxikation und der aufgenommenen Dosis in der Regel ein enger Zusammenhang besteht. Die Verträglichkeit von Alkohol kann je nach Toleranzlage sehr schwanken, wobei mit fortschreitender Abhängigkeit auch eine zunehmende Toleranzentwicklung zu beobachten ist. Jedoch auch bereits nach Konsum relativ geringer Alkoholmengen kann eine Intoxikation mit bedrohlichen Komplikationen auftreten, und zwar in erster Linie bei Kindern und Jugendlichen sowie bei Vorliegen einer zerebralen Vorschädigung.

Die häufigsten psychischen Veränderungen sind allgemeiner Natur und betreffen vor allem Störungen von Wahrnehmung, Wachheit, Aufmerksamkeit, Denken, Urteilsfähigkeit, Affektivität und psychomotorischem Verhalten.

Symptomatik und Befunderhebung

Ein **leichter Rausch** (= ICD-10: F10.00 akute Intoxikation, unkompliziert) entspricht in der Regel einer Blutalkoholkonzentration zwischen 0,5 und 1 Promille. Bei erhaltener Orientierung stehen vor allem Verhaltensänderungen (z.B. Enthemmung, Euphorie und/oder Gereiztheit) und neurologische Störungen (z.B. Koordinationsstörungen, Dysarthrie) im Vordergrund.

Mittelgradige Rauschzustände werden durch eine Blutalkoholkonzentration von ca. 1–2 Promille hervorgerufen. Sie sind gekennzeichnet durch zunehmende affektive Störungen (z.B. inadäquate Euphorie, Gereiztheit bis zur Aggressivität) und Koordinationsstörungen. Die Orientierung ist in der Regel noch erhalten, die Kritik- und Urteilsfähigkeit sowie die mnestischen Funktionen sind meistens deutlich beeinträchtigt.

Bei einer Blutalkoholkonzentration von über 2 Promille liegt bei den meisten Menschen ein **schwerer Rausch** vor. Klinisch finden sich zum Teil schwere Verhaltensstörungen und deutliche Koordinationsstörungen (Ataxie, Dysarthrie, Diplopie). Zudem bestehen häufig deutliche Bewußtseins- und Orientierungsstörungen sowie vegetative Dysregulationen (Schwindel, Erbrechen, Kreislaufstörungen etc.) [9].

Bei Rauschzuständen aller Schweregrade können latente suizidale Tendenzen verstärkt werden. Die unter Alkoholwirkung auftretende Enthemmung und erhöhte Risikofreudigkeit bei reduziertem Kritikvermögen sind auch von erheblicher forensischer Bedeutung.

Differentialdiagnostisch zu bedenken sind: Schädel-Hirn-Trauma, epidurale und subdurale Blutung, Coma diabeticum, Hypoglykämie, andere Intoxikationen.

15 Alkoholkrankheit

Bei Blutalkoholkonzentrationen von über 3 Promille, bei Kindern und Jugendlichen auch schon bei niedrigeren Werten, kann ein **alkoholisches Koma** auftreten (s.a. Kap. 13). Symptome: Foetor alcoholicus, gerötete Konjunktiven, eventuell Zyanose, Bewußtseinsstörung, Erbrechen mit Aspirationsgefahr, Blutdruckabfall, Tachykardie und Unterkühlung. Bei Fehlen der Muskeleigen- und der Pupillenreflexe besteht eine schwere Einschränkung zentralnervöser Funktionen, so daß die Gefahr einer respiratorischen Insuffizienz mit daraus resultierendem Herzstillstand besteht.

> Cave: Ein Koma tritt oft auch infolge einer kombinierten Intoxikation von Alkohol mit Drogen und/oder Medikamenten auf!

Die Verträglichkeit von Alkohol hängt immer ab von der individuellen Toleranzlage und von der Umgebung bzw. jeweiligen Situation, in der sich der Alkoholisierte befindet. Im allgemeinen geht die Alkoholwirkung mit der Blutalkoholkonzentration parallel. Jedoch kann nach Konsum von relativ geringen Alkoholmengen (beispielsweise 1/4 l Wein!) ein sogenannter **pathologischer Rausch** (ICD-10: F10.07) auftreten. Pathologische Rauschverläufe werden insbesondere bei hirngeschädigten Personen beobachtet, die daneben auch „typische" Alkoholintoxikationen haben können (die Begriffe „komplizierter", „abnormer" und „atypischer" Rausch werden in der Literatur widersprüchlich definiert und sind daher entbehrlich).

Der pathologische Rausch tritt innerhalb weniger Minuten nach Alkoholkonsum auf und kann mit Wahn, Halluzinationen und akuter Suizidalität verbunden sein. Der Patient ist desorientiert und verkennt die Situation mit der Folge eines schweren Erregungszustandes, einhergehend mit Angst und Aggressivität. Retrograd bestehen meist eine amnestische Lücke bzw. eine komplette Amnesie („Filmriß").

Therapeutisches Vorgehen

> Die Therapie der Alkohointoxikation kann nur symptomatisch erfolgen, da eine Beschleunigung des Alkoholabbaus (ca. 0,13 Promille/h) weder durch Infusionstherapie noch durch Medikamente möglich ist.

Der **leichte Rausch** erfordert keine besondere Überwachung, sofern kein Anhalt für eigen- oder fremdgefährdende Verhaltensweisen besteht.

Bei **mittelgradigem** und **schwerem Alkoholrausch** kann wegen Erregungszuständen eine medikamentöse Intervention erforderlich werden. Im Hinblick auf die geringere Kreislaufwirkung soll bevorzugt Haloperidol 5–10 mg i.m. oder langsam i.v. verabreicht werden. In der Klinik können bei stärkster Erregung auch Chlorprothixen oder alternativ Promethazin je 25 mg langsam i.v. bzw. auch i.m. injiziert werden.

Bei **schweren Alkoholintoxikationen** sollte zunächst eine primäre Giftelimination erfolgen, sofern von einer noch nicht vollständigen Resorption des Alkohols ausgegangen werden kann. Diese kann entweder durch eine Magenspülung erreicht werden oder alternativ durch provoziertes Erbrechen (z.B. durch Gabe von 30 ml Ipecacuanha-Sirup und mechanische Reizung der Rachenhinterwand (s.a. Kap. 13). Die i.m. Injektion von 5–10 mg Apomorphin + 5–10 mg Norfenefrin (Novadral®) wird heute nur noch selten zum Auslösen von Erbrechen angewandt. Diese Methode kommt dann in Betracht, wenn eine Magenentleerung indiziert ist, der Intoxikierte jedoch die oben genannten Maßnahmen aufgrund seines Erregungszustandes nicht toleriert.

Benzodiazepine und Clomethiazol sind bei Alkoholintoxikationen kontraindiziert, da eine toxische Wirkungsaddition befürchtet werden muß.

Da mit Kreislauf- und Atmungskomplikationen zu rechnen ist, muß die zur Beherrschung solcher Situationen erforderliche Ausrüstung (Ambubeutel, Intubationsbesteck etc.) vorhanden sein.

Bei **schwerer Alkoholintoxikation**, insbesondere beim **Alkoholkoma** (Blutalkohol meist über 4 Promille), sind die gängigen Prinzipien der Notfalltherapie akuter Intoxikationen zu beachten. Die Behandlung vor Ort umfaßt einen sicheren venösen Zugang mit Volumen- und Glukosesubstitution, gegebenenfalls Intubation, Beatmung und Schutz vor Unterkühlung. Die Weiterbehandlung sollte auf einer Intensivstation erfolgen.

Die Indikation zur Hämodialyse kann in Abhängigkeit vom klinischen Bild bei einem Blutalkohol über 4 Promille gegeben sein.

Wegen der besonderen Gefährdung durch Hypoglykämien ist bei schwerer Alkoholintoxikation bei **Kindern** und **Jugendlichen** sofort eine 20%ige Glukoselösung (1 g/kg KG) i.v. zu geben [7]. Bereits bei Blutalkoholspiegeln von mehr als 2 Promille können in dieser Altersgruppe schwere Komplikationen auftreten.

Umgang mit dem intoxikierten Patienten

Alkoholintoxikierte Patienten neigen häufig dazu, ihren Alkoholmißbrauch zu verleugnen bzw. zu dissimulieren, was beim Arzt und bei Helfern anderer Disziplinen zu einer moralisierenden Haltung und Abneigung gegenüber Alkoholkranken führen kann. Der therapeutische Umgang erfordert daher ein großes Maß an Geduld und Flexibilität. Andererseits kann es sich als notwendig erweisen, bei dem häufig zu beobachtenden uneinsichtigen Verhalten konfrontativ zu argumentieren.

Ein alkoholintoxikierter Patient, der eine Gefahr für andere darstellt oder sich selbst gefährdet, kann durch die Polizei oder die Ordnungsbehörde gegen seinen Willen in eine geschlossene Abteilung einer psychiatrischen Klinik eingewiesen und fürsorglich zurückgehalten werden. Eine sofortige Unterbringung gegen den Willen des Betroffenen ist vom Vorhandensein auto- und fremdaggressiver Verhaltensweisen und von der Schwere der Intoxikation (z.B. Vorhandensein einer massiven Sturzgefährdung) abhängig zu machen. Hierbei spielt der jeweilige Blutalkoholspiegel nur eine untergeordnete Rolle.

Näheres regeln die verschiedenen Unterbringungsgesetze der Bundesländer bzw. das Betreuungsgesetz (s. Kap. 5).

Nach abgeklungener Alkoholintoxikation sollte man versuchen, im Fall einer Alkoholabhängigkeit den Patienten für eine Entgiftungsbehandlung zu motivieren. Bei Alkoholmißbrauch sollten die Betroffenen eingehend über die Gefahr einer Abhängigkeitsentwicklung beraten werden.

Die Erfolgsaussichten einer Therapie hängen entscheidend von der Motivation des Alkoholkranken ab. Besonders wichtig ist es, den Betroffenen nach erfolgter Intoxikationsbehandlung zumindest an eine Selbsthilfegruppe (z.B. Anonyme Alkoholiker, Blaukreuzler, Freundeskreis etc.) zu vermitteln. Eine wesentlich bessere Prognose ist allerdings durch eine längerfristige stationäre Entwöhnungstherapie in einer Fachklinik zu erreichen.

Bei Patienten nach akzidenteller Intoxikation besteht im allgemeinen eine ausreichende Einsicht, dennoch sollten auch sie über die akuten und chronischen Folgen des überhöhten Alkoholkonsums informiert werden.

15.2 Entzugssyndrome

Die Angaben zur Häufigkeit von alkoholbedingten Entzugssyndromen schwanken stark. Eine methodisch zuverlässige Inzidenzangabe von 35 Delirien pro 100 000 Einwohner und Jahr wird für Deutschland als repräsentativ angesehen [3].

Bei etwa der Hälfte der Alkoholkranken, bei denen der Alkoholentzug plötzlich erfolgt, ist mit dem Auftreten eines Alkoholentzugssyndroms zu rechnen. Nur bei 10% entwickelt sich ein voll ausgebildetes klassisches Alkoholdelir, das in jedem Fall eine stationäre Behandlung erforderlich macht [4].

> Die klinische Schwierigkeit besteht entsprechend darin, möglichst frühzeitig zu beurteilen, ob sich aus einem zunächst harmlos erscheinenden Alkoholentzugssyndrom nicht doch ein voll ausgeprägtes Alkoholdelir entwickelt.

Das Delirium tremens wurde seit seiner Erstbeschreibung [10] als Krankheitseinheit aufgefaßt und insbesondere in der deutschsprachigen Psychiatrie vom sogenannten Prädelir abgegrenzt. Der Übergang vom „Prädelir" zum Delir wurde klinisch abhängig gemacht teils von der Schwere des Krankheitsbildes (insbesondere vom Ausmaß der vegetativen Dysregulation!), teils vom Hinzutreten psychopathologischer Symptome (vor allem Desorientierung und Halluzinationen etc.). In den letzten 40 Jahren haben vor allem amerikanische Autoren die Eigenständigkeit des Krankheitsbildes Alkoholdelir bezweifelt und es als höchste Stufe des Alkoholentzugsyndroms aufgefaßt.

Es ist heute bekannt, daß auch ohne wesentlichen Entzug schon längere Zeit vor dem Delirausbruch nachts traumartige, optisch-halluzinatorische Episoden und morgenbetonte vegetative Dysregulationen beobachtet werden [5, 6]. Solche abortiven Formen können sich als Prodromi (früher: Prädelir) zum Vollbild eines Delirs entwickeln.

> Das Delirium tremens wird durch plötzliche Abstinenz (gewöhnlich 1–3 Tage nach Entzug des Alkohols) provoziert, das seltenere Kontinuitätsdelir entwickelt sich bei fortgesetztem Trinken.

Hinsichtlich der Pathogenese von Entzugserscheinungen bestehen deutliche Parallelen zu dem aus der Neurophysiologie bekannten sogenannten Kindling-Phänomen, wobei durch unterschwellige Reizung im Bereich des limbischen Systems tierexperimentell ein Syndrom erzeugt werden kann, das dem Alkoholentzugssyndrom sehr ähnlich ist [1].

15.2.1 Delir

Krankheitsbild

Das Alkoholdelir (ICD-10: F10.4) hatte vor der Einführung von Clomethiazol (Distraneurin®) im Jahre 1963 eine schlechte Prognose (etwa 20% Letalität). Nach neuesten statistischen Angaben liegt die Letalität des Alkoholdelirs in Abhängigkeit von Art und Schwere der somatischen Begleiterkrankungen trotz Intensivbehandlung immer noch bei etwa 1–8 % [9].

Das Alkoholdelir tritt in der Regel nur nach jahrelangem, gewohnheitsmäßigem, nicht selten rauscharmem Trinken auf. Jenseits des 40. Lebensjahres und im jugendlichen Alter entwickelt sich das Delir häufiger [3]. Ein Delir entwickelt sich meist innerhalb weniger Stunden bis zu drei Tagen nach Alkoholabstinenz zum Vollbild. Aber auch ohne wesentlichen Entzug können sich im Laufe von Tagen bis Wochen vegetative Prodromi und nächtliche traumartige, optisch-halluzinatorische Episoden zu einem Delir entwickeln (sog. Kontinuitätsdelir).

Das voll ausgeprägte Delir dauert, falls keine Komplikationen auftreten, unbehandelt in der Regel vier bis zehn Tage; unter Behandlung ist die Krankheitsdauer oft deutlich kürzer. Das Delir endet mit einem tiefen Schlafzustand („Terminalschlaf"). In ungünstigen Fällen können Restschäden zurückbleiben (s. Kap. 15.5 u. 15.6).

Differentialdiagnostisch muß das Delir einerseits von anderen (hirn-)organischen Psychosyndromen abgegrenzt werden (s. Kap. 14). Zum anderen muß geprüft werden, ob es sich um ein Alkoholdelir oder um ein Delir aufgrund anderweitiger körperlicher Erkrankungen handelt, wobei auch Mischformen vorkommen können (s. Kap. 14). Wichtige Hinweise auf häufige somatische Begleiterkrankungen bei Alkoholdelirien und Alkoholentzugssyndromen, von denen manche auch ein Delir verursachen oder unterhalten können, sind in Tabelle 15-1 zusammengestellt.

Die diagnostischen Kriterien für das Alkoholentzugsdelir finden sich in Tabelle 15-2 (wobei das Kontinuitätsdelir sich symptomatologisch davon nicht unterscheidet). Als Frühsymptome des Delirs sind ängstliche Unruhe, erhöhte Reizbarkeit und vegetative Störungen zu beachten, denn:

| Die Wahrscheinlichkeit, ein ausgeprägtes Delir zu entwickeln, ist um so größer, je später mit einer spezifischen Therapie begonnen wird.

Alle in Tabelle 15-2 genannten Symptome können im Krankheitsverlauf stark wechseln und zeigen Tagesschwankungen. Typische Kennzeichen des voll ausgebildeten Delirs sind der plötzliche Beginn, die Umkehr des Schlaf-Wach-Rhythmus und eine Symptomtrias bestehend aus Bewußtseinstrübung und Verwirrtheit, lebhaften Halluzinationen verschiedener Sinnesmodalitäten und ausgeprägtem Tremor.

Symptomatik

Das klinische Bild des Delirs ist durch psychopathologische, autonome und neurologische Symptome gekennzeichnet: mnestische Störungen, Desorientiertheit hinsichtlich Ort und Zeit bei meist erhaltener persönlicher Orientierung, Übererregbarkeit mit Wechsel zwischen Schreckhaftigkeit, Angst, inadäquater Heiterkeit und Bewußtseinstrübung entsprechen der Symptomgruppe des exoge-

Tabelle 15-1 Typische klinische Zeichen und Begleiterkrankungen bei Patienten mit Alkoholentzugssyndrom und Alkoholdelir.

Typische klinische Zeichen
- Foetor alcoholicus
- Lebervergrößerung und Zeichen der Leberfunktionseinschränkung: Ikterus, multiple subkutane Hämatome, Gynäkomastie, Bauchglatze, portaler Umgehungskreislauf
- globale Muskelverschmächtigung
- Teleangiektasien (Spider-Nävi) im Gesicht und am Körperstamm
- Exsikkose
- Verletzungen nach Stürzen

Typische Begleiterkrankungen
- Stoffwechselstörungen (Elektrolytstörungen, gestörter Fett- und Porphyrinstoffwechsel, Keto- und Laktatazidose etc.)
- Hepatopathien (erhöhte Aktivität von γ-GT, SGOT, SGPT, alkalischer Phosphatase, erhöhtes Ammoniak und Bilirubin; Erniedrigung von Quick, Albumin und Cholinesterase)
- Schädel-Hirn-Traumata (Cave: epidurales und subdurales Hämatom!)
- gastrointestinale Störungen (insbesondere Magen-Darm-Ulzera und Pankreaserkrankungen)
- kardiovaskuläre Erkrankungen (z.B. Kardiomyopathie, arterielle Hypertonie)
- pulmonale Erkrankungen (v.a. bei Nikotinabusus)
- hämatologische Störungen (Anämie, Leukozytopenie, Thrombozytopenie)
- Myopathie, Rhabdomyolyse
- endokrine Störungen (Hypogonadismus, Hodenatrophie, Libidoverlust, Impotenz und Feminisierung bei Männern; Anstieg des Östrogenspiegels bei Frauen in der Menopause etc.)
- neurologische Erkrankungen (alkoholische Polyneuropathie, Hirnatrophie, Wernicke-Korsakow-Syndrom, alkoholischer Tremor etc.)

nen Reaktionstyps nach Bonhoeffer. Grand-mal-Anfälle treten gehäuft in den ersten Tagen des Alkoholentzugs bzw. im beginnenden Delir auf (etwa 20% aller Delirpatienten sind davon betroffen). Illusionäre Verkennungen, optische und taktile Halluzinationen von szenischem und oneiroidem (d.h. traumhaftem) Charakter, Personen- und Situationsverkennung und Suggestibilität sind weitere typische psychopathologische Symptome.

Die körperlichen und vegetativen Begleitsymptome (Tremor, Schwitzen, Fieber bis 38,5 °C, Hypertonie, Tachykardie) und die stereotype Motorik (Nesteln, Fädenziehen, Greif- und Zupfbewegungen) geben dem Delirium tremens seine charakteristische Färbung.

Befunderhebung

Das Delirium tremens ist eine psychiatrische und medizinische Notfallsituation und erfordert daher eine genaue Fremdanamnese und klinische Untersuchung sowie eine ausreichende Zusatzdiagnostik.
Dabei sind insbesondere die nicht selten vorhandenen somatischen Begleiterkrankungen (z.B. begleitende und auch delirauslösende Pneumonien, Schädel-Hirn-Traumen, Hepatitis, Pankreatitis etc.) zu berücksichtigen (s. Tab. 15-1).

Tabelle 15-2 Diagnostische Kriterien des Alkoholentzugssyndroms mit Delir (nach den klinisch-diagnostischen Leitlinien bzw. den Forschungskriterien der ICD-10; s.a. Tab. 14-3).

A Allgemeine Kriterien eines Delirs
- Bewußtseinstrübung, Störung der Aufmerksamkeit
- globale Störung der Kognition, Wahrnehmungsstörungen
- psychomotorische Störungen (z.B. Hyperaktivität)
- Störung das Schlaf-Wach-Rhythmus
- akuter Beginn, fluktuierender Verlauf
- plötzlicher Beginn bei Absetzen bzw. Reduzieren des Konsums großer Mengen von Alkohol
- Symptomatik nicht auf eine vom Alkoholmißbrauch unabhängige körperliche Erkrankung oder eine andere psychische Störung zurückführbar

B Spezielle Symptomatik des Alkoholentzugssyndroms (mindestens drei Symptome!):
- Tremor der vorgehaltenen Hände, der Zunge oder der Augenlider
- Schwitzen
- Übelkeit, Würgen und Erbrechen
- Tachykardie oder Hypertonie
- psychomotorische Unruhe
- Kopfschmerzen
- Insomnie
- Krankheitsgefühl oder Schwäche
- optische, taktile oder akustische Halluzinationen oder Illusionen (u.U. nur vorübergehend)
- Krampfanfälle (Grand mal)

Neben den typischen deliranten Symptomen finden sich meist weitere Hinweise auf chronischen Alkoholismus: Facies alcoholica, typischer Foetor, Hepatopathie (Ikterus, Spider-Nävi, subkutane Hämatome etc.).

Laborchemisch sind hyperchrome Anämie, Thrombozytopenie, Elektrolytstörungen, erhöhte γ-GT-, SGPT-, SGOT-, Alkalische-Phosphatase-Werte sowie erhöhtes Ammoniak und Bilirubin wegweisend.

Deshalb sollte bei allen deliranten Syndromen eine sofortige Labordiagnostik durchgeführt werden.

Therapeutisches Vorgehen

Internistische Basistherapie

Patienten mit ausgeprägtem Delir sollten auf einer Intensivstation überwacht, solche mit vital bedrohlichem Delir (v.a. bei kardialen und pulmonalen Komplikationen!) **müssen** auf der Intensivstation behandelt werden.

Delirpatienten können durch die Desorientierung, die illusionären Verkennungen und die optisch-taktilen Halluzinationen einer Selbst- und Fremdgefährdung ausgesetzt sein. Sie sind daher auf eine ständige, lückenlose Überwachung und Zuwendung angewiesen. Dies geschieht am sinnvollsten unter den relativ restriktionsfreien Bedingungen einer psychiatrischen Station, sofern die Patienten nicht aufgrund körperlicher Begleit- und Folgeerkrankungen gefährdet sind und deshalb unter Umständen einer Intensivbehandlung in einer somatischen Klinik bedürfen.

Aufgrund des starken Schwitzens, des Fiebers und gastrointestinaler Störungen leiden delirante Patienten häufig unter **Dehydratation** und Elektrolytmangel. Eine initiale Laboruntersuchung mit Bestimmung der entsprechenden Parameter ist daher unverzichtbar. Therapeutisch sollten ausreichende Flüssigkeitsmengen (3000–4000 ml/24 h; in kritischen Fällen unter ZVD-Kontrolle!) zugeführt werden. Auf eine exakte Flüssigkeitsbilanz ist auch deshalb Wert zu legen, da bei einigen Delirpatienten mit einer erhöhten ADH-Sekretion mit konsekutiver Wasserretention und der Gefahr eines Hirnödems zu rechnen ist.

Die bei Delirien häufig zu beobachtende Hypokaliämie, Hypomagnesiämie und Hyponatriämie werden mit oralen Präparaten bzw. durch Infusionstherapie substituiert. Eine **Hypokaliämie** kann häufig durch orale Substitution (z.B. mit Kalinor®-Brausetabletten, Kalium-Duriles® Retard oder Rekawan®-Tbl.) ausgeglichen werden, wobei als Richtdosis 80–120 mmol Kalium/d unter Kontrolle des Serumspiegels gegeben werden können. Bei parenteraler Zufuhr dürfen keinesfalls mehr als 20 mmol Kalium/h zugeführt werden, die übliche Dosierung liegt bei 5(–10) mmol/h (bezüglich des Vorgehens im einzelnen siehe internistische Therapiemanuale).

Ein **Magnesiummangel** ist unabhängig von der Serumkonzentration bei den meisten Delirpatienten anzunehmen. Die orale und parenterale Ernährung sollte daher ausreichend Magnesium enthalten, sofern keine Nierenfunktionsstörung vorliegt. Der Magnesiummangel kann z.B. durch die Gabe von 3 × 1 Beutel Magnesium Verla® (= 15 mmol/d) ausgeglichen werden (bei manifestem Magnesiummangel u.U. auch höhere Dosierung).

Wegen der Gefahr, eine zentrale pontine Myelinolyse (CPM) auszulösen, sollte bei der **Natriumsubstitution** beachtet werden, daß bei der Behandlung einer eventuell bestehenden Hyponatriämie der Anstieg des Serumnatriums pro Stunde nicht mehr als 0,6 mmol/l beträgt.

Hinsichtlich der besonderen Probleme in diesem Zusammenhang sei auf die einschlägigen Manuale der internistischen und neurologischen Intensivmedizin verwiesen.

Durch orale oder parenterale **Kohlenhydratzufuhr** kann eine Wernicke-Enzephalopathie provoziert werden. Deshalb sollte bei jedem Delir prophylaktisch Vitamin B_1 in einer Dosierung von 100 mg i.m. täglich verabreicht werden. Die Therapie der manifesten Wernicke-Enzephalopathie ist in Kapitel 15.5 dargestellt.

Weitere internistische Maßnahmen sind Thrombose-Dekubitus-Prophylaxe und gegebenenfalls die medikamentöse Prophylaxe von gastrointestinalen Blutungen.

Psychopharmakologische Behandlung
Für die spezifische Behandlung des Delirium tremens ist eine sedierende Pharmakotherapie notwendig. Die Notfallbehandlung kann mit verschiedenen Substanzen durchgeführt werden, die aufgrund ihrer Nebenwirkungen im einzelnen zu besprechen sind.

Beim unkomplizierten Alkoholdelir ist **Clomethiazol** (Distraneurin®), das sedierende, hypnotische und antikonvulsive Eigenschaften hat, Mittel der Wahl. Die orale Therapie wird mit zwei bis drei Kapseln Clomethiazol à 192 mg begonnen und alle zwei bis drei Stunden fortgesetzt (Clomethiazoltabletten haben im Vergleich zu den Kapseln mehr Nebenwirkungen, z.B. bezüglich der Entwicklung von Ösophagusulzera) [9]. Die orale Maximaldosis beträgt 24 Kapseln in 24 Stunden. Der Patient muß dabei gut sediert und jederzeit leicht erweckbar sein. Mit einer schrittweisen Dosisreduktion kann nach Remission der deliranten Symptomatik im allgemeinen bereits nach drei bis vier Tagen begonnen werden. Wegen der Suchtgefahr ist die Clomethiazolmedikation innerhalb von zehn bis 14 Tagen wieder ausschleichend abzusetzen. Für die ambulante Therapie ist Clomethiazol heute obsolet.

Die intravenöse Clomethiazoltherapie (0,8%ige Lösung; Tab. 15-3) ist auf schwere Alkoholdelirien beschränkt und darf nur auf der Intensivstation durchgeführt werden. Insgesamt können in den ersten 24 Stunden (nach einem initialen Bolus von etwa 30–50 ml) bis zu 2000 ml infundiert werden (mit Infusomat!). Der Patient sollte durch Schmerzreize jederzeit erweckbar sein. Deshalb ist zur Vermeidung einer Narkose und anderer Komplikationen eine kontinuierliche Überwachung der Vitalfunktionen (insbesondere Puls und Sauerstoffsättigung) erforderlich.

Tabelle 15-3 Medikamentöse Behandlung des Alkoholentzugssyndroms mit Delir (mod. nach [7]). Die Dosisangaben beziehen sich auf den ersten Behandlungstag; je nach Klinik sollte diese Dosis in den folgenden Tagen reduziert werden (s.a. Text).

Unkompliziertes Delir
- Clomethiazol: alle 2–3 h 2 Kapseln à 192 mg
  eventuell in Kombination mit
- Haloperidol: 3–6 × 5–10 mg/d p.o. oder i.m.

Schweres (lebensbedrohliches) Delir
- Clomethiazol: 0,8%ige Lösung i.v., 20–80 ml/h
  und
- Haloperidol: 6 × 10 mg/d i.v.
  oder
- Diazepam: 100–250 mg i.v./24 h
  und
- Haloperidol: 6 × 10 mg/d i.v.

Nebenwirkungen von Clomethiazol sind vermehrte Bronchialsekretion, Atemdepression, Tachykardie und Blutdruckabfall. Die Kombination mit Butyrophenonen ist möglich, mit Benzodiazepinen jedoch strikt kontraindiziert.

Patienten mit pulmonalen Erkrankungen (insbesondere bei chronischer Bronchitis mit Tendenz zum Sekretstau) sollten daher andere Sedativa als Clomethiazol erhalten. Auf eine Verlegung der Atemwege durch ein Zurückfallen der Zunge ist zu achten.

Nachfolgend sind die Alternativen aufgeführt:

Benzodiazepine sind die in den USA am meisten gebrauchten Substanzen zur Behandlung des Alkoholdelirs. Da der sedierende Effekt der Benzodiazepine durch die Sättigung der GABA-Rezeptoren begrenzt ist, sind Benzodiazepine zwar sicherer als Clomethiazol, jedoch als Monotherapie weniger wirksam. Wenn Diazepam (z.B. Valium®) angewandt wird, so bewegt sich die Initialdosis in der Größenordnung von 10–20 mg. Übliche initiale Tagesdosen liegen – unter Berücksichtigung der Klink – bei 40–60 mg. Diese können, bei stabiler klinischer Situation, an den Folgetagen jeweils um ca. 20% reduziert werden.

Bei schweren Verläufen sind höhere Dosierungen – ebenso wie die i.v. Applikation – häufiger nicht zu umgehen. Unter Intensivbedingungen müssen Diazepamdosen bis zu 250 mg/d (und z.T. noch mehr!) unter Umständen über mehrere Tage gegeben werden. Vor der Verordnung solch hoher Benzodiazepindosen sollten allerdings die Möglichkeiten einer Kombination mit hochpotenten Neuroleptika ausgeschöpft worden sein (s. Tab 15-3).

Als Alternative zum Diazepam kann bei schwerer Hepatopathie auch Lorazepam (z.B. Tavor®) oral oder intravenös verabreicht werden. Eine weitere Alternative stellt wegen der kurzen Halbwertszeit Midazolam (z.B. Dormicum®) dar.

Cave: Mit ansteigender intravenöser Benzodiazepindosis muß mit respiratorischen Komplikationen gerechnet werden. Als Antidot sollte in diesen Fällen der Benzodiazepinantagonist Flumazenil (Anexate®) zur Verfügung stehen.

Eine Monotherapie mit **Neuroleptika** ist nachweislich mit einer längeren Krankheitsdauer und einer höheren Symptomintensität verbunden und kann daher nicht empfohlen werden. Möglich ist, daß diese Medikamentengruppe beim Alkoholentzugssyndrom eine delirogene Eigenwirkung hat. Außerdem senken diese Pharmaka die Krampfschwelle, so daß ihr Einsatz insgesamt im Vergleich zu Clomethiazol mit einer höheren Komplikationsrate und Letalität einhergeht.

Hingegen kann die Kombination von Clomethiazol oder Benzodiazepinen und hochpotenten Neuroleptika vom Butyrophenontyp sinnvoll zur Behandlung schwerer Delirien angewandt werden, da auf diese Weise die Dosis der erstgenannten Medikamente und damit deren Nebenwirkungsrisiko reduziert werden kann. Vorzugsweise wird Haloperidol (z.B. Haldol®) verordnet, das sich wegen seiner antipsychotischen Wirkung gut zur Therapie der paranoid-halluzinatorischen Symptome des Delirs eignet. Alternativ zum Haloperidol kann auch Droperidol (Dihydrobenzperidol®) verordnet werden.

Die Anwendung von Clomethiazol bzw. Benzodiazepinen ist wegen unkalkulierbarer synergistischer Effekte dann problematisch, wenn der Patient noch unter einer Restalkoholwirkung steht. Als Faustregel kann gelten, daß im Falle einer Blutalkoholkonzentration über 1 Promille bei erforderlich werdender Medikation zunächst bevorzugt Haloperidol verordnet und Clomethiazol bzw. Benzodiazepine möglichst erst zu einem späteren Zeitpunkt gegeben werden sollten. In jedem Fall bedürfen diese Patienten einer besonders sorgfältigen Überwachung.

Clonidin (z.B. Paracefan®), ein Alpha-2-Rezeptoragonist, zeigt eine gute Wirkung auf die vegetativen Entzugssymptome, ist aber aufgrund unzureichender Wirkung auf die psychopathologischen Symptome und fehlender antikonvulsiver Eigenschaften zur Monotherapie des Alkoholdelirs nicht zu empfehlen.

In der internistischen und anästhesiologischen Intensivmedizin ist die Behandlung des Delirs und des Alkoholentzugssyndrom mit Clonidin in Kombination mit Benzodiazepinen weit verbreitet. Clonidin wird dabei intravenös verabreicht. Nach einer Initialdosis von 0,15–0,6 mg innerhalb von zehn bis 15 Minuten beträgt die mittlere Dosis 0,075 mg/h, entsprechend 1,8 mg über 24 Stunden, die kontinuierlich über Perfusor verabreicht werden. In Abhängigkeit von der Entzugssymptomatik sowie dem Puls- und Blutdruckverhalten besteht eine erhebliche interindividuelle Variation der Tagesdosis in einer Größenordnung von 0,3–4 mg.

Kontraindikationen sind Bradykardien, Hypotonie und AV-Überleitungsstörungen. Kontinuierliches Herz-Kreislauf-Monitoring ist erforderlich.

Die Behandlung des Delirs und seiner Vorstufen mit Clonidin hat sich bisher in den psychiatrischen Krankenhäusern nicht durchsetzen können.

Carbamazepin ist zur Behandlung des Alkoholdelirs nur unzureichend wirksam. **Alkohol** und **Paraldehyd** sind zwegen ihrer Toxizität, ihrer Nebenwirkungen und ihres hohen Suchtpotentials obsolet.

Indikationen für die stationäre Aufnahme

Bereits im Stadium des sogenannten **Prädelirs** mit ängstlich gefärbter Stimmung, flüchtigen Halluzinationen, Schwitzen und Tachykardie ist eine stationäre Behandlung, möglichst in einer psychiatrischen Einrichtung, erforderlich.

Schwere Delirverläufe sollten nur auf der Intensivstation behandelt werden. Da viele Patienten wegen ihrer Primärkrankheit vor allem in somatischen Kliniken behandelt werden, ist die Behandlung auf einer internistisch oder anästhesiologisch betreuten Intensivstation am günstigsten.

Möglichkeiten der Delirprophylaxe

In den operativen Fächern ergeben sich häufiger Situationen, in denen eine perioperative Delirprophylaxe erwogen werden muß. Es werden die gleichen Substanzen wie bei der Delirbehandlung verwandt, allerdings liegen die mittleren Dosierungen deutlich niedriger (Empfehlungen in Anlehnung an [8]):
1. Clomethiazol bis zu 4 × 1–2 Kps./d oral.
2. Haloperidol, initial 5–10 mg; dann 4 × 2–5 mg/d oral.
3. Benzodiazepine, z.B. Midazolam, initialer Bolus von 5 mg, dann 0,05–0,1 mg/kg KG/h i.v.
4. Clonidin, initiale Dosis 0,15 mg innerhalb von zehn bis 15 Minuten i.v., danach 0,3–1 µg/kg KG/h über Perfusor.

Butyrophenone (wie z.B. Haloperidol) sollten dabei nicht als Monotherapie angewandt werden (delirogene Eigenwirkung aufgrund der leicht anticholinergen Effekte denkbar), sondern mit Clomethiazol bzw. Midazolam oder Clonidin kombiniert werden.

Alkohol wurde ebenfalls zur Delirprophylaxe vorgeschlagen. Nachteile sind jedoch die Toxizität und die Demotivierung der möglicherweise zum Alkoholentzug bereiten Kranken.

> Generell gilt: Die Anwendung von Alkohol ist sowohl zu prophylaktischen wie therapeutischen Zwecken prinzipiell abzulehnen.

Rechtliche Hinweise
Rechtlich sind bei Patienten mit deliranter Symptomatik die Voraussetzungen des § 105 Abs. 2 BGB (Nichtigkeit der Willenserklärung) erfüllt. Somit können Patienten im Delir keine wirksamen Willenserklärungen abgeben. Ein deliranter Patient kann unter bestimmten Voraussetzungen gegen seinen Willen zur Behandlung in eine psychiatrische Klinik eingewiesen werden (s. Kap. 5).

Weiterbehandlung
Bezüglich der nach abgelaufenem Delir erforderlichen Weiterbehandlung sei auf die Ausführungen am Ende des Abschnitts 15.2.2 verwiesen.

15.2.2 Leichtere Entzugssyndrome

Krankheitsbild
Dieses Syndrom wird auch als „Alkoholentzugssyndrom" (ICD-10: F10.3) bzw. nicht ganz korrekt als „Prädelir" bezeichnet.

Es handelt sich um einen Symptomenkomplex, der bei Unterbrechung oder abrupter Verminderung eines erheblichen chronischen Alkoholkonsums auftreten kann. Es kann sich in verschiedenen Schweregraden manifestieren, betrifft meist mehrere Organsysteme und kann fließend in ein Delir übergehen (s.o.).

Das Syndrom dauert einige Tage bis höchstens wenige Wochen. Das Alkoholentzugssyndrom stellt wie das Alkoholdelir einen in seinen beteiligten Symptomen variablen Prozeß dar.

Symptomatik und Befunderhebung
Das im ICD-10 beschriebene Alkoholentzugssyndrom weist neben dem charakteristischen Tremor der Hände und der Augenlider folgende klinische Merkmale auf:
– Magen-Darm-Störungen, insbesondere Brechreiz, Inappetenz, Durchfälle;
– Kreislaufstörungen: Tachykardie, orthostatische Hypotonie;
– vegetative Dysregulation: Schwitzen, Schlafstörung (evtl. Alpträume);
– neurologische Störungen: Tremor, Ataxie, Dysarthrie, Parästhesien, Grandmal-Anfälle;
– psychische Störungen: ängstlich-depressive Verstimmung, Schreckhaftigkeit, flüchtige, vor allem morgenbetonte optische Halluzinationen, Unruhe, Konzentrations- und Gedächtnisstörungen.

Bezüglich der technischen Untersuchungen gelten die gleichen Richtlinien wie beim Delirium tremens (s. Kap. 15.2.1).

Therapeutisches Vorgehen

Akuttherapie
Die Behandlung des Alkoholentzugssyndrom ist mit oralen Gaben von Carbamazepin oder Clomethiazol ähnlich gut wirksam und in der Regel leicht durchzuführen.

Die empfohlene Dosis liegt bei 4 × 200 mg p.o. Carbamazepin (z.B. Tegretal ret.®) für die ersten zwei Tage, 3 × 200 mg für zwei weitere Tage und 200 mg für die

Tabelle 15- 4 Medikamentöse Behandlung des Alkoholentzugssyndroms (mod. nach [7]). Es handelt sich um Richtdosen bezogen auf den ersten Behandlungstag; je nach Klinik sollten diese Dosen in den folgenden Tagen reduziert werden.

- Carbamazepin retard: 4 × 200 mg/d
oder
- Clomethiazol: 2 Kapseln à 192 mg alle 3–6 h
oder
- Diazepam: 20–60 mg/d

nächsten zwei Tage. Alternativ können zwei Kapseln Clomethiazol à 192 mg (Distraneurin®) alle drei bis sechs Stunden gegeben werden. Als weitere Alternative kommen Benzodiazepine, wie Diazepam (z.B. Valium®), in Betracht, initial 5–10 (–20) mg p.o., weitere Dosierung nach Wirkung bei einer üblichen Anfangstagesdosis von 20–60 mg. Clomethiazol bzw. Benzodiazepine sollten – abhängig vom klinischen Bild – relativ rasch wieder reduziert werden. Unter Umständen kann damit schon am zweiten Behandlungstag begonnen werden (weitere Ausführungen zur Anwendung dieser Substanzen in Abschnitt 15.2.1).

Generell sollte der Patient ausreichend sediert, aber jederzeit gut ansprechbar sein.

Mit der Behandlung des Alkoholentzugssyndroms bzw. des beginnenden Delirs muß so früh wie möglich begonnen werden.

Die Entzugsbehandlung kann bei entsprechender Motivation des Patienten auch ambulant durchgeführt werden, bei schweren Entzugserscheinungen ist allerdings eine stationäre Behandlung unumgänglich, ebenso bei höherdosierter sedierender Medikation. Schwere Alkoholentzugssyndrome und Delirverläufe mit zwingend stationärer Entzugsbehandlung sind zu erwarten, wenn internistische Begleiterkrankungen vorliegen, ein massiver Alkoholkonsum über viele Jahre hinweg besteht und bereits ein Alkoholdelir oder Entzugsanfälle in der Vorgeschichte aufgetreten sind.

Weiteres therapeutisches Vorgehen

Die Alkoholentgiftungsphase beim unkomplizierten Alkoholentzugssyndrom dauert in der Regel eine Woche. Unspezifische Symptome (allgemeines Unwohlsein, Schlafstörungen etc.) können jedoch zwei bis drei Wochen persistieren.

Da die Weichen für die nachfolgende Entwöhnungsbehandlung frühzeitig gestellt werden müssen, sollte bereits während der Entgiftungsphase ein psychiatrischer Konsiliarius hinzugezogen werden.

Ohne solche flankierende Maßnahmen ist eine reine Entgiftungsbehandlung prognostisch sehr ungünstig. Verantwortlich dafür dürften möglicherweise die Amnesie für das durchgemachte Delir sein, eine fehlende Motivation der Patienten und ihrer Angehörigen sowie das auch heute noch unzureichende Therapieangebot zur Entwöhnung von Alkoholabhängigen.

Die Behandlung chronisch Alkoholkranker kann in vier Phasen eingeteilt werden:
1. Kontaktphase.
2. Entgiftungsphase.
3. Entwöhnungsphase.

4. Nachsorgephase.
Grundsätzlich ist es wünschenswert, daß mit der Behandlung des Alkoholmißbrauchs so früh wie möglich begonnen wird. Leider sind die meisten Alkoholkranken am Anfang ihrer Abhängigkeit nicht therapiemotiviert. Oft kommt es erst dann zu einer Behandlung, wenn der Mißbrauch bereits zu schweren gesundheitlichen und sozialen Schädigungen geführt hat.

Die Frage der Dauer der stationären und ambulanten Behandlung kann nur aufgrund genauer Kenntnis des Patienten im Einzelfall entschieden werden. Die psycho- und soziotherapeutischen Maßnahmen beziehen sich auf die aktuelle berufliche und familiäre Situation, wobei die Mitbehandlung der Angehörigen und die Teilnahme der Patienten an Selbsthilfegruppen (z.B. Anonyme Alkoholiker) unerläßlich ist.

> Es ist daher sinnvoll, frühzeitig mit Angehörigen sowie in der Suchtkrankenbetreuung tätigen Sozialarbeitern und Psychologen Kontakt aufzunehmen.

15.3 Krampfanfälle bei Alkoholabhängigen

Krankheitsbild
Hirnorganische Anfälle, meist vom Grand-mal-Typ, lassen sich bei etwa 20% aller Delirkranken beobachten. Oft sind sie Vorboten eines beginnenden Delirs bzw. Alkoholentzugssyndroms, die meist innerhalb von drei bis vier Tagen nach Alkoholentzug auftreten.

> Beim Erwachsenen muß bei jedem erstmalig aufgetretenen epileptischen Anfall eine alkoholische Genese in Erwägung gezogen werden.

Differentialdiagnostisch müssen jedoch auch bei gesicherter Diagnose einer Alkoholabhängigkeit intrakranielle Raumforderungen durch Blutungen (epidurale, subdurale Hämatome) oder Tumoren sowie die Einnahme von Medikamenten etc., die zu einer Senkung der zerebralen Krampfschwelle führen, ausgeschlossen werden.

Symptomatik und Befunderhebung
In der Regel handelt es sich um tonisch-klonische Anfälle von ein bis zwei Minuten Dauer. Klinisch finden sich während des Anfalls eine zyanotische Gesichtshaut, Schaum vor dem Mund und häufig Einnässen. Postiktal lassen sich oft laterale Zungenbißverletzungen, seltener auch Verletzungen an Kopf, Extremitäten, Wirbelsäule und psychopathologisch passagere Umdämmerungen bzw. Verwirrtheitszustände beobachten. Für den Anfall besteht in der Regel eine komplette Amnesie. Die Patienten klagen über muskelkaterartige Gliederschmerzen.

> Andere Anfallsformen, insbesondere Anfälle in Serie oder ein Status epilepticus, und Anfälle, die nicht im Entzug auftreten, sind immer auf zusätzliche Komplikationen und Erkrankungen verdächtig.

Therapeutisches Vorgehen
Meist tritt ein einzelner Grand-mal-Anfall auf, der keiner spezifischen Therapie bedarf. Die Behandlung erfolgt entsprechend der Akuttherapie des Alkoholdelirs und des Alkoholentzugssyndroms (s. Kap. 15.2.1 und 15.2.2).

Bei den sehr selten als Serie oder als Status epilepticus auftretenden Grandmal-Anfällen hat sich das folgende Vorgehen zur Initialbehandlung bewährt:
1. Diazepam 5–10(–20) mg i.v. mit einer Geschwindigkeit von nicht mehr als 2 mg/min. Ist eine intravenöse Injektion nicht möglich, so kann Diazepam auch in Form einer Rektiole in der gleichen Dosis appliziert werden. Zusätzlich kann eine Bolusinjektion von 50–100 ml 20–50%iger Glukoselösung verabreicht werden.
2. Nach erfolgloser Diazepaminjektion wird Diphenylhydantoin 250 mg langsam i.v. (max. 25 mg/ min) gegeben. Danach Dauertropf mit 750 mg/24 h (Cave: Hypotonie, Arrythmien!).

Falls der Status nach 20–30 Minuten nicht unterbrochen werden kann:
3. Clonazepam 2 mg langsam i.v.
4. Vitamin B_1 100 mg, langsame intravenöse Gabe.

Die Behandlung eines Status epilepticus sollte auf einer Intensivstation erfolgen. Cave: Ateminsuffizienz und sekundäre Komplikationen (z.B. intrakranielle Blutung; s.o.).

Nach Auftreten eines Anfalls bei einem chronisch alkoholabhängigen Patienten sollte in der Regel eine stationäre Beobachtung von mindestens einem bis drei Tagen erfolgen, da eine Reihe schwerwiegender zerebraler Erkrankungen (z.B. intrakranielle Blutungen) ursächlich dafür in Frage kommt und diese mitunter erst im Laufe einer solchen Beobachtungsphase diagnostiziert werden können [11].

15.4 Psychotische Störungen

Krankheitsbild

Ebenfalls im Rahmen des chronischen Alkoholismus, aber wesentlich seltener als das Delir, kann sich eine Alkoholhalluzinose (ICD-10: F10.52) entwickeln.

Sie ist charakterisiert durch akustische Halluzinationen und Verfolgungswahn, wobei die delirtypische Bewußtseinstrübung und vegetative Dysregulation fehlen. Inhaltlich werden die Halluzinationen häufig von Vorwürfen und Beschimpfungen dominiert, die sich auf das süchtige Verhalten des Betroffenen beziehen. Entsprechend reagiert der Patient mit Schuldgefühlen, depressiver Verstimmung und mit Angst bis hin zur Panik.

Die Alkoholhalluzinose tritt am häufigsten in der frühen Abstinenzphase auf, ist aber nicht als Teil des Alkoholentzugssyndroms anzusehen. Übergangsformen zwischen Delir und Alkoholhalluzinose sind möglich, aber eher selten. Die Alkoholhalluzinose heilt unter Abstinenz in einigen Tagen bis zu sechs Monaten ab, oder sie geht in eine chronisch-paranoid-halluzinatorische Psychose bzw. eine hirnorganische Persönlichkeitsänderung über.

Differentialdiagnostisch kann die Abgrenzung gegenüber einer Schizophrenie schwierig sein, insbesondere beim Fehlen einer organischen Wesensänderung.

Selten kommt es zu einem chronischen Eifersuchtswahn (ICD–10: F10.51), bei dem psychoreaktive Faktoren und, wie bei der Alkoholhalluzinose, hirnorganische und endogene Faktoren zu berücksichtigen sind. Die nicht selten vorkommende reale Ablehnung seitens des Partners können zu wahnähnlichen Eifersuchtsbefürchtungen führen, in der Schuldgefühle auf den Partner projiziert werden.

Die Indikation für eine stationäre Aufnahme ist bei massiver Ausprägung der psychotischen Symptomatik, insbesondere bei Suizidgefährdung, gegeben.

Therapeutisch kommt bei den alkoholbedingten psychotischen Störungen neben supportiven Maßnahmen die Verordnung eines hochpotenten Neuroleptikums in Betracht, so etwa Haloperidol (z.B. Haldol®), Initialdosis $2 \times 2 - 2 \times 5$ mg/d.

15.5 Wernicke-Enzephalopathie

Krankheitsbild
Die von Wernicke ursprünglich als Polioencephalitis haemorrhagica superior (Diagnose wird in der ICD-10 nicht aufgeführt!) beschriebene Veränderung (petechiale Blutungen, Kapillarvermehrung, Spongiose) im Bereich des 3. und 4. Ventrikels, des Aquädukts, des Thalamus (vorderer und medialer Anteil), der hinteren vier Hügel, des Nucleus vestibularis, den Corpora mamillaria und des Lobus anterior des Cerebellums befällt etwa 3–5% aller schwer Alkoholkranken.

Das Syndrom tritt meist akut auf, manchmal im Zusammenhang mit einem initialen Delirium tremens, und ist psychopathologisch durch eine akute organische Psychose mit Verwirrtheit, Desorientierung und fluktuierender Bewußtseinstrübung charakterisiert.

Neurologisch finden sich Nystagmus, Augenmuskellähmung, Pupillenstörung und Ataxie (Wernicke-Trias: Psychosyndrom, Augensymptome, Gangstörung). Die genannten Symptome können einzeln oder in verschiedenen Kombinationen auftreten [11].

Das lebensbedrohliche Krankheitsbild ist die Folge eines Mangels an Thiamin (Vitamin B_1), wodurch die Oxidation von Glukose verhindert wird. Thiamin ist in Form seines Pyrophosphates an der Glykolyse, am Trikarbonsäurezyklus und an der Transketolasereaktion im Hexosemonophosphat-Shunt als Coenzym metabolisch beteiligt.

Wegen der ernsten Prognose (etwa 15% letale Verläufe durch vorwiegend dienzephal bedingte vegetative Dysregulationen; 65% bleibende Störungen im Sinne eines Korsakow-Syndroms und nur in ca. 20% völlige Heilung) sollte die Frühdiagnose nicht versäumt werden.

Die Wernicke-Enzephalopathie ist keineswegs immer Folge der Alkoholkrankheit. Weitere Ursachen können Fehlernährung (z.B. bei Fasten, Anorexie), Hämodialyse, Urämie, Hyperemesis gravidarum, Tuberkulose, Cholera, Zöliakie, Thyreotoxikosen, Tumoren des oberen Verdauungstrakts und des lymphatisch-hämatopoetischen Systems sein.

Symptomatik und Befunderhebung
Die klinische Symptomatik kann sich innerhalb von Stunden bis Tagen akut aus einem Entzugsdelir heraus, selten auch ohne erkennbaren Anlaß, entwickeln.

Zu Beginn werden relativ häufig Magen-Darm-Störungen und Fieber beobachtet. Das Vollbild ist geprägt durch okuläre Störungen, Ataxie und ein amnestisches Psychosyndrom mit Bewußtseinsstörungen. Die neurologischen Symptome sind jedoch oft nicht nachweisbar, weswegen das Krankheitsbild leicht übersehen werden kann [11].

> Ungeklärte Bewußtseinsstörungen oder ein plötzliches Koma mit Hypothermie und Hypotonie bei einem Alkoholkranken sind deswegen immer auf eine Wernicke-Enzephalopathie verdächtig.

Als somatische Folgeerkrankungen können sich kardiovaskuläre Störungen, eine Polyneuropathie und Ödeme entwickeln („Beriberi-Krankheit").

Die okulären Symptome zeigen sich typischerweise in einem Blickrichtungsnystagmus, in Störungen der Pupillomotorik, selten in konjugierten Blickparesen oder einer internukleären Ophthalmoplegie. Als Ausdruck einer zerebellaren Schädigung finden sich Gang- und Standataxie sowie eine skandierende Sprache.

Weiterhin ist eine eingehende laborchemische (Cave: internistische Komplikationen!) und apparative Abklärung erforderlich. Wie bei anderen basalen Hirnprozessen kann das EEG diffus verlangsamt sein (Deltaparenrhythmie). Häufig finden sich aber auch Normalbefunde im EEG. Der Liquor zeigt allenfalls eine geringe Eiweißerhöhung [9]. Bei den bildgebenden Verfahren ist die Kernspintomographie (MRT) diagnostisch wegweisend. In T2-Gewichtung können hyperintense Bezirke um den 3. Ventrikel, den Äquadukt und eine Volumenminderung der Corpora mamillaria dargestellt werden [7]. Die Diagnose wird erhärtet durch den Nachweis eines erniedrigten Vitamin-B_1-Spiegels.

Therapeutisches Vorgehen

> Beim Auftreten einer Wernicke-Enzephalopathie ist eine sofortige hochdosierte parenterale Thiamin(Vitamin B_1)-Therapie dringend notwendig.

Wenn möglich, sollte zuvor eine Blutentnahme zur Bestimmung des Vitamin-B_1-Spiegels bzw. der Transketolaseaktivität erfolgen.

Auch bei einer unspezifischen psychopathologischen Symptomatik ohne die typischen neurologischen Ausfälle kann es sich um eine atypische bzw. monosymptomatische Wernicke-Enzephalopathie handeln, weswegen auch in solchen Fällen eine Vitamin-B_1-Therapie gerechtfertigt ist.

Die empfohlenen Dosen schwanken erheblich (50–1000 mg innerhalb der ersten zwölf Stunden!). Initial sollen zunächst 100 mg langsam i.v., danach 1000 mg in den ersten zwölf Stunden, anschließend für eine Woche 200 mg/d als Kurzinfusion und für die nächsten Wochen 100 mg/d oral, eventuell ergänzt durch Vitamin-B-Komplex, Folsäure und Magnesium, verabreicht werden [7, 11].

Bisher sind weltweit sechs Todesfälle dosisunabhängig als Folge anaphylaktischer Reaktionen auf Vitamin B_1 berichtet worden [11]. Bei sehr langsamer parenteraler Applikation ist diese schwerwiegende Komplikation unwahrscheinlich. Mildere Unverträglichkeitsreaktionen sind häufiger. Da ca. 15% der Patienten mit einer Wernicke-Enzephalopathie versterben, sind die Risiken der Vitamin-B_1-Therapie daher als relativ gering einzuschätzen [7]. Tritt innerhalb von drei Tagen keine deutliche Besserung ein, muß mit einem chronischen Verlauf im Sinne des Wernicke-Korsakow-Syndroms (s.u.) gerechnet werden.

> Cave: Da Glukosegaben bei Thiamin(Vitamin-B_1)-Mangel eine Wernicke-Enzephalopathie auslösen oder verschlimmern können, muß Thiamin stets vor der Glukosezufuhr substituiert werden!

15.5.1 (Wernicke-)Korsakow-Syndrom

Krankheitsbild
Nach neueren Auffassungen stellen die Wernicke-Enzephalopathie und das (Wernicke-)Korsakow-Syndrom (ICD-10: F10.6) keine getrennten Krankheiten dar, sondern gelten als verschiedene Stadien der gleichen Krankheit [3]. Das Korsakow-Syndrom kann sich akut oder subakut im Gefolge einer Wernicke-Enzephalopathie oder auch primär entwickeln. Die Prognose des Korsakow-Syndroms ist ungünstig und zeigt häufig einen chronischen Verlauf (nur ca. 15% völlige Heilung) [7].

Das klinische Bild ist gekennzeichnet durch Desorientiertheit hinsichtlich Zeit, Ort und Situation, Störungen des Altgedächtnisses und schwere Merkfähigkeitsstörungen mit Neigung zu Konfabulationen, womit die Gedächtnislücken überbrückt werden. Auch Sprach- und Artikulationsstörungen sind häufig.

Das Korsakow-Syndrom ist keine spezifische Alkoholfolgekrankheit. Differentialdiagnostisch kann das Syndrom auch im Gefolge von Schädel-Hirn-Traumen und Hypoxien, insbesondere bei bilateralen Schädigungen mediotemporaler und dienzephaler Hirnstrukturen durch Enzephalitiden und Subarachnoidalblutungen, auftreten.

Symptomatik
Am Anfang kann ein Delir bzw. eine Wernicke-Enzephalopathie stehen. Richtungweisend sind Desorientiertheit, Störungen von Gedächtnis und Merkfähigkeit sowie Konfabulationen.

Diagnostik
Zu erheben sind Neurostatus und internistischer Status einschließlich der üblichen Laborparameter. An apparativen Untersuchungen sind einzusetzen EEG, CT sowie eventuell MRT.

Therapie
Die Therapie besteht in der Thiamin(Vitamin-B_1)-Gabe entsprechend den oben angegebenen therapeutischen Richtlinien.

15.6 Andere akute und chronische Alkoholfolgekrankheiten

15.6.1 Zentrale pontine Myelinolyse

Die seltene zentrale pontine Myelinolyse (CPM) manifestiert sich klinisch als Hirnstammsyndrom mit Hirnnervenausfällen (v.a. Dysarthrie, Dysphagie), tetra- und paraparetischen Syndromen, die in schweren Fällen in ein Koma bzw. ein „Locked-in-Syndrom" einmünden. Das Krankheitsbild ist pathologisch-anatomisch durch Demyelinisierungen in den ventralen Anteilen des Pons gekennzeichnet.

Mittels CT und MRT ist inzwischen die intravitale Diagnose möglich geworden.

Die beim chronisch Alkoholkranken häufige Hyponatriämie und insbesondere deren zu rascher Ausgleich werden als wichtigster pathogenetischer Faktor vermutet.

CPM kommt neben der Alkoholkrankheit auch bei anderen schweren Erkrankungen vor. Differentialdiagnostisch müssen andere Hirnstammerkrankungen, insbesondere eine A.-basilaris-Thrombose, ein Morbus Wilson, andere Hepatopathien und bösartige Tumoren ausgeschlossen werden.

Präventiv sollte beim Ausgleich einer Hyponatriämie der Serumnatriumspiegel pro Stunde um nicht mehr als 0,6 mmol/l angehoben werden [11].

In jedem Fall muß eine Hypernatriämie vermieden werden. Die Natriumsubstitution muß daher eingestellt werden, wenn der Patient noch leicht hyponatriämisch ist (121–134 mmol/l). Eine möglicherweise gleichzeitig bestehende Wernicke-Enzephalopathie muß durch Thiamin(Vitamin-B_1)-Gaben mitbehandelt werden (s. Kap. 15.2.1 und 15.5).

15.6.2 Marchiafava-Bignami-Syndrom

Von der CPM ist die Corpus-callosum-Degeneration, das sehr seltene Marchiafava-Bignami-Syndrom (bei ca. 0,05% der Alkoholkranken), abzugrenzen. Sie ist häufig mit einer glialen Sklerose der dritten Schicht der Großhirnrinde assoziiert. Pathologisch-anatomisch bilden sich symmetrische Entmarkungen im vorderen Balken. Betroffen sind vor allem Rotweintrinker, die 2 l und mehr pro Tag konsumieren.

Klinisch können sich akute psychotische Syndrome, Anfälle und hirnorganische Wesensänderung mit Demenz entwickeln. Dysarthrie, Astasie, Abasie, Greifreflexe, muskuläre Hypertonie, Pyramidenbahnzeichen und Bewußtseinsstörungen sind weitere typische Symptome. Augenmuskellähmungen sprechen eher gegen das Vorliegen eines Marchiafava-Bignami-Syndroms.

Eine kausale Therapie ist nicht bekannt [7, 11]. Die Therapie der Wahl ist die absolute Alkoholkarenz.

Bei drohenden oder bereits eingetretenen Vitalfunktionsstörungen müssen sowohl bei der CPM als auch beim Marchiafava-Bignami-Syndrom die Patienten intensivmedizinisch überwacht bzw. behandelt werden.

15.6.3 Alkoholdemenz

Die Demenz infolge des chronischen Alkoholkrankheit unterscheidet sich klinisch nicht von einer Demenz anderer Genese. Das dementielle Syndrom entwickelt sich auf dem Hintergrund der ständigen Betrunkenheit und wird oft nicht einmal von den Angehörigen des Patienten wahrgenommen, die die Symptomatik der chronischen Alkoholintoxikation zuschreiben. Das klinische Bild kann daher nur bei Abstinenz deutlich werden.

Hirnschädigungen bei chronisch Alkoholabhängigen erfassen kortikale und subkortikale Strukturen im Sinne eines irreversiblen Untergangs von Nervenzellen und einer Reduktion von Dendriten und Dendritendornen.

> Die Diagnose einer alkoholischen Demenz wird gestellt, wenn anamnestisch ein langjähriger Alkoholkonsum vorliegt und andere Ursachen einer Demenz ausgeschlossen werden können.

Die alkoholische Demenz tritt bei etwa 3–10% der Alkoholkranken auf. Klinisch stehen Störungen von Antrieb, Affektivität und kognitiven Fähigkeiten im Vordergrund. Störungen des Frisch- und Altgedächtnisses mit Desorientierung, der Kritik- und Urteilsfähigkeit sowie des Sozialverhaltens runden das dementielle Bild ab.

Die Regenerationsfähigkeit des alkoholgeschädigten Gehirns ist bemerkenswert. In mehreren Nachuntersuchungen unter strikter Abstinenz konnte mittels bildgebender Verfahren (CT, MRT) gezeigt werden, daß mit einer Zunahme des Hirnvolumens und parallel dazu mit einer Verbesserung der kognitiven Defizite gerechnet werden kann. Somit könnten neuroplastische Vorgänge im Gehirn abstinenter Alkoholkranker das morphologische Korrelat ihrer funktionellen Verbesserung sein. Entsprechend kann sich eine alkoholische Demenz bei konsequenter Abstinenz ganz oder teilweise im Laufe von Monaten wieder zurückbilden (bezüglich des generellen diagnostischen und therapeutischen Vorgehens bei dementiellen Syndromen s. Kap. 27.2).

Diagnostik
Zu erheben sind Neurostatus und internistischer Status. Dementielle Erkrankungen anderer Genese müssen ausgeschlossen werden. An apparativen Untersuchungen sind einzusetzen EEG, CT und eventuell MRT.

Therapie
Therapeutische Maßnahme ist die konsequente Alkoholabstinenz. Ein Therapieversuch mit hochdosierter Thiamin(Vitamin-B_1)-Substitution sollte unternommen werden (mind. 100 mg/d parenteral über eine Woche).

15.6.4 Suizidalität bei Alkoholkranken

> Suizidale Krisen sind bei alkoholabhängigen Patienten etwa zwölfmal häufiger als in der Durchschnittsbevölkerung.

Diesen liegen in der Regel depressive Verstimmungen auf toxischer, psychoreaktiver, psychotischer und hirnorganischer Basis zugrunde. Die alkoholbedingte Euphorie schlägt nicht selten in eine depressive Verstimmung um, wobei es dann häufig zu Suizidhandlungen kommen kann. Davon sind Suizidhandlungen zu unterscheiden, die bei ansteigendem Blutalkoholspiegel aus einem plötzlichen autoaggressiven Impuls heraus ausgeführt werden. Schließlich kann bei Alkoholkranken akute Suizidalität als Reaktionsbildung auf die körperlichen und sozialen Folgeerscheinungen der Sucht entstehen („Bilanzsuizid"). Es kommen die gleichen Behandlungsprinzipien wie bei suizidalen Krisen anderweitiger Genese zur Anwendung (s. Kap. 10 und 27.4) [9].

15.7 Typische Fehler bei der Behandlung von Alkoholkranken

- Es liegt im Wesen der Sucht, daß die Patienten ihren Alkoholmißbrauch häufig verleugnen bzw. dissimulieren. Dieses Verhaltensmuster kann beim Helfer Verärgerung und Ablehnung hervorrufen. Typischer Fehler ist entsprechend häufig eine moralisierende und tabuisierende Haltung und Ablehnung der „Sucht". Aber auch ein übertriebenes Maß an Verständnis für den Patienten kann antitherapeutisch sein.
- Mit einem zu späten Therapiebeginn bei Delirium tremens wird eine massive, unter Umständen lebensbedrohliche Symptomatik in Kauf genommen.
- Bei zu langer Verordnungsdauer von Clomethiazol besteht die Gefahr einer Clomethiazolabhängigkeit.
- Es werden bei Alkoholintoxikation und beim Delir leicht komplizierende körperliche Erkrankungen übersehen.
- Obwohl obsolet, wird auf die Anwendung von Alkohol zur Prophylaxe oder Therapie des Delirs zurückgegriffen.

Literatur

1. Ballenger, J. C., R. M. Post: Kindling as a model for alcohol withdrawal syndromes. Brit. J. Psychiatry 133 (1978), 1–14.
2. Feuerlein, W., H. Küfner, C. M. Haf, C. Ringer, K. Antons: Kurzfragebogen für Alkoholgefährdete. Beltz, Weinheim 1989.
3. Feuerlein, W.: Alkoholismus-Mißbrauch und Abhängigkeit, 4. Aufl. Thieme, Stuttgart 1989.
4. Feuerlein, W.: Akuttherapie der Alkoholkrankheit. In: Seitz, H. K., C. S. Lieber, U. A. Simanowski (Hrsg.): Handbuch Alkohol, Alkoholismus, alkoholbedingte Organschäden, S. 1–20. Barth, Leipzig–Heidelberg 1995.
5. Huber, G.: Psychiatrie. Lehrbach für Studierende und Ärzte, 5. Aufl., S. 524–537. Schattauer, Stuttgart 1994.
6. Jost, A., L. Hermle, M. Spitzer, G. Oepen: Zur klinischen und labortechnischen Differenzierung des Alkoholentzugssyndroms („Prädelir") und des Alkoholdelirs. Psychiat. Prax. 19 (1992), 16–22.
7. Schuchardt, V., W. Hacke: Klinik und Therapie alkoholassoziierter ZNS-Schäden und peripherer Neuropathie. In: Seitz, H. K., C. S. Lieber, U. A. Simanowski (Hrsg.): Handbuch Alkohol, Alkoholismus, alkoholbedingte Organschäden, S. 493–415. Barth, Leipzig–Heidelberg 1995.
8. Spies, C., K. Eyrich: Perioperative Problemsituationen bei chronischem Alkoholmißbrauch. In: Tretter, F., S. Busello-Spieth, W. Bender (Hrsg.): Therapie von Entzugssyndromen, S. 240–256. Springer, Berlin–Heidelberg 1994.
9. Soyka, M.: Die Alkoholkrankheit – Diagnose und Therapie. Chapman & Hall, Weinheim 1995.
10. Sutton, T.: Tracts on delirium tremens, on peritonitis and on the gout, pp. 1–77. Thomas Underwood, London 1813.
11. Thier, P.: Alkoholfolgekrankheiten. In: Brandt, T., J. Dichgans, H. C. Diener (Hrsg.): Therapie und Verlauf neurologischer Erkrankungen, 2. Aufl., S. 841–863. Kohlhammer, Stuttgart 1993.
12. Victor, M., R. D. Adams: The effect of alcohol on the nervous system. Res. Publ. Ass. nerv. ment. Dis. 32 (1953), 526.
13. Wetterling, T.: Delir – Stand der Forschung. Fortschr. Neurol. Psychiat. 62 (1994), 280–289.

16
Psychische Störungen infolge anderer psychotroper Substanzen

MICHAEL SOYKA

Substanzmißbrauch und -abhängigkeit zählen in den westlichen Industrieländern zu den häufigsten psychischen Störungen, und organische psychische Störungen infolge der Einnahme psychotroper Substanzen spielen gerade für Notfallsituationen in der klinischen Psychiatrie eine herausragende Rolle.

Die Zahl der Drogenabhängigen hat zumindest in den „alten" Bundesländern Deutschlands stark zugenommen und wird heute auf über 120 000 geschätzt. Dabei sind Drogenabhängigkeit und Mißbrauch psychotroper Substanzen schon längst keine ausschließlich Jugendliche betreffenden Probleme mehr. Auch das Konsummuster hat sich deutlich geändert: Zwar dominieren unter den illegalen Drogen noch immer Narkotika, speziell Opioide, jedoch sind der Konsum von Kokain, Psychostimulanzien, sogenannten Designerdrogen sowie polytoxikomanes Suchtverhalten heute sehr viel häufiger als früher.

Die therapeutischen Chancen und die Prognose bei Drogenabhängigkeit sind im Regelfall schlechter als etwa bei der Alkoholabhängigkeit. Die meisten Langzeitkatamnesen zeigen Abstinenzraten von 20–40%.

Angesichts dieser Abstinenzraten und des in vielen Fällen sehr ungünstigen Krankheitsverlaufs bei Drogenabhängigkeit sind in den letzten Jahren vermehrt sogenannte Substitutionsprogramme für Drogenabhängige, aber auch neue pharmakologische Ansätze in die Therapie Drogenabhängiger eingeführt worden, die ihrerseits zu Problemen und Notfallsituationen führen können (s. Kap. 16.1.3 und 16.1.4).

Zum Thema Drogenabhängigkeit liegen – über die Behandlung von Notfallsituationen hinausgehend – sehr gute Übersichten vor [8, 10], ebenso wie für die Psychopharmakotherapie im allgemeinen und speziell in Notfallsituationen sowie zur Pharmakologie einzelner empfohlener Substanzen [1]. Auf die Prinzipien des diagnostischen und therapeutischen Vorgehens bei Intoxikationen geht Kapitel 13 dieses Buches ein.

Von den sieben von der WHO definierten Substanzgruppen mit Suchtpotential (Alkohol und Barbiturate [einschließlich der Benzodiazepine], Morphine, Kokain, Cannabis, Amphetamine, Kath, Halluzinogene) beinhalten nur die ersten zwei Gruppen eine klare körperliche Abhängigkeit, auch wenn bei Kokain ebenfalls Entzugssymptome auftreten können.

Der früher übliche Terminus Sucht ist durch die besser operationalisierten Begriffe Mißbrauch und Abhängigkeit ersetzt worden (s. dazu [12]). Dabei liegt dem Abhängigkeitsbegriff in modernen Klassifikationssystemen wie DSM-IV und ICD-10 das von Edwards und Gross vorgeschlagene dimensional angelegte Anhängigkeitssyndrom zugrunde.

Abhängigkeit wird hier als ein Cluster von kognitiven, physiologischen und Verhaltenssymptomen aufgefaßt, wobei diese nicht unbedingt gleichzeitig vorhanden sein müssen und durchaus in verschiedenen Schweregraden vorliegen können (Tab. 16-1).

Das Vorliegen einer körperlichen Abhängigkeit ist für die Diagnose einer Abhängigkeit von psychotropen Substanzen keineswegs erforderlich. Der Abhängigkeitsbegriff hat mittlerweile eine große Ausdehnung erfahren, so daß zumindest im DSM-IV die Diagnose Mißbrauch psychotroper Substanzen eher eine diagnostische Reservekategorie darstellt.

Die modernen psychiatrischen Klassifikationssysteme wie ICD-10 und DSM-IV nennen eine Reihe verschiedener psychischer Störungen wie Delir, Entzugssyndrom oder organisches affektives Syndrom, die infolge des Mißbrauchs psychotroper Substanzen auftreten können. Die einzelnen psychiatrischen Folgestörungen treten dabei nicht bei allen genannten Substanzgruppen mit Mißbrauchspotential auf, sondern jeweils nur bei einigen Substanzgruppen (Tab. 16-2a und b). So finden sich Entzugsdelir und Halluzinationen typischerweise nicht bei Opioidabhängigen, während umgekehrt ein (vegetatives) Entzugssyndrom bei Cannabiskonsumenten nicht auftritt.

Notfallsituationen sind vor allem bei den Substanzgruppen zu erwarten, die zu körperlicher Abhängigkeit, Entzugssyndromen, Delir, Halluzinosen, anderen Psychosen und weiteren organisch begründbaren psychischen Störungen führen können.

Vital bedrohliche Zustandsbilder können bei einer Reihe von verschiedenen Substanzen (Rauschdrogen) auftreten (Tab. 16-3).

16.1 Opioide

Zu den Opioiden gehören eine große Anzahl natürlicher Opioide wie Morphium sowie synthetische Opioide mit morphinähnlicher Wirkung, die ebenfalls über Opioidrezeptoren wirken. Die Substanzen werden in der Medizin zum Teil als Analgetika, Anästhetika oder auch als Antitussiva verwendet. Eine Reihe von Substanzen hat gemischt agonistische und antagonistische Effekte, wie z.B. Pentazocin (Fortral®) und Buprenorphin (Temgesic®). Mit Ausnahme von Codein unterliegen alle der genannten Opioide in Deutschland dem Betäubungsmittelgesetz. Die Gabe von Codein als sog. Ausweichmittel ist nach einer Änderung der Betäubungsmittelverschreibungsverordnung nur mehr in Ausnahmefällen möglich [14].

Tabelle 16-1 Substanzinduzierte psychische Störungen: ICD-10- und DSM-IV-Kriterien für schädlichen Gebrauch/Mißbrauch und Abhängigkeit.

ICD-10	DSM-IV
„schädlicher Gebrauch" Konsummuster psychotroper Substanzen, das zu Gesundheitsschädigung (körperlich oder psychisch) führt Diagnostische Leitlinien: – Diagnose erfordert tatsächliche Schädigung der Gesundheit des Konsumenten, negative soziale Folgen oder akute Intoxikationen bzw. „Kater" genügen nicht – ist nicht zu diagnostizieren bei Abhängigkeitssyndrom (F1x.2), psychotischer Störung (F1x.5) oder anderen spezifischen alkohol- oder substanzbedingten Störungen	Substanzmißbrauch A. unangepaßtes Muster von Substanzgebrauch mit der Folge von klinisch bedeutsamer Beeinträchtigung, erfüllt ist ≥ 1 der folgenden Kriterien innerhalb eines Zeitraums von 12 Monaten: – wiederholter Substanzgebrauch mit der Folge des Nichterfüllens von Pflichten – wiederholter Substanzgebrauch mit der Folge körperlicher Gefährdung – Konflikte mit dem Gesetz in Zusammenhang mit dem Konsum – fortgesetzter Substanzgebrauch trotz der durch die psychotropen Substanzen verursachten bzw. verstärkten sozialen Probleme B. Kriterien der Substanzabhängigkeit der jeweiligen Substanzklasse nicht erfüllt
Abhängigkeitssyndrom Gruppe körperlicher, Verhaltens- und kognitiver Phänomene, bei denen der Konsum einer Substanz(klasse) Vorrang gegenüber anderen früher präferierten Verhaltensweisen hat; starker, gelegentlich übermächtiger Wunsch nach Konsum psychotroper Substanzen; evtl. schnellerer Rückfall nach Abstinenzphase als bei Nichtabhängigkeit Diagnostische Leitlinien: Abhängigkeit liegt vor, wenn irgendwann während des letzten Jahres ≥ 3 Kriterien gleichzeitig vorhanden waren: – starker Wunsch/Zwang, psychotrope Substanzen zu konsumieren – verminderte Kontrollfähigkeit bezüglich Beginn, Beendigung und Menge des Konsums – körperliches Entzugssyndrom nach Beendigung/Reduktion – Nachweis einer Toleranz – fortschreitende Vernachlässigung anderer Interessen und zunehmender Zeitaufwand zugunsten des Konsums – anhaltender Konsum trotz eindeutig schädlicher Folgen	Substanzabhängigkeit unangepaßtes Muster von Substanzgebrauch mit der Folge von klinisch bedeutsamer Beeinträchtigung, erfüllt sind ≥ 3 der folgenden Kriterien innerhalb eines Zeitraums von 12 Monaten: – Toleranzentwicklung (Verlangen nach Dosissteigerung, verminderte Wirkung bei beibehaltener Dosis) – Entzugssymptome (charakteristisches Entzugssyndrom, Einnahme der gleichen [oder ähnlicher] Substanz zur Linderung bzw. Verhinderung von Entzugssymptomen) – häufig längere oder größere Aufnahme als beabsichtigt – Wunsch/erfolglose Versuche der Konsumkontrolle/-beendigung – großer Zeitaufwand zur Substanzbeschaffung – Aufgabe/Einschränkung wichtiger Aktivitäten zugunsten des Konsums – fortgesetzter Konsum trotz negativer Folgen

Tabelle 16-2a ICD-10-Klassifikation der durch psychotrope Substanzen induzierten psychischen und Verhaltensstörungen (F10).

F1x.0	akute Intoxikation
.00	ohne Komplikationen
.01	mit Verletzung oder anderer körperlicher Schädigung
.02	mit anderer medizinischer Komplikation
.03	mit Delir
.04	mit Wahrnehmungsstörungen
.05	mit Koma
.06	mit Krampfanfällen
.07	pathologischer Rausch
F1x.1	schädlicher Gebrauch
F1x.2	Abhängigkeitssyndrom
.20	gegenwärtig abstinent
.21	gegenwärtig abstinent, aber in beschützender Umgebung
.22	gegenwärtig Teilnahme an einem ärztlich überwachten Ersatzdrogenprogramm
.23	gegenwärtig abstinent, aber in Behandlung mit aversiven oder hemmenden Medikamenten (z.B. Disulfiram)
.24	gegenwärtiger Substanzgebrauch
.25	ständiger Substanzmißbrauch
.26	episodischer Substanzmißbrauch (Dipsomanie)
F1x.3	Entzugssyndrom
.30	ohne Komplikationen
.31	mit Komplikationen
F1x.4	Entzugssyndrom mit Delir
.40	ohne Krampfanfälle
.41	mit Krampfanfällen
F1x.5	psychotische Störung
.50	schizophreniform
.51	vorwiegend wahnhaft
.52	vorwiegend halluzinatorisch
.53	vorwiegend polymorph
.54	vorwiegend depressive Symptome
.55	vorwiegend manische Symptome
.56	gemischt
F1x.6	amnestisches Syndrom
F1x.7	durch psychotrope Substanzen bedingter Restzustand und verzögert auftretende psychotische Störung
.70	Nachhallzustände (Flashbacks)
.71	Persönlichkeits- und Verhaltensstörung
.72	affektives Zustandsbild
.73	Demenz
.74	andere anhaltende kognitive Beeinträchtigung
.75	verzögert auftretende psychotische Störung
F1x.8	andere psychische oder Verhaltensstörungen
F1x.9	nicht näher bezeichnete psychische oder Verhaltensstörung

Tabelle 16-2b Mögliche DSM-IV-Diagnosen in den verschiedenen Substanzklassen.

	Abhängigkeit	Mißbrauch	Intoxikation	Entzug	Intoxikationsdelir	Entzugsdelir	Demenz	Amnestische Störung	Psychotische Störung	Affektive Störungen	Angststörungen	Sexuelle Funktionsstörungen	Schlafstörungen
Alkohol	+	+	+	+	+	+	+*	+*	+	+	+	+	+
Amphetamine	+	+	+	+	+				+	+	+	+	+
Cannabis	+	+	+		+				+	+			
Halluzinogene	+	+	+		+				+**	+	+		
Inhalanzien	+	+	+		+		+*		+	+	+		
Koffein			+								+		+
Kokain	+	+	+	+	+				+	+	+	+	+
Nikotin	+			+									
Opioide	+	+	+	+	+				+	+		+	+
Phencyclidin	+	+	+		+				+	+	+		
Sedativa, Hypnotika, Anxiolytika	+	+	+	+	+	+	+*	+*	+	+	+	+	+
multiple Substanzen	+												
andere	+	+	+	+	+	+	+*	+*	+	+	+	+	+

* persistierende Störung
** auch persistierende Wahrnehmungsstörung im Zusammenhang mit Halluzinogenen (Flashback)

Im klinischen Alltag ist vor allem die Abhängigkeit von Heroin, Codein und Methadon von Bedeutung.

Heroin wird von den meisten Drogenabhängigen intravenös konsumiert, nicht selten aber auch durch nasale Inhalation oder durch Rauchen aufgenommen. Auch letztere Applikationsformen können zu Rausch und körperlicher Abhängigkeit führen. Die Dosen liegen zwischen 0,3 und 1 g pro Tag.

Regelmäßige Einnahme von Opioiden führt zu einer deutlichen Toleranz. Eine körperliche Abhängigkeit entwickelt sich insbesondere bei Heroin rasch.

Tabelle 16-3 Vital bedrohliche Zustandsbilder infolge rauscherzeugender Drogen.

Notfallsituation	Wichtigste verursachende Substanz(en)
Atemdepression	Opioide, Sedativa
Herz-Kreislauf-Komplikationen (sympathomimetische Effekte)	Psychostimulanzien (Kokain, Amphetamine, inkl. „Designerdrogen")
Hypotonie	Opioide, Sedativa, Lösungsmittel
Hypothermie	Opioide, Sedativa, Lösungsmittel
Hyperthermie	Psychostimulanzien
Koma	Opioide, Sedativa, Lösungsmittel
Status epilepticus	Psychostimulanzien, Sedativaentzug
diverse (Anaphylaxie, Sepsis etc.)	i.v. applizierte Drogen

Heroin führt im psychischen Bereich zu Euphorie und Enthemmung. Außerdem kommt es dosisabhängig zu Atemdepression, Miosis und den anderen typischen Symptomen einer Opioidintoxikation (s. Tab. 16-4).

Tabelle 16-4 Symptomatologie der Opioidintoxikation.

Symptome	Komplikationen
– Flush (Rötung des Gesichts)	– Koma
– Hautjucken	– Atemdepression
– initiale Euphorie	– Lungenödem
– Enthemmung	– Hypotonie, Bradykardie
– Apathie, Verlangsamung, verminderte Aufmerksamkeit	– Hypothemie
– Benommenheit	– epileptische Anfälle (selten)
– Einschränkung der Urteils- und der allgemeinen Leistungsfähigkeit	– Rhabdomyolyse
– verwaschene Sprache	– Nierenversagen
– Miosis (stecknadelkopfgroße Pupillen)	

Sogenannte Drogenersatzstoffe wie Codein oder Methadon wirken pharmakologisch ähnlich wie Heroin, führen aber nicht oder kaum zu einer Euphorie, können aber umgekehrt die Entwicklung eines Opioidentzugssyndroms verhindern. Heroin und Codein haben eine Halbwertszeit von wenigen, Methadon dagegen von ca. 24 Stunden, so daß bei körperlicher Abhängigkeit von Heroin, Codein oder anderen Opioiden sich relativ rasch innerhalb weniger Stunden ein

Opioidentzugssyndrom entwickelt, bei Methadon dagegen erst längere Zeit (ca. ein bis drei Tage) nach der letzten Einnahme der Substanz.

16.1.1 Opioidintoxikation

Krankheitsbild
Schon zehn bis 20 Sekunden nach intravenöser Zufuhr kann es zu Symptomen des Drogenrausches, dem „Kick", kommen. Die Symptome der Opioidintoxikation treten dann innerhalb von zwei bis fünf Minuten nach der Injektion auf (Tab. 16-4). Typischerweise kommt es zu einer Euphorie, die zehn bis 30 Minuten dauern kann und dann für etwa zwei bis sechs Stunden zu einem Zustand führt, der durch Antriebsminderung, Lethargie, Somnolenz und affektive Verstimmungen gekennzeichnet ist.

Diese Symptome einer „einfachen" Opioidintoxikation sind spontan reversibel und bedürfen keiner spezifischen medizinischen Intervention.

Als schwerwiegendste **Komplikationen** kann es bei Opioiden zum einen zu Überdosierungen, zum anderen zu toxischen Reaktionen kommen. Klinisch sind diese beiden Phänomene nicht sicher zu unterscheiden. Dies ist im Notfall auch nicht erforderlich, da die Therapie ohnehin symptomorientiert erfolgt. Typische Symptome einer schweren Opioidüberdosierung sind stecknadelkopfgroße Pupillen, Schock, Koma und Atemlähmung mit potentiell tödlichem Ausgang. Weitere Symptome sind kalte Extremitäten, eine Hyporeflexie, Zyanose sowie pulmonale Störungen (Lungenödem). Besonders gefährdet sind Patienten mit kardiopulmonaler Vorschädigung oder Atemwegserkrankungen.

Prädisponierend für schwere, vital bedrohliche Intoxikationen sind in erster Linie der wechselnde Reinheitsgrad des Heroins, eine verminderte oder fehlende Toleranz bei Erstkonsumenten bzw. nach relativ kurzer Heroinpause oder Mischintoxikationen.

Möglicherweise durch Fremdbeimengungen bedingt, wurde speziell bei Heroinkonsumenten eine Vielzahl neurologischer Auffälligkeiten beschreiben. Dazu zählen Ataxie, Parkinson-Symptome, toxische Amblyopien, Neuritiden, Myopathien und auch Rhabdomyolysen, die tödlich verlaufen können. Außerdem kann es bei i.v. Heroinkonsum zu Apoplexien und epileptischen Anfällen kommen sowie – durch Nadelverunreinigungen – zu Hirnabszessen, mykotischen Aneurysmen und Tetanus. Auch Myelopathien wurden beschrieben, deren Prognose schlecht ist (s.a. Kap. 16.11.1).

Die wichtigsten **Differentialdiagnosen** sind in Tabelle 16-5 aufgeführt. Zur Verifizierung und Behandlung einer schweren Opioidintoxikation ist die i.v. Gabe von Naloxon (Narcanti®) indiziert (s.u.). Bei Koma ist eine ganze Reihe weiterer medizinischer Störungen differentialdiagnostisch in Erwägung zu ziehen (Tab. 16-6).

Tabelle 16-5 Differentialdiagnosen einer Opioidvergiftung.

- Intoxikation durch Alkohol oder Sedativa (fehlende Pupillenverengung!)
- Intoxikation durch Kokain, Amphetamine oder Halluzinogene
- endogene Psychosen

Tabelle 16-6 Wichtige Differentialdiagnosen schwerer Rauschzustände mit Koma.

- Alkoholintoxikation
- Mischintoxikationen
- Hypoglykämie, schwere Leberfunktionsstörungen, Störungen des Wasser-Elektrolyt-Haushalts
- Herz-Kreislauf-Erkrankungen (z.B. Zustand nach Herz-Kreislauf-Stillstand)
- Schädel-Hirn-Trauma
- intra-/extrazerebrale Blutungen, zerebraler Insult
- Epilepsie
- Psychosen

Akuttherapie

Naloxon (Narcanti®), Dosierung nach Wirkung: 0,4–2 mg i.v., gegebenenfalls wiederholte Gabe von 0,4–2 mg nach zwei bis drei Minuten unter Kontrolle der Vitalfunktionen.

Die Gabe von einer Ampulle Narcanti® (0,4 mg) kann auch als Diagnostikum bei unklaren Intoxikationen mit Verdacht auf Opioidüberdosierung eingesetzt werden. Falls nach fraktionierter Gabe von insgesamt maximal 10 mg Naloxon keine Reaktion erfolgt, liegt wahrscheinlich keine Opioidintoxikation vor. Zu beachten ist die Gefahr eines durch Naloxon ausgelösten Entzugssyndroms.

Es sind die üblichen Maßnahmen zur Sicherung der Vitalfunktionen zu ergreifen. Ein intravenöser Zugang sollte gelegt und eine Glukoseinfusion angehängt werden. Anschließend wird die stationäre Aufnahme eingeleitet.

Beim Ansprechen auf die Therapie mit Naloxon muß, abhängig vom klinischen Bild, wegen dessen kurzer Halbwertszeit meist innerhalb von 45 Minuten nachdosiert werden. Nur in Ausnahmefällen ist eine Infusion mit kontinuierlicher Zufuhr von Naloxon notwendig. Auf jeden Fall muß der Patient für einige Stunden nachbeobachtet werden, da wegen der erwähnten kurzen Halbwertszeit des Antidots eine erneute Eintrübung auftreten kann (bezüglich spezieller Probleme bei der Antidotbehandlung mit Naloxon s.a. Kap. 13).

Bei Hypertonie hat sich Clonidin z.B. Catapresan® als Antihypertensivum bewährt. Wenn Hypotonie und Hypoxämie besteht, werden eine Volumen- und Sauerstoffzufuhr erforderlich, und zwar unter engmaschigem Monitoring von Kreislaufparametern und Sauerstoffsättigung bzw. Blutgasen. Bei Lungenödem ist eine internistische Intensivbehandlung, gegebenenfalls mit Beatmung, unverzüglich einzuleiten. Cave: In Einzelfällen kann auch durch Naloxon ein Lungenödem induziert werden.

16.1.2 Opioidentzugssyndrom

Krankheitsbild

Die typischen klinischen Symptome des Opioidentzugssyndroms sind in Tabelle 16-7 zusammengefaßt.

Bei längerer (meist mehrwöchiger) Einnahme von Opioiden, insbesondere Heroin, kommt es bei Absetzen oder Dosisreduktion meist innerhalb weniger

Tabelle 16-7 Stadien des Opioidentzugs (aus [1]).

Stadium	Symptome	Auftreten der Symptomatik in Stunden nach der letzten Dosis		
		Morphin	Heroin	Methadon
0	Verlangen nach Opioiden, Angst	6	4	12
I	Gähnen, Schwitzen, Tränenfluß, Rhinorrhö, „Yen-Schlaf"	14	8	32–48
II	vermehrte Intensität von Stadium-I-Symptomen; zusätzlich: Mydriasis, Piloarrektion, Tremor, Muskelzucken, Hitze- und Kältegefühle, Knochen- und Muskelschmerzen, Anorexie	16	12	48–72
III	vermehrte Intensität von Stadium-II-Symptomen; zusätzlich: Schlaflosigkeit, Blutdruck- und Temperatursteigerung, Tachykardie, Steigerung von Atemfrequenz und -tiefe, Übelkeit, psychosomatische Unruhe	24–36	18–24	> 48*
IV	vermehrte Intensität von Stadium-III-Symptomen; zusätzlich: Fieber, Erbrechen, Durchfall, Gewichtsverlust, Spontanejakulation und -orgasmus, Muskelkrämpfe, Hämokonzentration mit Leukozytose, Eosinopenie, Anstieg von Blutzucker und -laktat	36–48	24–36	> 48*

* widersprüchliche empirische Daten und Literaturangaben

Stunden zu einem Entzugssyndrom mit verschiedenen vegetativen, psychischen und körperlichen Störungen. Bei Gabe eines Opioidantagonisten, wie z.B. Naltrexon (s.u.), treten diese Symptome innerhalb weniger Minuten auf.

Ein Entzug von Heroin setzt erst üblicherweise sechs bis acht Stunden nach der letzten Dosis ein und erreicht seinen Höhepunkt am zweiten oder dritten Tag. Selten dauert er länger als sieben bis zehn Tage, häufig auch kürzer. Ein Entzugssyndrom nach Pethidin (Dolantin®) beginnt rascher und verläuft schneller.

Ein Methadonentzug beginnt, wegen der längeren Halbwertszeit dieser Substanz, typischerweise erst ein bis drei Tage nach der letzten Dosis, dauert dafür auch länger, gewöhnlich zehn bis 14 Tage.

Je nach Einnahmedauer/-dosis können der zeitliche Beginn und die Dauer eines Entzugssyndroms auch variieren.

Schwerwiegende **Komplikationen** wie psychotische Reaktionen sind im Opioidentzug in der Regel nicht zu erwarten. Letale Verläufe sind ausgesprochen selten und betreffen fast ausschließlich Patienten mit körperlicher Vorschädigung bzw. Grunderkrankung (z.B. Herz-Kreislauf-Erkrankungen).

Differentialdiagnostisch ist an den Entzug von anderen psychotropen Substanzen wie Sedativa, Hypnotika und Anxiolytika zu denken, die zu ähnlichen klinischen Bildern wie das Opioidentzugssyndrom führen. Auch ein grippaler Infekt kommt in Frage, da milde Entzugssyndrome häufig eine grippeähnliche Symptomatik hervorrufen.

Wichtig ist neben der Eigen- auch die Fremdanamnese. Die körperliche Untersuchung kann Hinweise für Injektionsstellen liefern. Zur Differentialdiagnose können Blut- und Urinkontrollen zum Nachweis/Ausschluß einer Einnahme anderer Drogen sinnvoll sein.

Akuttherapie
Für die Therapie des Opioidentzugssyndroms werden sehr unterschiedliche therapeutische Empfehlungen gegeben. Da plazebokontrollierte klinische Studien zur Wirksamkeit der einen oder anderen Substanz kaum vorliegen, hängt die Einschätzung der zu treffenden medizinischen Maßnahmen (z.B. Krankenhauseinweisung) und pharmakologischen Interventionen (Benzodiazepine, Opioide, Antidepressiva etc.) sehr stark von der individuellen Wertung des Krankheitsbildes und der persönlichen Überzeugung des Therapeuten ab.

> Auch wenn bei leichten Opioidentzugssyndromen keine zwingende Indikation für spezielle pharmakologische Interventionen besteht, so läßt sich dennoch in der Praxis in der Mehrzahl der Fälle eine medikamentöse Behandlung nicht umgehen.

Erfahrungsgemäß drängen sehr viele Patienten auch bei Fehlen gravierender vegetativer oder anderer Entzugssymptome auf die Gabe von Tranquilizern, Sedativa oder Methadon. Dabei ist unter präventiven Gesichtspunkten eine eher restriktive Verordnung dieser Pharmaka wünschenswert, um einem ohnehin weitverbreiteten polytoxikomanen Konsumverhalten vorzubeugen.

> Beruhigendes Auftreten, eine freundliche, nicht reizdeprivierte Umgebung und ausreichende Flüssigkeitssubstitution können für sich allein schon viel zur Linderung des Opioidentzugssyndroms beitragen.

Bei schweren Opioidentzugssyndromen muß eine stationäre Aufnahme erfolgen, eventuell mit intensivmedizinischer Überwachung.

Die verschiedenen Möglichkeiten der medikamentösen Behandlung sind in Tabelle 16-8 aufgeführt.

> Der Autor favorisiert im Regelfall eine Behandlung mit trizyklischen Antidepressiva, die zur Behandlung insbesondere der psychovegetativen Beschwerden ausreichend sind und kein Suchtpotential besitzen. Bei starken Schmerzen und deutlich reduziertem Allgemeinzustand ist dagegen eine Behandlung mit L-Methadon vorzuziehen. Benzodiazepine bieten sich in erster Linie bei polytoxikomanen Patienten mit regelmäßiger Einnahme von Sedativa und Hypnotika an, wobei der Entzug von diesen Substanzen zu einem späteren Zeitpunkt angestrebt werden sollte.

Eine weitere Alternative ist, insbesondere bei Patienten mit ausgeprägter Hypertonie und vegetativen Symptomen, die zusätzliche Gabe von Clonidin (Parace-

Tabelle 16-8 Medikamentöse Behandlungsalternativen bei Opioidentzugssyndrom.

- Therapie mit Antidepressiva, vorzugsweise sedierenden Trizyklika vom Typ des Doxepin (z.B. Aponal®)
  Dosierung: 100–150 mg/d, in Ausnahmefällen auch bis 300 mg/d
  oder
- Gabe von Opioiden (L-Methadon)
  Dosierung: abhängig von der Klinik, bis 50 mg/d, schrittweiser Entzug über 5–10 Tage
  oder
- Benzodiazepine
  - Diazepam (z.B. Valium®)
    Dosierung: initial bis zu 10 mg alle 2 h (unter Berücksichtigung der Klinik)
  - alternativ: Dikaliumclorazepat (z.B. Tranxilium®)
    in vergleichbarer Dosis wie Diazepam

fan®): 3 × 0,1 mg; Steigerung bis 2 × 0,3 mg/d, maximal 0,8 mg/d in mehreren Einzeldosen. Unter der Gabe von Clonidin sind regelmäßige Puls- und Blutdruckkontrollen erforderlich. Im Falle von Überdosierungserscheinungen (Bradykardie, AV-Überleitungsstörungen etc.) ist je nach Schweregrad eine entsprechende symptomatische Behandlung indiziert (z.B. Atropin bei Bradykardie); in Betracht kommt auch der Einsatz des α-Blockers Tolazolin als Antidot, dessen Wirkung jedoch nicht unumstritten ist (weitere Ausführungen hierzu in der „Roten Liste 1998").

Andere potentiell wirksame Substanzen wie Phenobarbital und andere Hypnotika sind nicht zu empfehlen. Niederpotente Neuroleptika sind nur in Einzelfällen hilfreich, auch wenn der sedierende Effekt von z.B. Chlorprothixen oder Prothipendyl manchmal von Nutzen ist. Höherpotente Neuroleptika wie z.B. Haloperidol führen zwar seltener zu Hypotonien als niederpotente, werden aber häufig schlechter vertragen (u.a. wegen extrapyramidaler Störungen) und sind daher nicht empfehlenswert.

Ultrakurzentgiftung durch Opioidantagonisten in Narkose
In den vergangenen Jahren sind immer wieder Therapieversuche zur Entgiftung Opioidabhängiger durch Gabe von Opioidantagonisten wie Naloxon und Naltrexon propagiert worden [14]. Opioidantagonisten führen beim Opioidsüchtigen zum sofortigen Auftreten eines Entzugssyndroms, das durch eine gleichzeitige Vollnarkose „verschlafen" werden kann. Der offensichtliche Vorteil einer raschen Entgiftung und hundertprozentiger Compliance stehen viele Nachteile gegenüber:
- Narkoserisiko,
- hohe Kosten,
- Gefahr von „Drehtür-Entgiftungen",
- Fehlen psychotherapeutischer Interventionsmöglichkeiten.

Die meisten Arbeitsgruppen haben sich wieder von solchen Entzugsmethoden zurückgezogen. Ohnehin dürften von ihr nur reine Opioidabhängige profitieren (die heute kaum mehr zu finden sind), nicht dagegen polytoxikomane Patienten.

Allerdings sind die Meinungen von Suchtexperten zu diesem Thema nicht einhellig.

Behandlung von Komplikationen

Epileptische Anfälle gehören nicht zum typischen Bild des Opioidentzugssyndroms. Sollten solche, insbesondere bei polytoxikomanen Patienten, trotzdem auftreten, können Benzodiazepine (s. Tab. 16-8) eingesetzt werden. Alternativ kann eine Behandlung mit Phenytoin 300 mg/d für fünf Tage oder Carbamazepin (z.B. Tegretal®) 600–1000 mg/d notwendig werden.

Psychosen und Delir gehören ebenfalls nicht zum typischen Bild des Opioidentzugssyndroms und zwingen zur differentialdiagnostischen Abklärung anderer möglicher Ursachen (andere Rauschdrogen, zerebrale Schädigungen etc.).

Die typischen medizinischen Folgeschäden bei Drogenabhängigen (s. Tab. 16-25) können sehr unterschiedliche Maßnahmen erforderlich machen.

Abhängig vom Allgemeinzustand des Patienten kann bei ausgeprägter Malnutrition oder dem Vorliegen von Hypovitaminosen die Gabe von Multivitaminpräparaten einschließlich Thiamin und Folsäure sinnvoll sein.

Wichtig sind eine Korrektur der Flüssigkeits-/Elektrolytbilanz und Zufuhr von Glukose.

Weiteres therapeutisches Vorgehen

Idealerweise sollte sich an eine Entzugsbehandlung bei Opioidabhängigen eine Entwöhnungstherapie anschließen. Diese ist sowohl wegen der mangelnden Motivation vieler Betroffener als auch wegen fehlender Therapieplätze sehr häufig schwierig oder nur mit großer zeitlicher Latenz (oft mehrere Monate) zu erreichen.

Abgesehen von den häufigen Fällen von Selbstentlassungen sollten nach abgeschlossener Entgiftung bis zum möglichen Antritt einer Entwöhnungstherapie eine engmaschige ambulante ärztliche Kontrolle und eine psychotherapeutische Begleitung des Patienten erfolgen.

Bei gut motivierten Patienten kann bis zum Antritt einer Entwöhnungstherapie auch eine vorübergehende Behandlung mit Opioidagonisten vom Typ Naltrexon (Nemexin®) indiziert sein (s.u.).

16.1.3 Notfälle bei methadonsubstituierten Patienten

Die Substitutionsbehandlung Opioidabhängiger mit Opioidagonisten, speziell Methadon, hat in den letzten Jahren vermehrt Befürworter gefunden. Für eine Substitutionsbehandlung bietet sich Methadon wegen seiner langen Halbwertszeit an.

Methadon ist ein vollsynthetisch hergestelltes Razemat aus einer rechts- und linksdrehenden Form, wobei nur die linksdrehende Form biologisch aktiv ist. In Deutschland war lange nur das L-Isomer im Handel, das doppelt so stark wirksam ist wie das Razemat.

L-Methadon (L-Polamidon®) unterliegt – wie auch andere Opioide – dem Betäubungsmittelgesetz (BtmG). Die Vorschriften zum Einsatz von Opioiden zu therapeutischen Zwecken sind in § 13 BtmG geregelt. Die Verschreibung an Drogenabhängige ist nur unter bestimmten Indikationen möglich.

In Deutschland ist die Opioidabhängigkeit selbst keine Indikation zur Substitution zu Lasten der Krankenkassen. Für die Substitutionsbehandlung gelten die sogenannten NUB-Richtlinien, die vom Bundesausschuß der Ärzte und Krankenkassen am 4.12.1990 erstmals beschlossen und in den Folgejahren mehrfach modifiziert wurden (Übersicht bei [6, 14]). Diese beziehen sich primär auf die ambulante Behandlung (Substitution) Opioidabhängiger. Unabhängig davon kann Methadon aber auch im stationären Bereich bei Heroinabhängigen mit schweren interkurrenten Erkrankungen indiziert sein.

Nach den NUB-Richtlinien kann eine Methadonsubstitution bei einigen festgelegten Erkrankungen (z.B. bei schweren konsumierenden Erkrankungen, AIDS, in der Schwangerschaft oder bei akuten und schweren, stationär behandlungsbedürftigen Erkrankungen [sog. Überbrückungssituation]) und bei „vergleichbar schweren" Erkrankungen indiziert sein.

> Das Spektrum der Erkrankungen, die eine Methadonsubstitution ermöglichen, ist in den letzten Jahren deutlich erweitert worden, weswegen immer mehr drogenabhängige Patienten mit Methadon behandelt werden.

Methadon interagiert pharmakologisch mit einer Reihe von Substanzen (Tab. 16-9; Übersicht bei [6]).

Tabelle 16-9 Interaktionen von Methadon mit anderen Substanzen.

Beschleunigter Methadonabbau durch	Verzögerter Methadonabbau durch
– Rifampicin	– Cimetidin
– Phenytoin	– Chinidin
– Phenobarbital	– Betablocker
– Carbamazepin	– Antidepressiva (Trizyklika und Fluvoxamin)
	– Antimykotika
	– Antiarrhythmika
	– Kontrazeptiva

Kontraindikationen für eine Methadonsubstitution sind erhöhter Hirndruck, Erkrankungen, bei denen eine Dämpfung des Atemzentrums vermieden werden muß, eine akute hepatische Porphyrie sowie, als relative Kontraindikationen, Hyperthyreose, Colitis ulcerosa und Pankreatitis. Anwendungsbeschränkungen resultieren im wesentlichen aus der zentral sedierenden, anticholinergen und analgetischen Wirkung von Methadon, die zu einem Verdecken von Beschwerden bzw. Krankheitssymptomen führen kann.

Konkrete Richtlinien und Anhaltspunkte für die Durchführung von Methadonsubstitutionen sind 1995 von einer interdisziplinären Arbeitsgruppe vorgeschlagen worden [2].

Akuttherapie bei organisch begründbaren psychischen Störungen bei methadonsubstituierten Opioidabhängigen

Bei Opioidabhängigen, die wegen einer in den NUB-Richtlinien erfaßten körperlichen oder psychischen Störung mit Methadon substituiert werden, können verschiedenste psychische Störungen auftreten, die durch eine körperliche Grunderkrankung verursacht werden (z.B. AIDS-Enzephalopathie). Dabei kann es schwierig sein, substanzinduzierte psychopathologische Auffälligkeiten differentialdiagnostisch abzugrenzen.

- Bei psychotischen Episoden, die während einer Substitutionsbehandlung mit Methadon auftreten, wird die Gabe von Butyrophenonen (Haloperidol oder Bromperidol) in Dosen von 5–10 mg/d empfohlen.
- Bei leichteren psychotischen Störungen oder psychosenaher Symptomatik (z.B. Depersonalisations- oder Derealisationsphänomenen) kann auch die Gabe von geringeren Dosen von Haloperidol (z.B. Haldol®) oder alternativ Perazin (z.B. Taxilan®) 50–200 mg/d ausreichend sein.
- Bei ängstlich-depressiven Syndromen sollte symptomorientiert eine Therapie mit vorwiegend sedierenden Trizyklika vom Typ des Amitriptylins (z.B. Saroten®) in Dosen von 50–100 mg/d oder alternativ auch Doxepin (z.B. Aponal®) versucht werden. Dabei müssen mögliche pharmakologische Interaktionen beachtet werden (s. Tab. 16-9).
- Bei hartnäckigen Schlafstörungen können entweder Antidepressiva in der genannten Größenordnung oder auch niederpotente Neuroleptika wie Levomepromazin (z.B. Neurocil®) oder Promazin (z.B. Protactyl®) in Dosen bis 100 mg sinnvoll sein.

Substanzen mit Abhängigkeitspotential, wie z.B. Sedativa und Hypnotika, sind kontraindiziert.

Vorbeugung eines Methadonentzugssyndroms

Wie oben dargestellt, verlaufen Methadonentzugssyndrome wegen der langen Halbwertszeit der Substanz im Vergleich zu anderen Opioidentzügen prolongiert, d.h., sie beginnen später und halten länger an, zeigen häufig auch eine schwerere Symptomatik als der Heroinentzug.

Beim Absetzen von Methadon ist daher ein schrittweises Vorgehen mit Reduktion der Dosis über einen Zeitraum von zehn bis 14 Tagen (im klinischen Rahmen) oder sogar über mehrere Wochen bei ambulanten Entzügen notwendig.

Häufige Probleme

Ein häufiges praktisches Problem, vor allem an Wochenenden, ist, daß sich methadonsubstituierte Patienten in Allgemeinkrankenhäusern und Ambulanzen vorstellen und angeben, daß ihnen das Methadon ausgegangen sei, etwa weil der behandelnde Arzt im Urlaub sei oder der Saft verschüttet, verloren oder vergessen worden sei. Das Vorgehen im Einzelfall ist schwierig und hängt von der klinischen Symptomatik ab (Intoxikation? Entzugssyndrom?). Die möglichen therapeutischen Optionen beinhalten neben der Verweigerung von Methadon bei offenkundig intoxikierten Patienten das Angebot einer kurzzeitigen stationären Überwachung für einen Tag oder die gegebenenfalls fraktionierte Abgabe von

Methadon (im Abstand von mehreren Stunden). Entschließt man sich zur einmaligen Behandlung mit Methadon, muß auf der Einnahme unter Aufsicht bestanden werden, schon um die Einspeisung in den Schwarzmarkt zu verhindern. In jedem Fall ist der behandelnde Arzt über das gewählte Vorgehen zu informieren.

Intoxikationen sind bei methadonsubstituierten Patienten bei adäquater psychosozialer Betreuung und regelmäßigen toxikologischen Urinkontrollen nicht sehr häufig. Dagegen kommt es bei der ausschließlich in Deutschland verbreiteten „Substitution" mit Codein bzw. dihydrocodeinhaltigen Medikamenten offensichtlich häufiger zu letalen Intoxikationen [9], was diese Behandlung risikoreich erscheinen läßt.

Bei methadonsubstituierten, aber auch anderen Drogenabhängigen ist im übrigen auf die Gefahr eines zusätzlichen Alkoholismus zu achten, der häufig übersehen wird.

16.1.4 Notfälle bei Patienten unter Naltrexon

Neben der Behandlung mit Opioidagonisten (Methadon) werden zunehmend auch Opioidantagonisten vom Typ des Naltrexons (Nemexin®) als „Nüchternheitshilfe" bei Opioidabhängigen eingesetzt.

Naltrexon ist ein nahezu reiner Opioidantagonist ohne sonstige pharmakologische Wirkung. Die Substanz bindet an Opioidrezeptoren (insbesondere den µ-Rezeptor), und zwar stärker als alle anderen zentral wirksamen Opioide, die dadurch vom Rezeptor verdrängt und ferngehalten werden. Eine Tablette Naltrexon (50 mg) ist ausreichend, um ca. 25 mg Heroin i.v. für 24 Stunden zu blockieren.

Die Substanz selbst hat wahrscheinlich kein Suchtpotential.

Mögliche Indikationsbereiche und die notwendigen Laboruntersuchungen sowie das praktische Vorgehen bei der Behandlung mit Naltrexon sind in Tabelle 16-10 zusammengefaßt.

Notfallsituationen können sich vor allem dadurch ergeben, daß bei nichtentzogenen Opioidabhängigen durch die gleichzeitige Gabe von Naltrexon ein akutes Opioidentzugssyndrom ausgelöst werden kann.

Vor Beginn einer Behandlung mit Naltrexon ist daher sorgfältig zu überprüfen, ob der Patient tatsächlich vollständig entzogen bzw. drogenfrei ist.

Nebenwirkungen von Naltrexon sind eher selten. Vor allem bei höheren Dosen kann es zur Erhöhung von Lebertransaminasen, Durchfall, Erbrechen und anderen gastrointestinalen Symptomen sowie in Einzelfällen zur Entwicklung einer thrombozytopenischen Purpura kommen.

16.2 Cannabinoide

Aus der Cannabispflanze wird eine ganze Reihe Substanzen mit psychotropen Eigenschaften gewonnen bzw. abgeleitet, insbesondere **Haschisch** (Cannabis), **Marihuana** und **Delta-9-Tetrahydrocannabinol** (THC), der eigentlich wirksame Bestandteil dieser Substanzen.

III Psychiatrische Krankheitsbilder

Tabelle 16-10 Praktisches Vorgehen bei der Naltrexonbehandlung Opioidabhängiger (aus [13]).

Indikationsbereiche
- Frühfälle von Drogenabhängigkeit
- gute soziale Integration, hohe Motivation zur Abstinenz
- festes Therapiesetting
- evtl. zur Überbrückung bis zum Beginn einer Langzeittherapie

Erforderliche Laboruntersuchungen vor Behandlungsbeginn
- Leberenzyme
- unauffälliges Drogenscreening (Urin): Voraussetzung für den Behandlungsbeginn!

Opioidfreies Intervall vor Behandlungsbeginn
- bei Opioiden mit kurzer Halbwertszeit (Heroin, Morphin etc.): ≥ 7 Tage
- bei Opioiden mit längerer Halbwertszeit (Methadon): ≥ 10 Tage

Dosierung
- initial 25 mg Testdosis (Ausschluß Drogenentzug)
- danach 50 mg/d
- alternativ: 350 mg Wochendosis (Mo 100 mg – Mi 100 mg – Fr 150 mg)

Cannabinoide werden fast ausschließlich geraucht, seltener gekaut oder oral eingenommen.

Cannabis ist eine weitverbreitete Droge, die von einigen Abhängigen ausschließlich, von vielen aber in Kombination mit anderen Rauschmitteln (z.B. Opioiden, Alkohol, Kokain) eingenommen wird.

Die Gefährlichkeit von mehr oder weniger mäßigem Cannabiskonsum wird sehr unterschiedlich eingeschätzt.

Viele halten ihn für harmlos, andere dagegen für gefährlich, insbesondere hinsichtlich der Gefahr des Auftretens organisch bedingter psychischer Störungen. Im DSM-III-R heißt es dazu: „Viele Menschen schätzen Cannabis als Substanz mit niedrigem Suchtpotential ein, die auch bei fortgesetztem Konsum höchstwahrscheinlich keine Probleme bereitet. Aus diesem Grunde beginnen viele Personen, diese Substanz zu konsumieren, ohne die Möglichkeit einer Abhängigkeitsentwicklung zu bedenken."

Typische Langzeitfolgen einer Cannabisabhängigkeit sind eine starke Antriebsminderung bis hin zur Lethargie, Anhedonie und kognitive bzw. mnestische Störungen, insbesondere Aufmerksamkeits- und Gedächtnisstörungen, die häufig dauerhafter Natur sind. In der Literatur wird dieses Krankheitsbild als „amotivationales Syndrom" bezeichnet.

Akute Zufuhr von Cannabis führt häufig nur zu geringen psychischen Wirkungen. THC-haltige Substanzen verursachen in erster Linie Euphorie, Entspannung und ein Gefühl des „high"-Seins. Die Gedächtnisfunktionen können beeinträchtigt sein, und im Einzelfall können auch neurologische Störungen (z.B. Koordinationsstörungen) auftreten. Eine typische körperliche Abhängigkeit gibt es bei THC-haltigen Substanzen nicht, wohl aber eine psychische Abhängigkeit mit Gewöhnung und Toleranzsteigerung.

Spezifische psychiatrische Notfallsituationen betreffen vor allem Cannabisintoxikationen und psychotische Störungen.

16.2.1 Cannabisintoxikation

Krankheitsbild
Die typischen Symptome der Cannabisintoxikation sind in Tabelle 16-11 aufgeführt.

Tabelle 16-11   Symptome einer Cannabisintoxikation.

Psychisch	Somatisch
– Euphorie	– konjunktivale Injektion
– Angst	– gesteigerter Appetit
– Mißtrauen, paranoide Reaktionen	– Mundtrockenheit
– Gefühl der Zeitverlangsamung	– Tachykardie
– Beeinträchtigung der Urteils- und Kritikfähigkeit	
– sozialer Rückzug	

Cannabiskonsum führt häufig zu Bronchitiden. Diese können bei nachfolgenden Opioidintoxikationen zum Atemstillstand prädisponieren.
Cannabisintoxikationen scheinen wegen der eingeschränkten motorischen Koordinationsfähigkeit auch eine häufige Ursache von Autounfällen zu sein.
Schwere Intoxikationen oder toxische Reaktionen auf THC sind meist rasch reversibel, können aber mitunter auch drei Wochen oder länger persistieren.
Differentialdiagnostisch sind in erster Linie Intoxikationen durch andere psychotrope Substanzen in Erwägung zu ziehen, neben Alkohol sind dies insbesondere Halluzinogene. Außerdem sind endogene Psychosen auszuschließen.

Akuttherapie
Nur ausgeprägte Cannabisintoxikationen erfordern eine pharmakologische Intervention und stationäre Aufnahme.
In den meisten Fällen reichen nichtpharmakologische Interventionen (beruhigende Ansprache und Zuwendung, freundliche Umgebung etc.) aus.
Wenn Patienten nach einem ambulanten Kontakt entlassen werden, sollte eine ausreichende Beobachtung und Betreuung durch enge Bezugspersonen gewährleistet sein, zumal im Einzelfall eine gewisse Gefährdung, z.B. durch Stürze und Unfälle (eingeschränkte Fahrtauglichkeit!), besteht.
Bei ausgeprägten Depersonalisations- oder Derealisationsphänomenen oder anderen psychotischen Symptomen sind Butyrophenone wie Haloperidol (z.B. Haldol®) in einer Dosis von 2, meist aber 5–10 mg/d sinnvoll. Alternativ können auch niederpotentere Neuroleptika, wie Perazin (z.B. Taxilan®, 50–300 mg/d) gegeben werden.

16.2.2 Cannabisinduzierte wahnhafte bzw. psychotische Störungen

Psychopathologisch stehen bei cannabisinduzierten wahnhaften Störungen folgende Symptome im Vordergrund:
- lebhafte Wahnsymptome, meist ein Verfolgungswahn,
- ausgeprägte Angst,
- emotionale Labilität,
- Depersonalisation und Derealisation,
- eventuell Amnesien.

Die somatischen Symptome entsprechen jenen bei Cannabisintoxikation (s. Tab. 16-11).

> Der Verlauf ist oft günstig. Allerdings finden sich nach längerem Konsum nicht selten auch chronifizierte Psychosen, insbesondere bei Patienten mit familiärer Belastung.

Psychopathologisch ähneln diese Krankheitsbilder schizophrenen Psychosen. Meist dominieren Mißtrauen, Verfolgungswahn und Beziehungsideen.

Eine Reihe von epidemiologischen Befunden deutet darauf hin, daß schizophrenieähnliche Psychosen bei Cannabiskonsumenten um ein Vielfaches häufiger auftreten als in der Normalbevölkerung.

Differentialdiagnostisch sind bei allen THC-induzierten Psychosen in erster Linie endogene (schizophrene) Psychosen auszuschließen.

Akuttherapie

Eine stationäre Behandlung ist meist notwendig, schon zur differentialdiagnostischen Abklärung.

Bei lebhaften Wahnsymptomen empfiehlt sich Haloperidol (z.B. Haldol®) 5–10 mg/d, eventuell auch mehr. Alternativ kann die Gabe von Flupentixol (Fluanxol®) 5–10 mg/d oder (bei milderen Formen) Perazin (z.B. Taxilan®) 100–300 mg/d (auch höhere Dosen möglich) erwogen werden.

16.2.3 Andere THC-induzierte psychische Störungen

Krankheitsbild

Dazu gehören Angstzustände, insbesondere Panikreaktionen, Flashbacks (veränderte Wahrnehmung ohne erneuten Cannabiskonsum) oder andere schwierig zu klassifizierende psychotische Symptome, z.B. apophäne Syndrome (abnormes Bedeutungsbewußtsein, Wahnvorstellungen), sowie Persönlichkeitsveränderungen.

Akuttherapie

- Akute psychotische Angstzustände sollten neuroleptisch (Haloperidol [z.B. Haldol®] 5–10 mg/d), sowie eventuell auch anxiolytisch behandelt werden (Lorazepam [z.B. Tavor®] 1–2 mg als Einzeldosis). Als Alternative zu Haloperidol bietet sich Perazin (z.B. Taxilan®) 50–300 mg/d an.

- THC-assoziierte Flashbacks bedürfen meist keiner pharmakologischen Intervention, eventuell ist eine niedrigdosierte neuroleptische Behandlung indiziert.
- Bei apophänen Syndromen kann Perazin (z.B. Taxilan®) 100–300 mg/d eingesetzt werden, bei ausgeprägter Apophänie Haloperidol (z.B. Haldol®) 5–10 mg/d (selten mehr).

16.3 Sedativa/Hypnotika

Fast alle Hypnotika und Sedativa wie Barbiturate, Benzodiazepine, Chloralhydrat, Methaqualon etc. haben ein erhebliches Mißbrauchs- oder Abhängigkeitspotential, das bei den Benzodiazepinen etwas geringer ist als bei den anderen Substanzen. Mißbräuchlich werden diese Substanzen oral eingenommen, obwohl insbesondere Benzodiazepine und Barbiturate auch intravenös zugeführt werden können.

Viele der Patienten mit Mißbrauch und Abhängigkeit von Sedativa/Hypnotika sind alkohol- oder drogenabhängig; allerdings gibt es auch primäre Abhängigkeitsentwicklungen bei einer Vielzahl von psychischen Störungen, insbesondere bei Angsterkrankungen, aber auch bei Patienten mit Schlafstörungen und bei Patienten, die Sedativa/Hypnotika aus anderen Gründen verschrieben bekommen.

Die Intoxikations- und Entzugssyndrome bei Sedativa/Hypnotika sind ähnlich wie die bei Alkoholismus (s. Tab. 16-14; s.a. Kap. 15). Letale Intoxikationen gibt es insbesondere bei Barbituraten, aber auch bei Methaqualon, Chloralhydrat und den meisten anderen Hypnotika/Sedativa, kaum je dagegen bei Benzodiazepinen wie Diazepam, Flurazepam oder Triazolam, die eine ungewöhnlich hohe therapeutische Breite haben. Mischintoxikationen (Alkohol, Opioide etc.) mit Benzodiazepinen können dagegen tödlich verlaufen.

Bei den meisten Sedativa/Hypnotika, insbesondere den Benzodiazepinen, kann man zwei verschiedene Abhängigkeitsformen unterscheiden, nämlich eine Abhängigkeit vom „High-dose"-Typ (Dosen jenseits des therapeutischen Bereichs) und eine Abhängigkeit vom „Low-dose"-Typ mit Dosen innerhalb des therapeutischen Bereichs. Patienten mit High-dose-Abhängigkeit weisen in der Regel einen schwereren Entzug auf als Patienten mit Low-dose-Abhängigkeit (Abb. 16-1).

16.3.1 Intoxikation durch Sedativa, Hypnotika oder Anxiolytika

Krankheitsbild

Abhängig von Dosis und Einnahmedauer können alle der oben aufgeführten Substanzen zu Intoxikationen führen. Sie äußern sich in erster Linie durch eine Reihe von Verhaltensauffälligkeiten und psychischen Beeinträchtigungen sowie somatisch-neurologischen Symptome, die denen der Alkoholintoxikation ähneln (Tab. 16-12).

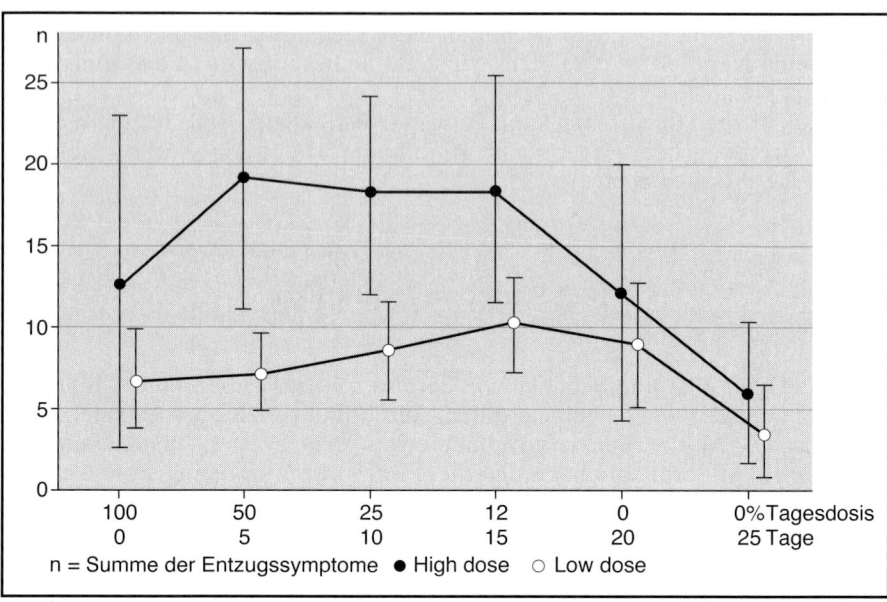

Abb. 16-1 Entzugssymptome bei sechs Patienten mit Low-dose- und sechs Patienten mit High-dose-Abhängigkeit.

Tabelle 16-12 Symptome einer Intoxikation durch Sedativa, Hypnotika oder Anxiolytika.

Psychisch	Neurologisch
– verschiedene Verhaltensauffälligkeiten	– verwaschene Sprache
– affektive Enthemmung	– Koordinationsstörungen
– Stimmungslabilität	– unsicherer Gang, Ataxie
– Beeinträchtigung von Urteilsvermögen und Kritikfähigkeit	– kognitive und mnestische Störungen
– ausgeprägte Sedierung bis hin zum Koma	– Atemdepression
	– Areflexie
	– verminderte Körpertemperatur

Differentialdiagnostisch kommen Intoxikationen mit Alkohol bzw. anderen psychotropen Substanzen in Frage. Bei bewußtseinsgetrübten bzw. komatösen Zustandsbildern ist eine Fülle weiterer körperlicher Erkrankungen in die Differentialdiagnose mit einzubeziehen (Tab. 16-6).

Akuttherapie

Eine Krankenhausaufnahme, eventuell mit intensivmedizinischer Betreuung, ist erforderlich. Die üblichen Maßnahmen zur Sicherung der Vitalfunktionen sind zu beachten, ein Zugang ist zu legen, gegebenenfalls die toxikologische Untersuchung einzuleiten.

> Bei unklarer Intoxikation kann eine Benzodiazepinintoxikation in folgender Weise ausgeschlossen werden: Wacht der Patient nach i.v. Gabe von Flumazenil (Anexate®) in fraktionierter Dosis, im Mittel 0,3–0,6 mg, s.a. Herstellerinformation nicht innerhalb kurzer Zeit auf, liegt keine Benzodiazepinintoxikation vor.

Wegen der kurzen Halbwertszeit von Flumazenil besteht die Gefahr einer erneuten Bewußtseinstrübung bei nachlassender Wirkung des Antidots. Keinesfalls darf der Patient vor ausreichender Entgiftung und somatischer Stabilisierung vorzeitig entlassen werden.

Für die anderen Hypnotika/Sedativa stehen keine spezifischen Antidote zur Verfügung.

Nur bei kurz zurückliegender Aufnahme ist eventuell eine Magenspülung indiziert. Bei schwersten Mischintoxikationen bzw. Koma ist unter Umständen eine sekundäre Giftelimination durch Hämoperfusion oder Plasmapherese zu diskutieren (s.a. Kap. 13).

16.3.2 Entzug von Sedativa/Hypnotika

Krankheitsbild

Die wichtigsten Symptome beim Entzug von Sedativa, Hypnotika oder Anxiolytika führt Tabelle 16-13 auf. Sie ähneln denen bei Alkoholabhängigkeit.

Tabelle 16-13 Symptomatik des Entzugs von Sedativa, Hypnotika oder Anxiolytika.

- Übelkeit und Erbrechen
- Unwohlsein, Schwäche
- autonome Hyperaktivität (Schwitzen, Tachykardie)
- Angst, Depression, Reizbarkeit
- orthostatische Hypotension
- grobschlägiger Tremor
- Schlafstörungen
- epileptische Anfälle (Grand-mal-Typ)
- Perzeptionsstörungen (insbesondere bei Benzodiazepinentzug), z.B. Körperfühlstörungen, Oszillopsien, Kinästhesien
- verschiedene körperliche Beschwerden, z.B. Schmerzen, Krämpfe, Muskelzuckungen
- Depersonalisation, Derealisation

In schweren Fällen:
- Delir
- Halluzinosen (sehr selten)

Vor allem bei Barbituraten, aber auch Methaqualon und anderen Hypnotika kann es zu deliranten Zuständen kommen. Je nach Halbwertszeit der einzelnen Substanzen kann es innerhalb weniger Stunden bis zu mehreren Tagen zum Auftreten von Entzugserscheinungen kommen.

Die Erfahrung zeigt, daß Entzugssyndrome von Barbituraten, Benzodiazepinen und anderen Hypnotika häufig prolongiert über viele Wochen anhalten können. Deswegen ist in den meisten Fällen ein schrittweises Absetzen der Medikamente angezeigt.

Differentialdiagnostisch kommt der Entzug von Alkohol oder anderen psychotropen Substanzen in Frage, eventuell auch eine Hyperthyreose. Zur Differentialdiagnose des Delirs siehe Tabelle 16-14.

Tabelle 16-14 Wichtige Differentialdiagnosen deliranter Zustandsbilder.

– Alkoholdelir	– ZNS-Infektionen
– pharmakoinduzierte Delirien	– metabolische Störungen
– drogeninduzierte Deliren	– Exsikkose
– Intoxikationen	– Hitzschlag, Verbrennungen
– Wernicke-Korsakow-Syndrom	– Epilepsie
– Demenz	– kardiale Schädigungen und Infarkte
– zerebrale Hypoxie	– extra- und intrakranielle Tumoren
– zerebrale Insulte und andere vaskuläre Erkrankungen (Aneurysmen etc.)	– subdurale/intrazerebrale Hämatome
	– Traumata

Akuttherapie

Die Entscheidung, ob eine stationäre Aufnahme notwendig ist, hängt vom Einzelfall ab. Bei ausgeprägten depressiven Verstimmungen, Angst oder sogar suizidalen Impulsen ist sie indiziert.

Bei leichten Entzugssyndromen ist keine Medikation erforderlich.

Bei ausgeprägteren Entzugssymptomen wird Diazepam (Valium®) oder Dikaliumclorazepat (Tranxilium®), initial 10 mg, verabreicht. Eine Nachdosierung erfolgt in Abhängigkeit von der klinischen Symptomatik und der Höhe der vor dem Entzug eingenommenen Benzodiazepindosis. So können z.B. 10 mg Diazepam alle zwei Stunden verabreicht werden, bis es zum Sistieren der Entzugssymptomatik bzw. zu einer erkennbaren Sedierung kommt. Danach kann die Medikation schrittweise abgesetzt werden. In der Klinik hat sich eine Halbierung der notwendigen Ausgangsdosis alle fünf Tage als praktikables Entzugsschema erwiesen (vgl. Abb. 16-1).

Bei Barbituratentzügen ist wegen der geringeren Toxizität eine Entgiftung mit Benzodiazepinen zu bevorzugen.

16.3.3 Andere organisch bedingte psychische Störungen nach Einnahme von Sedativa/Hypnotika oder Anxiolytika

Nicht selten kommt es nach Einnahme dieser Substanzen zum Auftreten eines amnestischen Syndroms. Der Verlauf ist dabei variabel, die Prognose aber meistens recht gut. Eine spezifische Behandlung kann außer dem Absetzen der Medikamente unter Beachtung einer möglichen Gefährdung durch ein Entzugssyndrom (s. Kap. 16.3.2) nicht empfohlen werden.

Nach chronischer Einnahme, insbesondere von Anxiolytika, kann es zu chronifizierten Persönlichkeitsveränderungen mit ängstlich-depressiver Symptomatik kommen, die schwierig von Persönlichkeitsstörungen abzugrenzen sind. Die Therapie besteht hier in der Gabe von Antidepressiva, z.B. Trizyklika wie Doxepin (z.B. Aponal®) 50–100 mg/d oder Amitriptylin (z.B. Saroten®) 50–150 mg/d. Außerdem können psychotherapeutische, besonders verhaltenstherapeutische Maßnahmen zur Verbesserung der psychosozialen Integration notwendig werden.

Paranoid-halluzinatorische Syndrome bei Entzug von Sedativa, Hypnotika oder Anxiolytika sind selten. Gegebenenfalls ist die Gabe von Neuroleptika wie Haloperidol (z.B. Haldol®) in Dosen von meist 5–10 mg/d, selten höher, indiziert, vorzugsweise in Kombination mit Benzodiazepinen.

16.4 Kokain

Das aus den Blättern der Kokapflanze gewonnene Kokain gewinnt als Droge zunehmende Verbreitung. Kokablätter selber können gekaut oder als Kokapaste geraucht werden; in den meisten Fällen wird Kokainhydrochlorid als Pulver entweder inhaliert, injiziert oder als Kokainalkaloid als „free base" oder „crack", versetzt z.B. mit Backpulver, geraucht. Von vielen Abhängigen wird Kokain zusammen mit Heroin injiziert („speed ball").

Bei chronischer Einnahme von Kokain kommt es meist innerhalb von Wochen bis Monaten zu einer starken psychischen Abhängigkeit, die mit einer erheblichen Toleranz gegenüber der Wirkung der Droge einhergeht. Kokain selbst führt zu euphorischer Enthemmung, Antriebssteigerung, auch vermehrtem Lustempfinden und reduziertem Schlafbedürfnis. Bei chronischem Konsum kommt es zu einer zunehmenden Toleranz und dysphorischen Verstimmung bis hin zum „crash" (s.u.).

Kokainkonsum kann zu verschiedenartigen organischen psychischen Störungen führen. In körperlicher Hinsicht kommt es nicht selten zu einem deutlichen Gewichtsverlust. Typisch sind Ulzera an der Nasenschleimhaut aufgrund der vasokonstriktorischen Wirkung der Substanz.

> Dabei stehen die psychischen Wirkungen und der psychische Verfall bei chronischem Kokainkonsum gegenüber den körperlichen Schäden meist im Vordergrund.

16.4.1 Intoxikation

Krankheitsbild

Eine Kokainintoxikation führt typischerweise zu den in Tabelle 16-15 aufgeführten Symptomen. Die typische Kokainintoxikation klingt je nach Art der Zufuhr (i.v., durch Schnupfen oder Rauchen) innerhalb von wenigen Stunden bis längstens einem Tag ab.

Tabelle 16-15 Symptome einer Kokainintoxikation.

Psychisch
- Euphorie und affektive Enthemmung
- beleidigendes Verhalten, Aggressivität
- Größenideen
- gesteigerte Vigilanz
- psychomotorische Erregung
- Beeinträchtigung von Urteilsvermögen und Kritikfähigkeit
- Affektlabilität
- stereotypes Verhalten
- taktile, optische oder akustische Sinnestäuschungen
- paranoide Gedanken
- Angst und Depression (mit fließendem Übergang zum „crash", s. Text)

Somatisch
- Tachykardie
- Pupillenerweiterung
- Hypertonie
- Schwitzen oder Schüttelfrost, Schweißausbrüche, Kälteschauer
- Übelkeit oder Erbrechen
- migräneartige Kopfschmerzen
- stereotype Mund- oder Zungenbewegungen
- Tremor
- kardiale Arrhythmien oder andere Symptome einer adrenergen Überfunktion
- thorakale Schmerzen
- Muskelschwäche

Akute Manien, schizophrene Psychosen, Amphetaminintoxikation oder andere substanzinduzierte Intoxikationen können das klinische Bild der Kokainintoxikation imitieren und kommen deshalb als **Differentialdiagnose** in Frage. Die typischen somatischen Auffälligkeiten bei chronischem Kokainkonsum wie Ulzera der Nasenscheidewand (!), Untergewicht sowie chemisch-toxikologische Urin- bzw. Plasmakontrollen können zur Differentialdiagnose beitragen.

Mögliche **Komplikationen** sind in Tabelle 16-16 aufgelistet.

16 Psychische Störungen infolge anderer psychotroper Substanzen

Tabelle 16-16 Komplikationen einer Kokainintoxikation.

Psychisch	Somatisch
– massive Erregungszustände – Fremdaggressivität (bis hin zur Tätlichkeit) – Hypersexualität	– pektanginöse Beschwerden – Herzinfarkt – Kardiomyopathie – Blutdruckabfall – Schlaganfall – Krampfanfälle – neurologische Fokaldefizite – Hyperthermie – Atemdepression – Koma – Herz-Kreislauf-Stillstand

Akuttherapie

Die Akuttherapie richtet sich nach den vorrangigen Symptomen (Tab. 16-17).

Tabelle 16-17 Symptomorientierte Akuttherapie bei Kokainintoxikation.

Symptom	Maßnahme
schwere Erregung in Verbindung mit Angst	Benzodiazepine oral, evtl. auch i.v.: initial Diazepam (Valium®) 10 mg, evtl. Dosis alle 2 h wiederholen
kokaininduzierte Panikanfälle	Lorazepam (Tavor®) 2 mg, evtl. mehrfache Gabe; alternativ: Propranolol (Beloc®) 40–80 mg, 2 × täglich
ausgeprägte Angst bei psychotischer Symptomatik	Haloperidol (Haldol®) 5–10 mg/d, ggf. auch deutlich mehr (Neuroleptika wirken dabei insbesondere gegen psychotische Symptome, nicht aber gegen die typische kokaininduzierte Euphorie!)
Krampfanfälle	10 mg Diazepam (Valium®) langsam i.v.
Hyperthermie	Haloperidol (Haldol®) 5 mg i.m./i.v. physikalische Maßnahmen (kalte Umschläge)
akute Überdosierungen	Magenspülung, wenn möglich; bei Störungen der Vitalfunktionen: notfallmedizinische Therapie (vgl. Kap. 13)

Als weitere Maßnahme soll das Ansäuern des Urins durch orale Gabe von Ammoniumchlorid (Ammonchlor®), alternativ eventuell Ascorbinsäure, die Elimination von Kokain beschleunigen.

16.4.2 Kokainentzugssyndrom

Es gibt keine körperliche Kokainabhängigkeit im engeren Sinne, aber eine psychische Abhängigkeit, die beim Fehlen der Droge zu einer Reihe von psychovegetativen Beschwerden führen kann.

Zwischen Kokainintoxikation, nach Abklingen der Kokainwirkung auftretendem „crash" (unangenehme Nachwirkungen im Sinne einer vermehrten Depressivität und starkem Verlangen nach Kokain) und Kokainentzugssyndrom bestehen fließende Übergänge.
Der „crash" kann auch zum Kokainentzugssyndrom gerechnet werden.

Krankheitsbild
Typische Merkmale des Kokainentzugssyndroms sind
- Müdigkeit und Erschöpfung,
- Schlaflosigkeit oder Hypersomnie (selten),
- psychomotorische Unruhe und Erregung,
- depressive und dysphorische Verstimmungen, Reizbarkeit und Angst.

Als häufige Komplikation gelten paranoide oder suizidale Gedanken.

Suizide sind bei Kokainkonsumenten besonders häufig!

Meist erreichen die Symptome nach zwei bis vier Tagen ihren Höhepunkt, Depression und Reizbarkeit können jedoch über Monate persistieren.

Akuttherapie
Eventuell ist eine stationäre Aufnahme erforderlich. Bei Suizidgefährdung (s. Kap. 10) und paranoiden Gedanken ist sie kaum zu umgehen.
- Bei starken vegetativen Symptomen können Betablocker vom Propranololtyp (z.B. Dociton®) indiziert sein.
- Bei ausgeprägter Depressivität sollte vorzugsweise Desipramin (z.B. Petrofran®) 100–200 mg/d gegeben werden [5]. Alternativ können andere Antidepressiva, insbesondere Trizyklika oder Serotonin-Wiederaufnahmehemmer, eingesetzt werden. Das therapeutische Rationale dahinter ist, daß Kokain häufig zu einer serotonergen Dysfunktion führt.
- Bei starker psychomotorischer Erregung und paranoiden Gedanken empfiehlt sich Haloperidol (z.B. Haldol®) 5–10 mg/d.

16.4.3 Kokaindelir

Krankheitsbild
Ein Kokaindelir ist wesentlich seltener als ein kokaininduziertes Wahnsyndrom. Klinisch unterscheidet sich die Symptomatik des Kokaindelirs nicht grundsätzlich von anderen substanzinduzierten Delirien. Es beginnt meist innerhalb von 24 Stunden nach der letzten Einnahme von Kokain.

Differentialdiagnostisch ist eine Vielzahl anderer organisch begründbarer Erkrankungen zu berücksichtigen (vgl. Tab. 16-13).

Akuttherapie

Mittel der Wahl ist Diazepam (Valium®): initial 10 mg langsam i.v., danach nach Klinik etwa alle zwei Stunden nachdosieren. Dosen von über 50–100 mg/d sind kaum je nötig, zwingen aber dann zu einer intensivmedizinischen Behandlung.

Bei schwersten Deliren mit erheblicher psychomotorischer Unruhe kommt die Kombination mit Haloperidol (Haldol®), 5–10 mg/d, mitunter auch 20–40 mg/d, in Frage.

16.4.4 Wahnhafte bzw. psychotische Störungen

Krankheitsbild
Bei Kokainkonsum kommt es häufig zu organisch bedingten psychotischen Störungen (Tab. 16-18), wobei meist ein Verfolgungswahn dominiert.

Tabelle 16-18 Symptomatik kokaininduzierter psychotischer Störungen.

- paranoide Gedanken, insbesondere Verfolgungswahn
- innere Unruhe und Erregung
- Aggression bis hin zu gewalttätigen Ausbrüchen
- vorwiegend taktile Halluzinationen (z.B. Wahrnehmung von Insekten oder Ungeziefer auf der Haut)
- andere schizophreniforme Symptome

Komplikationen: Die taktilen Halluzinationen (Formicatio) können durch Kratzen zu ausgiebigen Hautexkoriationen führen. Aggressive und gewalttätige Durchbrüche kommen vor, sind aber selten.

In einigen Fällen können kokaininduzierte wahnhafte Störungen prolongiert verlaufen.

Akuttherapie
Mittel der Wahl ist Haloperidol (Haldol®) 5–10 mg/d, häufig auch mehr. Ist eine Sedierung erforderlich, wird Diazepam (Valium®), initial 10 mg oral oder langsam i.v., gegeben.

16.5 Andere Psychostimulanzien

Wie bei Kokain kommt dem Mißbrauch von Psychostimulanzien, insbesondere Amphetaminen und ähnlich wirkende Sympathomimetika, klinisch eine zunehmende Bedeutung zu. Konsumverhalten, Wirkung und substanzinduzierte organische psychische Störungen ähneln jenen bei Kokainkonsum.

Die Gruppe der Psychostimulanzien umfaßt eine Gruppe von Substanzen mit substituierter Phenylmethylaminstruktur, wie z.B. Amphetamin und Metamphetamin („speed"), und eine Gruppe ähnlich strukturierter Substanzen, die entweder oral genommen, geschnupft oder intravenös injiziert werden.

Kokain und Psychostimulanzien werden im Gegensatz zu Opioiden, Sedativa und Alkohol („downers") im Straßenjargon häufig auch als „uppers" tituliert.

16.5.1 Intoxikation

Krankheitsbild
Die Intoxikation mit Amphetaminen oder ähnlich wirkender Substanzen ist klinisch kaum von einer Kokainintoxikation zu unterscheiden.
Im Vordergrund stehen Symptome eines erhöhten Sympathikotonus wie Tachykardie, Pupillenerweiterung, erhöhter Blutdruck oder Schwitzen sowie Symptome wie Schüttelfrost, Übelkeit und Erbrechen. Beim Auftreten von Fieber und epileptischen Anfällen kann es zu lebensbedrohlichen Situationen kommen (s. Kap. 13).

Psychopathologisch dominieren affektive Enthemmung, Größenideen, gesteigerte Vigilanz, psychomotorische Erregung, Aggression und Gewalttätigkeit sowie eine Beeinträchtigung von Urteilsfähigkeit und Kritikvermögen.

Differentialdiagnostisch ist in erster Linie an eine Kokainintoxikation oder andere substanzinduzierte Intoxikationen, aber auch an eine Manie zu denken. Bei Vorliegen spezifischer somatischer Symptome sind differentialdiagnostisch auch Migräne, Herzinfarkt, Schlaganfall oder andere neurologische Erkrankungen auszuschließen. Die Diagnose wird erleichtert durch den Nachweis von Einstichstellen (bei intravenösem Konsum) sowie entsprechende Blut- und Urintests.

Akuttherapie
Die Akuttherapie richtet sich nach dem im Vordergrund stehenden Symptom:
- bei starker psychomotorischer Erregung: Haloperidol (z.B. Haldol®) 5–10 mg.
- bei starker Angst (Panikreaktion): Lorazepam (z.B. Tavor®) 2 mg langsam i.v., evtl. wiederholte Gaben.

Als weitere Maßnahme soll das Ansäuern des Urins durch orale Gabe von Ammoniumchlorid (Ammonchlor®) die Elimination von Amphetaminen beschleunigen (s.a. Kap. 13).

16.5.2 Entzugssyndrome

Krankheitsbild
Auch die Entzugserscheinungen sind klinisch nicht von denen des Kokainentzugs (vgl. Kap. 16.4.2) zu unterscheiden.

Akuttherapie
Eine pharmakologische Intervention ist nur bei stärkerer Depression, Angst oder Erregung notwendig.

Bei starker Angst und Erregung ist Diazepam (z.B. Valium®) 5–10 mg oral oder langsam i.v. indiziert. Alternativ kommen Lorazepam (z.B. Tavor®) 2(–4) mg oral oder Haloperidol (z.B. Haldol®) 5–10 mg i.v. oder i.m. in Frage.

Bei länger anhaltenden depressiven Syndromen kann Doxepin (z.B. Aponal®) 50–150 mg/d eingesetzt werden.

16.5.3 Delir

Krankheitsbild
Die Klinik des durch Amphetamine und andere Sympathomimetika induzierten Delirs ist identisch mit der des Kokaindelirs oder anderer substanzinduzierter Delirien. Im Vordergrund stehen dabei taktile und auch andere Halluzinationen, Affektlabilität, auch Gewalttätigkeit und aggressives Verhalten sowie Bewußtseinsstörungen.

Ein amphetamininduziertes Delir ist eher selten und tritt meist innerhalb von 24 Stunden nach dem letzten Amphetaminkonsum auf.

Zur **Differentialdiagnose** siehe Tabelle 16-13.

Akuttherapie
Der Patient muß stationär aufgenommen werden, Legen eines intravenösen Zugangs sowie ausreichende Sauerstoff- und Glukosezufuhr sind erforderlich, eventuell intensivmedizinische Maßnahmen. Gegebenenfalls sind die Gabe von Thiamin sowie die Korrektur der Flüssigkeits- und Elektrolytbilanz in Betracht zu ziehen.

Eine Medikation mit Haloperidol (Haldol®) 5–10 mg i.m. oder i.v. ist einzuleiten. Bei starker psychomotorischer Unruhe kann Diazepam (Valium®), initial 10 mg, erforderlich sein, mit Nachdosierung je nach Klinik.

16.5.4 Wahnhafte bzw. Psychotische Störungen

Krankheitsbild
Psychotische Störungen sind bei Amphetaminen oder ähnlich wirkenden Sympathomimetika deutlich häufiger als Delirien. Sie ähneln den kokaininduzierten psychotischen Störungen und treten relativ kurz nach dem letzten Konsum des Rauschmittels ein (Tab. 16-19).

Tabelle 16-19 Symptomatik wahnhafter bzw. psychotischer Störungen bei Konsum von Amphetaminen oder ähnlich wirkenden Sympathomimetika.

– Verzerrung des Körperbildes und andere Perzeptionsstörungen
– paranoide Reaktionen
– Verfolgungsideen
– vorwiegend taktile Halluzinationen
– häufig: aggressive und gewalttätige Durchbrüche

Differentialdiagnostisch sind in erster Linie kokaininduzierte, aber auch schizophrene und manische Psychosen auszuschließen.

Akuttherapie
Der Patient muß stationär aufgenommen werden.
  Mittel der Wahl ist Haloperidol (z.B. Haldol®) 5–10 mg i.v. oder i.m.
  Bei starker psychomotorischer Unruhe, Angst und Erregung ist Diazepam (z.B. Valium®), initial 10 mg langsam i.v. oder oral, indiziert.

16.6 Halluzinogene

Halluzinogene schließen im wesentlichen zwei Gruppen psychotroper Substanzen ein:
– Substanzen, die strukturell mit 5-Hydroxytryptamin verwandt sind, wie z.B. Lysergidsäurediäthylamid (LSD) und Dimethyltryptamin (DMT).
– Substanzen, die strukturchemisch Ähnlichkeiten mit Katecholaminen aufweisen, wie z.B. Mescalin.

Das auch zu dieser Gruppe gehörende Phencyclidin (PCP) wird in modernen psychiatrischen Klassifikationssystemen wie dem DSM-IV von den übrigen Halluzinogenen getrennt betrachtet, da es nur selten eine reine Halluzinose verursacht. Das gleiche gilt für das stark halluzinogen wirkende Narkosemittel Ketamin (Ketanest®), das dem PCP nahesteht.

Halluzinogene werden fast ausschließlich oral eingenommen.
Lediglich die chemisch synthetisierten Substanzen LSD und PCP werden in reiner Form aufgenommen; bei den anderen Halluzinogenen handelt es sich meist um verunreinigte bzw. Mischpräparate.

Die Gruppe der synthetisch hergestellten Halluzinogene erweitert sich ständig, und diese Substanzen erleben derzeit, insbesondere in der Verbindung mit dem Aufkommen der Techno-Musik, eine zunehmende Verbreitung. Dazu gehören z.B. MDMA („Ecstasy") und vergleichbare Substanzen.

Die Wirkungen der sogenannten „Designerdrogen" sind zum Teil halluzinogenähnlich, zum Teil entsprechen sie aber auch denen der Amphetamine, weswegen sie von manchen Autoren dieser Gruppe zugerechnet werden (s.a. Kap. 13).

16.6.1 Halluzinose

Krankheitsbild
Halluzinogene führen zu einem breiten Spektrum von Intoxikationssymptomen, wobei psychotisches bzw. halluzinatorisches Erleben im Vordergrund stehen. Außerdem kann es aber auch zu Angstreaktionen mit panikartigen Zuständen und Psychosen andersartiger Symptomatologie kommen.

Klinisch stehen bei halluzinogeninduzierten Halluzinosen die in Tabelle 16-20 aufgeführten Symptome im Vordergrund.

Tabelle 16-20 Symptome halluzinogeninduzierter Halluzinosen.

Psychisch
- ausgeprägte Angst oder Depression
- Beziehungs- und Verfolgungsideen
- Furcht, „den Verstand zu verlieren"
- Beeinträchtigung des Kritik- und Urteilsvermögens
- ausgeprägte Wahrnehmungsveränderungen mit Depersonalisation, Derealisation, Illusionen
- ausgeprägte Halluzinationen (visuell, optisch, taktil)
- Körperhalluzinationen

Somatisch
- Pupillenerweiterung
- Tachykardie
- Schwitzen
- Palpitationen
- verschwommenes Sehen
- Tremor
- Koordinationsstörungen
- Hypertonus
- andere Symptome eines gesteigerten Sympathikotonus

Komplikationen, vor allem bei Designerdrogen, sind vasomotorischer Kollaps, epileptische Anfälle, Verwirrtheitszustände, Hyperthermie (s.a. Kap. 13., Abschnitt „Amphetamine"). Daneben kann es (wie vor allem bei PCP-Intoxikationen) zu Ataxie, Erhöhung des Muskeltonus, Hyperreflexie, Myoklonien, Nystagmus und anderen neurologischen Symptomen kommen.

Bei prolongierten Verläufen werden schizophreniforme Psychosen beobachtet, auch katatone Syndrome können sich entwickeln.

Differentialdiagnostisch kommen in Frage:
- durch andere psychotrope Substanzen, wie z.B. Kokain und Cannabis, induzierte Intoxikationen;
- schizophrene, seltener maniforme Psychosen;
- die Alkoholhalluzinose;
- andere körperlich begründbare Halluzinosen;
- die Hyperthyreose (seltene Differentialdiagnose).

Akuttherapie
Der Patient muß stationär aufgenommen werden.
▪ Wichtig ist die beruhigende Ansprache („talking down").
Initial kann man Haloperidol (z.B. Haldol®) 5–10 mg i.v. oder i.m., gegebenenfalls höhere Dosen, geben. Außerdem sind bei folgenden Symptomen indiziert:
- bei starker Angst und Unruhe: Diazepam (z.B. Valium®) initial 5–10 mg langsam i.v. oder i.m.
- bei ausgeprägter Hypertonie: Clonidin (z.B. Catapresan®) i.v.
- bei epileptischen Anfällen: Diazepam (Valium®) 10 mg i.v., eventuell Kurzinfusion mit Phenytoin (z.B. Phenhydan®)(s.a. Kap. 15.3).

16.6.2 Halluzinogeninduzierte wahnhafte Störung

Recht häufig kommt es nach Halluzinogeneinnahme zu teilweise prolongierten paranoiden Reaktionen, bei denen psychopathologisch neben Wahrnehmungsveränderungen verschiedenartige Wahngedanken, insbesondere Verfolgungsideen, im Vordergrund stehen.

Differentialdiagnostisch sind neben anderen rauschmittelinduzierten Störungen (insbesondere durch PCP und Kokain) vor allem schizophrene Psychosen auszuschließen.

Akuttherapie
Therapeutisch ist die Gabe von Neuroleptika wie Haloperidol (z.B. Haldol®) 5-10 mg/d, eventuell auch in höherer Dosierung, sowie alternativ auch Perazin (z.B. Taxilan®) 100-300 mg/d notwendig.

16.6.3 Halluzinogeninduzierte affektive Störung

Nicht selten kommt es relativ rasch nach Beendigung des Halluzinogenkonsums zu einem organisch bedingten affektiven Syndrom mit Depression oder Angst, seltener Euphorie.

Differentialdiagnostisch sind sowohl primäre affektive Erkrankungen als auch andere organisch bedingte affektive Störungen auszuschließen.

Akuttherapie
Bei kurzem Verlauf ist meist keine Therapie notwendig. Bei prolongierten Verläufen kann die Gabe von Antidepressiva, wie z.B. Trizyklika vom Typ des Doxepins (z.B. Aponal®) 50-150 mg/d oder Serotonin-Wiederaufnahmehemmern, wie z.B. Fluvoxamin (Fevarin®) 50-150 mg/d, erwogen werden.

16.6.4 Halluzinogeninduzierte Flashbacks (Nachhallzustände) und Wahrnehmungsveränderungen

Bei kaum einem anderen Rauschmittel kommt es, auch nach längerer Abstinenz (bis zu mehreren Monaten), zum plötzlichen Auftreten insbesondere optischer Halluzinationen und Wahrnehmungsstörungen, wie sie vorher unter Drogeneinfluß erlebt wurden.

Die pathophysiologischen Grundlagen dieser sogenannten Flashback-Psychosen sind nicht bekannt.

Klinisch stehen hierbei vor allem geometrische Halluzinationen, andere visuelle und akustische Halluzinationen (Geräusche, Stimmen, aber auch Farbblitze, andere Farbwahrnehmungen, Makro- und Mikropsie, seltener taktile Halluzinationen im Sinne von Zönästhesien) im Vordergrund.

Die Symptome scheinen nach der Einnahme von Cannabis sowie von Phenothiazinen häufiger aufzutreten. Letztere sollten deshalb bei bekanntem Halluzinogenmißbrauch zurückhaltend eingesetzt werden.

Differentialdiagnostische Erwägungen sind in Tabelle 16-21 zusammengefaßt.

Tabelle 16-21 Differentialdiagnose bei halluzinogeninduzierten Flashbacks und Wahrnehmungsveränderungen.

- schizophrene Psychosen
- chronische hirnorganische Psychosyndrome
- zerebrale Erkrankungen unterschiedlicher Genese (z.B. Enzephalitis)
- Delirien unterschiedlicher Genese
- Demenz
- sensorische (visuelle) Epilepsien
- entoptische Erscheinungen
- hypnopompe Halluzinationen
- starke Übermüdung

Akuttherapie

Da spontane Remissionen häufig sind, ist eine pharmakologische Intervention primär nicht notwendig.
Gegebenenfalls kann eine niedrigdosierte neuroleptische Behandlung mit Haloperidol (Haldol®) 5–10 mg/d erfolgen.

Weiteres therapeutisches Vorgehen

Gerade nach chronischer Einnahme von Halluzinogenen kann es auch zu chronischen organischen Psychosyndromen kommen, die zu einer längerfristigen oder sogar dauerhaften Einschränkung der kognitiven bzw. mnestischen Funktionen führen und von psychotischen Reaktionen und Flashbacks begleitet sein können. Eine testpsychologische Untersuchung kann entsprechende Defizite aufzeigen. Der klinische Verlauf ist wechselhaft: Eine Restitutio ad integrum ist selten, aber immerhin möglich.

Bei einem mehr als dreimonatigen Verlauf solcher chronischen organischen Psychosyndrome kommt, anders als bei alkoholinduzierten Psychosyndromen (wichtigste Differentialdiagnose!), eine vollständige Erholung offensichtlich nicht vor.

Eine pharmakologische Behandlung ist nicht bekannt; die Gabe von Mulitvitaminpräparaten mit Thiamin und Folsäure kann versucht werden.

16.7 Phencyclidin (PCP) und ähnlich wirkende Arylcylohexylamine

Phencyclidin (PCP), ähnlich wirkende Arylcylohexylamine und weitere Stoffe mit vergleichbarer Wirkung wie Ketamin können oral oder i.v. (Ketamin) zugeführt oder inhaliert werden.

Ketamin (Ketanest®) ist ein in Deutschland häufig verwandtes Narkosemittel. Die anderen Halluzinogene, die dieser Substanzgruppe zugerechnet werden, werden im Straßenjargon unter verschiedenen Namen, wie z.B. „angel dust", verkauft, in Deutschland aber eher selten konsumiert. Häufig werden sie in Kombination mit Amphetaminen und Kokain eingenommen.

Eine Toleranz wie bei den meisten anderen Rauschdrogen und Entzugssymptome entwickeln sich bei PCP und verwandten Substanzen wahrscheinlich nicht.

16.7.1 PCP-Intoxikation

Krankheitsbild
Die toxischen Wirkungen von PCP ähneln stark denen anderer Halluzinogene (s. Kap. 16.6).

Die typischen PCP-induzierten Intoxikationen klingen innerhalb längstens eines Monats ab. Ein chronisches organisches Psychosyndrom wird bei dieser Droge nicht beobachtet.

PCP hat einen anästhetischen Effekt, so daß Verletzungen eventuell nicht wahrgenommen werden. Außerdem besteht die Gefahr einer Rhabdomyolyse, wobei das Risiko hierfür möglicherweise durch die Gabe von Neuroleptika erhöht wird. Eine Mydriasis tritt bei PCP nicht auf.

Akuttherapie
Patienten mit PCP-Intoxikationen sind häufig aggressiv und gewalttätig.

„Talking down" ist oft eher kontraproduktiv und führt unter Umständen zu einer Zunahme der Erregung.

Das Ansäuern des Urins durch orale Gabe von Ammoniumchlorid (Ammonchlor®) soll die Elimination von PCP beschleunigen.

Initial können zur Sedierung Benzodiazepine, Diazepam (z.B. Valium®) 5–10 mg, gegeben werden. Alternativ werden bei PCP-induzierten Intoxikationen hochpotente Neuroleptika, wie z.B. Flupentixol (Fluanxol®), übliche Initialdosis 5–10 mg/d, empfohlen, zumal bei diesen Substanzen eher eine Blutdrucksenkung zu erwarten ist. In Einzelfällen kann die Gabe von Betablockern vom Propranololtyp (z.B. Dociton®) notwendig sein.

16.7.2 PCP-induziertes Delir

Krankheitsbild
Die Symptomatik des seltenen PCP-induzierten Delirs, das sich meist innerhalb der ersten 24 Stunden nach Konsum dieser Substanz entwickelt, ähnelt der anderer substanzinduzierter Delire. In wenigen Fällen kann ein Delir auch mit einer Latenz von bis zu sieben Tagen auftreten.

Akuttherapie
Die Therapie besteht zusätzlich zu der üblichen Basistherapie (s. Kap. 14) in der Gabe von Haloperidol (z.B. Haldol®), initial 5–10 mg/d.

16.7.3 PCP-induzierte wahnhafte bzw. psychotische Störungen

Die PCP-induzierten psychotischen Störungen lassen sich klinisch nicht von anderen halluzinogen- oder auch kokaininduzierten wahnhaften Störungen unterscheiden.
Die Therapie ist entsprechend (s. Kap. 16.6.2).

16.7.4 PCP-induzierte affektive Störungen

Krankheitsbild
Die Symptomatik entspricht der der halluzinogeninduzierten affektiven Störung (s. Kap. 16.6.3).
Differentialdiagnostisch sind affektive Störungen anderer Genese auszuschließen.

Akuttherapie
Therapeutisch werden entweder Trizyklika vom Typ des Doxepins (z.B. Aponal®) in Dosen von 50–150 mg/d oder Serotonin-Wiederaufnahmehemmer vom Typ des Fluvoxamins (Fevarin®) 50–150 mg/d empfohlen.

16.7.5 Andere PCP-induzierte organische psychische Störungen

Ähnlich wie bei anderen Halluzinogenen kann es nach Einnahme von PCP zu relativ unspezifischen psychischen Symptomen wie Wahnphänomenen, Halluzinationen und Desorientiertheit kommen, aber auch zu Wahrnehmungsstörungen.
Die Therapie besteht im Einzelfall in der Gabe von Neuroleptika vom Typ des Haloperidols (Haldol®) 5–10 mg/d, eventuell auch höher dosiert.

16.8 Lösungsmittel (Inhalanzien)

Zu dieser Stoffgruppe gehören Substanzen, die entweder über den Mund oder die Nase inhaliert werden, wie z.B. aliphatische und aromatische Kohlenwasserstoffe, die Bestandteile von Benzin, Leim, Farbverdünnern und Farben etc. sind, aber auch in Spraydosen und Reinigungsmitteln enthalten sein können. In aller Regel handelt es sich um eine Mischung verschiedener Substanzen.
Inhalanzien werden überwiegend von Jugendlichen, zum Teil auch Kindern, aus oft sehr ungünstigem sozialem Milieu konsumiert, aber z.B. auch von Strafgefangenen.

16.8.1 Intoxikation durch Inhalanzien

Krankheitsbild
Die typischen Symptome einer Inhalanzienintoxikation sind in Tabelle 16-22 genannt.

Tabelle 16-22 Symptome einer Inhalanzienintoxikation.

- Aggression
- eingeschränkte Urteils- und Kritikfähigkeit
- Antriebsminderung, Apathie
- psychomotorische Verlangsamung
- Stupor oder Koma
- Euphorie
- Hypertonus
- Schwindel
- Nystagmus
- Koordinationsstörungen
- verwaschene Sprache
- unsicherer Gang
- Hyporeflexie
- Tremor
- Muskelschwäche
- verschwommenes Sehen oder Doppeltsehen

Differentialdiagnostisch lassen sich Intoxikationen durch Alkohol und verschiedene Sedativa und Hypnotika klinisch kaum von einer Intoxikation durch Lösungsmittel abgrenzen. Im Einzelfall muß auch eine endogene Psychose differentialdiagnostisch abgegrenzt werden.

Wie beim Alkohol können durch die eingeschränkte Kritik- und Urteilsfähigkeit sowie die Verminderung der motorischen Fähigkeiten verschiedene **Komplikationen** hervorgerufen werden (Unfälle, Schädel-Hirn-Traumen etc.). Im Einzelfall kann es auch zu Delinquenz, Aggression oder suizidalem Verhalten kommen.

Die bedeutendsten medizinischen Komplikationen sind eine ZNS-Depression sowie kardiale Arrhythmien. Einige Kohlenwasserstoffe können den Herzmuskel für die Wirkung von Adrenalin sensibilisieren und so zu Schock, Kammerflimmern und Exitus führen. Manche Süchtige inhalieren die Substanzen bei gleichzeitigem Bedecken des Kopfes mit einer Plastiktüte, was zum Erstickungstod führen kann.

Akuttherapie
Durch Ansäuern des Urins auf eine pH-Wert unter 5 können die Substanzen schneller eliminiert werden.
> Bei schweren Intoxikationen ist eine stationäre Aufnahme meist nicht zu umgehen.

Bei ausgeprägter Hypertonie kann die Gabe von Clonidin (z.B. Catapresan®) notwendig werden.

16.9 Andere psychotrope Substanzen

Neben Nikotin wird eine Vielzahl anderer psychotroper Substanzen mißbräuchlich eingenommen, manchmal auch Stoffe ohne klare psychotrope Wirkung (s.a. Übersicht in [14]). Ein solcher Mißbrauch erfolgt fast ausschließlich in Kombination mit der Einnahme anderer Substanzen mit Mißbrauchspotential (Tab. 16-23).

Tabelle 16-23 Substanzen mit Mißbrauchspotential, die häufig in Kombination mit psychotropen Substanzen mißbräuchlich eingenommen werden.

- Substanzen mit atropinartiger Wirkung
- Analgetika
- Steroide
- Anabolika
- Antihistaminika
- nichtsteroidale Entzündungshemmer
- koffeinhaltige Substanzen
- kurz wirkende Vasodilatanzien (z.B. Amylnitrit, Butylnitrit)
- Narkosegase (Lachgas, Äther)

Die Differentialdiagnose umfaßt im Einzelfall eine Vielzahl körperlicher und psychischer Störungen, vor allem aber auch die Einnahme der weiter oben aufgeführten Pharmaka und Drogen mit psychotroper Wirkung. Vor allem bei anticholinergen Substanzen, die relativ häufig zu einem Delir führen, ist mit dem Auftreten von psychopathologischen Auffälligkeiten zu rechnen.

Therapeutisch kann bei anticholinergem Delir die Gabe von cholinergen Substanzen wie Physostigmin, das aber nur in der Intensivmedizin angewandt werden sollte, notwendig sein (s.a. Kap. 28). Im übrigen orientiert sich die Behandlung deliranter Syndrome an den sonst üblichen Richtlinien (Tab. 16-24).

16.10 Polytoxikomanie

Ein polytoxikomanes Suchtverhalten liegt dann vor, wenn der Betroffene über einen Zeitraum von mindestens einem Jahr wiederholt psychotrope Substanzen aus wenigstens drei verschiedenen Substanzgruppen eingenommen hat,

Tabelle 16-24 Behandlungsprinzipien bei deliranten Syndromen verschiedener Ursache (mod. nach [1]).

Ursache	Behandlung
Alkoholdelir	sofortiger Entzug; medikamentöse Therapie: Clomethiazol, alternativ: Benzodiazepine
Delir bei Medikamentensucht (einschl. Clomethiazol)	bei Opioiden: sofortiger Entzug bei Barbituraten oder anderen Hypnotika: sukzessiver Entzug über ca. 10 Tage; medikamentöse Therapie: evtl. Clomethiazol bei Clomethiazolsucht: sukzessiver Entzug über ca. 10 Tage; medikamentöse Therapie: ggf. Haloperidol, evtl. Benzodiazepine
Delir nach Rauschmitteln	sofortiger Entzug; medikamentöse Therapie: Clomethiazol oder Haloperidol, evtl. Benzodiazepine (nicht in Kombination mit Clomethiazol)
Delir bei therapeutischer Anwendung von zentral wirksamen Pharmaka (z.B. Antidepressiva, Neuroleptika, Anticholinergika)	sofortiges Absetzen oder starke Reduktion der Pharmaka entsprechend dem Schweregrad des Delirs; medikamentöse Therapie: Physostigmin (s. Text), evtl. zusätzlich Clomethiazol, alternativ Benzodiazepine
Delir bei schweren Allgemeinkrankheiten (z.B. Infektionskrankheiten, Vergiftungen, Stoffwechselkrankheiten, Kreislaufstörungen, akute zerebrale Krankheiten)	primäre Behandlung der Grundkrankheit; evtl. zusätzlich Clomethiazol

aber keine psychotrope Substanz für sich allein dominiert (Diagnose nach DSM-IV).

Polytoxikomanie ist heute unter Drogenabhängigen nicht mehr die Ausnahme, sondern der Regelfall, wobei Opioide insbesondere mit Kokain, Amphetaminen („uppers") oder Sedativa, Hypnotika, Anxiolytika und Alkohol („downers") kombiniert werden. Intoxikationen mit häufig letalem Ausgang sind hier die Folge.

Krankheitsbild

Intoxikationssymptome bei polytoxikomanem Suchtverhalten richten sich nach den einzelnen eingenommenen Substanzen. Ein typisches Intoxikationssyndrom liegt hierbei nicht vor. Meist handelt es sich um unspezifische Mischbilder.

Die jeweils auftretenden Entzugssyndrome richten sich ebenfalls nach den eingenommenen Substanzen. Bei Opioiden, Alkohol und Stimulanzien entwickelt sich ein Entzugssyndrom meist rasch, während es bei Sedativa und Hypnotika mehrere Tage dauern kann. Da Sedativa und Hypnotika bei Opioid- und Alkoholentzügen therapeutisch wirksam sind, empfiehlt es sich, diese zunächst zur Entzugsbehandlung von Opioiden und Alkohol einzusetzen und dann nach meist nur wenigen Tagen mit deren Reduktion zu beginnen.

Delirien, Halluzinosen und epileptische Anfälle sowie andere neuropsychiatrische Folgeschäden sind bei polytoxikomanem Suchtverhalten sehr häufig. Die Diagnose muß jeweils durch Blut- und Urintests verifiziert werden. Wegen der unterschiedlichen Halbwertszeiten verschiedener mißbräuchlich eingenommener Substanzen kann es z.B. bei Opioidabhängigen mit Einnahme von Sedativa und Hypnotika nach Abklingen des eigentlichen Opioidentzugs zum Wiederauftreten von Entzugssymptomen kommen.

Akuttherapie
– Bei unklaren Intoxikationen kann die Gabe von Naloxon (z.B. Narcanti®) bzw. Flumazenil (Anexate®) zum Ausschluß/zur Verifizierung einer Opioid- bzw. Benzodiazepinintoxikation sinnvoll sein. Andere spezifische Antidote stehen derzeit nicht zur Verfügung (s.a. Kap. 16.1.1 und 16.3.1).
– Bei unklaren Erregungszuständen und Halluzinosen ist – wegen des geringen anticholinergen Wirkprofils – Butyrophenonen vom Typ des Haloperidols (z.B. Haldol®) in Dosen von 5–10 mg/d, häufig auch höher, der Vorzug vor Phenothiazinen zu geben.
– Bei unklaren Angstsyndromen oder starken vegetativen Entzugserscheinungen ist in der Regel die Gabe von Benzodiazepinen vom Typ des Diazepams (z.B. Valium®) in Dosen von initial 10–20 mg indiziert. Diese wirken auch gegen epileptische Anfälle.

Ein besonderes Problem stellen häufig Mischintoxikationen mit hohen Blutalkoholspiegeln dar. Letale Verläufe sind hier insbesondere bei gleichzeitiger Einnahme von Opioiden sowie Barbituraten zu erwarten. Daher schließt die Differentialdiagnose unklarer Intoxikationszustände auch eine Kontrolle des Blutalkoholspiegels ein.

16.11 Besondere Aspekte der Diagnostik und Therapie bei Drogenabhängigkeit

16.11.1 Folge- und Begleiterkrankungen

Patienten mit Substanzmißbrauch, speziell mit intravenösem Drogenkonsum, weisen eine Fülle von somatisch-neurologischen und psychischen Folge- und Begleiterkrankungen auf [3], nach denen im Einzelfall sorgfältig zu suchen ist.

Tabellen 16-25 und 16-26 geben einen Überblick über die wichtigsten medizinischen Begleiterkrankungen und psychosozialen Folgeschäden bei Drogenkonsumenten, die je nach Abhängigkeitsmuster unterschiedlich häufig sind. Infektionen und die meisten anderen nichtpsychiatrischen Komplikationen treten vor allem bei i.v. Drogenabhängigkeit auf. Die Behandlung dieser vielfältigen Erkrankungen erfordert in der Regel ein interdisziplinäres Vorgehen, so daß in die Akutbehandlung von Patienten mit Drogenmißbrauch und -abhängigkeit nicht nur Psychiater und Psychotherapeuten, sondern auch Allgemeinärzte, Internisten und Ärzte anderer Fachgebiete miteinbezogen sind.

Tabelle 16-25 Häufige medizinische Folgeschäden bei Drogenkonsumenten.

Neuropsychiatrische Komplikationen
– Delir
– Halluzinosen
– Psychosen
– hirnorganische Beeinträchtigungen (Amnesie, Demenz)
– epileptische Anfälle
– entzündliche Hirnerkrankungen
– Schädel-Hirn-Verletzungen
– Apoplexie
– Parkinson-Symptome (durch MPTP- oder PEPTP-Beimengungen)
– Ataxie, andere Symptome einer Kleinhirnschädigung
– Amblyopien
– Myelitiden
– Polyneuropathie, Neuritiden
– periphere Nervenläsionen

Allgemeinerkrankungen
– Malnutrition
– Traumata
– Gefäßerkrankungen: (Thrombo-)Phlebitiden, Arteriitiden, mykotische Aneurysmen, Thrombembolien
– bakterielle Endokarditis
– Kardiomyopathien, Arrhythmien
– Pneumonien
– Pneumothorax
– Hepatopathien
– Hepatitiden, insbesondere Hepatitis B, C und D
– Immunsuppression
– Knochenmarksuppression
– HIV-Infektion, AIDS (und Folgeerkrankungen)
– Tuberkulose
– Pilzinfektionen
– Abszesse, speziell Spritzenabszesse
– Phlegmonen
– Sepsis
– Tetanus
– Hauterkrankungen
– venerische Erkrankungen einschließlich Gonorrhö und Syphilis
– andere Infektionen des Urogenitaltrakts
– schlechter Zahnstatus
– Rhabdomyolyse, toxische Myopathien
– Anaphylaxie

Tabelle 16-26 Wichtige psychosoziale Folgeschäden von Drogenmißbrauch und -abhängigkeit.

- Schulschwierigkeiten
- Schwierigkeiten in der Berufsausbildung
- Depravation, Verwahrlosung
- Arbeitslosigkeit
- mangelnder Versicherungsschutz
- Armut
- Obdachlosigkeit
- fehlende soziale Kontakte außerhalb der Drogenszene
- Vereinsamung
- familiäre Probleme
- Partnerprobleme
- Prostitution
- Delinquenz, Kriminalität
- Suizide

16.11.2 Nachweismethoden

Beim Fehlen klarer eigen- oder fremdanamnestischer Angaben oder körperlicher Symptome, wie z.B. Nasenscheidewandperforationen bei Kokainkonsumenten oder Spritzenabszessen bei i.v. Drogenabhängigen, wird sich die Diagnose einer substanzinduzierten psychischen Störung in vielen Fällen auf den chemisch-toxikologischen Nachweis der Substanzen im Blut und Urin stützen müssen. Für die wichtigsten mißbräuchlich eingenommenen Substanzen steht hier eine Reihe laborchemischer Methoden zur Verfügung. Dazu gehören gaschromatographische und immunchemische Verfahren. Letztere sind als Gruppentests zum Drogennachweis unspezifisch, während erstere quantitative Nachweise ermöglichen. Zu beachten ist, daß der Drogennachweis zum Teil noch mehrere Wochen nach dem letzten Drogenkonsum positiv sein kann (z.B. bei Cannabis).

Für forensische Fragestellungen bietet sich darüber hinaus auch die Haaranalyse an, die die Einnahme von Suchtmitteln rückwirkend für einen mehrmonatigen Zeitraum zumindest semiquantitativ nachweisen kann.

16.11.3 Besonderheiten im Umgang mit Drogenabhängigen

Das Kernproblem der Therapie ist die meist eingeschränkte bis völlig fehlende Krankheitseinsicht und Behandlungsmotivation, die außerdem im Behandlungsverlauf stark schwanken kann.

Nur bei klarer Fremd- oder Selbstgefährdung und schweren psychischen Störungen kann ein Drogenabhängiger auch gegen seinen Willen stationär-psychiatrisch behandelt werden. Eine Unterbringung allein aufgrund einer Abhängigkeit ist nur in Ausnahmefällen möglich. Insofern muß ein Therapieabbruch in den meisten Fällen akzeptiert werden.

Problematisch ist das häufig erpresserische Auftreten mancher Drogenabhängiger, die etwa ultimativ mit Suizid oder Gewalt gegenüber dem Arzt oder Therapeuten drohen, wenn ihnen nicht sogenannte Ausweichmittel verschrieben werden.

Bei stationären Aufnahmen sollte daran gedacht werden, daß Patienten Drogen einschließlich dazugehöriger Utensilien und mitunter sogar Waffen bei sich führen, so daß eine dahingehende Überprüfung von Kleidung und Gepäck erfolgen sollte.

Idealerweise sollte sich an jede Entzugsbehandlung eine Entwöhnungsbehandlung anschließen. In den meisten Fällen wird dies aber schon aus Kapazitätsgründen nicht möglich sein.

In die ambulante Versorgung und Beratung Drogenabhängiger ist eine Vielzahl teils ehren-, teils hauptamtlicher Suchtberatungsstellen eingebunden, die häufig für die Betreuung Drogenabhängiger besser geeignet und ausgebildet sind als das Personal psychiatrischer Einrichtungen.

Mit diesen Suchtberatungsstellen ist eine engmaschige Kooperation anzustreben. Von hier aus kann auch die Weiterbehandlung der Patienten mitorganisiert werden.

Schwierig ist neben der angesprochenen Fremdgefährlichkeit mancher Drogenabhängiger die häufige Begleitkriminalität (Apothekeneinbrüche etc.), aber auch die hohe Suizidrate der Betroffenen. Dabei ist häufig nicht zwischen gewollten und ungewollten Intoxikationen mit letalem Ausgang zu unterscheiden („Goldener Schluß"), da der Reinheitsgrad der i.v. konsumierten Substanzen stark schwankt.

Erfahrungsgemäß ist die Suizidrate bei Patienten mit schweren körperlichen (z.B. HIV-Infektion) oder auch psychischen Begleiterkrankungen besonders hoch.

Suizidalität ist bei Drogenabhängigen oft situativ bedingt, entwickelt sich rasch und sollte im ärztlichen Gespräch stets thematisiert werden.

16.11.4 Prognose Drogenabhängiger

Die Prognose Drogen(Opioid-)abhängiger ist nicht so ungünstig, wie häufig angenommen wird. Kurzzeitkatamnesen von in Entwöhnungstherapien behandelten Drogenabhängigen haben zwar häufig nur Abstinenzraten von 20–30% gezeigt, wobei noch der hohe Anteil von Therapieabbrüchen zur berücksichtigen ist. Trotzdem finden auf Dauer mehr Patienten zu einem drogenfreien Leben zurück, häufig auf Umwegen über mehrere Entgiftungen und Therapien.

Langzeitkatamnesen von Opioidabhängigen aus den USA lassen folgendes erkennen[14]:
- Die Letalität ist hoch.
- Ein im Verlauf wachsender Anteil von Patienten ist dauerhaft „clean".
- Ein kleiner Teil von Patienten nimmt nur noch gelegentlich Drogen.
- Der Anteil inhaftierter Opioidabhängiger ist sehr hoch, zum Teil stellen sie im Zeitverlauf die größte Gruppe dar.
- Ein relativ großer Anteil von Patienten wird in Substitutionsprogrammen behandelt.

Auch wenn die Erfahrungen aus den USA nicht nahtlos auf deutsche Verhältnisse zu übertragen sind, sind damit die häufigsten Verläufe bei Opioidsüchtigen aufgezeigt.

16.11.5 Therapie mit Anti-Craving-Substanzen nach Entzug

Anders als bei Alkoholabhängigen, wo mittlerweile eine Reihe möglicher Pharmaka zur Rückfallprophylaxe erprobt wurde („Anti-Craving-Substanzen" [11, 13]), existieren bei Drogenabhängigen noch keine klaren Konzepte zur pharmakologischen Rückfallprophylaxe, sieht man von der Substitutionsbehandlung Opioidabhängiger ab. Am ehesten könnte hier noch die Behandlung Kokainabhängiger mit dem teilweise Dopamin$_1$-Rezeptor-antagonistischen Neuroleptikum Flupentixol (Fluanxol®) zukünftig eine Bedeutung erlangen. Alternativ ist an Antidepressiva zu denken. Die Motivation der betroffenen Patienten gegenüber einer solchen Behandlung ist allerdings skeptisch zu beurteilen.

16.11.6 HIV-positive drogenabhängige Patienten

Grundsätzlich unterscheidet sich die Therapie psychischer Störungen infolge psychotroper Substanzen bei HIV-infizierten drogenabhängigen Patienten nicht von derjenigen bei anderen Drogenabhängigen. Allerdings ist insbesondere bei Psychosen und Delirien bei HIV-infizierten Drogenabhängigen ein breites Spektrum HIV-assoziierter körperlicher Erkrankungen, wie z.B. Enzephalitiden, mit in Erwägung zu ziehen.

Letalität und Suizidalität HIV-infizierter Drogenabhängiger sind höher als die anderer Drogenabhängiger, was bei der Therapie zu beachten ist.

Auch die Motivation zu weiterführenden Entwöhnungsbehandlungen ist bei HIV-infizierten Drogenabhängigen oft sehr gering, und insbesondere bei Opioidabhängigen ist die Indikation zu einer Substitutionsbehandlung mit Methadon großzügiger zu stellen als bei Drogenabhängigen ohne HIV-Infektion.

Wichtig ist eine Aufklärung betroffener Patienten über die Natur ihrer Erkrankung, mögliche Infektionswege und etwaige Begleiterkrankungen. In den ärztlichen Aufgabenbereich fällt hier auch die Aufklärung Angehöriger und der Intimpartner(in). Voraussetzung ist selbstverständlich das entsprechende Einverständnis des Patienten (Entbindung von der ärztlichen Schweigepflicht). Das Pflegepersonal und andere in die Behandlung Drogenabhängiger involvierte Personen sind über das Risiko der Ansteckung (insbesondere beim Umgang mit Blut, anderen Körperflüssigkeiten und Spritzen etc.) aufzuklären.

Eine Reihe der bei AIDS-Patienten eingesetzten Medikamente, wie z.B. Aciclovir, und auch AIDS selbst können zu paranoid-halluzinatorischen Psychosen oder anderen psychischen Störungen führen, was im Einzelfall erhebliche differentialdiagnostische Probleme bereiten kann.

Literatur

1. Benkert, P., H. Hippius: Psychiatrische Pharmakotherapie, 6. Aufl. Springer, Berlin–Heidelberg–New York 1996.
2. Bühringer, G., et al.: Methadon-Standards. Enke, Stuttgart 1995.
3. Cherubin, C. E., J. D. Sapira: The medical complications of drug addiction and the medical assessment of the intravenous drug user: 25 years later. Amer. intern. Med. 119 (1993), 1017–1022.
4. Diagnostisches und Statistisches Manual Psychischer Störungen DSM-IV. Beltz, Weinheim–Basel 1996.
5. Garwin, F., H. Kleber: Pharmacologic treatments of cocaine abuse. Psychiatr. Clin. North Amer. 9 (1986), 573.
6. Gölz, J.: Substitutionstherapie in der Praxis. In: Nowak, M., R. Schifman, R. Brinkmann (Hrsg.): Drogensucht, S. 179–192. Schattauer, Stuttgart–New York 1994.
7. Gölz, J. (Hrsg.): Der drogenabhängige Patient. Urban & Schwarzenberg, München–Wien–Baltimore 1995.
8. Iber, L. F.: Alcohol and Drug Abuse. CRC Press, Boca Raton–Ann Arbor–Boston 1991.
9. Penning, R., E. Fromm, P. Betz, G. Kauert, G. Drasch, L. v. Meyer: Drogentodesfälle durch dihydrocodeinhaltige Ersatzmittel. Dtsch. Ärztebl. 90 (1993), B-387–B-388.
10. Schuckit, M. A.: Drug and Alcohol Abuse. A Clinical Guide to Diagnosis and Treatment, 4th ed. Plenum, New York–London 1995.
11. Soyka, M.: Anti-Craving-Substanzen in der Rückfallprophylaxe der Alkoholabhängigkeit. Sucht 41 (1997), 265–276.
12. Soyka, M.: Die Alkoholkrankheit – Diagnostik und Therapie. Chapman & Hall, London 1995.
13. Soyka, M.: Naltrexon in der Behandlung von Abhängigkeitserkrankungen. Psychopharmakotherapie 3 (1995), 110–114.
14. Soyka, M.: Drogen- und Medikamentenabhängigkeit. Wissenschaftliche Verlagsgesellschaft, Stuttgart 1998.
15. Täschner, K. L.: Codein/Dihydrocodein als Substitutionsmittel bei Heroinsüchtigen. Anmerkungen zu einer unkritischen Darstellung. Sucht 3 (1994), 205–207.

17
Schizophrenie und verwandte Erkrankungen

ANITA RIECHER-RÖSSLER, WULF RÖSSLER

Zu dieser Erstkrankungsgruppe gehören schizophrene, schizophrenieähnliche und wahnhafte Psychosen. Es handelt sich hier um eine heterogene Gruppe von Störungen, die klinisch – besonders in ihren Anfangsstadien – manchmal nur schwer voneinander zu unterscheiden sind.

Allen gemeinsam ist, daß ihre Ätiologie bisher weitgehend unbekannt ist. Man weiß allerdings, daß – insbesondere bei der Schizophrenie – genetische Faktoren zumindest bei Teilgruppen von Patienten entscheidend zur Prädisposition beitragen. Unbestritten ist auch, daß psychosoziale Faktoren eine bedeutende Rolle bei der Auslösung dieser Erkrankungen und auch als Einflußfaktoren ihres Verlaufs spielen können.

Allen gemeinsam sind auch bestimmte Charakteristika, die häufig zu Krisen und Notfällen führen, so z.B. die mangelnde Krankheitseinsicht und der mangelnde Behandlungswille im Akutstadium der Erkrankung oder die soziale Behinderung und Funktionseinschränkung, die vorübergehend – bzw. bei chronischem Verlauf auch andauernd – die Fähigkeit beeinträchtigen können, adäquat für sich selbst zu sorgen.

Schließlich ist allen gemeinsam, daß – insbesondere bei erstmaligem Auftreten – zunächst eine organische Ursache der Psychose ausgeschlossen werden muß, da prinzipiell alle schizophrenen und paranoiden Symptome auch organisch begründet sein können.

17.1 Schizophrene Psychosen

Krankheitsbild
Die schizophrenen Psychosen sind die häufigsten und schwersten Erkrankungen dieser Gruppe, die oft mit unvorstellbarem persönlichem Leid der Betroffenen und ihrer Angehörigen einhergehen. Sie zeigen kein einheitliches Krankheitsbild und sind wahrscheinlich auch ätiologisch heterogen. Als eines der weitest akzeptierten Entstehungsmodelle gilt derzeit das sogenannte Vulnerabilitätsmodell.

Danach ist davon auszugehen, daß bestimmte – zum Teil genetisch determinierte – neurobiologische Faktoren bei den betroffenen Menschen zu einer erhöhten psychischen Vulnerabilität führen, so daß es bei Einwirken psychosozialer Stressoren oder auch anderer Belastungsfaktoren zur Auslösung der Erkrankung bzw. im weiteren Verlauf zu Rückfällen kommt.

Gemeinsame psychopathologische Merkmale sind charakteristische Störungen des Denkens, der Wahrnehmung und des Affekts bei klarem Bewußtsein. Der Verlauf ist sehr heterogen, kann aber von wiederholten Rezidiven und bleibenden Behinderungen geprägt sein.

Etwa zehn von 100 000 Menschen erkranken jährlich erstmals an einer Schizophrenie. Der Ersterkrankungsgipfel der Männer liegt zwischen dem 20. und 24. Lebensjahr, derjenige der Frauen zwischen dem 25. und 29. Lebensjahr. Nur etwa 15–20% aller Erkrankungen beginnen noch nach dem 40. Lebensjahr, wobei es sich bei diesen Späterkrankten ganz überwiegend um Frauen handelt.

Der Krankheitsbeginn kann akut und von schwerwiegend gestörtem Verhalten geprägt sein oder auch schleichend mit allmählicher Entwicklung „seltsamer" Gedanken und Verhaltensweisen. Oft kommt es schon Jahre vor der ersten akuten Psychose zu Energie- und Antriebslosigkeit, Konzentrationsstörungen, Ängsten, Mißtrauen und sozialem Rückzug. Auch erste psychotische Episoden schon Jahre vor der ersten Klinikaufnahme sind nicht selten.

Tabelle 17-1 zeigt die Symptome, die als charakteristisch für schizophrene Erkrankungen gelten. Es handelt sich dabei zum einen um die sogenannte produktiv-psychotische oder Plussymptomatik mit Wahn, Halluzinationen und Ich-Störungen, zum anderen um die sogenannte Negativ- oder Minussymptomatik mit einer allgemeinen Minderung vieler psychischer Funktionen.

Die Minussymptomatik tritt in der Akutphase der Erkrankung meist hinter der eindrucksvolleren Produktivsymptomatik zurück, geht aber häufig der akuten Störung voraus und/oder überdauert diese und kann das klinische Bild im weiteren Verlauf bestimmen.

Eine besondere Bedeutung für die Diagnose haben die ersten vier in Tabelle 17-1 genannten Symptomgruppen, d.h., der Verdacht auf eine Schizophrenie besteht insbesondere

- wenn die Kranken ihre eigenen Gedanken laut hören können oder wenn sie davon überzeugt sind, daß ihnen fremde Gedanken eingegeben werden, daß ihnen ihre eigenen Gedanken von fremden Mächten oder Kräften entzogen werden oder daß andere an ihren Gedanken teilhaben können.
- bei bestimmten Formen des Wahns (zur Definition des Wahns vgl. Kap. 8). Schizophrene Patienten halten etwa ihre Gedanken und Handlungen oder ihren Körper in bizarrer Weise für von außen beeinflußt oder gesteuert, z.B. durch übernatürliche Kräfte oder Computersysteme. Bei einer sogenannten „Wahnwahrnehmung" beziehen die Kranken harmlose und zufällige Wahrnehmungen auf sich selbst und entwickeln die Überzeugung, daß diese Wahrnehmungen eine ganz bestimmte Bedeutung für sie persönlich haben.
- wenn Patienten Stimmen hören, die über sie oder ihr Verhalten Kommentare abgeben, oder Stimmen, die sich miteinander unterhalten.

17 Schizophrenie und verwandte Erkrankungen

Tabelle 17-1 Charakteristische Symptome der Schizophrenie (nach ICD-10 [2]).

1. Gedankenlautwerden, Gedankeneingebung oder Gedankenentzug, Gedankenausbreitung
2. Kontrollwahn; Beeinflussungswahn; Gefühl des Gemachten, deutlich bezogen auf Körper- oder Gliederbewegungen oder bestimmte Gedanken, Tätigkeiten oder Empfindungen; Wahnwahrnehmungen
3. kommentierende oder dialogische Stimmen, die über den Patienten und sein Verhalten sprechen, oder andere Stimmen, die aus einem Körperteil kommen
4. anhaltender, kulturell unangemessener und völlig unrealistischer Wahn, wie der, eine religiöse oder politische Persönlichkeit zu sein oder übermenschliche Kräfte und Möglichkeiten zu besitzen (z.B. das Wetter kontrollieren zu können oder im Kontakt mit Außerirdischen zu sein)
5. anhaltende Halluzinationen jeder Sinnesmodalität, begleitet entweder von flüchtigen oder undeutlich ausgebildeten Wahngedanken ohne deutliche affektive Beteiligung oder begleitet von anhaltenden überwertigen Ideen bzw. täglich für Wochen oder Monate auftretend
6. Gedankenabreißen oder Einschiebungen in den Gedankenfluß, was zu Zerfahrenheit, Danebenreden oder Neologismen führt
7. katatone Symptome wie Erregung, Haltungsstereotypien oder wächserne Biegsamkeit (Flexibilitas cerea), Negativismus, Mutismus und Stupor
8. „negative" Symptome wie auffällige Apathie, Sprachverarmung, verflachte oder inadäquate Affekte (dies hat zumeist sozialen Rückzug und Nachlassen der sozialen Leistungsfähigkeit zur Folge) – es muß sichergestellt sein, daß diese Symptome nicht durch eine Depression oder neuroleptische Medikation verursacht werden

Weniger eindeutig sind die in Tabelle 17-1 unter Punkt 5 bis 8 genannten Symptome, also vor allem die sogenannte Negativsymptomatik, aber auch katatone Symptome (s. Kap. 17.1.2) und die „formalen" Denkstörungen, durch die die Äußerungen der Kranken in der Akutphase oft seltsam vage und unzusammenhängend wirken. Im Extremfall kann es hier zu einem sinnlosen Aneinanderreihen von Satzteilen oder Worten, sogenanntem Wortsalat, kommen oder zu sinnlosen Wortneubildungen (Neologismen).

Keines der genannten Symptome ist aber pathognomonisch, d.h. für die Erkrankung beweisend. Nach ICD-10 sind für die Diagnose „Schizophrenie" mindestens ein eindeutiges Symptom (zwei oder mehr, wenn weniger eindeutig) der Gruppen 1 bis 4 oder mindestens zwei Symptome der Gruppen 5 bis 8 erforderlich. Auch muß die Symptomatik mindestens einen Monat lang bestehen, zuvor darf nur eine „akute schizophreniforme Störung" diagnostiziert werden. Vor allem aber darf die Diagnose einer Schizophrenie nur gestellt werden, wenn exogene oder organische Ursachen der Symptomatik **ausgeschlossen** werden können (z.B. Gehirnerkrankungen, Intoxikationen, Entzugssyndrome – weitere Differentialdiagnose s.u. und Tab. 17-3).

Das psychische Befinden der Patienten wird aber nicht nur durch den Krankheitsprozeß selbst bestimmt, sondern ist zum Teil auch als Reaktion auf das Krankheitsgeschehen und seine psychosozialen Folgen zu verstehen (z.B. Angst, Depression, Verleugnung der Erkrankung etc.). In Abhängigkeit von der individuellen Vulnerabilität, den einwirkenden psychosozialen und anderen Stressoren, der individuellen Krankheitsbewältigung und nicht zuletzt der angewandten Therapie kommt es zu höchst heterogenen Verläufen.

Überwiegend ist der Langzeitverlauf episodisch. Häufig kommt es nach einer akuten Krankheitsphase mit produktiv-psychotischer Symptomatik bei rechtzeitiger Therapie zu einer mehr oder weniger vollständigen Remission. Manche Patienten können mit einer vollständigen Heilung rechnen. Bei anderen bleibt ein sogenanntes Residualsyndrom mit überwiegender Minussymptomatik zurück. D.h., die Patienten leiden oft an anhaltenden Störungen der Aufmerksamkeit, der Konzentration, des Kurzzeitgedächtnisses, der Motivation, der Entscheidungsfähigkeit, aber auch der Fähigkeit zu Freude oder Empathie. Sie zeigen eine chronische Behinderung in der Fähigkeit, sich selbst zu versorgen, in ihrer Arbeitsfähigkeit und Beziehungsfähigkeit. Sie werden oft arbeitslos, sozial isoliert und abhängig von der Familie oder der Sozialhilfe. Bei vielen Patienten treten – insbesondere bei ungenügender Nachbetreuung und nicht ausreichender prophylaktischer Medikation – auch immer wieder neue, akut-psychotische Krankheitsepisoden auf.

Diese kündigen sich zum Teil durch unspezifische Prodromi an, wie Spannung und Unruhe, Konzentrationsschwierigkeiten, Schlafstörungen, depressive Verstimmungen und sozialen Rückzug. Nach jeder Episode kann sich die Residualsymptomatik verstärken (schubförmiger Verlauf) oder kann auf ihr ursprüngliches Niveau zurückkehren (phasenhafter Verlauf). In Einzelfällen nimmt die Erkrankung auch einen chronisch kontinuierlichen Verlauf, wobei Plus- und Minussymptomatik mehr oder weniger gleichzeitig bestehen können. Über die Häufigkeit dieser verschiedenen Verlaufsformen gibt es nur wenig empirisch gut fundiertes Wissen, obwohl immer wieder beschrieben wird, daß etwa ein Drittel der Erkrankungen einen relativ guten, ein Drittel einen mittelschweren und ein Drittel einen schweren Krankheitsverlauf nehmen.

Moderne Therapieansätze müssen dem komplexen Krankheitsgeschehen sowohl durch medikamentöse als auch durch psychotherapeutische und soziale Behandlungsmaßnahmen Rechnung tragen. Ein an Schizophrenie leidender Mensch und seine Familie benötigen eine Versorgung, die umfassender, kontinuierlicher und personalintensiver ist als bei den meisten anderen chronischen Erkrankungen und die nur in einem gut ausgebauten Versorgungssystem, das alle diese Behandlungskomponenten berücksichtigt, geleistet werden kann.

17.1.1 Notfallsituation paranoid-halluzinatorische Zustandsbilder

Symptomatik
Bei dieser häufigsten Manifestationsform der Schizophrenie stehen Halluzinationen und/oder Wahn im Vordergrund des klinischen Bildes. Halluzinationen können dabei auf den verschiedensten Sinnesgebieten auftreten. Häufig besteht ein Verfolgungs- oder Beziehungswahn. Die Patienten fühlen sich verfolgt, haben das Gefühl, es sei etwas oder gar ein Komplott gegen sie im Gange. Sie beziehen bestimmte, ganz alltägliche Dinge wie eine Nachricht im Fernsehen auf sich persönlich. Sie hören Geräusche oder Stimmen, die sie bedrohen. Körper-

halluzinationen oder optische Halluzinationen können ebenfalls auftreten, stehen aber selten im Vordergrund.

| Paranoide Patienten sind äußerst mißtrauisch, oft angstgetrieben und können in ihrer Angst auch aggressiv, feindselig, ja bedrohlich agitiert wirken.

Manche Patienten zeigen aufgrund ihres Wahns und/oder ihrer Halluzinationen ein bizarres Verhalten. So verbarrikadieren sich manche vor Angst in ihrer Wohnung. In der Untersuchungssituation schauen die Patienten manchmal mit angstgeweiteten Augen um sich, da sie sich akut bedroht fühlen. Möglicherweise blicken sie auch immer wieder in eine bestimmte Richtung, aus der sie die furchterregenden akustischen Halluzinationen wahrnehmen.

Andere Psychosekranke wirken zunächst relativ unauffällig und können ihren Wahn und ihre Halluzinationen recht gut verbergen.

Befunderhebung
Nach der ersten Orientierung über Bewußtseinslage und Vitalfunktionen des Patienten muß der Anlaß der Vorstellung, gegebenenfalls durch Befragung der Begleitperson, eruiert werden.

Gespräch/Umgang mit dem Patienten
| Das ruhige Gespräch mit dem Patienten dient diagnostischen, aber auch schon therapeutischen Zwecken.

Der Arzt sollte sich klar und eindeutig ausdrücken und alles vermeiden, was den Kranken zusätzlich beunruhigen oder verwirren könnte. Die klassische Arztrolle kann dabei bereits zur Beruhigung des Patienten beitragen. Dem Patienten sollte empathische Unterstützung, aber auch respektvolle Distanz entgegengebracht werden. Der Patient ist in seinem Leid ernst zu nehmen, der Arzt muß offen und ehrlich sein.

Die Exploration sollte zunächst nach Möglichkeit allein mit dem Patienten in einem ruhigen Raum stattfinden. Begonnen wird mit allgemeinen Fragen zu den Beschwerden und ihrer Vorgeschichte. Der Patient braucht dabei Zeit, über all seine Beschwerden, Befürchtungen und Ängste spontan zu berichten. Zu bedenken ist aber, daß viele Patienten nur begrenzt belastbar sind – man muß deshalb auf die Zeit achten (Exploration im Akutfall normalerweise nicht länger als eine halbe Stunde).

| Bei entsprechendem Verdacht kann bald auch gezielt nach ungewöhnlichen Erlebnissen, merkwürdigen Erfahrungen etc. gefragt werden.

Nötigenfalls gibt man Beispiele und fragt dann auch konkret nach einzelnen psychotischen Symptomen wie Stimmenhören etc. Protestieren die Patienten dagegen, können sie unter Umständen damit beruhigt werden, daß diese Fragen bei den genannten Beschwerden zur Routineuntersuchung gehören. Falls die Patienten nicht antworten, läßt man das Thema zunächst fallen und nimmt es im Verlauf der weiteren Exploration wieder auf.

Insbesondere bei Patienten mit starken formalen Denkstörungen sollte möglichst kurz und direkt gefragt werden. Auch bizarres Verhalten (s.o.) kann eine eingehende Exploration erschweren, gibt aber für sich genommen oft schon entscheidende diagnostische Hinweise.

| Der Arzt sollte im Akutstadium nicht versuchen, dem Patienten seinen Wahn oder anderes psychotisches Erleben auszureden oder zu bagatellisieren. Diese

müssen zunächst als subjektive Realität des Patienten akzeptiert, seine Ängste und Befürchtungen etc. ernst genommen werden.
Wirken Patienten bedrohlich, was bei paranoiden und gespannten Patienten durchaus der Fall sein kann, sollte die Exploration in unmittelbarer Rufbereitschaft oder Anwesenheit einer Hilfsperson (z.B. Pflegekraft) durchgeführt werden.
Ein ängstlicher Arzt kann den Patienten schlecht beruhigen.
Die wesentlichen Inhalte der Exploration sind in Tabelle 17-2 aufgeführt.

Fremdanamnese

Ist der Patient einverstanden, sollte(n) in einem nächsten Schritt, wenn möglich, auch die Begleitperson(en) in das Gespräch miteinbezogen werden. Auch kann es erforderlich sein, behandelnde Kollegen oder andere Helfer bzw. Bezugspersonen zu kontaktieren, um genauere Informationen zu gewinnen. Bei akut erregten Patienten kann die Fremdanamnese die Hauptinformationsquelle darstellen.

Weitere Untersuchungen

Der Patient muß vorab über die Notwendigkeit weiterer Untersuchungen und Maßnahmen unterrichtet werden.

An weiteren Untersuchungen sind erforderlich die körperliche einschließlich neurologischer Untersuchung, die Blutentnahme für Labortests (Blutbild, Elektrolyte, ggf. Toxikologie etc.) sowie gegebenenfalls – besonders bei Ersterkrankten – auch apparative Untersuchungen zum Ausschluß einer organischen Psychose (s. Tab. 17-3).

Differentialdiagnose

Differentialdiagnostisch in Frage kommen prinzipiell alle Erkrankungen, die zum Bild einer akuten Psychose führen können (s. Kap. 8). Im Notfall ist es nicht immer möglich, eine präzise Diagnose zu stellen bzw. andere Erkrankungen eindeutig auszuschließen. Folgende prinzipielle Fragen sind aber immer zu stellen:
- Handelt es sich um eine psychotische *Erst*erkrankung oder einen Rückfall? Eine psychotische Ersterkrankung bedarf zur weiteren Diagnostik und Behandlung fast immer der stationären Einweisung und eingehender diagnostischer Abklärung. Ein Rückfall bei bekannter schizophrener Psychose läßt sich diagnostisch leichter einordnen und kann bei geeigneten Voraussetzungen (s.u.) unter Umständen ambulant behandelt werden. Auch bei bekannter Schizophrenie ist aber immer eine zusätzliche organische Komplikation auszuschließen (s.u.).
- Kann eine organische Psychose ausgeschlossen werden? In jedem Fall sollte ausgeschlossen werden, daß der psychotischen Symptomatik eine Gehirnerkrankung, eine Intoxikation, ein Entzugssyndrom oder andere Ursachen zugrunde liegen (vgl. Kap. 8). Dabei ist zu bedenken, daß Drogen- und Alkoholabusus bei Schizophreniekranken häufiger ist als in der Allgemeinbevölkerung. Tabelle 17-3 vermittelt einen Eindruck von der Vielfalt organischer Erkrankungen, die bei der Differentialdiagnose schizophrener Psychosen in Betracht kommen können.

17 Schizophrenie und verwandte Erkrankungen

Tabelle 17-2 Wesentliche Inhalte der Exploration bei einem Patienten mit Verdacht auf Schizophrenie.

Aktuelle Beschwerden und ihre Entwicklung

Psychiatrische und – soweit relevant – auch medizinische Vorgeschichte

Psychische Erkrankungen in der Familie

Anlaß für die Vorstellung des Patienten
- bei plötzlichem Erkrankungsbeginn das akute psychotische Erleben (z.B. die aus paranoidem Erleben resultierende Angst)
- bei schleichendem Beginn Leistungsabfall, sozialer Rückzug oder bizarres Verhalten
- im Laufe der Erkrankung Depression und Suizidalität (s. Kap. 17.1.4)
- psychotischer Rückfall bei bekannter schizophrener Erkrankung, möglicherweise ausgelöst durch eine unzureichende medikamentöse Behandlung/Rückfallprophylaxe, durch psychosoziale Belastungen des Patienten oder durch Störungen in seinem sozialen Unterstützungssystem
- Medikamentennebenwirkungen, insbesondere durch Neuroleptika: akute Dystonien (z.B. Zungenschlundkrämpfe), Bewegungsdrang im Rahmen einer neuroleptikabedingten Akathisie (wird z.T. mit psychotischer Unruhe verwechselt), u.a.m.
- bei ungünstigem chronischem Verlauf zunehmende soziale Behinderung und Funktionseinschränkung und damit Unfähigkeit, für sich selbst zu sorgen
- bei manchen schwer chronisch Kranken ist die stationäre Aufnahme im (ihm oft wohlbekannten) Krankenhaus auch Zuflucht bei Konflikten mit seinen Betreuern im Heim oder in der Gemeinde

Mögliche Gefährdungen und andere Faktoren, die die therapeutischen Überlegungen beeinflussen könnten:
- Suizidalität (s. Kap. 17.1.4) und sonstige Formen der Eigengefährdung wie Selbstvernachlässigung oder auch (selten!) Selbstverstümmelung
- drohende Selbsttötung unter dem Einfluß von Wahn und Halluzinationen (z.B. infolge von imperativen Stimmen, die dem Patienten befehlen, aus dem Fenster zu springen)
- Fremdgefährdung: Besteht die Gefahr, daß der Patient aufgrund seiner paranoiden Befürchtungen o.ä. anderen gegenüber gewalttätig wird?
- Medikation, inkl. eventueller Nebenwirkungen: Welche Medikamente hat der Patient eingenommen bzw. welche verordneten Medikamente hat er nicht eingenommen? Ist er durch Medikamentennebenwirkungen beeinträchtigt?
- Compliance: Ist damit zu rechnen, daß der Patient die unter Notfallbedingungen verordnete Medikation – bei ambulanter Therapie – einhält?
- Besteht ein Drogen- oder Alkoholabusus?
- Versorgung des Patienten: Kann der Patient bei ambulanter Therapie geeignet betreut werden? Gibt es eine Wohnung, eine Betreuungsperson? Beim chronischen Patienten: Gibt es einen behandelnden Arzt, betreuende Sozialarbeiter? Lebt der Patient im Heim?

Tabelle 17-3 Organische Ursachen für schizophrenieähnliche Zustandsbilder (mod. nach [3, 4]).

Neurologische Erkrankungen, z.B.
- entzündliche Hirnerkrankungen (u.a. Meningoenzephalitiden, Multiple Sklerose, Lues)
- Hirntumoren
- bestimmte neurodegenerative Erkrankungen (z.B. Chorea Huntington im Initialstadium)
- Normaldruckhydrozephalus
- Temporallappenepilepsie

Krankheitsbilder im Zusammenhang mit Substanzmißbrauch bzw. -abhängigkeit, z.B.
- Alkoholhalluzinose
- wahnhafte Störung bei Alkoholabhängigkeit (v.a. Eifersuchtswahn)
- pathologischer Rausch
- Alkoholentzugs- und Alkoholintoxikationssyndrom
- Intoxikationen mit Psychostimulanzien (Kokain, Amphetamine)
- Einwirkung anderer psychotroper Substanzen (Sedativa/Hypnotika, Halluzinogene, Cannabis, Phencyclidin)
- Entzug von Sedativa/Hypnotika

Unerwünschte Wirkungen von Arzneimitteln, z.B.
z.B. Kortikosteroide, Digitalis, Disulfiram, L-Dopa, Isoniazid, anticholinerg wirksame Pharmaka

Endokrine Störungen, z.B.
- M. Addison
- M. Cushing
- Hyper- oder Hypoparathyreoidismus
- Hyper- oder Hypothyreose
- Hypoglykämien

Verschiedenes, z.B.
- Intoxikationen (z.B. Organophosphate, Schwermetalle)
- Phäochromozytom
- akute intermittierende Porphyrie
- systemischer Lupus erythematodes
- M. Wilson
- Vitaminmangelzustände (z.B. Vitamin-B_{12}-Mangel)

Eher gegen eine Schizophrenie und für eine organische Psychose sprechen:
- Störung der Vitalfunktionen,
- Bewußtseinstrübung,
- Desorientiertheit bezüglich Zeit, Ort und/oder eigener Person,
- medizinische Erkrankung in engem zeitlichem Zusammenhang mit dem Beginn der psychotischen Symptomatik,
- Einnahme oder Entzug bestimmter psychoaktiver Substanzen,
- im Vordergrund stehende optische Halluzinationen,
- plötzlicher Symptombeginn ohne jegliche Prodromi,
- Erkrankungsbeginn nach dem 60. Lebensjahr, insbesesondere bei Männern.

Keines dieser Kriterien ist aber eindeutig. Im Einzelfall kann auch eine Kombination von schizophrener und organischer Psychose vorliegen, z.B. bei Drogenabusus oder wenn ein chronisch schizophrener Patient ein Schädel-Hirn-Trauma erleidet.
– Liegt möglicherweise eine andere psychische Erkrankung vor? In Frage kommen hier z.B. andere mit Wahn einhergehende Erkrankungen (s. Kap. 17.3), affektive Psychosen (s. Kap. 18), Persönlichkeitsstörungen insbesondere der Borderline-, schizoiden oder paranoiden Form (s. Kap. 24), dissoziative Störungen (s. Kap. 19.3) sowie vorgetäuschte Störungen (s. Kap. 31). Schließlich ist zu beachten, daß bestimmte Denk- und Verhaltensweisen von Angehörigen kultureller oder religiöser Minderheiten vor diesem Hintergrund erklärbar sind und nicht als Ausdruck einer Psychose angesehen werden können.

Therapeutisches Vorgehen

Akuttherapie
Zunächst wird der Patient ruhig und sachlich über die notwendigen Maßnahmen aufgeklärt. Zeigt er keine Krankheitseinsicht, so sollte nicht versucht werden, ihn in der Akutphase von der Krankhaftigkeit seines Zustandes überzeugen zu wollen.

In diesem Fall sollte dem Patienten vielmehr vermittelt werden, daß die geplanten Maßnahmen zu seinem Schutz und seiner Beruhigung erfolgen sollen.

Das therapeutische Vorgehen ist nicht nur von der Symptomatik, sondern auch von den Begleitumständen und den unmittelbaren Gefährdungen der Patienten (s.o.) abhängig. Eine medikamentöse Therapie (s.u.) ist fast immer erforderlich, sollte aber, wenn es die Umstände erlauben, erst nach klarer Diagnose erfolgen. Bei starker Angst oder Erregung ist allerdings eine schnelle Medikation unumgänglich.

Bei einer akuten schizophrenen Erkrankung ist üblicherweise eine stationäre Aufnahme notwendig, vor allem wenn es sich um eine Ersterkrankung handelt. Eine ambulante Therapie ist aber möglich, wenn der Patient weder eigen- noch fremdgefährdend ist, gut betreut wird, eine gute Compliance zeigt etc.

Insbesondere *Rückfälle* bei bekannter schizophrener Erkrankung können in solchen Fällen ambulant aufgefangen werden.

Sollten Patienten im Rahmen ihrer Psychose akut eigen- oder fremdgefährdend sein und trotz geduldiger therapeutischer Zuwendung die stationäre Aufnahme verweigern, so ist eine zwangsweise Zurückhaltung vorzunehmen. Zunächst kann der Arzt hier selbst handeln, wenn notwendig mit Hilfe von Pflegekräften oder im Notfall auch der Polizei. Im weiteren Verlauf ist eine behördlich-richterliche Einweisung einzuleiten, in den meisten Bundesländern unmittelbar (vgl. Kap. 5).

Gesprächsführung
Schon das diagnostische Gespräch sollte im Idealfall entlastend und beruhigend gewirkt haben. Die oben gegebenen allgemeinen Empfehlungen zur Gesprächsführung gelten auch weiterhin.

Nach ruhiger und sachlicher Aufklärung über die notwendigen Maßnahmen sollte man dem Patienten zunächst Zeit geben, sich zu beruhigen und sich an die neue Situation zu gewöhnen. Informationen über alles, was auf den Patienten zukommen wird, müssen einfach und übersichtlich gegeben werden. Falls es zur stationären Aufnahme kommt, ist ihm dort die Kontaktaufnahme zu erleichtern.

Sowohl das ärztliche Gespräch als auch der Kommunikationsstil auf Station sollten von Klarheit, Eindeutigkeit, Echtheit und Offenheit geprägt sein. Unklarheiten und Widersprüchlichkeiten oder Zweideutigkeiten können einen Menschen, der durch seine Psychose ohnehin Schwierigkeiten hat, Informationen aufzunehmen und zu verarbeiten und seine Welt zu überschauen, zusätzlich verwirren und sein Mißtrauen schüren.

Medikamentöse Akutbehandlung

Neuroleptika sind die Medikamente der Wahl.

In der Phase der akuten Psychose hat eine konsequente neuroleptische Behandlung das Ziel, die produktive Symptomatik schnell zurückzudrängen und die psychotische Angst und Erregung zu beruhigen. Dadurch können die Kranken für weitere therapeutische Möglichkeiten wie Psycho- und Soziotherapie oft überhaupt erst zugänglich gemacht werden.
- Wahn- und Halluzinationen sind Indikationen für eine Behandlung mit hochpotenten Neuroleptika wie Haloperidol (z.B. Haldol®) oder Benperidol (z.B. Glianimon®)
- Sind die Patienten stark erregt, kann die gleichzeitige Gabe eines niederpotenten Neuroleptikums mit sedierender Komponente (wie Chlorprothixen, z.B. Truxal®, oder Levomepromazin, z.B. Neurocil®) erforderlich sein.
- Bei starker Angst kann vorübergehend zusätzlich zu einem hochpotenten Neuroleptikum ein Tranquilizer wie Diazepam (z.B. Valium®) gegeben werden.

Dosiert wird in Abhängigkeit von der Akuität und Schwere des Krankheitsbildes sowie der Ausprägung der Erregung und Angst:
- bei **einfachem paranoid-halluzinatorischem Syndrom ohne starke Erregung**: hochpotentes Neuroleptikum, z.B. Haloperidol, einschleichend mit 3 × 1 mg bis 3 × 2 mg oral täglich beginnen. Die Erhaltungdosis sollte nach einigen Tagen erreicht sein und liegt bei etwa 5–15 mg oral täglich (in Ausnahmefällen bis zu 40 mg täglich), bei ambulanter Behandlung niedriger.
- bei **begleitender starker psychomotorischer Erregtheit**: Falls keine Kontraindikation (s.u.) besteht, sind initial – in Ergänzung zu einem hochpotenten Neuroleptikum – sehr stark dämpfende Neuroleptika in hoher Dosierung indiziert, z.B. Levomepromazin oral 75 mg oder i.m. 50 mg. Wiederholung in Abständen von 30 Minuten 1–2(–3)mal möglich.

In den ersten 24 Stunden 150(–200) mg i.m. bzw. 200(–300) mg p.o. nicht überschreiten!

Auf Hypotonie, Tachykardie, Kollapsneigung und Dyspnoe ist zu achten.

Levomepromazin ist kontraindiziert bei kardialen Erkrankungen, bei Gefahr von Kreislaufkomplikationen, bei geriatrischen oder multimorbiden Patienten sowie bei Verdacht auf organische Psychose.

Bei älteren Patienten sollte – falls ein niederpotentes Neuroleptikum notwendig wird – besser Pipamperon (z.B. Dipiperon®) oder Chlorprothixen (z.B.

Truxal®) gegeben werden. Je nach Alter und Allgemeinzustand ist vorsichtig mit Einzeldosen von 20 mg Pipamperon oder 15 mg Chlorprothixen zu beginnen und unter Beobachtung der Wirkung auf bis zu maximal 120–240 mg/Tag Pipamperon oder 100–150 mg/Tag Chlorprothixen zu steigern. Höhere Dosen sollten bei älteren Patienten nur in Ausnahmefällen gegeben werden.
Als Behandlungsalternative ist auch – z.B. bei den genannten Kontraindikationen gegen niederpotente Neuroleptika – eine Akuttherapie höheren oder hohen Dosen eines hochpotenten Neuroleptikums zu erwägen, z.B. mit Haloperidol initial 5–10 mg (i.m. oder i.v.). Eine Wiederholung ist im Abstand von 30 Minuten ein- bis zweimal möglich, in den ersten 24 Stunden dürfen aber 100 mg oral bzw. 50 mg parenteral nicht überschritten werden. Diese Höchstdosen sollten nur in schweren Akutsituationen gegeben werden. Bei älteren Patienten muß man jedoch deutlich niedriger dosieren (initial ca. 1–3 mg/Tag).
Generell – besonders aber bei höheren Neuroleptikadosen – muß auf extrapyramidalmotorische Nebenwirkungen wie Zungenschlundkrämpfe oder andere akute Dystonien geachtet werden, und im Bedarfsfall sind zusätzlich 2,5–5 mg Biperiden i.m. oder i.v. zu applizieren. Eine prophylaktische Biperidengabe ist wegen dessen potentiell delirogener Wirkung meist nicht sinnvoll. Bei ambulanter Behandlung sollten die Patienten und ihre Angehörigen aber über die Möglichkeit der genannten Nebenwirkungen aufgeklärt und Vorsorge für schnelle Behandlung getroffen werden (bezüglich weiterer akuter Nebenwirkungen der neuroleptischen Therapie s. Kap. 28)
- bei **Erregungszustand mit deutlich angsthafter Färbung**: zusätzlich zum hochpotenten Neuroleptikum Diazepam 10 mg oral oder langsam (!) i.v.. Eine Wiederholung ist im Abstand von 30 Minuten ein- bis zweimal möglich. Die Maximaldosis beträgt unter stationärer Kontrolle in den ersten 24 Stunden 60–80 mg oral bzw. 40–60 mg parenteral.

> Bei intravenöser Gabe ist auf Hypotonie und Atemdepression zu achten! Diazepam kann auch anstelle von niederpotenten Neuroleptika gegeben werden, wenn diese kontraindiziert sind.

Menschen, die an paranoiden Ängsten leiden, sind häufig mißtrauisch und verweigern die Medikation. Es sollte deshalb alles vermieden werden, was zu weiterem Mißtrauen beitragen oder die Erregung steigern kann.

> Dem Patienten sollte man deshalb ruhig und bestimmt gegenübertreten. Ist er krankheitsuneinsichtig, so sollte die Medikation einfühlbar begründet werden (s.o.).

In jedem Fall zu vermeiden ist der Eindruck, der Patient solle durch die Medikamente einfach nur überwältigt werden. Die freiwillige Einnahme einer (höheren) oralen Dosis ist deshalb der parenteralen Injektion, wenn möglich, vorzuziehen. Mit geduldiger Zuwendung lassen sich viele Kranke trotz anfänglicher Ängste schließlich doch zu einer Medikamenteneinnahme bewegen. Bei schon bestehender starker Erregung muß allerdings zum Teil auch schnell gehandelt und parenteral injiziert werden (s.a. Kap. 6).

Bei Krankheitsrezidiven kann es – unter Berücksichtigung der in früheren Episoden gemachten Erfahrungen – angezeigt sein, das in diesem Abschnitt dargestellte pharmakotherapeutische Vorgehen zu modifizieren oder auch primär andere Medikamente anzuwenden (z.B. atypische Neuroleptika).

Weiterbehandlung

Bezüglich der weiteren Therapie ist auf ausführliche Lehrbücher zu verweisen. An dieser Stelle können nur die wesentlichen Prinzipien kurz angerissen werden.

Generell basiert die Behandlung schizophrener Psychosen auf der Vorstellung, daß es sich um eine Erkrankungsgruppe handelt, bei der – zum Teil genetisch bedingt – eine erhöhte Vulnerabilität gegenüber psychosozialen Stressoren der verschiedensten Art besteht. Ob es zum Ausbruch einer Psychose kommt, hängt von der Höhe der individuellen Vulnerabilität, vom Ausmaß der psychosozialen Stressoren sowie von anderen „Moderatorvariablen" ab. Die Behandlung und Rückfallprophylaxe besteht deshalb in dem Versuch

- die Vulnerabilität direkt zu senken: durch Langzeitgabe von Neuroleptika;
- akut oder chronisch einwirkende psychosoziale Stressoren zu reduzieren;
- das Bewältigungsvermögen des Patienten im Umgang mit unvermeidlichen Stressoren zu verbessern und zu stärken;
- dem Patienten psychologische und soziale Unterstützung durch professionelle Helfer und sein soziales Netzwerk zukommen zu lassen.

Als wirksamste Maßnahme zur Rückfallprophylaxe hat sich die **Langzeitgabe von Neuroleptika**, eventuell in Depotform, erwiesen. Bei Patienten, die auf konventionelle Neuroleptika nicht ansprechen oder diese nicht vertragen, ist die Verordnung eines der atypischen Neuroleptika zu erwägen. Ihr Einsatz führt bei diesen Patienten häufig doch noch zu einem Behandlungserfolg. Das am besten untersuchte atypische Neuroleptikum ist Clozapin (Leponex®), daneben, werden auch Olanzapin (Zyprexa®), Risperidon (Risperdal®), Sulpirid (Dogmatil®), Sertindol (Serdolect®) und Zotepin (Nipolept®) dieser Gruppe zugeordnet (zur Definition des Begriffs „atypische Neuroleptika" s. Kap. 4.5). Clozapin darf allerdings in der BRD wegen seiner potentiell vital bedrohlichen Nebenwirkungen (Agranulozytose!) nur von dazu berechtigen Ärzten im Rahmen einer „kontrollierten Anwendung" verordnet werden. Die anderen atypischen Neuroleptika werden zukünftig auch Mittel der ersten Wahl sein. Allerdings stehen hier bisher noch keine parenteralen Formen zur Verfügung.

Einen wichtigen Stellenwert nehmen neben der Neuroleptikagabe ein:
- **Aufklärung und psychoedukative Maßnahmen:** Information über die Erkrankung, ihren Verlauf und ihre Prognose sowie über die verschiedenen Behandlungsmöglichkeiten und Arten der Rezidivverhütung; aber auch Aufklärung über die möglichen Nachteile der Therapien, insbesondere über mögliche Medikamentennebenwirkungen. Auch im Verlauf der Behandlung ist es wichtig, Einwände der Patienten gegen Medikamente und ihre Nebenwirkungen ernst zu nehmen. Notwendig ist hier oft ein geduldig begleitendes Beraten mit Erproben verschiedener Alternativen, bis die Medikation für die Patienten akzeptabel ist. Viele Patienten können nur durch das gemeinsame Abwägen von Vor- und Nachteilen zu einer für sie geeigneten Langzeittherapie bzw. -prophylaxe und damit auch zu einer guten Compliance finden.
- **Psychotherapie:** Diese beinhaltet zunächst den Aufbau einer tragfähigen therapeutischen Beziehung, um dann auf dieser Basis die vielfältigen Konflikte zu bearbeiten, die die Patienten im Laufe ihrer Erkrankung belasten und die letztlich als Stressor wiederum Rückfälle provozieren können. Dabei geht es oft vor allem um Fragen der Krankheitsverarbeitung und -bewältigung, z.B.

um die Bearbeitung der Ängste und depressiven Verstimmungen im Rahmen der Erkrankung oder der narzißtischen Kränkung, die die Tatsache der Erkrankung darstellt. Aber auch der Umgang mit den selbsterlebten Defiziten, den entstehenden Beziehungsproblemen, den sozialen Stigmatisierungen und Folgen der Erkrankung (etwa im Beruf) sind wichtige Themen. Indiziert ist eine eher stützende, haltgebende Vorgehensweise in einer langfristigen, von Klarheit und Offenheit geprägten therapeutischen Beziehung. Therapieformen, die intensive emotionale Prozesse freisetzen, sind zu vermeiden, da eine emotionale Überstimulation als Stressor wirken und damit Rückfälle provozieren kann.

- **Angehörigenarbeit:** Sind die Patienten einverstanden, so sollte baldmöglichst die Familie über die Erkrankung und ihre Besonderheiten aufgeklärt und in den Therapieplan einbezogen werden. Familien Schizophreniekranker sind enormen Belastungen ausgesetzt. Erfahrungsgemäß können sie den Patienten nur bei kontinuierlicher Beratung (z.B. auch in Angehörigengruppen) langfristig Unterstützung geben und überschießende Reaktionen, die für die Patienten ein zusätzlicher Stressor wären, vermeiden.
- **Rehabilitative Maßnahmen:** Eingesetzt werden können z.B. Beschäftigungs- und Arbeitstherapie oder auch lerntheoretische Trainingsprogramme, die den Patienten erlauben, ihre Konzentrationsfähigkeit, Ausdauer und Belastbarkeit sowie ihre kognitiven und instrumentellen Fähigkeiten zu testen und zu trainieren. Weitere Trainingsmaßnahmen betreffen z.B. die soziale Kompetenz und das Bewältigungsverhalten.

In der Klinik sollten vor der Entlassung mit den Patienten Fragen von Berufstätigkeit, Arbeitsplatz und Wohnsituation geklärt und vor allem auch die weitere ambulante Behandlung eingeleitet werden.

Im ambulanten Bereich haben die niedergelassenen Ärzte in Zusammenarbeit mit den sozialpsychiatrischen und anderen Diensten die Aufgabe, die „gemeindenahe" Versorgung der Patienten auf den verschiedensten Ebenen wie psychiatrische Behandlung, (beschütztes) Wohnen, Arbeit und Beschäftigung, Hilfe bei der sozialen Integration, Gestaltung der Freizeit etc. zu koordinieren.

17.1.2 Notfallsituation katatone Zustandsbilder

Die katatone Schizophrenie ist eine Form der Schizophrenie, die in den Industrieländern gegenwärtig nur noch selten beobachtet wird. Wenn sie auftritt, kann sie allerdings lebensgefährliche Formen annehmen.

Symptomatik
Im Vordergrund des klinischen Bildes stehen psychomotorische Störungen, die zwischen Extremen wie Stupor und Erregung alternieren können. Zwangshaltungen und -stellungen können lange Zeit beibehalten werden. Bezüglich der genauen Beschreibung siehe Tabelle 17-4.

Umgang mit dem Patienten
Für den Umgang mit katatonen Patienten gelten grundsätzlich ähnliche Verhaltensregeln wie für andere Schizophreniekranke (s.o.) – mit der Einschränkung,

Tabelle 17-4 Leitsymptome der katatonen Schizophrenie (zitiert aus [2]).

- Stupor (eindeutige Verminderung der Reaktionen auf die Umgebung sowie Verminderung spontaner Bewegungen und Aktivität) oder Mutismus
- Erregung (anscheinend sinnlose motorische Aktivität, die nicht durch äußere Reize beeinflußt ist)
- Haltungsstereotypien (freiwilliges Einnehmen und Beibehalten unsinniger und bizarrer Haltungen)
- Negativismus (anscheinend unmotivierter Widerstand gegenüber allen Aufforderungen und Versuchen, bewegt zu werden, oder statt dessen Bewegung in die entgegengesetzte Richtung)
- Katalepsie (Beibehaltung einer starren Haltung bei Versuchen, bewegt zu werden)
- wächserne Biegsamkeit (Verharren der Glieder oder des Körpers in Haltungen, die von außen aufgezwungen sind)
- andere Symptome wie Befehlsautomatismus (automatische Befolgung von Anweisungen) und verbale Perseveration

daß die direkte Exploration der Patienten im Akutstadium zunächst nicht oder nur eingeschränkt möglich ist.

Zu beachten ist, daß katatone Patienten, auch wenn sie nicht reagieren, wach und bewußtseinsklar sind. Es müssen deshalb in Anwesenheit der Kranken alle Äußerungen vermieden werden, die sie zusätzlich in Anspannung bringen könnten.

Man sollte sich zunächst wie üblich vorstellen und dem Patienten sein Zustandsbild als eine Erkrankung erklären, die man behandeln könne. Der Patient sollte möglichst beruhigt werden. Alle Maßnahmen müssen erklärt werden, bevor diese ergriffen werden. Für eine sichere Umgebung ist zu sorgen, sowohl für den Patienten als auch für das Personal, da Katatoniekranke unvorhersagbar in einen Erregungszustand, unter Umständen verbunden mit Gewalttätigkeit, geraten können. Der Patient darf nie allein gelassen werden, es muß immer mindestens eine weitere Person hinzugezogen werden.

Befunderhebung
Die allgemeinen diagnostischen Kriterien für Schizophrenie müssen erfüllt sein. Isolierte katatone Symptome können vorübergehend auch bei jeder anderen Schizophrenieunterform auftreten. In Tabelle 17-4 sind die in der ICD-10 genannten diagnostischen Kriterien für die katatone Schizophrenie aufgeführt (bezüglich der z.T. nicht einheitlichen Terminologie für katatone Symptome s. Kap. 11). Um eine katatone Schizophrenie diagnostizieren zu können, sollte eines oder mehrere der in der Tabelle aufgelisteten Merkmale das klinische Bild beherrschen. Bei der sogenannten perniziösen Katatonie, einer febrilen, akut lebensbedrohlichen Form der Katatonie, kommt es zusätzlich zu schweren vegetativen Regulationsstörungen mit Puls- und Blutdruckschwankungen, Elektrolytverschiebungen und einer vital gefährlichen Hyperthermie.

Für das diagnostische Vorgehen gelten grundsätzlich alle Erwägungen, wie sie auch zum Stupor angestellt wurden (s. Kap. 11), wobei besonders die Vielzahl der möglichen Ursachen bedacht werden muß (s.u. Differentialdiagnose).

- **Beobachtung** des Patienten und behutsamer Versuch der Exploration.
- **Fremdanamnese:** Da die Patienten selbst nicht kooperativ sind, muß eine Begleitperson befragt werden. Die Patienten sollten hierüber informiert werden und nach Möglichkeit ihr Einverständnis geben. Das Schwergewicht der Anamnese sollte auf den in Tabelle 17-5 angeführten Punkten liegen.

Tabelle 17-5 Schwerpunkte der (Fremd-)Anamnese bei V.a. katatone Schizophrenie.

- Vorgeschichte der akuten Symptomatik einschließlich Vorboten
- frühere psychische Erkrankungen
- psychische Erkrankungen in der Familie
- körperliche Erkrankungen
- Medikamentenanamnese, insbesondere bezüglich neuroleptischer Medikation einschließlich Art, Dosis und Beginn der Einnahme
- Drogeneinnahme
- Exposition gegenüber toxischen Substanzen

- **Internistisch-neurologische Untersuchung:** Erheben der Vitalparameter: Puls, Blutdruck, Temperatur (rektal), Bewußtseinslage, Atmung. Meist bestehen eine milde Tachykardie sowie eine leichte Blutdruck- und Temperaturerhöhung. Zu beachten sind auch andere akut behandlungsbedürftige pathologische Veränderungen wie Exsikkose, Verletzungen etc.
- **Weiterführende Diagnostik:** In Tabelle 17-6 ist die unter differentialdiagnostischem Aspekt erforderliche Zusatzdiagnostik zusammengefaßt. Dabei kann auch die Anwendung bestimmter Pharmaka diagnostisch relevante Aussagen liefern. Mit Lorazepam (z.B. Tavor®) aus der Gruppe der Benzodiazepine kann bei katatonen Syndromen eine oft beeindruckende, meist aber nur über Stunden anhaltende Lockerung der psychomotorischen Erstarrung erzielt werden. Dies ist eher bei nicht organisch bedingten Zustandsbildern der Fall und kann deshalb differentialdiagnostisch genutzt werden. Auch ergibt sich so die Möglichkeit zu einer vorübergehenden Exploration des Patienten. Applikation: 1–2,5 mg oral in der Expidet-Form oder parenteral (i.m. oder langsam i.v.). Falls es nach 30–60 Minuten zu keiner Stuporlösung kommt und auch eine Sedierung ausbleibt, kann die Initialdosis nochmals wiederholt werden.
Falls Neuroleptika eingenommen wurden, insbesondere in hoher Dosierung oder unmittelbar vor Auftreten der Katatonie, ist differentialdiagnostisch ein neuroleptikabedingtes akinetisch-stuporöses Bild auszuschließen, d.h. ein Versuch mit Biperiden (z.B. Akineton®) ist indiziert: 2,5 mg (1/2 Ampulle) i.v., gegebenenfalls Wiederholung nach zehn bis 15 Minuten. Ist das Bild durch Neuroleptika bedingt, tritt zum Teil eine deutliche Besserung ein. Allerdings ist dies nicht immer der Fall, z.B. nicht beim sogenannten malignen neuroleptischen Syndrom (vgl. Kap. 28.2.6). Umgekehrt kann es unter Biperiden auch bei primärer Katatonie zu einer vorübergehenden Lockerung der Psychomotorik kommen! Dieser Test ist, wie alle anderen, also nicht eindeutig und nur im Rahmen einer Gesamtbeurteilung des Zustandes zu werten.

Tabelle 17-6 Weiterführende Diagnostik bei katatoner Schizophrenie.

Labor
- BKS
- großes Blutbild
- Elektrolyte
- Nieren- und Leberfunktionsparameter
- Gesamteiweiß
- Glukose
- CK
- Urinstatus und -sediment
- bei entsprechendem Verdacht: toxikologisches Screening

weitere Zusatzdiagnostik
- EEG (z.B. Nachweis von epilepsietypischen Potentialen oder einer Allgemeinveränderung, wie bei bestimmten Delirformen)
- CCT bzw. MRT (Nachweis diffuser oder lokalisierter zerebraler Prozesse)
- Lumbalpunktion (v.a. bei ungeklärtem Fieber in Verbindung mit Leukozytose etc. zum Ausschluß einer Meningoenzephalitis)
- diagnostische Lorazepamgabe
- diagnostische Biperidengabe

Differentialdiagnose

Wichtig ist zu beachten, daß katatone Symptome nicht nur bei der Schizophrenie vorkommen, sondern auch Ausdruck einer anderen Störung sein können.

Bei der katatonen Schizophrenie läßt sich aber meist für die Prodromalphase des katatonen Zustandsbildes bzw. für frühere Episoden eine schizophrene Symptomatik explorieren. Allerdings schließt auch die positive Schizophreniediagnose die Überlagerung durch zusätzliche Komplikationen nicht aus (s.u.).

Die Differentialdiagnose der Katatonie und katatonieartiger Bilder entspricht weitgehend derjenigen des Stupors (vgl. Kap. 11):

- Neuere Studien weisen insbesondere auf das häufige Vorkommen katatoner Syndrome bei **affektiven Psychosen** hin. Hier ergeben sich differentialdiagnostische Hinweise möglicherweise aus der Vorgeschichte und unter Umständen auch aus einem eher depressiven Gesichtsausdruck der Patienten. Bei schizophrener Katatonie ist dagegen oft noch die zugrundeliegende elementare Angst und paranoide Wahnstimmung in den Augen und im Gesichtsausdruck der Patienten zu erkennen.
- **Psychogene** katatonieähnliche Zustandsbilder (z.B. im Rahmen einer dissoziativen Störung, vgl. Kap. 19) fallen auf durch atypische Präsentation, vorbestehende neurotische oder Persönlichkeitsstörungen, möglicherweise ähnliche Episoden in der Vorgeschichte. Die Augenlider werden oft fest geschlossen, während die Augen bei katatonen Patienten meist geöffnet sind. Wenn der Untersucher sie öffnet, schließen die Patienten sie meist schnell wieder. Der Muskeltonus ist meist normal. Die „wächserne Biegsamkeit" katatoner Patienten kann kaum imitiert werden, ist aber auch bei Katatonie nicht immer vorhanden! Hebt man die Hand der Patienten über ihr Gesicht und läßt sie –

mit der gebotenen Vorsicht – fallen, so werden die Patienten mit psychogener Symptomatik diese meist fallen lassen, aber nicht auf ihr Gesicht. Bei katatonen Patienten verharrt die Hand häufig in der ihr gegebenen Stellung, während sie bei organischer Bewußtseinseintrübung möglicherweise auf das Gesicht des Patienten fallen würde.

– **Intoxikationsbedingte** katatone Bilder werden durch Anamnese und toxikologische Untersuchungen diagnostiziert (z.B. Nachweis von Halluzinogenen, „Designerdrogen" oder PCP).
– Katatone Bilder können auch durch **neurologische Erkrankungen** hervorgerufen werden. Hinweise ergeben sich unter anderem durch die Anamnese, einen Herdbefund bei der neurologischen Untersuchung, das EEG, Fieber mit Leukozytose unklarer Genese, etc.
– Bei **metabolischen Erkrankungen** mit katatonem Bild geben die internistische Anamnese und Untersuchung sowie gezielte Laboruntersuchungen entscheidenden Aufschluß.

Besondere Probleme bereitet die Differentialdiagnose der mit Fieber einhergehenden, akut lebensbedrohlichen katatonen Syndrome (perniziöse Katatonie). Hier sind unter anderem Enzephalitiden, ausgeprägte febrile Zustände im Rahmen anderer Erkrankungen und nach Narkosen auch die sogenannte maligne Hyperthermie auszuschließen.

Die wichtigste und schwierigste Differentialdiagnose ist das maligne neuroleptische Syndrom, ein katatonieähnlicher Zustand, der durch Neuroleptika – meist bei hohen Dosen oder bei Neueinstellung auf hochpotente Substanzen – hervorgerufen wird. Auf dieses Krankheitsbild wird in Kapitel 28.2.6 ausführlich eingegangen.

Schließlich ist zu beachten, daß bei primär afebrilen katatonen Syndromen Fieberzustände anderer Ätiologie hinzutreten können (z.B. bei Virus- und Harnwegsinfekten) und sich damit scheinbar das Bild einer „febrilen Katatonie" bietet.

Therapeutisches Vorgehen

Akuttherapie
Zu beachten sind die allgemeinen Verhaltensregeln im Umgang mit Schizophreniekranken, auch wenn der Patient nicht zu reagieren scheint! Für eine gute Überwachung des Patienten muß gesorgt werden. Meist ist eine stationäre Aufnahme unverzüglich erforderlich.

Medikamentöse Behandlung
Für die Therapie psychomotorischer Erregungszustände bei Katatonien gelten dieselben Behandlungsrichtlinien wie bei psychotischen Erregungszuständen allgemein (s.a. Kap. 6, 17.1.1). Bei psychomotorischer Erstarrung ist eine möglichst rasche Beendigung dieses Zustands unbedingt anzustreben, da immer die Gefahr des Übergangs in eine febrile Katatonie mit hoher Letalität besteht.

Hochpotente Neuroleptika (so etwa Haloperidol [z.B. Haldol®] oder Benperidol [z.B. Glianimon®]) sind die Medikamente der Wahl bei katatoner Schizophrenie. Bei akinetisch-stuporösem Bild dürfen sie jedoch nur dann gegeben werden, wenn eine Verursachung durch Neuroleptika sicher ausgeschlossen ist.

Die Beachtung dieser Richtlinie ist extrem wichtig, wenn gleichzeitig Fieber besteht, sich also die Differentialdiagnose zwischen febriler Katatonie und malignem neuroleptischem Syndrom stellt (vgl. Kap. 28.2.6). Es muß also zunächst unbedingt abgeklärt werden, wann und in welcher Dosis die Patienten zuletzt welches Neuroleptikum eingenommen haben, einschließlich Depotpräparaten, deren Verabreichung unter Umständen schon Tage bis Wochen zurückliegt. Wenn kein Anhalt für ein malignes neuroleptisches Syndrom besteht, kann Haloperidol in hoher und schnell ansteigender Dosierung, beginnend etwa mit 5 mg i.m. oder langsam i.v., gegeben werden bis zu einer Tagesdosis von 20–30(–50) mg! Ein langsameres Heranschleichen ist wegen der Gefahr des Übergangs in eine perniziöse Katatonie nicht zu vertreten.

Da hochpotente Neuroleptika zu extrapyramidalmotorischen Nebenwirkungen führen können, die nur schwer von der originären katatonen Symptomatik abzugrenzen sind („katatones Dilemma"), erfolgt ausnahmsweise gleichzeitig der Beginn mit Biperiden.

Lorazepam aus der Gruppe der Benzodiazepine kann in der Akutphase nicht nur zur Diagnostik verwandt werden (s.o.). Bei Ansprechen der Symptomatik kann es vorübergehend auch therapeutisch genutzt werden, mit 3 × 1–2 mg täglich zusätzlich zur Neuroleptikatherapie. Insbesondere kann es zu einer zielgerichteten Symptombesserung, z.B. zwecks Nahrungszufuhr, eingesetzt werden. Mögliche Komplikationen sind eine Abhängigkeitsentwicklung sowie in Einzelfällen kardiorespiratorische Komplikationen unter Kombination von Clozapin und Benzodiazepinen.

Die Wirksamkeit von Lorazepam kann relativ rasch, d.h. innerhalb einiger Tage, deutlich abnehmen.

Bei katatonen Erregungszuständen kann eine zusätzliche Verordnung **stark sedierender Neuroleptika** indiziert sein (s. Kap. 17.1.1). Diese stark kreislaufwirksamen Mittel sind allerdings zu vermeiden, falls sich die Notwendigkeit einer Elektrokrampftherapie abzeichnet, also insbesondere, wenn die Katatonie mit Fieber einhergeht.

Bei der lebensgefährlichen febrilen Katatonie ist die **Elektrokrampftherapie** das Mittel der Wahl, ebenso bei therapieresistenten Patienten mit katatoner Schizophrenie. Bei ausschließlicher Neuroleptikabehandlung ist die Letalität bzw. die Rate an Komplikationen hier sehr hoch!

Somatische Allgemeinbehandlung
- Intravenöse Flüssigkeits- und Elektrolytzufuhr unter Berücksichtigung eines gegebenenfalls bestehenden Korrekturbedarfs;
- falls der Patient nicht innerhalb von einigen Tagen wieder essen kann oder in stark reduziertem Ernährungszustand ist: künstliche Ernährung, vorzugsweise enteral per Magensonde.

Zu beachten sind die allgemeinen Prinzipien der Behandlung von bettlägerigen Schwerkranken:
- Thromboseprophylaxe durch Low-dose-Heparin;
- Bilanzierung von Ein- und Ausfuhr;
- richtige Lagerung;
- passive Bewegungsübungen etc.

Gesprächsführung
Nach Abklingen der Katatonie sollten baldmöglichst therapeutische Gespräche mit den Kranken erfolgen. Dabei gelten dieselben Regeln, wie sie auch für andere Schizophreniekranke genannt wurden (s.o.). Insbesondere sollte auch versucht werden, das Erleben der Patienten während der katatonen Phase nachzuvollziehen.

Weiterbehandlung
Hier gelten prinzipiell dieselben Überlegungen wie auch für andere schizophrene Patienten (s.o.).

17.1.3 Notfallsituation hebephrene Zustandsbilder

Symptomatik
Bei dieser Form der Schizophrenie stehen die affektiven Veränderungen im Vordergrund. Wahnvorstellungen und Halluzinationen sind flüchtig und bruchstückhaft, das Verhalten ist gestört und zum Teil unvorhersehbar. Die Stimmung ist flach und unpassend, oft begleitet von Kichern oder selbstzufriedenem, selbstversunkenem Lächeln oder von einer hochfahrenden Umgangsweise, von Grimassieren, Manierismen (geziertem, stilisiertem „Gehabe"), hypochondrischen Klagen und ständig wiederholten gleichlautenden Äußerungen (Reiterationen). Das Denken ist ungeordnet, die Sprache weitschweifig und zerfahren. Die Kranken neigen dazu, sich zu isolieren; ihr Verhalten erscheint ziellos und ohne Empfindung.
Der Beginn liegt meist zwischen dem 15. und 25. Lebensjahr.

Befunderhebung
Die allgemeinen diagnostischen Kriterien der Schizophrenie (s.o.) müssen erfüllt sein.
Durch das desorganisierte Verhalten der Patienten ist eine geordnete Exploration oft nicht möglich, die Verdachtsdiagnose ergibt sich mehr aus Beobachtung und Fremdanamnese. Die Stellung der Diagnose ist schwierig und kann nur nach längerer Beobachtung erfolgen. Eine stationäre Aufnahme ist deshalb empfehlenswert. Bei gleichzeitig bestehenden Komplikationen wie Suizidalität oder Fremdgefährdung ist sie obligat.

Differentialdiagnose
Die Differentialdiagnose entspricht weitgehend derjenigen bei paranoid-halluzinatorischen Bildern.

Therapeutisches Vorgehen

Akuttherapie bei akutem Erregungszustand
Bei einem akuten Erregungszustand im Rahmen einer hebephrenen Schizophrenie ist das Vorgehen durch diesen bestimmt (vgl. Kap. 17.1.1 und 6).

Weiterbehandlung
Das weitere Vorgehen entspricht weitgehend demjenigen bei paranoid-halluzinatorischen Bildern, wobei mit einer medikamentösen Behandlung sehr viel zurückhaltender verfahren wird: Zunächst sollte die Diagnose klar sein, und auch dann werden eher sozialtherapeutische Maßnahmen im Vordergrund der Bemühungen stehen müssen, da Neuroleptika auf die hier im Vordergrund stehende Symptomatik häufig nur wenig Einfluß haben.

17.1.4 Weitere Notfallsituationen bei Schizophrenie

Depression und Suizidalität
Dies sind häufige Komplikationen der Schizophrenie, wobei die Gefährdung in bestimmten Krankheitsphasen besonders hoch ist:
- Im Rahmen einer akuten psychotischen Episode kann es aufgrund von Wahn und Halluzinationen zu einer Selbsttötung kommen (s.o.).
- Wenn nach der akuten Psychose Wahn und Halluzinationen abklingen, tritt häufig eine sogenannte postremissive oder postschizophrene Depression mit Suizidalität auf.
- Depression und Suizidalität drohen auch, wenn der Patient nach der Entlassung mit den Schwierigkeiten der Wiedereingliederung ins normale Leben konfrontiert ist oder nach meist mehrjährigem Verlauf erkennt, daß bestimmte Krankheitserscheinungen oder Defizite nicht dauerhaft verschwinden und die Lebensperspektiven bleibend beeinträchtigt sind.

Bei der Exploration eines schizophrenen Patienten ist immer auf Symptome der Depression zu achten, insbesondere wenn er durch zunehmenden Rückzug, Apathie, Energiemangel und eine zunehmend schlechtere Erfüllung seiner sozialen Rollen aufgefallen ist. Diese Symptome können allerdings auch Ausdruck einer schizophrenen Minussymptomatik oder Folge der Neuroleptikaeinnahme sein, was differentialdiagnostisch abzugrenzen ist.

Auch wenn keine offensichtliche Depression besteht, sollten Schizophreniekranke immer nach Selbsttötungsabsichten gefragt werden. Dabei ist immer zu beachten, daß Suizidgedanken auch im Rahmen eines Wahns entstehen können.

> Suizid ist eine der häufigsten Todesarten bei Schizophreniekranken, weshalb entsprechende Hinweise gerade bei ihnen besonders ernst genommen werden müssen!

Der Umgang mit depressiven und suizidalen Patienten sowie das weitere therapeutische Vorgehen entsprechen im wesentlichen dem in den entsprechenden Kapiteln geschilderten (Kap. 9 und 10). Beim depressiven Syndrom Schizophreniekranker ist aber besonderes Augenmerk darauf zu richten, daß Neuroleptika in hohen Dosen unter Umständen eine (zusätzliche) sogenannte pharmakogene Depression hervorrufen können. Da auf die neuroleptische Medikation wegen der Rezidivgefahr meist nicht verzichtet werden kann, ist dann eine kombiniert antidepressiv-neuroleptische Therapie indiziert, eventuell unter Reduktion der Neuroleptikadosis.

Auch psychotherapeutisch stützenden Gesprächen und gegebenenfalls auch sozialen Maßnahmen kommt eine große Bedeutung zu. Dies gilt besonders, wenn eine reaktive Auslösung der Depression im Vordergrund steht.

Bei akuter Suizidalität muß der Kranke meist stationär eingewiesen werden. Verweigert der Patient dies, so ist er unter Umständen gegen seinen Willen zurückzuhalten. Dies ist beim Schizophreniekranken insbesondere dann zwingend, wenn er aufgrund seiner Erkrankung – z.B. in der Akutphase der Psychose oder im Rahmen einer schweren Depression – ohne Krankheitseinsicht und nicht in der Lage ist, eine freie Willensentscheidung zu treffen (s.a. Kap. 5).

Selbstvernachlässigung, Automutilation, Wasserintoxikation
Wie schon in Kapitel 17.1.1 ausgeführt, kann es im Rahmen schizophrener Erkrankungen zu ausgeprägter **Selbstvernachlässigung** mit Verwahrlosung und den verschiedensten körperlichen und sozialen Folgeerscheinungen kommen. Auch Symptome körperlicher Erkrankungen werden von Psychosekranken oft nicht richtig wahrgenommen. Daraus können sich vielerlei akute Notfallsituationen ergeben, wie z.B. eine schwere Infektionserkrankung, eine ausgeprägte Kachexie, ein akutes Abdomen ohne wesentliche Schmerzäußerung oder eine akute Hypothermie bei schizophrenen Wohnsitzlosen.

In seltenen Fällen kommt es im Rahmen einer akuten psychotischen Episode aufgrund wahnhafter Eingebungen auch zu impulsiven Selbstverletzungen (**Automutilationen**). Diese sind zum Teil durch erschreckende Grausamkeit gekennzeichnet (z.B. Amputation von Körperteilen) und erfordern selbstverständlich eine sofortige Notfallversorgung.

Zu erwähnen sind auch mit zum Teil ausgeprägter Hyponatriämie einhergehende **Wasserintoxikationen** bei Polydipsie (s.a. Kap. 28.4.9).

17.2 Andere Psychosen des schizophrenen Formenkreises

Schizophrenieähnliche Krankheitsbilder kommen auch im Rahmen einer vorübergehenden akuten psychotischen Störung oder einer schizoaffektiven Psychose vor. Die erstgenannten Krankheitsbilder treten akut (innerhalb von zwei Wochen oder weniger) auf, zeigen eine kurze Verlaufsdauer (kürzer als drei Monate) und sind durch ein wechselndes Bild von Wahn, Halluzinationen und affektiven Symptomen gekennzeichnet. Bei der schizoaffektiven Erkrankung handelt es sich um eine episodische Störung, bei der sowohl affektive (depressive oder manische) als auch schizophrene Symptome in der gleichen Krankheitsphase auftreten, meistens gleichzeitig oder höchstens durch einige Tage getrennt (vgl. Kap. 18).

In der Akutsituation ist eine exakte Diagnose dieser Krankheitsbilder nur bedingt möglich. Das Vorgehen richtet sich im Notfall nach der im Vordergrund des klinischen Bildes stehenden Symptomatik.

Es entspricht also demjenigen bei schizophrenen (Kap. 17.1), depressiven oder manischen Psychosen (Kap. 18):

- Bei akuter psychotischer Symptomatik ist eine Neuroleptikabehandlung die Therapie der Wahl. Neuroleptika können sowohl schizophrene als auch manische Symptome beeinflussen.
- Stehen depressive Symptome im Vordergrund, so ist eine (zusätzliche) Behandlung mit Antidepressiva indiziert.

Eine stationäre Aufnahme ist in der Regel zur genaueren diagnostischen Abklärung erforderlich.

Zu beachten ist, daß Patienten mit schizoaffektiven Psychosen häufig stärkeren Stimmungsschwankungen unterliegen und daß sie suizidal sein können, auch wenn sie in einer manischen Episode euphorisch erscheinen.

17.3 Wahnerkrankungen

Symptomatik
Das klinische Bild dieser Gruppe von Störungen ist von einem lang andauernden Wahn geprägt, der das einzige oder auffälligste Symptom darstellt (häufige Wahnformen s. Tab. 17-7). Depressive Symptome können zeitweilig auftreten, zum Teil entwickeln sich auch olfaktorische und taktile oder auch akustische Halluzinationen. Die Symptomatik reicht aber nicht aus, eine Schizophrenie zu diagnostizieren.

Der Verlauf ist meist chronisch. Zur Notfallvorstellung kommt es meist dann, wenn die Patienten infolge ihres Wahns auffälliges Verhalten zeigen.

Tabelle 17-7 Häufige Wahnformen bei Wahnerkrankungen.

- Verfolgungswahn
- hypochondrischer Wahn
- Größenwahn
- Querulantenwahn
- Eifersuchtswahn
- andere: z.B. wahnhafte Überzeugung, daß der Körper deformiert sei, daß man einen unangenehmen Geruch ausströme oder daß andere einen für homosexuell hielten

Befunderhebung
Im Notfall hat die differentialdiagnostische Abgrenzung zur Schizophrenie keine hohe Dringlichkeit und Relevanz. Vielmehr entspricht das Vorgehen, einschließlich der weiteren differentialdiagnostischen Erwägungen, zunächst demjenigen bei der paranoid-halluzinatorischen Schizophrenie (vgl. Kap. 17.1.1).

Therapeutisches Vorgehen
Therapeutisch sind die isolierten Wahnsyndrome häufig nur schwer beeinflußbar. Bei akuten Erregungszuständen besteht die Indikation für eine neuroleptische Medikation (vgl. Kap. 17.1), auf den chronischen Wahn hat diese aber leider oft nur wenig Einfluß.

Im Notfall ist es deshalb entscheidend, eine vertrauensvolle Beziehung aufzubauen und die Patienten zu einer längerfristigen, zunächst stationären Behandlung zu motivieren.

Im Rahmen einer tragfähigen therapeutischen Beziehung kann dann versucht werden, eine Reduktion der Wahnsymptomatik, zumindest aber eine Verringerung des Leidensdrucks zu erreichen.

Man sollte im Akutfall nicht versuchen, den Wahn zu korrigieren. Vielmehr ist gemeinsam mit dem Patienten zu überlegen, wie ihm zu helfen ist.

Die Behandlung sollte als eine Möglichkeit, sich zu entlasten, angeboten werden (vgl. Kap. 17.1). Zu beachten ist auch die Gefahr der Eigen- und Fremdgefährdung im Rahmen des Wahngeschehens.

17.4 Typische Fehler bei der Behandlung schizophrener und verwandter Erkrankungen

– Mißdeuten des wahnhaften Erlebens als Realität;
– Verkennen der Minussymptomatik als „Faulheit";
– nicht ausreichendes Eingehen auf die aus der Krankheit resultierende Angst des Patienten;
– zu starke/lange Belastung durch Exploration;
– den Wahn im Akutstadium „ausreden" wollen;
– unklares, zweideutiges oder unoffenes und unehrliches Verhalten;
– „versteckte" Medikamentengabe;
– unzureichende Medikation;
– Verwechseln von Medikamentennebenwirkungen wie Bewegungseinschränkung oder Bewegungsunruhe mit Krankheitssymptomen und nachfolgend fehlindizierte Steigerung der Medikamentendosis;
– unnötige Zwangsmaßnahmen;
– Nichterkennen der (häufigen) Suizidalität oder einer (eher seltenen) Fremdgefährdung;
– nicht ausreichende Würdigung berechtigter Einwände der Patienten gegen Medikamente wegen ihrer Nebenwirkungen (Konsequenz: mangelnde Compliance);
– keine Vermittlung in psychiatrische (Weiter-)Behandlung;
– mangelnde, aber auch zu forcierte Rehabilitationsbemühungen;
– unzureichende oder unqualifizierte psychotherapeutische Betreuung der Patienten und ihrer Angehörigen;
– ungenügende Berücksichtigung der sozialen Situation der Patienten.

Literatur

1. Benkert O., H. Hippius: Psychiatrische Pharmakotherapie, 6. Aufl. Springer, Berlin–Heidelberg 1996.
2. Dilling, H., W. Mombour, M. H. Schmidt (Hrsg.): Internationale Klassifikation psychischer Störungen, ICD-10. Huber, Bern–Göttingen–Toronto 1991.

3. Dubin, W. R., K. J. Weiss: Handbuch der Notfallpsychiatrie. Huber, Bern–Göttingen–Toronto 1993.
4. Hyman, St. E., G. E. Tesar (eds.): Manual of Psychiatric Emergencies, 3rd ed. Little, Brown & Co., Boston 1994.
5. Kaplan, H. I., B. J. Sadock: Pocket Handbook of Emergency Psychiatric Medicine. Williams & Wilkins, Baltimore 1993.
6. Möller, H.-J.: Therapie psychiatrischer Erkrankungen. Enke, Stuttgart 1993.
7. Möller, H.-J.: Zur Differentialdiagnostik und Therapie katatoner Syndrome unter besonderer Berücksichtigung der febrilen Katatonie. In: Möller, H. J. (Hrsg.): Therapie im Grenzgebiet von Psychiatrie und Neurologie. Springer, Berlin–Heidelberg–New York 1993.
8. Riecher-Rössler, A., W. Rössler: The Course of Schizophrenic Psychoses – what do we really know? – a selective review from an epidemiological perspective. European Archives of Psychiatry and Neurological Sciences, 1998, im Druck.
9. Riecher-Rössler, A.: Spät beginnende schizophrene und paranoide Psychosen. In: Förstl, H. (Hrsg.): Lehrbuch der Gerontopsychiatrie, S. 384–395. Enke, Stuttgart 1997.
10. Rudolf, G. A. E.: Therapieschemata Psychiatrie, 2. Aufl. Urban & Schwarzenberg, München–Wien–Baltimore 1991.

18
Affektive Erkrankungen

MARTIN BOHUS, MATHIAS BERGER

Die langjährigen Versuche, das breite Feld der affektiven Erkrankungen in nosologisch klar abgrenzbare Entitäten aufzuteilen, die sich durch spezifische Ätiologien, Verläufe und Therapieeffekte auszeichnen, haben sich weitgehend als nicht fruchtbar erwiesen. Klassifikationssysteme wie „endogen", „neurotisch" oder „autonom" wurden mittlerweile zugunsten einer Präzisierung des Quer- und Längsschnitts der vorliegenden Erkrankung verlassen. Auf dem Boden der Kategorien „Symptomatologie", „Schweregrad", „Krankheitsdauer" und „Rückfallrisiko" werden mittels der neuen Klassifikationssysteme wie dem DSM-IV der American Psychiatric Association und der ICD-10 der Weltgesundheitsorganisation fünf Störungsbilder unterschieden. Die Sprachregelung der ICD-10, auf die im folgenden überwiegend Bezug genommen wird, unterteilt die affektiven Störungen in
- manische Episoden (F30),
- bipolare affektive Störungen (F31),
- depressive Episoden (F32),
- rezidivierende depressive Störungen (F33),
- anhaltende affektive Störungen (F34).

Unter letztere fallen die Zyklothymia (F34.0) und die Dysthymia (F34.1). Rezidivierende kurze depressive Störungen werden unter F38.1 verschlüsselt.

Im einzelnen können die Erkrankungen weiter charakterisiert werden nach:
- Schwere,
- Auftreten psychotischer Symptome,
- Vorhandensein eines melancholietypischen Symptommusters – nach ICD-10 „mit somatischen Symptomen",
- Verlauf, d.h. ob die Erkrankungen voll oder nur partiell remittieren oder chronisch verlaufen,
- Vorliegen einer saisonalen Bindung,
- Auftreten rasch wiederkehrender Erkrankungsphasen („rapid cycling").

Epidemiologie und Verlauf

Die Angabe exakter Zahlen zur Inzidenz und Prävalenz affektiver Störungen ist dadurch erschwert, daß viele Studien auf unterschiedlichen Diagnosekriterien basieren (Übersicht bei [7]). Zusammenfassend ergibt sich jedoch, daß sämtliche **depressive Störungen** von Krankheitswert unter Einbeziehung auch leichterer Formen wie Dysthymien sowie rezidivierender kurzer Störungen eine Punktprävalenz von etwa 15–20% der erwachsenen Bevölkerung aufweisen (d.h., ein solcher Prozentanteil der Bevölkerung leidet gegenwärtig an einer depressiven Symptomatik). Depressive Episoden im engeren Sinne zeigen eine Punktprävalenz von 2–7%. Pro Jahr erkrankt etwa 1% der erwachsenen Bevölkerung neu an einer depressiven Störung und 1‰ an einer schweren psychotischen Depression. Das Lebenszeitrisiko für schwere depressive Episoden wird mit 7–18% angegeben. Alle internationalen Studien bestätigen die Tatsache, daß Frauen doppelt so häufig erkranken wie Männer.

Der Beginn der depressiven Erkrankung hat seinen Gipfel in der Mitte des dritten Lebensjahrzehnts, 50% der Erkrankungen treten bereits vor Erreichen des 40. Lebensjahrs auf. Sehr häufig sind Vorboten der damals noch nicht klinisch manifesten Erkrankung bis in die Adoleszenz zurückzuverfolgen. Etwa 10% der depressiven Episoden treten erstmals im Alter über 65 Jahren auf.

In der Mehrzahl der Fälle manifestieren sich Depressionen als Episoden (auch als „Phasen" bezeichnet), d.h., sie sind selbstlimitierend und klingen auch ohne therapeutische Maßnahmen ab.

> Bei zwei Drittel der Fälle gilt, daß die Episode komplett ausheilt, in einem Drittel der Fälle tritt für einen längeren Zeitraum lediglich eine partielle Besserung ein, oder die Patienten bleiben bereits nach der ersten Episode chronisch depressiv. Dieser besonders ungünstige Verlauf ist jedoch nur bei maximal 15% zu befürchten.

Insbesondere leichtere Depressionen haben eine sehr hohe Spontanheilungsrate.

Untersuchungen aus der Zeit vor der Psychopharmaka-Ära erbrachten mittlere Episodendauern von sechs bis acht Monaten. Die Entwicklung der neuen Behandlungsmaßnahmen hat die Phasenlänge erheblich verkürzt, es bleibt jedoch ein Anteil von 15–20% der Patienten, die eine Episodendauer von mehr als zwölf Monaten aufweisen. Das Risiko für eine ungünstigere Prognose steigt bei älteren Patienten sowie bei Patienten mit ausgeprägter genetischer Belastung, fehlender familiärer Unterstützung, vorbestehenden sozialen Anpassungsstörungen sowie chronischen zwischenmenschlichen Konflikten, z.B. im familiären oder beruflichen Umfeld. Die Komorbidität mit anderen psychischen Erkrankungen, wie Persönlichkeitsstörungen oder Angsterkrankungen, gilt ebenfalls als Prädiktor eines erhöhten Rückfallrisikos.

Jede depressive Episode ist mit einem nicht zu unterschätzenden Risiko des Suizids verbunden (s.a. Kap. 18.2).

> Während insgesamt die Prognose jeder einzelnen depressiven Episode – falls es nicht zu einer suizidalen Handlung kommt – bezüglich der Restitutio ad integrum positiv zu beurteilen ist, stellt sich der Langzeitverlauf der Erkrankung als wesentlich problematischer dar.

Bei mindestens 50% der Patienten kommt es zu Rezidiven. Die Wahrscheinlichkeit steigt mit dem Schweregrad der Erkrankung. Über den Ablauf wiederkehrender Episoden lassen sich keine sicheren Vorhersagen treffen. Mittelt man die Verläufe, so ergibt sich eine mittlere Zykluslänge, d.h. die Zeitspanne zwischen dem Beginn einer Phase und dem Beginn der nachfolgenden, von vier bis fünf Jahren. Patienten mit häufig wiederkehrenden Episoden weisen im höheren Alter eine Verkürzung dieser Zyklusdauer auf.

Bei 60% der wiederkehrenden Erkrankungen bleibt es bei unipolaren, rein depressiven Verläufen. In 10% der Fälle schließt sich an eine depressive Phase eine sogenannte hypomane Nachschwankung an.

In 30% der Fälle wechseln sich jedoch depressive und hypomanische oder manische bzw. gemischte Episoden ab, d.h., es entwickelt sich eine bipolare affektive Erkrankung.

Es wird in den Diagnosesystemen zwischen Krankheitsverläufen mit depressiven und manischen Episoden (bipolare affektive Störung, Typ I) und solchen mit depressiven und hypomanischen Episoden (bipolare affektive Störung, Typ II) unterschieden.

Bipolare Erkrankungen beginnen häufiger mit einer Manie als mit einer depressiven Phase. Nach zwei depressiven Episoden beträgt die Wahrscheinlichkeit, daß sich noch ein bipolarer Verlauf einstellt, ca. 10%, nach drei Episoden ist diese Wahrscheinlichkeit noch einmal sehr viel geringer.

Bipolare Erkrankungen scheinen früher zu beginnen als rezidivierende unipolare Depressionen. Im Gegensatz zu diesen besteht bei bipolaren Störungen kein Unterschied in der Erkrankungshäufigkeit zwischen den Geschlechtern. Das Lebenszeitrisiko für eine bipolare Störung beträgt 1–2%.

Bipolare Störungen verlaufen in der Regel schwerer als unipolare Erkrankungen.

Etwa 5–15% der Betroffenen entwickeln im Laufe eines Jahres vier oder mehr Episoden und erfüllen damit die Kriterien eines „rapid cycling". Dies ist mit einer besonders ungünstigen Prognose verbunden. 20–30% der Patienten zeigen auch im freien Intervall Störungen im Sinne einer Stimmungslabilität bzw. Beeinträchtigung im interpersonellen oder beruflichen Bereich. Die Selbstmordrate dieser Patienten liegt mit 15–30% noch über derjenigen bei unipolar wiederkehrenden Depressionen. Auch die Rate komplizierender Alkohol-, Medikamenten- und Drogenabhängigkeiten ist bei bipolaren affektiven Störungen höher als bei unipolar erkrankten Patienten.

Nur selten treten ausschließlich manische Episoden auf. Diese Verläufe werden auch unter dem Begriff der „bipolaren Störung" subsumiert und machen etwa 5% der Gesamtheit uni- und bipolarer Erkrankungen aus.

Der Vollständigkeit halber sei hier kurz auf die dysthymen und zyklothymen Störungen hingewiesen. Die Lebenszeitprävalenz der **Dysthymia** wird mit 6%, ihre Punktprävalenz mit 3% angegeben. Im Gegensatz zu den depressiven Störungen mit episodischem Verlauf besteht keine geschlechtsspezifische Differenz in der Erkrankungswahrscheinlichkeit. Die dysthymen Störungen beginnen meist im Jugendalter und haben eine hohe Tendenz zu chronifizieren. Ein Viertel der Patienten erleidet im Verlauf zusätzlich eine schwere depressive Episode, nach deren Abklingen in der Regel wieder die Symptomatik der vorbestehenden chronischen Dysthymie beobachtet werden kann. Auch hier gilt, daß die früh beginnende und chronische Störung mit den üblichen beruflichen und zwischenmenschlichen Entwicklungsschritten interferiert und umfangreiche soziale Folgeprobleme bedingt: Die Patienten sind häufig isoliert, ohne Partnerschaft, arbeitslos und haben meist eine mangelhafte Ausbildung. Selbstmordversuche oder selbstverschuldete Unfälle sind häufig. Die Prognose ist daher bei unbehandeltem Verlauf ungünstig.

Die **Zyklothymia** (gekennzeichnet durch eine anhaltende Stimmungsinstabilität mit zahlreichen Perioden einer leichten depressiven bzw. gehobenen Stimmungslage) tritt mit einer Lebenszeitprävalenz von 0,4–1% fast genauso häufig auf wie bipolare Erkrankungen. Auch hier ist kein Geschlechtsunterschied bekannt. In 10–50% der Fälle geht die zyklothyme Störung in eine bipolare Störung des Typs I oder II über.

18.1 Manie

Krankheitsbild
Im Zentrum der Erkrankung steht eine abnorme und anhaltend gehobene expansive oder reizbare Stimmungslage. Die Patienten selbst beschreiben ihren Zustand als euphorisch, großartig, beglückend und erleben ihn nur selten als krankheitswertig. Leichte manische Erkrankungen können auf die Umgebung anregend und erheiternd wirken und machen ein Gespräch bisweilen zu einem amüsanten, erfreulichen Erlebnis. Nahe Familienangehörige erkennen jedoch die Krankhaftigkeit dieses Zustands. Insbesondere wenn die Wünsche der Patienten nicht von ihrer Umwelt respektiert oder realisiert werden, können Gereiztheit oder gar Aggressivität in den Vordergrund treten. Manche Patienten zeigen diese Merkmale auch durchgehend („gereizte Manie").

Symptomatik
Um eine manische Episode diagnostizieren zu können, sollten eine Symptomdauer von mindestens einer Woche und eine erhebliche Beeinträchtigung der beruflichen und sozialen Leistungsfähigkeit gegeben sein. Die beschriebene Veränderung der Stimmungslage sollte von mehreren der im folgenden genannten Symptome begleitet werden (wobei das DSM-IV mindestens drei, bei ausschließlich gereizter Stimmung vier zusätzliche Symptome fordert):
– **übersteigertes Selbstwertgefühl, Größenideen**: Viele der Patienten fühlen sich in der Lage, berufliche, künstlerische oder soziale Tätigkeiten auszuführen, die ihren Ausbildungsstand weit übersteigen. Dies reicht von Ideen zu dichten über gewagte finanzielle Transaktionen bis zu Versuchen, in die Politik einzugreifen. Nicht selten erreichen die Größenideen ein wahnhaftes Ausmaß (s.u.).
– **vermindertes Schlafbedürfnis**: Manische Patienten können über Wochen oder Monate fast ohne Schlaf auskommen. In der Regel wachen sie nach drei oder vier Stunden Schlaf auf, sind erholt und froh, möglichst viele Stunden des Tages aktiv gestalten zu können. Störungen des Schlafs kommen bei fast allen Patienten vor und sind somit ein relevanter diagnostischer Wegweiser.
– **starker Rededrang**: Die Patienten reden in der Regel sehr viel, laut und schnell und lassen sich von ihrer Umgebung nur ungern unterbrechen. In leichteren Fällen kann dies ideenreich und spritzig wirken. Bei ausgeprägte-

ren Krankheitsbildern sind die Gedankenabläufe jedoch häufig assoziativ gelockert und unter Umständen nicht mehr nachvollziehbar.
- **Ideenflucht, subjektive Erfahrung des Gedankenjagens**: Dies ist mit dem vorgenannten Symptom des vermehrten Rededrangs eng gekoppelt. Die Patienten selber erleben anfänglich das rasche Andrängen unterschiedlicher Ideen als inspirierend und beglückend, während dies im fortgeschrittenen Stadium als fremd und bedrohlich wahrgenommen werden kann. Die Ideenflucht kann sich bis zum Bild einer sogenannten verworrenen Manie entwickeln, die durch formale Denkstörungen, starke Aufmerksamkeitsstörungen und Irritierbarkeit des Patienten gekennzeichnet ist.
- **vermehrte Ablenkbarkeit**: Bei Vorliegen dieses Symptoms können die Patienten ihre Aufmerksamkeit nicht ausreichend fokussieren. Sie lassen sich auch durch irrelevante Stimuli leicht ablenken, in der Sprechstundensituation etwa durch Hintergrundgeräusche, unbedeutsame Merkmale des Untersuchungszimmers etc.
- **gesteigerte Betriebsamkeit, psychomotorische Unruhe**: Damit angesprochen ist ein gegenüber dem gesunden Zustand eindeutig gesteigertes Aktivitätsniveau mit situativ nicht angemessenen Unternehmungen, etwa im Beruf oder im sozialen Leben. So werden beispielsweise gleichzeitig verschiedene geschäftliche Projekte in Angriff genommen, ohne die Risiken ausreichend zu bedenken und sie in regelrechter Form zum Abschluß zu bringen. Häufig ist auch das soziale Kontaktverhalten gesteigert bei gleichzeitiger Distanzminderung, also einer Nichtbeachtung üblicher Grenzen im zwischenmenschlichen Kontakt. Schließlich kann auch eine mehr oder weniger starke psychomotorische Unruhe das Bild prägen.
- **übermäßige Beschäftigung mit angenehmen Aktivitäten, ungeachtet der zu erwartenden negativen Konsequenzen**: Dies ist häufig im nachhinein ein besonders problematischer Aspekt manischer Erkrankungen. Im Kontext einer durch die Manie verzerrten Realitätswahrnehmung mit eingeschränkter Urteilsfähigkeit kommt es zu gewagten beruflichen Aktivitäten, umfangreichen Käufen, neuen Verbindungen oder sexuellen Freizügigkeiten, auch wenn gravierende negative Konsequenzen in Familie und Beruf mit hoher Wahrscheinlichkeit zu erwarten sind. So können etwa Geldspekulationen, Berufswechsel oder illegale Transaktionen den Patienten in wenigen Tagen oder Wochen um das gesamte Vermögen oder seinen sozialen Status bringen.

Manische Patienten haben häufig keinerlei Krankheitseinsicht und beurteilen Bemühungen, eine Therapie einzuleiten, als ungebührliche Einmischung in ihre im Moment besonders glückliche und erfolgreiche Lebensgestaltung. Wenn Familienangehörige, Bekannte oder Vorgesetzte sie an ihren Aktivitäten hindern wollen, kommt es häufig zu Auseinandersetzungen.

Etwa 50% der manischen Patienten weisen psychotische Symptome auf. Typischerweise handelt es sich um synthyme, also stimmungskongruente Wahninhalte, so etwa die unkorrigierbare Vorstellung, eine bedeutsame Erfindung gemacht zu haben oder einen göttlichen Auftrag auf Erden erfüllen zu müssen. Wahnhafte Größenideen werden im Erleben des Patienten manchmal von akustischen Halluzinationen mit ähnlichem Inhalt bestätigt. Weniger typisch und seltener sind nicht stimmungskongruente, also nicht aus der manischen Auslenkung der

Stimmungslage heraus erklärbare psychotische Inhalte (z.B. im Sinne von Gedankeneingebung oder -ausbreitung).

> Im Zusammenhang mit kurz dauernden, „einschießenden" depressiven Verstimmungen, die für Minuten oder Stunden anhalten können, ist auch bei manischen Patienten mit der Möglichkeit einer Suizidgefährdung zu rechnen.

Man geht davon aus, daß annähernd 10% der Betroffenen kurzfristige Suizidgedanken hegen.

Von besonderer Gefährlichkeit sind die sogenannten Mischzustände, die durch eine Mischung oder raschen Wechsel von hypomanischen, manischen oder depressiven Symptomen (z.T. innerhalb weniger Stunden) charakterisiert sind. Hält dieser Zustand über zwei Wochen an, so wird er nach ICD 10 (F38.00) als gemischte affektive Episode bezeichnet.

Befunderhebung in der Notfallsituation

Nicht nur die schwere Manie, sondern auch mildere Ausprägungsgrade der Erkrankung stellen den behandelnden Arzt häufig vor Probleme. Es ist zu berücksichtigen, daß das klinische Bild stark schwankt und erheblich von externen Faktoren abhängig sein kann. Einem gutgelaunten, charmanten und eloquenten Patienten, der von seinen besorgten Angehörigen zur Konsultation gebracht wird, kann es durchaus gelingen, einen unerfahrenen Arzt von deren übertriebener Ängstlichkeit überzeugen.

> Da jedoch gerade die milderen Formen der Manie oft erhebliche soziale Schäden nach sich ziehen, weil die Erkrankung von potentiellen Geschäfts-, Sexualpartnern etc. nicht als solche erkannt wird, sind bei der Exploration die Sorgen der Angehörigen in angemessener Form zu würdigen.

Wenn sich kritische Situationen abzeichnen, sollten frühzeitig klare Grenzen gezogen werden, der Patient also darauf hingewiesen werden, daß aggressives oder ausgeprägt distanzloses Verhalten nicht toleriert wird, und gleichzeitig die notwendigen Sicherheitsvorkehrungen getroffen werden (s. dazu auch Kap. 6).

Folgende Leitlinien gelten für die Befunderhebung bei manischen Patienten (insbesondere bei ausgeprägter Erregung):
- Der Patient darf den Untersuchungsraum nicht unbemerkt verlassen können, vor allem dann, wenn er von Angehörigen oder der Polizei zur Vorstellung gebracht wurde.
- Es muß auf die eigene Sicherheit geachtet werden! Eine ausreichende Zahl von Personen sollte zu Hilfe gerufen werden können. Der Untersucher sollte möglichst einen Platz an der Tür einnehmen; es sollten keine Gegenstände im Raum sein, die unter Umständen als Waffe dienen könnten.
- Neben der Erhebung des psychopathologischen Befundes sollte eine knappe Anamnese bezüglich psychiatrischer und wesentlicher körperlicher Vorerkrankungen erhoben werden (insbesondere Erfragen früherer manischer oder depressiver Episoden zur Abklärung einer bipolaren Störung).
- Eine Fremdanamnese ist angesichts der bei manischer Symptomatik sehr häufigen Tendenz zur Dissimulation und Bagatellisierung unerläßlich.
- Auf die internistisch-neurologische Untersuchung darf nicht verzichtet werden, da organische Erkrankungen als Ursache für das agitierte Syndrom ausgeschlossen werden müssen (insbesondere Ausschluß von Intoxikationen und deliranten Bildern).

18 Affektive Erkrankungen

- Bei neuaufgetretenen manischen Syndromen müssen mögliche körperliche Ursachen besonders sorgfältig bedacht werden und deshalb die erforderlichen zusatzdiagnostischen Untersuchungen (s. unten) möglichst frühzeitig veranlaßt werden.
- Außerordentlich wichtig ist eine detaillierte Medikamentenanamnese (insbesondere die Phasenprophylaktika Lithium, Carbamazepin und Valproinsäure betreffend). Nach Möglichkeit sollte Blut für die Bestimmung der Plasmaspiegel abgenommen werden, da diesen eine wichtige Bedeutung bei der Planung von Therapie und zukünftiger Rezidivprophyaxe zukommt! (Beachtung des Zeitpunkts der letzten Medikamenteneinnahme und der Dauer der Nahrungskarenz erforderlich [fette Speisen senken die Spiegel lipophiler Substanzen!])
- Am Ende der Untersuchung sollten die notwendigen Behandlungsmaßnahmen mit dem Patienten, eventuell auch seinen Angehörigen, besprochen werden.

Differentialdiagnose

Da manische Syndrome auch körperliche Ursachen, einschließlich der Einwirkung von Medikamenten und illegalen Drogen, haben können (s. Tab. 18-1, 18-2), ist eine internistisch-neurologische Untersuchung erforderlich, ergänzt durch Laborparameter (Blutbild, BSG, Elektrolyte, Retentionswerte etc.), EKG und EEG und – bei Ersterkrankungen – ein cCT, bei entsprechendem Verdacht sind weitere zusatzdiagnostische Untersuchungen erforderlich (z.B. Liquorpunktion).

Auf psychiatrischem Fachgebiet ist differentialdiagnostisch zunächst die **Hypomanie**, also die leichtere Ausprägung der Manie anzuführen. Bei fehlenden Halluzinationen und Wahnvorstellungen finden sich hier eine anhaltende leicht gehobene Stimmung (zumindest einige Tage in Folge), gesteigerter Antrieb und Aktivität sowie ein auffallendes Gefühl von Wohlbefinden und körperlicher sowie seelischer Leistungsfähigkeit. Auch die anderen Symptome der Manie, wie gesteigerte Geselligkeit, Gesprächigkeit, übermäßige Vertraulichkeit, gesteigerte Libido und vermindertes Schlafbedürfnis sind häufig vorhanden, nehmen aber nicht das Ausmaß an, daß sie zum Abbruch der Berufstätigkeit oder zu sozialer Ablehnung führen.

Akute Erkrankungen aus dem **schizophrenen Formenkreis** können bisweilen differentialdiagnostische Schwierigkeiten bereiten. Wenn Symptome, wie euphorische Stimmungslage, beschleunigtes Denken, Hyperaktivität und Schlaflosigkeit, im Vordergrund stehen, so deutet dies, ebenso wie ein rascher Beginn der Symptomatik, auf ein manisches Syndrom hin.

Therapie

Umgang mit dem Patienten

Manische Patienten besitzen in der Regel keine oder nur geringe Krankheitseinsicht. Erst bei wiederholten Manien oder der Erinnerung an dadurch ausgelöste schwere Probleme und anschließende depressive Episoden können Patienten in einem hypoman-manischen Zustand Einsicht in die Notwendigkeit einer Behandlung entwickeln. Entgegen dem Anschein des Gefühls grenzenloser Überlegenheit, eigener Allmacht und Unverletzlichkeit ist die Mehrzahl manischer Pa-

Tabelle 18-1 Ausgewählte somatische Erkrankungen als mögliche Ursachen manischer Syndrome (nach [5, 10, 14]).

Neurologische Erkrankungen
- vaskuläre Prozesse, z.B. ischämischer Hirninfarkt
- Raumforderungen
- entzündliche Prozesse, z.B. virale Enzephalitiden, Encephalomyelitis disseminata, Lues, HIV-Infektion
- degenerative Erkrankungen, z.B. Chorea Huntington, M. Pick
- verschiedene Erkrankungen, z.B. Epilepsie, Schädel-Hirn-Trauma, M. Wilson
Prädilektionsorte: frontale, temporobasale, dienzephale Prozesse, Überwiegen der rechten Hemisphäre

Internistische Erkrankungen
- Hyperthyreose
- Urämie (auch unter Dialysebehandlung)
- Vitamin-B_{12}-Mangel
- akute intermittierende Porphyrie
- hepatische Enzephalopathie (Frühstadium)
- M. Cushing
- postoperativer Status
- Karzinoid
- bestimmte Infektionen (z.B. Influenza, Q-Fieber)

Tabelle 18-2 Mögliche pharmakogene Ursachen manischer Syndrome.

– Amphetamine	– Disulfiram	– Methylphenidat
– Antidepressiva	– Halluzinogene	– Metrizamid
– Baclofen	– Hydralazin	– Opiate
– Bromide	– Isoniazid	– Procarbazin
– Bromocriptin	– Kokain	– Procyclidin
– Captopril	– Kortikosteroide	– Sympathomimetika
– Cimetidin	– Levodopa	– Theophyllin
– Ciclosporin		

tienten leicht kränkbar, hochsensibel gegenüber Nichtberücksichtigung ihrer Wünsche und Bedürfnisse und gegenüber autoritärem Auftreten. Diese Verhaltensmerkmale sollten im Umgang mit dem Patienten beachtet werden, um den Aufbau einer positiven Arzt-Patienten-Beziehung zu erleichtern, die ihrerseits wesentlich dazu beitragen kann, den Patienten zu einer freiwilligen Behandlung zu motivieren. Häufig ist das Schließen von Kompromissen notwendig, da andernfalls viele Patienten sich fremdbestimmt fühlen und die Zustimmung zur Behandlung als einen Akt der Unterwerfung erleben.

Eine Grundregel für den therapeutischen Umgang besteht darin, die auf den Patienten einwirkenden externen Reize möglichst weitgehend zu reduzieren. Deshalb sollte auf eine der Schwere des Krankheitsbildes angemessene Einschränkung des Aktionsradius, insbesondere auch seiner sozialen Kontakte, hingewirkt werden. Allerdings können zu restriktive Einschränkungen auch einen unerwünschten Außenreiz darstellen und damit kontraproduktiv wirken. Viele Patienten reagieren bereits positiv, wenn sie während des Tages immer wieder für einige Zeit allein sind, und nicht im Rahmen sozialer Kontakte in verstärktem Maße von ihren manischen Größenideen etc. mitgerissen werden. Günstig ist es auch, wenn der gesteigerte Antrieb der Patienten in Bahnen gelenkt wird, die nicht konfliktträchtig sind. Dies betrifft beispielsweise künstlerische oder sportliche Aktivitäten, die nicht mit einer intensiven Kommunikation mit anderen Menschen verbunden sind. Vordringlich ist weiterhin die Regelung des Schlaf-Wach-Rhythmus.

> Für die überwiegende Mehrzahl aller manischen Patienten ist eine stationäre Aufnahme indiziert.

Andernfalls ist eine geregelte Behandlung, insbesondere die Medikamenteneinnahme meist nicht zu gewährleisten. Auf der Station sollten die Patienten nicht zu viele soziale Kontakte haben und nicht an Gruppentherapien teilnehmen.

Wenn Patienten einerseits keinerlei Krankheits- oder Behandlungseinsicht haben, andererseits aber sich oder andere in schwerwiegendem Maße gefährden, etwa durch Aggressivität, einschießende depressive Verstimmung mit Suizidalität oder ihr Vermögen bzw. ihre soziale Position massiv gefährden, ist häufig eine stationäre Einweisung nach dem Betreuungs- oder Unterbringungsgesetz nicht zu umgehen. Im Einzelfall kann auch eine Gefährdung der Verkehrssicherheit die Frage nach einer Unterbringung gegen den Willen des Patienten aufwerfen.

Medikamentöse Akuttherapie

Die psychopharmakologische Behandlung stellt den Kernpunkt der Therapie des manischen Syndroms dar. Da der Patient zumeist nicht behandlungseinsichtig ist, liegt es im Geschick des Arztes, die Balance zu finden zwischen dem Verständnis für die subjektive Wahrnehmung des Patienten und dem Drängen auf die Einnahme von Medikamenten.

> Bereits bei der Akutbehandlung sollte versucht werden, ein Maximum an Vertrauen des Patienten zu gewinnen, da die Bereitschaft zur kontinuierlichen Rückfallprophylaxe im hohen Maße von der Erfahrung in der Akutsituation abhängt.

Unter Berücksichtigung des Schweregrads der Erkrankung kann folgendes Stufenschema zur Pharmakotherapie empfohlen werden (in Anlehnung an [3]):
1. Monotherapie mit Lithium.
2. Kombinationstherapie Lithium + Benzodiazepine.
3. Kombinationstherapie Lithium + Neuroleptikum.
4. Monotherapie mit Carbamazepin oder Valproinsäure.
5. Kombinationstherapie Lithium + Antikonvulsivum.

Eine weiterführende Darstellung zur Pharmakotherapie mit den aufgeführten Substanzen findet sich in der Monographie von Benkert und Hippius, auf die auch im folgenden in wesentlichem Umfang Bezug genommen wird [3]. Zu beachten ist, daß die besprochenen Antikonvulsiva in Deutschland bisher nicht (Valproat) oder nur eingeschränkt (Carbamazepin) für psychiatrische Indikationen zugelassen sind, so daß die Anwendung im Rahmen der Therapiefreiheit erfolgt (d.h., daß darauf bei Einholen der Einwilligung des Patienten explizit eingegangen werden muß). Bezüglich der Einschränkungen, die sich in Schwangerschaft und Stillzeit ergeben, siehe Kapitel 30.

Lithium

> Lithium ist das Mittel der Wahl zur Behandlung der akuten Manie, zumal in aller Regel bereits die erste manische Episode die Indikation zur phasenprophylaktischen Behandlung darstellt (Übersicht bei [9]).

Bei Neueinstellung im Akutfall sollten rasch Plasmaspiegel von 1,0–1,2 mmol/l erreicht werden. Hierzu wird mit relativ hohen Dosen von 30–40 mmol Lithium täglich begonnen. Die Lithiumspiegel sollten in kurzen Intervallen von zwei bis drei Tagen kontrolliert und unter Berücksichtigung der häufigen intra- und interindividuellen Schwankungen eingestellt werden.

> Bei akuter Exazerbation unter phasenprophylaktischer Therapie mit Lithium ist zunächst der Lithiumspiegel zu bestimmen und gegebenenfalls höher zu dosieren. Hingegen ist vor einem zu schnellen Absetzen von Lithium ohne gründliche Anamnese von Dauer und Schweregrad vorhergehender Episoden dringend zu warnen.

Neuere Untersuchungen haben gezeigt, daß bei zunächst effektiver Phasenprophylaxe mit Lithium nach einem Absetzversuch und nachfolgender erneuter Applikation die Wirksamkeit dieses Medikaments nicht mehr unbedingt gewährleistet ist. So wurden unter solchen Voraussetzungen bei manisch-depressiv Erkrankten wiederholt gehäufte und schwerwiegende, zum Teil therapierefraktäre affektive Episoden beobachtet.

Vor der **Neueinstellung** auf Lithium sollten folgende Routineuntersuchungen durchgeführt werden:
- internistische Anamnese (bezüglich Schilddrüsen-, Nieren-, Herzerkrankungen, Schwangerschaft, Medikamenteneinnahme);
- internistische und neurologische Untersuchung, einschließlich Puls, Blutdruck, Halsumfang und Körpergewicht;
- Labor: Blutbild, Blutsenkung, Nüchternblutzucker, Nierenfunktion (harnpflichtige Substanzen, möglichst auch Kreatininclearance), Schilddrüsenhormone, gegebenenfalls Schwangerschaftstest;
- EKG, EEG.

Kontraindikationen sind in Tabelle 18-3 zusammengefaßt.

Auf folgende initiale **Nebenwirkungen,** die jedoch nicht zum Absetzen der Medikation zwingen, sollte der Patient hingewiesen werden:
- feinschlägiger Tremor (Therapieversuch mit Betarezeptorenblockern),
- Polyurie und Polydipsie,
- gastrointestinale Beschwerden,
- Müdigkeit,
- passagere Muskelschwäche.

Beim Übergang von der akuten zur phasenprophylaktischen Medikation sollte nicht versäumt werden, den Patienten auf später auftretende Nebenwirkungen hinzuweisen (Nierenfunktionsstörungen, Struma, Hypothyreose etc.). Spätestens vor Entlassung muß der Patient über die zentralnervösen und gastrointestinalen Symptome, die auf eine **Lithiumintoxikation** hindeuten, in Kenntnis gesetzt worden sein, einschließlich der Verhaltensmaßregeln zur Prophylaxe von Lithiumintoxikationen (Symptomatologie und Therapie s. Kap. 13).

18 Affektive Erkrankungen

Tabelle 18-3 Kontraindikationen einer Lithiumtherapie (s.a. [3]).

Absolute Kontraindikationen
- schwere Nierenfunktionsstörungen
- schwere Herz- und Kreislauferkrankungen
- Störungen des Natriumhaushalts, die eine kochsalzarme Diät erfordern
- Nebennierenrindeninsuffizienz
- 1. Schwangerschaftstrimenon (erhöhte Fehlbildungsrate; auf kontrazeptive Maßnahmen während der Lithiumbehandlung ist dringend hinzuweisen!)

Relative Kontraindikationen
- erhöhte zerebrale Krampfbereitschaft
- M. Parkinson
- Myasthenia gravis
- Psoriasis vulgaris
- Schilddrüsenerkrankungen, insbesondere Hypothyreose und stärkergradige Strumen

Wechselwirkungen:
Jede Kombination mit Diuretika sollte nur bei strenger Indikation und in Rücksprache mit einem Internisten bzw. Nephrologen erfolgen.
Nichtsteroidale Antiphlogistika, ACE-Hemmer, aber auch bestimmte Antibiotika können den Lithiumspiegel heben. Die Kombination von Lithium und trizyklischen Antidepressiva gilt als unbedenklich. Da unter Komedikation mit SSRI (spezifische Serotonin-Wiederaufnahmehemmer) Nebenwirkungen im Sinne eines Serotoninsyndroms (s. Kap. 28.2.7) möglicherweise gehäuft auftreten, sollte die Einstellung auf diese Kombination mit besonderer Vorsicht, am besten unter stationären Bedingungen, erfolgen.

Benzodiazepine
Mehrere Gründe sprechen für eine Kombination von Lithium mit dämpfenden Medikamenten wie Benzodiazepinen, wobei für diese Indikation die meisten Erfahrungen mit Clonazepam (z.B. Rivotril®) und Lorazepam (z.B. Tavor®) vorliegen:
- Bis zur Entfaltung des Wirkungseintrittes von Lithium ist mit einem Zeitintervall von sieben bis zehn Tagen zu rechnen.
- Insbesondere Agitiertheit oder Aggressivität, aber auch Gereiztheit oder dysphorische Mischbilder erfordern häufig eine zentral dämpfende Medikation.
- Der Schlafregulation kommt bei der Therapie der Manie eine zentrale Bedeutung zu.
- Benzodiazepine haben deutlich weniger Nebenwirkungen als Neuroleptika, was sich auf die häufig sehr problematische Langzeitcompliance positiv auswirkt.

Die Kombination von Lithium und Benzodiazepinen gilt pharmakologisch als sicher.

Zu berücksichtigen ist, daß zum Teil sehr hohe Benzodiazepindosen notwendig sind (unter Umständen mehr als 10 mg Clonazepam bzw. Lorazepam/d) und zuweilen paradoxe Wirkungen im Sinne einer Exazerbation manischer Symptome unter Benzodiazepinen berichtet wurden.

Antikonvulsiva

In den letzten Jahren hat sich die Indikation für den Einsatz von Antikonvulsiva in der Psychiatrie auch auf die Behandlung des manischen Syndroms ausgeweitet.

Der Einsatz ist insbesondere indiziert, wenn – wie bei 20–40% der Patienten der Fall – die Lithiumbehandlung nicht zum Erfolg führt oder wenn Kontraindikationen bzw. ausgeprägte Nebenwirkungen vorliegen. Der primäre Einsatz von Antikonvulsiva ist zu erwägen bei häufigen Phasenwechseln („rapid cycling") sowie bei affektiven Mischzuständen (gekennzeichnet durch ein Mischbild von manischen und depressiven Symptomen).

Neben Carbamazepin gilt die antimanische Wirkung von Valproinsäure als empirisch belegt. Wenn eine Monotherapie mit diesen beiden Substanzen sich als unwirksam erweist, kommt unter Umständen auch eine Kombination beider Antikonvulsiva in Betracht.

Carbamazepin: Die Aufdosierung beginnt bei 200–400 mg/Tag mit einer täglichen Dosissteigerung von 100–300 mg (auf 3–4 Einnahmen täglich verteilt). Bei Verwendung von Carbamazepinsuspension (initial 10–20 ml) werden die maximalen Plasmakonzentrationen schon nach zwei bis drei Stunden erreicht. Die antimanische Wirkung von Carbamazepin setzt früher als Lithium dosisabhängig innerhalb von drei bis sieben Tagen ein. Eine erste Blutspiegelkontrolle sollte nach etwa fünf Tagen stattfinden. Es wird empfohlen, Serumspiegel zwischen 6 und 12 mg/l anzustreben; die hierfür erforderliche Dosis unterliegt starken interindividuellen Schwankungen und bewegt sich in einer Größenordnung von 400–1600 mg/Tag.

Als **Nebenwirkungen** treten vor allem bei Therapiebeginn, zu rascher Aufsättigung oder Überdosierung Müdigkeit, Benommenheit, Schwindel und Ataxie auf. Dazu kommen Sehstörungen, Doppelbilder, Nystagmus und gastrointestinale Störungen. Die relativ häufige Hyponatriämie bleibt meist asymptomatisch, Herzrhythmusstörungen stellen in der Regel nur bei kardialer Vorschädigung ein Problem dar. Die Angaben zur Häufigkeit allergischer Hautveränderungen bewegen sich in einer Größenordnung von 3–15%. Diese sind überwiegend harmlos und bilden sich unter kurzfristiger Dosisreduktion oder Umsetzen der Medikation zurück. Sehr seltene lebensbedrohliche Hautreaktionen (Stevens-Johnson-, Lyell-Syndrom) müssen jedoch unbedingt differentialdiagnostisch berücksichtigt werden. Sehr wichtig sind weiterhin hämatologische Nebenwirkungen in Form reversibler Leuko- und Thrombopenien. Sehr selten, aber mit einem hohen Letalitätsrisiko verbunden sind Agranulozytosen und aplastische Anämien (Risiko: 0,002%, deshalb Kombination mit anderen hämatotoxischen Medikamenten vermeiden!). Potentiell vital bedrohlich sind ferner durch Carbamazepin verursachte Hepatitiden.

Kontraindikationen sind im wesentlichen Knochenmarkschädigungen, kardiale Überleitungsstörungen, schwere Leberschäden und Allergien auf Carbamazepin, einschließlich der chemisch verwandten trizyklischen Antidepressiva. Hinsichtlich der Einschränkungen, die sich bezüglich der Kombination mit anderen Medikamenten ergeben, sei auf die Herstellerinformationen verwiesen.

Vor Behandlungsbeginn sind als **Kontrolluntersuchungen** Blutbild, Leberenzyme, Elektrolyte und ein EKG erforderlich. Blutbild und Leberenzyme müssen im ersten Behandlungsmonat wöchentlich kontrolliert werden. Wünschenswert sind sporadische Kontrollen von EKG und Serumnatrium. Unumgänglich ist die regelmäßige Bestimmung des Carbamazepinplasmaspiegels, unter anderem wegen der durch Enzyminduktion erklärbaren beschleunigten Elimination des Medikaments bei längerfristiger Behandlung. Bei Komedikation mit anderen Pharmaka können die dabei möglichen vielfältigen Interaktionen die Bestimmung des Spiegels von Carbamazepin bzw. der anderen eingesetzten Substanzen erforderlich machen (z.B. Senkung des Spiegels trizyklischer Antidepressive bei Zugabe von Carbamazepin oder erhöhter Carbamazepinspiegel bei gleichzeitiger Gabe von Serotonin-Wiederaufnahmehemmern). Wenn Carbamazepin und Lithium kombiniert werden, sollten Carbamazepinspiegel von 8,5 mg/l nicht überschritten werden.

Valproinsäure: Auch die Wirksamkeit von Valproat in der Behandlung der akuten Manie gilt mittlerweile als gesichert. Die Medikation sollte mit 250 mg/Tag beginnend über drei Tage auf insgesamt 750–2100/d mg gesteigert werden. Der therapeutische Plasmaspiegel sollte sich zwischen 50 und 125 mg/l bewegen. Bei der Kombination mit Carbamazepin sollte dessen Dosis wegen verminderter Plasmaeiweißbindung reduziert werden.

Die häufigsten **Nebenwirkungen** sind gastrointestinale Probleme, wie Übelkeit und Durchfall. Seltenere unerwünschte Effekte, wie Sedierung, Ataxie, Dysarthrie und Tremor, sind in der Regel dosisabhängig. Als sehr seltene, aber potentiell bedrohliche Nebenwirkungen sind insbesondere schwere Leberschädigungen und Pankreatitiden zu beachten, weswegen vorbekannte Lebererkrankungen (unter Umständen auch aus der Familienanamnese!) und Pankreasaffektionen wichtige **Kontraindikationen** darstellen.

Neuroleptika

Bei ausgeprägten gereizt-agitierten manischen Syndromen oder bei Auftreten psychotischer Symptome kommt zusätzlich zu einer Kombination von Lithium und Benzodiazepinen der Einsatz von Neuroleptika in Betracht. Wegen des Nebenwirkungspotentials der Neuroleptika und der damit verbundenen Auswirkungen auf die Kooperation des Patienten sollte die Indikation für diese Substanzgruppe sorgfältig geprüft werden. Da jedoch vor allem in der Initialphase der Lithiumtherapie eine ausreichende Sedierung nur schwierig zu erreichen ist, haben hier hochpotente (Zielsymptom: psychotische Phänomene) oder niederpotente Neuroleptika (Zielsymptom: psychomotorische Unruhe) in vielen Fällen ihre Berechtigung.

Ein Vorteil der hochpotenten Neuroleptika besteht in den gering ausgeprägten anticholinergen und hypotensiven Nebenwirkungen bei allerdings erhöhter Wahrscheinlichkeit für extrapyramidale Störungen. Mit Ausnahme von Clozapin (Leponex®) können die Neuroleptika mit Benzodiazepinen kombiniert werden. Die zusätzliche Gabe von Biperiden (Akineton®) sollte nur bei ausgeprägter extrapyramidaler Symptomatik erfolgen, da dessen anticholinerge Wirkung häufig zu einer Zunahme der manischen Symptomatik führt.

Grundsätzlich sollte die Neuroleptikamedikation so kurz wie irgend möglich erfolgen. Weitergehende Hinweise zu Wirkungen der Neuroleptika und ihrer praktischen Handhabung finden sich in den Kapiteln 4 und 17.

Vorgehen bei nichtkooperativen Patienten

Stark erregte, aggressive, nichtkooperative manische Patienten bedürfen bisweilen einer medikamentösen Behandlung, zu der sie ihre Zustimmung nicht zu geben bereit sind. Bei der Durchführung der Notfallmedikation, die im stationären Bereich erfolgen sollte, sind einige Grundregeln zu beachten:

- Der Patient muß, wenn irgend möglich, über alle notwendigen Schritte ruhig, wohlwollend und sachlich informiert werden.
- Es muß dafür gesorgt werden, daß ein eingespieltes Team von Ärzten und Pflegepersonal in ausreichender Anzahl zur Verfügung steht (auf keinen Fall in „Zweikämpfe" einlassen). Die Notfallmedikation sollte in einem ruhigen Zimmer unter Ausschluß anderer Patienten bei vorbereiteter wirksamer und für den Patienten sicherer Fixiermöglichkeit erfolgen.
- Die i.m. Medikation erfolgt grundsätzlich und ausschließlich durch den Arzt. Als Faustregel gilt, daß zum Erreichen eines ausreichenden Plasmaspiegels bei i.m. Applikation die Hälfte der oralen Dosis notwendig ist.
- Für den praktischen Einsatz kommen im wesentlichen die folgenden Stoffgruppen in Frage: hochpotente Neuroleptika, niederpotente Neuroleptika und Benzodiazepine, wobei ggf. eine Kombination eines hochpotenten Neuroleptikums mit einer Substanz aus einer der beiden anderen Stoffgruppen möglich ist (siehe dazu auch Kap. 6, insb. Tab. 6-7).
- Nach i.m. Injektion und bei gegebenenfalls erforderlicher Fixierung darf der Patient unter keinen Umständen allein gelassen werden.
- Möglichst bald muß mit dem Patienten über das erfolgte Vorgehen gesprochen werden unter besonderer Berücksichtigung solcher Aspekte, wie Schuld, Scham oder Verletzung der persönlichen Autonomie. Auch mit den Angehörigen, die nicht selten mißtrauisch gegenüber der psychiatrischen Behandlung und eventuell von Schuldgefühlen geplagt sind, sollte dieses Vorgehen im Gespräch aufgearbeitet werden.

Die rechtlichen Aspekte der stationären Unterbringung und Behandlung gegen den Willen des Patienten sind in Kapitel 5 abgehandelt.

Weiteres therapeutisches Vorgehen

Medikamentöse Therapie

Wie bereits ausgeführt, ist die Prognose bei bipolarer Störung ungünstiger als bei rezidivierender unipolarer Depression. 40–50% der Patienten mit bipolarer Erkrankung entwickeln innerhalb von zwei Jahren nach der ersten manischen Episode ein Rezidiv. Schlechter Ausbildungsstatus, Alkoholabhängigkeit, komorbide Persönlichkeitsstörungen, psychotische Symptomatik und männliches Geschlecht gelten als prognostisch ungünstige Faktoren, während eine kurze Episodendauer, später Erkrankungsbeginn und geringe Komorbidität mit einem positiveren Verlauf assoziiert sind. Über 40% aller Patienten haben im Laufe ihres Lebens mehr als zehn Episoden, über 30% entwickeln eine chronische Symptomatik mit signifikanter Verschlechterung des sozialen Status.

> Deshalb ist eine phasenprophylaktische Dauermedikation in der Regel bereits nach der ersten, sicherlich aber nach der zweiten manischen Episode indiziert.

Aufklärung des Patienten über Charakter und Prognose seiner Erkrankung und Aufbau einer tragfähigen therapeutischen Beziehung sind von allergrößtem Wert, da gute Compliance und ein möglichst frühzeitiges Erkennen eventuell erneut auftretender Episoden wichtige Voraussetzungen sind, um den ungünstigen Auswirkungen der Erkrankung auf die psychosoziale Situation des Patienten entgegenzuwirken.

Nach dem derzeitigen Stand des Wissens ist Lithium nach wie vor das Mittel der Wahl zur prophylaktischen Behandlung bipolarer affektiver Störungen, das Verlauf und Prognose von bipolaren Störungen erheblich verbessert, wobei allerdings nur 50–60% aller lithiumbehandelten Patienten eine signifikante Reduktion ihrer Symptomatik erfahren. Carbamazepin gilt als Mittel zweiter Wahl. Eine Ausnahme stellt die Therapie des Rapid-Cycling-Syndroms dar, hierbei kann Carbamazepin bzw. einer Kombinationstherapie mit Carbamazepin/Lithium der Vorzug gegeben werden. Bei Patienten mit dysphorisch-manischen Mischzuständen ist Valproat möglicherweise besonders wirksam.

Die Wirksamkeit eines Phasenprophylaktikums kann in der Regel erst nach einem Zeitraum von ein bis zwei Jahren beurteilt werden, d.h., es können initial noch leichtere Erkrankungsphasen auftreten, deren Häufigkeit erst bei längerer Prophylaxe abnimmt, andererseits kann eine primär effektive Phasenprophylaxe im weiteren Krankheitsverlauf in ihrer Wirkung nachlassen.

Absetzversuche sollten – wie oben ausgeführt – nur unter strenger Indikation, engmaschiger Beobachtung des Patienten und unter sehr langsamer Dosisreduktion durchgeführt werden.

Psychotherapie

Der Nachweis eines rezidivprophylaktischen Effekts spezieller Psychotherapieverfahren bei bipolaren affektiven Störungen steht bisher aus. Es gibt jedoch Hinweise darauf, daß Psychotherapie allein oder in Kombination mit Psychopharmaka sowohl die soziale Anpassung als auch die Compliance in bezug auf die Medikamenteneinnahme deutlich verbessert. Gerade Patienten mit frühem Erkrankungsalter werden häufig durch die Erkrankung in ihrer psychosozialen Entwicklung massiv beeinträchtigt, so daß eine psychotherapeutische Betreuung schon unter dem Aspekt der Bearbeitung psychosozialer Sekundärprobleme der affektiven Erkrankung sinnvoll erscheint.

18.2 Depression

Symptomatik

Da Episoden von Niedergeschlagenheit, Verzagtheit und Mutlosigkeit, insbesondere nach Enttäuschungen, Trennungen oder dem Verlust von wichtigen Bezugspersonen, zum normalen Leben gehören, ist die Trennlinie zwischen noch normaler und bereits krankhafter Reaktion häufig schwierig zu ziehen. Dies gilt nicht nur für die Betroffenen selbst sowie ihre Angehörigen, sondern ist nicht selten auch ein Problem für die konsultierten Ärzte, Psychologen oder Beratungsstellen. Entscheidend sind die Intensität und die Breite der Symptomatik, deren Dauer und die Beeinträchtigung üblicher psychosozialer und physiologischer Funktionen.

Anhand der operationalisierten Diagnosesysteme ist der Status einer Erkrankung mittlerweile gut zu definieren, und das depressive Syndrom wird nach DSM-IV und ICD-10 in sehr ähnlicher Weise beschrieben. Im Zentrum einer gewichtigen depressiven Erkrankung, im folgenden entsprechend der ICD-10 als „depressive Episode" bezeichnet, stehen die Symptome „depressive Stimmung" sowie „Interessenverlust und Freudlosigkeit". Zur Diagnosestellung nach DSM-IV müssen mindestens fünf der in Tabelle 18-4 aufgeführten Symptome 1 bis 9 über einen Zeitraum von zwei Wochen oder länger kontinuierlich vorhanden sein. Von den beiden ersten Symptomen muß mindestens eines vorliegen, und der Patient muß eine klinisch bedeutsame Beeinträchtigung hinsichtlich seines subjektiven Befindens bzw. Erfüllung seiner Alltagsaufgaben aufweisen. Nach den Kriterien der ICD-10 müssen wenigstens zwei der Symptome 1, 2 und 6 und – je nach Schweregrad – zwei oder mehr weitere Symptome vorliegen. Ebenso wie im DSM-IV sollte die Symptomdauer mindestens zwei Wochen betragen.

Tabelle 18-4 Diagnostische Kriterien für depressive Episoden nach ICD-10 und DSM-IV.

	ICD-10	DSM-IV
1. Depressive Verstimmung	+	+
2. Interessenverlust, Freudlosigkeit	+	+
3. Signifikante Veränderung von Appetit bzw. Körpergewicht*	+	+
4. Schlafstörungen**	+	+
5. Psychomotorische Agitiertheit oder Hemmung	–***	+
6. Gesteigerte Ermüdbarkeit, verminderter Antrieb	+	+
7. Gefühle der Wertlosigkeit, Schuldgefühle	+	+
8. Störung von Konzentrations- und Denkvermögen sowie Entscheidungsfähigkeit	+	+
9. Gedanken an den Tod, Suizidgedanken, Suizidabsichten	+	+
10. Vermindertes Selbstwertgefühl und Selbstvertrauen	+	–
11. Negative Zukunftserwartungen	+	–

* In der ICD-10 wird als diagnostisches Kriterium primär nur eine Appetitminderung erwähnt, eine signifikante Gewichtsabnahme stellt ein Merkmal des „somatischen Syndroms" dar. Nach dem DSM-IV ist dieses Kriterium sowohl bei Appetit- bzw. Gewichtsabnahme als auch -zunahme erfüllt.

** Häufig Insomnie, möglich ist aber auch eine Hypersomnie (letzteres Symptom wird im DSM-IV explizit erwähnt).

*** In der ICD-10 als Bestandteil des „somatischen Syndroms" aufgeführt.

18 Affektive Erkrankungen

Im folgenden werden diejenigen Symptome näher besprochen, die für die Diagnose des depressiven Syndroms von zentraler Bedeutung sind.

Depressive Verstimmung

Viele Patienten beschreiben dieses Gefühl als Niedergeschlagenheit, Hoffnungslosigkeit, Verzweiflung oder auch die ausgeprägte Empfindung, Gefühle nicht wahrnehmen zu können. 70–80% der Patienten berichten zusätzlich über Angstgefühle. Hinzu kommt die anhaltende Empfindung des Überfordertseins.

Die Symptomatik zeigt häufig Tagesschwankungen. Meist geht es den Patienten morgens nach dem Erwachen besonders schlecht, im Laufe des Nachmittags bessert sich die Stimmung, und am Abend können sogar schwerst Erkrankte eine annähernd normale Befindlichkeit erleben.

Bei etwa 10% der Betroffenen stehen körperliche Beschwerden im Vordergrund, ohne daß sie eine ausgeprägte depressive Stimmung subjektiv wahrnehmen. Für Zustandsbilder dieser Art wurden Begriffe wie „maskierte" oder „larvierte" Depression geprägt.

Interessenverlust und Freudlosigkeit

Auch dieser Symptomkomplex, häufig als Anhedonie bezeichnet, wird fast immer von gewichtig depressiv Erkrankten geschildert und ist meist auch für Außenstehende rasch erkennbar. Die Symptomatik bezieht sich überwiegend auf solche Aktivitäten, wie Führung des Haushalts, Körperpflege, berufliche Tätigkeiten etc. Häufig ist es für Patienten besonders quälend, bisher als erfreulich und unterhaltsam erlebte Hobbies und Freizeitaktivitäten nicht mehr als befriedigend wahrnehmen zu können.

Veränderung von Appetit und Körpergewicht

Bei 70% der Patienten besteht ein deutlicher Appetitmangel. Dieser kann einen Gewichtsverlust nach sich ziehen, wobei eine Abnahme von mehr als 5% des Ausgangsgewichts in einem Monat als diagnostisch relevant erachtet wird. Seltener – und zwar bei sogenannter atypischer Depression – kommt es zu einer signifikanten Zunahme von Appetit bzw. Körpergewicht.

Schlafstörungen

Störungen des Schlafes gehören zu den häufigste Symptomen bei Depressionen. Die meisten Patienten berichten über eine Insomnie, und zwar Einschlaf- und/oder Durchschlafstörungen sowie morgendliches Früherwachen. Nur 10% der Patienten klagen über eine Hypersomnie.

Psychomotorische Hemmung oder Agitiertheit

Viele Patienten wirken verlangsamt, in ihrer Mimik und Gestik reduziert, ihre Sprache ist leise und zögerlich. Oft gestaltet sich das Gespräch mit gehemmt depressiven Patienten mühsam, da sie zwischen den Sätzen und Worten lange Pausen machen und nur verzögert und leise auf Fragen antworten. Im Extremfall, dem depressiven Stupor, kann eine Kontaktaufnahme sehr erschwert bis unmöglich sein. Die Patienten wirken dann wie erstarrt und verweigern häufig die Nahrung.

Auch stark gehemmt wirkende Patienten leiden meist an einer quälenden inneren Unruhe. In Verbindung mit dem letztgenannten Symptom wird häufig eine psychomotorische Agitiertheit beobachtet, erkennbar etwa an einem unaufhörlichen Bewegungsdrang, Händeringen oder anderen stereotypen Bewegungen.

In ihren verbalen Äußerungen sind diese Patienten oft ungebremst und jammernd. Bisweilen gibt dieser Eindruck Anlaß zur Fehldiagnose einer histrionischen Persönlichkeitsstörung (s. Kap. 24).

Antriebsminderung, gesteigerte Ermüdbarkeit
Ein weiteres Kardinalsymptom besteht in einer Minderung des Antriebs. Die Patienten erleben sich als kaum belastbar, Alltagsaktivitäten, wie Körperpflege, soziale Kontakte etc., sind erschöpfend und nicht mehr bewältigbar.

Gefühle der Schuld und der Wertlosigkeit
In der Depression bestehen bei manchen Patienten ein den realen Gegebenheiten nicht angemessenes Schulderleben und das Gefühl persönlichen Versagens. Alltägliche Probleme in Familie, Beruf etc. werden – ohne hinreichenden Anlaß – als Folge eigener Unfähigkeit oder gar moralischer Minderwertigkeit erlebt. Diese Denkinhalte können wahnhaften Charakter annehmen.

Auch Personen mit prämorbid stabilem Selbstwertgefühl leiden im Rahmen der Depression unter massivem Selbstwertmangel. Sie verlieren die selbstverständliche Gewißheit über bisherige Eigenschaften und Kompetenzen im Beruf, in sozialen Kontakten, in der Haushaltsführung etc. Häufig wird auch die Vergangenheit in diesem Sinne verzerrt erinnert.

Die fehlende Gewißheit, die vielfältigen Aufgaben des Lebens jetzt und noch mehr in der Zukunft zu bewältigen, führt zu Ängsten, oder gar zu Hoffnungslosigkeit und Verzweiflung. Die Patienten neigen unter dem Einfluß dieses Erlebens zu überstürzten Entlastungsversuchen von zukünftigen Aufgaben, wie Kündigung eines Arbeitsplatzes, Aufgabe eines Betriebs, Auflösung einer Ehe oder – bei älteren Patienten – Betreiben einer Heimaufnahme. Diese Initiativen werden nach Abklingen der Depression als kaum mehr nachvollziehbar und irrational beurteilt, so daß es eine Aufgabe des Arztes sein kann, Wünschen nach entscheidenden Veränderungen der Lebenssituation in der Depression entgegenzuwirken.

Eingeschränktes Konzentrations- und Denkvermögen
Eine ausgeprägte Denkhemmung und die Unfähigkeit, komplexe Zusammenhänge zu erfassen, führen bisweilen zur Fehldiagnose einer dementiellen Erkrankung. Die Patienten sind häufig nicht in der Lage, die Zeitung zu lesen, Fernsehsendungen zu verfolgen oder ansonsten selbstverständliche Alltagsaufgaben zu bewältigen. Bei Durchführung psychologischer Tests ist jedoch eine erhebliche Diskrepanz zwischen der negativen Selbsteinschätzung und den realen Fähigkeiten des Patienten offensichtlich.

Ausgeprägte Entscheidungsschwierigkeiten werden oft bereits bei alltäglichen Verrichtungen, wie der morgendlichen Kleiderwahl, erkennbar; Entscheidungen von objektiv geringfügiger Bedeutung können für den Patienten zu einem kaum zu bewältigenden Problem werden.

Suizidalität

Kaum ein depressiver Patient beschäftigt sich nicht im Laufe seiner Erkrankung mit dem Gedanken, es sei besser, tot zu sein, als diesen Zustand weiter ertragen zu müssen. Bei ca. 80% der Patienten mit schwerer depressiver Symptomatik besteht der Wunsch, möglichst rasch an einer unheilbaren Krankheit oder an einem Unfall zu versterben, und es entstehen mehr oder weniger konkrete Überlegungen hinsichtlich der Ausführung einer suizidalen Handlung. Ca.15% der an einer depressiven Episode Erkrankten unternehmen einen Suizidversuch; ca. 50% aller Suizide erfolgen im Rahmen einer Depression.

Weitere Symptome

In der ICD-10 werden zusätzlich zu den DSM-IV-Kriterien zwei weitere Kernsymptome depressiver Episoden genannt, nämlich die Minderung von Selbstwertgefühl und Selbstvertrauen (s.o.) sowie die viele Patienten stark belastenden **negativen Zukunftserwartungen**. Diese können – wie oben erwähnt – manche Betroffene dazu veranlassen, für sie nachteilige und der Realität nicht angemessene Entscheidungen zu treffen.

Explizit in den Kriterien für die Major Depression bzw. depressive Episode nicht ausgeführt sind die vielfältigen **somatischen** und **vegetativen Beschwerden**, unter denen die Patienten leiden. Diese umfassen unter anderem Obstipation, Kopfschmerzen, Muskelkrämpfe, Herzbeschwerden, Ohrgeräusche, Übelkeit, Magenbeschwerden, Schwindel und Kreislaufbeschwerden. Häufig akzentuieren sich bereits bestehende, leichtere körperliche Beschwerden, etwa im Sinne von Lumbalgien, Palpitationen oder eines gastritischen Symptomenkomplexes. Fast immer leiden die Patienten auch unter einem Verlust des sexuellen Interesses, häufig auch unter Störungen der Sexualfunktion, wie Impotenz und Anorgasmie. Bei Frauen setzt während der Depression häufig die Periode aus.

Einordnung der depressiven Episode

Schweregrad

In DSM-IV und ICD-10 werden leichte, mittelschwere und schwere Formen einer depressiven Episode differenziert:
- Leichte Depressionen zeichnen sich im DSM-IV durch das Vorliegen von fünf bis sechs, in der ICD-10 von nur vier bis fünf depressiven Items und eine eher geringgradige, aber signifikante Leistungsbeeinträchtigung aus. Das bisherige Tätigkeitsprofil wird in der Regel unter gesteigerter Anstrengung aufrechterhalten.
- Bei schweren Depressionen manifestiert sich meist das gesamte Symptomspektrum in mehr oder weniger ausgeprägter Form.
- Mittelschwere Depressionen benennen den Zwischenbereich.

Die Alltagsbewältigung des Betroffenen unterliegt parallel zur Schwere der Symptomatik einer zunehmenden Beeinträchtigung; in schweren depressiven Episoden kann sie – zumindest in wesentlichen Punkten – nicht mehr aufrechterhalten werden.

Psychotische Depression
Entgegen der in Deutschland verbreiteten Gleichsetzung von endogener und psychotischer Depression hat sich international durchgesetzt, den Terminus „psychotisch" nur bei Vorliegen von Wahnsymptomen, Halluzinationen oder depressivem Stupor zu verwenden. Er drückt damit das Vorliegen einer besonders schweren, den Realitätsbezug des Patienten massiv beeinträchtigenden Form der Erkrankung aus. Diese erfordert in der Regel eine stationäre Einweisung und intensive psychopharmakologische Behandlung bzw. den Einsatz der Elektrokrampftherapie. Der Suizidprävention kommt höchste Relevanz zu.

Das Spektrum der potentiellen Wahninhalte reicht von der Überzeugung,
- unheilbar krank zu sein (hypochondrischer Wahn),
- innerlich bereits tot oder in einer Art Totenreich zu sein (nihilistischer Wahn),
- rettungslos zu verarmen und sich und die Familie nicht mehr ernähren zu können (Verarmungswahn),
- sich in entsetzlicher Weise schuldig gemacht oder versündigt zu haben und ständig neue Vergehen auf sich zu laden,
- für alle Unglücke in der Welt, wie Erdbeben, Kriege etc., verantwortlich zu sein (Versündigungs-, Verschuldungs-, Skrupulantenwahn).

Halluzinationen sind in der Regel stimmungskongruent, so etwa Stimmen, die dem Patienten sein Versagen, seine Schuldhaftigkeit und Wertlosigkeit vorhalten und ihn unter Umständen zum Selbstmord auffordern. In DSM-IV und ICD-10 sind auch nicht stimmungskongruente Halluzinationen und Wahnsymptome (z.B. Verfolgungswahn ohne Zusammenhang mit den genannten typisch depressiven Inhalten) der Diagnose einer Major Depression bzw. depressiven Episode zugeordnet, wenn sie gleichzeitig mit einer gewichtigen depressiven Verstimmung auftreten.

> Die Übergänge von depressiven Verzerrungen des Denkens zu überwertigen Ideen bis hin zu einer vollkommenen Wahngewißheit sind fließend.

Während depressive kognitive Verzerrungen, z.B. das Selbstwerterleben oder die Zukunftsperspektive betreffend, noch einer therapeutischen Relativierung zugänglich sind, können überwertige Ideen nur schwer und meist nur vorübergehend korrigiert werden. Ein depressiver Wahn schließlich kann sich bis zu einer ständigen ängstlichen Gewißheit steigern, etwa jede Minute wegen begangener Verbrechen von der Polizei abgeholt zu werden. Diese Patienten besitzen keinerlei Krankheitseinsicht, erleben ihr Leiden als Folge einer nicht gutzumachenden Schuld und lehnen jegliche Behandlung als sinnloses und verfehltes Hilfsbemühen ab.

Befunderhebung unter Notfallbedingungen

> Viele depressive Patienten fühlen sich isoliert und völlig hoffnungslos. Die grundlegende ärztliche Haltung sollte daher einfühlsam und unterstützend sein. Eine möglichst vollständige Erhebung der depressiven Symptomatik einschließlich suizidaler Tendenzen ist nicht nur für die Diagnostik von hoher Relevanz, sondern auch häufig bereits der erste Schritt zur Entlastung des Patienten.

Als Leitlinie gilt die Notwendigkeit, dem Patienten immer und immer wieder zu vermitteln, daß die verschiedenen Dimensionen des Leidens Symptome einer weitverbreiteten, gut definierbaren und behandelbaren Erkrankung sind. Dabei sind Aussagen von oberflächlich-optimistischem Charakter („Kopf hoch", „ist alles halb so schlimm") unbedingt zu vermeiden, da diese als Ausdruck fehlender Empathie interpretiert werden können.

Mögliche Ambivalenzen bezüglich der Behandlung sollten angesprochen werden. Man sollte versuchen, spezifische Stressoren, die eventuell bestehende Schuldgefühle verstärken, zu identifizieren.

Bei der Etablierung eines Krankheitsmodells ist auf den psychosozialen Hintergrund des Patienten Rücksicht zu nehmen (so zeigen beispielsweise manche Patienten am ehesten Offenheit gegenüber psychodynamischen Erklärungen, während andere besser über neurobiologische Krankheitsmodelle erreicht werden können). Wann immer möglich, sollten wichtige Bezugspersonen zusammen mit dem Patienten über Charakter und Prognose der Erkrankung aufgeklärt werden.

Auf die Abklärung von Suizidalität ist allergrößter Wert zu legen. Die immer wieder geäußerte Meinung, man könne Patienten durch Fragen nach Suizidabsichten erst auf diese Idee bringen, stellt eine unter Umständen fatale Fehleinschätzung dar.

In der Regel erleben die Patienten auch ihre Suizidideen und -impulse als schuldhaft und verwerflich und verschweigen sie gegenüber Angehörigen und Fremden. Die Aufklärung, daß Todeswünsche und Suizidgedanken zur Symptomatik einer depressiven Episode gehören, wirkt häufig entlastend und eröffnet die Möglichkeit zu einer stabilen therapeutischen Bindung.

Da Suizidalität starken Schwankungen unterworfen ist, muß darauf unbedingt in wiederholten Gesprächen eingegangen werden.

Gerade auch bei abklingender depressiver Symptomatik kann eine starke Suizidgefährdung bestehen!

Wichtig ist auch, den Patienten über plötzlich einschießende Suizidgedanken mit ausgeprägtem Handlungsdrang (Raptus) zu informieren und im Vorfeld zu besprechen, was in diesen Situationen zu tun ist (weiterführende Ausführungen zur Diagnostik und Therapie suizidalen Verhaltens s. Kap. 10).

Die wichtigsten Punkte bei der Befunderhebung sind in Tabelle 18-5 zusammengefaßt.

Differentialdiagnose

Wie in Kapitel 9 ausgeführt, kommen depressive Symptome bei nahezu allen psychiatrischen Krankheitsbildern und vielen körperlichen Erkrankungen zumindest als Begleitsymptomatik vor. Daher müssen vor Beginn der Behandlung andere psychiatrische Erkrankungen differentialdiagnostisch bedacht werden. Ebenso ist eine sorgfältige internistisch-neurologische Befunderhebung erforderlich.

Eine möglichst genaue Erfassung komorbider körperlicher Erkrankungen ist in jedem Fall anzustreben. Dies betrifft naturgemäß das Erkennen bis dahin nicht bekannter somatischer Ursachen des depressiven Syndroms. Aber auch beim Fehlen eines solchen Zusammenhangs (der im Querschnitt ohnehin schwer nachzuweisen ist) gilt, daß Informationen über begleitende körperliche Beeinträchtigungen für die Therapieplanung in der Regel von wesentlicher Bedeutung sind. Außerdem kommt es bei schweren Depressionen nicht selten zu körperli-

Tabelle 18-5 Befunderhebung bei Depressionen.

- gegenwärtiger psychopathologischer Befund (u.a. Bewußtseinszustand, Vigilanz, Affekt, formale und inhaltliche Denkstörungen, produktive Symptomatik, Ich-Störungen, körperliche Symptomatik, Suizidalität)
- Beginn, Dauer und Kontinuität der gegenwärtigen Episode
- Anzahl und zeitlicher Verlauf vorangegangener Episoden
- Begleitsymptomatik und Komorbidität (z.B. Angst- und Zwangsstörungen, Drogen- und Alkoholmißbrauch, prämorbide Persönlichkeitsstörungen)
- gegenwärtige internistische oder neurologische Erkrankungen
- relevante frühere internistische oder neurologische Erkrankungen
- gegenwärtige psychosoziale Beeinträchtigungen (Arbeitsplatz, Partnerschaft etc.)
- auslösende oder aufrechterhaltende Bedingungen, besondere Problembereiche (Verlustereignisse, Rollenkonflikte, interpersonelle Defizite), aber auch salutogene Faktoren (Partnerschaft, Berufstätigkeit, soziale Kontakte etc.)
- Effektivität früherer Therapiemaßnahmen (Pharmako- und Psychotherapie)
- bisherige Compliance

chen Sekundärproblemen, etwa durch mangelnde Nahrungs- und Flüssigkeitszufuhr, Selbstvernachlässigung etc.

Die Zahl der körperlichen Leiden, die im Einzelfall Ursache eines depressiven Syndroms sein können, ist sehr groß. Die häufigsten **neurologischen Grunderkrankungen** sind der M. Parkinson, dementielle Prozesse, zerebrovaskuläre Erkrankungen, Epilepsien und Tumoren. So zeigen sich bei etwa 50% aller Patienten mit Parkinsonscher Erkrankung im Langzeitverlauf gewichtige Symptome einer Depression. Etwa 40% aller Patienten nach Schlaganfällen entwickeln depressive Störungsbilder, die ebenso wie beim M. Parkinson therapeutisch beeinflußbar sind. Nicht optimal eingestellte Epilepsien, insbesondere vom Temporallappentyp, gehen mit einem deutlichen Risiko depressiver bzw. dysthymer Verstimmungen einher. Patienten mit dementiellen Erkrankungen, z.B. vom Alzheimer-Typ, entwickeln in annähernd der Hälfte der Fälle eine begleitende depressive Symptomatik, und zwar häufig im Anfangsstadium. Die Frage, ob die depressive Symptomatik bei diesen Erkrankungen primär als neurobiologisches Geschehen zu verstehen ist oder ob es sich um die Folge der aus der krankheitsbedingten Beeinträchtigung resultierenden psychosozialen Belastung handelt, ist oft nicht eindeutig zu beantworten. Allerdings ist dies für die Therapie in der Akutsituation meist nicht von entscheidender Bedeutung.

Wichtige **internistische Ursachen** für depressive Syndrome sind Endokrinopathien und Stoffwechselerkrankungen (dabei sollte wegen der daraus resultierenden therapeutischen Konsequenzen immer auch an die akute intermittierende Porphyrie gedacht werden). Zu nennen sind ferner schwerwiegende Infektionen und Herz-Kreislauf-Erkrankungen (s.a. Tab. 9-1).

Unbedingt erforderlich ist eine genaue **Medikamentenanamnese**.
Als Faustregel gilt, daß prinzipiell jedes von einem depressiven Patienten eingenommene Medikament als möglicher pathogener Faktor in Betracht kommt.

18 Affektive Erkrankungen

So können unter anderem Pharmaka mit kardiovaskulärem Angriffspunkt, Sedativa, Hypnotika, Neuroleptika, Antiepileptika, Antiparkinsonmedikamente, Analgetika, Antibiotika, Zytostatika, Antiphlogistika u.a.m. mit depressiven Symptomen assoziiert sein (s.a. Tab. 9-2). Inwieweit bei entsprechendem Verdacht ein Absetzversuch indiziert ist, muß im Einzelfall, in aller Regel nach konsiliarischer Beratung, entschieden werden.

Etwa 30–40% der Patienten, die **alkoholabhängig** sind, erfüllen im Lauf ihres Lebens zumindest einmal die Diagnose einer depressiven Episode. Dies trifft mehr für Frauen als für Männer zu. Patienten, die an einer Depression in Verbindung mit einer Alkoholabhängigkeit leiden, stehen unter einem hohen Suizidrisiko. Andererseits ist bei Patienten mit bipolarer Erkrankung bekannt, daß sie vor allem in manischen Phasen zu einem verstärkten Alkoholkonsum neigen.

Kokainabhängigkeit führt unter Substanzeinwirkung vornehmlich zu hypomanen und manischen Bildern, während im Entzug häufig eine depressive Symptomatik besteht. Insbesondere bei jahrelanger **Cannabisabhängigkeit** sind depressive Syndrome möglich. **Amphetaminmißbrauch** kann zu agitiert-depressiven Störungsbildern führen. Es kommt jedoch auch vor, daß depressive Patienten versuchen, mit Amphetaminen ihre Symptome zu bekämpfen.

Therapie

Akuttherapie
Nach Aufklärung über den Krankheitswert der vorliegenden Symptomatik, Abklärung der Suizidalität und Information der Angehörigen ist zunächst die **Indikation für eine stationäre Behandlung** abzuklären. Diese muß bei aktueller Suizidalität dem Patienten dringend angeraten werden, ebenso bei Vorliegen psychotischer Symptome oder wenn eine ausgeprägte kognitive Einengung auf depressive Denkinhalte und Suizidgedanken erkennbar ist. Auch Suizidversuche in der Vorgeschichte oder familienanamnestisch bekannte Suizide sollten als Warnhinweise beachtet werden. Mangelnder Rapport, also der Eindruck, den Patienten im Gespräch „nicht mehr erreichen" zu können, gilt im Zweifelsfall ebenfalls als Indikator für die Notwendigkeit einer stationären Einweisung.

Wenn ein Patient eine dringend indizierte Klinikaufnahme ablehnt, so sind die Voraussetzungen für eine Unterbringung gegen seinen Willen zu prüfen (s.a. Kap. 5, 9 und 10).

Medikamentöse Behandlung
Vor dem Ansetzen einer Medikation ist folgendes zu beachten:
- nach Möglichkeit Erstellen eines Phasenkalenders, um Dauer, Verlauf und Charakter vorangegangener depressiver bzw. manischer Episoden zu erheben.
- medikamentöse Behandlung früherer Episoden (Präparat, Dosis, Wirkung, Verträglichkeit).
- genaue Erfassung von Dosis und Dauer der eingenommenen Medikation während der aktuellen depressiven Episode (insbesondere sollte nach Benzodiazepinen oder Alkoholselbstmedikation gefragt werden, um gezielt auf mögliche Entzugssymptome zu achten).
- durchgeführte internistisch-neurologische Untersuchung inkl. EKG und EEG sowie Abklärung organischer Differentialdiagnosen.

An **Substanzgruppen** stehen zur Verfügung:
- trizyklische Antidepressiva (TZA),
- selektive Serotonin-Wiederaufnahmehemmer (SSRI),
- MAO-Inhibitoren (MAOI): in Deutschland ist der irreversible und nicht selektive MAO-Inhibitor Tranylcypromin (Jatrosom N®) und der reversible und selektive Hemmer der MAO-A Moclobemid (Aurorix®) verfügbar,
- verschiedene andere Antidepressiva (Mianserin (z.B. Tolvin®), Mirtazapin (z.B. Remergil®), Trazodon (z.B. Thombran®), Venlafaxin (z.B. Trevilor®), Viloxazin (z.B. Vivalan®)).

Unter bestimmten Voraussetzungen kommen Kombinationsbehandlungen mit Neuroleptika, Benzodiazepinen, Lithium und Trijodthyronin in Betracht. Schließlich sind bei der Therapieplanung Elektrokrampftherapie, Schlafentzugsbehandlungen und Lichttherapie als additive neurobiologische Verfahren miteinzubeziehen.

Die **Wahl der antidepressiven Medikation** ist mehrdimensional bestimmt:
- Bei der Behandlung aller psychiatrischen Erkrankungen gilt die Regel, daß mit der Medikation begonnen werden soll, von der anamnestisch bekannt ist, daß unter gleichen psychopathologischen Bedingungen Remissionen erzielt wurden.
- Liegen diesbezüglich keine Informationen vor, so stellt die im individuellen Fall vorherrschende Zielsymptomatik ein wichtiges Kriterium für die Auswahl des Antidepressivums dar (Tab. 18-6), das in der Regel von größerer Bedeutung ist als die nosologische Einordnung eines depressiven Syndroms. Zu beachten ist, daß die Zielsymptome sich in vielen Fällen überlappen. So ist z.B. eine Minderung bzw. Hemmung des Antriebs häufig mit einer quälenden inneren Unruhe verbunden, weswegen es auch in solchen Fällen sinnvoll sein kann, die Therapie mit einem sedierenden Antidepressivum einzuleiten. Ferner sollte beachtet werden, daß vor allem antriebssteigernde Pharmaka zu psychomotorischen Unruhezuständen und sogar zu einer Aktivierung suizidaler Impulse führen können. Deshalb müssen die Patienten dahingehend beobachtet werden, unter Umständen ist auch eine sedierende Begleitmedikation angezeigt.
- Schließlich sind die substanzspezifischen Nebenwirkungen und die zu erwartenden Interaktionen der Antidepressiva mit anderen Arzneimitteln von wesentlicher differentialtherapeutischer Bedeutung (s.u.). In diesem Zusammenhang sei auch auf die potentielle Letalität antidepressiver Medikamente bei – meist suizidal motivierter – Überdosierung hingewiesen. Dies gilt insbesondere für die Stoffgruppe der TZA, während SSRI als sicherer gelten.

Die meisten Kliniker wählen zwischen TZA und SSRI als Mitteln der ersten Wahl. Erstere werden oft gewählt, wenn die langjährige klinische Erfahrung oder finanzielle Überlegungen im Vordergrund stehen; die zu erwartenden geringeren Nebenwirkungen und damit bessere Compliance sprechen bei gleicher Wirksamkeit für Medikamente aus der Gruppe der SSRI. MAOI werden in aller Regel nicht als Medikamente der ersten Wahl eingesetzt, unter anderem wegen der bei irreversiblen Inhibitoren möglichen tyramininduzierten hypertensiven Krisen und der in Verbindung damit erforderlichen restriktiven Diät.

Die Anwendung von Antidepressiva setzt eine hinreichende Kenntnis der Vielfalt ihrer **unerwünschten Wirkungen** voraus (s.a. Kap. 28). Dies zum einen,

Tabelle 18-6 Empfehlungen für eine zielsymptomorientierte Therapie depressiver Syndrome mit Nennung ausgewählter Pharmaka (in Anlehnung an [3]).

Zielsymptomatik	Antidepressivum	Übliche Initialdosis/Tag
depressive Verstimmung	alle Antidepressiva	
psychomotorische Unruhe, Angst, Insomnie	sedierende TZA	
	– Amitriptylin	50–75 mg
	– Doxepin	50–75 mg
	– Trimipramin	50–75 mg
	andere sedierende Antidepressiva	
	– Mirtazapin	15 mg
	– Trazodon	50–150 mg
Antriebsminderung/ -hemmung	TZA mit eher aktivierender Wirkung	
	– Clomipramin	50–75 mg
	– Dibenzepin	240–480 mg
	– Nortriptylin	25–75 mg
	SSRI	
	– Citalopram	20 mg
	– Fluvoxamin	50 mg
	– Paroxetin	20 mg
	MAOI	
	– Moclobemid	300 mg

um bei bestimmten Begleiterkrankungen Substanzen, deren Einsatz mit einem erhöhten Risiko verbunden wäre, zu vermeiden, und um andererseits in der Lage zu sein, eventuell auftretende Nebenwirkungen möglichst rasch zu erkennen und ohne Zeitverzug die notwendigen Konsequenzen zu ziehen. Angesichts des weiten Spektrums möglicher Nebenwirkungen kann im folgenden nur auf die wichtigsten eingegangen werden, so daß bezüglich weiterer Einzelheiten auf die Herstellerinformationen verwiesen sei:
– Quantitativ am bedeutsamsten sind unerwünschte Auswirkungen auf die **vegetativen Funktionen**, die in erster Linie unter TZA gesehen werden. In Abhängigkeit vom Rezeptorbindungsprofil der jeweiligen Substanz (s. Kap. 4) sind anticholinerge, antihistaminerge und adrenolytische Effekte in unterschiedlichem Ausprägungsgrad zu erwarten. Besonders häufig sind anticholinerg vermittelte Nebenwirkungen: Akkomodationsstörungen, eine unter Umständen bedrohliche Steigerung des Augeninnendrucks bei Engwinkelglaukom, Mundtrockenheit, Tachykardie, Störungen von gastrointestinaler Motilität (insbesondere Obstipation) und Blasenentleerung. Bei starker Ausprägung bestimmter Nebenwirkungen kann unter Umständen die Anwendung von Pharmaka mit antagonistischen vegetativen Effekten in Betracht kommen (z.B. cholinerge Substanzen, wie Carbachol [Doryl®] oder Neostigmin [Neostigmin curasan bei Blasenentleerungsstörungen bzw. schweren intestinalen Motilitätsstörungen; bei symptomatischer Sinustachykardie kann der

Einsatz eines Betablockers erwogen werden, wobei die Kontraindikationen der genannten Pharmaka zu beachten sind!). Der Priapismus scheint unter Trazodon (z.B. Thombran®) häufiger als unter anderen Antidepressiva aufzutreten, so daß die Patienten auf diese mögliche Komplikation hingewiesen werden sollten.
- Eine potentiell gravierende Nebenwirkung auf **kardialem Gebiet** stellt die durch eine chinidinartige Begleitwirkung der TZA (und des ähnlich wirkenden Tetrazyklikums Maprotilin [Ludiomil®]) bedingte Verzögerung der Erregungsleitung dar. Deshalb ist diese Stoffgruppe bei stärkergradigen Erregungsleitungsstörungen (z.b. kompletter Linksschenkelblock, AV-Block III°) kontraindiziert. Bei weniger ausgeprägter Beeinträchtigung der Erregungsleitung (z.B. AV-Block I°) muß aufgrund der individuellen Befundlage entschieden werden und im Zweifelsfall eine internistische bzw. kardiologische Stellungnahme eingeholt werden. Bei regelrechter Erregungsleitung im Ausgangs-EKG ist die Wahrscheinlichkeit des Auftretens einer klinisch bedeutsamen Leitungsverzögerung sehr gering (< 1%). Unter TZA-Medikation auftretende Repolarisierungsstörungen (z.B. Abflachung der T-Welle, leichtergradige ST-Senkung) sind nahezu immer ohne klinische Bedeutung.
- Hingegen muß die insbesondere unter TZA auftretende **orthostatische Hypotonie** (OH), die in Risikokollektiven (z.B. alte und herzinsuffiziente Patienten) mit einer Häufigkeit von 10% und mehr gesehen wird, wegen der damit verbundenen Sturzgefährdung unbedingt beachtet werden. Das Risiko einer OH ist bei Anwendung von Nortriptylin (Nortrilen®) und Desipramin (Pertofran®) niedriger als bei den anderen TZA. Auch verschiedene andere Antidepressiva (z.B. Trazodon, Mianserin, Mirtazapin, irreversible MAO-Inhibitoren) können eine OH auslösen. Wenn eine OH vorliegt, kommt neben physikalischen Maßnahmen ein Therapieversuch mit Dihydroergotamin (z.B. Dihydergot®, bis zu 4–6 mg/Tag; Cave: vasospastische Nebenwirkungen!) in Betracht (zu weiteren Ausführungen über die kardiovaskulären Nebenwirkungen von Antidepressiva s. Kap. 28).
- Die vorherrschenden **Nebenwirkungen der SSRI** sind gastrointestinale Störungen wie Übelkeit und Brechreiz sowie Kopfschmerzen und – zu Beginn der Behandlung – innere Unruhe. Die kardiovaskulären Wirkungen von SSRI sind deutlich geringer als die der Trizyklika; zu beachten ist, daß es – bei entsprechender Prädisposition oder bei Komedikation mit Betablockern – unter SSRI selten zu stärkergradigen Bradykardien kommen kann. Auch mit extrapyramidalmotorischen Nebenwirkungen, z.B. Tremor, Muskeltonuserhöhung, ist zu rechnen, und zwar vor allem bei Komedikation mit Neuroleptika. Möglich sind ferner allergische Reaktionen und sexuelle Funktionsstörungen. Während bei TZA aufgrund der anticholinergen Wirkung v.a. Erektionsfähigkeit und Libido betroffen sind, imponieren SSRI durch Verzögerung der Ejakulation und – insbesondere bei Frauen – durch Orgasmusstörungen.
- Medikamentös induzierte **Schlafstörungen** unter antriebssteigernder Medikation werden häufig fälschlicherweise der depressiven Grundsymptomatik zugeordnet. Die Komedikation mit sedierenden Antidepressiva (z.B. Trimipramin, Amitriptylin, Trazodon, Doxepin) verbessert diese Problematik. Der Einsatz von Benzodiazepinen zur Schlafregulation ist umstritten und aufgrund der zur Verfügung stehenden sedierenden Antidepressiva in der Regel

18 Affektive Erkrankungen

überflüssig. Auch starke Agitiertheit oder Angetriebenheit sowie psychomotorische Unruhe sprechen gut auf sedierende Antidepressiva an.
- Begünstigende Faktoren für das Auftreten von **Krampfanfällen** sind Behandlungsbeginn mit hohen Dosen, schneller Dosisanstieg und schlagartiges Absetzen hoher Dosen sowie Kombination mit Schlafentzugsbehandlung.
- Insbesondere Medikamente mit starker anticholinerger Wirkung können bei rascher Aufdosierung **delirante Syndrome** induzieren, die ein sofortiges Absetzen der Medikamente erfordern.

Die Kenntnis des weiten Spektrums der **Arzneimittelinteraktionen** erlangt auch in der Psychopharmakologie zunehmende Wichtigkeit. Verwiesen sei auf die einschlägige Fachliteratur (z.B. [3, 10]) sowie die Herstellerinformationen für die einzelnen Substanzen. Streng kontraindiziert ist jegliche Kombination von SSRI mit MAO-Hemmern, die zu potentiell letal endenden zentralen serotonergen Syndromen führen kann (s.a. Kap. 28.2.7). Da die meisten SSRI über ihre Effekte auf die Cytochrom-P-450-Isoenzyme zu verändertem Metabolismus anderer Medikamente, wie Antikogulanzien, Antihypertensiva oder auch anderer Psychopharmaka, führen können, ist bei Kombinationstherapien mit dieser Stoffgruppe Vorsicht geboten.

Zu Beginn der Behandlung sind häufige **Kontrollen** von Puls und Blutdruck erforderlich (bei Risikopatienten unter Umständen mehrfach am Tag). Sowohl vor als auch während der medikamentösen Behandlung mit Trizyklika, aber auch MAO-Hemmern und SSRI wird empfohlen, eine Kontrolle des Blutbildes durchzuführen. Dies gilt auch für die Überwachung der Nieren- und Leberfunktion. EKG-Kontrollen sind in erster Linie unter TZA indiziert. Ein Monitoring der Antidepressivaplasmakonzentration kommt vor allem bei Kombinationsbehandlungen in Betracht.

In der Regel gilt, daß auch nach Remission der akuten Symptomatik die Medikation über einen Zeitraum von **mindestens sechs Monaten in voller Dosis** als Erhaltungstherapie beibehalten werden soll.

Therapieresistenz: Der häufigste Fehler in der antidepressiven Therapie ist die zu niedrige Dosierung, gefolgt von zu raschem Wechsel des Präparats. Stellt sich unter Behandlung mit einem Antidepressivum unter ausreichender Dosierung über mindestens vier bis sechs Wochen keine oder nur eine ungenügende Besserung der Symptomatik ein, so empfiehlt sich – wobei spätestens zu diesem Zeitpunkt ein erfahrener Psychiater hinzugezogen worden sein sollte – folgender Stufenplan:
1. Plasmaspiegelbestimmung und Erhöhung der Dosis, unter Umständen bis zur Maximaldosis des jeweiligen Präparats (z.B. bei Imipramin bis 300 mg/Tag) unter EEG- und EKG-Kontrolle!
2. Wechsel des Antidepressivums (evtl. Wechsel der Stoffklasse!).
3. Kombination des Antidepressivums mit Lithium (Verbesserung sollte innerhalb von zwei bis drei Wochen auftreten) oder Trijodthyronin.
4. Kombination von zwei Antidepressiva unterschiedlicher Wirkprofile (z.B. Kombination Trizyklika + MAO-Hemmer, Cave: Kombination von SSRI und MAO-Hemmer absolut kontraindiziert!)
5. Elektrokrampftherapie.

Bei **psychotischer Symptomatik** wird mit Neuroleptika (Bromperidol, z.B. Impromen®, Haloperidol z.B. Haldol® 5–15 mg/Tag) behandelt.

Die klinischen Richtlinien bei vorbestehender **Benzodiazepinabhängigkeit** sind nicht eindeutig; während manche Autoren sich während der akuten Episode gegen eine Reduktion von Benzodiazepinen bei langjähriger Low-dose-Abhängigkeit aussprechen, betonen andere aufgrund der depressionsfördernden und schlafstörenden Abhängigkeitssymptomatik die Bedeutung eines Absetzversuchs. Grundsätzlich sollte darauf geachtet werden, daß unter EEG-Kontrolle, gegebenenfalls unter Carbamazepinschutz (Kontrolle der Antidepressiva- und Neuroleptikaplasmaspiegel!) das Absetzen langsam geschieht (s.a. Kap. 16).

Additive neurobiologische Verfahren

Die **Schlafentzugstherapie** erfährt aufgrund neuer Forschungsergebnisse derzeit eine Renaissance. Ca. 70% aller depressiv Erkrankten erleben nach einmaligem Schlafentzug eine weitgehende Reduktion ihrer Symptomatik, die sich jedoch in aller Regel nach erneutem Schlaf wieder in vollem Ausmaß entwickelt. Bei mehr als zwei Drittel aller Patienten läßt sich ein positiver Schlafentzugseffekt durch eine einwöchige Vorverlagerung der Schlafphasen stabilisieren. Auf eine antidepressive pharmakologische Behandlung zur Rückfallprophylaxe ist nach der Schlafphasenvorverlagerungsbehandlung auf keinen Fall zu verzichten!

Die Indikation zur **Elektrokrampfbehandlung** wird im deutschsprachigen Raum derzeit wesentlich enger gestellt als beispielsweise in den anglo-amerikanischen und skandinavischen Ländern. Die Wirksamkeit dieser Methode ist gerade bei schweren Verläufen unumstritten und sollte sicherlich nicht nur bei therapierefraktären Krankheitsbildern zur Anwendung kommen.

Weiteres therapeutisches Vorgehen

Phasenprophylaxe

Die rezidivprophylaktische Behandlung dient der Vorbeugung einer „Wiedererkrankung", also eines Wiederauftretens depressiver Symptomatik nach dem Zeitraum der Erhaltungstherapie, sechs bis neun Monate nach Remission.

Als Indikationskriterien für eine rezidivprophylaktische Behandlung unipolarer rezidivierender depressiver Störungen gelten derzeit zwei Episoden innerhalb von fünf Jahren [4]. Bei ausgeprägten Risikofaktoren kann die Indikation zur Phasenprophylaxe auch enger gestellt werden (familiäre Belastung bei Angehörigen ersten Grades, frühes Erkrankungsalter, Komorbidität mit Angststörungen oder Sucht, Partialremission, schwere Episode mit psychotischen Symptomen oder Suizidversuch).

Zur Rezidivprophylaxe depressiver Störungen existieren derzeit zwei Möglichkeiten:
- Erste Wahl ist die Weiterführung der antidepressiven Akutmedikation in voller Dosis [6].
- Als zweite Wahl bietet sich das Umsetzen auf Lithiumdauermedikation an.

Psychotherapie bei depressiven Erkrankungen

Psychotherapeutische Basisbehandlung: Als essentiell für die Therapie jeder depressiven Störung gilt mittlerweile eine psychotherapeutische Basisbehandlung, die einerseits den generellen Bedürfnissen depressiver Patienten Rechnung trägt, andererseits aber auch spezielle Belange des individuellen Patienten berücksichtigt. Dies erfordert Erfahrung und Schulung im Umgang mit depressiv Erkrankten. Grundsätzlich gilt, daß möglichst konkrete und spezifische Hilfestellung zu leisten ist. Im Zentrum steht der Aufbau einer empathischen und vertrauensvollen Beziehung (Rapport), durch die der Therapeut dem Patienten vermittelt, daß er ihm insbesondere in Krisensituationen wohlwollend, schützend und stützend zur Seite steht. Es sollte insbesondere auf die folgenden Aspekte geachtet werden:

- rechtzeitiges Erkennen und Behandeln autodestruktiver Impulse (Suizidalität!);
- Aufbau und Aufrechterhaltung eines rationalen, für den Patienten nachvollziehbaren Verständnisses der Krankheit, ihrer Behandlung und Prognose;
- psychoedukative Führung des Patienten in bezug auf Schwierigkeiten in persönlichen Beziehungen, besondere Lebensumstände, Situation am Arbeitsplatz sowie vorbeugende Beratung bei Plänen des Patienten zur Veränderung seiner Lebensumstände, die aus der depressiven Verstimmung heraus gefaßt werden;
- Ermutigung des Patienten durch Verstärkung von Hoffnungen auf zukünftige Hilfe und Unterstützung;
- Versuch, das soziale Netzwerk des Patienten zu aktivieren und beim weiteren Aufbau zu helfen;
- Formulierung realistischer und erreichbarer Ziele;
- beständige Ermutigung zur Aufnahme sozialer Aktivitäten und der Suche nach konkreten Erfolgserlebnissen.

Folgende Inhalte sollten im Rahmen einer psychotherapeutischen Basisbehandlung vermittelt werden:

- Antriebsmangel, Energielosigkeit, rasche Erschöpfbarkeit, Interesse-, Freudlosigkeit, Schuldgefühle, Ängste, Gefühle von Unfähigkeit, Appetitlosigkeit, Gewichtsabnahme, Schlafstörungen, Körperbeschwerden, sexuelle Funktionsstörungen und sozialer Rückzug sind allesamt Äußerungsformen einer Depression.
- Der Patient ist kein Einzelfall. 10–15% der Bevölkerung machen im Leben irgendwann eine behandlungsbedürftige Depression durch.
- Eine Depression kann man erfolgreich behandeln. Die Heilungschance durch Medikamente oder bestimmte Psychotherapieformen sind bei konsequenter Behandlung gut.
- Der Patient sollte längeren Rückzug mit exzessivem Grübeln (Planung ablenkender Aktivitäten) und Vormittagsschlaf vermeiden. Ein geregelter Tagesablauf sollte möglichst eingehalten werden.
- Allgemeine Regeln zur Verminderung von Belastung: ausreichend Zeit für Entspannung und Abwechslung einhalten, Pausenplanung, sportlicher Ausgleich, nicht zuviel Belastendes gleichzeitig, z.B. Umzug, Arbeitsplatzwechsel usw. Gesunde Ernährung!
- Welche wesentlichen Änderungen im Leben des Patienten gab es (beruflich, privat), bevor die depressive Phase begann: Verluste, Versagenserlebnisse, zwischenmenschliche Konflikte, Überforderungen, Wohnort- oder Stellenwechsel.
- Protokoll der Stimmungen und Tagesaktivitäten in einem Wochenplan. Hieraus lassen sich wichtige Ansatzpunkte für eine Veränderung ermitteln.

– Protokoll von Auslöser und Folgen von negativen Gedanken („Das schaffe ich nie", „Ich bin ein Versager").

Spezifische Psychotherapieformen der depressiven Episode: Auch wenn es in der Akutsituation meist nicht möglich (und oft auch nicht sinnvoll) ist, spezifische psychotherapeutische Maßnahmen einzuleiten, so ist es dennoch wichtig, frühzeitig entsprechende Weichen zu stellen, nachdem sich in den letzten Jahren gezeigt hat, daß für leichte und mittelschwere Depressionen auch die alleinige psychotherapeutische Behandlung erfolgversprechend ist [1]. Als am besten belegt gelten derzeit die interpersonelle Therapie (IPT) [13], die kognitive Therapie [2] und die Verhaltenstherapie [8]. Schlecht belegt sind familientherapeutische und tiefenpsychologische Fokaltherapien, nicht belegt sind psychoanalytische Langzeittherapien.

Während die Verhaltenstherapie den Fokus auf das Einüben sozialer Fertigkeiten und angenehmer Aktivitäten, die Bearbeitung von negativen Denkschemata und Entspannungstechniken legt, bearbeitet die kognitive Verhaltenstherapie vornehmlich unrealistische negative Kognitionen über das Selbst, die Welt und die Zukunft und legt großen Wert auf Erkennen und positive Bewertung von Erfolgserlebnissen sowie das Einüben von regelmäßigen täglichen Aktivitäten. Die interpersonelle Psychotherapie sieht Konflikte und Defizite im zwischenmenschlichen Bereich als zentrales auslösendes Moment der depressiven Entwicklung und behandelt daher vier Problembereiche: Trennung und Trauer, interpersonelle Auseinandersetzung, soziale Rollenkonflikte und Veränderungen sowie interpersonelle Defizite. Die tiefenpsychologisch orientierte Fokaltherapie schließlich orientiert sich an intrapsychischen Konflikten, die durch gegenwärtige Auslöser reaktiviert werden. Es wird daher gezielt gearbeitet an der Aufdeckung und Bewältigung des unbewußten Konflikts durch Bearbeitung von Übertragungs- und Gegenübertragungsprozessen im Rahmen der therapeutischen Beziehung.

Unabhängig von der gewählten störungsspezifischen Psychotherapieform kann man sich im diagnostischen und therapeutischen Vorgehen bei der Psychotherapie depressiver Störungen an folgendem Stufenschema orientieren:
1. Erheben der Anamnese, insbesondere genaue Erfassung der Symptomatik.
2. Erarbeitung eines subjektiven Krankheitsmodells, Förderung der Aufnahmebereitschaft für die Aufklärung über die Erkrankung und therapeutische Interventionen.
3. Exploration von Auslösern und aufrechterhaltenden Bedingungen bzw. Fragen nach der Funktionalität der depressiven Symptomatik.
4. Begleitung des therapeutischen Prozesses, Förderung der Mitarbeit des Patienten (Compliance).
5. Identifizierung von Vulnerabilitätsfaktoren und Rückfallprophylaxe.

Abschließend soll darauf hingewiesen werden, daß nach wie vor bei ca 50% aller Patienten mit manifester depressiver Symptomatik, die sich aufgrund somatischer oder „psychosomatischer" Beschwerden in allgemeinärztlicher Behandlung befinden, die Diagnose einer Depression nicht gestellt wird.

Auch bei lege artis diagnostizierten Patienten ist eine adäquate medikamentöse Behandlung in mehr als der Hälfte der Fälle nicht gegeben. Der Schwerpunkt der allgemeinärztlichen Arbeit sollte sich daher auf eine sichere Diagnostik der potentiell lebensgefährlichen Erkrankung Depression konzentrieren. Die medikamentöse und psychotherapeutische Behandlung fällt in erster Linie in den Kompetenzbereich eines Facharztes für Psychiatrie und Psychotherapie.

Literatur

1. American Psychiatric Association: Practice guidelines for major depressive disorder in adults. Amer. J. Psychiatry 150 (Suppl. No. 4) (1993).
2. Beck, A., A. Rush, B. Shaw, G. Emery: Kognitive Therapie der Depression, 3. Aufl. PVU, Weinheim 1992.
3. Benkert, O., H. Hippius: Psychiatrische Pharmakotherapie. Springer, Berlin–Heidelberg–New York 1996.
4. Calker van, D., M. Berger: Erhaltungstherapie und Prophylaxe rezidivierender affektiver Erkrankungen. Nervenheilkunde 14 (1995), 108–117.
5. Faust, V.: Manie. Enke, Stuttgart 1997.
6. Frank, E., D. Kupfer, M. Perel et al.: Comparison of full-dose versus half-dose pharmacotherapy in the maintenance treatment of recurrent depression. J. Affect. Disord. 27 (1993), 139–145.
7. Goodwin, F., K. Jamison: Manic-Depressive Illness. Oxford University Press, New York 1990.
8. Hautzinger, M.: Kognitive Verhaltenstherapie bei Depressionen. In: Hautzinger, M. (Hrsg.): Kognitive Verhaltenstherapie bei psychischen Erkrankungen. Quintessenz, München 1994.
9. Jefferson, J., J. Greist, D. Ackerman, J. Caroll: Lithium-Encyclopedia for Clinical Practice, 2nd ed. American Psychiatric Press, Washington 1987.
10. Kaplan, H., B. Sadock, J. Grebb: Synopsis of Psychiatry, 7th ed. Williams & Wilkins, Baltimore 1994.
11. König, A., D. Riemann, F. Hohagen, N. Edali, C. Faller, M. Berger: Schlafentzug und anschließende Schlafphasenvorverlagerung als Therapieverfahren bei therapieresistenten Depressionen. In: Bauer, M., A. Berghöfer (Hrsg.): Therapieresistente Depressionen, S. 198–213. Spinger, Berlin–Heidelberg 1997.
12. Müller-Oerlinghausen, B., A. Berghöfer, W. Greil: Lithiumtherapie, 2. Aufl. Springer, Berlin–Heidelberg–New York 1997.
13. Schramm, E.: Interpersonelle Psychotherapie. Schattauer, Stuttgart–New York 1996.
14. Stasiek, C., M. Zetin: Organic manic disorders. Psychosomatics 26 (1985), 394–402.

19
Neurotische und verwandte Störungen

Vier Störungsformen sind traditionell eng mit dem Konzept der neurotischen Störung verbunden:
- Angststörungen,
- Zwangsstörungen,
- dissoziative Störungen,
- somatoforme Störungen.

Gemeinsam ist diesen Störungen, daß ihre Ätiologie maßgeblich durch psychische und situative Faktoren bestimmt ist.

Notfallsituationen im Sinne einer akuten Gefährdung von Leben und Gesundheit des Patienten sind bei dieser Gruppe von Störungen relativ selten. Wenn sie auftreten, so stehen sie im Zusammenhang mit Sekundärproblemen (z.B. Suizidalität bei komplizierender schwerer Depression, körperliche Folgen einer sekundären Suchtproblematik), während eine unmittelbare vitale Gefährdung durch die genannten Störungen nicht zu befürchten ist.

Demgegenüber sehr viel häufiger sind Situationen, in denen Handlungsbedarf dadurch entsteht, daß es zu einer Zuspitzung bestimmter Symptome kommt, die zwar aus medizinischer Sicht nicht bedrohlich ist, vom Patienten aber in dieser Weise wahrgenommen wird.

In besonderem Maße ist dieses der Fall bei Patienten mit Angst- und somatoformen Störungen. Ein großer Teil von ihnen befürchtet immer wieder vielfältige Gefahren, und zwar vor allem auf körperlichem Gebiet, was zu gehäuften Notfallkontakten mit Ärzten der verschiedensten Fachrichtungen in Klinik und Praxis führt.

Auch wenn es sich bei diesen störungstypischen Situationen nicht um Notfälle im engeren Sinne handelt, so bedürfen die Patienten wegen ihres Leidensdrucks einer medizinisch-psychiatrischen Intervention mit dem primären Ziel einer Linderung der aktuellen Symptomatik. Darüber hinaus können Notfallkontakte aber auch eine wichtige weichenstellende Funktion erfüllen, da viele Patienten im Kontext einer krisenhaften Verstärkung ihrer Symptome am ehesten Bereitschaft zeigen, sich auf therapeutische Maßnahmen im Sinne der psychosomatischen Grundversorgung [5, 10] oder einer fachpsychiatrisch-psychotherapeutischen Behandlung einzulassen. Notfallsituationen, die sich durch sekundäre und komplizierende psychische Störungen ergeben, sind in den entsprechenden Kapitel des Buches erörtert (z.B. Kap. 10, 15) und werden deshalb hier nicht behandelt.

19.1 Angststörungen

FRED RIST, ULRICH FROMMBERGER, WALTER HEWER

Krankheitsbild
Eine Angstreaktion hat physiologische, kognitive und motorische Komponenten, die sowohl in der Rangreihe dieser drei Modalitäten wie auch in ihrer Ausgestaltung inter- und intraindividuell sehr variabel sind. Krankhafte Formen der Angst unterscheiden sich von normaler Angst durch Intensität, zeitlichen Verlauf und Verhältnismäßigkeit in Relation zur angstauslösenden Situation. Eine gebräuchliche Einteilung unterscheidet:
- Panikstörungen,
- phobische Störungen:
  - Agoraphobie,
  - soziale Phobie,
  - spezifische Phobie,
- generalisierte Angststörung.

Angsterkrankungen stellen neben den Suchterkrankungen die häufigsten psychiatrischen Störungsbilder dar. Die Lebenszeitprävalenz aller Angsterkrankungen wird mit ca. 14% angenommen, dabei sind die generalisierte Angststörung und die Agoraphobie mit je ca. 6% am häufigsten.

Kennzeichen der **Panikstörung** (episodisch paroxysmale Angst) sind wiederkehrende schwere Angstattacken (Panik), die ohne vom Patienten identifizierbare Auslöser auftreten und nicht auf bestimmte Situationen beschränkt sind. Typisch sind der plötzliche und unvermittelte Beginn und das schnelle Erreichen einer maximalen Angstempfindung. Die Patienten erleben im Anfall vielfältige vegetative Symptome mit rascher Intensitätssteigerung (Tab. 19-1). Das Denken ist beherrscht von der Angst, unmittelbar vor dem Tod zu stehen oder „verrückt" zu werden. Diese Vorstellungen werden im Angstanfall mit großer Gewißheit erlebt. Ein einzelner Anfall dauert meist nur Minuten und hält selten länger als eine halbe Stunde an. Einer einzelnen Panikattacke folgt meist die beständige Furcht vor einer erneuten Attacke. Bereits nach dem erstmaligen Erleben eines solchen Angstanfalls können Patienten beginnen, Situationen zu vermeiden, in denen der Anfall auftrat (z.B. Autofahren), bzw. Vorkehrungen zu treffen, daß sie bei einem weiteren Anfall nicht ohne Unterstützung bleiben.

Bei **phobischen Störungen** tritt die Angst überwiegend in eindeutig beschreibbaren, im allgemeinen ungefährlichen bzw. dem Ausmaß der Angst nicht entsprechenden Situationen auf. Die Angst wird typischerweise vom Patienten antizipiert und die auslösenden Situationen werden gewohnheitsmäßig vermieden. Allein die Vorstellung einer phobischen Situation erzeugt gewöhnlich eine Erwartungsangst. Je nach Situation bzw. je nach Durchführbarkeit des Vermeidungsverhaltens variiert die Angstreaktion von Unbehagen bis zu Panikzuständen. Das Wissen, daß andere Menschen die fraglichen Situationen nicht als be-

Tabelle 19-1 Symptomspektrum bei Panikattacken (in Anlehnung an die diagnostischen Kriterien der ICD-10).

- Herzklopfen, erhöhte Herzfrequenz
- fein- oder grobschlägiger Tremor
- Atembeschwerden/Erstickungsgefühl
- Thoraxschmerzen/-mißempfindungen
- Schwindel, Unsicherheit, Benommenheit
- Angst vor Kontrollverlust/vor dem „Verrücktwerden"
- Hitzegefühle, Kälteschauer
- Schweißausbrüche
- Mundtrockenheit
- thorakales oder abdominelles Beklemmungsgefühl
- Übelkeit, abdominelle Mißempfindungen
- Derealisation/Depersonalisation
- Todesangst
- Gefühllosigkeit, Kribbelgefühle

drohlich einschätzen, ist in aller Regel vorhanden, mildert jedoch nicht die eigene Angst.

Mit der Bezeichnung **Agoraphobie** wird eine Gruppe von Phobien erfaßt, bei denen das Vermeidungsverhalten dazu geführt hat, daß die Patienten den eigenen Wohnbereich nicht mehr ohne große Schwierigkeit verlassen können. Häufig bezieht sich die Angst auf offene Plätze, aber auch überfüllte Räumlichkeiten (z.B. Kaufhäuser), öffentliche Verkehrsmittel und andere Situationen, in denen ein „Fluchtweg" fehlt. Befürchtungen der Patienten drehen sich oft um den Gedanken, zu kollabieren, hilflos in der Öffentlichkeit liegen zu bleiben oder etwas Peinliches zu tun. Bei einem Teil der Patienten sind auch in der Vergangenheit Panikanfälle außerhalb des Hauses aufgetreten. Die Agoraphobie schränkt die Patienten in der Bewegungsfreiheit stark ein, zur eigenen Absicherung versuchen sie meist, eine Begleitung durch vertraute Personen sicherzustellen.

Bei **sozialen Phobien** konzentrieren sich Befürchtungen auf die Bewertung durch andere Menschen und führen schließlich zur Vermeidung von entsprechenden Situationen. Solche Befürchtungen können auf bestimmte Situationen beschränkt sein, wie z.B. Sprechen, Essen und Trinken in der Öffentlichkeit, Unterschreiben von Schecks und Briefen. Sie können auch unbestimmt und nicht an bestimmte Tätigkeiten gebunden sein, dann treten sie in allen sozialen Situationen außerhalb des eigenen Familienkreises auf. Die Befürchtungen können auch auf unangemessene körperliche Reaktionen bezogen sein, wie Zittern, Erröten, Erbrechen, Drang zum Wasserlassen. Die Patienten sehen oft diesen befürchteten Verlust der Kontrolle über eine körperliche Funktion als ihr primäres Problem an, obwohl es sich dabei um eine sekundäre Manifestation der Angst handelt. Eine Gemeinsamkeit der Patienten mit sozialer Phobie scheint ein gering ausgebildetes Selbstwertgefühl, ein hohes Maß an Selbstaufmerksamkeit und die Angst vor negativer Bewertung durch andere zu sein. Ihre sozialen Interaktionen werden dadurch gestört, daß sie sich vorwiegend damit beschäftigen, welchen Eindruck andere von ihnen gewinnen könnten.

Spezifische (isolierte) Phobien sind auf spezielle Situationen beschränkt. Häufige Themen dieser einfachen Phobien sind der Aufenthalt in ungewohnten Höhen, geschlossenen Räumen, Zahnarztbesuch, Anblick von Verletzungen, bestimmte Tiere, wie Spinnen etc. Obwohl die auslösende Situation so eng umschrieben ist, kann sie wie bei der Agoraphobie oder einer sozialen Phobie Panik auslösen. Spezifische Phobien sind in der Kindheit häufig, auch die spezifischen Phobien Erwachsener reichen häufig in die Kindheit oder Jugend zurück. In dem Maß, wie die gefürchteten Situationen effektiv vermieden werden können und damit keine Störung des Lebensvollzugs verbunden ist, können diese Phobien unbehandelt jahrzehntelang bestehen.

Kennzeichen der **generalisierten Angststörung** ist eine anhaltende Angst und Besorgtheit, die aber nicht auf bestimmte Situationen beschränkt ist. Die Patienten klagen über Gefühle von ständiger Nervosität oder Anspannung, Zittern, Schwitzen, Benommenheit, Herzklopfen und andere vegetative Beschwerden. Die Befürchtungen richten sich unter anderem auf eine Bedrohung des eigenen Lebens oder des Lebens der Angehörigen durch Krankheit oder Unfall, sie sind variabel und lösen sich in immer neuer Form ab. Die vielfältigen Sorgen und Vorahnungen beschäftigen die Patienten kontinuierlich, sie gestalten daraus immer wieder aufs neue Sachverhalte, die als bedrohlich erlebt werden.

Differentialdiagnose

Angst ist ein unspezifisches Symptom mit variabler klinischer Manifestation und unterschiedlichen Ursachen. Das Auftreten von Angstsymptomen ist nosologisch unspezifisch, d.h. störungsgruppenübergreifend (s. Kap. 7). Differentialdiagnostische Erhebungen und Überlegungen sind deshalb besonders wichtig. Dafür sind Informationen zu Symptomatik, Beginn und Verlauf, anderen körperlichen und psychiatrischen Störungen, Vorbehandlungen, Familienanamnese und Gebrauch psychotroper Substanzen zu erheben. Eine Zusammenfassung der wesentlichen differentialdiagnostischen Überlegungen findet sich in Tabelle 19-2.

Anhand dieser Fragen ist als erstes zu entscheiden, ob es sich um „normale Angst" handelt, d.h., ob Art und Intensität der Symptomatik auf besondere Umstände zurückgeführt werden können. Dies wäre etwa der Fall bei einer Person mit erhöhter Angstbereitschaft vor einem operativen Eingriff.

Danach sollten Allgemeinerkrankungen, die die geklagten Symptome zur Folge haben können, ausgeschlossen werden. Dabei ist an Erkrankungen zu denken mit bestimmten kardialen oder gastrointestinalen Symptomen, auf die mit Angst reagiert wird oder an hormonelle Störungen, die Zustände von körperlicher Erregung auslösen können. Vor allem bei älteren Patienten ist auch eine zerebrale organische Ursache auszuschließen.

Trifft dies nicht zu, sind Effekte psychotroper Substanzen, die sowohl dosisabhängig bei Mißbrauch, aber auch beim Entzug zu Angstzuständen führen können, in Betracht zu ziehen.

Anschließend ist zu entscheiden, ob die Angstsymptome durch eine anderweitige psychische Erkrankung bedingt sind. In Frage kommen dabei akute Episoden schizophrener oder depressiver Erkrankungen, aber auch andere neurotische Störungen, die mit Angstsymptomen einhergehen können, wie z.B. eine Zwangserkrankung (s.a. Kap. 19.2). Reaktionen auf ein belastendes Erlebnis, z.B. einen Unfall, können ebenfalls intensive Angstsymptome hervorrufen (s.a. Kap. 20).

Tabelle 19-2 Differentialdiagnostik von Angststörungen.

Fragestellung	diagnostische Schritt/Verdachtsdiagnose
1. Welche körperlichen und psychischen Symptome bestehen: vegetative Angstsymptome, typische Denkinhalte, Vermeidungsverhalten oder gesteigerte Erregung?	Erfassen der Symptomatik
2. Liegt eine körperliche Erkrankung als unmittelbare Ursache der Angst vor?	Abklärung einer möglichen internistischen oder neurologischen Grunderkrankung
3. Hat der Patient (psychotrope) Medikamente oder Drogen eingenommen? Besteht eine Entzugssituation? Besteht eine Exposition gegenüber toxischen Stoffen?	Abklärung einer möglichen Verursachung durch exogene Substanzeinwirkung
4. Bestehen Hinweise auf eine psychotische Erkrankung oder ein depressives Syndrom?	Verursachung der Angst durch eine Erkrankung des schizophrenen oder affektiven Formenkreises
5. Befürchtet der Patient, sterben zu müssen oder „verrückt" zu werden?	Verdacht auf Panikstörung
6. Vermeidet der Patient Aufenthalte außerhalb der eigenen Wohnung?	Verdacht auf Agoraphobie
7. Ist die Angst auf soziale Situationen beschränkt und mit der Furcht vor Versagen in diesen Situationen gekoppelt?	Verdacht auf soziale Phobie
8. Ist die Angst auf bestimmte Objekte gerichtet?	Verdacht auf spezifische Phobie
9. Sind Besorgtheit und Ängste anhaltend und nicht auf bestimmte Situationen beschränkt?	Verdacht auf generative Angststörung
10. Ging dem Beginn der Angst ein belastendes Ereignis voraus?	Verdacht auf Belastungsreaktion

Erst nach dem Ausschluß dieser Differentialdiagnosen ist die diagnostische Zuordnung zu einer primären Angststörung vorzunehmen.

Eine weiter ins Detail gehende Auflistung somatischer und psychiatrischer Erkrankungen, die in diesem Entscheidungsprozeß zu berücksichtigen sind, enthält Kapitel 7.

Symptomatik und Befunderhebung

Die Exploration beginnt mit einer Erfassung der Symptomatik. Auf der kognitiven Ebene sind Besorgnis, Selbstbeobachtung und spezifische angsterzeugende Beobachtungen und Überzeugungen festzustellen. Die affektive Gestimmtheit ist dysphorisch, auf der Verhaltensebene werden Vermeidung und Flucht, aber auch Zustände, bei denen die Motorik des Patienten wie „gelähmt" ist, beobachtet.

Die Liste physiologischer Symptome ist umfangreich (s. Tab. 19-1, Kap. 7). Eine besondere Bedeutung kommt dabei dem Auftreten einer Hyperventilation als Komponente einer Angstreaktion zu, da diese in Verbindung mit der resultierenden respiratorischen Alkalose typische Sensationen auslöst (z.B. Engegefühl oder Mißempfindungen thorakal, Schwindel, Parästhesien), die ihrerseits die Wahrnehmung einer körperlichen Gefährdung verstärken. Die Symptome einer Angstreaktion können vorwiegend körperlicher Natur sein, mit der Folge, daß ein Patient zunächst einen Arzt eines somatischen Fachgebiets aufsucht.

Die Exploration von akut ängstlichen Patienten ist häufig durch deren „aufgelösten" Zustand erschwert (s.a. Ausführungen zum „Umgang mit dem Patienten" in Kap. 7). Auch nach Abklingen eines Panikanfalls kann die Exploration Probleme bereiten, da die Patienten möglicherweise noch vegetative Auslenkungen bei sich wahrnehmen, die ihre Aufmerksamkeit beanspruchen. Ferner kann das Erleben eines Panikanfalls auch Symptome wie bei einer akuten Belastungsreaktion hervorrufen und durch die dafür charakteristische Bewußtseinseinengung die Exploration erschweren. In diesen Fällen sind die Patienten schlecht in der Lage, auf Fragen des Untersuchers präzise zu antworten, und haben Mühe, Abläufe und Zusammenhänge kohärent darzustellen.

Die Exploration muß also klar strukturiert werden, gleichzeitig ist durch gezielte Informationen eine Beruhigung des Patienten anzustreben.

Die Untersuchung beginnt zweckmäßigerweise mit der Erfragung der körperlichen Symptome und der Erfassung des subjektiven Erlebens im Angstanfall. Beides beschäftigt den Patienten zu diesem Zeitpunkt am meisten. Das ausführliche Erfassen der Symptome beruhigt den Patienten durch die nachfolgende Gewißheit, daß er dem Untersuchenden alles Wesentliche über deren Ablauf mitteilen konnte. Wenn dem Patienten zu einer solchen Gesamtdarstellung Gelegenheit gegeben wird, so ist dies von wesentlicher therapeutischer Bedeutung, da er eine beruhigende Erklärung über den nichtorganischen Charakter der Störung eher annehmen wird, wenn er sein Angsterlebnis detailliert darstellen konnte, als wenn nach seiner Ansicht wichtige Beobachtungen nicht zur Sprache gekommen sind.

Bei Patienten mit überwiegend **körperlichen Angstsymptomen** sind Brustschmerzen, gastrointestinale Symptome, Kurzatmigkeit und Schwindel charakteristische Beschwerden. Die Kombination der Symptome ist gewöhnlich untypisch für eine körperliche Erkrankung, desgleichen liefert die dramatisierende Darstellung der Symptome oft einen Hinweis auf das Vorliegen einer Angststörung. Häufig können solche Patienten nicht wahrnehmen oder sich und anderen nicht eingestehen, daß sie Angst verspüren.

Typische Beschwerden auf der affektiven, der kognitiven und der Verhaltensebene sind das Gefühl drohender Vernichtung, des Gefühl, die Kontrolle zu verlieren oder „verrückt" zu werden, und eine Einschränkung des Lebens durch

Vermeidungsverhalten. Nicht immer als Angstanfall zu erkennen sind partielle Panikattacken, bei denen z.B. nur ein bestimmtes körperliches Symptom berichtet wird.

Anhand von Entstehung und Verlauf der Symptome können verschiedene Formen von Angsterkrankungen unterschieden werden.

> Angsterkrankungen können prinzipiell in jedem Lebensabschnitt beginnen, typischerweise ist jedoch der Beginn der Symptomatik in die dritte Lebensdekade zu datieren. Phobische Störungen beginnen oft in der Kindheit. Treten Angstsymptome nach dem 40. Lebensjahr ohne klare situative Auslöser auf, dann sollte die Möglichkeit einer organischen Grunderkrankung besonders berücksichtigt werden.

Die Exploration sollte Hinweise darauf suchen, ob die Angstsymptome erstmalig nach klar identifizierbaren **Stressoren** aufgetreten sind. Angstsymptome können auch spontan auftreten, wobei ein intrapsychischer Stressor (etwa ein Konflikt in der Beziehung zu einem Partner) zwar vorhanden sein kann, aber unter Umständen nicht sofort zu identifizieren ist. Dies ist vor allem dann der Fall, wenn sich aus der Sicht des Patienten keine Veränderungen in seinen Lebensumständen ergeben haben.

> Patienten mit einer Panikstörung können in der Regel ihre erste Panikattacke gut erinnern und detailliert schildern, auch wenn sie Jahre zurückliegt. Ist dies trotz einer aktuell typischen Symptomschilderung nicht der Fall, dann ist besonderes Augenmerk auf die Möglichkeit einer anderen Grunderkrankung zu richten.

Angststörungen können sowohl intermittierend wie auch andauernd sein, sind aber in der Regel **chronisch** und können auch bei erstmaligem Bekanntwerden in einer Notfallsituation bereits seit Jahren bestehen. Neben früheren Episoden einer Angststörung kann die Anamnese Hinweise auf andere psychische Störungen und vorangegangene psychiatrische Behandlungen enthalten. Bei diesen Vorbehandlungen ist wichtig, festzustellen, ob diese pharmakologischer oder psychotherapeutischer Natur waren und ob es sich dabei bereits um eine Behandlung der Angststörung oder um die Behandlung einer anderen psychischen Störung handelte. Aber auch eine langjährige Krankheitsdauer gänzlich ohne Behandlung ist häufig, eine Kontaktaufnahme kommt dann erst in der Folge einer besonderen Belastung und der Vereitelung von Vermeidungs- und Schutzverhalten zustande. Patienten mit Panikstörung erwarten oft über Jahre Hilfe von diagnostischen und therapeutischen Maßnahmen anderer Fachgebiete, insbesondere der inneren Medizin. In schweren Fällen von Agoraphobie verlassen Patienten die Wohnung nicht mehr und erzwingen die ständige Anwesenheit eines Angehörigen so lange, bis diese die Situation nicht mehr ertragen.

Der Gebrauch **psychotroper Substanzen** ist bei Patienten mit Angststörungen nicht selten. Dem Beginn von Panikstörungen kann der Gebrauch von illegalen Drogen vorausgegangen sein, insbesondere Stimulanzien wie Kokain und Amphetamin, die einen Zustand ängstlicher Erregung induzieren können. Exzessiver Konsum von Kaffee wirkt verstärkend auf eine vorhandene Angstsymptomatik. Alkohol wird wegen der initial erreichten Spannungsreduktion besonders von Patienten mit einer sozialen Phobie im Versuch einer Selbstmedikation konsumiert. Zur Behandlungsanamnese gehören häufig Benzodiazepine; auch bei vorhandenen Befürchtungen der Patienten, abhängig zu werden, ist das Risiko einer Abhängigkeit bei Patienten mit Angststörungen nicht zu unterschätzen.

> Wenn Patienten eine Anamnese von Substanzmißbrauch haben und besonders, wenn sie vehement ein Medikament fordern, ist an die Möglichkeit einer Substanzabhängigkeit als primärer oder sekundärer Diagnose zu denken.

Therapie

Akuttherapie
Von allen Angststörungen erfordern Angstanfälle im Rahmen einer Panikstörung am häufigsten akute Interventionen. Angstanfälle können aber auch bei der generalisierten Angststörung und sogar bei spezifischen Phobien auftreten, wenn durch Änderungen in den Lebensumständen habituelles Vermeidungsverhalten unterbunden wird.

> In einem akuten Angstanfall haben das Eingehen auf den Patienten, die Exploration der ihn beunruhigenden Symptome und die Zerstreuung der oft befürchteten katastrophalen Ereignisse in der Regel einen unmittelbar beruhigenden Effekt auf den Patienten.

Wenn die körperliche Erregung groß ist und mit Hyperventilation einhergeht, sind Anweisungen zur körperlichen Entspannung und zur kontrollierten Atmung (Zwerchfellatmung) hilfreich.

> Üblicherweise ist auch ein starker Angstanfall nach 30 Minuten abgeklungen bzw. merklich abgeschwächt. Dieses abzuwarten und den Patienten auch auf diesen Verlauf aufmerksam zu machen, sollte die Regel sein.

Wenn Angstanfälle in Zusammenhang mit der Angst vor körperlichen Erkrankungen auftreten, so klingt der Anfall meist ohnehin sehr rasch ab, sobald ein Arzt präsent ist.

Ist die Angst anhaltend, so kann ein rasch wirkendes Benzodiazepin oral verabreicht werden (z.B. Lorazepam [z.B. Tavor®] 1–2 mg oder Diazepam [z.B. Valium®] 5–10 mg). Bei akuter und massiver Symptomatik kann die langsame Injektion (Cave: Atemdepression!) dieser Substanzen in gleicher Dosierung hilfreich sein.

> Bei der oralen Gabe von Benzodiazepinen ist zu beachten, daß die Wirklatenz ca. eine halbe Stunde beträgt. Da die Panikattacken eine durchschnittliche Dauer von ca. einer halben Stunde aufweisen, verändert eine orale Medikation weniger die Panikattacke an sich, sondern reduziert lediglich die nachfolgende innere Anspannung, Ängstlichkeit und antizipatorische Angst vor der nächsten Panikattacke. Der Patient bezieht die Besserung der Symptomatik jedoch auf die Wirkung des Medikaments, ein Lernprozeß, aus dem sich eine nur geringe Motivation für eine Psychotherapie, wohl aber ein Risiko für einen späteren Medikamentenmißbrauch entwickeln kann.

Weiteres therapeutisches Vorgehen
Systematische Psychotherapiestudien legen nahe, daß eine weitgehende und dauerhafte Reduktion der Angstsymptomatik vor allem durch verhaltenstherapeutische Verfahren erreicht wird [4]. Diese wenden das Prinzip der Reizkonfrontation in unterschiedlicher Weise an mit dem Ziel, habituelles Vermeidungsverhalten wie auch kognitiv dysfunktionale Interpretationen zu löschen. Hierfür

müssen individuelle Behandlungspläne erstellt werden, durch deren Anwendung die Bewältigung gefürchteter Situationen erlernt wird. Zu beachten ist, daß verschiedene Faktoren, unter anderem ein hoher sekundärer Krankheitsgewinn, einen ungünstigen Einfluß auf die Erfolgsaussichten der Behandlung haben.

Weiterführende Therapie bei Panikstörung
Psychotherapie: In Frage kommen verhaltenstherapeutische und tiefenpsychologische Therapieverfahren. Geht eine Panikstörung mit einer Agoraphobie einher, ist eine kognitive Verhaltenstherapie mit Exposition in vivo [4] die wirksamste Therapie.

Psychopharmakotherapie: Mit der üblichen Latenz bis zum Wirkungseintritt nach Tagen bis Wochen sind auf längere Sicht Antidepressiva wie Imipramin (z.B. Tofranil®) oder Clomipramin (z.B. Anafranil®) in ihrer Wirksamkeit wissenschaftlich gut belegt. Auch irreversible MAO-Hemmer sind hilfreich. Weniger umfangreich belegt ist die Wirksamkeit der neuen reversiblen MAO-Hemmer und der Serotonin-Wiederaufnahmehemmer.

Patienten mit Panikattacken reagieren oft sehr empfindlich auf trizyklische Antidepressiva oder MAO-Hemmer und zeigen bereits in geringen Dosen unerwünschte Arzneimittelwirkungen. Daher ist die Dosierung niedrig zu beginnen. Möglich ist z.B. eine Testdosis von 10 mg Imipramin/Tag, die bei guter Verträglichkeit auf 25 mg Imipramin/Tag, und langsam steigernd, z.B. alle drei Tage um 25 mg, erhöht werden kann. Die Dosis kann bei Therapieresistenz auf bis zu 300 mg/Tag erhöht werden. Sie sollte mindestens acht Wochen, eher einige Monate, durchgeführt werden. Das Absetzen sollte langsam über Wochen erfolgen.

Wieterführende Therapie bei Phobien
Psychotherapie: Die effektive Behandlung der Phobien legte einen Grundstein zur Anerkennung der Verhaltenstherapie als eines wirksamen Psychotherapieverfahrens. Bei der Behandlung der Phobien ist die Exposition in vivo ein entscheidender Faktor. Informationsmaterial kann dem Patienten empfohlen werden [11].

Psychopharmakotherapie: Trizyklische Antidepressiva (z.B. Imipramin und Clomipramin) sowie irreversible MAO-Hemmer können bei Phobien wirksam helfen. Neuere Ergebnisse deuten auch auf eine Wirksamkeit reversibler MAO-Hemmer (Moclobemid, Aurorix®) hin. Diese Maßnahmen wirken jedoch erst nach längerer Einnahme. Für die Bewältigung einmaliger oder selten auftretender Situationen ist eine Dauermedikation nicht adäquat. Die Bewältigung der Ängste vor einer Flugreise oder einer Rede in der Öffentlichkeit kann z.B. eine einmalige Gabe von 10–20 mg Propranolol (z.B. Dociton®) oder 0,25–0,5 mg Alprazolam (z.B. Tafil®) unterstützen. Ratsam sind jedoch das vorherige Verabreichen einer Probedosis und die Abklärung möglicher Kontraindikationen.

Wieterführende Therapie bei generalisierter Angststörung
Psychotherapie: Es finden sich Ansätze mit kognitiver Verhaltenstherapie, tiefenpsychologisch orientierter Psychotherapie und Entspannungsmethoden.

Psychopharmakotherapie: Trizyklische Antidepressiva helfen bei der Reduktion der Symptomatik, ebenso Buspiron (z.B. Bespar®). Benzodiazepine sollten – wenn überhaupt – nur in Notfallsituationen und sehr kurzfristig eingesetzt werden. Da diese Patienten zur Reduktion der Ängste auch Alkohol, Benzodiazepine oder frei im Handel erhältliche sedierende Präparate einsetzen, sind mögliche Interaktionen zu beachten. Im Vordergrund sollte jedoch die Psychotherapie stehen.

19.2 Zwangsstörung

HARALD DRESSING

Krankheitsbild
Die Zwangsstörung – oder Zwangserkrankung – ist dadurch gekennzeichnet, daß sich bestimmte Gedankeninhalte und Vorstellungen (Zwangsgedanken), Impulse (Zwangsimpulse) oder Handlungen (Zwangshandlungen) dem Betroffenen immer wieder aufdrängen und nicht unterdrückt oder verdrängt werden können, obwohl er erkennt, daß sie unsinnig sind und ohne Grund sein Denken und Handeln beherrschen. Bei Versuchen, den Zwängen nicht nachzugeben, stellt sich unerträgliche Angst ein.

Insbesondere Zwangshandlungen führen, wenn sie, bei schweren Krankheitsbildern, in extrem hoher Frequenz ausgeführt werden, zu einer massiven Beeinträchtigung des Alltagslebens. Es ist nicht ungewöhnlich, daß sie täglich Stunden in Anspruch nehmen. In schweren Fällen verhindern sie sogar die Berufsausübung.

Zwänge werden auch deshalb als quälend erlebt, weil ihre Inhalte aggressiver Natur sein können (z.B. die Vorstellung, einen anderen Menschen töten zu müssen), weil sie nicht selten einen sexuell obszönen oder blasphemischen Charakter haben oder weil sie sekundäre körperliche Schäden hervorrufen können (z.B. ein Waschzwang, der eine Mazeration der Haut zur Folge hat). Auch wenn die Zwänge als sinnlos erlebt werden, so werden sie dennoch von den Betroffenen als der eigenen Person zugehörend wahrgenommen, was ein wichtiges differentialdiagnostisches Kriterium zur Abgrenzung gegenüber psychotischen Erkrankungen darstellt. Zumindest zu Beginn der Erkrankung versuchen die Patienten – wenn auch ohne Erfolg – den Zwangssymptomen Widerstand entgegenzusetzen, der jedoch bei fortschreitender Chronifizierung immer mehr aufgegeben wird.

Differentialdiagnose
Zwangssymptome sind keineswegs pathognomonisch für eine Zwangsstörung. Deshalb müssen verschiedene Differentialdiagnosen bedacht werden; dies betrifft mit entsprechenden Symptomen einhergehende organische psychische Störungen (z.B. im Rahmen von Enzephalitiden), Depressionen (sog. anankastische Depression), schizophrene Psychosen oder auch bestimmte Ticstörungen (Gilles-de-la-Tourette-Syndrom). Darüber hinaus können Zwangsgedanken und Zwangshandlungen auch im Sinne einer vorübergehende Belastungsreaktion vorkommen.

Symptomatik und Befunderhebung

Obwohl Zwangspatienten überwiegend unter einem ausgeprägten Leidensdruck stehen, kommen sie angesichts des chronischen Verlaufs der Erkrankung eher selten im Notfalldienst zur Vorstellung. Zu beachten ist jedoch, daß – vor allem bei langer Krankheitsdauer – begleitende psychische Störungen nicht ungewöhnlich sind, die ihrerseits Anlaß für eine Notfallkonsultation sein können. Besonders zu nennen sind depressive Syndrome von zum Teil schwerer Ausprägung, bei denen unbedingt auf eine mögliche suizidale Gefährdung geachtet werden sollte. Des weiteren sind zu erwähnen ein sekundärer Alkohol- oder Medikamentenmißbrauch sowie multiple vegetative Störungen (z.B. funktionelle Herzbeschwerden, Kopfschmerzen, Schlafstörungen, Müdigkeit und Abgeschlagenheit).

> In solchen Fällen erbringt unter Umständen erst eine eingehendere Exploration, daß schon lange vor dem Anlaß der jetzigen Vorstellung eine Zwangsstörung bestanden hatte. In diesem Kontext ist zu beachten, daß sich manche Patienten ihrer Zwangssymptome schämen und sie deshalb nur bei gezielter Nachfrage angeben.

Therapie

Akuttherapie

> Das therapeutische Gespräch sollte auf die aktuelle Symptomatik des Patienten bezogen sein mit dem Ziel, eine Entängstigung, affektive Stabilisierung etc. zu erreichen, während eine wesentliche Beeinflussung der Zwangssymptomatik auf diesem Wege nicht möglich ist.

Als Notfallmedikation sind Benzodiazepine aufgrund ihrer anxiolytischen und schlafanstoßenden Wirkung Mittel der ersten Wahl (etwa Lorazepam [z.B. Tavor®], übliche Initialdosis 1 mg).

Eine stationäre Behandlung kommt in Betracht bei schwerer Zwangssymptomatik mit massivem sozialen Rückzug sowie bei den oben erwähnten begleitenden psychopathologischen Störungen, soweit sie mit einer erheblichen Beeinträchtigung verbunden sind. Eine obligate Aufnahmeindikation besteht bei deutlichen Hinweisen auf Eigengefährdung, zu der es am häufigsten im Rahmen eines suizidalen Syndroms kommt, während demgegenüber der Aspekt der Fremdgefährdung in den Hintergrund tritt.

Weiteres therapeutisches Vorgehen

Über die Bewältigung der aktuellen Notfallsituation hinaus sollte geklärt werden, inwieweit die notwendige längerfristige Behandlung der Zwangserkrankung gewährleistet ist. Im Rahmen der Psychotherapie kommen sowohl tiefenpsychologische als auch verhaltenstherapeutische Verfahren zum Einsatz. Dabei stellt insbesondere die Verhaltenstherapie mit Reizkonfrontation und Reaktionsverhinderung in Verbindung mit Expositionsübungen in vivo eine erfolgversprechende Methode dar.

Eine über die Notfallsituation hinausgehende psychopharmakologische Behandlung, die prinzipiell begleitend zu einer Psychotherapie möglich ist, empfiehlt sich zumindest bei schweren Krankheitsverläufen. Die beste Wirkung zeigen Antidepressiva mit potenter Serotonin-Wiederaufnahmehemmung, wie z.B. das trizyklische Antidepressivum Clomipramin (z.B. Anafranil®), das den „Goldstandard" der Pharmakotherapie der Zwangsstörung darstellt. Selektive Serotonin-Wiederaufnahmehemmer, wie Fluvoxamin (z.B. Fevarin®) zeigen ebenfalls gute Erfolge.

19.3 Dissoziative Störungen

HARALD DRESSING

Krankheitsbild
Früher wurden die nachfolgend besprochenen Syndrome unter dem Begriff der Hysterie abgehandelt, der jedoch wegen seiner pejorativen Bedeutung heute nicht mehr benutzt werden sollte. Eine andere Bezeichnung ist der Begriff der Konversionsstörung. Dieser impliziert, daß sich verdrängte seelische Konflikte in bestimmten Symptomen manifestieren, die häufig Ausdrucks- oder Symbolcharakter haben. Der heute übliche – und zum Teil mit dem Terminus Konversionsstörung synonym verwendete – Begriff der dissoziativen Störung besagt, daß die normale Integration verschiedener Bereiche des bewußten Erlebens des Menschen (Erinnerungen, Identität, sensible und sensorische Empfindungen, Kontrolle über die Körpermotorik) gestört ist.

Funktionelle motorische, sensible und sensorische Symptome, psychogene Anfälle sowie Zustandsbilder, die mit für die betroffene Person außergewöhnlichen Verhaltensweisen einhergehen, stellen typische Äußerungsformen dissoziativer Störungen dar. Häufig besteht ein zeitlicher Zusammenhang zwischen Auftreten der Symptomatik und definierten Auslösesituationen im Sinne von traumatisierenden Erlebnissen, psychosozialen Konflikten etc.

Neben relativ akut auftretenden und durchaus nach Minuten oder Stunden spontan remittierenden Krankheitsbildern finden sich auch lang hingezogene chronische Entwicklungen. Wenn der behandelnde Arzt die Psychogenese der Symptomatik nicht erkennt und den Patienten dadurch in seinem fast immer somatisch geprägten Krankheitsmodell bestärkt, so kann dies Chronifizierungstendenzen begünstigen. Allerdings kann auch das Verhalten der Patienten dazu beitragen, daß notwendige psychotherapeutische Maßnahmen nicht rechtzeitig eingeleitet werden. Zwar bringen die Patienten die Symptomatik typischerweise mit einem hohen Grad an Dramatik zum Ausdruck, zeigen andererseits aber, darauf bezogen, ein auffällig gleichgültiges Verhalten (belle indifférence). Offensichtliche Konflikte werden geleugnet und die dissoziativen Krankheitssymptome eher als Ursache denn als Folge der psychosozialen Probleme angesehen.

Symptomatik und Befunderhebung

Generell gilt, daß die Diagnosestellung in zwei Schritten erfolgt. Zunächst ist ein somatisches Leiden durch entsprechende Diagnostik auszuschließen.

> Das Fehlen einer körperlichen Erklärung für die Symptomatik gestattet aber allein noch nicht die Diagnose einer dissoziativen oder anderweitigen psychischen Störung. Um diese zu stellen, sind zusätzlich in diese Richtung gehende positive Hinweise zu fordern.

Im Rahmen einer konfliktzentrierten biographischen Anamnese müssen Probleme oder Konflikte erkennbar werden, die als eine überzeugende Erklärung für das Auftreten der psychogenen Symptomatik zu einem bestimmten Zeitpunkt angesehen werden können.

> In manchen Fällen kann die Diagnose nur im Rahmen einer Längsschnittbeobachtung gestellt werden, da wichtige Differentialdiagnosen durch eine einmalige Untersuchung nicht mit hinreichender Sicherheit ausgeschlossen werden können.

Dies gilt insbesondere für bestimmte somatische Erkrankungen (z.B. Multiple Sklerose), die mitunter erst durch eine Verlaufsbeobachtung als Ursache einer zunächst dissoziativ imponierenden Symptomatik identifiziert werden können.

Bei der **dissoziativen Amnesie** kommt es zu einem Erinnerungsverlust, der nicht durch eine organische Ursache erklärbar ist. Die Amnesie ist in der Regel nicht komplett, sondern betrifft affektiv besonders stark besetzte oder traumatische Erlebnisse (s.a. die Ausführungen zur posttraumatischen Belastungsstörung in Kap. 20.1.2). Differentialdiagnostisch sind abzugrenzen hirnorganisch bedingte Gedächtnisstörungen bei dementiellen Prozessen, beim Korsakow-Syndrom oder infolge von Alkohol-, Drogen- oder Medikamenteneinwirkungen. Zu denken ist auch an eine postiktale Amnesie bei Anfallskranken sowie eine transitorische globale Amnesie. Mit letzter Sicherheit kann eine dissoziative Amnesie von einer bewußten Simulation nicht unterschieden werden (s.a. Kap. 31.2). Während eine dissoziative Amnesie im Zusammenhang mit psychotherapeutischen Interventionen aber zeitlich oft eingeengt oder gar aufgehoben werden kann, zeigt eine simulierte Amnesie eher eine Tendenz zu zeitlicher Ausweitung.

Bei **dissoziativen Dämmerzuständen** kann das Verhalten des Betroffenen auf den Beobachter zunächst vollständig normal und besonnen wirken, dennoch sind ungewöhnliche und persönlichkeitsfremde Verhaltensweisen möglich. So kann es z.B. zu einer zielgerichteten Ortsveränderung über den Bereich der üblichen Alltagsaktivitäten hinaus kommen. Ein solcher „Fugue" genannter Zustand geht typischerweise mit einer dissoziativen Amnesie einher. Möglich sind ferner Zustandsbilder, bei denen das Bewußtsein der persönlichen Identität und die Fähigkeit zur vollständigen Wahrnehmung der Umgebung vorübergehend verlorengehen. Diese können sich bis hin zu Trance- und Besessenheitszuständen steigern, die häufig von stereotypen Verhaltensweisen begleitet werden.

Der **dissoziative Stupor** unterscheidet sich phänomenologisch nicht prinzipiell von stuporösen Bildern bei Schizophrenie oder Depression. Der Patient verharrt in einem Zustand der Bewegungslosigkeit und ist dabei mutistisch. Für die Differentialdiagnose ist die Fremdanamnese unerläßlich. Fehlen Hinweise für eine depressive oder schizophrene Symptomatik in der Vorgeschichte und finden sich zusätzlich Anhaltspunkte für eine psychogene Verursachung (z.B.

durch kurz vorausgegangene belastende Erlebnisse), so ist die Annahme eines dissoziativen Stupors wahrscheinlich (s.a. Kap. 11).

Bei den **dissoziativen Störungen der Bewegungen und der Sinnesempfindungen** dominiert auf den ersten Blick eine organneurologische Symptomatik. Es kommt zum Auftreten von Lähmungen oder Empfindungsstörungen, die häufig aber nicht den zentralen oder peripheren neuroanatomischen Versorgungsgebieten entsprechen, sondern den Laienvorstellungen des Patienten folgen, woraus in der Regel schon auf das mutmaßliche Fehlen eines organischen Korrelats geschlossen werden kann. Neben umschriebenen motorischen, sensiblen und sensorischen Störungen können auch komplexe dissoziative Bewegungsstörungen auftreten, wie z.B. Ataxie und Astasie.

Dissoziative Krampfanfälle sind phänomenologisch von epileptischen Anfällen häufig nicht zu unterscheiden. Zungenbiß und Harnabgang treten allerdings bei diesen psychogenen Anfällen in der Regel nicht auf. Differentialdiagnostisch hilfreich kann die Bestimmung des Prolaktins unmittelbar nach dem Anfall sein, da nach einem echten epileptischen Anfall ein Anstieg dieses hypophysären Hormons zu erwarten ist, mit einem Konzentrationsmaximum 15–25 Minuten postiktal und einem Rückgang auf den Basalwert innerhalb von ein bis maximal zwei Stunden. Die Bestimmung des Prolaktins muß innerhalb von 30 Minuten nach dem Anfall erfolgen; 24 Stunden später muß ein Referenzwert abgenommen werden. Eine Prolaktinerhöhung mit Werten oberhalb des Normbereichs und einem Anstieg auf mehr als das Dreifache des Referenzwertes spricht mit großer Wahrscheinlichkeit für einen echten epileptischen Anfall.

Eine Sonderform der dissoziativen Störungen stellt die sogenannte **multiple Persönlichkeitsstörung** dar, ein Störungsbild, das sehr kontrovers diskutiert wird und vermutlich sehr selten ist. Kennzeichen dieser Störung ist das Vorhandensein von zwei oder mehreren verschiedenen Persönlichkeiten innerhalb eines Individuums, wobei die verschiedenen Persönlichkeiten zu den Erinnerungen der jeweils anderen keinen Zugang haben und damit auch nichts von deren Existenz wissen.

Therapie

Wenn unter Beachtung des oben dargestellten Vorgehens, also insbesondere nach angemessener somatischer Abklärung, eine dissoziative Störung diagnostiziert wird, so sollte zunächst ein besonderes Augenmerk auf einen therapeutisch sinnvollen Umgang mit den Patienten gerichtet werden.

> Angesichts eines häufig dramatisierenden und unter Umständen sogar aufdringlich wirkenden Verhaltens sollte der Untersucher sich vor Augen halten, daß die dissoziative Symptomatik eine Form der Konfliktbewältigung darstellt und dem Betroffenen zu diesem Zeitpunkt offensichtlich keine anderen Möglichkeiten hierzu zur Verfügung stehen. Eine solche Einschätzung trägt dazu bei, negativen emotionalen Reaktionen vorzubeugen und dem Patienten in sachlicher und wohlwollender Form gegenüberzutreten.

Bei offenkundigen Problemen im psychosozialen Umfeld der Patienten ist eine psychotherapeutische Krisenintervention prinzipiell indiziert (s.a. Kap. 3). Diese kann jedoch nur dann realisiert werden, wenn die Patienten hierfür offen sind, eine Voraussetzung, die häufig nicht gegeben ist: aus der Psychodynamik ihrer

Störung heraus können die Betroffenen zumindest initial eine psychische Verursachung ihrer Beschwerden oft nicht nachvollziehen.

Es ist nicht ratsam, die Patienten frühzeitig und unvermittelt mit dieser Einschätzung zur Genese ihrer Symptomatik zu konfrontieren. Ein solches Vorgehen kann sogar kontraproduktiv sein, da die Patienten sich dann möglicherweise nicht ernstgenommen und beschämt fühlen, wodurch die Abwehr gegen ein psychologisches Krankheitsmodell weiter zunehmen kann.

Angesichts des Krankheitskonzepts der Patienten ist es meist nicht zu vermeiden, zumindest partiell auf die von ihnen „angebotene" Symptomatik einzugehen. Dabei muß jedoch alles unterlassen werden, was zu einer Verstärkung eines somatischen Krankheitsverständnisses führen könnte. Auch darf man den Symptomen nicht zuviel an Aufmerksamkeit zukommen lassen, da dies wiederum zu deren Aufrechterhaltung beitragen könnte.

Im Hinblick auf die dargestellten Verhaltensmerkmale von Patienten mit dissoziativen Störungen können suggestive Elemente in der Therapie sinnvoll eingesetzt werden. Dies gilt etwa für Übungsbehandlungen, die bei bestimmten Störungen – beispielsweise bei pseudoneurologischen Ausfallserscheinungen – dem Patienten quasi eine Brücke für den Rückzug vom Symptom bauen können. So sehr eine rasche symptomatische Besserung anzustreben ist (z.B. bei dissoziativen Lähmungen zur Vermeidung von sekundären Kontrakturen, aber auch generell, um einer Chronifizierungsneigung entgegenzuwirken), so ist andererseits eine ausschließlich symptomzentrierte Behandlung nicht ausreichend.

Sofern es sich nicht nur um eine leichtgradige, sich selbst limitierende Symptomatik handelt, sollte nach dem Aufbau einer tragfähigen Arzt-Patienten-Beziehung unbedingt auf eine psychotherapeutische Behandlung hingewirkt werden.

Deren Ziel sollte es sein, den Patienten für aktuell bestehende, aber auch zukünftige Problemsituationen zu wirksameren Bewältigungsstrategien zu verhelfen, als sie ihnen zu diesem Zeitpunkt zur Verfügung stehen.

Psychopharmaka haben auch bei der Akutbehandlung dissoziativer Störungen nur einen begrenzten Indikationsbereich. In Abhängigkeit von der individuellen Symptomatik kann es jedoch sinnvoll sein, auf symptomatischer Basis kurzfristig Medikamente zu verordnen, so etwa bei stuporösen Zuständen oder bei ausgeprägter psychomotorischer Erregtheit. Mittel der Wahl sind hier am ehesten, sofern keine Kontraindikationen bestehen, Benzodiazepine wie Lorazepam (z.B. Tavor®, übliche Initialdosis 1 mg).

19.4 Somatoforme Störungen

FRED RIST, ULRICH FROMMBERGER

Krankheitsbild
Gemeinsam ist diesen Störungen eine andauernde Beschäftigung mit körperlichen Symptomen, die Überzeugung, daß diese eine organische Ursache hätten und das beständige Bemühen um medizinische Abklärung. Auch die wiederholte Versicherung von ärztlicher Seite, daß es sich nicht um körperlich begründbare Symptome handele, führt zu keiner Änderung dieser Verhaltensmerkmale. Können die Symptome tatsächlich mit körperlichen Erkrankungen in Verbindung gebracht werden, so stehen subjektive Beschwerden und emotionale Beteiligung des Patienten in einem deutlichen Mißverhältnis zur Ausprägung des objektiven Befundes.

> Obwohl die Symptome auf den ersten Blick durch die damit verbundene Einschränkung des Lebens nur nachteilig zu sein scheinen, tragen sie in paradoxer Weise doch häufig zur Stabilisierung, beispielsweise einer gestörten partnerschaftlichen Beziehung, oder zur Vermeidung belastender Lebensveränderungen bei.

Im Verlauf können sekundär depressive Krisen mit Suizidversuchen, Angststörungen und sehr häufig eine iatrogene Abhängigkeit, zumeist von Benzodiazepinen, auftreten. Tatsächliche Organerkrankungen lassen sich unter Umständen als auslösende Ereignisse feststellen.

Für die **Somatisierungsstörung** sind vielfältige und häufig wechselnde körperliche Symptome charakteristisch. Die Diagnose wird gestellt, wenn die Symptome seit mindestens zwei Jahren ohne hinreichende Grunderkrankung bestehen. Die Symptome können sich auf jedes Organ und jede Körperregion beziehen. Die Beschwerden werden dramatisch geschildert, die Patienten erscheinen geängstigt und bemüht, den Arzt zu überzeugen. In der Regel wurden medizinische Einrichtungen bereits häufig in Anspruch genommen, die Anamnese ergibt zahlreiche aufwendige diagnostische Maßnahmen mit negativem oder grenzwertigem Befund.

Die **undifferenzierte Somatisierungsstörung** bezeichnet ein Störungsbild, bei dem wechselnde oder auch hartnäckige körperliche Beschwerden vorliegen, für die ebenfalls keine ursächliche körperliche Erkrankung gefunden wird. Im Unterschied zum vollen Bild einer Somatisierungsstörung können hier jedoch einzelne Aspekte fehlen oder anders ausgeprägt sein. So können sich die Klagen untypischerweise auf einige wenige Symptome beziehen, oder die sonst vorgefundene betonte und um Überzeugung bemühte Darstellung der Symptome kann fehlen.

Auch bei der **hypochondrischen Störung** (hypochondrische Neurose) ist eine übermäßige Beschäftigung mit körperlichen Symptomen vorhanden. Im Unterschied zur Somatisierungsstörung konzentrieren sich die Patienten jedoch meist nur auf ein oder zwei Organe und sind davon überzeugt, eine oder mehrere bestimmte Erkrankungen zu haben, die sie häufig klar benennen können. Ausgehend von dieser Überzeugung werden körperliche Vorgänge und die eigene körperliche Erscheinung genau überwacht und auf ihre Normalität hin kontrolliert. Vermeintliche oder vorhandene Abweichungen werden als krankhaft bewertet und als Beweis für die vermutete Erkrankung eingestuft. Ärztliche Konsultationen können die Sicherheit der Überzeugung zwar kurzfristig beeinflussen, aber nicht falsifizieren.

Bei der **somatoformen autonomen Funktionsstörung** schildert der Patient Symptome, die auf körperliche Erkrankungen eines Systems oder Organs verweisen könnten. Dabei handelt es sich immer um ein Organsystem, das vegetativ innerviert und kontrolliert ist. Bevorzugt sind dabei das kardiovaskuläre System („Herzneurose"), das respiratorische („psychogene Hyperventilation"), das obere gastrointestinale System („Magenneurose") und das untere gastrointestinale System („psychogenes Colon irritabile"). Auch bestimmte Störungen des Urogenitalsystems sind hier zu berücksichtigen („psychogene Pollakisurie"). Die Klagen der Patienten lassen sich meist zwei verschiedenen Gruppen von Symptomen zuordnen:
- Die erste Gruppe, auf der die Diagnose hauptsächlich beruht, umfaßt Beschwerden, die objektivierbare Symptome der vegetativen Stimulation darstellen. Häufig gehören dazu typische Angstsymptome, wie Herzklopfen, Schwitzen, Erröten, Zittern.
- Die zweite Gruppe umfaßt Sensationen im Sinne von Schmerzen, Brennen, Schwere- und Engegefühlen, auch Gefühlen körperlicher Veränderungen wie „auseinandergezogen" oder „aufgetrieben" zu sein.

Zum typischen klinischen Bild somatoformer autonomer Funktionsstörungen gehören eine eindeutige vegetative Beteiligung, zusätzliche unspezifische subjektive Beschwerden und das Beharren auf einem besonderen Organsystem als Ursache der Störung.

Ein andauernder, schwerer und quälender Schmerz ist die vorherrschende Beschwerde bei der anhaltenden **somatoformen Schmerzstörung**. Eine eventuell vorhandene körperliche Erkrankung erklärt die Art und die Intensität der Schmerzempfindung nicht vollständig (z.B. ein ausgeprägter Rückenschmerz bei leichtgradigen degenerativen Wirbelsäulenveränderungen). Auch bei dieser Störung sind die Patienten davon überzeugt, daß ihre Schmerzwahrnehmungen völlig durch eine zugrundeliegende körperliche Erkrankung bedingt sind. Typisch ist auch, daß die Patienten ihre Schmerzen als weitgehend invariant und ohne jeden Zusammenhang mit situativen Bedingungen schildern.

In der Restkategorie „**andere somatoforme Störungen**" werden Beschwerden eingeordnet, die ebenfalls auf bestimmte Systeme oder Teile des Körpers beschränkt, aber nicht durch das vegetative Nervensystem vermittelt sind. Im wesentlichen handelt es sich hierbei um Störungen der Empfindung, die nicht auf körperliche Erkrankungen zurückzuführen sind, statt dessen aber anscheinend mit belastenden Ereignissen oder interpersonalen Konflikten in Zusammenhang stehen. Zum Teil sind dabei dissoziative Mechanismen beteiligt, so bei Parästhesien im Sinne von Kribbeln und Taubheitsgefühlen (s.a. Kap. 19.3). Hier ist auch der „globus hystericus" einzuordnen, ein Kloßgefühl in der Kehle, das Schluckstörungen verursacht. Zum Teil handelt es sich auch um neurotisch verursachte motorische Abläufe, wie Tics oder Zähneknirschen.

Symptomatik und Befunderhebung
Patienten mit somatoformen Störungen können über die körperlichen Symptome, die sie beschäftigen, detailliert Auskunft geben. Bei der Erhebung dieser Schilderungen ist darauf zu achten, ob sie sich auf bestimmte körperliche Bereiche konzentrieren und welche Interpretation der Patient selbst diesen bereits gegeben hat.

Zu berücksichtigen ist auch immer, wie diese Klagen vorgetragen werden. Typisch für somatoforme Störungen ist eine idiosynkratische, mit Metaphern angereicherte Beschreibung („Es ist, als wenn ich von oben bis unten auseinandergerissen würde").

Oft sind die Schilderungen, etwa bei der hypochondrischen Störung, mit erheblicher Angst verbunden. Im Rahmen der hypochondrischen Störung kann die Entdeckung von – unter Umständen vermeintlichen – Symptomen beim Patienten zu einer akut gesteigerten Angst führen, die einen sofortigen Arztkontakt notwendig macht. Die Intensität der psychophysischen Erregung kann dabei einem Panikanfall ähnlich sein und unterscheidet sich davon v.a. durch das Ausbleiben der typischen Panikgedanken, die Kontrollverlust oder unmittelbar bevorstehende Vernichtung zum Inhalt haben.

Der langjährige Verlauf, die Serien negativer körperlicher Befunde, die Einengung des Lebens auf die Symptomatik und der vergebliche Kampf um „Anerkennung als körperlich Kranker" können auch eine zusätzliche depressive Symptomatik nach sich ziehen.

Vehement werden jedoch alle Anregungen, nach psychologischen Einfluß- bzw. Bedingungsfaktoren zu suchen, abgewehrt. Die Abklärung emotionaler Konflikte oder psychosozialer Probleme gelingt deshalb eher über die Erfragung der Einschränkungen des Lebens in der Folge der Störung, z.B. im Zusammenleben mit der Familie bzw. einem Partner.

Dabei können Hinweise auf Bedingungen erhalten werden, die bereits zu Beginn der somatoformen Störung bestanden, bzw. auch auf Veränderungen, die zeitlich mit dem Beginn zusammenfielen. Bereits die Exploration solcher Sachverhalte, vielmehr aber der Versuch, den Patienten funktionale Zusammenhänge zwischen Beschwerden und konflikthaften Umständen im eigenen Leben deutlich zu machen, ist schwierig.

Voraussetzung für eine vertrauensvolle Beziehung zum Patienten ist eine aufmerksame, aber auch gut strukturierte Auseinandersetzung mit den geklagten körperlichen Symptomen. Auch wenn meist schon aufgrund der Anamnese eine organische Ursache der Beschwerden wenig wahrscheinlich ist, so darf dennoch eine auf die im Einzelfall bestehende Symptomatik bezogene körperliche Untersuchung nicht unterbleiben.

Trotz des Umstands, daß differentialdiagnostisch bedeutsame somatische Ursachen der Beschwerden in der Regel in zahlreichen Voruntersuchungen bereits ausgeschlossen wurden, drängen die Patienten häufig auf eine Wiederholung bestimmter zusatzdiagnostischer Maßnahmen (Ultraschall, Computertomographie etc.) oder auch auf eine immer weitergehende Abklärung. Dem sollte nicht ohne eine Prüfung, ob die gewünschten Untersuchungen medizinisch indiziert sind, stattgegeben werden, nicht zuletzt auch deshalb, weil durch eine solche Ausschlußdiagnostik fast immer nur eine vorübergehende Beruhigung des Patienten erreicht wird.

Es sollte aber auch berücksichtigt werden, daß sich im Verlauf oft über viele Jahre gehender somatoformer Störungen davon unabhängige körperliche Erkrankungen entwickeln können. Deshalb darf man es bei einer richtungweisenden Änderung des Beschwerdebildes (z.B. bei einer neuaufgetretenen Gewichtsabnahme) nicht versäumen, die notwendige Diagnostik in die Wege zu leiten.

Therapie

Akuttherapie

Im akuten Angstanfall ist dasselbe Vorgehen wie bei einer Panikattacke angebracht. Die Exploration der Symptomatik und das Eingehen auf die akute Sorge des Patienten wirken dabei bereits beruhigend.

Allgemeine Versicherungen der Unbedenklichkeit der beunruhigenden Körperwahrnehmungen werden dagegen kaum angenommen.

Hilfreich ist die Exploration irrationaler, übertriebener Annahmen des Patienten über die Bedeutung einzelner Symptome. Solche Annahmen finden sich bei Patienten mit somatoformen Störungen in großer Zahl. Beispiele dafür sind unter anderem die Meinung, daß körperliche Beschwerden immer ein Anzeichen einer körperlichen Erkrankung sind, daß Ärzte häufig ernste Erkrankungen übersehen und daß etwas Furchtbares passieren kann, wenn der Körper nicht ständig überwacht wird (vgl. [8]). Auch wenn solche Denkmuster im Rahmen eines Notfallkontakts meist nicht korrigiert werden können, so erleichtert ihre Kenntnis ein individuelles Eingehen auf den Patienten und damit den Aufbau einer therapeutischen Beziehung.

Psychopharmaka kommen bei somatoformen Störungen nicht primär zum Einsatz. Wenn es jedoch unter den genannten Maßnahmen zu keiner ausreichenden Stabilisierung des psychophysischen Befindens kommt, so können Benzodiazepine (Cave: Medikamentenmißbrauch) und Antidepressiva unter Berücksichtigung der Zielsymptomatik angewandt werden. Bei den Antidepressiva sind die substanzspezifischen körperlichen Begleiteffekte und ihre möglichen Wechselwirkungen mit der zu therapierenden Symptomatik zu beachten. Dies betrifft insbesondere die vielfältigen vegetativen Symptome, die in Verbindung mit trizyklischen Antidepressiva auftreten können.

Weiteres therapeutisches Vorgehen

Der weitere Verlauf somatoformer Störungen kann durch eine Psychotherapie günstig beeinflußt werden. Eine – nicht immer leicht zu erfüllende – Voraussetzung hierfür ist eine entsprechende Motivation des Patienten.

Die Bereitschaft des Patienten, im Rahmen einer psychotherapeutischen Behandlung aktiv mitzuarbeiten, wird dann am ehesten geweckt, wenn er auf seiten des Arztes eine ernsthafte Auseinandersetzung mit seinen körperlichen Symptomen, der damit verbundenen Angst und der Einschränkung des Lebens wahrnimmt.

Von einer verfrühten Konfrontation mit eventuell vermuteten psychischen Ursachen der Beschwerden ist abzuraten. Hingegen können im weitesten Sinne psychosomatische Interpretationen der Beschwerden (z.B. „Überlastung durch Streß", „Streik des Körpers") es dem Patienten erleichtern, Offenheit gegenüber einem psychotherapeutischen Behandlungsansatz zu entwickeln.

Durch verhaltenstherapeutische Techniken kann eine veränderte Wahrnehmung von Symptomen erlernt werden, beständige Kontrollen und Rückversicherungen können gelöscht werden, und es ist möglich, den Patienten eine Einsicht in Zusammenhänge zwischen psychosozialen Belastungen und dem Auftreten ihrer körperlichen Symptome zu vermitteln. Ein wichtiges Mittel sind Übungen zur Provokation von Symptomen, bei denen der Patient lernt, das Auftreten von Symptomen von übertriebenen Befürchtungen zu entkoppeln. Ein stationärer Aufenthalt in einer geeigneten Fachklinik kann helfen, Änderungen in Wahrnehmung, Interpretation und Verhalten in die Wege zu leiten.

Literatur

1. Hand, I.: Verhaltenstherapie für Zwangskranke und deren Angehörige. In: Möller, H. J. (Hrsg.): Therapie psychiatrischer Erkrankungen, S. 508–528. Enke, Stuttgart 1993
2. Hoffmann, S. U., G. Hochapfel: Neurosenlehre, Psychotherapeutische und Psychosomatische Medizin, 5. Aufl. Schattauer, Stuttgart–New York 1995.
3. Kasper, S., H.-J. Möller (Hrsg.): Angst- und Panikerkrankungen, Fischer, Jena 1995
4. Margraf J.: Angstanfälle und ihre Behandlung, Springer, Berlin 1990.
5. Mark, N., C. Bischoff (Hrsg.): Psychosomatische Grundversorgung, Deutscher Ärzte-Verlag, Köln 1994.
6. Pollack, M. H., M. W. Otto: Long-term pharmacologic treatment of panic disorder. Psychiatr. Ann. 24 (1994), 291–298.
7. Quint, H.: Die Zwangsneurose aus psychoanalytischer Sicht. Springer, Berlin–Heidelberg–New York 1988.
8. Rief, W.: Multiple somatoforme Symptome und Hypochondrie. Huber, Bern 1995.
9. Schwidder, W.: Klinik der Neurosen. In: Kisker, K.P., Meyer, J.E., Müller, C. et al. (Hrsg.): Psychiatrie der Gegenwart, Band II, S. 351–440. Springer, Berlin–Heidelberg–New York 1972.
10. Tress W. (Hrsg.): Psychosomatische Grundversorgung, 2. Auflage Schattauer Stuttgart–New York 1997.

20
Belastungsreaktionen und Anpassungsstörungen

HARALD DRESSING

Belastungsreaktionen und Anpassungsstörungen stellen die direkte Folge einer akuten und massiven physischen oder psychischen Traumatisierung, anhaltender schwerer seelischer Belastungen oder tiefgreifender lebensverändernder Ereignisse dar. Diese äußeren Einwirkungen sind dabei als notwendige Voraussetzungen für die Entstehung der genannten psychischen Störungen zu betrachten, ohne die diese nicht aufgetreten wären. Dies steht im Kontrast zu den meisten anderen psychischen Erkrankungen, für deren Auslösung und Verlauf äußere Belastungsfaktoren zwar von erheblicher Bedeutung sein können, deren Auftreten andererseits aber nicht allein erklären, da sie in Verbindung mit anderen ätiologischen Faktoren (z.B. genetische Disposition, psychotrope Substanzen) einwirken.

Prinzipiell sind seelische Reaktionen, wie Angst, Trauer etc., die im Zusammenhang mit gravierenden äußeren Belastungen auftreten, dem normalpsychologischen Erleben zuzuordnen.

Krankheitswert erlangen sie dann, wenn der betroffene Mensch mit seinem persönlichen Bewältigungspotential überfordert ist, wenn ein über das übliche Maß deutlich hinausgehender Leidensdruck besteht oder wenn der Betroffene – und zwar nicht nur kurzzeitig – in einen Zustand gerät, in dem er seinen Rollenverpflichtungen nicht mehr gerecht werden kann.

20.1 Belastungsreaktionen

Belastungsreaktionen können – auch bei psychisch gesunden Menschen – in Verbindung mit außergewöhnlich belastenden Ereignissen auftreten.

Definitionsgemäß liegen die verursachenden Ereignisse außerhalb der üblichen menschlichen Erfahrung.

Beispiele hierfür sind das Betroffensein von bzw. Miterleben einer (Natur-)Katastrophe, eines schweren Unfalls, eines Verbrechens, von Kampfhandlungen etc.

Unter Berücksichtigung von Symptomatik und zeitlichem Verlauf werden die akute Belastungsreaktion und die posttraumatische Belastungsstörung unterschieden.

20.1.1 Akute Belastungsreaktion

Symptomatik

Die akute Belastungsreaktion tritt in eindeutigem zeitlichem Zusammenhang mit dem Trauma, d.h. entweder sofort oder innerhalb von Minuten bis zu wenigen Stunden auf. Typischerweise kommt es unmittelbar nach dem Trauma zu einer emotionalen Lähmung und Betäubung, die einhergeht mit einer Bewußtseinseinengung und eingeschränkter Aufmerksamkeit. Dadurch können die Betroffenen Schwierigkeiten haben, sich in der Situation adäquat zu orientieren.

Diese meist in den ersten Stunden zu beobachtende Reaktion wird von der Umgebung nicht immer als pathologisch erkannt, vielmehr kann das damit einhergehende verlangsamte Verhalten als beherrschte und kontrollierte Bewältigung der Situation fehlgedeutet werden.

In manchen Fällen entwickelt sich ein Stupor, d.h., der Betroffene ist mutistisch, verharrt in einem Zustand der Regungslosigkeit und reagiert nicht auf äußere Reize, ohne daß es sich dabei um eine Bewußtseinsstörung im Sinne einer Vigilanzminderung handelt (weitere Ausführungen zu stuporösen Syndromen s. Kap. 11). Aus dem Stupor heraus können sich abrupt psychomotorische Unruhezustände mit Überaktivität bis hin zu einer Fluchtreaktion (dissoziative Fugue) entwickeln, die fakultativ mit einer partiellen oder kompletten Amnesie einhergeht.

Weitere dissoziative Symptome (s.a. Kap. 19.3) können in Form von Derealisations- und Depersonalisationserleben (Gefühl der Entfremdung gegenüber der Außenwelt bzw. der eigenen Person) auftreten.

Typisch sind ferner sehr stark ausgeprägte und unter Umständen rasch wechselnde emotionale Zustände, wie depressives Erleben, Angst, Ärger, Wut und Verzweiflung.

> Keines der beschriebenen Symptome ist obligat für eine akute Belastungsreaktion, vielmehr kann sich die Symptomatik von Person zu Person sehr unterschiedlich manifestieren.

Häufig finden sich auch vegetative Symptome im Sinne von Angstäquivalenten, wie Tachykardie, Hyperventilation, Schwitzen etc.

Die Art des Betroffenseins von einer akuten traumatischen Situation hat Auswirkungen auf die daraus resultierenden seelischen Reaktionen. Häufige psychische Akutsymptome bei körperlich Verletzten sind psychomotorische Unruhe und Angstzustände. Bei körperlich unversehrt Überlebenden können z.B. nach einem Massenunfall heftige darauf bezogene Schuldgefühle (survivor guilt) auftreten. Manche von ihnen stellen sich ratlos, hilflos oder auch depressiv zu einem Notfallkontakt vor, etwa mit Fragen zum Hergang des Geschehens, und bedürfen ungeachtet ihrer körperlichen Unversehrtheit einer Betreuung auf psychischem Gebiet. Ebenfalls mit Gefühlen von Schuld, Hilflosigkeit, aber auch ängstlicher Erregung können Angehörige von Opfern oder potentiellen Opfern um Hilfe nachsuchen.

Insbesondere dann, wenn die Betroffenen der Belastungssituation nicht anhaltend ausgesetzt sind, ist damit zu rechnen, daß die Symptomatik im Laufe weniger Tage abklingt. Möglich ist aber auch der Übergang in eine posttraumatische Belastungsstörung (s. Kap. 20.1.2).

Therapeutisches Vorgehen

Akuttherapie

| An erster Stelle steht das supportive Gespräch mit dem Ziel der Vermittlung von Empathie und emotionaler Unterstützung.

Angesichts der Vielfalt und des extremen Charakters der zugrundeliegenden Belastungssituationen ist es nicht möglich, hierfür standardisierte Empfehlungen zu geben. In der gegebenen Situation muß man versuchen zu erspüren, auf welche Art und Weise dem Opfer am ehesten zu Entlastung von emotionalem Druck, Depression, Schuldgefühlen, Angst oder Aggressivität verholfen werden kann. Häufig gelingt dies dadurch, daß die Betroffenen ausreichend Gelegenheit erhalten, ihrem Empfinden Ausdruck zu verleihen, Fragen zu stellen etc.; in anderen Fällen stehen beruhigende Zusprache oder Spenden von Trost an erster Stelle. In jedem Fall muß aber den Betroffenen vermittelt werden, daß sie bis zum Ende der belastenden Situation nicht allein gelassen werden.

| Allein das Aufrechterhalten eines Gesprächs kann bereits eine wichtige Funktion im Sinne der Beruhigung und Ablenkung erfüllen.

Hinsichtlich der an das Opfer weitergegebenen Informationen ist zu prüfen, ob hochgradig belastende Inhalte in der aktuellen Situation zugemutet werden können, beispielsweise wenn Verwandte oder Freunde bei einem schweren Unfall ums Leben gekommen sind.

Nonverbale Aspekte der Kommunikation mit dem Patienten sollten nicht unbeachtet bleiben. So sind beruhigende Worte des Helfers wenig wirksam, wenn seine sonstigen Aktivitäten Hektik oder Unsicherheit vermitteln. Anders als dies bei psychiatrischen Interventionen üblicherweise der Fall ist, kann auch körperlicher Kontakt in angemessener Form, z.B. durch Halten der Hand, therapeutisch angezeigt sein. Nahezu immer ist es auch hilfreich, wenn Familienangehörige und Freunde etc. in die Krisenintervention einbezogen werden können (zu allgemeinen Prinzipien der Krisenintervention s. Kap. 3).

Voraussetzung für das skizzierte Vorgehen ist selbstverständlich, daß alle für die Bewältigung der Situation objektiv erforderlichen Maßnahmen bereits getroffen wurden oder gleichzeitig von anderen Helfern getroffen werden (also z.B. Sicherung der Unfallstelle, medizinische Behandlung der Opfer, Versorgung kleiner Kinder etc.). Die Gewißheit, daß alles Menschenmögliche getan wird, weiteren Schaden zu verhindern, ist die wichtigste Voraussetzung für eine psychische Entlastung der von einer Extrembelastung Betroffenen.

| Eine medikamentöse Intervention ist dann indiziert, wenn der Patient auf verbalem Wege nicht erreichbar ist oder es im Lauf eines Gesprächs zu keiner ausreichenden Entlastung, z.B. bei Unruhe- oder Angstzuständen, kommt.

Mittel der ersten Wahl sind Benzodiazepine, wie Lorazepam (z.B. Tavor®) 1 mg oder Diazepam (z.B. Valium®) 5 mg. Bei Bedarf ist eine Wiederholung dieser Dosis möglich. Alternativ können niederpotente Neuroleptika, wie Promethazin (z.B. Atosil®, Initialdosis 25 mg) oder sedierende trizyklische Antidepressiva, wie

Trimipramin (z.B. Stangyl®, Initialdosis 25–50 mg) eingesetzt werden. Wenn Schlafstörungen in deutlicher Ausprägung vorliegen, sollte die Verordnung eines der genannten Pharmaka ernsthaft erwogen werden, da einer Regulierung des Schlaf-Wach-Rhythmus wesentliche Bedeutung zukommt.

Bei stark ausgeprägter Symptomatik kommt bereits in der Initialphase die Hinzuziehung eines Psychiaters in Betracht.

Eine **Indikation zur stationären psychiatrischen Aufnahme** besteht bei
- akuter Suizidgefährdung,
- schweren psychomotorischen Erregungszuständen,
- anhaltendem Stupor,
- anderweitig bestehenden massiven Auffälligkeiten, die sich trotz der oben dargestellten Maßnahmen nicht ausreichend bessern.

In seltenen Fällen kann sogar einmal eine Zurückhaltung des Patienten gegen seinen Willen nach dem Unterbringungsgesetz unumgänglich sein (s.a. Kap. 5).

Weiteres therapeutisches Vorgehen
Wenn sich kurze Zeit nach einer akuten Belastungsreaktion die Symptomatik einer posttraumatischen Belastungsstörung einstellt, so kann nach den im nächsten Abschnitt beschriebenen Prinzipien vorgegangen werden (s. Kap. 20.1.2).

Aber auch dann, wenn die Betroffenen innerhalb weniger Stunden bis Tage wieder frei von psychischer Beeinträchtigung sind, sollten sie dennoch über die Möglichkeit des Auftretens psychischer Störungen in der Folgezeit informiert und darüber in Kenntnis gesetzt werden, wohin sie sich in einem solchen Fall wenden können (weitere Ausführungen zu prophylaktischen Maßnahmen in Kap. 20.1.2).

Eine längerfristige Gabe von Psychopharmaka ist bei rascher Remission der Symptome nicht erforderlich.

20.1.2 Posttraumatische Belastungsstörung

Symptomatik
Die posttraumatische Belastungsstörung (PTSD) ist eine verzögert oder protrahiert auftretende Reaktion auf ein belastendes Ereignis, das – ebenso wie bei der akuten Belastungsreaktion – außerhalb der üblichen menschlichen Erfahrung liegt und bei nahezu jedem Menschen erhebliche Belastungssymptome hervorrufen würde. Im Gegensatz zur akuten Belastungsreaktion werden bei der PTSD relativ spezifische Merkmale gesehen, kennzeichnend ist ferner der längere Verlauf (Tab. 20-1).

Typischerweise besteht eine zeitliche Latenz zwischen psychischer Extrembelastung und dem Auftreten der Symptome. Diese bewegt sich üblicherweise in der Größenordnung von wenigen Tagen bis mehreren Monaten und überschreitet ein halbes Jahr nur ausnahmsweise.

Prinzipiell kann sich die PTSD in jedem Lebensalter manifestieren. Besonders verletzlich für traumatische Erlebnisse sind Kinder, die im Vergleich zu Erwachsenen über weniger gut ausgebildete Bewältigungsmechanismen verfügen. Bei Vorbestehen bestimmter akzentuierter Persönlichkeitsmerkmale (z.B. zwanghafter Prägung) oder neurotischer Störungen besteht eine niedrigere Schwelle für

Tabelle 20-1 Diagnostische Leitlinien der posttraumatischen Belastungsstörung (nach ICD-10).

- traumatisierendes Ereignis von außergewöhnlicher Schwere
- wiederholte Erinnerung oder Wiederinszenierung des Ereignisses in Gedächtnis, Tagträumen oder Träumen
- deutlicher emotionaler Rückzug, Gefühlsabstumpfung
- Vermeidung von Reizen, die eine Wiedererinnerung an das Trauma hervorrufen könnten
- gesteigerte vegetative Erregbarkeit

die Entwicklung einer PTSD und häufig auch ein ungünstigerer Verlauf. Die PTSD kann aber auch bei vorher psychisch völlig gesunden Menschen auftreten.

Ein Kernsymptom des Krankheitsbildes ist das häufige, von starken und bedrängend erlebten Emotionen begleitete Wiedererinnern des traumatischen Ereignisses.

Manchmal kommt es bei den Betroffenen immer wieder zu einem erneuten Durchleben des Traumas, das ähnlich einem Film vor ihren Augen abläuft. Dabei erleben sie wiederkehrend intensive Angst, Hilflosigkeit und Ausgeliefertsein, als ob sich die Katastrophe erneut ereignen würde. Typisch sind ferner Alpträume mit ähnlichen Inhalten. Bei Kindern zeigt sich die wiederkehrende belastende Erinnerung charakteristischerweise in einem Wiederholen der traumatischen Situation im Spiel.

Bei Situationen, die in irgendeiner Weise an das ursprüngliche Ereignis erinnern, kann plötzlich panische Angst auftreten, obwohl aktuell keine Gefahr besteht.

Deshalb meiden die Patienten typischerweise solche Aktivitäten, die Erinnerungen an die traumatische Situation wachrufen könnten. Auch die Jahrestage des Traumas rufen in vielen Fällen die schrecklichen Erinnerungen wach. Die Tendenz, belastende Erinnerungen zu unterdrücken, kann so stark sein, daß für bestimmte Aspekte des Traumas eine psychogene Amnesie vorliegen kann.

Die Betroffenen ziehen sich häufig stark zurück und nehmen am sozialen Leben nicht mehr in der gewohnten Weise teil.

Früher gepflegte Hobbies und Interessen werden vernachlässigt. Dies kann zu Problemen in der Familie und am Arbeitsplatz führen. Zeigen sie einerseits eine eingeschränkte emotionale Reaktivität und haben z.B. Schwierigkeiten, Gefühle der Zuneigung auszudrücken, so neigen andererseits manche Betroffene zu plötzlich auftretenden unkontrollierten aggressiven Durchbrüchen.

Charakteristisch für das Krankheitsbild ist außerdem ein erhöhtes psychophysisches Erregungsniveau mit zum Teil heftigen physiologischen Reaktionen (vermehrte Schreckhaftigkeit, Beschleunigung von Atmung und Herzfrequenz, Schweißausbrüche, Schlafstörungen etc.), die vor allem in Situationen auftreten, die an das Trauma erinnern.

Der Verlauf hängt einerseits von der Schwere des traumatischen Erlebnisses ab, andererseits sind die Durchführung bzw. Nichtdurchführung therapeutischer Maßnahmen, die Unterstützung durch das soziale Umfeld und, wie erwähnt, bestimmte Persönlichkeitsmerkmale von Bedeutung.

In der Mehrzahl der Fälle ist der Verlauf günstig, und es kommt zu einem Sistieren der Symptome.
Besonders nach dem Erleben schwerster und anhaltender traumatischer Situationen, wie z.B. bei Holocaust-Überlebenden oder Folteropfern, sind aber auch anhaltende posttraumatische Persönlichkeitsveränderungen beschrieben.

Wichtige Anlässe für Notfallkontakte stellen depressive Krisen dar, insbesondere wenn sie mit suizidalem Verhalten einhergehen. Ebenso bedeutsam sind schwere Angstzustände mit ausgeprägter vegetativer Symptomatik, die im Sinne einer konditionierten Reaktion typischerweise dann auftreten, wenn Erinnerungen an die durchgemachte Extrembelastung wachgerufen werden.
Möglich sind ferner dissoziative Zustände, im Rahmen derer es zu Impulshandlungen kommen kann, aber auch zu einem erneuten Durchleben des Traumas, verbunden mit illusionären Verkennungen und Halluzinationen (Flashbacks). Schließlich sind Erregungszustände mit aggressiven Durchbrüchen zu nennen.

Von einer PTSD Betroffene sind gefährdet, einen Substanzmißbrauch zu entwickeln, da viele von ihnen unter Einwirkung von Alkohol, psychotropen Medikamenten oder Drogen eine vorübergehende Entlastung und vegetative Beruhigung erfahren. Deshalb sind die an anderer Stelle des Buches besprochenen vielfältigen Akutsituationen in Verbindung mit psychotropen Substanzen zu beachten (s. Kap. 15, 16). Bei den erwähnten Flashback-Zuständen sollte immer auch an eine Intoxikation als Ursache gedacht werden.

Wenn die Patienten mit Symptomen zur Vorstellung kommen, die in Verbindung mit der wiederkehrenden Erinnerung an die durchgemachte Extrembelastung stehen, ist es nicht schwierig, die Diagnose einer PTSD zu stellen. Dies ist jedoch nicht bei allen genannten Akutsituationen der Fall, wenn die unter Umständen schon länger zurückliegende Extrembelastung vom Patienten nicht spontan berichtet wird. Deshalb sollte man bei entsprechenden Hinweisen die Exploration gezielt in diese Richtung lenken.

Therapeutisches Vorgehen

Akuttherapie
Am Anfang steht das therapeutische Gespräch, entsprechend den allgemeinen Prinzipien der Krisenintervention (s.a. Kap. 3).

Allein die Aufklärung über die Natur des Krankheitsbildes wirkt häufig schon entlastend.

In Abhängigkeit von dem aktuell im Vordergrund stehenden Zustandsbild kommt das an anderer Stelle des Buches beschriebene therapeutische Vorgehen, einschließlich der dort dargestellten Indikationen für eine stationäre Aufnahme, zur Anwendung (Erregungszustände s. Kap. 6, Angstzustände s. Kap. 7, depressive Syndrome s. Kap. 9, Suizidalität s. Kap. 10, durch psychotrope Substanzen induzierte Zustandsbilder s. Kap. 15 und 16, dissoziative Störungen s. Kap. 19.3).

Bei ausgeprägter Symptomatik können zusätzlich Psychopharmaka eingesetzt werden. An erster Stelle stehen trizyklische Antidepressiva mit sedierender Begleitwirkung, wie Doxepin (z.B. Aponal®) oder Amitriptylin (z.B. Saroten®). Die übliche Initialdosis beträgt bei Unruhezuständen oder Schlafstörungen 25–50 mg/Tag. Bei suizidgefährdeten Patienten ist das toxische Potential dieser Pharmaka zu beachten. Deshalb sollten sie dann nur in der kleinsten Packungsgröße verordnet werden. Unter Umständen reicht es sogar aus, den Patienten die für zwei oder drei Tage benötigten Medikamente mitzugeben.

Weiteres therapeutisches Vorgehen
Grundsätzlich sollte dem Patienten eine psychotherapeutische Behandlung empfohlen werden. Neben supportiven, das Selbstbewußtsein des Patienten stärkenden Verfahren kommen Entspannungstechniken, verhaltenstherapeutische (z.B. Problemlösetraining, soziales Kompetenztraining, Expositionsübungen) und tiefenpsychologische Verfahren zur Anwendung. Sinnvoll erscheint es, wenn dabei auf Erlebnisweisen, die für die Störung typisch sind, wie „survivor guilt" oder häufig anzutreffende magische Denkinhalte (etwa: „Das Ganze ist eine verdiente Strafe Gottes") speziell eingegangen wird. Wenn mehrere Personen betroffen sind, können diese auch im Rahmen einer Gruppentherapie behandelt werden.

Ergänzend zur Psychotherapie kommt eine psychopharmakologische Therapie in Betracht, und zwar in erster Linie mit Antidepressiva. Dabei kommen trizyklische Antidepressiva mit sedierender Wirkung, wie Amitriptylin (z.B. Saroten®), aber auch solche mit eher antriebssteigernden Eigenschaften, wie Imipramin (z.B. Tofranil®) oder Nortriptylin (z.B. Nortrilen®), zur Anwendung (auf die bei suizidalen Patienten zu beachtenden Einschränkungen wurde oben hingewiesen!). Selektive Serotonin-Wiederaufnahmehemmer sind möglicherweise ebenfalls wirksam.

Prophylaxe
In Anbetracht der zum Teil schweren und andauernden psychischen Störungen nach Extrembelastungen sollte der psychische Zustand der Betroffenen bereits in der Akutsituation Beachtung finden, indem auf ihre Gefühle, Ängste etc. in angemessener Form eingegangen wird. Sie sollten auch über die Möglichkeit einer psychotherapeutischen Nachsorge zur Vorbeugung länger anhaltender psychischer Störungen aufgeklärt werden. Bei Ereignissen, von denen mehrere oder eine Vielzahl von Menschen betroffen waren, kann dies auch in Gruppensitzungen geschehen, in denen die Teilnehmer ihre traumatischen Erfahrungen gemeinsam mit anderen Betroffenen bearbeiten.

Nicht zuletzt sei darauf hingewiesen, daß der Einsatz in Extremsituationen auch bei den Helfern ein schweres psychisches Trauma bewirken kann.
So können bei ihnen, z.B. aus dem Eindruck heraus, nicht wirksam genug geholfen zu haben, erhebliche Schuldgefühle auftreten. Das Erleben der eigenen begrenzten Hilfsmöglichkeiten kann Gefühle der Frustration, des Ärgers und der Wut hervorrufen. Es wird geschätzt, daß 3–7% der im Rettungsdienst Tätigen eine posttraumatische Belastungsstörung entwickeln [1]. Insofern sollten die psychischen Reaktionen auf schwere Belastungen Gegenstand der Aus- und Fortbildung dieser Berufsgruppe sein und den Mitarbeitern Gelegenheit gegeben werden, sich mit den aus ihrer Tätigkeit resultierenden besonderen Belastungen in einer Form auseinanderzusetzen, die deren Bewältigung fördert (z.B. durch Supervision, Nachbesprechung besonders belastender Ereignisse in der Gruppe, s.a. [1]).

20.1.3 Spezielle Aspekte der Belastungsreaktion nach Vergewaltigung

Bei der Vergewaltigung handelt es sich um ein Gewaltverbrechen und damit um ein Ereignis, das außerhalb der üblichen menschlichen Erfahrung liegt. Insofern gelten für die akut und mit Verzögerung auftretenden psychischen Reaktionen grundsätzlich die oben getroffenen Aussagen über die akute Belastungssituation und die posttraumatische Belastungsstörung. Darüber hinaus gibt es spezielle Aspekte, die für die Akutversorgung von Vergewaltigungsopfern von Belang sind.

Im Vergleich zu den körperlichen Schäden durch eine Vergewaltigung wiegen die dadurch bedingten psychischen Folgen häufig sehr viel schwerer. Opfer von Vergewaltigungen sind bekanntlich nahezu immer Frauen, während Männer außerhalb von Strafanstalten nur sehr selten betroffen sind. Deshalb wird in diesem Abschnitt allein auf das weibliche Geschlecht Bezug genommen. Dennoch gelten die folgenden Ausführungen im Prinzip auch für männliche Vergewaltigungsopfer (bezüglich der besonderen Probleme im Zusammenhang mit der Vergewaltigung Minderjähriger siehe Kap. 26.8). Vielfältige, zum Teil mit erheblicher Chronifizierungsneigung verbundene seelische Reaktionen können bei Vergewaltigungsopfern auftreten, von denen die wichtigsten in Tab. 20-2 aufgeführt sind.

Es ist zu beachten, daß die psychischen Reaktionen des Opfers sich – und zwar insbesondere unmittelbar nach dem Ereignis – in sehr unterschiedlicher Weise manifestieren können. Während die betroffenen Frauen in der Mehrzahl sich in einem ängstlich-agitierten Zustand befinden, wirken andere ausgesprochen kontrolliert und emotional distanziert. Aus diesem Umstand kann jedoch nicht auf ein adäquates Bewältigungsverhalten geschlossen werden; vielmehr steckt dahinter in der Regel nur eine massive Abwehr schmerzvoller Gefühle.

Nicht wenige Vergewaltigungsopfer leiden unter Gefühlen der persönlichen Erniedrigung und unter einem Verlust der Selbstachtung. Dies kann so weit gehen, daß manche von ihnen Schuldzuschreibungen gegen sich selbst richten, etwa den Angriff nicht abgewehrt oder ihn provoziert zu haben. Von außen angebotene Hilfe zur Überwindung der traumatischen Erfahrung kann dann nur schwer akzeptiert werden.

Befunderhebung
Beim Erstkontakt mit Vergewaltigungsopfern ist insbesondere auf die nachfolgenden Punkte zu achten.

Herstellen eines tragfähigen therapeutischen Kontakts mit der Patientin
Angesichts der durch die Vergewaltigung erlittenen massiven Traumatisierung muß dem Opfer in einfühlender, diskreter und rücksichtsvoller Weise begegnet werden. Wenn der Untersucher die aktuelle Befindlichkeit der betroffenen Frau in den Mittelpunkt seines Interesses rückt und ihr in eindeutiger Form Bereitschaft zur Hilfe und Unterstützung signalisiert, so erleichtert dies im allgemeinen die Kontaktaufnahme.

Alle Maßnahmen, die im Rahmen des Notfallkontakts vorgenommen werden, bedürfen der eindeutigen Einwilligung der Betroffenen. Dies ist angesichts der

Tabelle 20-2 Seelische Reaktionen bei Vergewaltigungsopfern (in Anlehnung an [7]).

Während der Vergewaltigung:
- Gefühl des Ausgeliefertseins
- Todesangst
- Ekel
- Gefühl des Gelähmtseins
- verändertes Zeiterleben
- Derealisationsempfinden

Unmittelbar danach (Stunden):
- schockartiges Verstörtsein
- Aufgewühltsein
- „in Tränen aufgelöst sein"
- Panik
- Fassungslosigkeit
- Zustand der Desorganisation
  (d.h. Unfähigkeit zur Bewältigung
  einfacher, alltäglicher
  Handlungsabläufe)

In der Folgezeit (Tage bis Wochen):
- generalisierte oder phobische – also auf
  bestimmte Objekte oder Situationen
  (Dunkelheit, Aufzüge etc.) bezogene Ängste
- Schlafstörungen
- Gefühl des Erstarrtseins
- zwanghafte Phänomene
  (z.B. Zwangsgedanken, die das
  traumatische Geschehen zum Inhalt
  haben, Waschzwänge)

Längere Zeit nach der Vergewaltigung:
- anhaltende Ängste
- depressive Verstimmungen
- sexuelle Funktionsstörungen
  (s.a. Kap. 23)
- Schwierigkeiten im Umgang
  mit Männern
- Veränderung des Lebensstils
  (z.B. in Verbindung mit
  Vermeidungsverhalten)
- soziale Anpassungsprobleme
  und Rückzugstendenzen
- Schlafstörungen
- immer wieder aufbrechende
  Emotionen, wie Wut, Hilflosigkeit etc.
- häufiges, quälend empfundenes
  Wiedererleben des traumatischen
  Ereignisses

massiven Verletzung der Selbstbestimmung durch die erlittene Vergewaltigung besonders zu betonen.
Der Untersucher sollte sich jeglicher Bewertung und Beurteilung enthalten, die von der betroffenen Frau als Kritik, Abwertung etc. verstanden werden könnte, um so mehr als viele Opfer ohnedies unter Selbstvorwürfen leiden.

Einholen von Informationen zum Ablauf des Geschehens
Sowohl aus medizinischen und psychologischen als auch forensischen Gründen ist es wichtig, ein möglichst klares Bild über den Ablauf der Vergewaltigung zu erhalten. Dies darf jedoch keinesfalls in Form einer Befragung geschehen, die bei der betroffenen Frau den Eindruck eines Verhörs erwecken könnte. Vielmehr muß ihr die Möglichkeit gegeben werden, sich so weit über die Vorgänge auszusprechen, wie sie sich aktuell hierzu in der Lage sieht. Tempo und Inhalt des Berichts werden primär durch das Opfer bestimmt. Der Untersucher greift wichtige Inhalte auf und lenkt das Gespräch – wenn nötig – vorsichtig in Richtung der zu klärenden Inhalte.

Medizinische Befunderhebung
Wichtige anamnestische Fragen betreffen die Sexualanamnese vor der Vergewaltigung (soweit sie für die aktuelle Situation von Belang ist), den Menstruationszyklus, die Einnahme von Kontrazeptiva etc.

Im Rahmen der fachgynäkologischen Untersuchung (Voraussetzungen: s.o.!) ist zusätzlich eine Inspektion des ganzen Körpers auf äußere Verletzungszeichen durchzuführen.

Aus naheliegenden Gründen muß die Dokumentation der erhobenen Befunde besonders sorgfältig erfolgen (bezüglich des Untersuchungsablaufs im einzelnen wird auf Lehrbücher der Gynäkologie verwiesen).

Beachtung forensischer Aspekte
- Eine möglichst genaue Dokumentation des Hergangs der Vergewaltigung und der relevanten medizinischen Befunde ist im unbedingten Interesse des Opfers.

Je klarer die Beweislage ist, um so eher können der betroffenen Frau wiederholte, unter Umständen psychisch stark belastende Befragungen zu einem späteren Zeitpunkt erspart werden. Für die Täteridentifizierung wesentliche Proben (z.B. Haare, Sperma) müssen bei der körperlichen Untersuchung asserviert werden.

Therapeutisches Vorgehen

Akuttherapie
Es versteht sich von selbst, daß dem Opfer als erstes insbesondere Empathie und emotionale Unterstützung zuteil werden müssen. Eine möglichst rasch nach der Vergewaltigung einsetzende Krisenintervention (s.a. Kap. 3) kann wesentlich dazu beitragen, dauerhafte psychische Folgen zu begrenzen.

- Deshalb sollte die betroffene Frau ermutigt werden, über das erlittene Trauma zu sprechen und Gefühle der Wut, Scham, Erniedrigung etc. auszudrücken.

Weitere Funktionen der Krisenintervention bestehen darin, Entlastung von Schuldgefühlen, Schutz, Sicherheit und Zuversicht zu vermitteln.

In Verbindung damit müssen unter Umständen konkrete Probleme kurzfristig angegangen werden, etwa wenn es darum geht, eine alleinlebende Frau darin zu unterstützen, vorübergehend Obhut bei Verwandten oder Freunden zu finden.

Medikamente sollten eher zurückhaltend verordnet werden. Bei überwältigenden Angstgefühlen ist der kurzfristige Einsatz eines Benzodiazepinpräparats, wie Lorazepam (z.B. Tavor®) 1 mg oder Diazepam (z.B. Valium®) 5 mg, zu vertreten. Eine Wiederholung dieser Dosis ist gegebenenfalls möglich.

Über das Vorgehen in medizinischer Hinsicht ist im Einzelfall zu entscheiden (Behandlung spezieller Verletzungen, prophylaktische Antibiotikatherapie, Verordnung der „Morning-after-Pille" etc.).

- Wesentlich ist eine ausführliche Beratung der betroffenen Frau – unter Umständen, im Einverständnis mit ihr, auch naher Angehöriger – hinsichtlich der oben dargestellten psychischen Folgeerscheinungen nach einer Vergewaltigung und ihrer Behandlungsmöglichkeiten.

Auch in bezug auf das rechtliche Vorgehen gegen den Täter sollte eine Beratung erfolgen.

Weiteres therapeutisches Vorgehen
In jedem Fall sollte der Patientin eine weiterführende fokal zentrierte Kurzpsychotherapie empfohlen und sie bei der Suche nach einem Therapeuten unterstützt werden.
Der Fokus dieser Therapie liegt im „Hier und Jetzt". Hauptziel sollte die Verarbeitung des Geschehenen, aber auch der Aufbau einer zukunftsorientierten Lebenseinstellung und das Wiedergewinnen der Selbstkontrolle sein, wobei supportive, das Selbstbewußtsein stärkende Methoden von wesentlicher Bedeutung sind.

Bei fortdauernder psychischer Beeinträchtigung – z.B. in Form anhaltender depressiver Verstimmungen, Phobien, sexueller Funktionsstörungen – kommt auch eine längerfristige psychotherapeutische Behandlung in Betracht (s.a. Kap. 20.1.2 und [7]).

Sofern bei dem Vergewaltigungsopfer eine psychische Erkrankung, z.B. aus dem schizophrenen oder affektiven Formenkreis, bekannt ist, sollte durch eine entsprechend fokussierte Exploration geklärt werden, ob dahingehend ein aktueller Behandlungsbedarf besteht, und die Patientin dann in fachpsychiatrische Behandlung überwiesen werden. Jedoch sollte auch andernfalls wegen der Möglichkeit einer verzögerten Exazerbation der Kontakt mit dem behandelnden Psychiater baldmöglichst hergestellt werden.

20.2 Anpassungsstörungen

Gemeinsames Merkmal der Anpassungsstörungen ist, daß sie nach einer entscheidenden Lebensveränderung oder nach belastenden Lebensereignissen einschließlich körperlicher Krankheit auftreten und bei den Betroffenen zu erheblichem subjektivem Leiden beziehungsweise zu einer Beeinträchtigung in der Wahrnehmung sozialer und beruflicher Funktionen führen.
Die Übergänge zu normalpsychologischem Erleben sind dabei häufig fließend.

Neben depressiven Symptomen können Ängste, aber auch Gefühle der Anspannung oder des Ärgers und – vor allem bei Jugendlichen – auch eine Störung des Sozialverhaltens mit aggressiven oder dissozialen Tendenzen im Vordergrund stehen.

Wesentlich für die Diagnose einer Anpassungsstörung ist der zeitliche Zusammenhang mit dem ursächlichen Ereignis. Nach den gängigen diagnostischen Kriterien sollte die Symptomatik innerhalb eines Intervalls von ein bis drei Monaten aufgetreten sein und in der Regel nicht länger als ein halbes Jahr über dessen Ende hinaus anhalten.

Während außergewöhnliche Geschehnisse, häufig von katastrophalem Ausmaß, ursächlich für Belastungsreaktionen sind, liegen Anpassungsstörungen in der Regel Auslöser zugrunde, die mehr oder weniger Bestandteil normaler menschlicher Erfahrung sind (Probleme in der Partnerschaft oder am Arbeitsplatz, finanzielle Nöte etc.); individuelle Disposition und Lebensgeschichte spielen hier eine sehr viel größere Rolle, als dies bei Belastungsreaktionen der Fall ist.

Eine Anpassungsstörung sollte dann nicht diagnostiziert werden, wenn anhand der aktuellen Symptome eine anderweitige psychische Störung diagnostiziert werden kann, also z.B. nach einer äußeren Belastung das Vollbild einer depressiven Episode besteht oder wenn die betroffene Person in einem ähnlichen Kontext einen verstärkten Alkoholkonsum entwickelte und danach sich einstellende Verhaltensauffälligkeiten primär als Folge einer Alkoholintoxikation zu verstehen sind.

Grundsätzlich gelten für das diagnostische und therapeutische Vorgehen bei Anpassungsstörungen die an anderer Stelle des Buches beschriebenen syndromalen Gesichtspunkte (s. z.B. Kap. 7 „Angst" oder Kap. 9 „Depressive Syndrome").

Im folgenden wird auf zwei Problembereiche, in deren Kontext es häufiger zu Anpassungsstörungen kommt, näher eingegangen.

20.2.1 Trauerreaktionen

Symptomatik
Trauer ist ein normales Gefühl, das auftritt nach einem Verlusterlebnis, wie dem Tod oder Weggang eines geliebten Menschen oder anderen vergleichbaren Erlebnissen, etwa dem Verlust des Arbeitsplatzes. Einer Trauerreaktion kommt in der Regel keine krankhafte Bedeutung zu, sondern sie stellt einen normalen, sich selbst begrenzenden Prozeß dar. Die folgenden Ausführungen beziehen sich im wesentlichen auf Trauerreaktionen bei Hinterbliebenen Verstorbener, lassen sich im Prinzip aber auch auf Verlustereignisse anderer Art übertragen. Der normale Trauerprozeß überschreitet üblicherweise eine Dauer von sechs bis zwölf Monaten nicht und verläuft in bestimmten Phasen (Tab. 20-3):

Tabelle 20-3 Phasen eines normalen Trauerprozesses (nach [2]).

1. Phase:	Schock (emotionale Lähmung)
2. Phase:	Protest (Gefühle und Aktivitäten sind noch ganz auf das verlorene Objekt gerichtet)
3. Phase:	Verzweiflung („Sichgehenlassen", schmerzhaftes Verlusterleben)
4. Phase:	Trennung (Reorganisation der Beziehung zum verlorenen Objekt und zu neu gewonnenen Objekten)

- Die erste Phase dauert in der Regel einige Tage und ist typischerweise durch eine emotionale Erstarrung gekennzeichnet..
- In einer zweiten Phase kann der Trauernde das tatsächlich Geschehene nicht glauben und neigt dazu, sich so zu verhalten, als habe sich der Verlust gar nicht ereignet. Es werden verzweifelte Bemühungen unternommen, das verlorene Objekt wiederzuerlangen. Da dies in der Realität nicht möglich ist, kommt es zu immer wiederkehrenden schmerzlichen Enttäuschungen, in de-

ren Folge sich Niedergeschlagenheit, Angst, aber auch Wut und Verzweiflung einstellen, mitunter auch Anklagen und Vorwürfe dem verlorenen Menschen gegenüber. In dieser Phase erscheint das Leben leer und sinnlos. Versuche, den Trauernden zu trösten, oder Aufforderungen, den Verlust zu akzeptieren, lösen bei ihm Ärger aus, weil dies seinen Wünschen zuwiderläuft, das Objekt seiner Trauer wiederzuerlangen. Diese zweite Phase kann mehrere Monate dauern.

- Im Laufe eines normalen Trauerprozesses erkennt der Trauernde schrittweise die Unwiederbringlichkeit des verlorenen Menschen an; es kommt nun zu einer Phase der Verzweiflung (dritte Phase). In dieser Phase finden sich innere Ruhelosigkeit, Angst, Depressivität und sozialer Rückzug. Dabei kann auch eine Reihe körperlicher Symptome auftreten.
- In der vierten und letzten Phase eines unkomplizierten Trauerprozesses wird eine endgültige Trennung vom verlorenen Objekt vollzogen, die Interessen des Betroffenen können sich nun wieder neuen Aktivitäten und Beziehungen zuwenden. In dieser Phase akzeptiert der Trauernde die Realität des Verlusts und dessen Konsequenzen für sein Leben und nimmt seine normalen Funktionen und Verhaltensweisen wieder auf.

Behandlungsbedürftige Situationen sind besonders dann zu erwarten, wenn der Trauernde nur wenig soziale Unterstützung hat, also nicht über Angehörige und Freunde verfügt, die ihm die für die Bewältigung seiner Situation wichtige Zuwendung vermitteln.

> Eine pathologische Trauerreaktion ist in Betracht zu ziehen, wenn der Trauerprozeß länger als sechs bis zwölf Monate dauert und der Trauernde dann immer noch überwiegend mit Gedanken an den Verstorbenen beschäftigt ist, häufig weint, eine starke Sehnsucht nach dem Verstorbenen hat und dessen Tod nicht akzeptieren kann.

Eine Trauerreaktion geht mit vielen Symptomen einher, wie wir sie von einer Depression kennen. So finden sich vor allem in den ersten Wochen nach dem Tod des Angehörigen neben einer depressiven Herabgestimmtheit häufig Gefühle der Sinnlosigkeit, eine Beeinträchtigung der emotionalen Schwingungsfähigkeit, allgemeiner Interessenverlust und sozialer Rückzug sowie Schlafstörungen und Appetitverlust.

> Eine solche Symptomatik kann formal durchaus die Kriterien für eine depressive Episode erfüllen (s. Tab. 18-4). Dennoch sollte diese Diagnose in der ersten Zeit nach dem Tod des Angehörigen – das heißt insbesondere in den ersten zwei Monaten – nur unter bestimmten Voraussetzungen gestellt werden, dann nämlich, wenn eine ausgeprägte Beeinträchtigung im Vollzug der Alltagsaktivitäten oder andere vergleichbare Auffälligkeiten, wie Suizidalität, bestehen.

Tabelle 20-4 faßt einige Symptome zusammen, die auf eine Depression im Rahmen eines pathologischen Trauerprozesses hinweisen. Wichtig ist in diesem Zusammenhang auch die Information, wie der Patient frühere Verluste bewältigt hat und ob depressive Episoden anamnestisch bekannt sind.

Weiterhin kann sich im Verlauf einer pathologischen Trauerreaktion auch ein Medikamenten- oder Alkoholabusus entwickeln.

Nicht wenige Patienten kommen auch mit ausschließlich somatischen Symptomen zur Vorstellung. So können unbewältigte Verlusterlebnisse zur Manife-

Tabelle 20-4 Hinweise auf eine pathologische Trauerreaktion bzw. eine krankheitswertige Depression nach dem Tod eines Angehörigen (in Anlehnung an [10] und DSM-IV).

- ausgeprägtes Gefühl der persönlichen Wertlosigkeit
- emotionale Erstarrung („Unfähigkeit zu trauern")
- starke Todeswünsche, Suizidideen und -impulse
- übersteigerte Selbstvorwürfe und Schuldgefühle
- deutliche psychomotorische Hemmung
- Abkapselung und Verbitterung und u.U. feindliche Einstellung gegenüber der Umwelt
- starke Ambivalenz gegenüber dem Verstorbenen
- signifikante Verlängerung des Trauerprozesses
- signifikante Einschränkung in der Bewältigung der Alltagsaktivitäten

station oder Exazerbation verschiedenster körperlicher Erkrankungen wesentlich beitragen (wie z.B. koronare Herzkrankheit, Thyreotoxikose, chronische Schmerzsyndrome, Colitis ulcerosa). Der Zusammenhang mit einem Trauerprozeß kann dann manchmal nur durch eine gründliche Anamnese hergestellt werden, da die Patienten nicht unbedingt spontan darüber berichten. Auch somatoforme Störungen (s. Kap. 19.4) können gehäuft auftreten und unter Umständen differentialdiagnostisch schwierig von organmedizinischen Krankheiten abgrenzbar sein.

Allgemein sind die Wahrscheinlichkeit, körperlich zu erkranken, und das Sterblichkeitsrisiko aufgrund natürlicher und unnatürlicher Todesursachen (Suizid!) in der Trauerphase erhöht.

Therapeutisches Vorgehen

Ein **normaler Trauerprozeß** bedarf grundsätzlich keiner professionellen therapeutischen Hilfe. Sofern Betroffene dennoch den Arzt aufsuchen, kann dieser durch geeignete Interventionen den normalen Trauerprozeß förderlich beeinflussen. Dies kann dadurch geschehen, daß dem Trauernden die Möglichkeit gegeben wird, Gefühle von Schmerz, Trauer und Unwiederbringlichkeit des Verlusts auszudrücken. Neben positiven Empfindungen bestehen aber auch dem Verstorbenen gegenüber nicht ganz selten negative und ablehnende Gefühle, wie Wut und Feindseligkeit und damit assoziierte Schuld- und Schamgefühle. Dem Trauernden sollte im Gespräch vermittelt werden, daß solche Gedanken und Empfindungen nicht unnormal sind. Gerade die Möglichkeit, auch ambivalente Einstellungen ausdrücken zu können, kann den Trauerprozeß wesentlich erleichtern.

Menschen, die nach einem bedeutsamen Verlust nicht trauern können, haben ein erhöhtes Risiko, einen verzögerten oder pathologischen Trauerprozeß zu entwickeln. Es kann sich dabei um Menschen handeln, die aufgrund ihrer Persönlichkeitsstruktur Gefühle nur schlecht ausdrücken können oder beispielsweise aufgrund gewisser sozialer Gegebenheiten glauben, ihre Gefühle unterdrücken zu müssen. Dies kann z.B. bei hinterbliebenen Müttern der Fall sein, die glauben, aus Rücksicht auf ihre Kinder ihre Trauer nicht zeigen zu dürfen.

> Zur Vermeidung späterer Komplikationen sollten diese Menschen ermutigt werden, ihre Trauer nicht zu verdrängen, sondern sie in einer ihnen gemäßen Form auszudrücken.

Nicht zuletzt ist es wichtig, daß auch der Arzt imstande ist, die Trauer des Patienten auszuhalten. So sehr es notwendig ist, dem Patienten Zuversicht und Hoffnung zu vermitteln, so sollten andererseits ohne Empathie vorgebrachte Aufmunterungen vermieden werden, da sie von dem Betroffenen oft als Bagatellisierung ihrer Situation und damit als weitere Kränkung wahrgenommen werden. Wichtig ist zu erkennen, in welcher Phase des Trauerprozesses der Patient sich befindet, und ihn darüber zu informieren, daß bestimmte Symptome – wie z.B. Schlaflosigkeit, Inappetenz, sozialer Rückzug – prinzipiell normale Reaktionen darstellen, die sich mit der Zeit verändern und langsam abklingen werden.

> Eine medikamentöse Behandlung ist bei einer normalen Trauerreaktion in der Regel nicht indiziert, da es für den normalen Trauerprozeß wichtig ist, daß die schmerzhaften Gefühle wahrgenommen und angesprochen und nicht medikamentös unterdrückt werden.

Nur bei agitierten Zuständen oder massiver Schlafstörung können kurzfristig – d.h. nicht länger als vier bis sechs Wochen – niedrige Dosen von Benzodiazepinen gegeben werden, wie Lorazepam (z.B. Tavor®) 0,5–1 mg/Tag oder Oxazepam (z.B. Adumbran®) 10–20 mg/Tag.

Sofern der Trauerprozeß durch eine **krankheitswertige depressive Symptomatik** kompliziert wird, gelten die an anderer Stelle des Buches beschriebenen therapeutischen Richtlinien (s. Kap. 9, 18.2). Diese Patienten sollten in der Regel eine antidepressive Medikation erhalten, bei schwerer depressiver Symptomatik oder Suizidalität kann eine Einweisung in eine psychiatrische Klinik erforderlich werden. Ergänzend zur medikamentösenen Behandlung sind psychotherapeutische Maßnahmen empfehlenswert. Bei Vorliegen eines Substanzabusus kann eine körperliche Entgiftung und anschließende Entwöhnungstherapie notwendig werden.

20.2.2 Partnerschaftskonflikte

Da eine umfassende Darstellung der vielfältigen Konflikte, die sich in partnerschaftlichen Beziehungen ergeben können, den Rahmen dieses Kapitels sprengen würde, werden im folgenden einige im notfallpsychiatrischen Kontext besonders wichtige Facetten dieser Thematik besprochen.

Typischerweise werden im Zusammenhang mit Partnerschaftskonflikten depressive oder ängstliche, eventuell auch gemischte Zustandsbilder gesehen, jedoch können auch Ärger und aggressives Verhalten im Vordergrund stehen.

> Bei der Befunderhebung ist es wichtig, zunächst einmal den Zusammenhang zwischen psychischer Symptomatik und der belastenden Lebenssituation zu erkennen, da die Patienten nicht immer spontan darüber berichten.

Insofern sollte bei der Exploration auf entsprechende Zusammenhänge in jedem Fall geachtet werden. Es ist jedoch zu berücksichtigen, daß bei direkter Nachfrage („Gibt es Schwierigkeiten in Ihrer Ehe oder Familie?") derartige Probleme von den Betroffenen, z.B. aufgrund von Schamgefühlen, häufig verneint werden.

Wenn der Patient oder die Patientin vom Partner begleitet wird, so bewährt es sich in vielen Fällen, zunächst mit beiden einzeln zu sprechen und anschließend ein gemeinsames Gespräch zu führen. Dieses Vorgehen ermöglicht es dem Untersucher, sich auch vom Partner des Patienten und der partnerschaftlichen Interaktion zumindest einen orientierenden Eindruck zu verschaffen.

Chronische Alkoholprobleme und damit nicht selten assoziierte gewalttätige Verhaltenstendenzen männlicher Partner stellen bekanntlich eine wichtige Ursache für psychische Krisen bei Frauen dar.

- Von Mißhandlungen betroffene Frauen sind häufig sehr mißtrauisch, so daß ihnen in besonders einfühlender Weise begegnet werden sollte, um eine vertrauensvolle Beziehung herzustellen.

Auch wenn sie z.B. wegen Angst- oder depressiver Symptome um Hilfe suchen und vielleicht auch subtile Andeutungen über eine Partnerschaftsproblematik machen, so kann es dennoch sein, daß sie über stattgehabte Mißhandlungen nicht berichten und diese bei gezielter Nachfrage sogar verneinen.

- Wenn sich Hinweise auf eine körperliche Mißhandlung ergeben, ist eine sorgfältige und gut dokumentierte klinische Befunderhebung anzustreben.

Oft ist es nicht ratsam, den Verdacht sofort offen auszusprechen, da dies bei manchen der betroffenen Frauen eine Abwehrhaltung erzeugt und sie häufig die Tendenz haben, den Partner sogar in Schutz zu nehmen. Deshalb sollten insbesondere wertende und verurteilende Bemerkungen unterlassen werden.

Aus naheliegenden Gründen ist es vordringlich, sich einen Eindruck über das Ausmaß der bestehenden Gefahr zu machen. Ferner müssen Hinweise auf eine mögliche suizidale Gefährdung der Patientin beachtet werden. Schließlich sollte auch auf Probleme mit Alkohol, Medikamenten und Drogen – bei beiden Partnern – in der Exploration eingegangen werden..

Der diagnostische Aufwand bei krisenhaft zugespitzten Anpassungsstörungen kann recht umfangreich sein. Am Ende der Befunderhebung sollte man einen Einblick in die Qualität der partnerschaftlichen Beziehung gewonnen haben, wobei der Exploration der sexuellen Beziehung im Einzelfall ein wichtiger Stellenwert zukommen kann. Des weiteren sollte man sich einen Eindruck über die berufliche und finanzielle Situation bilden, ebenso über Probleme, die gegebenenfalls mit Kindern des Paares bestehen. Zur Gewinnung der notwendigen Informationen kann es erforderlich werden – im Einverständnis mit der Patientin – auch in Kontakt zu treten mit anderen Familienmitgliedern oder sonstigen Bezugspersonen.

Am Ende des diagnostischen Prozesses muß die Einschätzung stehen, ob der aktuellen Krise ein umschriebener Konflikt oder ein definiertes Lebensereignis zugrunde liegt.

Möglich ist aber auch, daß es sich um eine tiefergehende, chronische Partnerschaftsproblematik, eine generelle Kommunikationsstörung zwischen den Partnern oder auch um eine komplexe schwierige soziale Situation mit Problemen am Arbeitsplatz, in der Partnerschaft und finanziellen Engpässen handelt.

Therapeutisches Vorgehen

Akuttherapie
Nachdem eine Diagnose gestellt ist, d.h. Art und Ausmaß der Symptomatik klar erkannt sind und auch die auslösende Belastungssituation eingegrenzt wurde, kommen Techniken der Krisenintervention zur Anwendung. Am Beginn steht zunächst die Entlastung von emotionalem Druck, Depression, Angst, Aggressivität oder Schuldgefühlen. Zu den unterstützenden Techniken zählen dabei Beruhigung und eine prinzipiell empathische Haltung mit dem Ziel, eine vertrauensvolle Arzt-Patienten-Beziehung herzustellen. Unter Umständen kann auch durch aktive Eingriffe in die soziale Situation eine rasche Entlastung erreicht werden, z.B. durch Vermittlung einer Unterkunft bei erkennbarem Risiko für weitere Gewalttätigkeiten im häuslichen Umfeld. Nicht selten ist es notwendig, den Kontakt mit einem Sozialarbeiter herzustellen, der kurzfristig mit der betroffenen Person ein Beratungsgespräch führen kann hinsichtlich dringend zu lösender Angelegenheiten (Wohnung, finanzielle Angelegenheiten etc.).

| Allein die Aussicht auf eine solche Unterstützung bewirkt bei manchen Patienten schon eine deutliche Entlastung.

Auch eine kurzfristige psychopharmakologische Behandlung mit Benzodiazepinen (z.B. Lorazepam 1 mg) kann indiziert sein, sollte jedoch insgesamt sehr zurückhaltend vorgenommen werden. Bei depressiver Symptomatik und Schlafstörungen kann eine Therapie mit sedierenden Antidepressiva eingeleitet werden (z.B. Trimipramin 25–50 mg zur Nacht).

Weiteres therapeutisches Vorgehen
Eine gewisse emotionale Stabilisierung des Patienten, sei es, daß sie durch beruhigende Zusprache erreicht wurde, sei es, daß sie erst nach Gabe von Medikamenten eingetreten ist, stellt eine wesentliche Voraussetzung dafür dar, daß die auslösenden Situationen bearbeitet und entsprechende Konsequenzen in Angriff genommen werden können. Der Schwerpunkt dieser therapeutischen Arbeit liegt eindeutig im „Hier und Jetzt", zielt auf konkrete Veränderungen im psychosozialen Umfeld hin und bedient sich dabei der Regeln der Krisenintervention. Das Hauptziel besteht darin, daß die Patienten, die häufig mit dem Gefühl der Hilflosigkeit zur Vorstellung kamen, zunehmend wieder eigene Handlungsmöglichkeiten erkennen und durch supportive, das Selbstbewußtsein stärkende Methoden das Gefühl, ihre Lebenssituation bewältigen zu können, wiedergewinnen.

Im Rahmen der Krisenintervention werden noch einmal die verschiedenen Faktoren besprochen, die zum Ausbruch der Krise geführt haben. Weiterhin werden die unangemessenen Reaktionen, mit denen der Patient die Krise zu meistern versuchte, thematisiert und wirkungsvollere Bewältigungsmechanismen erarbeitet. Dabei ist es günstig, wenn der Patient eine positive Übertragung auf den Therapeuten entwickelt, d.h. dieser als hilfreich und verständnisvoll erlebt wird. Eine Krisenintervention erfordert ein hohes Maß an Flexibilität und Kreativität und auch die Bereitschaft des Therapeuten, zu einem aktiv gestaltenden Eingreifen. Bei gelungener Krisenintervention steht am Ende die Reintegration der Persönlichkeit und gleichzeitig eine neue Lernerfahrung, die dem Patienten zu adäquateren Bewältigungsmechanismen in ähnlichen Situationen verhilft (weitere Ausführungen zur psychotherapeutischen Krisenintervention finden sich in Kap. 3).

Literatur

1. Bengel, J. (Hrsg.): Psychologie in Notfallmedizin und Rettungsdienst. Springer, Berlin–Heidelberg–New York–Tokio 1997.
2. Bowlby, J.: Process of mourning. Int. J. Psychoanalysis 42 (1961), 317–340.
3. Brownmiller, S.: Against Our Will. Men, Women and Rape. Simon & Shuster, New York 1975.
4. Clayton, P., L. Desmaraes, G. Winokur: A study of normal bereavement. Amer. J. Psychiatry 125 (1968), 168–178.
5. Davidsen, J. R. T.: Posttraumative stress disorder and acute stress disorder. In: Kaplan, H., B. J. Sadock (eds.): Comprehensive Textbook of Psychiatry, 6th ed., pp. 1227–1236. Williams & Wilkins, Baltimore 1995.
6. Dreßing, H., M. Berger: Posttraumatische Streßerkrankungen. Nervenarzt 62 (1991), 16–26.
7. Feldmann, H. (unter Mitarbeit v. J. Westenhöfer): Vergewaltigung und ihre psychischen Folgen. Enke, Stuttgart 1992.
8. Häfner, H.: Krisenintervention. Psychiatr. Praxis 1 (1974), 139–150.
9. Harriette, L., M. D. Hampton: Care of the woman who has been raped. New Engl. J. Med. 332 (1995), 234–237.
10. Huber, G.: Psychiatrie, 5. Aufl. Schattauer, Stuttgart–New York 1995.
11. Hyman, S. E., G. E. Tesar: Manual of Psychiatric Emergencies, 3rd ed. Little, Brown & Co., Boston–New York–Toronto–London 1994.
12. Nadelson, C., M. T. Notman, H. Zackson, J. Gornick: A follow-up study of rape victims. Amer. J. Psychiatry 139 (1982), 1266–1270.
13. Parkes, C. M.: Bereavement. International Universities Press, New York 1972.
14. Prigerson, H. G., E. Frank, S. V. Kasl, C. F. Reynolds, B. Anderson, G. S. Zubenko, P. R. Houck, C. J. George, D. J. Kupfer: Complicated grief and bereavement-related depression as distinct disorders: preliminary empirical validation in elderly bereaved sponses. Amer. J. Psychiatry 152 (1995), 22–30.
15. Viedermann, M.: Grief: normal and pathological variants. Amer. J. Psychiatry 152 (1995), 1–4.

21
Eßstörungen

WALTER HEWER, HANS CH. DETER, MATHIAS BERGER

Die beiden wichtigsten Formen psychogener Eßstörungen sind die Anorexia und die Bulimia nervosa. Zahlreiche körperliche Auffälligkeiten können als Folge des gestörten Eßverhaltens bei den betroffenen Patientinnen (ganz überwiegend ist das weibliche Geschlecht betroffen) beobachtet werden. Beim Erstkontakt muß der Arzt sein Augenmerk darauf richten, ob eine akute Gefährdung körperlicher beziehungsweise psychischer Natur vorliegt. Daneben ist zu beachten, daß die Motivation eßgestörter Patientinnen zu einer frühzeitigen Behandlung in dem Maße gefördert wird, wie es gelingt, im diagnostischen und therapeutischen Umgang auf ihre charakteristischen Erlebnis- und Verhaltensweisen einzugehen.

Anorexia und Bulimia nervosa sind ernsthafte Erkrankungen wegen ihrer potentiell lebensbedrohlichen körperlichen Komplikationen sowie der häufigen Chronifizierung und begleitenden psychopathologischen Auffälligkeiten. Die Diagnosestellung ist nicht schwierig, sofern es gelingt, die für die Eßstörungen pathognomonischen Verhaltensweisen zu explorieren. Die Behandlung ist in der Mehrzahl der Fälle erfolgversprechend, vor allem, wenn sie frühzeitig eingeleitet wird.

21.1 Anorexia nervosa

Krankheitsbild
Die Anorexia nervosa oder psychogene Magersucht tritt überwiegend bei heranwachsenden Mädchen und jungen Frauen auf. Das typische Alter bei Ersterkrankung liegt im Bereich von 13 bis 20 Jahren. Man schätzt, daß etwa 0,3–1% der adoleszenten Mädchen in den westlichen Industrieländern von einer anorektischen Eßstörung betroffen sind. Die Erkrankung wird beim männlichen Geschlecht nur selten beobachtet (weniger als 5% der Fälle). Im Langzeitverlauf versterben etwa 10% der Patientinnen an den Folgen der Unterernährung.

21 Eßstörungen

Leitsymptom ist das durch Hungern und andere charakteristische Verhaltensweisen (Tab. 21-1) selbstverursachte Untergewicht und – in Verbindung damit – eine intensive Angst vor der Gewichtszunahme.

Tabelle 21-1 Diagnostische Kriterien der Anorexia nervosa (verkürzt nach ICD-10).

Untergewicht von 15%* oder mehr bzw. Body Mass Index von 17,5 oder weniger

selbst herbeigeführter Gewichtsverlust durch Vermeidung hochkalorischer Speisen und eine oder mehrere der folgenden Verhaltensweisen
– selbstinduziertes Erbrechen
– selbstinduziertes Abführen
– übertriebene körperliche Aktivitäten
– Gebrauch von Appetitzüglern und/oder Diuretika

Körperschemastörung

Amenorrhö (Ausnahme: vaginale Blutungen unter Hormonsubstitutionstherapie); bei Männern Libido- und Potenzverlust

bei Erkrankungsbeginn vor der Pubertät verzögerte oder gehemmte pubertäre Entwicklung

* bezogen auf einen aus gängigen Gewichtstabellen (z.B. der Metropolitan Life Insurance Company) entnommenen Erwartungswert bzw. das Ausgangsgewicht vor Krankheitsbeginn
** W/H^2; W = Körpergewicht in kg, H = Körpergröße in m

Anorexiepatientinnen verleugnen ihre Krankheit typischerweise und kommen deshalb weniger aus eigenem Antrieb, denn auf Veranlassung der besorgten Angehörigen zur Vorstellung. Häufig beharren sie trotz ausgeprägter Abmagerung darauf, sich gesund zu fühlen. Sofern überhaupt Beschwerden angegeben werden, sind dies am häufigsten unspezifische Schwäche- und Schwindelzustände sowie Magen-Darm-Symptome. Somit bleibt die Anamneseerhebung nicht selten unergiebig. Bei Fragen nach Erbrechen, Laxanziengebrauch etc. muß man auch mit unwahren Angaben rechnen. Man sollte dies aber nicht als schuldhaftes Fehlverhalten, sondern vielmehr als Teil der Symptomatik ansehen. Relativ zuverlässig kann die sogenannte Körperschemastörung exploriert werden, also das Gefühl der Patientin, normalgewichtig oder „zu fett" zu sein, obwohl objektiv ein Untergewicht besteht. Im Kontext der skizzierten Verhaltensweisen kann die charakteristische Symptomatik häufig besser durch eine Befragung der Angehörigen erfaßt werden (nicht ohne Einverständnis der Patientinnen!).

Üblicherweise werden zwei Subtypen der Erkrankung unterschieden; zum einen der **restriktive Typus**, bei dem der Gewichtsverlust primär durch Hungern erreicht wird, während bei dem **bulimischen Typus** Eß-/Brechanfälle, Abusus von Laxanzien, Diuretika u.ä.m. hinzukommen. Differentialdiagnostisch kann die Anorexia nervosa aufgrund der beschriebenen typischen Verhaltensmuster relativ leicht von anderen Ursachen eines ausgeprägten Gewichtsverlusts abgegrenzt werden, der sich bekanntlich nicht nur bei konsumierenden körperlichen

Leiden, sondern auch bei schweren psychischen Störungen (z.B. Depression, Schizophrenie) und – selten – auch bei bestimmten Hirntumoren entwickeln kann. Zu bedenken ist, daß die Anorexia nervosa in Kombination mit anderen psychischen Störungen wie auch somatischen Erkrankungen (z.B. insulinabhängiger Diabetes mellitus, M. Crohn) auftreten kann.

21.1.1 Psychiatrische Notfallsituationen

Symptomatik und Befunderhebung
Depressive Krisen und vorübergehende psychotische Episoden sind die häufigsten psychiatrischen Notfallsituationen bei Anorexiepatientinnen.

Bei einer Exploration sind insbesondere Hinweise auf eine suizidale Gefährdung zu beobachten, da Suizide – und zwar vor allem bei Patientinnen mit chronifizierten Verläufen – neben den körperlichen Komplikationen der Erkrankung eine wichtige Todesursache darstellen.

Es sollte auch an die Möglichkeit eines begleitenden Substanzmißbrauchs gedacht werden.

Die psychischen Krisensituationen sind vor dem Hintergrund der charakteristischen auslösenden Konstellation für das Anorexia-nervosa-Syndrom zu sehen. Damit sind vor allem adoleszenztypische Konfliktsituationen angesprochen, etwa der Ablösungsprozeß vom Elternhaus oder Probleme im Zusammenhang mit der körperlichen Reifung und der Aufnahme erster partnerschaftlicher Beziehungen. In diesem Kontext sei darauf hingewiesen, daß Merkmale wie Leistungsorientierung, zwanghafte Tendenzen, Kontaktstörungen oder Minderwertigkeitsgefühle als kennzeichnend für die Persönlichkeit von Anorektikerinnen gelten.

Akuttherapie
In Anwendung allgemeiner psychiatrischer Behandlungsprinzipien steht die Intervention durch eine supportives Gespräch am Anfang. Angesichts der häufig bestehenden innerfamiliären Konflikte sollte – insbesondere bei jungen Patientinnen – überlegt werden, die Familie in den therapeutischen Prozeß einzubeziehen.

Wenn eine ausreichende Stabilisierung des Befindens auf dem Wege des Gesprächs nicht erreicht werden kann, besteht eine Indikation zur medikamentösen Behandlung, die in syndromorientierter Weise erfolgen sollte. Bei Ängsten und depressiven Verstimmungszuständen, die insbesondere auch im Verlauf des Gewichtsaufbaus auftreten können, kommen am ehesten Antidepressiva mit sedierender Komponente (etwa Amitriptylin [z.B. Saroten®], Doxepin [z.B. Aponal®]) oder niederpotente Neuroleptika (etwa Promethazin [z.B. Atosil®], Chlorprothixen [z.B. Truxal®]) in Frage, zumal diese Medikamente auch die gewünschte Gewichtszunahme unterstützen. Zu beachten ist, daß die genannten Pharmaka sämtlich die bei Anorexiepatientinnen ohnehin bestehende Hypotonieneigung verstärken können.

Indikationen für stationäre Aufnahme
Eine stationäre Aufnahme wird dann erforderlich, wenn eine akute Eigengefährdung besteht bzw. aufgrund der Schwere der Symptomatik eine ambulante Be-

21 Eßstörungen

handlung nicht aussichtsreich erscheint. Zusätzliche Argumente für die Krankenhauseinweisung sind erfolglose ambulante Behandlungsversuche in der Vorgeschichte, chronifizierte Konfliktsituationen im psychosozialen Umfeld der Patientinnen sowie das Vorhandensein gravierender somatischer Befunde.

21.1.2 Somatische Notfallsituationen

Symptomatik
Körperliche Gefährdungen resultieren zum einen aus der chronischen Kachexie mit ihren Auswirkungen auf verschiedene Organsysteme, zum anderen aus den bei einem Teil der Anorektikerinnen zu beobachtenden bulimischen Verhaltensweisen (Tab. 21-2, s.a. Tab. 21-4).

Tabelle 21-2 Gravierende somatische Auswirkungen der Anorexia nervosa.

- Hypokaliämie bei hypochlorämischer metabolischer Alkalose, Hypomagnesiämie (mögliche Folgen: Arrhythmien, Tetanie, Krampfanfälle)
- sekundärer Hyperaldosteronismus, Pseudo-Bartter-Syndrom, Hyponatriämie, Exsikkose
- hypokaliämische Nephropathie, Niereninsuffizienz
- endokrine Störungen (insbesondere Amenorrhö)
- Bradykardie, Arrhythmien, plötzlicher Herztod, Perikarderguß, Hypotonie, hypovolämischer Schock
- gastrointestinale Motilitätsstörungen (Obstipation, verzögerte Magenentleerung), Dickdarmschäden durch Laxanzien, Leberenzymanstieg
- Hypoglykämie, Hypoproteinämie
- Panzytopenie, Infektneigung
- Osteoporose
- Erweiterung der inneren und äußeren Liquorräume (computertomographisch nachweißbar)

Deletäre Komplikationen können sich ergeben durch akutes Herzversagen (rhythmogen, myogen, meist in Verbindung mit schweren Elektrolytentgleisungen), Schockzustände, Ileus und Hypoglykämien. Das Auftreten einer Niereninsuffizienz signalisiert, ebenso wie ein Abfall von Gesamteiweiß und Hämatokrit, eine akute Gefährdung der Patientin. Ferner ist zu berücksichtigen, daß ein Fieberanstieg auch bei schweren Infektionen ausbleiben kann.

Befunderhebung
Angesichts dieser Risiken muß bei den Patientinnen ein kompletter internistischer Status unter besonderer Berücksichtigung des kardiovaskulären und gastrointestinalen Systems sowie des Hydratationszustands erhoben werden. Eine sorgfältige Gewichtskontrolle, die Manipulationen weitgehend ausschließt, ist unerläßlich (also Wiegen in Unterwäsche in Anwesenheit einer Krankenschwester).

Typische Stigmata der Erkrankung sind eine trockene atrophe Haut mit Lanugobehaarung sowie eine Akrozyanose. Ein winterschlafähnlicher Zustand mit Hypotonie, Bradykardie und -pnoe sowie Hypothermie kann sich bei schwerer Unterernährung einstellen. Bradykardien um 45/min, unter Umständen sogar bis zu 35/min, können auftreten, werden jedoch in der Regel nicht von klinischen Symptomen begleitet. Die Blutdruckmessung sollte mit einer Kindermanschette erfolgen, da bei Verwendung der üblichen Manschetten falsch niedrige Werte bestimmt werden.

Weiterhin ist ein eingehender Laborstatus obligatorisch (BKS, großes Blutbild, Nieren- und Leberfunktionsparameter, Blutzucker, Natrium, Kalium, Calcium, Magnesium, Chlor, anorganisches Phosphat, Gesamteiweiß und Albumin sowie Ketokörper im Urin). Am häufigsten finden sich dabei Störungen des Elektrolythaushaltes, wobei der Hypokaliämie hinsichtlich Häufigkeit und Schweregrad eine besondere Bedeutung zukommt. Das Vorliegen einer Hypokaliämie spricht für selbstinduziertes Erbrechen beziehungsweise einen Laxanzien- oder Diuretikaabusus. Wenn zusätzlich eine deutliche Hypochlorämie besteht, so deutet dies auf eine durch rezidivierendes Erbrechen bedingte metabolische Alkalose hin (Nachweis durch Blutgasanalyse). Häufige Befunde im EKG sind elektrolytbedingte Störungen der Erregungsrückbildung sowie Veränderungen im Sinne einer Vagotonie (z.B. Sinusbradykardie, Knotenersatzrhythmus).

Akuttherapie
Somatische Akutkomplikationen sind nach den Regeln der Notfallmedizin zu behandeln, auf entsprechende Literatur sei verwiesen (z.B. [5]). Die häufigste Maßnahme, die im Notfalldienst erforderlich wird, ist die Elektrolytsubstitution mit oralen Kaliumchloridpräparaten oder NaCl-Infusionen mit Zusatz von Kaliumchlorid.

Indikationen für stationäre Aufnahme
Indikationen für eine stationäre Aufnahme sind:
- Verlust von mehr als 30% des Ausgangsgewichts, v.a. bei rascher Gewichtsabnahme (innerhalb von drei Monaten oder weniger; hochgradige Gefährdung bei Unterschreitung des Idealgewichts um 40%; Abschätzung des Idealgewichts nach folgender Formel: [Körpergröße in cm -100] × 0,9 [Männer] bzw. 0,85 [Frauen]).
- ausgeprägte somatische Folgeerscheinungen: u.a. Elektrolytentgleisungen (z.B. Kalium < 3 mmol/l), Bradykardie (< 45/min), Hypotonie (< 80 mmHg systolisch), Hypothermie, Hinweise auf erhöhtes kardiales Risiko (z.B. QT-Verlängerung), Niereninsuffizienz.
- schwerwiegende Begleiterkrankungen, z.B. durch die Eßstörung bedingte schlechte Stoffwechselkontrolle bei Diabetes mellitus.

Weiteres therapeutisches Vorgehen
Längerfristig kann eine Stabilisierung des Krankheitsbildes nur durch einen konsequenten Gewichtsaufbau erreicht werden. Dieser stellt auch eine unverzichtbare Voraussetzung für eine wirksame psychotherapeutische Behandlung dar, da die Einengung der Patientinnen auf die beschriebenen Verhaltensweisen bei Gewichtszunahme erfahrungsgemäß eine rückläufige Tendenz zeigt. Das vereinbar-

te Zielgewicht sollte mindestens 90% des Idealgewichts betragen. Allerdings ist ein solches Zielgewicht bei chronifizierten Erkrankungen meist nicht realisierbar. Dennoch sollte auch bei solchen Patientinnen im Sinne einer Risikominderung auf eine Gewichtszunahme hingewirkt werden. Bezüglich des Zielgewichts sollte hier auf individueller Basis eine Beurteilung durch einen mit der Materie vertrauten Arzt vorgenommen werden.

Die wöchentliche Gewichtszunahme sollte sich in einem Bereich von 0,5–1,5 kg bewegen, in der ersten Woche sind wegen der initial stärkeren Flüssigkeitsretention auch bis zu 3 kg möglich. Es ist empfehlenswert, den Gewichtsaufbau mit 1000–1600 Kalorien täglich zu beginnen. Eine Steigerung auf 2500 Kalorien oder mehr kann schrittweise unter Berücksichtigung des individuellen Gewichtsverlaufs vorgenommen werden. Bei schwerer anorektischer Symptomatik sollte die Ernährung per Magensonde nicht zu lange hinausgezögert werden.

Auch wenn bei schweren somatischen Folgeerscheinungen die körperliche Seite des Krankheitsbildes im Vordergrund steht, so muß das charakteristische Krankheitsverhalten anorektischer Patientinnen auch dann Beachtung finden. Für den Gewichtsaufbau hat sich ein verhaltenstherapeutisch orientierter Ansatz bewährt, der am leichtesten in einer entsprechend ausgerichteten Fachklinik realisiert werden kann [7, 8].

Der Gewichtsaufbau kann mit körperlichen Begleiterscheinungen verbunden sein. Ernsthafte Gefahren treten jedoch zumeist nur bei unsachgemäßer Durchführung (z.B. zu rascher Gewichtszunahme) auf:
– Ödeme werden manchmal bei schnellem Gewichtsanstieg beobachtet. Durch eine internistische Untersuchung ist zu klären, ob Symptome einer Herzinsuffizienz vorliegen (in Einzelfällen Lungenödem als Komplikation der Auffütterung!) und inwieweit spezifische Maßnahmen erforderlich sind (z.B. Diuretika, vorübergehende Reduktion der Kalorienzufuhr).
– Bei gesteigerten Nahrungsvolumina treten gastrointestinale Motilitätsstörungen häufiger auf (Symptome: Völlegefühl, Übelkeit, Obstipation). Neben einer Überprüfung und unter Umständen auch einer Reduktion der zugeführten Nahrungsmenge ist bei solchen Symptomen – unter genauer Beachtung der Herstellerempfehlungen! – der Einsatz von motilitätsfördernden Medikamenten zu erwägen (Metoclopramid [z.B. Paspertin®] bzw. Cisaprid [z.B. Propulsin®]; cave: Cisaprid bei Hypokaliämie, -magnesiämie und QT-Verlängerung kontraindiziert!). Selten, aber potentiell lebensgefährlich ist die akute Magenatonie. Bezüglich der Komplikationen der Sondenernährung sei auf die entsprechende Literatur verwiesen [3].
– Pankreatitis (sehr selten).
– Eine unter Umständen tödliche Hypophosphatämie kann durch Zufuhr einer ausgewogenen, ausreichend phosphathaltigen Kost bzw. durch Substitution bei erniedrigtem Serumspiegel vermieden werden.

Ergänzende Anmerkungen

Beim Umgang mit Anorektikerinnen sollte man deren ausgeprägte **Autonomiebedürfnisse** berücksichtigen.

Man kann das anorektische Verhalten auch als einen verzweifelten Kampf – wenn auch mit untauglichen Mitteln – um die Aufrechterhaltung der Autonomie verstehen. Deshalb ist eine stationäre Aufnahme für viele Patientinnen mit der unerträglichen Angst vor dem totalem Verlust der Kontrolle über die eigene Situation verbunden. Wenn es gelingt, diese Ängste im Gespräch zu mildern, so kann die regelhaft gegebene Abwehr der Behandlung leichter überwunden werden. Konkret bedeutet dies, daß der behandelnde Arzt bereit sein sollte, bestimmte Aspekte von Behandlungsverlauf und -ziel mit den Patientinnen abzustimmen. Er sollte sie aber auch nicht darüber im unklaren lassen, daß ihm die typischen Merkmale der magersüchtigen Fehlhaltung wohlvertraut sind. Je schwerer die Ausprägung der anorektischen Symptomatik ist, um so stärker wird in der Akutphase die Verantwortung für den Zustand der Erkrankten vom Arzt übernommen werden müssen. Dies kann auch die Notwendigkeit zu vorübergehenden Verhaltensrestriktionen (Bettruhe, Einschränkung der Besuche etc.) beinhalten. Mit zunehmender Besserung sollten die Patientinnen die Verantwortung für ihre Gesundheit nach und nach wieder voll übernehmen.

In aller Regel kann mit den Patientinnen und Angehörigen ein Konsens bezüglich der stationären Aufnahme erreicht werden, die mitunter sogar als entlastend erlebt wird. In seltenen Fällen wird jedoch die Behandlung trotz vitaler Gefährdung abgelehnt. Als letztes Mittel muß dann auf eine Behandlung der Patientin gegen ihren Willen nach den Richtlinien der Unterbringungs- bzw. Betreuungsgesetzes zurückgegriffen werden (s.a. Kap. 5).

Typische Fehler
- Durchführung einer rein somatischen Behandlung ohne Psychotherapie;
- ausschließlich psychotherapeutische Behandlung, ohne daß für einen Gewichtsaufbau Sorge getragen wird;
- inkonsequentes Verhalten der Therapeuten, das heißt, es wird auf die Einhaltung getroffener Vereinbarungen nicht ausreichend geachtet;
- Nichterkennen und Nichtansprechen manipulativen Verhaltens (z.B. induziertes Erbrechen, Täuschungsversuche beim Wiegen);
- aggressive statt sachlich-konsequente Reaktion auf manipulatives Verhalten;
- Überschätzung des Kooperationswillens der Patientinnen; Versuch, den Patientinnen ihre anorektischen Überzeugungen ausreden zu wollen;
- Mitglieder des therapeutischen Teams lassen sich durch die Patientin gegeneinander ausspielen.

21.2 Bulimia nervosa

Krankheitsbild
Von einer Bulimia nervosa sind etwa 2–4% der jungen Frauen im Alter von 18 bis 35 Jahren betroffen. Das Ersterkrankungsalter liegt üblicherweise zwischen 13 und 25 Jahren. Weniger als 10% der Erkrankten gehören dem männlichen Geschlecht an.

Die Patientinnen sind in einer übertriebenen Art und Weise darauf fixiert, ein bestimmtes Zielgewicht zu erhalten bzw. zu erreichen, wobei dieses häufig unter dem Idealgewicht liegt. Deshalb versuchen sie durch Fasten, ihr Zielgewicht zu erreichen. Als Folge davon stellt sich ein zunehmender Heißhunger ein, der sich regelhaft in Eßanfällen („binge eating") entlädt. Daraufhin sehen sich die Patientinnen verstärkt zu gewichtskontrollierenden Maßnahmen gezwungen (**bulimischer Zyklus**). Die Eßanfälle sind das Leitsymptom der Störung (Tab. 21-3); nach einer verbreiteten Definition (DSM-IV) müssen sie mindestens zweimal wöchentlich über drei Monate auftreten. Die Eßanfälle sind typischerweise mit einem Kontrollverlust verbunden. Die Patientinnen nehmen enorme Mengen meist kalorienreicher Nahrungsmittel (z.B. Nudeln, Schokolade) in kurzer Zeit zu sich. Während der Attacke können bis zu 10 000 Kalorien, in Einzelfällen noch mehr, aufgenommen werden!

Tabelle 21-3 Diagnostische Kriterien der Bulimia nervosa (verkürzt nach ICD-10).

- andauernde (gedankliche) Beschäftigung mit Essen; unwiderstehliche Gier nach Nahrungsmitteln; Eßattacken, bei denen große Mengen Nahrung in sehr kurzer Zeit konsumiert werden
- Versuch, einer Gewichtszunahme durch selbstinduziertes Erbrechen, Laxanzienabusus, Hungerperioden u.ä. entgegenzuwirken
- krankhafte Furcht davor, dick zu werden; Festlegung einer Gewichtsgrenze durch die Patientin, die weit unter dem prämorbiden, vom Arzt als optimal angesehenen Gewicht liegt
- anamnestisch häufig eine manifeste oder subklinische Anorexia nervosa

Erbrechen kann nach den Nahrungsmittelexzessen reflektorisch auftreten, häufiger ist es jedoch selbstinduziert. Das tatsächliche Körpergewicht bewegt sich meist im Normbereich, kann jedoch auch darunter oder darüber liegen.

Differentialdiagnostisch ist der bulimische Typus der Anorexia nervosa abzugrenzen (wesentliches Unterscheidungskriterium: Vorhandensein bzw. Fehlen eines Untergewichts, wie in Tab. 21-1 definiert), ferner das sogenannte habituelle Erbrechen, Zustände der Hyperphagie (bei Psychosen, zerebralen Prozessen) sowie organische Erkrankungen des Magen-Darm-Trakts. Es gibt Hinweise darauf, daß Bulimie und insulinpflichtiger Diabetes mellitus überzufällig häufig in Kombination auftreten. Unerklärte Stoffwechselentgleisungen bei juvenilen Diabetikern sollten deshalb an eine Eßstörung denken lassen.

21.2.1 Psychiatrische Notfallsituationen

Symptomatik und Befunderhebung

Auf psychiatrischem Gebiet sind in erster Linie depressive Krisen mit Suizidalität sowie Folgen eines möglichen Abusus pschotroper Substanzen zu beachten.

Für das Verständnis der psychischen Situation bulimischer Patienten ist es wichtig zu wissen, daß neben depressiven Verstimmungen Gefühle der Enttäuschung, des Ärgers, der Anspannung, aber auch der emotionalen Leere und des Alleinseins typische Auslöser für die Eßanfälle sind.

Neben der Beurteilung der aktuellen Stimmungslage und der Alkohol-, Medikamenten- und Drogenanamnese sollten bei der Exploration vor allem auch auf eine Persönlichkeitsstörung (z.B. vom Borderline-Typus) hinweisende Symptome Beachtung finden. Häufig verheimlichen Bulimikerinnen – trotz hohen Leidensdrucks – ihre Eßstörung, und zwar aufgrund von Scham- und Schuldgefühlen. Deshalb ist es im Umgang mit diesen Patientinnen entscheidend, eine Gesprächsatmosphäre herzustellen, die es ihnen erlaubt, sich zu offenbaren, ohne sich kritisiert oder herabgewürdigt zu fühlen. Wenn dies gelingt, wird es im allgemeinen nicht schwierig sein, die charakteristische Symptomatik zu explorieren. Man sollte sich auch nicht scheuen, bei Hinweisen auf das Krankheitsbild (z.B. einer unklaren Hypokaliämie bei einer jungen Frau) offen nach bulimischen Verhaltensweisen zu fragen.

Akuttherapie
Am Anfang steht die Beratung der Patientin über die Gefahren der Erkrankung, aber auch die Möglichkeit einer erfolgreichen Behandlung. Eine ambulante psychiatrisch-psychotherapeutische Behandlung sollte – soweit bis dahin noch nicht geschehen – in die Wege geleitet werden.

Akute psychische Krisen sollten zunächst auf der Ebene des Gesprächs angegangen werden. Bei stärkergradiger Ausprägung ist eine am Zielsymptom orientierte medikamentöse Behandlung zu erwägen, z.B. durch die Gabe von niederpotenten Neuroleptika (etwa Promethazin [z.B. Atosil®], Chlorprothixen [z.B. Truxal®]) bei Bildern, die durch Depressivität und Ängstlichkeit oder Erregung und Anspannung gekennzeichnet sind. Benzodiazepine sollten wegen einer möglichen Abhängigkeitsentwicklung mit Zurückhaltung eingesetzt werden.

Indikationen für stationäre Aufnahme
Eine stationäre Aufnahme ist in folgenden Situationen indiziert:
– massive Ausprägung der Symptomatik, zunehmender Kontrollverlust über das Eßverhalten und damit verbundener hoher Leidensdruck.
– stärkergradige psychiatrische Begleitsymptomatik, insbesondere depressive Bilder mit Suizidgefährdung sowie Krisen im Zusammenhang mit Persönlichkeitsstörungen und Mißbrauch psychotroper Substanzen (vor allem bei anamnestisch bekannter Neigung zu Impulsdurchbrüchen).
– Versagen der ambulanten Behandlung, vor allem dann, wenn aufgrund ungünstiger Lebensumstände (soziale Isolierung, familiäre Konflikte, Probleme im schulischen oder beruflichen Umfeld) ein Milieuwechsel angezeigt erscheint.

Weiteres therapeutisches Vorgehen
Längerfristig kann in Ergänzung zur Psychotherapie die Behandlung mit einem Antidepressivum erwogen werden. Neben den trizyklischen Antidepressiva sind dabei vor allem Serotonin-Wiederaufnahmehemmer in Betracht zu ziehen.

21.2.2 Somatische Notfallsituationen

Symptomatik
Die wichtigsten somatischen Komplikationen (Tab. 21-4) sind Folge des rezidivierenden Erbrechens. Dies betrifft verschiedene gastrointestinale Folgeerkran-

kungen ebenso wie die häufig zu beobachtenden Störungen des Wasser- und Elektrolythaushalts. Letztere werden nicht selten durch einen Abusus von Laxanzien (u.U. bis zu 50 Dragees/Tag!) und Diuretika mitverursacht. Auch sei die Möglichkeit akuter kardialer Notfallsituationen in Erinnerung gerufen.

Tabelle 21-4 Gravierende somatische Auswirkungen der Bulimia nervosa.

- Hypokaliämie bei hypochlorämischer metabolischer Alkalose, Hypomagnesiämie, sekundärer Hyperaldosteronismus, hypokaliämische Nephropathie, Hyponatriämie, Exsikkose
- endokrine Störungen (u.a. Zyklusunregelmäßigkeiten)
- Arrhythmien, Herzinsuffizienz (u.a. Kardiomyopathie durch Ipecacuanha-Abusus), plötzlicher Herztod
- gastrointestinale Motilitätsstörungen (z.B. gastroösophagealer Reflux) und Blutungen (u.a. Mallory-Weiss-Syndrom); Ösophagitis, Ösophagusruptur, Ulzera in Ösophagus, Magen und Duodenum; Magenatonie, Magenruptur; Pankreatitis, Dickdarmschäden durch Laxanzien
- Parotisschwellung, Zahn- und Zahnfleischschäden
- chronische Heiserkeit, Aspirationspneumonie, Pneumomediastinum
- Rhabdomyolyse

Befunderhebung

Bei der Erhebung des körperlichen Befundes weisen eine schmerzlose Parotisschwellung, deutliche Schäden an Zähnen und Zahnfleisch sowie Hautverletzungen am Handrücken (im Zusammenhang mit dem ständigen Erbrechen) auf eine Bulimie hin.

Bezüglich der technischen Untersuchungen gelten die gleichen Richtlinien wie für die Anorexia nervosa (s. Kap. 21.1).

Akuttherapie

Die häufigste Störung, die einer dringlichen Korrektur bedarf, ist die meist mit einer metabolischen Alkalose verbundene Hypokaliämie (s. Kap. 21.1). Dabei kommen – wie bei den anderen somatischen Komplikationen – die allgemein geltenden internistischen Behandlungsprinzipien zur Anwendung.

21.3 Andere Eßstörungen

Inappetenz und Nahrungsverweigerung werden auch bei anderen psychiatrischen Erkrankungen beobachtet und können zu massivem Gewichtsverlust führen, während selbstinduziertes Erbrechen und eine Störung des Körperschemas bei diesen Patienten üblicherweise nicht vorliegen.

Im einzelnen sind zu nennen:

- sogenannte anorektische Reaktionen bei Konflikt- und Verlustsituationen (fließende Übergänge zum Vollbild der Anorexia nervosa möglich);
- akute Psychosen (z.B. mit Vergiftungswahn);
- schwere (meist wahnhafte) depressive Erkrankungen;
- hirnorganische Erkrankungen (v.a. dementielle Syndrome).

Die genannten Erkrankungen sind bei sorgfältiger Untersuchung in aller Regel nicht zu übersehen, so daß die verminderte Nahrungsaufnahme offensichtlich nur ein Symptom einer anderweitigen Störung darstellt. Entsprechend ist therapeutisch vorzugehen. Eine stationäre Aufnahme ist in den meisten Fällen erforderlich. Sofern eine ausreichende orale Nahrungszufuhr nicht gelingt, ist die Ernährung per Magensonde indiziert.

Bezüglich der körperlichen Folgen der Unterernährung und ihrer Behandlung sei auf die vorangegangenen Ausführungen verwiesen.

Literatur

1. Berger, M.: Zum Stand der Bulimie-Forschung. Fundamenta Psychiatrica 3 (1989), 12–18.
2. Bossert, S., E. Schnabel, J.-C. Krieg, P. Molitor, J. Kemper, M. Berger: Integratives stationär-ambulantes Therapiekonzept bei Patienten mit Anorexia nervosa: ein revidierter Therapieansatz, Psychother. med. Psychol. 37 (1987), 331–336.
3. Deter, H. C.: Angewandte Psychosomatik, Georg Thieme Verlag, Stuttgart–New York 1997.
4. Feiereis, H.: Bulimia nervosa. In: Uexküll, Th. v. (Hrsg.): Psychosomatische Medizin. 5. Aufl., S. 616–636. Urban & Schwarzenberg, München–Wien–Baltimore 1996.
5. Harloff, M. (Hrsg.): Notfälle in der Inneren Medizin. 11. Aufl. Urban & Schwarzenberg, München–Wien–Baltimore 1993.
6. Kaplan, A. S., P. E. Garfinkel: Medical issues and the eating disorders. Brunner/Mazel, New York 1993.
7. Köhle, K., C. Simons: Anorexia nervosa. In: Uexküll, Th. v. (Hrsg.): Psychosomatische Medizin. 5. Aufl., S. 599-615. Urban & Schwarzenberg, München–Wien–Baltimore 1996.
8. Meermann, R., W. Vandereycken: Therapie der Magersucht und Bulimia nervosa. de Gruyter, Berlin–New York 1987.
9. Vanderlinden, J., J. Norré, W. Vandereycken, R. Meermann: Therapie der Bulimia nervosa. Behandlungskonzepte mit Fallbeispielen. Schattauer, Stuttgart–New York 1992.
10. Waadt, S., R. G. Laessle, K. M. Pirke: Bulimie: Ursachen und Therapie. Springer, Berlin–Heidelberg 1992.

22
Schlafstörungen

ULRICH VODERHOLZER, DIETER RIEMANN

Ein- und Durchschlafstörungen (Insomnien) sowie eine vermehrte Schläfrigkeit während des Tages (Hypersomnien) können auf vielfältigen psychischen und somatischen Ursachen beruhen. Wenn Patienten aufgrund dieser Symptome einen Arzt aufsuchen, liegt in den meisten Fällen keine Notfallsituation vor.

Zwar kann die von manchen Patienten berichtete völlige **Insomnie** praktisch nie im Schlaflabor objektiviert werden, und eine akute gesundheitliche Gefährdung durch das Schlafdefizit selbst ist entgegen der Befürchtung vieler Patienten nicht zu erwarten. Klagen über Schlaflosigkeit können jedoch ein Hinweis auf eine schwere bzw. akute psychiatrische Erkrankung sein, wobei manchmal dieses Symptom für den Betroffenen so im Vordergrund steht, daß seine Wahrnehmung und sein Denken ganz darauf eingeengt sind.

> Eine schwere Schlafstörung verpflichtet daher zu einer gründlichen Exploration, um eine möglicherweise sich dahinter verbergende psychiatrische Akutsituation rechtzeitig zu erkennen.

Im Gegensatz zu den Insomnien beklagen Patienten mit **Hypersomnien** eine ausgeprägte Tagesmüdigkeit sowie Einschlafattacken. Davon streng unterschieden werden muß die Somnolenz im Rahmen einer Bewußtseinsstörung: Dabei ist der Patient zwar noch erweckbar, kann jedoch eine für die Zuwendung zum Untersucher notwendige Aktivierung nicht durchhalten und sinkt immer wieder in einen schlafähnlichen Zustand ab. Bewußtseinsstörungen deuten auf eine hirnorganische Störung hin und bedürfen einer sofortigen diagnostischen Klärung (s. Kap. 12 und 13). Bei Hypersomnien hingegen ist der Patient fast immer aufgrund der Untersuchungssituation so aktiviert, daß das Symptom der direkten Beobachtung entgeht oder er sofort aus dem Schlaf vollständig erweckt werden kann.

> Hypersomnien entstehen am häufigsten aufgrund von nächtlichen Atemregulationsstörungen, die mit einer ernsthaften somatischen Gefährdung einhergehen können. Im Zusammenhang mit der Symptomatik selbst besteht eine erhöhte Unfallgefahr.

Zu den **Parasomnien** zählen in erster Linie Schlafwandeln und Pavor nocturnus. Gelegentlich kann es auch im Rahmen dieser Schlafstörungen zu Unfällen kommen.

22.1 Insomnien

Krankheitsbild
Etwa ein Drittel der erwachsenen Bevölkerung leidet an Ein- und Durchschlafstörungen. Die Prävalenzrate steigt mit dem Lebensalter; Frauen sind häufiger betroffen als Männer.

Nach der DSM-IV-Klassifikation spricht man von Insomnie, wenn ein Patient über Ein- und Durchschlafschwierigkeiten klagt oder sich trotz adäquater Schlafdauer nicht erholt fühlt. Die Schlafstörung muß mit einer Beeinträchtigung der Tagesbefindlichkeit einhergehen, um als krankheitswertig klassifiziert zu werden.

Man unterscheidet „primäre Insomnien" von Insomnien aufgrund einer psychiatrischen oder einer organischen Erkrankung.
Primäre Insomnien sind weder auf eine psychiatrische noch eine organische Ursache zurückzuführen. Sie stellen meist ein chronisches Problem und keine Notfallsituation dar.

Bei 40% der Patienten mit Schlafstörungen findet sich eine **psychiatrische Grunderkrankung**:
- 90% aller depressiven Patienten leiden an einer Schlafstörung.
  Typisch ist, daß depressive Patienten in den frühen Morgenstunden aufwachen und nicht wieder einschlafen können und oft zu dieser Zeit den Tiefpunkt der depressiven Stimmungslage erleiden.
- Manien und manische Episoden im Rahmen schizoaffektiver Psychosen gehen fast immer mit schweren Schlafstörungen bei erheblich verkürzter Schlafdauer einher. Typisch ist im Gegensatz zur Depression, daß häufig kaum ein Leidensdruck besteht und der Patient sich trotz der schweren Schlafstörung subjektiv munter und tatkräftig fühlt.
- Bei schizophrenen Psychosen treten schwere Schlafstörungen meist im akuten Krankheitsschub auf. Schlafstörungen sind auch das häufigste Frühsymptom, das nach vorheriger Remission einen erneuten Krankheitsschub ankündigt.

Der Schweregrad einer begleitenden Insomnie kann bei Depressionen, Manien und schizophrenen Psychosen einen Hinweis für die Schwere der Erkrankung bzw. den Grad der Remission geben. Auch Patienten mit Angststörungen, Zwangsstörungen, Suchterkrankungen und Persönlichkeitsstörungen klagen sehr häufig über Ein- und Durchschlafstörungen.

Organisch bedingte Insomnien können auf den vielfältigsten körperlichen Erkrankungen beruhen, z.B. chronischen Schmerzsyndromen, Ulkuskrankheit, Hyperthyreose, Asthma bronchiale etc.

In der Praxis sind jedoch vor allem nächtliche Atemregulationsstörungen relevant, die neben dem Symptom Hypersomnie auch häufig insomnische Beschwerden verursachen (s. Kap. 22.2).

Etwa 10% der schweren Insomnien beruhen auf einem Restless-legs-Syndrom. Diese Patienten beklagen ein Unruhegefühl in den Beinen, selten auch in den Armen, das bevorzugt in den Abendstunden in Ruhe auftritt und mit unangenehmen Sensationen, meist als Kribbeln, Ziehen oder Brennen beschrieben, einhergeht. Bewegung, z.B. durch Aufstehen und Umhergehen, lindert diese Beschwerden. In der Einschlafphase und während des Schlafs kommt es zu periodischen Beinbewegungen, die entweder das Einschlafen verhindern oder zu ständigen kurzen Weckreaktionen führen. Die insomnischen Beschwerden können so quälend sein, daß als Folge der Erkrankung Suizidalität auftritt. Häufig wird ein Restless-legs-Syndrom in der Praxis nicht erkannt bzw. die Beschwerden werden als Polyneuropathiesyndrom fehlgedeutet.

Notfallsituationen bei Insomnien können entstehen, wenn
- die Insomnie subjektives Leitsymptom einer zugrundeliegenden psychiatrischen Erkrankung ist, die ihrerseits eine Notfallsituation darstellt, z.B. durch das Auftreten von Suizidalität oder ausgeprägten Symptomen im Sinne einer akuter Psychose.
- wenn eine schwere organisch bedingte Insomnie so unerträglich wird, daß sie zu Suizidalität führt.

Symptomatik und Befunderhebung
Bei schweren Schlafstörungen muß in jedem Fall eine kausal-diagnostische Einschätzung vorgenommen werden. Hierzu sollten eine kurze somatische und psychiatrische Anamnese erhoben, eine internistische und neurologische Untersuchung durchgeführt und der psychische Befund erhoben werden.

Bei schweren Schlafstörungen sollten immer suizidale Tendenzen exploriert werden.

Da manche Patienten alle ihre Beschwerden auf eine Schlafstörung zurückführen, können die folgenden Fragen hilfreich sein:
- „Sind Ihre Schlafstörungen so schwer, daß Sie deswegen an Depressionen leiden?"
- „Haben Sie manchmal derart unerträgliche Schlafstörungen, daß das Leben nur noch eine Qual ist und Sie deshalb lebensmüde Gedanken haben?"

Bejaht ein Patient diese Fragen, handelt es sich meistens um eine Insomnie bei Depression. Ganz anders verhält es sich bei Manien. Hier können Fragen hilfreich sein, wie etwa: „Haben Sie sich trotz geringer Schlafdauer voller Energie gefühlt?" Generell gilt, daß das plötzliche Auftreten von schweren Schlafstörungen ohne erkennbare situative Gründe immer verdächtig auf eine Insomnie im Rahmen einer affektiven Erkrankung bzw. auch einer akuten Psychose ist.

In jedem Fall muß auch nach den Symptomen eines Restless-legs-Syndroms gefragt werden.

Man sollte gezielt nach einem bevorzugt in den späten Abendstunden und in der ersten Nachthälfte auftretenden Unruhegefühl in den Beinen, das sich durch Aufstehen und Umhergehen bessert, fragen. Die Mißempfindungen in den Beinen können manchmal von Patienten nur schwer beschrieben werden, manche berichten ein Kribbeln, Brennen, Ziehen oder auch Schmerzen in den Beinen.

An weiteren diagnostischen Maßnahmen empfehlen sich eine labormedizinische Untersuchung (BKS, Blutbild, Leber- und Nierenfunktionsparameter, Elektrolyte, Blutzucker, Urinstatus, Schilddrüsenwerte), ein EEG sowie eventuell auch ein CT des Schädels.

Therapeutisches Vorgehen
Bei Insomnien aufgrund psychiatrischer Erkrankungen steht die Therapie der Grunderkrankung im Vordergrund (zum Vorgehen bei Suizidalität s. Kap. 10). Besteht aufgrund der psychiatrischen Erkrankung eine Indikation zur Gabe von Antidepressiva oder Neuroleptika, sollten Präparate mit sedierender Komponente (Tab. 22-1) gewählt werden, um gleichzeitig die Schlafstörung mit zu behandeln. Eine Überweisung in eine Spezialambulanz für Schlafstörungen bzw. eine schlafpolygraphische Diagnostik ist in der Regel nicht erforderlich bzw. nur dann, wenn die schweren Schlafstörungen nach erfolgreicher psychiatrischer Behandlung persistieren.

Tabelle 22-1 Mitbehandlung von Schlafstörungen bei psychiatrischen Erkrankungen durch Wahl eines Medikaments mit sedierender Komponente (Beispiele; zu Kontraindikationen und Nebenwirkungen s. Kap. 4).

Medikament	Erhaltungsdosis*
Antidepressiva	
– Amitriptylin (z.B. Saroten®)	100–150 mg
– Amitriptylinoxid (z.B. Equilibrin®)	180–240 mg
– Trimipramin (z.B. Stangyl®)	150–225 mg
– Doxepin (z.B. Aponal®)	150–225 mg
Neuroleptika	
– Perazin (z.B. Taxilan®)	150–300 mg
– Pipamperon (z.B. Dipiperon®)	40–80 mg

* zu Beginn einschleichende Dosierung erforderlich

Die Therapie somatisch bedingter Insomnien richtet sich ebenfalls nach der Grunderkrankung. Bei schweren Insomnien ohne erkennbare psychiatrische oder somatische Ursachen ist dagegen die Überweisung in eine Spezialambulanz für Schlafstörungen mit der Möglichkeit der polygraphischen Diagnostik sinnvoll, um die Beschwerden zu objektivieren und organische Faktoren, wie ein Schlafapnoe-Syndrom oder nächtliche periodische Beinbewegungen auszuschließen. Restless-legs-Syndrome und nächtliche periodische Beinbewegungen können medikamentös mit L-Dopa (z.B. Madopar®), Pergolid® oder Opiaten behandelt werden.

Die Akuttherapie einer Insomnie ist nur bei einer zugrundeliegenden psychiatrischen Notfallsituation notwendig.

22.2 Hypersomnien

Krankheitsbild
Die Hauptbeschwerde besteht in einer übermäßigen Schläfrigkeit während des Tages oder in Einschlafattacken, die nicht durch eine ungenügende Schlafdauer während der Nacht erklärbar sind. Hypersomnien kommen seltener vor als Insomnien.

Man unterscheidet Hypersomnien bei bekanntem organischem Faktor, Hypersomnien im Rahmen einer psychischen Störung sowie primäre Hypersomnien.

Zu den häufigsten Ursachen zählen das Schlafapnoe-Syndrom und die Narkolepsie.

Beim Schlafapnoe-Syndrom kommt es zu Atempausen während des Schlafes, die in Abhängigkeit von ihrer Länge und Häufigkeit und den damit verbundenen Sauerstoffentsättigungen zu Weckreaktionen und einer Fragmentierung des Schlafs führen. Die Ursache der Hypersomnie beruht in diesem Fall auf der Störung des Nachtschlafs, während bei Narkolepsie auch unabhängig von einer Nachtschlafstörung Tagesschläfrigkeit und imperative Einschlafattacken neben anderen Symptomen, wie z.B. Kataplexien, auftreten. Es handelt sich dabei um eine meist lebenslängliche Erkrankung mit einer Prävalenz von 2–3 pro 10 000.

Mögliche Notfallsituationen im Zusammenhang mit Hypersomnien entstehen aus Unfällen durch Einschlafen während des Tages. Daneben ist der Status cataplecticus bei Narkolepsie zu nennen.

Symptomatik und Befunderhebung
Zunächst muß exploriert werden, ob tatsächlich eine Hypersomnie vorliegt oder ob es sich um Antriebslosigkeit, ausgeprägte Mittagsmüdigkeit bzw. grobes Fehlverhalten bezüglich des Schlafes handelt. Die Symptome müssen so schwerwiegend sein, daß daraus eine Beeinträchtigung der beruflichen Leistungsfähigkeit oder der sozialen Aktivitäten resultiert.

Typisch für imperative Einschlafattacken ist deren Auftreten auch in sehr ungewöhnlichen Situationen, z.B. während des Essens, im Gespräch, während einer laufenden Tätigkeit. Patienten mit Hypersomnien müssen oft ihre Arbeit unterbrechen, beim Autofahren sind sie häufig gezwungen, an den Straßenrand zu fahren.

Hinweise für ein Schlafapnoe-Syndrom sind männliches Geschlecht, starkes Übergewicht, Schnarchen, vom Bettpartner beobachtete Atempausen während des Schlafes sowie morgendliche Abgeschlagenheit und Kopfschmerzen.

Bei der körperlichen Untersuchung muß insbesondere nach klinischen Zeichen einer Rechtsherzinsuffizienz, wie Beinödeme, Lippenzyanose, Halsvenenstauung, geachtet werden. Auch Bluthochdruck kann ein Hinweis für ein Schlafapnoe-Syndrom sein.

Der Verdacht auf eine Narkolepsie ergibt sich, wenn neben der praktisch immer vorhandenen Tagesmüdigkeit und Hypersomnie noch andere Symptome, wie affektiver Tonusverlust (Kataplexien) oder Schlaflähmung, auftreten.

Kataplexien sind oft nur Sekunden oder Sekundenbruchteile dauernde Erschlaffungen einzelner Muskelgruppen bzw. der gesamten Muskulatur, die bevorzugt in stark emotionsgeladenen Situationen, wie z.B. beim Lachen, auftreten und häufig der Exploration entgehen. Von Schlaflähmung spricht man, wenn der Patient aus dem Schlaf aufwacht, sich jedoch bei vollem Bewußtsein infolge einer völligen Muskelatonie nicht bewegen kann.

Von Status cataplecticus in Analogie zum Status epilepticus spricht man, wenn ein Patient mehrere Kataplexien hintereinander hat oder der Zustand völliger Muskelatonie länger anhält. Üblicherweise tritt ein solcher Zustand nur bei Patienten mit schwerer Narkolepsie bzw. nach Absetzen stark antikataplektisch wirksamer Substanzen auf. Klinisch findet sich bei herabgesetztem bzw. aufgehobenem Muskeltonus ein Fehlen der Muskeleigenreflexe, der Patient ist nur in der Lage, die Augen zu bewegen. Die Atmung ist nicht beeinträchtigt.

Therapeutisches Vorgehen
In der Regel können Apnoe-Syndrome suffizient und schnell mit CPAP (continuous positive airway pressure) behandelt werden. Adjuvant können verhaltensmedizinische Therapiestrategien (Gewichtsreduktion, Alkohol und Sedativakarenz) eingesetzt werden. Bei akut lebensbedrohlichen Komplikationen des Schlafapnoe-Syndroms kommt als Ultima ratio eine Tracheostomie in Betracht, allerding nur dann, wenn andere weniger invasive Therapieverfahren nicht zur Verfügung stehen.

Bei der Narkolepsie führt die Gabe von REM-Schlaf-unterdrückenden Antidepressiva oder MAO-Hemmern zur Linderung der REM-Schlaf-assoziierten Symptome (Kataplexie, hypnagoge Halluzinationen). Stimulanzien können unter entsprechenden Vorsichtsmaßnahmen zur Therapie der Tagesmüdigkeit verwendet werden.

Im Status cataplecticus kann die Gabe von Clomipramin als Infusion diesen Zustand beheben.

22.3 Parasomnien

Krankheitsbild
Parasomnien sind Verhaltensweisen, die im Schlaf auftreten und nichtepileptischer Natur sind. In erster Linie sind dies Schlafwandeln, Pavor nocturnus, Alpträume, nächtliches Zähneknirschen und Enuresis nocturna.

Notfallsituationen können sich bei Schlafwandeln und ausgeprägtem Pavor nocturnus wegen der damit verbundenen Unfallgefahr ergeben.

Diese Formen der Schlafstörungen sind im Kindesalter besonders häufig, treten jedoch auch nicht selten bei Erwachsenen auf.

Bei **somnambulen Episoden** verläßt der Patient, ohne das Bewußtsein zu erlangen, sein Bett, während das EEG noch die für den Non-REM-Schlaf charakteristischen Theta- und Deltawellen zeigt. Wegen der fehlenden Orientierung kann es dabei zu sehr gefährlichen Aktionen, wie z.B. Verlassen eines Raums durch das Fenster, kommen. Nach dem Aufwachen sowie am Tag danach besteht meist eine Amnesie für das Ereignis. Differentialdiagnostisch müssen epileptische Anfälle im Schlaf abgegrenzt werden.

Beim **Pavor nocturnus** kommt es aus dem Schlaf heraus zu einem Zustand heftiger Angst und damit verbundener vegetativer Erregung, oft mit einem lauten, schrillen Schrei, wobei die Patienten sich meist im Bett aufsetzen oder aus dem Bett springen.

Beiden Störungsbildern liegt eine unvollständige Weckreaktion zugrunde. Viele Patienten leiden an beiden Störungen, wobei häufig Übergänge vorkommen.

Symptomatik und Befunderhebung
Somnambule Episoden und Pavor-nocturnus-Attacken treten vorwiegend im ersten Nachtdrittel auf und sind meist nur von kurzer Dauer.

> Wegen der Amnesie für diese Ereignisse sollte bei Verdacht unbedingt eine Fremdanamnese erhoben werden, um das Ausmaß der Störung und die damit verbundene Verletzungsgefahr zu erkennen.

Typisch ist eine Verstärkung der Symptomatik im Rahmen von Streß und Konfliktsituationen. Eine Provokation nach Alkoholgenuß sowie durch bestimmte Medikamente, z.B. Lithium, ist möglich. In der Exploration sollte gezielt nach Hinweisen für epileptische Anfälle gefragt werden.

Die Diagnostik sollte eine neurologische Untersuchung, ein EEG sowie ein CT oder NMR des Schädels mit einschließen.

Therapeutisches Vorgehen

Akuttherapie
Falls jemand aus einer somnambulen Episode oder einer Pavor-nocturnus-Attacke noch nicht erwacht ist, empfehlen sich vorsichtiges Wecken und Beruhigen (cave: forcierte Weckversuche können unter Umständen fremdaggressives Verhalten des Patienten provozieren!).

Weiteres therapeutisches Vorgehen

> Am wichtigsten sind eine Aufklärung und eine Beratung über die Unfallgefahr.

Das Bett sollte möglichst in Bodennähe stehen, gefährliche Gegenstände, wie Lampen, Glas etc., sollten nicht in unmittelbarer Nähe des Betts stehen, in der Umgebung sollten sich keine scharfen Kanten befinden.

Auf einen regelmäßigen Schlaf-Wach-Zyklus und das Vermeiden von Schlafdefizit sollte geachtet werden. Entspannungstraining und Streßbewältigungstechniken sowie eventuell auch eine Psychotherapie empfehlen sich als weitere nichtpharmakologische Maßnahmen.

Medikamentös ist die Gabe von MAO-Hemmern, z.B. Moclobemid oder Tranylcypromin, möglich.

Literatur
1. Berger, M. (Hrsg.): Handbuch des normalen und gestörten Schlafs. Springer, Berlin 1992.
2. Dressing, H., D. Riemann: Diagnostik und Therapie von Schlafstörungen. Fischer, Stuttgart–Jena 1994.

23
Sexualstörungen

BURKHARDT VOGES

Die Beschäftigung mit Sexualstörungen führt in einen zentralen Lebensbereich, der in hohem Maß emotional besetzt ist, Vorurteilen und Wertungen unterliegt und sich somit äußerst konfliktreich gestalten kann. Jeder, der sich mit der menschlichen Sexualität und Geschlechtlichkeit auseinandersetzt, sollte sich Klarheit über diesen Hintergrund verschaffen und seine eigenen Ansichten auf Voreingenommenheiten prüfen. Da die menschliche Sexualität außer der biologischen Funktion der Reproduktion gleichermaßen seelische und soziale Aspekte umfaßt, sind bei der Diagnosestellung und Behandlung von Sexualstörungen biopsychosoziale Zusammenhänge zu berücksichtigen.

Sexuelle Störungen unterschiedlicher Art und verschiedener Ausprägung sind häufig. Sie können organisch und/oder psychisch bedingt sein.

Von Sexualstörungen sollte man aber nur dann sprechen, wenn Personen mit ihrer Sexualität solche Schwierigkeiten haben, daß sie oder andere Menschen in wesentlichem Umfang daran leiden.

Zwar entwickeln sich sexuelle Störungen meist erst allmählich und erfordern selten akute Behandlung, sie können aber im Rahmen von Zuspitzungen durchaus auch einmal als therapiebedürftige Notfallsituationen und Krisen auftreten [6]. Im folgenden werden Sexualstörungen berücksichtigt, die auch im Zusammenhang mit psychiatrischen Störungen stehen, dabei aber oft keine spezifischen Notfälle bestimmter Krankheiten darstellen, sondern häufig nur Begleitsymptom unterschiedlicher psychiatrischer Störungen (z.B. Depression, Suizidalität) sind. In diesen Fällen wird ergänzend auf die entsprechenden Kapitel verwiesen.

Des weiteren stellen sich Probleme der Sexualität durch organische Krankheiten, im Alter und bei körperlichen sowie geistigen Behinderungen, auf das hier nicht weiter eingegangen wird. Ebenfalls bleiben die psychischen und psychosexuellen Störungen bei Opfern von Vergewaltigungen (s. Kap. 20.1) und sexuellem Mißbrauch (s. Kap. 26) und damit die speziellen Probleme im Zusammenhang mit Sexualstraftaten in diesem Kapitel unberücksichtigt.

Wenn auch zu jeder kompletten psychiatrischen Exploration eine ausführliche Sexualanamnese gehört – wobei es dem Patienten überlassen bleiben muß, innerhalb welcher Grenzen er persönliche Sachverhalte offenlegen will –, so sind

Zielrichtung und Umfang einer solchen Anamnese in einer Notfallsituation im allgemeinen auf die unmittelbar wichtigen Aspekte zu begrenzen.

Das dazu notwendige Gespräch – selbstverständlich abgeschieden von anderen Zuhörern – muß auf dem Hintergrund von Offenheit und neutraler Werthaltung von seiten des Therapeuten zum einen gezielte Fragen enthalten, zum anderen von der Bereitschaft bestimmt sein, dem Patienten zuzuhören, um zu erfahren, was ihm wichtig ist und worauf es ihm weniger ankommt.

Die verwendete Sprache sollte klar und auf den Bildungsstand des Patienten bezogen sein. Die körperliche Befunderhebung und Laboruntersuchungen – auch im Hinblick auf sexuell übertragbare Krankheiten – sind in Akutsituationen nur dann erforderlich, wenn diesbezügliche Fragen zu klären sind.

23.1 Sexuelle Funktionsstörungen

Die Darstellung von Dysfunktionen orientiert sich am physiologischen Ablauf sexueller Reaktionen [4, 5].

Störungen der Lustappetenzphase: Störungen der Lust (Libido) auf sexuelle Aktivitäten, die den eigentlichen physiologischen Reaktionen vorausgeht, sind verbunden mit Begriffen wie Frigidität, sexuelle Hyper- oder Hypoaktivität und sexuelle Aversion. Die körperlichen Reaktionen laufen normal ab, allein das Bedürfnis nach sexuellem Erleben ist beeinträchtigt.

Störungen der Erregungsphase: Hierzu zählen Erektionsstörungen, der Mangel vaginaler Lubrikation und der Vaginismus. Die beiden erstgenannten Dysfunktionen entstehen durch eine unzureichende Blutfülle der Geschlechtsorgane, entweder organisch bedingt oder als Folge unzureichend wirkender sexueller Stimuli. Beim Vaginismus liegt eine willentlich nicht beeinflußbare spastische Kontraktion der Muskulatur im unteren Scheidenbereich vor.

Störungen der Plateauphase: Die Dauer dieser Phase, in der sich das sexuelle Lustgefühl weiter aufbaut, verkürzt sich oder bleibt ganz aus, wenn es zum vorzeitigen Samenerguß, zur Ejaculatio praecox, kommt. Es wird kein genügend hohes sexuelles Lust- und Spannungsniveau erreicht, der Orgasmus verläuft flach und wenig befriedigend. Verzögert sich der Samenerguß oder stellt er sich auch bei langer Plateauphase nicht ein, so wird diese Störung als Ejaculatio retarda oder deficiens bezeichnet. Wird generell während des Geschlechtsverkehrs über Schmerzen geklagt, so wird von einer Dyspareunie gesprochen.

Störungen der Orgasmusphase: Hierunter fällt die Unfähigkeit, einen Orgasmus zu empfinden (Anorgasmie) oder das Erleben von Schmerzen während des sexuellen Höhepunkts. Die Ansicht, nur der durch vaginale Stimulation ausgelöste Orgasmus sei „vollwertig", ist unangemessen.

Störungen der Entspannungsphase: Der befriedigende Orgasmus, erlebt durch Masturbation oder Koitus, mündet in eine angenehme Gelöstheit, oft verbunden mit dem Wunsch nach Schlaf. Manche Personen aber fühlen sich verstimmt, unzufrieden, leer und erschöpft. Dieser Zustand wird als nachorgastische Verstimmung bezeichnet.

Vorgehen in Notfall- und Krisensituationen
Die sexuellen Funktionsstörungen können zwar massive Beeinträchtigungen und Leidenszustände mit sich bringen, sie führen jedoch nur relativ selten zu psychiatrischen Notfällen und Krisen mit unmittelbarer Handlungsnotwendigkeit.

Klagen über Dysfunktionen sollten immer die Frage nach unerwünschten Wirkungen von Psychopharmaka (v.a. Neuroleptika und trizyklische Antidepressiva oder nach affektiven Erkrankungen aufwerfen. So sind Libido- und Potenzverlust bei Depression (s.a. Kap. 18.2) nicht selten. Eine an einer Manie (s.a. Kap. 18.1) oder an einer organischen Psychose (z.B. bei Schädel-Hirn-Trauma, Demenz, s.a. Kap. 14.2.1 und 27.2) erkrankte Person kann in akute Schwierigkeiten mit der Umwelt durch sexuelle Enthemmung und/oder Hyperaktivität kommen, die in der Regel mit antriebsmindernden und sedierenden Psychopharmaka (s.a. Kap. 4) zu behandeln ist. Ein wahlloser Partnerwechsel mit promiskem Verhalten ist ein mögliches Merkmal bei Borderline-Persönlichkeitsstörungen (s.a. Kap. 24.2).

Psychische Faktoren wie Unsicherheit, Angst, Ärger, Mißtrauen, Scham, Schuldgefühle und Selbstwertprobleme sind häufig an der Entstehung sexueller Dysfunktionen beteiligt.

Die Behandlung – allein oder partnerbezogen – richtet sich nach der Grundproblematik [7, 9]. Ergänzende allgemeine therapeutische Richtlinien finden sich in Kapitel 23.5.

23.2 Störungen der Geschlechtsidentität

Bevor ein Bewußtsein für die eigene Sexualität entsteht, bildet sich bereits ein Eindruck von der eigenen Geschlechtszugehörigkeit.

Die Überzeugung, männlich oder weiblich zu sein, entwickelt sich hauptsächlich zwischen dem zweiten und vierten Lebensjahr und ist danach kaum änderbar. Spätere Einflüsse festigen nur noch die gewonnene Geschlechtsidentität.

Transsexualismus: In den meisten Fällen stimmen Geschlechtsidentität als Ausdruck des psychischen Geschlechtsbewußtseins und körperliches Geschlecht überein. Eine kleine Gruppe von Personen empfindet sich in ihrer Geschlechtszugehörigkeit konträr zum biologischen Geschlecht. In diesen Fällen spricht man von Transsexualismus [2, 11]. Es gibt Mann-zu-Frau- und Frau-zu-Mann-Transsexuelle, deren Ziel es in unterschiedlicher Intensität ist, eine Angleichung des körperlichen an das psychische Geschlecht herbeizuführen, und die dazu auch operative Eingriffe verlangen.

Die Angleichung wird auch durch das Wechseln der Kleidung angestrebt (cross-dressing). Formal liegt das Phänomen des Transvestitismus vor, der hier aber nicht als sexuelles Stimulans dient, sondern das Gefühl der Einheitlichkeit fördert. Transsexuelle selbst erleben auch ihre sexuelle Orientierung, die meist auf eine Person des eigenen biologischen Geschlechts ausgerichtet ist, nicht als homosexuell.

Transsexualität ist das Ergebnis eines Prozesses, und solange dieser noch nicht abgeschlossen ist, spricht man besser von einer transsexuellen Entwicklung.

Vorgehen in Notfall- und Krisensituationen
Selbstkastration aus Ekel oder zur Erzwingung von Angleichungsoperationen treten gelegentlich bei Mann-zu-Frau-Transsexuellen auf. Dieselbe Handlung kann sich aus krankhaftem Erleben im Rahmen von Psychosen aus dem schizophrenen Formenkreis (s.a. Kap. 17.1 und 17.2) ereignen, in deren Symptomenvielfalt auch transsexuelle Phänomene beschrieben worden sind, die sich jedoch mit Abklingen der Psychose verlieren. Über eine antipsychotische medikamentöse Behandlung ist in diesen Fällen erst nach der chirurgischen Notversorgung von psychiatrischer Seite zu entscheiden.

Erfahrungsgemäß führt die Konfrontation mit der schwer verständlichen transsexuellen Thematik, die häufig mit der Forderung nach einer hormonellen Behandlung und geschlechtsangleichenden Operation verbunden ist, zu einer vehementen Ablehnung seitens des Therapeuten, selten zu einer Befürwortung. Beide Entscheidungen sind als spontane Reaktion fragwürdig, und eine unmittelbare Ablehnung belastet die Situation zusätzlich.

Hilfreich ist ein Offenbleiben für den Ausgang in beide Richtungen, bis zu dessen Erreichen unter Umständen Jahre verstreichen können.

In Krisen – am häufigsten ausgelöst durch die Schwierigkeiten, die Umwandlung zu realisieren –, in denen es zu depressiven Reaktionen mit **Suizidgedanken** und **-handlungen** (s.a. Kap. 9 und 10) kommen kann, sollte versucht werden, Therapeuten mit Erfahrungen zur transsexuellen Problematik einzubeziehen. Eventuell ist eine Zusammenarbeit mit Endokrinologen und Chirurgen einzuleiten. Ein Teil transsexueller Personen berichtet über gute Erfahrungen mit Selbsthilfegruppen, vor allem in Hinsicht auf eine Verbesserung der oft ausgeprägten sozialen Isolierung.

23.3 Störungen der Sexualpräferenz

Hierunter sind Gestaltungsformen sexueller Aktivitäten zu verstehen, die mit problematischem Sexualverhalten einhergehen. Bei dem Wort problematisch ist zu bedenken, daß Verhaltensbewertungen stark von den jeweils gültigen Normen abhängen und diese wiederum vom Zeitgeist und vom Stand des Wissens bestimmt sind. Viele Varianten wurden und werden mit Bezeichnungen wie Perversion, sexuelle Aberration und Deviation belegt.

Auch unter einer vorurteilsfreien Betrachtung und dem heutigen Wissen, daß Äußerungsformen der Sexualität vielgestaltig und variant sein können – aber nicht deshalb schon als pathologisch bewertet werden dürfen –, gibt es durchaus sexuelle Verhaltensweisen, die belastend, zwanghaft, destruktiv oder gefährdend für den Betreffenden oder dessen Partner sind [1, 2, 4]. In solchen Fällen ist eine Indikation zur Therapie gegeben.

Exhibitionismus: Ein Exhibitionist – fast immer ein Mann – ist eine Person, die zwanghaft und wiederholt ihre Genitalien Fremden, meist Frauen, gegenüber entblößt und sich dabei in einem psychischen Spannungszustand befindet, der vor allem eine sexuelle Tönung besitzt. Diese wird durch das Erschrecken des Gegenübers, zu dem in der Regel ein deutlicher Abstand gehalten wird, erhöht.

Voyeurismus und Frotteurismus: Voyeurismus (Skopophilie) bezeichnet das ebenfalls zwanghafte Verhalten, sexuelle Handlungen oder nackte Personen unbemerkt zu beobachten. Frotteurismus (Frottage) beschreibt die sexuelle Stimulation durch Reiben der Genitalien an fremden Personen (meist im Gedränge).

Sadismus und Masochismus: Mit Sadismus und Masochismus werden zwei komplementär zueinander stehende Verhaltensweisen benannt. Sadismus bezeichnet die Neigung, den Geschlechtspartner zu beherrschen, zu demütigen, ihm Schmerzen beizufügen. Der Masochist erbittet derartige Behandlungen. Problematisch sind diese Verhaltensweisen dann, wenn sie so stark ausgeprägt sind, daß sie Leib und Leben gefährden oder unfreiwillig ausgeübt werden.

Fetischismus: Gewöhnlich wirken körperliche Merkmale als sexuell stimulierend. Die Vorliebe für bestimmte Körperteile dürfte zum Teil kulturell determiniert sein. Die Attraktivität ist aber gewöhnlich mit einem darüber hinausgehenden Interesse an der Person verbunden. Problematisch können sexuelle Handlungen werden, wenn die Körperteile ganz allein die Beziehungsaufnahme bestimmen oder wenn der Sexualpartner völlig überflüssig wird, weil nur Gegenstände (Unterwäsche, Schuhe, Gummi, Leder, weiche Stoffe u.a.) sexuell erregen. In solchen Fällen spricht man von Fetischismus. Es gibt auch Fetischisten mit einer Vorliebe für alte gebrechliche Menschen oder für solche, die gelähmt oder körperlich versehrt sind. Unter Fetischismus läßt sich auch bei weiter Anwendung des Begriffs die Nekrophilie (sexuelles Interesse an Toten) einordnen.

Transvestitismus: Der Transvestit erlebt sexuelle Stimulation und Orgasmus durch das Tragen weiblicher Kleidung und legt sie auch überwiegend nur zu diesem Zweck an. In dieser Hinsicht besteht eine Verbindung zum Fetischismus, der wohl, wie der Transvestitismus, nur bei Männern vorkommt. Im Gegensatz zur allgemeinen Auffassung sind die meisten Transvestiten heterosexuell. Wohl tragen auch manche männliche und weibliche Homosexuelle gegengeschlechtlich akzentuierte Kleidung, aber nicht zur sexuellen Stimulation.

Urolagnie, Koprophilie und Saliromanie: Hierunter wird die Neigung verstanden, sexuelle Erregung mit der Beschäftigung von Urin, Kot und Schmutz zu verknüpfen, sowohl in aktiver als auch passiver Form. Zu dieser Gruppe sind auch Männer zu zählen, die sich nur sexuell stimuliert fühlen, wenn sie Frauen verbal mit Obszönitäten (Koprolalie) belästigen, nicht selten über unerwünschte Telefonate.

Kleptomanie und Pyromanie: Diese Termini werden in der Sexologie gebraucht, wenn eine Person durch Diebstahl oder Brandstiftung sexuell erregt wird. Viel häufiger als sexuelle Motive bestimmen andere Gründe derartige Handlungen, z.B. Racheimpulse.

Zoophilie: Der Begriff beschreibt genitale sexuelle Kontakte zwischen Mensch und Tier. Die Zoophilie ist als sexuelle Handlung bei freier Wahlmöglichkeit nicht sehr häufig und eher Ersatz für nicht realisierbare Beziehungen mit menschlichen Partnern.

Pädophilie: Sexuelle Beziehungen zwischen Erwachsenen und Kindern werden gesellschaftlich und strafrechtlich in unserer Kultur streng geahndet. In welchem Umfang Kinder Schaden durch sexuelle Beziehungen mit Erwachsenen erleiden, wird unterschiedlich bewertet [10]. Jungen scheinen häufiger einbezogen zu sein als Mädchen. Mit der Möglichkeit aggressiver oder körperlich verletzender Handlungen ist zu rechnen, auch wenn diese relativ selten sind. Unter Berücksichtigung der Tatsache, daß auch Kinder durchaus bereits sexuelle Interessen entwickeln, eventuell auch an Erwachsenen, sind pädophile Handlungen nicht zwingend nur durch den Erwachsenen motiviert.

Die Verantwortlichkeit für pädophile Handlungen, die in jedem Fall äußerst konfliktträchtig und mit dem Risiko gravierender Folgen für die Kinder belastet sind, liegt jedoch allein bei den involvierten Erwachsenen.

Probleme durch sexuelle Stimulation: Uralt scheint der Wunsch nach Intensivierung des sexuellen Erlebens zu sein. Hierzu sei auf drei gefährdende Verhaltensweisen hingewiesen:
– der Einsatz von Drogen (Opioide, Cannabinoide, Kokain, Halluzinogene) als Aphrodisiakum.
– die Inhalation von gefäßerweiternden flüchtigen Nitriten (Amyl- oder Isobutylnitrit, umgangssprachlich als „Poppers" bezeichnet).
– die Herbeiführung einer drohenden Erstickung durch kontrollierte Strangulation.

Die Effekte sind in unterschiedlichem Maß eine Stimmungsanhebung, eine Potenzsteigerung und/oder eine Verstärkung sowie Verlängerung der Orgasmusphase.

Vorgehen in Notfall- und Krisensituationen

Nicht immer ist der Zusammenhang mit sexuellen Störungen sofort evident: Körperliche Verletzungen können Folge von **sadomasochistischen Handlungen** oder dem Gebrauch von Gegenständen zur Selbststimulation sein, Infektionen von **Urin** und **Kot** herrühren.

Akute psychotische Symptome können durch **Drogen** entstehen (s.a. Kap. 16). Bei für den Patienten erträglicher Symptomatik kann unter Karenz mit der Gabe von Neuroleptika abgewartet werden.

Die **Inhalation von gefäßerweiterndem Amylnitrit** zur sexuellen Erregungssteigerung zieht oft Kopfschmerzen und – bei längerem intensiven Gebrauch – eine Anämie durch Methämoglobinbildung nach sich. Bei Nitritinhalation muß über die Möglichkeit solcher unerwünschten Wirkungen informiert werden.

Die glücklicherweise seltenen, immer unbeabsichtigten tödlichen Zwischenfälle bei **autoerotischer Stimulation durch Asphyxie** [8, 13] können als Selbstmord durch Erhängen fehlgedeutet werden, wenn sonstige Hinweise auf den richtigen Sachverhalt übersehen oder nicht mitgeteilt werden. Angehörige und Überlebende schämen sich meist, über diese Form der Stimulation zu sprechen. Ergibt sich ein Verdacht auf dieses Verhalten, sollte die Gelegenheit zu einem Gespräch mit der Zielsetzung gesucht werden, zunächst die Beschämung zu überwinden, um Möglichkeiten der sexuellen Befriedigung mit geringerer Gefährdung zu erörtern.

Exhibitionismus, **Fetischismus** (wenn z.B. Gegenstände entwendet werden) und **pädophile Handlungen** führen mitunter zu unmittelbarem Eingreifen Dritter mit Zuführung der Täter in ärztliche Betreuung. Hier sind affektive Reaktionen (s.a. Kap. 9, 10) wahrscheinlich, die der Entaktualisierung entweder durch das supportive Gespräch (s.a. Kap. 3) oder der medikamentösen Sedierung (s.a. Kap. 4) bedürfen.

Ebenso kann das nicht häufige Symptom der **Koprolalie** bei Gilles-de-la-Tourette-Syndrom von der Umwelt als willentliche verbale sexuelle Entgleisung fehlverstanden werden. Der Hinweis auf den Krankheitscharakter ist dann der erste Schritt zu weiteren psychiatrischen Maßnahmen.

Bei wiederholtem unsinnig erscheinendem **Diebstahl** und bei **Brandlegung** ist es wichtig, überhaupt an eine sexuell bedingte Motivation zu denken und entsprechende Überlegungen in die Exploration miteinzubeziehen.

23.4 Sexuelle Entwicklungs- und Orientierungsstörungen

Die sexuelle Entwicklung ist ein komplexer und unter Umständen lebenslanger Prozeß, der bereits intrauterin beginnt und durch unterschiedliche Einflüsse gestört werden kann [1, 5].

Nach der Geburt setzt sie sich als körperliche und psychosexuelle Reifung fort, die in bestimmten Abschnitten besonders krisenanfällig ist. Die Sexualität des Kindes, des Jugendlichen und des Erwachsenen hat ihre eigenen Entwicklungslinien, zu deren Erklärung viele unterschiedliche Theorien entstanden sind. Keine gilt als bewiesen. Gleichwohl sind viele Erkenntnisse gewonnen. Das Freudsche Modell mit oraler, analer, ödipaler und phallischer Phase ist entwicklungspsychologisch ausgerichtet. Sozialpsychologische Ansätze betonen stärker eine soziale Determination. Vermutlich sind Anlage und Umwelt gleichermaßen bedeutsam, ihre Einflüsse aber im einzelnen noch nicht hinreichend differenziert. Auf jeden Fall bedürfen Sexualität und Geschlechtlichkeit der Entwicklung, in der auch Lern- und Übungsprozesse wichtig sind. Diese Aufgaben muß jeder Mensch lösen. Gelingt ihm dies im jeweiligen Kulturkreis nur unzureichend, so besteht die Gefahr von Störungen.

Homosexualität: Wird Transsexualität als Identitätsstörung eingeordnet – richtig verstanden ist das Phänomen trotz vieler theoretischer Erwägungen bisher noch nicht –, so wird Homosexualität immer noch als eine Störung der sexuellen Orientierung angesehen. Sie wird allerdings immer weniger als pathologisch bewertet, sondern statt dessen als eine Variante der sexuellen Orientierung. Die Ursache dafür, daß sie bedeutend seltener ist als Heterosexualität, ist unklar. Aufgrund immer noch beträchtlich moralisierender Bewertungen sexueller Handlungen in unserem Kulturkreis sind homosexuelle Männer und Frauen negativen Vorurteilen und abwertenden Haltungen ausgesetzt. Einem zunehmend größeren Teil homosexueller Menschen gelingt es offensichtlich, seine Orientierung in sein Selbstbild zu integrieren und nicht an sich selbst zu leiden. Ein kleinerer Teil erlebt seine homosexuelle Neigung als nicht zu sich passend und leidet sehr darunter. Solche Menschen sind durch eine Beeinträchtigung ihres Selbstwertgefühls bis hin zu zerstörerischem Selbsthaß gefährdet.

Bisexualität: Ist ein Mensch sowohl an Männern als auch Frauen sexuell interessiert, wird er als bisexuell bezeichnet. Ob es dieses Phänomen, gleichermaßen beiden Geschlechtern erotisch zugewandt zu sein, wirklich gibt, erscheint fraglich, zumal noch Konzepte der Bisexualität von Männern und Frauen unterschieden werden [3]. Zutreffend ist, daß im Rahmen einer freier gelebten Sexualität heute Heterosexuelle gelegentlich auch homosexuelles Verhalten und umgekehrt für sich zulassen. Sie sind damit aber nicht bisexuell, denn im Kern bleiben wohl die meisten Menschen doch der einen oder anderen sexuellen Orientierung verhaftet [4].

Vorgehen in Notfall- und Krisensituationen
Gelegentlich werden im Rahmen von Psychosen aus dem schizophrenen Formenkreis Befürchtungen einer homosexuellen Entwicklung geäußert, wobei sich die Sorge, homosexuell zu sein, bis zu panikartigen Zuständen steigern kann. Das Auftreten eines solchen Zustands ist auch bei abgewehrter homosexueller Neigung ohne psychotische Ursache möglich. Für die Behandlung als psychotisches Symptom gelten die Regeln der Therapie schizophrener Psychosen. Panikzustände erfordern eventuell den Einsatz von Benzodiazepinen (s.a. Kap. 4), wenn Gespräche allein keine ausreichende Entlastung bringen.

Krisen in Verbindung mit Homosexualität, die nicht per se als eine behandlungsbedürftige Störung anzusehen ist, können auftreten
– durch Beeinträchtigung sexueller Funktionen in homosexuellen Beziehungen,
– durch Unzufriedenheit mit der Homosexualität (nicht selten ist es die Unzufriedenheit der nahen Bezugspersonen), die derart konflikthaft erlebt werden kann, daß sich depressive Reaktionen sowie Suizidgedanken und -handlungen (s.a. Kap. 9 und 10) manifestieren,
– durch den Wunsch nach heterosexuellen Beziehungen.
Die letzten beiden Kategorien sind immer auch unter dem Aspekt der Stigmatisierung homosexueller Menschen zu sehen, die viele wenigstens vorübergehend bewegt, die „Umpolung" zur heterosexuellen Orientierung anzustreben. Da dieser Versuch meist vergeblich ist, sollte die therapeutische Hilfe darin bestehen, die Person zu befähigen, sich darüber klar zu werden, wo sie steht und wie sie ein befriedigendes Leben führen kann.

Zweifel an einer Kerngruppe bisexueller Menschen wurden bereits geäußert. Immer wieder gibt es aber Homosexuelle, die sich durch ihre Neigung bedroht fühlen oder auch real Diskriminierungen ausgesetzt sind und sich zur Entlastung aufgrund eines gelegentlich auch heterosexuellen Verhaltens als bisexuell bezeichnen. Dieser schützende Halt sollte nur in Frage gestellt werden, wenn er entbehrlich erscheint.

23.5 Ergänzende allgemeine therapeutische Richtlinien

Für die Behandlung sexueller Störungen [12] sind Kenntnisse ätiologischer Faktoren erforderlich. Diese lassen sich einteilen in
– Informations- und Übungsdefizite;
– zwischenmenschliche Beziehungsstörungen ohne belangvolle neurotische Komponente;

- zwischenmenschliche Beziehungsstörungen auf der Basis von neurotischen Entwicklungen;
- Persönlichkeitsstörungen;
- psychotische Krankheiten ohne organische Ursachen;
- körperliche Krankheiten;
- iatrogene Schädigungen (z.B. Medikamente).

Um Einblick zu bekommen, welcher ätiologische Faktor oder welche Kombination von Faktoren vorliegt, bedarf es der genauen Sexualanamnese, verbunden mit einer Diagnostik der Beziehungspathologie und Persönlichkeitsstruktur sowie der eingehenden körperlichen Untersuchung.

Entsprechend der Vielgestaltigkeit sexueller Funktionsstörungen und der Fülle unterschiedlicher ätiologischer Faktoren ist eine Behandlungsart allein nicht ausreichend, alle Formen der sexuellen Funktionsstörungen zu therapieren [1, 5, 7, 9].

Jede Behandlungsform hat ihr mehr oder weniger spezifisches Anwendungsspektrum und eigene Grenzen. Ohne weiter auf Wirksamkeit, Eignung oder Vereinbarkeit mit ethischen Forderungen einzugehen, seien die wichtigsten Behandlungstechniken mit Indikationen hier genannt:
- Beratung und edukative Verfahren: Störungen, die hauptsächlich Folge unzureichender Kenntnisse oder mangelnder Erfahrung sind; störungsübergreifend besteht die Notwendigkeit der Beratung über risikoträchtige sexuelle Verhaltensweisen und entsprechende präventive Maßnahmen.
- Verhaltenstherapie: Störungen, die aus interaktiven oder situationsbedingten Faktoren entstehen, wobei diese Faktoren nicht oder nur unbedeutend von psychodynamischen Konflikten bestimmt sein sollen.
- tiefenpsychologische (psychodynamische) Behandlungsverfahren: Symptome, die in Verbindung mit neurotischen und persönlichkeitsabhängigen Störungen stehen (verhaltenstherapeutische oder edukative Techniken sind hier nicht ausgeschlossen, sondern können elektiv mit eingesetzt werden).
- Techniken mit Einbeziehung sexueller Manipulationen.
- medikamentöse oder chirurgische Behandlungen: nur, wenn die Sexualstörung auf organischer Ursache beruht.

Ist die sexuelle Störung Symptom einer Psychose, so muß diese entsprechend behandelt werden. Am schwierigsten und oft auch wenig erfolgreich sind Behandlungen sexueller Störungen auf dem Hintergrund ausgeprägter Persönlichkeitsstörungen, da in solchen Fällen häufig Ich- und Objektbezogenheit, Impulskontrolle, Frustrations- und Angsttoleranz sowie Abwehrmechanismen instabil sind und diese Fülle interagierender Unzulänglichkeiten nur mühevoll für Patient und Therapeut ins Gleichgewicht zu bringen ist.

Literatur

1. Bancroft, J.: Grundlagen und Probleme menschlicher Sexualität. Enke, Stuttgart 1985.
2. Eicher, W.: Transsexualismus, 2. Aufl. Fischer, Stuttgart–Jena–New York 1992.
3. Gooß, U.: Sexualwissenschaftliche Konzepte der Bisexualität von Männern. Enke, Stuttgart 1995.

4. Haeberle, E. J.: Die Sexualität des Menschen: Handbuch und Atlas. de Gruyter, Berlin–New York 1983.
5. Hertoft, P.: Klinische Sexologie. Deutscher Ärzteverlag, Köln 1989.
6. Kaplan, H. I., B. J. Sadock: Pocket Handbook of Emergency Psychiatric Medicine, pp. 342–345. Williams & Williams, Baltimore–Philadelphia–Hong Kong–London–Munich–Sydney–Tokio 1993.
7. Kaplan, H. S.: Sexualtherapie – ein neuer Weg für die Praxis. Enke, Stuttgart 1979.
8. Kirksey, K. M., M. Holt-Ashley, K. L. Williamson, R. O. Garza: Autoerotic asphyxia in adolescents. J. Emergency Nurs. 21 (1995), 81–83.
9. Kockott, G.: Therapie von Sexualstörungen. In: Möller, H.-J. (Hrsg.): Therapie psychiatrischer Erkrankungen, S. 653–662. Enke, Stuttgart 1993.
10. Lautmann, R.: Die Lust am Kind. Portrait des Pädophilen. Klein, Hamburg 1994.
11. Pfäfflin, F., A. Junge: Geschlechtsumwandlung: eine Abhandlung zur Transsexualität. Schattauer, Stuttgart–New York 1992.
12. Sigusch, V. (Hrsg.): Sexuelle Störungen und ihre Behandlung. Thieme, Stuttgart–New York 1996.
13. Tough, S., J. C. Butt, G. L. Sanders: Autoerotic asphyxial deaths: analysis of nineteen fatalities in Alberta, 1978 to 1989. Can. J. Psychiatry 39 (1994), 157–160.

24
Persönlichkeits- und Verhaltensstörungen

THOMAS BRONISCH

Unter dem Begriff „Persönlichkeit" wird ein Muster von charakteristischen Gedanken, Gefühlen und Verhaltensweisen verstanden, die eine Person von einer anderen unterscheiden und über Zeit und Situation hinaus fortdauern (zur Definition einiger Begriffe aus dem Umfeld des Begriffs Persönlichkeit s. Tab. 24-1).

Unter Notfallbedingungen können **Persönlichkeitsstörungen** meist nur vermutet, aber nicht eindeutig diagnostiziert werden. Aufgrund der Definition von Persönlichkeitsstörungen nach ICD-10 (Tab. 24-2) kann diese Diagnose erst nach einer eingehenden Exploration unter Einschluß einer biographischen Anamnese, unter Umständen ergänzt durch fremdanamnestische Angaben, gestellt werden. Beim Erstkontakt mit einem Patienten in einer Akutsituation liegen derart detaillierte Informationen im allgemeinen nicht vor. Außerdem stellen Reinformen bei der Typologie von Persönlichkeitsstörungen (Tab. 24-3) eher die Ausnahme dar. Die Zuordnung zu einem bestimmten Typus erfolgt deshalb anhand der im Vordergrund stehenden Persönlichkeitsmerkmale.

Trotz dieser Einschränkungen kann es gerade in schwierigen Akutsituationen hilfreich sein, die typischen Verhaltensmuster der verschiedenen Persönlichkeitsstörungen zu kennen. Dies trägt dazu bei, Erleben und Handeln des Patienten besser zu verstehen und sich individuell darauf einstellen zu können.

Man kann die Persönlichkeitsstörungen – in Anlehnung an die Klassifikation des DSM-IV (Diagnostisches und statistisches Manual psychischer Störungen der American Psychiatric Association, 4. Revision) – in drei Hauptgruppen einteilen:
- Personen der ersten Gruppe (s. Kap. 24.1) werden häufig als sonderbar oder exzentrisch bezeichnet.
- Personen der zweiten Gruppe (s. Kap. 24.2) werden häufig als dramatisierend, emotional oder launisch bezeichnet.
- Personen der dritten Gruppe (s. Kap. 24.3) zeigen sich oft ängstlich und furchtsam.

Schließlich wird in diesem Kapitel eingegangen auf verschiedene Verhaltensstörungen, die an anderer Stelle nicht klassifiziert werden können und insbesondere durch eine Störung der Impulskontrolle gekennzeichnet sind (s. Kap. 24.4).

Tabelle 24-1 Begriffsdefinitionen im Umfeld der Termini Persönlichkeit/Persönlichkeitsstörungen.

Temperament	konstitutionsgebundene, individuelle Eigenart der Reaktionen im Bereich des Gefühls-, Willens- und Trieblebens
Charakter	Gesamtgefüge aller im Laufe des Lebens gleichbleibenden Grundzüge von Haltungen, Einstellungen, Strebungen, Gesinnungen und Handlungsweisen, die das Besondere des Individuums grundlegend bestimmen
Charakterstörungen/ Charakterneurose/ Charakterpanzerung	Verformungen bzw. Störungen von Charakterzügen, bedingt durch eine vor allem in der frühen Kindheit gestörte Entwicklung (aus der Psychoanalyse entlehnte Begriffe)
Persönlichkeitsstruktur	Gesamtheit der Persönlichkeitszüge (Charakterzüge) eines Individuums (im Rahmen der psychoanalytischen Terminologie auch Charakterstruktur genannt)
Persönlichkeitsstörungen	löste den Begriff der Psychopathie ab (der aufgrund seiner negativen Konnotation aufgegeben wurde); neben einer konstitutionellen Veranlagung werden aus heutiger Sicht auch erworbene Eigenschaften als konstituierende Elemente für die Definition von Persönlichkeitsstörungen angesehen
Soziopathie	schädigendes, seltener einfach abnormes Verhalten gegenüber der sozialen Umwelt; entspricht am ehesten dem Begriff der „dissozialen Persönlichkeitsstörung"

24.1 Paranoide und schizoide Persönlichkeitsstörungen

Krankheitsbild
Die in Tabelle 24-4 genannten Merkmale sind charakteristisch für diese Gruppe von Persönlichkeitsstörungen.

Vor allem Patienten mit einer paranoiden Persönlichkeitsstörung sind oft streitsüchtig und übertreiben Schwierigkeiten, d.h., „sie machen aus einer Mücke einen Elefanten". Es fällt ihnen schwer, ihre verkrampfte Haltung aufzugeben, und sie gehen beim Erkennen einer vermeintlichen Gefahr gleich zu einem Gegenangriff über. Obwohl sie kritisch gegenüber anderen sind bis hin zur Streitsucht, akzeptieren sie nur sehr schwer Kritik an sich selbst.

Gemeinsam sind den zwei Persönlichkeitsstörungen paranoide Vorstellungen, Argwohn und Mißtrauen, die zum Auslöser von Wut und aggressivem Verhalten werden sowie eventuell zu einem kurzfristigen Zustand mit Verfolgungs- und Beeinträchtigungsideen führen können. Auf der anderen Seite kann es zu Angst, Depression und anderen dysphorischen Verstimmungen kommen.

In einer neuen Situation suchen sie intensiv und einseitig fixiert nach einer Bestätigung ihrer Erwartungen, ohne die Gesamtumstände zu berücksichtigen.

Tabelle 24-2 Diagnostische Kriterien für Persönlichkeitsstörungen (ICD-10-Forschungskriterien, leicht modifiziert).

1. Die charakteristischen und dauerhaften inneren Erfahrungs- und Verhaltensmuster des Betroffenen weichen insgesamt deutlich von kulturell erwarteten und akzeptierten Vorgaben („Normen") ab. Diese Abweichung äußert sich in mehr als einem der folgenden Bereiche:
   a) Kognition (d.h. Wahrnehmung und Interpretation von Dingen, Menschen und Ereignissen; Einstellungen und Vorstellungen von sich und anderen)
   b) Affektivität (Variationsbreite, Intensität und Angemessenheit der emotionalen Ansprechbarkeit und Reaktion)
   c) Impulskontrolle
   d) zwischenmenschliche Beziehungen und die Art des Umgangs mit ihnen

2. Die Abweichung ist so ausgeprägt, daß das daraus resultierende Verhalten in vielen persönlichen und sozialen Situationen unflexibel, unangepaßt oder auch auf andere Weise unzweckmäßig ist (nicht begrenzt auf einen speziellen „triggernden" Stimulus oder eine bestimmte Situation)

3. Persönlicher Leidensdruck, nachteiliger Einfluß auf die soziale Umwelt oder beides, deutlich dem unter 2. beschriebenen Verhalten zuzuschreiben

4. Nachweis, daß die Abweichung stabil, von langer Dauer ist und im späten Kindesalter oder der Adoleszenz begonnen hat

5. Die Abweichung kann nicht durch das Vorliegen oder die Folge einer anderen psychischen Störung des Erwachsenenalters erklärt werden. Es können aber episodische oder chronische Zustandsbilder (Krankheitsgruppen F0–F7) neben dieser Störung existieren oder sie überlagern

6. Eine organische Erkrankung, Verletzung oder deutliche Funktionsstörung des Gehirns muß als mögliche Ursache für die Abweichung ausgeschlossen werden (falls eine solche Verursachung nachweisbar ist, soll die Kategorie F07 verwendet werden)

Tabelle 24-3 Typologie der Persönlichkeitsstörungen (PS) nach ICD-10 (F60–F61).

F60.0	paranoide PS	F60.5	anankastische PS
F60.1	schizoide PS	F60.6	ängstliche (vermeidende) PS
		F60.7	abhängige PS
F60.2	dissoziale PS		(passiv-aggressive PS)*
F60.3	emotional instabile PS		
F60.30	impulsiver Typus	F60.8	sonstige spezifische PS
F60.31	Borderline-Typus	F60.9	nicht näher bezeichnete PS
F60.4	histrionische PS	F61	kombinierte und andere PS
	(narzißtische PS)*		

* Störung, die von vielen Psychiatern und Psychotherapeuten als klinisch bedeutsam angesehen wird, jedoch bisher nicht in die definitive ICD-10-Klassifikation aufgenommen wurde

Tabelle 24-4 Charakteristische Merkmale bei paranoiden und schizoiden Persönlichkeitsstörungen.

- seltsames, exzentrisches Verhalten
- ausgesprochene Affektarmut, Gefühlskälte
- bei vermeintlichen Kränkungen und Bedrohungen schnelles Umkippen der Stimmung in Wut und Zorn, unter Umständen auch Gewalttätigkeit
- Mißtrauen bis hin zu einem Gefühl der Bedrohung und paranoiden Vorstellungen
- fehlender zwischenmenschlicher Kontakt

Oft treten vorübergehende Beziehungsideen auf. Es entsteht beispielsweise die Vermutung, daß andere sie besonders beachten oder Gemeinheiten über sie verbreiten, d.h., deren Handlungen werden ohne Grund auf die eigene Person bezogen.

Patienten mit schizoiden Persönlichkeitsstörungen werden, sofern es nicht zusätzlich zum Auftreten einer Psychose kommt, in Klinik und Praxis nur relativ selten gesehen. Kennzeichnend für diese Patienten ist eine reduzierte Emotionalität, die gleichermaßen innerpsychisches Erleben wie zwischenmenschliche Beziehungen beeinflußt. So ist ein geringes Interesse am Kontakt mit anderen Menschen charakteristisch für schizoide Menschen, die manchmal auch durch ausgeprägte Introvertiertheit oder exzentrisches Verhalten auffallen.

Bei schizoider und paranoider Persönlichkeitstörung finden sich gehäuft einzelne Symptome schizophrener Psychosen (s.a. Kap. 17). Generell ist es wichtig, ein bei diesen Patienten häufig bestehendes emotionales Klima im Sinne von Mißtrauen, Argwohn oder Gereiztheit wahrzunehmen und sich von der Umgebung (Angehörige, Pflegepersonal, Polizei etc.) Auskunft über das Verhalten des Betroffenen geben zu lassen.

Umgang mit dem Patienten
In der Akutsituation sollte eine Diskussion mit dem Patienten über den Realitätsgehalt von Verfolgungs- und Beeinträchtigungsideen vermieden werden, um ihn nicht unnötig zu provozieren. Vielmehr sollte man ihm das Gefühl des einfühlsamen Verstehens vermitteln, indem man im Gespräch seine momentane psychische Befindlichkeit thematisiert.

Zu beachten ist aber auch, daß die Stimmung dieser Patienten aus geringfügigem Anlaß in Wut und Zorn „umkippt". Deshalb sind die üblichen Sicherheitsvorkehrungen in jedem Fall zu beachten (s.a. Kap. 6). In Einzelfällen kann es sogar notwendig werden, die Polizei einzuschalten.

Differentialdiagnose
In erster Linie ist an eine akute Manifestation einer paranoiden Psychose zu denken. Weiterhin muß ein paranoides Syndrom bei einer organischen Psychose ausgeschlossen werden. In Frage kommt hier vor allem ein (pathologischer) Rausch, eine Intoxikation mit Amphetaminen oder Halluzinogenen oder ein Delir.

Akuttherapie

Gespräch
In Anwendung allgemeiner psychiatrischer Behandlungsprinzipien beginnt die Intervention mit einem supportiven Gespräch.

> Hierbei sollte insbesondere die vom Patienten empfundene Kränkung und Bedrohung thematisiert werden.

Soweit seine verzerrten Sichtweisen von der Umwelt noch nicht völlig verfestigt sind, kann man versuchen, ihm zu einer Relativierung und Distanzierung zu verhelfen. Indem der Arzt Gefühle der Beeinträchtigung und Kränkung ernst nimmt und dem Patienten signalisiert, daß er ihm helfen will, Abstand von seiner Erregung zu gewinnen, besteht am ehesten die Chance, auf dem Wege des Gesprächs eine Beruhigung zu erreichen.

Allerdings liegt es in der Dynamik dieser Persönlichkeitsstörungen, daß es auch dem Erfahrenen nicht immer gelingt, das charakteristische Mißtrauen dieser Patienten zu überwinden.

Medikation
Das Anraten einer medikamentösen Behandlung wird den Patienten unter Umständen noch zorniger und wütender machen, weil er sich dann als nicht ernstzunehmender „Geisteskranker" abqualifiziert fühlt.

Am ehesten kann der Patient von der Medikamenteneinnahme überzeugt werden, wenn ihm dadurch eine emotionale Distanzierung von dem aktuellen Geschehen in Aussicht gestellt wird. Bei Verdacht auf Wahn sind hoch- oder niederpotente Neuroleptika Mittel der Wahl (s.a. Kap. 8 bzw. Bemerkungen zur Pharmakotherapie am Schluß dieses Kapitels).

Weiteres therapeutisches Vorgehen
Siehe Kapitel 24.6.

24.2 Dissoziale, emotional instabile, histrionische und narzißtische Persönlichkeitsstörungen

Krankheitsbild
Die in Tabelle 24-5 genannten Merkmale sind charakteristisch für diese Gruppe von Persönlichkeitsstörungen.

> Hauptmerkmal dieser Gruppe von Persönlichkeitsstörungen ist ein durchgängiges Muster von Instabilität hinsichtlich der Lebensziele, des Selbstbildes, der zwischenmenschlichen Beziehungen und der Stimmung.

Vor allem bei der emotional instabilen und histrionischen Persönlichkeitsstörung tritt eine ausgeprägte und andauernde Identitätsstörung auf, die sich in den verschiedensten Lebensbereichen, wie z.B. Selbstbild, sexuelle Orientierung, langfristige Ziele und Berufswünsche, in der Art der Freunde und Partner oder in

Tabelle 24-5 Charakteristische Merkmale bei dissozialen, emotional instabilen, histrionischen und narzißtischen Persönlichkeitsstörungen.

- Impulsivität im affektiven Bereich aus mehr oder minder gravierenden Anlässen
- übermäßig starke Wut und Unfähigkeit, die Wut zu kontrollieren
- Tendenzen zur Selbstschädigung bzw. zu Suizidversuchen
- fremdaggressive Tendenzen, vor allem bei der dissozialen und narzißtischen Persönlichkeitsstörung
- wenig ausgeprägtes Selbstwertgefühl mit Gefühlen von Wut, Scham und Demütigung bei berechtigter wie auch unberechtigter Kritik
- schneller Wechsel von Idealisierung und Entwertung von nahestehenden Personen
- Probleme in der Regulierung von Nähe und Distanz zu anderen Menschen

den persönlichen Wertvorstellungen, manifestieren kann. Zwischenmenschliche Beziehungen sind gewöhnlich instabil, bei der emotional instabilen und histrionischen Persönlichkeitsstörung sehr intensiv, bei der narzißtischen mit der Tendenz zur Überidealisierung und Abwertung verbunden. Die Betroffenen haben zumeist Probleme mit der Regulierung von Nähe und Distanz. Sie sind nur ungern allein und versuchen mit allen Mitteln, ein reales oder vorgestelltes Verlassenwerden zu verhindern.

Insgesamt zeichnet sich diese Gruppe durch eine affektive Instabilität mit extremen Stimmungsschwankungen aus, die die gesamte Palette menschlicher Gefühle umfaßt. Bei der dissozialen und narzißtischen Persönlichkeitsstörung kommt es zu massiven Wutausbrüchen mit Tendenz zu körperlicher Gewalt.

Patienten mit derartigen Persönlichkeitsstörungen neigen zu impulsiven Handlungen mit potentiell selbstschädigendem Charakter, wie etwa verschwenderisches Einkaufen, Mißbrauch psychotroper Substanzen, rücksichtsloses Fahren, Promiskuität, Freßanfälle, delinquentes Verhalten.

Suiziddrohungen und Suizidversuche finden sich häufig. Bei emotional instabilen Persönlichkeitsstörungen kommt es auch zu Selbstverletzungen, die nicht suizidal motiviert sind (z.B. Schnitte in den Unterarm).

Ein wenig ausgeprägtes Selbstwertgefühl bei unter Umständen gleichzeitig vorhandenen Größenideen führt zu massiver Kritikempfindlichkeit, verbunden mit Wut, Scham und Demütigung, die sich in selbst- oder fremdaggressiven Handlungen entladen können.

Diagnostisch hinweisend ist die Tatsache, daß die psychopathologische Symptomatik ein ausgesprochen „buntes Bild" bietet mit Gereiztheit, Depressivität, Panikzuständen, Suizidalität, selbst- und eventuell fremdschädigendem Verhalten sowie gelegentlich auch psychogenen Dämmerattacken.

Nahezu pathognomonisch ist, daß es sehr häufig zu einer emotional aufgeladenen Situation kommt, der sich die betreuenden bzw. Bezugspersonen nicht entziehen können, mit sich rasch entwickelnden heftigen emotionalen „Gegen"-Reaktionen, d.h. einer intensiven Gegenübertragung auf den Patienten. Charakteristisch für die Patienten ist die Tendenz, Personengruppen in „gut" und „böse" zu spalten, was leicht dazu führt, daß ein Teil der Gruppenmitglieder sich massiv für den Patienten engagiert, während die anderen ihn kategorisch ablehnen (Einstellungen dieser Art können sich im übrigen auch in bezug auf ein- und dieselbe

Person innerhalb kürzester Zeit abwechseln). Hinzu kommt oftmals auch das Gefühl oder die Tatsache, manipuliert zu werden, z.B. durch Suiziddrohungen.

Umgang mit dem Patienten

Auf Drohungen sollte man frühzeitig reagieren und zusätzliche Hilfe holen.
Vor allem bei dissozialen Persönlichkeitsstörungen ist die Einschätzung des Gefährdungspotentials (z.b. Mitführen von Waffen, Beachtung der räumlichen Gegebenheiten) unabdingbar.
Im Zweifelsfall sollte man nur mit mehreren Personen (z.b. männlichem Pflegepersonal) oder – in extremen Situationen – nur in Anwesenheit der Polizei mit dem Patienten in Kontakt treten. Es kommt bei diesen Patienten relativ häufig zu akuten Erregungszuständen. Bis zu deren Abklingen ist eine ständige Überwachung notwendig (s. Kap. 6); auch ist nach Anhaltspunkten für Selbstgefährdung zu suchen (s. Kap. 10).

Verhalten des Arztes

Der Arzt darf das Verhalten des Patienten ihm gegenüber nicht persönlich nehmen.
Die Patienten werten sich selbst oft ab und geben dieses Gefühl weiter, indem sie andere der schlechten Behandlung beschuldigen. Das unangenehme, „manipulative" Verhalten des Patienten ist ein Hilferuf, aber auch ein Austesten der Grenzen und damit der Fertigkeiten des Therapeuten.
Wichtig ist hier, daß der Arzt sein persönliches Engagement deutlich macht, doch dabei ruhig und begründet Grenzen setzt, die der Patient respektieren muß.
Bei eindeutig dissozialen Tendenzen sollte der Wahrheitsgehalt der Informationen überprüft werden. Bei der stationären Aufnahme solcher Patienten ist Vorsicht geboten wegen der möglichen Gefährdung anderer Kranker. Es ist auch zu beachten, daß diese Patientengruppe eine Behandlung häufig weniger aus einer primären Motivation heraus anstrebt denn zur Verfolgung anderer Ziele, z.B. um Medikamente zu erhalten oder unangenehmen Konsequenzen ihres dissozialen Verhaltens zu entgehen.

Differentialdiagnose

Eine genaue Abklärung der Umstände ist bei Suizidalität und Selbstschädigung geboten (s. Kap. 10), ebenso eine genaue Suchtanamnese (s. Kap. 15,16). Bei akuten Erregungszuständen ist immer an eine Alkohol-, Medikamenten- und Drogenintoxikation zu denken sowie an eine akute exogene Psychose anderer Ursache.
Wichtig ist das Erkennen einer Bewußtseinsstörung und Störung der Orientierung als Leitsymptome einer akuten organischen Psychose.
Bei entsprechendem Verdacht sind Urin und Blut für Drogenscreening und Blutalkoholbestimmung zu asservieren.

Akuttherapie

Gespräch

Der Arzt sollte das Gespräch vorsichtig und verständnisvoll beginnen. Eigene Unzulänglichkeiten im Umgang mit dem Patienten, die bei noch nicht ausreichender Informationsbasis leicht möglich sind, sollten ruhig „zugegeben" werden, ohne daß der Therapeut deshalb denkt, einen Fehler begangen zu haben. Der Arzt sollte sich auch vom Patienten weder „überfahren" noch manipulieren lassen. Eine klare Grenzsetzung und eine Strukturierung des Gesprächs sind die besten Mittel gegen diese Tendenzen des Patienten.

> Bei heftigen emotionalen Ausbrüchen sollte der Arzt einfühlendes Verstehen zeigen und erst dann eingreifen, wenn der Bewegungssturm nicht zur Ruhe kommt.

Fragen zu den Hintergründen und Hinweise auf Möglichkeiten, wie in Zukunft schmerzvolle Erinnerungen und Situationen besser bewältigt werden können, sind sehr hilfreich. Vor allem aber ist eine Stützung des Selbstwertgefühls mit Hinweis auf positiv Geleistetes und erfolgreich bewältigte schwierige Situationen angebracht.

Schließlich sollten das soziale Netzwerk sowie schon in Anspruch genommene Institutionen und Personen exploriert werden. Dies ist nicht nur für die Weitervermittlung in Therapien von Bedeutung, sondern läßt unter Umständen auch erkennen, ob der Patient dazu neigt, Therapeuten und Therapieinstitutionen häufig zu wechseln.

Medikation

Die medikamentöse Akutbehandlung erweist sich vor allem bei emotional instabilen Patienten als schwierig, da gedacht werden muß an:
- die hochgradige Impulsivität mit Suizidgefährdung dieser Patientengruppe;
- die eventuell auftretenden paradoxen Reaktionen bei Gabe von Benzodiazepinen und deren Suchtpotential.

Dennoch gibt es Situationen, in denen auf Medikamente nicht verzichtet werden kann.
- Patienten mit emotionaler Aufgewühltheit leiden oft auch unter quälenden Schlafstörungen, die wiederum zu suizidalem Verhalten prädisponieren. In diesen Fällen ist es gerechtfertigt, kurzfristig auf Tranquilizer bzw. niederpotente Neuroleptika zurückzugreifen. Dabei sollte man aber den Patienten nur wenige Tabletten in die Hand geben.
- Für eine antidepressive Behandlung bieten sich die gut verträglichen und kaum kardiotoxischen Serotonin-Wiederaufnahmehemmer (z.B. Fluoxetin, Fluvoxamin, Paroxetin) an.

Weitere Ausführungen zur Pharmakotherapie im allgemeinen finden sich in Kapitel 24.5.

Weiteres therapeutisches Vorgehen

Mit dem Patienten sind entweder weitere ambulante Termine zu vereinbaren, oder er sollte direkt an eine fachspezifische Stelle im Sinne einer weiterführenden psychotherapeutischen und eventuell zusätzlichen nervenärztlichen Behandlung verwiesen werden. Dabei sollte möglichst nicht der Tendenz der Patienten nachgegeben werden, begonnene Therapien abzubrechen und neue anzufangen. Eventuell ist die Aufnahme auf eine Krisenintervensionsstation indiziert (s. Kap. 24.6).

24.3 Ängstliche, abhängige, anankastische und passiv-aggressive Persönlichkeitsstörungen

Krankheitsbild

Die in Tabelle 24-6 genannten Merkmale sind charakteristisch für diese Gruppe von Persönlichkeitsstörungen.

Tabelle 24-6 Charakteristische Merkmale bei ängstlichen, abhängigen, anankastischen und passiv-aggressiven Persönlichkeitsstörungen.

- leichte Verletzbarkeit durch Kritik und Ablehnung
- Übertreibung potentieller Probleme, körperlicher Gebrechen oder Risiken
- andauerndes Angespannt- und Besorgtsein
- Gefühl der Hilflosigkeit und Abhängigkeit
- massive Trennungsängste
- übermäßige Gewissenhaftigkeit und fehlende Flexibilität
- passive Aggressivität

Die meisten Menschen interessieren sich in irgendeiner Weise dafür, wie sie von anderen eingeschätzt werden. Ängstliche, abhängige Personen sind jedoch durch Kritik in überstarkem Maße verletzbar, das geringste Zeichen von Ablehnung durch andere Menschen zeigt bei ihnen eine verheerende Wirkung.

Aus Angst, etwas Unpassendes oder Dummes zu sagen oder eine Frage nicht beantworten zu können, benehmen sich die Betroffenen in Gesellschaft zurückhaltend. Sie befürchten, vor anderen durch Erröten, Weinen oder durch Anzeichen von Angst o.ä. in Verlegenheit zu geraten.

Häufig neigen diese Menschen dazu, potentielle Probleme, körperliche Gefahren oder Risiken, die bei üblichen, für sie jedoch ungewöhnlichen Aktivitäten auf sie zukommen können, überzubewerten. Manche (anankastische Persönlichkeitsstörungen) halten aus Angst an eingeschliffenen Verhaltensweisen fest, ritualisieren den Alltag, müssen alles überprüfen und kontrollieren und schränken so ihr Leben stark ein.

Die übermäßige Abhängigkeit der abhängigen und ängstlichen Persönlichkeitsstörung erschwert jede Eigeninitiative oder Eigenaktivitäten. Personen mit dieser Störung fühlen sich allein meist unwohl und hilflos und setzen viel daran, solche Situationen zu vermeiden. Ihr Erleben ist in hohem Maße durch Ängste vor dem Verlassenwerden bestimmt. Gehen Beziehungen in die Brüche, so sind sie „am Boden zerstört" und sehen ihre Lebensperspektive in unangemessener Weise als gefährdet oder sogar als zerstört an.

Häufige Komplikationen sind Depressionen, massive Angstzustände sowie Suizidversuche bei drohenden oder nach vollzogenen Trennungen. Weiterhin kann sich eine soziale Phobie entwickeln (s. Kap. 7 und 19.1).

Umgang mit dem Patienten
Das psychopathologische Bild dieser Patientengruppe ist vor allem durch akute Angst und eventuell Suizidalität geprägt. Der Therapeut ist angehalten, zunächst den Patienten zu beruhigen und ihm durch verständiges Eingehen auf die Ängste die Panik zu nehmen.

Die Patienten mit diesen Persönlichkeitsstörungen neigen nach Trennungen oder Scheidung zu suizidalen Reaktionen und bedürfen deswegen unter Umständen einer Überwachung (s. Kap. 10). Von großer Bedeutung ist hier ein ausgesprochen stützendes Intervenieren, das die Fähigkeiten des Patienten und die erfolgreiche Bewältigung früherer Krisen hervorhebt.

Differentialdiagnose
Differentialdiagnostisch ist vor allem an Alkohol-, Medikamenten- und Drogenintoxikationen zu denken, in seltenen Fällen an eine akute organische Psychose anderer Ätiologie, an ein Delir bzw. an Psychosen des schizophrenen und affektiven Formenkreises. Angst, Depression, niedriges Selbstwertgefühl und Suizidalität können auch Folge einer Suchterkrankung sein, weswegen diese differentialdiagnostisch immer in Erwägung gezogen werden muß. Ein akuter Angstzustand (Panikattacke) kann auch im Rahmen einer schizophrenen Psychose oder einer schweren Depression auftreten.

Bei entsprechendem Verdacht sind Urin und Blut für Drogenscreening und Blutalkoholbestimmung zu asservieren.

Akuttherapie

Gespräch
Es gelten die allgemeinen Regeln des therapeutischen Gesprächs (s.a. Kap.3). Der Arzt sollte „entkatastrophisieren", da diese Patienten die Auswirkungen der aktuellen Krisensituation meist stark überbewerten. Die gesunden Ich-Anteile des Patienten sollten hervorgehoben werden.

Medikation
Zur Kupierung eines akuten Angstanfalls ist eventuell die Gabe eines schnell wirksamen Tranquilizers erforderlich (z.B. Valiquid® oder Tavor® Expidet), wobei die Gefahr der Medikamentenabhängigkeit zu beachten ist. Als Alternative bieten sich daher mittel- oder niederpotente Neuroleptika an, wie Perazin (z.B. Taxilan®) oder Chlorprothixen (z.B. Truxal®).

Weiteres therapeutisches Vorgehen
Wichtig ist die Einbeziehung von Bezugspersonen. Der Patient sollte in eine ambulante Psychotherapie vermittelt werden, eventuell ist die stationäre Aufnahme zur Krisenintervention indiziert.

Erneute Gesprächsangebote sind für diese Patienten besonders hilfreich.

24.4 Abnorme Gewohnheiten und Störungen der Impulskontrolle (pathologisches Glücksspiel, pathologische Brandstiftung, pathologisches Stehlen, Trichotillomanie)

Krankheitsbild
Die in Tabelle 24-7 genannten Merkmale sind charakteristisch für die in diesem Abschnitt besprochenen Verhaltensstörungen.

Tabelle 24-7 Charakteristische Merkmale bei Störungen der Impulskontrolle.

- Impulsivität im Verhaltensbereich, entweder mit Fremd- oder mit Selbstgefährdung
- meist schon lang eingeschliffenes Verhalten
- Auftreten dieses Verhaltens nach Belastungssituationen, wie z.B. Trennungen, Ärger im Beruf, Prüfungsversagen
- Auslösung impulsiven Verhaltens nicht selten durch Alkohol
- die Störung kann nicht durch eine anderweitige psychische Erkrankung erklärt werden

Besonderes Merkmal dieser Störungen ist das zunehmende Gefühl von Spannung oder Erregung vor der Handlung und ein Empfinden von Vergnügen, Befriedigung oder Erleichterung während der Handlung.

Die Handlung ist insofern ich-synton, als sie dem aktuellen, bewußten Wunsch des Betroffenen entspricht. Unmittelbar nach der Handlung können echte Reue, Selbstvorwürfe oder Schuldgefühle auftreten.

Umgang mit dem Patienten
Eine Fremdgefährdung ergibt sich naturgemäß vor allem bei der Pyromanie. Deshalb muß auf Gegenstände zur Vorbereitung einer Brandlegung geachtet werden. Im Zweifelsfall sollte sofort die Unterstützung durch andere Personen gesucht werden. In Abhängigkeit von der Schwere der Verhaltensstörung kann sich die Notwendigkeit einer ständigen Überwachung ergeben, d.h. Aufnahme auf eine geschlossene Station, unter Umständen mit Einschaltung der Polizei.

Generell muß der Arzt bei Störungen der Impulskontrolle im Rahmen seiner Möglichkeiten auf die Verhinderung des impulsiven Verhaltens durch Abbau von Spannung und Erregung sowie Ablenkung des Patienten hinwirken.

Differentialdiagnose
Endogene und exogene Psychosen, vor allem Intoxikationen und Abhängigkeit von Alkohol, Medikamenten und Drogen, kommen als Differentialdiagnosen in Frage. Eine Bewußtseinsstörung (z.B. Dämmerzustand) muß gegebenenfalls abgeklärt werden.

Bei entsprechendem Verdacht sind Urin und Blut für Drogenscreening und Blutalkoholbestimmung zu asservieren.

Akuttherapie

Gespräch
Es gelten die allgemeinen Regeln eines therapeutischen Gesprächs (s. Kap. 3).

In erster Linie sollte dabei versucht werden, die Gedanken des Patienten auf andere Bereiche zu lenken.

Naturgemäß stellen auch die Konsequenzen des pathologischen Verhaltens (z.B. Schulden, Straffälligkeit) ein wichtiges Thema dar.

Medikation
Erregungsreduzierende Medikamente sind schnell wirkende Benzodiazepine (Valiquid® 1 ml = 10 mg), Lorazepam 1–2,5 mg (Tavor® Expidet) oder niederpotente Neuroleptika, wie Chlorprothixen (z.B. Truxal® 50 mg).

Weiteres therapeutisches Vorgehen
Dem Patienten sollte eine Verhaltenstherapie vermittelt werden. Dabei besteht das Ziel darin, ein verhaltenstherapeutisches Programm zur Spannungsreduktion, Ablenkung und zum Aufbau von Alternativverhalten aufzustellen. In Abhängigkeit von der individuellen Situation müssen Sozialarbeiter, Bewährungshelfer etc. miteinbezogen werden.

24.5 Pharmakologisch behandelbare Syndrome bei Persönlichkeitsstörungen

Syndrome, die bei Patienten mit Persönlichkeitsstörungen relativ häufig auftreten und pharmakologisch behandelt werden können, sind:
- suizidales Verhalten (s. Kap. 10)
- affektive Störungen
- Angstzustände (vor allem Panikattacken)
- kognitive Verzerrungen und Beeinträchtigungserleben
- Impulsdurchbrüche, zumeist verbunden mit Aggressivität

Tabelle 24-8 gibt einen Überblick über die wichtigsten pharmakotherapeutischen Ansatzpunkte bei Patienten mit Persönlichkeitsstörungen (zu beachten ist, daß nicht für alle in der Tabelle genannten Pharmaka eine sämtliche erwähnte Indikationen betreffende Zulassung vorliegt, so daß die Verordnung dann nur im Rahmen der Therapiefreiheit möglich ist).

Tabelle 24-8 Psychopharmakotherapeutische Ansatzpunkte bei Persönlichkeitsstörungen.

Substanz-gruppe	Ziel-symptomatik	Akut-therapie	Längerfristige Therapie	Übliche Initialdosen	Probleme/ Anmerkungen
trizyklische Antidepressiva (z.B. Amitriptylin)	– depressive Verstimmung – Schlafstörungen – Angst	(+)	+	ED: 25–50 mg TD: 50–100 mg	– Toxizität beachten (v.a. bei suizidalen Patienten) – Wirklatenz
Serotonin-Wiederaufnahmehemmer (z.B. Paroxetin)	– depressive Verstimmung – Angst – Störungen der Impulskontrolle	–	+	ED/TD: 20 mg	– initiale Antriebssteigerung – Wirklatenz
MAO-Hemmer (Moclobemid)	– depressive Verstimmung – Angst	–	+	ED: 150 mg TD: 300 mg	– initiale Antriebssteigerung – Wirklatenz
Benzodiazepine (Lorazepam, Diazepam)	– Angst- u. Erregungszustände – akute Suizidalität	+	–	Lorazepam: ED: 1–2,5 mg TD: 3–7,5 mg Diazepam: ED: 5–10 mg TD: 10–30 mg	– Suchtgefährdung – selten: paradoxe Reaktionen
Neuroleptika (hochpotente [z.B. Haloperidol], nieder- u. mittelpotente [z.B. Perazin*])	– psychotische Dekompensationen – paranoides Erleben – Erregungszustände – Schlafstörungen	+	(+)	hochpotente: ED: 2–5 mg TD: 5–15 mg nieder-/mittelpotente: ED: 25–50 mg TD: 25–200 mg	– extrapyramidale Störungen – vegetative Nebenwirkungen (Ausprägung substanzspezifisch)
Phasenprophylaktika (Lithiumcarbonat, Carbamazepin)	– affektive Instabilität – Störungen der Impulskontrolle	Lithium – Carb.: (+)	Lithium + +	Lithium: TD: 400–800 mg Carbamzepin: ED: 200 mg TD: 400–600 mg	– substanzspezifisches Nebenwirkungsspektrum beachten

ED = Einzeldosis
TD = Tagesdosis
* alternativ Chlorprothixen als schwach neuroleptisch wirkende Substanz mit einer guten und rasch einsetzenden dämpfenden Wirkung

Affektive Störungen
Hier handelt es sich vor allem um Stimmungsschwankungen und depressive Verstimmungen. Diese finden sich besonders bei der emotional instabilen und histrionischen Persönlichkeitsstörung, können aber grundsätzlich bei allen Persönlichkeitsstörungen auftreten.

Zur antidepressiven Behandlung kommen u.a. Amitriptylin (z.B. Saroten® 75–150 mg) oder Paroxetin (Seroxat®, Tagonis® 20–40 mg) in Frage. Bei suizidgefährdeten Depressiven sollte dabei nur die kleinste Packungsgröße verschrieben werden (weitere Ausführungen zur Therapie mit Antidepressiva: s. Kap. 18.2).

Angstzustände
Bei generalisierten Angstzuständen sowie Panikattacken bzw. Panikstörungen bewähren sich vor allem trizyklische Antidepressiva und Serotonin-Wiederaufnahmehemmer, etwa Impiramin (z.B. Tofranil® 75–150 mg) oder Paroxetin (Seroxat®, Tagonis® 20–40 mg). Ängstlich-depressive Verstimmungen sprechen auch gut auf MAO-Hemmer an (entweder Moclobemid [Aurorix® 300–600 mg/d] oder Tranylcypromin [Jatrosom N® 5–20 mg/d]; dabei sind wegen der irreversiblen Hemmung der Monoaminoxidase durch Tranylcypromin die Anwendungsrichtlinien des Herstellers strikt zu beachten!).

Mit dem Einsatz von Tranquilizern zur Kupierung von Panikattaken sollte man angesichts der Suchtgefährdung vieler Patienten mit Persönlichkeitsstörungen sehr sparsam umgehen. Tranquilizer haben allerdings den Vorteil einer schnellen anxiolytischen Wirkung, so etwa Lorazepam (z.B. Tavor® Expidet 1–2,5 mg) oder Diazepam (z.B. Valiquid® 15–30 gtt = 5–10 mg), jeweils als Einzeldosis (zur Therapie mit Anxiolytika s. Kap. 4 und 19).

Kognitive Verzerrungen und Beeinträchtigungerleben
Vor allem Patienten mit paranoider Persönlichkeitsstörung und emotional instabiler Persönlichkeitsstörung neigen zu kognitiven Störungen, die letztgenannten besonders bei emotional hoch aufgeladenen Zuständen. Hierbei handelt es sich um assoziative Auflockerungen des Gedankengangs, paranoide Reaktionen im Sinne von starkem Mißtrauen bis hin zu psychotischem Erleben in Form von Beeinträchtigungs- und Beziehungsideen.

Zur Behandlung kann Haloperidol (z.B. Haldol® 5–10 mg) oder Perazin (z.B. Taxilan® 25–100 mg) verabreicht werden (Einzelheiten s. Kap. 17).

Störungen der Impulskontrolle
Störungen der Impulskontrolle mit oder ohne Aggressivität betreffen – soweit sie mit Persönlichkeitsstörungen assoziiert sind – vor allem die dissoziale und die emotional instabile Persönlichkeitsstörung. Hier können Lithium, Carbamazepin und neuerdings auch Serotonin-Wiederaufnahmehemmer zur Anwendung gelangen. Allerdings zeigen diese Substanzen keine Akutwirkung und sind somit nur zur längerfristigen Rezidivprophylaxe geeignet.

Insgesamt ist die Wirkung einer pharmakologischen Behandlung um so größer, je ausgeprägter das klinische Syndrom ist. Die Erfolge sind allerdings, wie am Beispiel von emotional instabilen Persönlichkeitsstörungen am besten untersucht, nicht sonderlich beeindruckend. Dies überrascht nicht, da auch die Wahrscheinlichkeit eines Therapieerfolgs bei einem klinischen Syndrom wie einer Depression durch eine zusätzliche Persönlichkeitsstörung negativ beeinflußt wird.

24.6 Indikationen und Kontraindikationen zur stationären Aufnahme von Patienten mit schweren Persönlichkeitsstörungen

Tabelle 24-9 faßt einige wichtige Aspekte zusammen, die bei der Entscheidung zur stationären Aufnahme von Patienten mit schweren Persönlichkeitsstörungen im Sinne von Indikationen und Kontraindikationen zu berücksichtigen sind.

Tabelle 24-9 Indikation und Kontraindikation zur stationären Aufnahme von Patienten mit schweren Persönlichkeitsstörungen.

Indikationen
- Bitte des den Patienten betreuenden Therapeuten um Aufnahme des Patienten als Teil seines Therapieplans oder zur Überprüfung von Diagnose und Therapiefähigkeit
- Eskalation von Suizidideen oder Auftreten von Suizidversuchen
- Entgleisung selbstschädigender Handlungen mit Gefährdung des Patienten
- ausgeprägtes depressives Syndrom (v.a. wenn der Patient suizidgefährdet ist)
- Alkohol-, Medikamenten- und Drogenabhängigkeit, die einen körperlichen Entzug und evtl. eine Entwöhnungsbehandlung erfordern
- manifeste Psychose
- Auftreten schwerwiegender Lebensereignisse
- Vorliegen von Fremdgefährdung

Kontraindikationen
- Wiederaufnahme einer Behandlung, die sich nicht als erfolgreich erwiesen hat
- Fehlen eines definierten Behandlungsziels für den stationären Aufenthalt (Aufnahme ausschließlich aufgrund der Wirkungslosigkeit der bisherigen ambulanten Therapie)
- Versuch, eine Änderung der Persönlichkeit zu erreichen
- Versuch, einen Patienten zu behandeln, der nicht dem Therapiekonzept des Therapeuten folgt
- Versuch von Krankenhausgängern oder Personen mit Straftaten, eine stationäre Aufnahme zu erzwingen, um ein Obdach zu finden bzw. sich den juristischen Konsequenzen ihres Verhaltens zu entziehen
- Wunsch des Patienten, wieder einmal einen neuen Therapeuten und eine neue Therapie zu finden

Literatur

1. Beck, A. T., A. Freeman: Kognitive Therapie der Persönlichkeitsstörungen. Psychologie Verlagsunion, Weinheim 1993.
2. Dubin, W., K. J. Weiss: Handbuch der Notfallpsychiatrie. Huber, Bern–Göttingen–Toronto 1993.
3. Kernberg, O. F.: Schwere Persönlichkeitsstörungen. Theorie, Diagnose, Behandlungsstrategien, 3. Aufl. Klett-Cotta, Stuttgart 1991.
4. Möller, H.-J. (Hrsg.): Therapie psychiatrischer Erkrankungen. Enke, Stuttgart 1993.

25
Notfall- und Krisensituationen bei Minderbegabung

MATTHIAS DOSE

Mit „Intelligenzminderung" beschreibt die ICD-10 (F70–F79) „eine sich in der Entwicklung manifestierende, stehengebliebene oder unvollständige Entwicklung der geistigen Fähigkeiten mit besonderer Beeinträchtigung von Fertigkeiten wie Kognition, Sprache, motorischen oder sozialen Fähigkeiten". Entsprechend dem Ausmaß der Behinderung und dem IQ werden in der ICD-10 „leichte" (IQ 50–69), „mittelgradige" (IQ 35–49), „schwere" (IQ 20–34) und „schwerste" (IQ < 20) Grade der Intelligenzminderung unterschieden. Die noch in der ICD-9 (s.a. Tab. 25-1) aufgeführte „Grenzbegabung" (IQ 70–84) wird nicht mehr erwähnt.

Probleme im Sprachverständnis und -gebrauch treten in der Regel bei mittelgradigen und schweren Intelligenzminderungen auf. Bei leichteren Formen ist meist eine zur Erhebung von Anamnese und Befund ausreichende Verständigung möglich, wenn sich der Untersucher eines einfachen, am Konkreten orientierten Kommunikationsstils bedient.

Minderbegabte Menschen können grundsätzlich an allen psychischen Störungen erkranken, wobei die Prävalenzrate mindestens drei- bis viermal so hoch wie in der Allgemeinbevölkerung ist (Tab. 25-1). Im Einzelfall kann es bei minderbegabten Personen schwierig sein, zwischen Verhaltensauffälligkeiten als Folge einer Entwicklungsstörung und einer zugrundeliegenden psychischen Störung zu unterscheiden. Besonders bei ausgeprägter Minderbegabung präsentieren sich psychische Störungen häufig als Verhaltensstörungen [3], während sich hinter vermeintlich psychischen Störungen (z.B. bei Langzeitbewohnern von Institutionen) „erlerntes Verhalten" z.B. zur sozialen Kontaktaufnahme verbergen kann.

Verhaltensstörungen geistig Behinderter können sein
- Symptome psychischer Störungen;
- Konfliktreaktionen bei beeinträchtigtem Anpassungsverhalten;
- „erlerntes Verhalten" mit dem Ziel vermehrter sozialer Zuwendung.

Häufig kann nur durch Berücksichtigung der verschiedenen Beobachtungsaspekte eines multiprofessionellen Teams eine differenzierte Diagnostik und Therapie erfolgen.

Die Darstellung der Notfall- und Krisensituationen im vorliegenden Kapitel orientiert sich an der Häufigkeit des Auftretens der einzelnen Situationen.

Tabelle 25-1 Prävalenzraten (%) psychischer Störungen bei geistig behinderten Erwachsenen (Einteilung nach ICD-9; mod. nach [8]).

	IQ 85–68 grenzwertig	IQ 67–52 leichte	IQ 51–36 mittlere	IQ 35–20 schwere	IQ 19–0 schwerste
			intellektuelle Behinderung		
Schizophrenie	3,3	2,6	1,2	–	–
affektive Störung	3,3	2,6	1,2	2,9	–
Demenz	–	–	7,1	8,8	4,0
frühkindlicher Autismus	–	1,3	5,9	5,9	4,0
andere Psychosen	–	1,3	1,2	11,8	32,0
neurotische Störung	3,3	3,9	1,2	–	–
Verhaltensstörung	10,0	6,5	15,3	11,8	–
keine Störung	80,0	81,8	67,1	58,8	60,0

25.1 Erregungszustände, fremd- und/oder autoaggressives Verhalten

Krankheitsbild

Erregungszustände mit fremd- und/oder autoaggressivem Verhalten gehören zu den häufigsten Notfallsituationen bei Minderbegabten.

Bei den Betroffenen machen sich, oft unerwartet und ohne erkennbaren äußeren Anlaß, Zeichen innerer Anspannung, psychomotorische Unruhe und Angst bemerkbar. Es kommt zu Schlafstörungen, Abweichungen vom gewohnten Tagesrhythmus und bislang nicht beobachteten Verhaltensweisen.

Die Betroffenen laufen ziellos umher, befassen sich scheinbar unmotiviert mit ihnen sonst gleichgültigen Gegenständen (z.B. Papierkorb, Lichtschalter, Türgriffe) und sind in den gewohnten Tagesablauf nicht mehr integrierbar. Es zeigen sich Konzentrationsstörungen und Irritabilität. Stereotypien, die unter deutlichen Zeichen innerer Anspannung ausgeführt werden, treten auf oder verstärken sich (Spielen mit den Fingern, Nesteln an oder Zerreißen von Textilien, An- und Ausschalten von Licht, rhythmisches Schaukeln des Oberkörpers). Bezugspersonen (Familienmitglieder, Betreuer, Gruppenmitglieder) werden grundlos beschimpft und angegriffen.

Im Rahmen autoaggressiver Handlungen reißen sich die Patienten Haarbüschel aus, schlagen sich ins eigene Gesicht oder mit dem Kopf an die Wand. Bei eher ängstlich getönter Erregung verkriechen sie sich unter Betten und Tischen, vermeiden bislang gern aufgesuchte Situationen und klammern sich an Bezugspersonen fest.

Umgang mit dem Patienten

Vor einem Gespräch oder einer Untersuchung sollte zunächst versucht werden, durch eine längere Beobachtungsphase, in der sich der Untersucher und eventuelle Begleitpersonen freundlich zugewandt verhalten, eine entspannte Atmosphäre zu schaffen.

Gelingt dies und nimmt z.B. der Patient nach wiederholtem Angebot auf einem Stuhl Platz oder bleibt er in der Nähe des Untersuchers stehen, kann ein Gesprächs versucht werden, in dem zunächst ruhig und sachlich die Situation erklärt und das weitere diagnostische und therapeutische Vorgehen erläutert werden. Dabei sollte zunächst durch einfache Aufforderungen („Geben Sie mir die Hand") das Sprachverständnis des Patienten geprüft werden. Das weitere Gespräch sollte geprägt sein durch einfache, konkrete Fragen, die kurze Antworten zulassen.

Kommt eine verbale Verständigung nicht zustande, kann (wenn aggressives Verhalten des Betroffenen es nicht von vornherein verbietet) vorsichtig eine körperliche Kontaktaufnahme (Hand des Patienten halten, Hand auf seine Schulter legen etc.) versucht werden.

Lassen Drohgebärden oder weitere aggressive Verhaltensweisen all dies nicht zu, muß ohne ängstliches Zurückweichen (nach Herbeiholen von ausreichend Personal) mit Worten, notfalls auch durch körperliches Eingreifen mit vorübergehender Isolierung und/oder Fixierung des Betroffenen reagiert werden.

Ist ein körperliches Eingreifen unvermeidlich, muß das geplante Vorgehen mit den zugezogenen Personen eindeutig abgesprochen werden.

In einer derart zugespitzten Situation muß rasch und entschlossen gehandelt werden: Es dürfen keine langen Verhandlungen mehr geführt, sondern der Betroffenen muß ultimativ über die geplanten Maßnahmen informiert werden, die dann aber auch ohne weiteren Verzug durchzuführen sind.

Steht keine ausreichende Zahl an Hilfskräften zur Verfügung, muß man sich in zugespitzten, gefährlichen Situationen zurückziehen und den Patienten gewähren lassen, bis entsprechende Hilfe (notfalls die Polizei!) zur Verfügung steht (s.a. Kap. 6).

Befunderhebung

Der hinzugezogene oder (in der Klinik) aufnehmende Arzt wird über die fremdanamnestischen Angaben der Bezugspersonen hinaus zunächst oft keine sicheren Auffälligkeiten feststellen können. Zum einen kann ein abgelaufener Erregungszustand eine „kathartische" Wirkung haben, so daß sich die Betroffenen danach für Stunden bis Tage unauffällig verhalten. Zum andern darf auch der verhaltensmodifizierende (bis einschüchternde) Effekt der durch das Hinzuziehen des Arztes bzw. die Klinikaufnahme neu eingetretenen Situation nicht unterschätzt werden.

Hält der Erregungszustand aber an, wirkt der Betroffene angespannt, blaß, vegetativ stigmatisiert, nicht selten fällt eine hyperventilierende Atmung auf. Der Blick kann unruhig umherschweifen, manchmal auch angsterfüllt oder starr sein.

25 Notfall- und Krisensituationen bei Minderbegabung

Psychomotorisch erregte Patienten sind oft einer beruhigenden Zusprache nicht zugänglich, sondern zeigen unverändert die zur Konsultation führende Symptomatik (Vorsicht: gefährliche bzw. gefährdete Gegenstände beiseite schaffen bzw. geeigneten Untersuchungsraum aufsuchen!).

- Die Befunderhebung wird sich in dieser Situation in der Regel auf die Angaben von Bezugspersonen und eine in Anwesenheit von Bezugspersonen oder Pflegepersonal durchgeführte psychiatrische und möglichst auch körperliche Untersuchung beschränken.
- Da geistig Behinderte körperliche Beschwerden häufig nur eingeschränkt beschreiben können, besteht immer die Möglichkeit, daß diese sich als unspezifische, scheinbar psychopathologische Auffälligkeit manifestieren. Deshalb kommt der gründlichen körperlichen Untersuchung bei geistig Behinderten große Bedeutung zu.

Dabei sollte besonders auf Fremdkörper in den Körperöffnungen, die Möglichkeit einer Bolusaspiration, Intoxikations- und Verätzungszeichen (z.B. nach Schlucken von Putzmitteln) geachtet werden. Bei Krampfanfällen in der Vorgeschichte ist auf klinische Zeichen eines postiktalen Zustands (Zungenbiß, Prellmarken, Verunreinigungen durch Kot/Urin) zu achten und dann nach Möglichkeit ein EEG abzuleiten.

Bei Anhaltspunkten für andere organische Erkrankungen (Infekt, Stoffwechsel-, Elektrolytentgleisung) sind die entsprechenden Laborparameter zu erheben.

Therapeutisches Vorgehen

- Bei anhaltender Anspannung und drohenden aggressiven Durchbrüchen empfiehlt sich die sofortige Gabe eines Tranquilizers, wenn möglich per os (z.B. Lorazepam [z.B. Tavor®]2,5 mg).

Im Fall der Einnahmeverweigerung kann Lorazepam in der „Expidet-Form" angewendet werden, bei der sich das Medikament beim Kontakt mit der Mundschleimhaut sofort auflöst und resorbiert wird. Der Wirkungseintritt erfolgt in der Regel nicht schneller als bei der Tablette, d.h. innerhalb von 30 Minuten.

- Wird ein rascherer Wirkungseintritt gewünscht oder verbietet sich auch die Applikation der „Expidet-Form" (Bißgefahr), kann Lorazepam (1 Ampulle = 2 mg) langsam i.v. (Wirkungseintritt innerhalb von fünf Minuten) oder i.m. gespritzt werden.

Es können – je nach individueller Gepflogenheit – auch andere Benzodiazepine eingesetzt werden. Lorazepam hat sich jedoch aufgrund seiner ausgeprägten angst- und spannungslösenden Wirkungen und seiner günstigen Pharmakokinetik (keine aktiven Metaboliten; HWZ ca. 10–12 h) mit Ausnahme äußerst seltener Fälle von paradoxer (enthemmender) Reaktion (s.u.) klinisch bewährt. Kontraindikationen, Warnhinweise und mögliche Nebenwirkungen sind zu beachten (s. Herstellerinformation).

- Angesichts der günstigen Nutzen-Risiko-Relation und der relativ kurzen Halbwertszeit sind entsprechende Benzodiazepine insbesondere den mancherorts in solchen Krisensituationen eingesetzten Neuroleptika in der Regel vorzuziehen.

In seltenen Fällen (< 0,1%) ist mit paradoxen Reaktionen zu rechnen, wobei das Risiko bei älteren Menschen möglicherweise erhöht ist [7]. In solchen Fällen sind Neuroleptika indiziert (z.B. 1 Amp. Haloperidol [z.B. Haldol®] + 1 Amp. Chlorprothixen [z.B. Truxal®] i.m.).

Weiteres Vorgehen
Im weiteren Verlauf ist die diagnostische Einordnung der aggressiven Verhaltensstörung für das weitere therapeutische Vorgehen vorzunehmen:
- Gibt es Hinweise auf eine psychotische Störung, z.b. paranoides Erleben, Beeinflussung durch akustische Halluzinationen, dann ist eine neuroleptische Weiterbehandlung einzuleiten (s. Kap. 25.2).
- Steht der Erregungszustand im Zusammenhang mit der manischen Phase einer affektiven Störung, so ist sowohl für die Akut- als auch Langzeitbehandlung (s. Kap. 25.3) die Gabe von Lithium oder (unter bestimmten Voraussetzungen) Carbamazepin [z.B. Tegretal ret.®] indiziert, das sich auch zur Behandlung nichtepileptischer Verhaltensstörungen eignet [2, 9].
- Ergeben sich Hinweise darauf, daß das fremd- oder autoaggressive Verhalten durch Veränderungen des sozialen Umfeldes (Wechsel von Bezugspersonen, „Konkurrenz" durch neue Gruppenmitglieder etc.) hervorgerufen wurde, wird neben einer kurz- oder längerfristigen medikamentösen Stabilisierung der Schwerpunkt der Behandlung auf verhaltenstherapeutische Maßnahmen (s. Kap. 25.8) gelegt werden.
- Haben sich durch die Verhaltensbeobachtung und klinische Diagnostik Hinweise auf einen Zusammenhang mit epileptischen Anfällen ergeben, so ist eine Anfallsprophylaxe einzuleiten bzw. eine bestehende antikonvulsive Behandlung zu optimieren.

Die in der vertrauten Umgebung aufgetretene Störung kann im Zusammenhang mit einem Milieuwechsel (z.B. einer Klinikaufnahme) über längere Zeit völlig verschwinden. In solchen Fällen dürfen keine voreiligen Schlußfolgerungen gezogen werden, die von den Bezugspersonen des Patienten als Vorwurf erlebt werden und deshalb die Zusammenarbeit erheblich belasten. Es empfiehlt sich vielmehr, anamnestisch noch einmal genau nachzufragen, unter Umständen sogar ein gemeinsamer Besuch der vertrauten Umgebung oder die Probebeurlaubung dorthin.

Rechtliche Aspekte
Maßnahmen, die in einer akuten Krisensituation zur Abwehr einer unmittelbaren körperlichen Gefährdung des Betroffenen, von Personal und anderen Patienten durchgeführt werden (Verabreichung von Medikamenten gegen den Willen des Betroffenen, Isolierung, Fixierung), sind im Rahmen des „rechtfertigenden Notstandes" (§ 34 StGB) nicht rechtswidrig.

Ist diese Voraussetzung nicht gegeben, so ist bei fehlender Zustimmung des Betroffenen oder fehlender Möglichkeit zur rechtserheblichen Verständigung die Rechtsgrundlage zu klären (s. Kap. 25.4).

25.2 Psychosen des schizophrenen Formenkreises

Psychotische Störungen (unter Einschluß der schizophrenen Psychosen) stehen an zweiter Stelle der Häufigkeit psychischer Störungen bei Minderbegabung.

Häufig ist es aufgrund eingeschränkter Möglichkeiten einer differenzierten Exploration bei Minderbegabten nicht möglich, entsprechend den diagnostischen Leitlinien der ICD-10 zwischen Schizophrenie, schizoaffektiver, schizotyper und wahnhafter oder vorübergehender akuter psychotischer Störung zu differenzieren.

Nach Auffassung einiger Autoren hat sich die Vorstellung, es gebe ein eigenständiges Krankheitsbild schizophrener Psychosen bei geistiger Behinderung (die „Propf-Schizophrenie"), als unbegründet erwiesen. Sie gehen davon aus, daß schizophrene Psychosen bei geistig Behinderten nicht häufiger als bei normaler Intelligenz vorkommen, und kritisieren, die Diagnose „Schizophrenie" werde bei Behinderten zu oft gestellt. Demgegenüber führen die Klassifikationssysteme ICD-10 und DSM-IV übereinstimmend aus, daß die Prävalenz anderer psychischer Störungen bei geistig behinderten Personen mindestens drei- bis viermal höher sei als in der Allgemeinbevölkerung. DSM-IV benennt als „andere psychische Störungen" begleitende „tiefgreifende Entwicklungsstörungen, affektive Störungen, Aufmerksamkeits-, Hyperaktivitäts- und stereotype Bewegungsstörungen mit autoaggressivem Charakter". Zur Häufigkeit schizophrener Psychosen werden weder in der ICD-10 noch im DSM-IV konkrete Ausführungen gemacht. Die Anwendung der diagnostischen Kriterien beider Klassifikationssysteme für schizophrene Psychosen in Fällen geistiger Behinderung wird jedoch mangels eindeutiger Bestätigungsmöglichkeiten des Vorhandenseins geforderter Symptome dazu führen, daß die Diagnose einer schizophrenen Störung seltener als in der Vergangenheit gestellt werden wird.

Krankheitsbild

Das klinische Bild einer psychotischen Störung bei Minderbegabten ist meist durch Verhaltensauffälligkeiten charakterisiert: Entweder kommt es durch die psychotische Symptomatik zu Angst- und Erregungszuständen (s. Kap. 25.1), oder es treten unmittelbar aus der psychotischen Symptomatik heraus erklärbare Verhaltensweisen auf. So kann es bei Vergiftungsideen zur Verweigerung der Nahrungsaufnahme ohne Begründung, bei akustischen Halluzinationen zu Selbstgesprächen oder auch zum Gestikulieren, Schimpfen oder Sprechen mit unsichtbaren Personen, bei optischen Halluzinationen zu jähen Kopfwendungen kommen. Im Rahmen paranoider Beeinträchtigungsideen behaupten Betroffene, bestohlen worden zu sein, suchen in Steckdosen und Wandnischen nach „Beobachtungsapparaten" oder „Bestrahlungsmaschinen".

Bezugspersonen berichten zusätzlich über Störungen von Konzentrationsvermögen und Schlaf-Wach-Rhythmus.

Umgang mit dem Patienten

Für das Erstgespräch und die Untersuchung – möglichst unter Einbeziehung einer Bezugsperson des Betroffenen – soll eine ruhige Atmosphäre geschaffen werden. Es muß ausreichend Zeit für das oft mühsame Wiederholen von Fragen, Überprüfen des Verständnisses der Fragen durch „Umkehrfragen", das Einbeziehen der Bezugsperson und eine orientierende Verhaltensbeobachtung zur Verfügung stehen.

Fragen sollen zunächst „offen" gestellt werden. Kommt so kein Gespräch zustande, werden unter Berücksichtigung der unten gegebenen Hinweise Fragen formuliert, die mit „ja" oder „nein" zu beantworten sind.

Befunderhebung

Bei der Erhebung des psychopathologischen Befundes ist zunächst zu klären, ob mit dem Betroffenen **vor** dem Auftreten der akuten Symptomatik ein geordnetes Gespräch möglich war. Wenn nicht, muß man sich auf die Angaben Dritter, später auf die eigenen Beobachtungen stützen.

Ist eine Verständigung im Gespräch prinzipiell möglich, so ist bei Fragen nach psychopathologischen Phänomenen (z.B. „Stimmen hören") durch Rückfragen bzw. erneutes Fragen, nachdem andere Gesprächsinhalte im Vordergrund standen, die Richtigkeit der Angaben sicherzustellen. Patienten mit Minderbegabung, die durch psychotisches Erleben „abgelenkt" werden, neigen nämlich dazu, auch nicht verstandene Fragen bejahend oder verneinend zu beantworten. Bei sehr ängstlich wirkenden Patienten, die lesen und schreiben können, kann man auch entsprechende Fragen schriftlich formulieren und beantworten lassen (da unter Umständen imperative Stimmen mündliche Äußerungen verbieten).

Minderbegabte schildern – wenn sie dazu in der Lage sind – psychotische Symptome oft ausgesprochen konkret („Draußen steht der schwarze Mann und sagt, er will mich holen") oder zeigen typische dahingehende Verhaltensweisen (jähe Kopfwendungen in die Richtung, aus der vermeintliche Stimmen sprechen; laute Antworten in Richtung unsichtbarer Gesprächspartner, Schimpfen und Gestikulieren mit „Unsichtbaren"). Diese Verhaltensauffälligkeiten ermöglichen eine Diagnose auch bei nur eingeschränkt möglicher Kommunikation (oder Exploration).

Durch eine körperliche Untersuchung und entsprechende apparative, Labor- und sonstige Zusatzuntersuchungen sind organisch bedingte Störungen auszuschließen (s.a. Kap. 8).

Differentialdiagnose

Bei dahingehenden Verdachtsmomenten sind organisch bedingte (auch epileptisch und durch Medikamente ausgelöste) Psychosen durch entsprechende Zusatzuntersuchungen auszuschließen. Dabei sollte besonders die Möglichkeit der Verstärkung bzw. Auslösung psychotischer Symptome durch Neuroleptika (s. Kap. 25.5) bedacht werden.

Bei langjährig hospitalisierten Minderbegabten ist auch damit zu rechnen, daß das Vorbringen „psychotischer Symptome" ein erlerntes Verhaltensmuster ist, um vermehrte Zuwendung zu erreichen (s. Kap. 25.6).

Therapeutisches Vorgehen

Es bestehen keine prinzipiellen Unterschiede gegenüber den Verhaltensmaßregeln, die für den Umgang mit Psychosekranken ohne Intelligenzminderung gelten (s.a. Kap. 17):

25 Notfall- und Krisensituationen bei Minderbegabung

- ruhiges und überlegtes Gegenübertreten.
- kein Versuch, dem Patienten psychotische Symptome „auszureden" oder argumentativ zu „widerlegen", sondern akzeptieren, daß sie vom Betroffenen subjektiv als „echt" und „wahr" empfunden werden.
- Deutlichmachen, daß die Störung als krankhaft bewertet wird und entsprechend behandelt werden soll.
- Erklärung des weiteren diagnostischen und therapeutischen Vorgehens.

Medikamentöse Behandlung

Mittel der ersten Wahl sind Neuroleptika.
Im Fall ausgeprägter Erregungs- oder Angstzustände können zur Überbrückung bis zum Wirkungseintritt der Neuroleptika Benzodiazepine eingesetzt werden (s. Kap. 25.1) [4].
Bei der Auswahl des Neuroleptikums sind die Zielsymptomatik und das Nebenwirkungsspektrum der jeweiligen Medikamente zu beachten [1] (die genannten Medikamente stellen eine subjektive Auswahl dar; es kann aus der Gruppe der hoch-, mittel- und niederpotenten Neurolepotika prinzipiell auch jedes andere Medikament gewählt werden).
Zur Behandlung psychomotorischer Unruhezustände werden niederpotente Neuroleptika (so etwa Chlorprothixen [z.B. Truxal®] oder Levomepromazin [z.B. Neurocil®] mit langer, Melperon [Eunerpan®] mit kurzer Eliminationshalbwertszeit, jeweils zunächst bis 100 mg/d), gegen Wahnsymptome und Halluzinationen stärker antipsychotisch wirksame Neuroleptika (z.B. Perazin [z.B. Taxilan®], Perphenazin [z.B. Decentan®], Haloperidol [z.B. Haldol®]) eingesetzt.
Bei der Dosierung der Medikamente ist die vor allem bezüglich extrapyramidalmotorischer Symptome erhöhte Empfindlichkeit zumindest bei hirnorganisch vorgeschädigten Patienten zu bedenken.
Wenn unsicher ist, ob der Patient im Stande ist, das Auftreten unerwünschter Wirkungen adäquat zum Ausdruck zu bringen, sollte die prophylaktische Gabe von Anticholinergika (z.B. 2–3 × 1 Tabl. Biperiden à 2 mg/d) erwogen werden. Beim Einsatz von Neuroleptika mit stärkerer antipsychotischer Wirkung kann zur Vermeidung extrapyramidalmotorischer Nebenwirkungen zunächst niedrig (z.B. Perazin 100–150 mg/d; Perphenazin 6–8 mg/d, Haloperidol 5–7,5 mg/d) und wegen der langen Eliminationshalbwertszeiten einmal täglich (abends) dosiert werden.
Zur symptomatischen Behandlung von Unruhe und Schlafstörungen werden niederpotente Neuroleptika oder Benzodiazepine eingesetzt.
Bei Verweigerung einer oralen Medikation können bei entsprechender rechtlicher Grundlage (s. Kap. 25.4) je eine Ampulle Haloperidol und eine Ampulle Levomepromazin oder Chlorprothixen i.m. appliziert werden.
Im weiteren Verlauf ist vor allem die Verträglichkeit der gegebenen Medikamente, besonders hinsichtlich extrapyramidalmotorischer Symptome, zu beachten und gegebenenfalls der Einsatz sogenannter „atypischer" Neuroleptika (Sulpirid [z.B. Dogmatil®], Clozapin [Leponex®], Zotepin [Nipolept®], Risperidon [Risperdal®]) zu erwägen. Ist die Einnahme durch den Patienten unsicher, kommt die Anwendung von Depotneuroleptika in Frage.

25.3 Affektive Störungen

Grundsätzlich können bei Minderbegabten alle Formen und Ausprägungsgrade affektiver Störungen vorkommen, wobei sich die Symptomatik häufig zunächst als Abweichung von bislang vertrauten Verhaltensweisen manifestiert.

Manische Episoden äußern sich typischerweise durch gesteigerten Antrieb und Aktivität, Schlafstörungen und die durch vermehrte Reizbarkeit und Selbstüberschätzung zunehmenden sozialen Konflikte, z.B. in einem institutionalisierten Rahmen.

Depressive Verstimmungen manifestieren sich durch den Verlust des Interesses an bislang beliebten Aktivitäten und Formen der Zuwendung, Rückzug und Antriebslosigkeit, wobei aufgrund der Unbeholfenheit des Ausdrucks minderbegabter Patienten Äußerungen von Suizidalität oft nicht hinreichend wahrgenommen werden.

Depressive Verstimmungen geistig Behinderter werden, da das damit verbundene Rückzugsverhalten häufig als „unauffällig" bewertet wird, wahrscheinlich zu wenig beachtet.

Sie werden oft erst dann bemerkt, wenn z.B. eine ausgeprägte Appetitstörung innerhalb weniger Wochen zu deutlicher Gewichtsabnahme führt, ohne daß eine organische Ursache hierfür erkennbar ist.

Da sich das therapeutische Vorgehen nicht von dem bei anderen Patienten mit diesen Störungsbildern unterscheidet (s.a. Kap. 18), sollen nur einige Grundzüge der medikamentösen Behandlung dargestellt werden.

25.3.1 Behandlung manischer Episoden

Angesichts der oft schwierigen Unterscheidung zwischen Verhaltensstörungen und psychischen Störungen im engeren Sinn empfehlen sich zur Behandlung manisch-euphorisch getönter Episoden Lithiumsalze oder Antikonvulsiva, denen neben ihrer antimanischen Wirkung auch günstige Wirkungen bei Verhaltensauffälligkeiten zugesprochen werden. Sollte sich darüber hinaus aufgrund wahnhafter Symptome die Notwendigkeit einer neuroleptischen Behandlung ergeben, können therapeutisch erwünschte Interaktionen zwischen Carbamazepin und z.B. Haloperidol genutzt werden.

Zur Lithiumeinstellung bei akuten manischen Episoden wird nach entsprechenden Voruntersuchungen (Herstellervorschriften beachten) innerhalb von vier Tagen bis zum Erreichen des erwünschten Serumspiegels (zur Akutbehandlung 0,8–1,0 mval/l) gesteigert und dieser später (wenn Lithium prophylaktisch weitergegeben werden soll) wieder auf 0,6–0,8 mval/l reduziert.

Von den Antikonvulsiva haben sich Carbamazepin und Valproat bei rascher Aufsättigung zu therapeutischen Plasmaspiegeln (8–10 mg/l für Carbamazepin; 60–100 mg/l für Valproat) zur Maniebehandlung bewährt. Ihre Anwendung zur Behandlung affektiver Störungen bedarf jedoch einer spezifischen Einwilligung der Betroffenen bzw. ihrer Rechtsvertreter, weil sie für diese Indikation nicht vom Bundesinstitut für Arzneimittel und Medizinprodukte (BfArM) zugelassen sind (s.a. Kap. 18) [2, 4, 9].

25.3.2 Antidepressive Behandlung

Zur medikamentösen Behandlung depressiver Verstimmungen können bewährte Antidepressiva (so etwa Amitriptylin [z.B. Saroten®], Doxepin [z.B. Aponal®]) in zunächst niedriger Dosierung (75–100 mg/d) eingesetzt werden. Kommt es darunter in den nächsten zwei Wochen zu keiner Besserung, kann die Dosierung schrittweise (25 mg alle drei Tage) unter Berücksichtigung der Herstellerempfehlungen bis zur subjektiv verträglichen Höchstdosis gesteigert werden.

Beim Vorliegen kardialer Probleme (häufig bei Trisomie 21) sollte man wegen des günstigeren Profils unerwünschter Wirkungen auf reversible MAO-Hemmer (Moclobemid [Aurorix®]) oder Serotonin-Wiederaufnahmehemmer, wie Paroxetin (Tagonis®, Seroxat®), Fluoxetin (z.B. Fluctin®), Fluvoxamin(Fevarin®) zurückgreifen (s.a. Kap. 4).

25.4 Rechtliche Aspekte der Behandlung bei minderbegabten Patienten

Grundsätzlich bedarf jeder ärztliche Eingriff, also auch die Verabreichung von Medikamenten einer rechtswirksame Einwilligung des Betroffenen. Sie kommt dann zustande, wenn der Einwilligende fähig ist, Art, Zweck und Folgen eines Eingriffes zu beurteilen, und zu einem Willensentschluß in der Lage ist. Die Einwilligungsfähigkeit ist nach herrschender juristischer Auffassung nicht an die Geschäftsfähigkeit, sondern an die Fähigkeit zur „freien Willensentscheidung" geknüpft. Zur Beurteilung der „freien Willensentscheidung" werden als Kriterien herangezogen:
– die Fähigkeit, einen vorgegebenen Sachverhalt (z.B. Nutzen und Risiken einer vorgeschlagenen medikamentösen Behandlung) einschließlich möglicher Konsequenzen zu verstehen, d.h. ihn z.B. in eigenen Worten sinngemäß wiedergeben und darauf aufbauend eine realitätsangemessene, über einen gewissen Zeitraum beständige Entscheidung treffen zu können.
– die Fähigkeit, eine getroffene Entscheidung eindeutig zum Ausdruck zu bringen und sie in einer der Persönlichkeit entsprechenden Weise begründen zu können.

In Ausnahmefällen, die meist bei Erregungszuständen oder psychotischen Exazerbationen von Minderbegabten gegeben sind, bewahrt der im Strafgesetzbuch normierte **„rechtfertigende Notstand"** vor rechtswidrigem Verhalten:

„Wer in einer gegenwärtigen, nicht anders abwendbaren Gefahr für Leben, Leib, Freiheit, Ehre, Eigentum oder ein anderes Rechtsgut eine Tat begeht, um die Gefahr von sich oder einem anderen abzuwenden, handelt nicht rechtswidrig, wenn ... das geschützte Interesse das beeinträchtigte wesentlich überwiegt ..." (§ 34 StGB).

In diesem Zusammenhang rechtfertigt der drohende Angriff eines erregten Patienten auf Personal oder Mitpatienten Maßnahmen der Fixierung, Isolierung und gegebenenfalls medikamentösen Beruhigung, soweit sie angemessen sind, um die drohende Gefahr abzuwenden.

> Darüber hinaus regeln Landesgesetze zur Unterbringung psychisch Kranker, wie im Einzelfall bei Patienten zu verfahren ist, bei denen wegen Selbst- oder Fremdgefährdung eine geschlossene Unterbringung erforderlich wird.

Die entsprechenden Gesetze (z.B. Bayer. Unterbringungsgesetz vom 1.1.1992) besagen, daß für untergebrachte Patienten ein „Anspruch auf notwendige Heilbehandlung" besteht und daß sie „unaufschiebbare Behandlungsmaßnahmen, die nach den Regeln der ärztlichen Kunst geboten sind, zu dulden" haben, „soweit sie sich auf die psychische Erkrankung oder Störung des Untergebrachten beziehen oder zur Aufrechterhaltung der Sicherheit und Ordnung in der Einrichtung notwendig sind. In diesem Rahmen kann unmittelbarer Zwang angewendet werden". Von dieser Regelung ausgeschlossen sind „ärztliche Eingriffe und Behandlungsverfahren ..., die mit einer erheblichen Gefahr für Leben oder Gesundheit verbunden sind oder die Persönlichkeit in ihren Kernbereichen verändern können ...", womit der Gesetzgeber jedoch ausdrücklich nicht auf eine sachgerechte Behandlung mit Psychopharmaka abzielt.

In der Praxis besteht für die minderbegabte Person häufig eine Betreuung nach dem am 1.1.1992 in Kraft getretenen Betreuungsgesetz. In deren Rahmen können die „Gesundheitsfürsorge" und die „Aufenthaltsbestimmung" in den Zuständigkeitsbereich des Betreuers gestellt sein. Allerdings stellt allein der Wunsch des Betreuers, den Betreuten geschlossen unterzubringen und gegebenenfalls gegen seinen Willen medikamentös behandeln zu lassen, keine ausreichende Rechtsgrundlage dar.

> Nach § 1906 BGB bedürfen „freiheitsentziehende Maßnahmen" (Unterbringung in einer geschlossenen Abteilung, Freiheitsentzug durch mechanische Vorrichtungen oder dämpfende Medikamente) der vormundschaftsgerichtlichen Zustimmung.

Diese darf nur erteilt werden, wenn entweder die Gefahr besteht, daß sich der Betreute aufgrund seiner psychischen Krankheit oder seelischen Behinderung selbst tötet oder erheblichen gesundheitlichen Schaden zufügt, oder eine notwendige Untersuchung und Heilbehandlung ohne Unterbringung nicht durchgeführt werden können.

> Eine Unterbringung kann jedoch ohne Genehmigung durchgeführt werden, wenn mit ihrem Aufschub Gefahr verbunden ist und die Genehmigung nachträglich umgehend eingeholt wird.

Entsprechend den Regelungen der Unterbringungsgesetze bedürfen Behandlungsmaßnahmen, bei denen „die begründete Gefahr besteht, daß der Betreute aufgrund der Maßnahme stirbt oder einen schweren und länger dauernden gesundheitlichen Schaden erleidet", ebenfalls einer vormundschaftsgerichtlichen Genehmigung.

> Die indizierte Verabreichung zur Behandlung psychischer Störungen zugelassener Medikamente ist dabei im Regelfall nicht genehmigungsbedürftig, wobei bezüglich der prophylaktischen Langzeitbehandlung mit Neuroleptika, Lithium und Antikonvulsiva und der „kontrollierten" (d.h. durch Unterschrift des Arztes dokumentiert den Herstellervorschriften entsprechenden) Anwendung von Clozapin keine einheitliche Auffassung besteht.

25.5 Unerwünschte psychische Wirkungen der Neuroleptika

Bei neuroleptisch vorbehandelten Patienten ist an die bei Minderbegabten nicht seltene Auslösung bzw. Verstärkung psychotischer Symptome im Zusammenhang mit unerwünschten Wirkungen der Neuroleptika zu denken: Im Vorfeld oder im Zusammenhang mit extrapyramidalmotorischen Symptomen, v.a. den irreführend „Frühdyskinesien" genannten akuten Dystonien, können z.B. streßbedingt psychotische Symptome auftreten, die häufig als Verschlechterung der vorbestehenden Psychose verkannt und behandelt werden, sich aber bei Gabe von Anticholinergika (z.B. 1 Amp. Biperiden [z.B. Akineton®] langsam i.v.) spontan bessern.

Hinweise auf einen solchen Zusammenhang ergeben sich, wenn vom Betroffenen oder von Bezugspersonen über eine Verschlechterung des psychopathologischen Befundes trotz Einleitung einer neuroleptischen Behandlung berichtet wird. In diesen Fällen ist in zeitlichem Zusammenhang mit dem Auftreten von akuten Dystonien, z.B. okulogyren Krisen, eine Exazerbation psychotischer Symptome zu beobachten, ein Symptomwechsel in Richtung eines katatonen Bildes ist möglich. Häufig wird darüber berichtet, daß die Patienten während des Auftretens von Halluzinationen einen „starren", nach oben gerichteten Blick hätten. Gleichzeitig kann man oft massierende Bewegungen an Lippen, Kaumuskeln, Nacken und Augen beobachten, durch die das dystoniebedingte Verkrampfungsgefühl beseitigt werden soll.

Derartige unerwünschte psychische Wirkungen von Neuroleptika treten nicht nur zu Beginn der Behandlung, sondern meist innerhalb weniger Tage auch dann auf, wenn nach Abklingen akuter Symptome die Neuroleptika auf eine rezidivprophylaktische Erhaltungsdosis reduziert werden sollen. Das oft spiegelbildliche Wiederauftreten eben der Symptome der behandelten Psychose führt häufig zu dem Fehlschluß, die Medikation sei zu früh reduziert worden und eine Dosissteigerung sei erforderlich. Die rasche Besserung der in der Regel mit psychomotorischer Unruhe, innerer Anspannung und „stechendem Blick" einhergehenden Symptomatik auf die parenterale Gabe eines Anticholinergikums zeigt jedoch, daß es sich um eine Störung der dopaminerg-cholinergen Balance im Sinne neuroleptischer Nebenwirkungen handelt.

> Die Indikation für Neuroleptika in Einrichtungen für geistig behinderte Menschen wird oft (zu) großzügig gestellt. Beim Auftreten psychotischer Symptome im Zusammenhang mit der Gabe von Neuroleptika sollte deshalb immer an die Möglichkeit unerwünschter psychischer Neuroleptikawirkungen gedacht werden, die durch probatorische Gabe eines Anticholinergikums ausgeschlossen werden kann.

Bestätigt sich dieser Verdacht, sollten unter stationären Bedingungen ein Absetzversuch unternommen und eine Neueinstellung auf atypische Neuroleptika überlegt werden.

25.6 Auswirkungen des Hospitalismus

Bei der diagnostischen Beurteilung und Zuordnung psychopathologischer Symptome bei Minderbegabten müssen, insbesondere bei Personen, die lange Zeit in Institutionen verbracht haben, auch mögliche Folgen des Hospitalismus bedacht werden.

> Bei mangelhaften sozialen Kontakten lernen manche geistig Behinderte rasch, daß bestimmte Symptome, z.B. Halluzinationen oder Suizidgedanken, auf ein verstärktes Interesse des Betreuungspersonals stoßen und damit ein Mehr an Zuwendung zur Konsequenz haben. Über eine wechselseitige positive Verstärkung kann es damit zu einer „Symptomfixierung" kommen.

Es gibt kein Patentrezept, wie diesem Phänomen, besonders unter Notfallbedingungen, beizukommen ist. Die therapeutische Arbeit mit Patienten, bei denen sich Anhaltspunkte für eine solche „Fixierung" ergeben, sollte davon geprägt sein, der Symptomatik sowenig Aufmerksamkeit zu schenken wie irgend möglich. In einem vorübergehenden Klinikaufenthalt mit seinen therapeutischen Angeboten kann die Chance liegen, dem Betroffenen ganz neue Aspekte seiner Persönlichkeit erfahrbar zu machen und ihm auf anderen Wegen Zuwendung und positive Verstärkung zuteil werden zu lassen.

25.7 Bezugspersonen

Nachdem mit vielen minderbegabten Patienten eine verbale Kommunikation nicht oder nur eingeschränkt möglich ist, kommt Bezugspersonen aus Familien oder Institutionen bei der Untersuchung und Behandlung eine wichtige Bedeutung zu. Ihre Beobachtungen und Erfahrungen sind häufig die einzige Informationsquelle bei der Erhebung der Anamnese. Sie kennen individuelle Besonderheiten, können sich mit den Betroffenen verständigen und stellen für sie ein Stück vertrauter Umgebung dar.

> Die Kenntnisse und Erfahrungen von Angehörige und Bezugspersonen sind deshalb gerade bei minderbegabten Patienten in besonderem Maße zu würdigen.

Kann eine notwendige stationäre Behandlung nur unter der Bedingung der Anwesenheit einer solchen Bezugsperson durchgeführt werden, so kann sie in manchen Krankenhäusern stationär mit aufgenommen werden. Das Krankenhaus kann die dadurch entstehenden Kosten allerdings nicht gesondert abrechnen – sie sind mit dem Tagessatz für die Behandlung des Betroffenen abgegolten.

Häufig tritt eine in der Familie oder Institution aufgetretene Symptomatik zu Beginn eines stationären Aufenthalts oder bei einer ambulanten Vorstellung unter dem Eindruck der neuen Umgebung und Personen vorübergehend nicht mehr oder nur in abgeschwächter Form auf (s. Kap. 25.1). Für die jeweilige Bezugsperson kann dadurch, gelegentlich durch eine darauf bezogene Vorwurfshaltung des Betreuungspersonals im Krankenhaus (Arztpraxis/Ambulanz) verstärkt, der Eindruck entstehen, versagt zu haben. In der Regel zeigt sich aber das fremdanamnestisch geschilderte Verhalten nach kurzer „Eingewöhnungszeit" der Betroffenen auch in der neuen Umgebung. Vorschnelle Schuldzuweisungen und Kritik sollten daher vermieden werden.

Umgekehrt besteht bei manchen Familienangehörigen oder Bezugspersonen aus Institutionen die Tendenz, Verhaltensauffälligkeiten und psychische Störungen, die bei frühzeitiger Intervention in ihrer Intensität und Dauer deutlich verringert werden könnten, wegen Vorbehalten gegen psychiatrische Einrichtungen und Psychopharmaka über einen längeren Zeitraum zu tolerieren und nicht zum Anlaß einer Vorstellung beim Arzt zu nehmen. Kommt es dann bei länger bestehender Symptomatik zu einer Eskalation, die eine stationäre Behandlung unvermeidbar werden läßt, gibt es nach deren Abschluß oft Schwierigkeiten, da die Rückkehr des Betroffenen in die gewohnte Umgebung mit unerfüllbaren Bedingungen (z.B. nach völliger Symptomfreiheit, Selbständigkeit bei Verrichtungen des täglichen Lebens oder Integrationsfähigkeit in Gruppen, die in dem geforderten Ausmaß auch vor der Behandlung zu keinem Zeitpunkt gegeben war) verknüpft wird.

> Im Rahmen einer vertrauensvollen Zusammenarbeit sollte möglichst früh ärztliche Hilfe gesucht werden.
>
> Bereits bei Behandlungsbeginn sollten gemeinsam realistische Therapieziele und Kriterien der Besserung als Bedingung für die Entlassung festgelegt werden.

Vor Beendigung des stationären Aufenthalts und Rückkehr in die vertraute Umgebung können Bezugspersonen auf die Station eingeladen und ihnen dabei Fertigkeiten im Umgang mit den Patienten (z.B. im Rahmen der Pflegeplanung oder verhaltenstherapeutischer Programme) vermittelt werden.

25.8 Verhaltenstherapie mit Minderbegabten

Bei Minderbegabten ist es aufgrund der erschwerten Kommunikation häufig kaum möglich, zwischen „erlerntem Fehlverhalten" und definierten psychischen Störungen zu unterscheiden. Bestimmte Methoden der Verhaltenstherapie aber können unabhängig von der Entstehung und Art der Symptomatik angewandt werden.

> Deshalb empfiehlt es sich, bei der Behandlung von Verhaltensauffälligkeiten bei Minderbegabten von Anfang an verhaltenstherapeutische Elemente einzubeziehen.

Methode der Wahl sind hierfür „operante Methoden", bei denen durch das Anbieten bzw. Entfernen positiver und negativer Verstärker die Auftretenswahrscheinlichkeit eines erwünschten Verhaltens modifiziert werden kann. Bereits beim Erstgespräch mit Bezugspersonen sollte deshalb nach derartigen Verstärkern gefragt und eine entsprechende Liste aufgestellt werden.

Positive Verstärker, die bei Minderbegabten häufig Anklang finden, sind beispielsweise gemeinsame Aktivitäten, Musik hören, Besuch von Angehörigen, Zigaretten oder Süßigkeiten. Als negative Verstärkung kann unter bestimmten Voraussetzungen die vorübergehende Isolation („time out") eingesetzt werden.

Ein verhaltenstherapeutisches Verstärkungsprogramm sollte neben milieutherapeutischen und medikamentösen Maßnahmen sowohl im Rahmen der Pflegeplanung (Selbständigkeit beim Aufstehen, Waschen, Anziehen, Einnehmen der Mahlzeiten) als auch im Rahmen der Therapieplanung mit Bezug auf die jeweils zu behandelnde Symptomatik (z.B. aggressives Verhalten) von Anfang an entwickelt werden.

Seine Effizienz kann im Rahmen einer stationären Behandlung während der ohnehin meist erforderlichen Beobachtungsphase durch vorübergehenden Entzug vor allem positiver Verstärker (Angehörigenbesuch, Ausgang), später dadurch gesteigert werden, daß schrittweise von sogenannter reaktionskontingenter (also dem erwünschten Verhalten unmittelbar folgender) zu intermittierender Verstärkung übergegangen wird.

Neben der Klärung rechtlicher Grundlagen (z.B. Abstimmung des Entzugs bestimmter Verstärker mit dem Betreuer) ist die Einbeziehung vor allem derjeniger Bezugspersonen erforderlich, die nach der Entlassung im Sinne des durchgeführten Programms mit dem Betroffenen weiterarbeiten sollen.

25.9 Typische Fehler

– Situativ oder durch Hospitalismus entstandene Verhaltensstörungen werden als Symptome einer psychotischen Störung fehlgedeutet.
– Es wird nicht auf körperliche Ursachen für Verhaltensauffälligkeiten geachtet.
– Die Erfahrungen und Beobachtungen enger Bezugspersonen werden nicht ausreichend berücksichtigt. Der Arzt läßt sich dadurch täuschen, daß vor einer stationären Aufnahme beobachtete Symptome in den ersten Tagen des stationären Aufenthalts nicht auftreten.
– Unerwünschte Neuroleptikawirkungen werden mit Krankheitssymptomen verwechselt.
– Depressive Syndrome, die sich als sozialer Rückzug und scheinbar angepaßtes („ruhiges") Verhalten geistig Behinderter manifestieren können, werden verkannt.
– Die Verwendung zu komplizierter Fragen und Redewendungen, die keine Kommunikationsbasis mit dem Patienten darstellen, verhindern ein wirkliches Gespräch.

25.10 Behindertenverbände und Selbsthilfegruppen

Sowohl zur Unterstützung von Angehörigen und Bezugspersonen, aber auch um für sich selbst und das Betreuungsteam wichtige Informationen zu erhalten, kann es sinnvoll sein, bei den verschiedenen Behindertenverbänden und Selbsthilfegruppen Literatur zu einzelnen Behinderungen und Adressen von entsprechend erfahrenen Therapeuten anzufordern. Einige wichtige Adressen sind:
- Bundesvereinigung LEBENSHILFE für geistig Behinderte e.V.
  Raiffeisenstr. 18, D-35043 Marburg
  Tel. 0 64 21/41-0, Fax 0 64 21/49 11 67
- Bundesverband „Hilfe für das autistische Kind"
  Bebelallee 141, D-22297 Hamburg
  Tel. 0 40/5 11 56 04, Fax 0 40/5 11 08 13
- Deutsche Interessengemeinschaft für Kinder mit Phenylketonurie (PKU) und verwandten Stoffwechselstörungen e.V.
  c/o H. J. Schmidt, Adlerstr. 6, D-91077 Kleinsendelbach
  Tel. 0 91 26/44 53
- Freundeskreis Camphill e.V.
  Gütergolzerstr. 85, D-14165 Berlin
  Tel. 0 30/8 01 20 69
- Lernen fördern – Bundesverband zur Förderung Lernbehinderter e.V.
  Rolandstr. 61, D-50677 Köln
  Tel. 02 21/38 06 66, Fax 02 21/38 59 54
- Dachverband Psychosozialer Hilfsvereinigungen e.V.
  Thomas-Mann-Str. 49a, D-53111 Bonn
  Tel. 02 28/63 26 46, Fax 02 28/69 17 59

In Zweifelsfällen hilft die Bundesarbeitsgemeinschaft „Hilfe für Behinderte" (BAGH) weiter:
BAGH
Kirchfeldstr. 149, D-40215 Düsseldorf
Tel. 02 11/31 00 60, Fax 02 11/31 00 648

Literatur

1. Bandelow, B., R. Grohmann, E. Rüther: Unerwünschte Begleitwirkungen der Neuroleptika und ihre Behandlung. In: Möller, H.-J. (Hrsg.): Therapie psychiatrischer Erkrankungen, S. 166–183. Enke, Stuttgart 1993.
2. Bellaire, W., D. Caspari, M. Gawlitza: Carbamazepin bei Oligophrenen. In: Müller-Oerlinghausen, B., S. Haas, K.-D. Stoll (Hrsg.): Carbamazepin in der Psychiatrie, S. 207–210. Thieme, Stuttgart–New York 1989.
3. Bouras, N., C. Drummond: Behavioral and psychiatric disorders of people with mental handicap living in the community. J. Intellect. Disabil. Res. 36 (1992), 349–357.
4. Dose, M.: Spektrum Neuroleptika und andere Psychopharmaka. Aesopus, Basel 1993.
5. Dupont, A.: Oligophrenien. In: Kisker, K. P. , H. Lauter, J. E. Meyer, E. Strömgren (Hrsg.): Psychiatrie der Gegenwart, 3. Aufl., S. 147–185. Springer, Berlin–Heidelberg–New York 1988.

6. Fliegel, S., W. M. Groeger, R. Künzel, D. Schulte, H. Sorgatz: Verhaltenstherapeutische Standardmethoden, 4. Aufl. Psychologie Verlags Union, Weinheim1998.
7. Hollweg, M., R. Grohmann, E. Rüther: Benzodiazepine. In: Grohmann, R., E. Rüther, L. G. Schmidt (Hrsg.): Unerwünschte Wirkungen von Psychopharmaka, S. 219–229. Springer, Berlin–Heidelberg–New York 1994.
8. Lund, J.: The prevalence of psychiatric morbidity in mentally retarded adults. Acta Psychiatrica Scand 72 (1985), 563–570.
9. Meins, W.: Aktuelle Entwicklungen in der Psychopharmakotherapie von Personen mit geistiger Behinderung. Krankenhauspsychiatrie 2 (1991), 109–114.

26
Notfall- und Krisensituationen bei Kindern und Jugendlichen

MARTIN H. SCHMIDT

Akute Interventionen wegen psychischer Störungen werden in dieser Altersstufe erforderlich, wenn körperliche oder psychische Gefährdungen für Betroffene oder Dritte drohen oder bereits eingetreten sind. Da Kinder und Jugendliche für ihre altersgerechte Entwicklung aber auch auf eine intakte Interaktion mit ihrem Umfeld angewiesen sind, können schwere Beeinträchtigungen dieses Systems ebenfalls akute Krisensituationen auslösen. Die besondere Problematik von Eßstörungen und den damit verbundenen Notfall- und Krisensituationen wird in Kapitel 21 besprochen.

26.1 Alterstypische Besonderheiten

26.1.1 Rechtliche Situation

Bereits für die Befunderhebung benötigt der Arzt bei Kindern und Jugendlichen im Regelfall das Einverständnis der Eltern, erst recht gilt dies für geplante Interventionen. Nur bei „rechtfertigendem Notstand" gemäß § 34 StGB darf der Arzt ohne Auftrag handeln.

Dabei muß sein Handeln dem gegebenen Risiko angemessen sein, d.h., das geschützte Interesse muß das verletzte Interesse deutlich überwiegen (z.B. bei akuter Suizidgefährdung).

In der Regel ist der Minderjährige in Begleitung seiner Eltern als rechtliche Vertreter oder einer von ihnen beauftragten Person. In Fällen geringerer Tragweite darf ein Elternteil für den anderen mitentscheiden (außer es besteht kein gemeinsames Sorgerecht). Diagnostische oder therapeutische Einwirkungen mit möglicherweise erheblichen Nebenwirkungen dagegen überschreiten in der Regel den Auftrag eines Elternteils, auch wenn er beide Sorgepflichtigen vertritt. Das gilt auch für aufschiebbare Entscheidungen bei Minderjährigen, die in einer Institution der Jugendhilfe leben und von deren Vertreter vorgestellt werden. Der

Träger der elterlichen Sorge, auf dessen Entscheidung hier zu warten wäre, kann auch ein Amtsvormund sein.

Lehnt ein Minderjähriger die aus der Notfallsituation heraus notwendige Unterbringung auf einer geschlossenen Station (z.B. bei einem psychotischen Erregungszustand) ab oder ist er mit den damit verbundenen Behandlungsmaßnahmen nicht einverstanden, so hat der Arzt nur begrenzte Handlungsmöglichkeiten. Wenn die Eltern eine solche Unterbringung bzw. Behandlung einvernehmlich wünschen, müssen sie, um einen Mißbrauch der elterlichen Sorge auszuschließen, einen entsprechenden Antrag nach § 1631b BGB beim zuständigen Vormundschaftsgericht stellen. Über diesen ist nach ärztlicher Stellungnahme und Anhörung des Minderjährigen kurzfristig zu entscheiden. Ist der Antrag gestellt bzw. wenn man davon ausgehen kann, daß er bis zum nächstmöglichen Zeitpunkt gestellt wird, gelten bis zur Entscheidung die Voraussetzungen des § 34 StGB (rechtfertigender Notstand).

Unterlassen Eltern Maßnahmen, die im Interesse ihres Kindes notwendig sind, kann der Arzt zunächst im rechtfertigenden Notstand handeln. Dies kann dann erfolgen, wenn ihm das Jugendamt die Behandlung eines Minderjährigen überträgt, den es gemäß § 42 Kinder- und Jugendhilfegesetz (KJHG; d.h. auf dessen Bitte oder „bei dringender Gefahr für sein Wohl") in seine Obhut genommen hat. Das Jugendamt muß sich dann umgehend um Ersatz für den fehlenden Elternwillen beim Vormundschaftsgericht bemühen. Diese Konstellation ist häufig bei gesicherter Kindesmißhandlung gegeben.

Sieht auch das Jugendamt abweichend vom Arzt keinen Handlungsbedarf, kann dieser selbst beim Vormundschaftsgericht die Übertragung von Teilbereichen der elterlichen Sorge (etwa die Sorge für Aufenthalt und/oder ärztliche Behandlung) auf Dritte beantragen gemäß § 1666 BGB wegen Gefährdung des Kindeswohls durch verschuldetes oder unverschuldetes Versagen der Eltern. Ein richterlicher Bereitschaftsdienst des zuständigen Amtsgerichts nimmt entsprechende Anträge außerhalb der Dienstzeit entgegen und informiert über das Vorgehen, wenn der Antrag nicht unmittelbar bearbeitet wird. Existiert kein Bereitschaftsdienst, ist der Antrag zum frühestmöglichen Zeitpunkt zu stellen. Bis dahin kann unter Rückgriff auf § 34 StGB die Entlassung eines Minderjährigen aus der Klinik verweigert werden (Übersicht in Tab. 26-1).

Tabelle 26-1 Rechtliche Grundlagen ärztlichen Handelns bei Minderjährigen in Notfallsituationen.

- mit Einverständnis des/der Sorgepflichtigen
- gegen den Willen des Minderjährigen mit Einverständnis des/der Sorgepflichtigen und des Vormundschaftsgerichts (§ 1631b BGB)
- aus rechtfertigendem Notstand (§ 34 StGB)
- nach in Obhutnahme durch das Jugendamt (gemäß § 42 KJHG)
- gegen den Willen der/des Sorgepflichtigen nach (teilweiser) Übertragung der elterlichen Sorge auf Dritte (§ 1666 BGB)

Nach Inobhutnahme gemäß § 42 KJHG oder bei Antrag gemäß § 1666 BGB kann der Arzt Informationen mit Einverständnis der Sorgepflichtigen weitergeben, wenn diese ebenfalls um die Klärung der für sie rechtlich unsicheren Situation bemüht sind. Er kann aber auch ohne deren Einverständnis nach Rechtsgüterabwägung der Schweigepflicht unterliegende Sachverhalte gegenüber Jugendamt oder Vormundschaftsgericht offenbaren.

Schon aus der Verpflichtung, das Einverständnis von Kindern bei schwerwiegenden Entscheidungen je nach deren Entwicklungsstand einzuholen, ergeben sich auch im Innenverhältnis der Familie schutzwürdige Interessen von Jugendlichen.

Altersgemäße subjektive oder objektive Interessen von Minderjährigen (z.B. die Nichtmitteilung von Beziehungen oder sexuellen Kontakten) rangieren vor dem Informationsinteresse der Eltern, sofern dem nicht übergeordnete Interessen (Mitteilung von Entwicklungsrisiken, schwerwiegenden Erkrankungen oder notwendigen Interventionen) entgegenstehen. Im letzteren Fall muß der Minderjährige auf die mögliche Weitergabepflicht von Informationen hingewiesen werden. In derartigen Situationen ist auch kein Raum für das Ideal der Allparteilichkeit, das etwa im Rahmen der Familientherapie angestrebt werden kann.

Rechtlich erheblich in Notfallsituationen ist der Begriff der akuten Selbst- oder Fremdgefährdung: Beide begründen Unterbringungs- und Behandlungsvollmachten. Ärztliches Handeln kann berechtigt sein, auch wenn bezüglich der Selbst- oder Fremdgefährlichkeit eines Minderjährigen Dissens mit den rechtlichen Vertretern besteht. Der Arzt muß bei der Abwägung auch einschätzen, inwieweit Eltern ihre Rolle kompetent ausüben und Selbstgefährdung oder Gefährdung anderer bei ihrem Kind durch Beaufsichtigung ausschließen können (vgl. Tab. 26-2) und ob dieses Mittel möglicherweise angemessener als die abgelehnte ärztliche Intervention – z.B. Medikation oder stationäre Aufnahme – ist.

Tabelle 26-2 Zeichen mangelnder elterlicher Kompetenz.

- offensichtliche Fehleinschätzung von Gefährdungen seitens der Eltern
- das Verhalten der Eltern wirkt eher beunruhigend auf den minderjährigen Patienten
- pädagogische Grenzsetzungen fallen den Eltern schwer (Beobachtungen und Anamnese verwerten)
- die Eltern-Kind-Beziehung ist symbiotisch, d.h. auf einer frühen Beziehungsstufe stehengeblieben

26.1.2 Befunderhebung in der Notfallsituation

Eltern und Kind müssen **getrennt befragt** werden, um auch die Mitteilung von Sachverhalten zu ermöglichen, die der jeweils andere Teil nicht kennt bzw. nicht erfahren soll. Handelt es sich um Patienten im Kindesalter, beginnt man mit der Befragung der Eltern. Exploriert werden vorausgegangene Ereignisse und unmittelbare Vorgeschichte sowie die Erwartungen an die Notfallkonsultation. Sind Jugendliche betroffen, werden zunächst diese befragt, sofern ihr Zustand es erlaubt.

Nach suizidalen Handlungen darf die Exploration zu den Hintergründen im Anschluß an die somatische Notfallversorgung nicht aufgeschoben werden, da im Laufe der Reorganisation psychischer Strukturen nach dem Suizidversuch mit zunehmender Wahrscheinlichkeit „zensierte" Informationen mitgeteilt und zugrundeliegende Konfliktsituationen verschwiegen werden.

Eltern können bessere Informationen über Verhaltensweisen ihrer Kinder geben (ausgenommen Substanzmißbrauch, Sexualverhalten und Kriminalität), Kinder informieren besser über ihre affektive Situation, Jugendliche auch über frühere affektive Zustände. Ein Explorationsstil, der Offenheit für die subjektive Erlebnisweise des Patienten zeigt und darauf verzichtet, ihn unter Druck zu setzen, führt zur besseren Kooperation des Minderjährigen.

Bei der Beurteilung der Befunde ist der **Entwicklungszustand** des Kindes oder Jugendlichen zu berücksichtigen. Als grobe Anhaltspunkte gelten, daß
- das Denken von Adoleszenten in der Regel formal dem Erwachsener entspricht,
- Schulkinder logisch, aber konkret denken,
- die Sprache Fünfjähriger inhaltlich verständlich ist,
- Trennungsangst bis zum Alter von vier Jahren als physiologisch gilt.

Die Symptomwahl kann altersabhängig sein: Somatische Symptome sind im Vorschulalter häufiger, desgleichen Ängste bei Schulkindern. Konversionssymptome weichen im Schulalter oft von den klassischen Symptomen Erwachsener ab.

Das **diagnostische Gespräch** beginnt am besten mit offenen Fragen, die Exploration spezifischer Inhalte schließt sich erst später an. Die Beobachtung des affektiven Zustands nicht nur der Betroffenen, sondern auch der Eltern während der Exploration ist wichtiger als allfällige Explorationshilfen. Betroffenheit, Unverständnis und Ambivalenz sind häufig aufschlußreich. Aus dem Schweigen – vor allem von Kindern – darf aber nicht geschlossen werden, daß Fragen verneint werden. Schweigen kann stuporös, oppositionell, mutistisch oder angstbedingt sein, kann aber auch auf Vigilanzeinschränkungen hinweisen (im Zweifelsfall serielle Substraktion durchführen lassen: 100–3... bzw. 100–7...).

Die **internistische** und **neurologische Untersuchung** muß unter anderem infektiöse, metabolische und toxische Ursachen akut aufgetretener psychischer Zustände ausschließen. Bei Verdacht auf körperliche oder sexuelle Mißhandlung ist die äußerliche Untersuchung auf Verletzungsfolgen schon aus forensischen Gründen (einschließlich genauer Dokumentation) notwendig (wenn auch nicht immer unmittelbar, vgl. Kap. 26.8). Teilen Kinder außergewöhnliche Ereignisse mit, so müssen deren Häufigkeit und Zeitpunkt möglichst genau dokumentiert werden.

26.1.3 Prinzipien der Intervention in der Notfall- und Krisensituation

Die Intervention beginnt mit der – nach Möglichkeit gemeinsamen – Problemdefinition, aus der die veranlaßten Maßnahmen verständlich werden sollen. Bei Selbst- oder Fremdgefährdung oder krisenhafter Zuspitzung von Interaktionen kann jedoch auf die Zustimmung des Betroffenen verzichtet werden.

Je kompetenter Eltern sind (zu Einschätzungshinweisen vgl. Tab. 26-2), um so eher kann man ihnen die Krisenbewältigung zu Hause, d.h. bei ambulanter Weiterbehandlung überlassen.

Kommt eine **Pharmakotherapie** in Frage, dann ist zu bedenken, daß die Altersabhängigkeit von Absorption, Verteilung, Proteinbindung, Metabolismus, Elimination und Pharmakodynamik die Wirkungen von Medikamenten im Vergleich zu Erwachsenen in erheblichem Umfang verändern kann. Analogieschlüsse sind weder bezüglich Dosierung noch bezüglich Wirkung zulässig. Vor der Pharmakagabe ist nach Drogen- und Medikamenteneinnahme, Alkoholgenuß, Suizidalität und möglicher Schwangerschaft ausdrücklich zu fragen (ggf. ergänzt durch laborchemische Kontrollen wie Drogenscreening etc.).

Bei Kombination pharmakotherapeutischer und psychotherapeutischer Interventionen ist mit dem Ziel einer verbesserten Compliance auf die Wichtigkeit der letzteren hinzuweisen.

Akutinterventionen dürfen den Weg für das weitere Vorgehen nicht verstellen. **Künftig notwendige Schritte** sind also zu berücksichtigen, wenn nicht neue Krisen produziert werden sollen (so wäre es etwa kontraindiziert, in der Krisensituation einem Patienten mit einer Trennungsangststörung die Befreiung vom Schulbesuch zuzusichern; weitere Ausführungen hierzu s. Kap. 26.3.1).

Gerade in Notfallsituationen müssen Anweisungen an die Eltern oder das Kind einfach sein, wenn sie befolgt werden sollen.

Wenn die Zustimmung des Minderjährigen zu Maßnahmen nicht eingeholt werden soll, empfiehlt es sich, sich auch initial nicht so zu verhalten, als sei das geplante Handeln davon abhängig. Das gleiche gilt gegenüber Eltern, wenn es keine Alternativen – etwa zu einer medikamentösen Intervention – gibt.

Auf relevante Nebenwirkungen der Medikamentenbehandlung sind die Eltern hinzuweisen, erst recht, wenn sie ihr Kind mit nach Hause nehmen können.

Bleibt bei ambulanter Fortsetzung der Intervention trotz gesicherter Compliance der Behandlungserfolg aus, so stellt sich die Frage, ob Eltern oder Kind im Sinne eines Krankheitsgewinns einen Vorteil aus dieser Situation ziehen. In solchen Fällen kann eine Trennung von Kind und Eltern angezeigt sein.

Eine sektorisierte kinder- und jugendpsychiatrische Versorgung besteht nur in wenigen Bundesländern. Die nächste stationäre Behandlungsmöglichkeit (die gemeinsame Behandlung von Minderjährigen und Erwachsenen ist vor allem auf geschlossenen Stationen zu vermeiden!) sollte im Notfallraum aushängen, ansonsten ist sie beim nächsten psychiatrischen Krankenhaus zu erfragen; gleiches gilt für ambulante Weiterbehandlungsmöglichkeiten. Der Notfalldienst sollte nach Möglichkeit die aufnehmende Klinik persönlich über die zur Aufnahme führenden Ereignisse informieren.

Bei manchen Konsultationen im Notfalldienst sind ärztliche Interventionen nicht unmittelbar erforderlich. Typische Beispiele sind in Tabelle 26-3 aufgelistet. Unabhängig davon sollte auch in diesen Fällen eine diagnostische Klärung angestrebt werden. Adressen und Rufnummern der statt des Arztes in solchen Situationen Zuständigen (z.B. Vormundschaftsgericht/richterlicher Bereitschaftsdienst) sollten möglichst verfügbar sein, können aber auch über die nächste Polizeidienststelle erfragt werden.

Tabelle 26-3 Typische Notdienstkonsultationen ohne dringenden Interventionsbedarf.

- psychische Störung, die kein unmittelbares ärztliches Handeln erfordert, aber mangels besseren Wissens als gefährlich erlebt wird
- Unzufriedenheit des Umfelds mit der bereits begonnenen Behandlung einer psychischen Störung
- Weigerung des Umfelds, die diagnostische Einschätzung einer anderen Institution (Erziehungsberatungsstelle, Jugendamt) anzuerkennen
- bekannte chronische psychische Störung (meist dissoziales Verhalten), die vom Umfeld jeweils nur bei Zuspitzung für interventionsbedürftig gehalten wird, meist im Sinne einer Sanktionierungsabsicht
- kritische Situationen, bei denen andere zuständige Institutionen sich weigern zu handeln (z.B. durch Inobhutnahme oder Heimaufnahme)
- bei Straftaten: Versuch durch die Inanspruchnahme eines Notfall- oder Kriseninterventionsdienstes einer Strafverfolgung auszuweichen

26.2 Gewalttätiges und dissoziales Verhalten

Klinisches Bild
Persistierende Verstöße gegen die Rechte Dritter, mangelnde Lenkbarkeit und aggressive Übergriffe bestimmen das Bild. Dabei kann die Symptomatik auf den familiären Kontext beschränkt sein. Die Geschlechterrelation zeigt ein deutliches Überwiegen der Jungen (Relation 4:1) mit höherem Schweregrad beim männlichen Geschlecht. Die Prävalenz nimmt vom Grundschulalter (2%) bis zur Adoleszenz (6%) zu.

Aus der Liste der Symptome (Streitsucht, Tyrannisieren, Grausamkeit, zerstörerisches Verhalten, wie z.B. Feuerlegen, chronisches Lügen, Stehlen, Schuleschwänzen, Weglaufen, Wutausbrüche, chronischer Ungehorsam, verbale und tätliche Aggressivität) führen am ehesten zur Notfallkonsultation:
- Verhaltensweisen, die zum Schulausschluß führen,
- körperliche Gewalttätigkeit,
- aggressive Erregungszustände.

Mögliche Ursachen und Differentialdiagnose
Im Hintergrund werden oft Ablehnung durch Erwachsene und Gleichaltrige, inkonsistente Beziehungen, unzureichende Kontrolle durch Bezugspersonen, Differenzen mit neuen Familienmitgliedern, Schulversagen sowie Zugehörigkeit zu (oft delinquenten) Gruppen Älterer mit Substanzmißbrauch gesehen. Überzufällig häufig ist bei Jüngeren die Kombination mit hyperkinetischen Störungen, also mit Aufmerksamkeitsbeeinträchtigung, schlechter motorischer Steuerung und hoher Impulsivität (vgl. Kap. 26.7.4).

Differentialdiagnosen sind
- hyperkinetische Störungen ohne gleichzeitige Dissozialität;
- oppositionelles Verhalten jüngerer Kinder, das Interaktionskrisen herbeiführen kann (vgl. Kap. 26.7.5);
- akute Reaktionen auf extreme Belastung (Kap. 20.1 und 26.9).

26 Notfall- und Krisensituationen bei Kindern und Jugendlichen   461

Befunderhebung in der Notfallsituation
Eine Fremdanamnese ist unerläßlich bezüglich:
- Symptomdauer (bei Dissozialität wenigstens sechs Monate);
- Gewalttätigkeit in der Familie (nach Mißhandlung der Eltern durch den Patienten fragen);
- Wutausbrüchen;
- Weglaufen;
- früheren Suizidversuchen.

Außerdem muß nach bisherigen Interventionen und gegebenenfalls eingeleiteten Strafverfolgungsmaßnahmen gefragt werden.

Vom Betroffenen selbst sind die derzeit bestehenden Symptome, aktuell gesehene Hintergründe, Drogen-, Alkohol- und Medikamentenmißbrauch, delinquente Handlungen, Depressionssymptome und Suizidalität zu explorieren. Äußere Verwahrlosung spricht eher für geringe Autonomie des Betroffenen.

Wegen des Suizidrisikos muß stets auf Kombination mit depressiven Zuständen geachtet werden. Bei Weglaufen von Mädchen als Leitsymptom ist differentialdiagnostisch an eine Reaktion auf sexuellen Mißbrauch zu denken.

Verhaltensregeln
Eltern, die auf ihre Kinder provozierend wirken, sind von diesen zu trennen. Die Notfallsituation dient der Deeskalierung. Dissoziale oder delinquente Verhaltensweisen sind zwar als solche herauszustellen. Im Rahmen des Notfallkontakts sollte man sich aber nicht in Diskussionen über ihre möglichen Hintergründe verstricken lassen, da die Betroffenen dazu neigen, die Gründe für ihr Fehlverhalten ausschließlich auf andere zu projizieren.

Bei Kindern und Jugendlichen nach Gewalttätigkeiten auf Spuren eigener Verletzungen achten! Bei Mißhandlung der Eltern werden unabhängig von der Frage einer Strafanzeige Mißhandlungsfolgen dokumentiert bzw. die Dokumentation veranlaßt.

Im übrigen besteht die ärztliche Aufgabe auch nach Straftaten primär in einer medizinisch-psychiatrischen Untersuchung des Jugendlichen, nicht in einer Ermittlung des Tathergangs.

Akute Intervention
Bei agitierten Zuständen mit drohenden Übergriffen auf weitere Beteiligte muß der Patient fixiert oder/und, wenn vertretbar (Cave: Alkoholintoxikation!), sediert werden (z.B. mit Levopromazin oral 1 mg/kg KG; i.m. 0,5–1 mg/kg KG), bis die Selbstkontrolle wiedergewonnen ist. Bei der Medikation muß auf Wechselwirkungen mit Alkohol, Drogen oder Medikamenten geachtet werden.

Unmittelbare ambulante therapeutische Interventionen können nur bei kurzer Anamnese, rascher Eskalation und kompetenten Eltern (vgl. Tab. 26-2) erfolgreich sein. Die akute stationäre Aufnahme ist nur bei zugespitzter Symptomatik und Gefahr für andere indiziert, außerdem bei Suizidrisiko (zum Vorgehen bei Suizidalität vgl. Kap. 26.5.1). Alle sonstigen Konstellationen (vgl. Tab. 26-3) gehören in die Hand der Jugendhilfe, die sich selbstverständlich der psychiatrische Mitbetreuung versichern kann. D.h., es kommt also auch keine stationäre Aufnahme in Frage, um Strafverfolgung zu vermeiden. Deeskalierende Gespräche mit dem Ziel, die Handlungskompetenz der Eltern zu stärken, sind hierbei die geeignete Erstintervention.

Nach stationärer Aufnahme ist die weitere Sedierung von Patienten mit Impulskontrollstörung nur bei fortbestehendem Erregungszustand, nicht aber wegen Hyperaktivität indiziert (Behandlung mit Stimulanzien erwägen!).

Weiteres Vorgehen
Der Minderjährige muß über mögliche Rechtsfolgen gewalttätigen Verhaltens (z.B. bei Mißhandlung der Eltern) aufgeklärt werden, wobei das Androhen einer Strafanzeige meist nicht verhaltensändernd wirkt. Wichtig ist es, zusätzliche Informationen (vor allem zur Schulsituation, bei Elternmißhandlung auch Informationen Dritter) zu gewinnen und den notwendigen Kontakt zur Jugendhilfe herzustellen.

Eine stationäre Aufnahme sollte möglichst als Krisenintervention gehandhabt werden.

Die längerfristige stationäre Behandlung dissozialen Verhaltens und damit verbundener Interaktionsstörungen bedarf einer spezifischen Indikation und der Kooperationsbereitschaft der Familie bzw. des gesetzlichen Vertreters.

Rechtliche Hinweise
Bei stationärer Aufnahme gegen den Willen des Betroffenen müssen Maßnahmen nach § 1631b BGB beantragt werden (s. Kap. 26.1.1). Bei Elternmißhandlung ist in Extremfällen die Schweigepflicht gegen die Offenbarungspflicht abzuwägen. Mitgeteilte Straftaten sind wegen späterer möglicher Zeugenpflicht sorgfältig zu dokumentieren.

Typische Fehler
- Versuch der Deeskalation nach dem Allparteilichkeitsprinzip;
- Gefährdung Beteiligter durch Verzicht auf Fixierung oder Sedierung.

26.3 Emotionale Störungen

26.3.1 Trennungsangststörung

Klinisches Bild und Befunderhebung
Angstobjekt ist die Trennung von wichtigen Bezugspersonen. Die Symptomatik entsteht im Vorschulalter, kann aber zwischenzeitlich verstummt sein und unter Belastung wieder auftreten. Diese Störung kommt bei ca. 5% aller Kinder und Jugendlichen vor ohne Geschlechtspräferenz.
Von den in Tabelle 26-4 genannten Leitsymptomen werden die vier erstgenannten in der Notfallsituation am häufigsten registriert. In der akuten Trennungssituation schlagen Angst und Anklammern oft in Opposition und aggressives Verhalten um.

Die Bezugspersonen sollten befragt werden
- hinsichtlich überprotektiver Reaktionen auf die Angst des Kindes,
- zu wiederholten, als bedrohlich erlebten Situationen in der Familie,

Tabelle 26-4 Leitsymptome der Trennungsangst.

- Verweigerung von Schul- oder Kindergartenbesuch, um einer Trennung auszuweichen; die sog. Schulphobie hat nicht die Schule als phobisch besetztes Objekt, sondern ist eine Trennungsphobie
- Gedanke, den Bezugspersonen könne etwas zustoßen
- Befürchtung des Patienten, er könne durch ungünstige Ereignisse von der Bezugsperson getrennt werden
- körperliche Symptome, meist in Form von Übelkeit, Kopf- und Bauchschmerzen vor und/oder während der Trennung
- nicht ohne die Hauptbezugsperson bzw. nicht außerhalb der üblichen Wohnung schlafen können
- nicht allein in der üblichen Wohnung bleiben können
- unglücklich sein über bevorstehende Trennungen, aber auch während und nach Trennungen
- Alpträume bezüglich der Trennung von der Bezugsperson

- zum Eintreten von Entlastung, sobald die Trennung abgewendet ist.

Als Differentialdiagnosen sind zu erwägen die generalisierte Angststörung des Kindesalters, phobische Störungen (die aber auch gleichzeitig vorliegen können) sowie akute Belastungsreaktionen und Anpassungsstörungen.

Verhaltensregeln und Interventionen

Der in der Krisensituation konsultierte Arzt darf vor allen Dingen nicht versprechen, die Trennung zu vermeiden.

Das Sitzen auf getrennten Stühlen, möglichst auch an getrennten Tischseiten vermeidet anklammerndes Verhalten, bei dem jeder neue Trennungsversuch die Angst belebt.

Ein ambulanter Behandlungsversuch ist nur bei kompetenten Eltern (vgl. Tab. 26-2) und in anderen Bereichen autonomen Kindern vertretbar. Dieser ist gescheitert, wenn z.B. der Schulbesuch nicht kurzfristig wiederaufgenommen wird!

Ist eine stationäre Behandlung nötig (bei langfristiger Schulvermeidung, symbiotischer Eltern-Kind-Beziehung, Fehlen außerhäuslicher Aktivitäten, gescheiterter ambulanter Behandlung), dann ist sie aus der Krisensituation leichter einzuleiten als später – diese ist also zu nutzen.

Die Eltern sollten darüber aufgeklärt werden, daß eine „angstfreie" Entwicklung den Aufbau kindlicher Autonomie verhindert. Auch sollten die Eltern ermutigt werden, dem Kind die Trennung zuzutrauen. Von ärztlicher Seite müssen klare Vorgaben gemacht werden, die von den Eltern nicht zu erwarten sind. Weitere Regelungen obliegen der aufnehmenden kinderpsychiatrischen Klinik.

Bei nichteinsichtigen Eltern muß das Jugendamt nachträglich um Unterstützung gebeten werden. Bei stationärer Aufnahme gegen den Willen des Minderjährigen müssen die Eltern auf einen Antrag gemäß § 1631b BGB hingewiesen werden (s. Kap. 26.1.1).

Typische Fehler
- Befreiung vom Schulbesuch ohne stationäre Aufnahme;
- psychotherapeutische Bearbeitung der Problematik ohne unmittelbare Wiederherstellung der Trennungssituation.

26.3.2 Notfallsituationen bei Zwangsstörungen

Klinisches Bild und Befunderhebung
Wiederkehrende, weil erfolglos abgewehrte, aber als ziellos und negativ erlebte Gedankenimpulse oder Handlungen erzeugen Angst oder werden zur Angstreduzierung durchgeführt.

Ausgeprägte Zwangsstörungen sind im Schul- und Jugendalter selten, sie können im Zusammenhang mit autistischen Störungen (s. Kap. 26.6), psychotischen Störungen (s. Kap. 26.4) oder Tourette-Syndromen auftreten. Sie betreffen meist Kinder im Alter über zehn Jahren.

Krisenhafte Zuspitzungen treten in der Regel bei chronischen Verläufen mit frühem Beginn auf, selten bei akut entstandenen Symptomen (letztere oft im Zusammenhang mit der Sexualentwicklung).

Die Krisen werden dadurch ausgelöst, daß die Betroffenen im Sinne der Angstreduzierung ihren Widerstand gegen die als sinnlos erlebten Gedanken und Handlungen mindern, dadurch aber von den Zwangsimpulsen überflutet und an anderen Tätigkeiten praktisch völlig gehindert werden.

Verhaltensregeln und Interventionen
Nach Ausschluß autistischer oder psychotischer Störungen bessert die Trennung vom Umfeld durch stationäre Aufnahme häufig den akuten Zustand. Gegebenenfalls muß bei Angst eine vorübergehende Sedierung mit Alprazolam 0,01–0,03 mg/kg KG/d oder Lorazepam (Kontraindikationen s. Kap. 4) 0,01–0,03 mg/kg KG/d eingeleitet werden, bei aggressiver Erregung mit Pipamperon (Cave: Epilepsie) 2 mg/kg KG/d oral.

Die systematische Behandlung besteht aus einer Kombination verhaltenstherapeutischer und medikamentöser Maßnahmen (z.B. mit Serotonin-Wiederaufnahmehemmern). Eltern bedürfen der Information über das Krankhafte, nicht willentlich Steuerbare des auffälligen Verhaltens. Kontraindiziert sind alle Maßnahmen, die das mit den Zwängen verbundene Vermeidungsverhalten, d.h. deren Kaschierung, zulassen.

Oft hebt aber ein Umgebungswechsel bzw. die stationäre Unterbringung den kritischen Zustand zunächst auf, weil er ein Sicherheitsgefühl vermittelt bzw. weil Auslöser im Umfeld gemieden werden können; deshalb ist die Konfrontation in vivo zwingender Bestandteil der weiteren Behandlung.

Bei Tourette-Syndromen ist die medikamentöse Behandlung mit Dopaminantagonisten zu überprüfen.

26.4 Psychotische Störungen im Kindes- und Jugendalter

Eine ausführliche Darstellung der bei schizophrenen und manischen Erkrankungen auftretenden Akut- und Notfallsituationenen findet sich in den Kapiteln 17 und 18.1, allgemeine Ausführungen zum diagnostischen und therapeutischen Vorgehen bei Verdacht auf das Vorliegen einer Psychose finden sich in Kapitel 8. Deshalb werden in diesem Abschnitt lediglich alterstypische Besonderheiten psychotischer Erkrankungen bei Kindern und Jugendlichen besprochen.

Klinisches Bild und Befunderhebung
Notfallsituationen werden im Jugendalter nur bei paranoid-halluzinatorischen und den seltenen katatonen Bildern gesehen. Insgesamt treten 7% der schizophrenen Störungen vor dem 18. Lebensjahr in Erscheinung, Ersterkrankungen vor dem 13. Lebensjahr sind selten.

Für die Einordnung akuter Symptome ist die Kenntnis einer genetischen Belastung, vor allem aber des prodromalen Verlaufs wesentlich (Interessensverlust, sozialer Rückzug auch von Freunden und Angehörigen, depressiver Affekt, Ratlosigkeit, oft Leistungsabfall). Die entsprechenden Informationen werden meist am besten fremdanamnestisch erhoben.

Bei akutem Krankheitsbeginn werden bei jungen Patienten häufig hochgradige Angstzustände beobachtet. Denkstörungen erhalten bei Jugendlichen besonderen Symptomwert, wenn sie zusammen mit bizarrem Verhalten auftreten. Nach Wahnsymptomen muß ausdrücklich gefragt werden, ersterkrankte Jugendliche teilen sie oft nicht spontan mit.

Manche psychotische Störungen manifestieren sich erstmals unter Drogenkonsum, andere Jugendliche versuchen in der Frühphase der Erkrankung eine „Selbstmedikation" mittels Drogen. Optische Halluzinationen erregen eher den Verdacht auf exogene Psychosen. Nach Drogenkonsum ist also immer zu fragen. Er ist die häufigste Ursache exogener, d.h. durch somatische Prozesse verursachter Psychosen bei Jugendlichen, gefolgt von akzidentellen und suizidal motivierten Vergiftungen. Bei katatonen Bildern ohne vegetative Symptomatik sind ausgeprägte Zwangsstörungen oder Tourette-Syndrome differentialdiagnostisch auszuschließen. Induzierte psychotische Symptome werden auch bei Kindern, die mit schizophrenen Eltern zusammenleben, nur selten gesehen.

Akute vorübergehende psychotische Störungen (abrupt beginnende Bilder mit wechselnden Halluzinationen, Wahnsymptomen oder Wahrnehmungsstörungen sowie wechselndem Affekt, die maximal zwei Wochen andauern) sind bei Jugendlichen häufiger als bei Erwachsenen. Zum Symptombild gehören Orientierungs- und Wahrnehmungsstörungen sowie Affektauffälligkeiten im Sinne ängstlicher Reizbarkeit oder ekstatischen Glücksgefühls. Rascher Symptomwechsel ist dabei häufig. In einem kleineren Teil der Fälle werden solche passager-psychotischen Störungen durch eine massive psychologische Traumatisierung ausgelöst.

Manche schizophrene Störungen Jugendlicher imponieren initial als manisch. Auch bei manischen Syndromen sind in dieser Altersstufe rasche bipolare Phasenwechsel häufig; das Symptomspektrum ist von Logorrhö und assoziativ gelockertem Denken stärker geprägt als von mißtrauisch gereiztem oder aggressivem Verhalten.

Verhaltensregeln und Interventionen
Es gelten generell die gleichen Regeln wie bei Erwachsenen. Zurückhaltung ist bei der Formulierung einer endgültigen Diagnose geboten (häufig passagere Störungen; ungünstigerer Verlauf schizoaffektiver Störungen als bei Erwachsenen!), erst recht bezüglich der Prognose.

Nach Möglichkeit sollte mit medikamentöser Behandlung gewartet werden, bis die Differentialdiagnose zwischen vorübergehender psychotischer Störung und Schizophrenie bei Abklingen von Orientierungs- und Wahrnehmungsstörungen möglich wird. Erstgenannte Bilder hellen sich binnen weniger Tage auf.

Eine stationäre Aufnahme ist bei allen psychotischen Ersterkrankungen und bei allen floriden Rezidiven angebracht. Wegen des erhöhten Risikos für Frühdyskinesien ist bei ambulanter Behandlung oder bei Nichtverfügbarkeit einer Fachklinik für die stationäre Therapie die prophylaktische Gabe von Antiparkinsonmitteln zu empfehlen.

Neuroleptikum der ersten Wahl ist Haloperidol (Initialdosis 0,07 mg/kg KG/d), dazu Biperiden (4 mg/d).

Eine hohe Dosierung von Neuroleptika erhöht das bei Jugendlichen ohnehin gesteigerte Risiko für Spätdyskinesien!

Während der diagnostischen Phase können Neuroleptika durch ein hohes Maß an persönlicher Präsenz und stützender Zuwendung, außerdem durch Hilfen zur örtlichen und zeitlichen Orientierung eingespart werden.

Eine vorübergehende Sedierung mit Lorazepam (0,1 mg/kg KG/d) ist möglich und bei angstgetönten Bildern oft hilfreich (vgl. Kap. 17).

Eine katatone Symptomatik bedarf der sorgfältigen Überwachung bezüglich des Auftretens vegetativer Symptome, die Intensivbehandlung erfordern (s.a. Kap. 11). Bei einem Rezidiv ohne vorherige medikamentöse Prophylaxe ist diese zwingend einzuleiten.

26.5 Suizidalität und depressive Störungen

26.5.1 Suizidalität (vgl. Kap. 10)

Zur Behandlung kommen Kinder und Jugendliche mit Suizidgedanken und nach durchgeführten, abgebrochenen oder mißlungenen suizidalen Handlungen. Diese setzen eine Selbsttötungsabsicht nicht zwingend voraus, sondern können von dem Wunsch, Abstand zu gewinnen, oder von Appellen an das Umfeld bestimmt sein.

Die Jahresinzidenz solcher Handlungen wird auf 0,5% geschätzt, mit 3:1 überwiegen die Mädchen gegenüber den Jungen (Häufigkeit vollendeter Suizide pro Jahr: 12/100 000, wobei Jungen doppelt so häufig wie Mädchen betroffen sind).

Häufige Ursachen und Differentialdiagnosen

Eine endemische Nachahmung ist bekannt. Bei Jugendlichen sind Persönlichkeitsstörungen (insbesondere Borderline-Störungen) und Alkohol-, Drogen- und Medikamentenabusus überzufällig häufig. 20% aller suizidalen Handlungen entfallen auf Jugendliche mit dissozialem Verhalten (vgl. Kap. 26.2), etwa 40% auf solche mit depressiven und Angststörungen, ein weniger hoher Teil auf akute Belastungsreaktionen.

Familien- und Partnerprobleme sind unter den chronischen oder akuten Belastungen Jugendlicher deutlich häufiger als Schul- oder Leistungsprobleme.

Wenn sich Substanzmißbrauch auf eine dissoziale Symptomatik aufpfropft, kann unkontrollierter Drogenkonsum einen Suizidversuch vortäuschen. Abzugrenzen sind auch Alkoholvergiftungen bei Kindern ohne Alkoholgewöhnung, weiterhin schwere selbstschädigende Handlungen bei psychotischen Patienten und Selbstverletzungen bei Borderline-Syndromen.

Befunderhebung in der Notfallsituation

Konkrete Suizidgedanken sind gegenüber den bei Jugendlichen verbreiteten Suizidideen, die mit keinerlei Realisierungsabsichten verbunden sind, abzugrenzen. Letztere sind bei etwa 25% aller Adoleszenten zeitweise explorierbar.

Patienten mit Suizidgedanken bedürfen wiederholter Exploration. Von den Symptomen des präsuizidalen Syndroms nach Ringel sind bei Jugendlichen am zuverlässigsten das Auftauchen von Vorstellungen zur Durchführung bei vorher eher flüchtigen Selbstmordgedanken sowie die Erwägung von Details und die Fixierung auf ein mögliches Vorgehen. Gerade in diesem Stadium zunehmender Planung und abnehmender Kontakte fühlt sich die Umwelt häufig fälschlicherweise entlastet.

Nach suizidalen Handlungen hat die Exploration möglichst rasch zu erfolgen. Bei fortbestehenden Suizidgedanken helfen fremdanamnestische Angaben über frühere suizidale Handlungen, die Gefährlichkeit des verwendeten Vorgehens und das Suizidarrangement (vgl. Kap. 10).

Bei Unklarheiten ist zu berücksichtigen, daß auch bei Handlungen ohne Selbsttötungsabsicht eine rasche Entwicklung in Richtung einer schweren Suizidgefährdung eintreten kann und daß Kinder und Jugendliche häufiger als Erwachsene die Gefährlichkeit einer Medikamentendosis unterschätzen.

Immer ist wegen des biologischen Risikos und der Vorbildwirkung nach depressiven Symptomen und nach Suiziden/Suizidversuchen in der Familie oder im Umfeld zu fragen.

Verhaltensregeln

Die Eltern müssen über die grundsätzliche Gefährlichkeit der Situation aufgeklärt werden. Es ist ihnen klar zu machen, daß bei Kindern und Jugendlichen die objektive Tötungswahrscheinlichkeit kein Maßstab für die Beurteilung des Suizidrisikos ist, weil diese aufgrund ihres begrenzten Urteilsvermögens die Gefährlichkeit von Suizidhandlungen über- oder unterschätzen können.

Der Arzt darf keine Zusagen über das weitere Vorgehen an die Eltern machen, bevor der Patient nicht die volle Vigilanz wiedererlangt hat und eine Exploration des Patienten möglich ist. Er muß ihre Kompetenz einschätzen, das vorhandene

Risiko zu verstehen, und dieses gegebenenfalls bei ambulanter Weiterbehandlung durch vermehrte Aufsicht und sonstige geeignete Maßnahmen zu begrenzen (vgl. Kap. 26.1.3).

In der Regel ist bei drohendem Suizid oder nach einer suizidalen Handlung die stationäre Krisenintervention indiziert.

Akute Interventionen

Bei Suizidalität oder nach suizidalen Handlungen genügt nicht die Versicherung des Minderjährigen, die Situation habe sich geändert; die Änderung muß konkret erkennbar sein.

Eine auf die Beeinflussung des suizidalen Syndroms gerichtete medikamentöse Behandlung (vgl. Kap. 10) ist – sofern vitale Bedrohungen behoben sind – bei Kindern und Jugendlichen eher selten notwendig.

Bei Wiederaufflackern von Suizidalität (v.a. bei Borderline-Patienten) wegen des Zusammenseins mit Patienten, die an einer ähnlichen Symptomatik leiden, ist deren Trennung wirkungsvoller als der Versuch, diese Problematik im Rahmen von Gruppendiskussionen anzugehen.

Weiteres Vorgehen

Die stationäre Aufnahme soll möglichst auf die Krisenintervention beschränkt bleiben, sofern eine psychiatrische Grunderkrankung nicht anderes verlangt. In solchen Situationen muß das Behandlungsziel umdefiniert werden.

Die sofortige stationäre Bearbeitung eines der suizidalen Handlung zugrundeliegenden Konflikts wird häufig fälschlicherweise als dessen Lösung fehlinterpretiert. Besser ist es in vielen Fällen, wenn erst die weiterführende ambulante Behandlung die Konflikte zu lösen sucht, da der Patient dann stärker als in der Klinik mit den problematischen, das suizidale Verhalten auslösenden Situationen konfrontiert ist.

Rechtliche Gesichtspunkte

Bei stationärer Aufnahme kann ein Antrag gemäß § 1631b BGB notwendig werden, falls Minderjährige die notwendige geschlossene Unterbringung ablehnen (s. Kap. 26.1.1).

Der Abbruch der stationären Krisenintervention gegen ärztlichen Rat muß dokumentiert und wie das vorangehende Aufklärungsgespräch von den Eltern oder Zeugen beglaubigt werden. Der Anlaß zum Antrag gemäß § 1666 BGB ist nur selten gegeben (s. Kap. 26.1.1), in der Regel unter Einschaltung des Jugendamts.

Mit Jugendlichen geschlossene Vereinbarungen erfordern die Dokumentation der Fakten, die deren Einhaltung erwarten lassen.

Das Suizidrisiko aus stationärer Behandlung entwichener Jugendlicher ist anhand der Grunderkrankung und bekannter gedanklicher oder konkreter Vorbereitungen zu beurteilen; bei gegebenem Suizidrisiko genügt die einfache Vermißtmeldung nicht.

Häufige Fehler

– Unterschätzen des Suizidrisikos nach einem Suizidversuch mit einer ungefährlichen Methode,

- zu späte Erstexploration,
- Eingehen auf manipulative Ziele bei der Intervention (die bei manchen Patienten ein wesentliches Moment suizidalen Verhaltens darstellen!).

26.5.2 Depressive Störungen

Klinisches Bild
Störungen mit Stimmungs- und Aktivitätsverminderung können auch beim Fehlen von Suizidalität wegen der damit nicht selten verbundenen massiven subjektiven Beeinträchtigung (die vom Umfeld häufig unterschätzt bzw. erst spät erkannt wird) Notfallsituationen darstellen. Bei einer Prävalenz von 1,5% bei Kindern und Jugendlichen leiden nur 0,1% dieser Altersgruppe an den schweren Formen. Diese werden ausführlich in Kapitel 9 bzw. 18.2 behandelt.

Mögliche Ursachen und Differentialdiagnosen
Familiäre Belastung mit bipolar-affektiven Störungen und vorangegangene schizophrene Episoden werden gesehen, auch chronische psychosoziale Belastungen im Vorfeld. Stupor, Wahnideen oder Halluzinationen sind bei Kindern sehr selten und zwingen dann zur genauen Abgrenzung gegen psychotische Störungen. Wegen der typischen Komorbidität mit Eßstörungen muß bei untergewichtigen depressiven Patienten eine Anorexia nervosa ausgeschlossen werden.

Befunderhebung in der Notfallsituation
Die Fremdanamnese erfolgt zu bipolaren Störungen und anderen psychiatrischen Erkrankungen in der Familie und zu früheren, eventuell verkannten manischen Episoden.

Leitsymptome sind auch bei Kindern und Jugendlichen Verstimmung, Freudlosigkeit und leichte Ermüdbarkeit. Sie müssen vom Patienten selbst erfragt werden. Kinder schildern mangels Introspektionsfähigkeit des öfteren nur eine allgemeine Beeinträchtigung ihres Befindens, die sie meist nicht näher beschreiben können.

Nach somatischen Symptomen und Suizidalität (zum Vorgehen vgl. Kap. 26.5.1) sollte man den Patienten befragen, während Informationen zur Bewältigung alltäglicher Anforderungen besser von Bezugspersonen eingeholt werden.

Selbstvorwürfe, die aus Schuldideen resultieren, und psychotische Schuldüberzeugungen erhöhen das Suizidrisiko, massive Gehemmtheit erschwert seine Beurteilung.

Verhaltensregeln
Suizidalität, Nichtbewältigen der Alltagsfunktionen oder somatische Symptome sind eine unmittelbare Behandlungsindikation und machen in der Regel stationäre Betreuung bis zur Besserung unter Psychotherapie oder Wirkungseintritt einer Medikation notwendig. Falls eine Überwachung durch die Eltern erwogen wird, muß man deren Kompetenz prüfen (vgl. Tab. 26-2) und sie über die Gefährlichkeit des Zustandes informieren. Die Eltern sollten auch darauf hingewie-

sen werden, daß Appelle an Tochter oder Sohn, sich „zusammenzureißen", nutzlos oder sogar kontraproduktiv sind.

Akute Intervention
Das Vorgehen bei Suizidalität ist in Kapitel 26.5.1 beschrieben. Wird auf eine stationäre Aufnahme verzichtet, sollte man mit den Patienten schriftlich vereinbaren, daß eine Verschlimmerung der Suizidgedanken einer Bezugsperson mitgeteilt wird. Wenn bei noch erhaltenen, aber bedrohten Alltagsfunktionen das Umfeld eine ambulante Behandlung erlaubt, können Trizyklika sinnvoll eingesetzt werden (z.B. beginnend mit Amitriptylin 0,3 mg/kg KG/d), bei begleitender Angstsymptomatik ist initial eine zusätzliche Abschirmung mit Benzodiazepinen indiziert (z.B. Diazepam bis zu 0,2 mg/kg KG/d).

Bei leichterer Ausprägung ist die medikamentöse Behandlung nicht Mittel der ersten Wahl.

Weiteres Vorgehen
Bei ambulanter Behandlung sind engmaschige Konsultationen angezeigt. Die Einhaltung von Betreuungsvereinbarungen muß überprüft werden.

Jede medikamentöse Behandlung ist nach Möglichkeit durch Psychotherapie (kognitive Verhaltenstherapie) zu ergänzen.

Rechtliche Hinweise
▪ Nach Suizidalität muß direkt gefragt werden.
Bei medikamentöser Behandlung ist das besondere Suizidrisiko bei den kardiotoxischen Trizyklika zu beachten.

Die Verweigerung einer stationären medikamentösen Behandlung muß man dokumentieren und sich bezeugen lassen. Selten sind Maßnahmen nach § 1666 BGB (Übertragung von Teilbereichen der elterlichen Sorge auf Dritte, s. Kap. 26.1.1) oder § 1631b BGB (stationäre Aufnahme gegen den Willen des Minderjährigern, aber mit Einverständnis der Eltern, s. Kap. 26.1.1) notwendig.

Typische Fehler
– Unterlassen der direkten Befragung nach Suizidalität,
– Annahme, Kinder und Jugendliche zeigten anstelle der typischen Leitsymptomatik nur „larvierte" Depressionen.

26.6 Automutilation bei autistischen Störungen

Klinisches Bild und Befunderhebung
Bewegungsstereotypien werden bei verschiedenen Störungsbildern beobachtet. Sie werden willkürlich in Gang gesetzt, gleichförmig und oft rhythmisch wiederholt. Es handelt sich um nichtfunktionelle Bewegungen, deren Häufigkeit mit dem Schulalter abnimmt. Bei intelligenzgeminderten Kindern treten sie häufig bei Unterstimulation auf. Im Rahmen autistischer Störungen, die mit Intelligenzminderung verbunden sind, treten sie ebenfalls in solchen Situationen gehäuft

auf, andererseits aber auch unter erhöhter Stimulation als Mittel zur Spannungsreduzierung.

Ein Teil der Bewegungsstereotypien geht mit Selbstverletzungen einher: Kopfschlagen gegen die Wand, Schläge ins Gesicht, Beißen in Hände und Arme, Abbeißen von Fingernägeln, Beißen in die Lippen. Sie gelten nicht als Zwangssymptome. Da die Kernsymptome in der Regel seit frühester Lebenszeit bestehen, sind sie ebenso wie die Selbstverletzungen meist bekannt.

Leitmerkmale des klassischen Autismus sind die qualitativ beeinträchtigte gegenseitige soziale Interaktion, qualitativ veränderte Kommunikationsmuster und ein beschränktes stereotypes Repertoire von Interessen und Aktivitäten. Notfallsituationen durch Automutilation entstehen bei massiver Anspannung, etwa nach Veränderungen im Umfeld oder im Spektrum der Bezugspersonen.

Differentialdiagnostisch zu beachten ist, daß Tics oder Zwangshandlungen nicht rhythmisch sind; die Abgrenzung gegen Stereotypien bei schizophrenen Störungen gelingt dadurch, daß sie beim erstmaligen Auftreten von psychotischen Symptomen begleitet werden.

Körperliche Erkrankungen als Ursache (z.B. Otitis media bei Kopfschlagen) sind auszuschließen.

Verhaltensregeln und Interventionen
In der Regel hat das Umfeld wesentlich mehr Erfahrungen mit den Selbstverletzungen als der im Notfalldienst konsultierte Arzt. Er muß sich deswegen über die üblichen Auslöser und wirksamen Gegenmaßnahmen unterrichten lassen. In der Regel sind bei der Notfallkonsultation die Interventionsmöglichkeiten des Umfeldes, die üblicherweise wirksame Variationen von Milieubedingungen beinhalten, ohne Erfolg geblieben. Verhaltenstherapeutische Maßnahmen, die in der Regel auf Löschung oder Einführung mit der Stereotypie nicht kompatibler Alternativhandlungen beruhen, können in der Notfallsituation nicht angewandt, aber dennoch für den künftigen Umgang mit dem Patienten angeregt werden.

Ist es wegen der Automutilation zu einem Kontrollverlust der Bezugpersonen gekommen und haben diese sich zu körperlichen Strafen hinreißen lassen, ist die stationäre Aufnahme zur Krisenintervention indiziert. Bestehen die Automutilationen fort, sind zur Spannungsreduzierung bei älteren Kindern Sulpirid (beginnend mit 1 mg/kg KG/d), bei hochgradiger Verletzungsgefahr Haloperidol (0,1 mg/kg KG/d i.m., in Kombination mit Biperiden) geeignet. Wenn sie nicht wirken, ist die mechanische Verhinderung von Verletzungen unumgänglich.

Für autistische oder intelligenzgeminderte Patienten ohne dauernde begleitende ärztliche Behandlung ist eine solche zu vermitteln, um künftigen krisenhaften Zuspitzungen vorzubeugen.

26.7 Interaktionsstörungen als Krisensituationen

Die hier zu besprechenden Störungen sind meist vor der Krise bekannt, zum Teil aber nicht diagnostiziert. Die Krisensituation entsteht nicht durch die Primärstörung, sondern weil die Interaktionen (meist zwischen Mutter und Kind), die sonst – wenn auch vielleicht unter pathologischen Bedingungen – zumindest keine gröberen Auffälligkeiten zeigten, unter einer zusätzlichen Belastung zusammenbrachen. Mütter äußern in diesem Zusammenhang oft die Angst, ihr Kind zu mißhandeln oder übermäßig zu strafen. Deswegen muß nach der Interaktion zwischen Bezugsperson und vorgestelltem Kind und den Reaktionen auf das auffällige Verhaltensmuster gefragt werden, außerdem muß das weitere Vorgehen die Regulation der Interaktion einschließen. Die akute Intervention dient der Entflechtung, oft durch die kurzfristige Trennung von Mutter und Kind, was nicht zwangsläufig eine stationäre Aufnahme nach sich ziehen muß.

26.7.1 Krisen bei Fütterstörungen

Völlige oder teilweise Nahrungsverweigerung bei sonst unauffälligem Verhalten, womöglich schwierigem Temperament und Opposition kann die Basis sein, auf der Beziehungsprobleme ausgetragen werden. Der Entwicklungsstand entspricht in der Regel dem Alter, beide Geschlechter sind betroffen.

Bei Fehlen körperlicher Symptome (pädiatrische Abklärung bei mehrfachem Erbrechen und Nüchternerbrechen ist notwendig) sollte der Umgang von Mutter und Kind miteinander – und zwar nicht nur beim Füttern! – beobachtet werden. Fragen klären, welche Erwartungen die Mutter an das kindliche Eßverhalten hat und wie sie auf die Fütterstörung reagiert.

Bei drohendem Kontrollverlust empfiehlt sich die Trennung von Mutter und Kleinkind – möglichst nur tags – zur Entspannung der Situation und Einleitung einer weitergehenden Behandlung.

26.7.2 Krisen bei Schlafstörungen

In der Regel handelt es sich um Durchschlafstörungen, manchmal um Einschlafstörungen mit Jaktationen (rhythmisches Hin- und Herwerfen von Kopf und/oder Gliedmaßen). Bezüglich der krisenhaften Zuspitzung gibt es keine Geschlechtsbevorzugung.

Mangelnde Habituation in bezug auf die Einschlafsituation, nächtliches Füttern, geringe Autonomie des Kindes oder zuwenig Zuwendung am Tage (nicht Aversion wie bei den Fütterstörungen) unterhalten die Symptomatik beim sonst unauffälligen Kind. Eine Zuspitzung ist bei Müttern möglich, die mehrere Nächte nicht geschlafen haben, aber ihr Kind trotzdem nicht unbeobachtet schlafen lassen können.

Die stationäre Aufnahme als Krisenintervention soll nach Möglichkeit nur teilstationär unter nachtklinischen Bedingungen erfolgen. Medikamentengabe ist nicht angezeigt. Bei Befunderhebung ist auf hyperkinetische Symptome zu achten (s. Kap. 26.7.4).

Im weiteren Vorgehen kann nach der Krisenintervention das Zubettbringen im stationären Rahmen erprobt werden. Schlafstörungen älterer Kinder bedürfen vor Interventionen fachärztlicher Abklärung.

26.7.3 Krisen bei Geschwisterrivalität

Mit dem betroffenen, meist nachgeborenen Geschwister, das abgelehnt wird, finden Interaktionen in reduziertem Umfang statt. Das aktive, die Krise auslösende Geschwister zeigt häufig oppositionelles, aber auch deutlich regressives Verhalten, um wie das jüngere behandelt zu werden. Mangelnde Affektsteuerung setzt vorhandene Einsichten hinsichtlich angemessener Verhaltensweisen außer Kraft.

Eine Zuspitzung erfolgt oft, weil die Eltern ihren Gleichbehandlungsanspruch nicht einlösen können und physische Angriffe auf das schwächere Geschwister vorkommen.

Die Trennung durch stationäre Aufnahme oder Fremdunterbringung kann kurzfristig zum Schutze des Geschwisters bzw. bis zu dem Zeitpunkt, zu dem sich die Eltern der Situation wieder besser gewachsen fühlen, geboten sein.

26.7.4 Krisen bei hyperkinetischen Störungen

Vor dem fünften Lebensjahr zeichnet sich eine durchgehende Kombination von Unaufmerksamkeit/erhöhter Ablenkbarkeit, hyperaktiver, wenig modulierter Motorik und gegebenenfalls Impulsivität ab. Die Störungen betrifft Jungen weitaus häufiger als Mädchen und sind oft mit einer Unreife bzw. Vorschädigung des ZNS verbunden. Die Kombination mit emotionalen Störungen widerspricht der Diagnose nicht, bei früher Ausprägung werden oft auch aggressive Übergriffe registriert (vgl. Kap. 26.2).

Krisenhafte Zuspitzungen entstehen trotz Informationen über den Hintergrund bei fehlgeleiteten pädagogischen Interventionen, die Außensteuerung durch Einsicht ersetzen wollen, zumal im Frühstadium auf Medikation häufig verzichtet wird. Im weiteren Vorgehen muß deren Notwendigkeit aber überprüft werden, um neuen Krisen vorzubeugen. Die Behandlung mit Pipamperon (1–max. 5 mg/kg KG/d) ist bei Kindern mit einem Entwicklungsniveau bis zu dem Fünfjähriger, Methylphenidat (0,4–0,7mg/kg KG/d) bei Älteren das Mittel der Wahl. Älteren hyperaktiven Kindern ohne regelmäßige Behandlung ist eine solche zu vermitteln. Die Kombination einer medikamentösen Behandlung mit verhaltenstherapeutischen Maßnahmen ist anzustreben.

26.7.5 Krisen bei oppositionellem Verhalten

Die Störung ist nicht nur durch ungehorsames und negativistisches Verhalten charakterisiert, sondern auch durch Provokationen gegen Autoritätspersonen und gegen äußere Lenkung. Womöglich handelt es sich um eine Frühform gestörten Sozialverhaltens. Die Kombination mit hyperkinetischen Störungen ist möglich.

Zur Dekompensation kommt es, wenn spezifische, ständig um Deeskalation bemühte Reaktionsmuster versagen.

Die Krisenintervention wird meist durch Mißhandlungsgefahr ausgelöst, die häufig zur stationären Aufnahme zwingt. Im weiteren Vorgehen ist die angemessene Dauerbehandlung der Störung festzulegen und eine hyperkinetische Störung auszuschließen.

26.8 Notfall- und Krisensituationen nach Mißhandlung und sexuellem Mißbrauch

Klinisches Bild
Neben der körperlichen Mißhandlung, dem Zufügen oder Dulden von Verletzungen und Vergiftungen eines Kindes kann auch seelische Mißhandlung – also der Zustand dauernder Verächtlichmachung – bei ihrer Offenbarung eine Krisensituation auslösen. Sexueller Mißbrauch ist eine Sonderform der seelischen und körperlichen Mißhandlung durch Einbeziehung Unreifer in sexuelle Aktivitäten, die familiäre Tabus verletzen oder denen wegen Nichtverstehens nicht zugestimmt werden kann.

Vorzugsalter für körperliche Mißhandlungen ist das Vorschulalter (Prävalenz 3,5%), sexueller Mißbrauch verteilt sich auf Vorschulalter und höhere Altersstufen. Für sexuellen Mißbrauch mit körperlichen Übergriffen werden für Mädchen Prävalenzraten von 7% genannt, bei Jungen betragen diese wenigstens ein Drittel davon. Eine weitere Sonderform körperlicher Mißhandlungen ist das Münchhausen-Stellvertreter-Syndrom (vgl. Kap. 31.1).

Bei chronischer Mißhandlung kommt es zur notfallmäßigen Vorstellung typischerweise im Zusammenhang mit neu aufgetretenen schweren Verletzungen und dem Offenbarwerden von deren Entstehung; bei sexuellem Mißbrauch werden Krisen in der Regel durch die Offenbarung zu einem späteren Zeitpunkt ausgelöst.

Als Folgen körperlicher Mißhandlung gelten erhöhte Aktivität, Schlafstörungen und geringe Affektresonanz; akut können Rückzug, Distanzstörung (d.h. nichtselektives Kontaktverhalten) und auffallend vernünftiges, überwaches, selten provokantes Verhalten erkennbar sein.

Es gibt keine spezifischen Akutreaktionen auf sexuellen Mißbrauch; als auffällig gelten lediglich Weglaufen bei Mädchen oder Essens- oder Spielverweigerung bei sonst normal entwickelten Kindern. Die mittelfristigen Folgen haben ein breites Spektrum. Bei Kleinkindern wird auf Trennungsprobleme von ihren Müttern hingewiesen. Beeinträchtigte Sprachentwicklung, sexualisierte Sprache mit entsprechend geprägter Wahrnehmung, Überanpassung, Schlafstörungen, mißtrauischer Rückzug, Distanzminderung, Konzentrationsstörungen, Affektverflachung, destruktiv-aggressives und autoaggressives Verhalten, Beeinträchtigungen des Selbstwertgefühls und der Kontrollüberzeugungen (die sich auf die subjektiv wahrgenommene Möglichkeit, auf wichtige Geschehnisse im persönlichen Umfeld Einfluß nehmen zu können, beziehen) sowie nicht alterstypisches sexuelles Verhalten werden gesehen. Alle diese Merkmale sind jedoch unspezifisch.

Mögliche Ursachen und Differentialdiagnose
Mißhandlungen und Mißbrauch addieren sich mit anderen akuten oder chronischen psychosozialen Beeinträchtigungen. Mißhandlung findet fast immer in der

Familie statt. Mißbrauch erfolgt bei Mädchen zu 70% durch Personen des persönlichen Umfeldes (vor allem Stiefväter oder andere männliche Bezugspersonen), zu 20% durch ältere Minderjährige, bei Jungen häufiger durch Nichtfamilienmitglieder.

Differentialdiagnostisch sind bei älteren Kindern und Jugendlichen histrionische Persönlichkeitsstörungen zu erwägen, bei jüngeren Kindern der durch Dritte im Rahmen familienrechtlicher Auseinandersetzungen vorgetäuschte Mißbrauch.

Befunderhebung in der Krisensituation

Typisch für körperliche Mißhandlung sind verspätete Konsultationen bei Verletzungen oder wiederholte Vorstellungen eines Kindes mit vage beschriebenen Beschwerden.

Zu erfragen sind bei Mißhandlungsverdacht familiäre Probleme, Tätlichkeiten in der Familie, Informationen über eine im Mißhandlungsverdacht stehende Person und der Anlaß für die Konsultation zum jetzigen Zeitpunkt (Weglaufen, Suiziddrohung, andere auffällige Symptomatik?). Die Betroffenen berichten aus Angst oder Schuldgefühlen oft nicht über die Vorgänge; die direkte Befragung empfiehlt sich aber, wenn aus der Fremdanamnese kein verwertbares Bild gewonnen wird. Explorationsgegenstände sind daneben das Ausmaß der Angst und Verunsicherung durch die Offenbarung sowie das Ausmaß der Beeinträchtigung durch die vorangegangenen Handlungen (aktuelle Streßreaktion, Panik, Schlafstörungen, Alpträume?).

Der Untersucher muß ein ungefähres Bild über mögliche nicht mißhandlungsabhängige Symptome gewinnen, außerdem auf histrionische Züge achten (Fremdanamnese zur Persönlichkeit des Kindes). Vorhaltungen bezüglich fehlender Glaubwürdigkeit müssen in der Notfallsituation unterbleiben. Der Arzt kann allerdings das betroffene Kind bitten, seine Schilderungen zu wiederholen oder nach Details fragen (ohne sie zu suggerieren). Auf Flüssigkeit der Schilderung, affektiven Ausdruck und Rückversicherungsverhalten sollte geachtet werden.

Selbstverständlich muß die Befragung in einer ungestörten Atmosphäre erfolgen; wenn mehrere Familienmitglieder anwesend sind, sollte man sie getrennt anhören. Anschuldigungen sind zu unterlassen. Den nicht beteiligten Elternteil sollte man stützen, an seine Verantwortlichkeit für das Kindeswohl appellieren.

Verhaltensregeln

Handlungsleitend ist das Risiko für eine Fortsetzung des chronischen Mißbrauchs bzw. die Wiederholung des Mißbrauchs durch andere Personen. Langzeitfolgen sind verschiedenste psychische und psychosexuelle Störungen sowie bei Jungen das Risiko, selbst Mißbraucher zu werden, und bei Mädchen, neuerliches Opfer zu werden oder in die Prostituiertenszene abzugleiten. Der in der Akutsituation konsultierte Arzt muß abwägen, wie kompetent – wegen häufiger Verstrickungen anderer Familienmitglieder – die Familie den Schutz des mißhandelten/mißbrauchten Kindes wahrnehmen kann.

Ohne sicheren Schutz des Kindes darf keine Konfrontation einer mutmaßlichen Täterperson mit den Vorwürfen erfolgen.

Akute Interventionen

Gehört der Mißbrauchende nicht zur Familie und kann die Familie das betroffene Kind gegen ihn nicht schützen, ist die Verbringung des Kindes aus der Familie nötig; sie kann durch Inobhutnahme seitens des Jugendamtes gemäß § 42 Kinder- und Jugendhilfegesetz oder – je nach psychopathologischem Befund – durch stationäre Aufnahme erfolgen. Gehört die als mißbrauchend oder mißhandelnd bezeichnete Person zur Familie, räumt aber die Übergriffe nicht ein, dann muß ebenfalls die Verbringung des Kindes aus der Familie überlegt werden. Lediglich einmalige Mißhandlungs- oder Mißbrauchssituationen können ein anderes Vorgehen rechtfertigen.

Die körperliche Untersuchung eines mißhandelten Kindes mit Dokumentation des Befundes ist zwingend (dabei auf unterschiedlich alte Verletzungsspuren und typische Merkmale achten, vgl. Tab. 26-5). Bei aktuellem sexuellen Mißbrauch vor nicht mehr als 72 Stunden ist eine gynäkologische Untersuchung zu erwägen. Diese gehört allerdings nicht zur Notfallintervention, da ihre Durchführung auch von der Zustimmung der Minderjährigen abhängig zu machen ist, die sie in dieser Lage nicht überlegt geben kann. Äußerlich erkennbare Verletzungen sollten jedoch – soweit dies ohne gynägologische Untersuchung möglich ist – erfaßt werden. Mädchen nach der Menarche sind nach dem Zyklus zu befragen (ggf. auch Durchführung eines Schwangerschaftstests).

Tabelle 26-5 Hinweise auf körperliche Mißhandlung.

- multiple Hämatome an ungewöhnlichen Körperpartien
- multiple Hämatome in unterschiedlichen Verfärbungsstadien
- Brandwunden am Rumpf
- Strangulationsmarken im Halsbereich
- parallel begrenzte Hautmarken (die auf Stockschläge o.ä. hindeuten)
- Angabe nicht glaubwürdiger Verletzungsursachen
- Frakturen in unterschiedlichen Heilungsstadien

Betroffene Kinder und Jugendliche sollten möglichst dahingehend entlastet werden, daß unberechtigten Angst- oder Schuldgefühlen entgegengewirkt wird.

Weiteres Vorgehen

Zum weiteren Vorgehen gehören
- die Erhebung eines umfassenden psychopathologischen Befundes;
- die Überlegung, ob nach möglicher außerfamiliärer Unterbringung des betroffenen Kindes Geschwister des Schutzes bedürfen;
- die Entscheidung über die gynäkologische Untersuchung;
- die Erörterung der Vorgänge mit entsprechend qualifizierten professionellen Institutionen, z.B. dem zuständigen Jugendamt oder mancherorts auch mit spezialisierten Teams, die aus Vertretern verschiedener Berufsgruppen bestehen und hierfür zur Verfügung stehen; bei Unklarheiten empfiehlt es sich, bei der regional zuständigen kinder- und jugend- bzw. allgemeinpsychiatrischen

Klinik sich danach zu erkundigen, an welche Personen und Institutionen man sich wenden kann.

Rechtliche Hinweise
Ist der Arzt früher Zeuge der Mitteilungen über Mißhandlungen oder Mißbrauch gewesen, kann von ihm möglicherweise später Zeugnis über die Vorgänge und Befunde verlangt werden. Daher empfiehlt sich eine sorgfältige Dokumentation, gegebenenfalls ein wörtliches Protokoll wichtiger Passagen. Erwartet werden darf, daß die Exploration nicht suggestiv geführt wird. Rechtlich kann das Kindeswohl mit der Schweigepflicht konkurrieren. Wenn die Eltern oder ein Elternteil trotz schwerwiegender Vorfälle den vorgeschlagenen Maßnahmen nicht zustimmen, wird dieser Vorgang dokumentiert, durch Eltern oder Zeugen bestätigt und das Jugendamt informiert, sofern keine unmittelbare Gefahr für das Kind besteht. Bei unmittelbarer Gefahr wird der Antrag gemäß § 1666 BGB nötig (vgl. Kap. 26.1.1).

Typische Fehler
- Fehldeutung körperlicher Mißbrauchsfolgen als Unfallfolgen;
- Übersehen des Ausmaßes seelischer Mißhandlung;
- Übersehen von Signalen, die auf sexuellen Mißbrauch hindeuten;
- familientherapeutische Interventionen, ohne daß die Kooperation aller Beteiligten gesichert ist.

26.9 Notfälle bei dissoziativen Störungen und Belastungsreaktionen

26.9.1 Dissoziative Störungen

Klinische Bilder und Befunderhebung
Dissoziative und somatoforme Störungen zeigen im Kindesalter mit 1,5% eine niedrige Prävalenz, die Häufigkeit steigt mit zunehmendem Alter an. Sie werden bei Mädchen häufiger als bei Jungen gesehen.

Die häufigsten Symptome sind gastrointestinale Beschwerden, also Übelkeit, Erbrechen und Bauchschmerzen (sog. Nabelkoliken). Diese Beschwerden sind „bewußtseinsnäher", d.h. weniger dissoziativ als beim Erwachsenen und treten in der Regel intermittierend oder chronisch auf. Daneben spielen Aphonien, Kloßgefühl oder Hyperventilationsstörungen eine gewisse Rolle.

Initial wirken die Betroffenen – meist Kinder – ängstlich, später eher aufmerksamkeitssuchend.

Im Jugendalter wird die Symptomliste von dissoziativen Anfällen (zu 50% mit Hyperventilationstetanien kombiniert) angeführt, EEG-Veränderungen können dabei vorhanden sein. Im Zweifelsfall dient zur Unterscheidung der Prolaktinspiegel, der 20 Minuten nach einem nichtepileptischen Anfall nicht höher als 15 µg/l liegen darf.

Während Paresen der Extremitäten mit Sensibilitätsausfall oft erst im Jugendalter vorkommen, stellen bei Kindern Aphonien einen Grund für rasches Handeln dar (weitere Ausführungen zu dissoziativen Störungen in Kap. 19.3).

Verfahrensregeln und Interventionen
Maßvolle, aber ausreichende Differentialdiagnostik ist oberstes Gebot, später nachgeschobene differentialdiagnostische Maßnahmen oder nichtpsychiatrische Behandlungsversuche verunsichern das Kind bezüglich der Zuordnung der Störung und der Erfolgsmöglichkeiten der Behandlung. Bei Funktionsausfällen ist eine stationäre Aufnahme unabdingbar, schon um keine mit der Symptomatik eingetretene Eltern-Kind-Interaktion, die der Therapie hinderlich sein kann, zu perpetuieren.

> Hauptaufgabe des Arztes ist, die Eltern von der Natur der Störung und der kurzfristig nötigen Intervention zu überzeugen.

Das Symptom wird akzeptiert und nicht etwa als simuliert bezeichnet.

Fehlerhaft ist der Versuch des forcierten „Aufdeckens" der Hintergründe. Eher sind Plazebo- und Suggestivmaßnahmen indiziert, die in der Hand des Erfahrenen wesentlich zu einer funktionellen Restitution beitragen können. Der Krankheitsgewinn muß minimiert, der initial vorhandene Leidensdruck maximal ausgenutzt werden; die psychogene Interpretation der Störung ist zunächst zweitrangig.

26.9.2 Mutismus als Belastungsreaktion

Der im Rahmen von Belastungsreaktionen akut auftretende Mutismus ist nicht von Opposition, sondern von Angst bestimmt (vgl. Kap. 11).

> Er stellt beim Kind eine Notfallsituation dar, weil bei nicht sofortiger Intervention Chronifizierung droht.

Mutismusformen, die sich schleichend entwickeln, sind eine ebenso absolute, jedoch nicht akute Behandlungsindikation.

Zur Unterscheidung von der dissoziativen Aphonie dient das meist weiter bestehende Sprechen mit einem vertrauten Personenkreis bzw. das Nichtsprechen mit Autoritätspersonen. Beim oppositionell gefärbten Mutismus fehlt der ängstlich-hilflose Affekt. Nur beim seltenen totalen Mutismus spielt die Frage nach dem Sprechenkönnen eine differentialdiagnostische Rolle.

Aus der Fremdanamnese sind die Situation beim Eintreten der Störung, mögliche frühere Sprechstörungen und die im wesentlichen unbeeinträchtigte Sprachentwicklung wichtig, außerdem die bisherigen Reaktionen des Umfeldes auf die Störung.

Verfahrensregeln und Akutintervention
> Hauptaufgabe des in der Akutsituation konsultierten Arztes ist es auch hier, die Eltern vom psychogenen Charakter der Störung und von der Schädlichkeit des Wartens zu überzeugen. Ein frühes Einsetzen der Behandlung senkt das Chronifizierungsrisiko.

Psychotherapeutische Interventionen, vorzugsweise auf verhaltenstherapeutischer Basis, sollten umgehend eingeleitet werden. Wenn dies ambulant nicht möglich ist, ist die stationäre Aufnahme zu erwägen. Bei den seltenen mutistischen Reaktionen ohne Vorboten im Sinne einer Sprechhemmung, die als traumatogen angesehen werden können, empfiehlt sich als Notfallmaßnahme die Gabe von Lorazepam (Tavor®, bis zu 0,02 mg/kg KG/d) über einige Tage, die manchmal zur Auflösung des Symptoms führt, in aller Regel aber die Psychotherapie unterstützt.

Auch bei Notfallkonsultationen wegen krisenhafter Zuspitzung bei chronischem Mutismus gehört der Hinweis auf das Chronifizierungsrisiko zu den Aufklärungspflichten des Arztes.

26.9.3 Andere Belastungsreaktionen

Weitere Ausführungen zu den Belastungsreaktionen finden sich in Kapitel 20, spezifische Hinweise auf aggressives Verhalten in Kapitel 6. Auf den Umgang mit akuter Aggressivität bei Kindern und Jugendlichen wird in Kapitel 26.2 eingegangen, auf autoaggressive Reaktionen bei Kindern in Kapitel 26.6. Reaktionen mit depressivem Rückzug und Suizidalität sind in Kapitel 26.5 dargestellt. Eine weitere Gruppe von Belastungsreaktionen ist durch eine Angstsymptomatik gekennzeichnet (vgl. Kap. 7). Dazu kann Weglaufverhalten gehören, was beim Auftreten ohne andere dissoziale Symptome (vgl. Kap. 26.2) und ohne Bewußtseinsbeeinträchtigungen im Sinne von Fugue (sehr selten und nicht bei Kindern) eine diagnostische Herausforderung darstellt; stets ist hierbei auch eine Reaktion auf sexuellen Mißbrauch zu erwägen (vgl. Kap. 26.8).

Weiterführende Literatur

1. Dulcan, M. K., C. W. Popper: Common Guide to Child and Adolescent Psychiatry. American Psychiatric Press, Washington–London 1991.
2. Marsh, E. J., R. A. Barkley (eds.): Treatment of Childhood Disorders. Guilford Press, New York–London 1989.
3. Schmidt, M. H.: Kinder- und Jugendpsychiatrie. Kompendium für Ärzte, Psychologen, Sozial- und Heilpädagogen. Dtsch. Ärzteverlag, Köln 1993.
4. Steinhausen, H.-C.: Psychische Störungen bei Kindern und Jugendlichen. Lehrbuch der Kinder- und Jugendpsychiatrie, 3. Aufl. Urban & Schwarzenberg, München–Wien–Baltimore 1996.

27
Notfall- und Krisensituationen im höheren Lebensalter

Hans Förstl, Godehard Stadtmüller, Walter Hewer

Ein Großteil der in diesem Buch zusammengefaßten Notfälle und Krisen kann auch bei alten Patienten auftreten. Manche werden bei alten Patienten gehäuft beobachtet, sind schwerer zu erkennen und aufgrund des höheren Lebensalters und der Multimorbidität schwieriger zu behandeln.

Mit dem steigenden Anteil alter Menschen an der Bevölkerung ist damit zu rechnen, daß Ärzte aller Fachrichtungen zunehmend mit den für das Senium charakteristischen Notfall- und Krisensituationen konfrontiert werden. Es wird geschätzt, daß – bei Berücksichtigung aller Schweregrade – 10–25% der über 65jährigen psychische Störungen aufweisen, wobei Depressionen sowie Demenzen und andere organisch bedingte psychische Störungen im Vordergrund stehen.

Im Vergleich zu jungen Patienten haben psychiatrische Notfälle im höheren Lebensalter häufiger eine körperliche Ursache.

Nur bei etwa 30% der Patienten finden sich keine ausreichenden Hinweise auf eine organische Basis – der Verdacht bleibt dennoch oft bestehen.

Weit mehr als 50% der Patienten weisen medizinische Erkrankungen auf (Multimorbidität), die psychische Störungen verursachen, auslösen, verstärken oder vortäuschen können. Es gibt Hinweise darauf, daß Notfallsituationen im Senium häufig dadurch entstehen, daß die Patienten aus Scheu, Angst, Verleugnung eines Problems oder Mangel an Einsicht psychiatrische Dienste im Vorfeld zu wenig nutzen. Erst bei unübersehbaren Verhaltensauffälligkeiten werden sie dann – oft gegen ihren Willen – von Angehörigen oder Nachbarn oder gar der Polizei gebracht. Bei fehlender Krankheitseinsicht räumen alte Patienten am ehesten noch körperliche Beschwerden ein und sind bereit, sich auf ein „medizinisches Erklärungsmodell" einzulassen. Dies bietet für den Arzt oft eine geeignete Verhandlungsbasis, da die Patienten in den meisten Fällen nicht nur psychiatrisch, sondern auch körperlich gründlich untersucht werden müssen.

Die Multimorbidität im Alter bedingt eine **Polytherapie**. Zahl und Menge der von alten Menschen eingenommenen Medikamente sind überdurchschnittlich hoch. Ca. 25% der Personen dieser Altersgruppe nehmen Psychopharmaka ein.

Die Rate unerwünschter Arzneimittelwirkungen ist bei alten Menschen besonders hoch.

> Man schätzt, daß bis zu 20% aller geriatrischen Aufnahmen durch Medikamente verursacht sind und daß bei etwa der Hälfte der gerontopsychiatrischen Notfälle Medikamente mitverantwortlich sind.

Bei Einnahme multipler Medikamente sind die daraus resultierenden pharmakologischen Interferenzen häufig undurchschaubar. Eine genaue Medikamentenanamnese ist unerläßlich und zeigt in manchen Fällen, daß neben den ärztlich verordneten Medikamenten auch noch freiverkäufliche Substanzen eingenommen werden. Schließlich ist es auch wichtig, Hinweise auf eine nicht sachgemäße Medikamenteneinnahme im Sinne einer Über- bzw. Untermedikation zu beachten.

Patienten mit degenerativen Hirnerkrankungen – und damit ohnehin erhöhtem Risiko für die Entwicklung von Nebenwirkungen – erhalten häufig höhere Dosen psychoaktiver Substanzen als Patienten mit funktionellen Erkrankungen.

> Besonders gefährdet hinsichtlich einer Übermedikation seitens ihrer Angehörigen oder der Heime sind laute, aggressive Patienten mit Demenzen.

Die häufigsten gerontopsychiatrischen Notfallsituationen ergeben sich im Zusammenhang mit folgenden Syndromen und Krankheitsbildern:
- Delir (wir verwenden diesen Begriff synonym mit Verwirrtheitszustand),
- Demenz,
- Depression,
- Suizidalität,
- schizophreniforme Psychose.

Tabelle 27-1 zeigt ein einfaches Entscheidungsschema zur vorläufigen syndromalen Zuordnung von Notfallsituationen (ohne daß damit Diagnosen gestellt werden können!). Schwierig ist der Begriff der Bewußtseinsstörung, die als Leitsymptom zur Abgrenzung eines Delirs verwendet wird. Psychopathologisch handelt es sich dabei um ein Konstrukt aus einer mehr oder weniger fundierten Interpretation des Patientenverhaltens hinsichtlich Vigilanz, Aufmerksamkeit, Selbstwahrnehmung und Reflexionsfähigkeit. Da die Reaktionsweise alter Patienten erheblich durch sensorische und kognitive Defizite beeinträchtigt sein kann, muß das erste klinische Urteil über den Bewußtseinszustand häufig revidiert werden.

> Ist der Zustand der Bewußtseinsstörung (teilweise) reversibel, so ist retrospektiv festzustellen, daß es sich wohl um ein Delir handelte. Nicht selten bleiben jedoch kognitive Defizite im Ausprägungsgrad einer Demenz bestehen, die ihrerseits einen wichtiger Risikofaktor für das Entstehen eines Delirs darstellt.

Bei der Differentialdiagnose zwischen Delir und Demenz sollte folgendes bedacht werden:
- In den meisten Fällen entscheidet erst der Krankheitsverlauf über die endgültige Diagnose.
- Das Syndrom Delir ist häufig einer Demenz aufgepfropft.

> Bei Vorliegen kognitiver Defizite und Hinweisen auf eine Bewußtseinstrübung sollte zunächst stets von einer Reversibilität, also Behandelbarkeit der zugrundeliegenden Störung, ausgegangen werden (also einem Delir) und da-

Tabelle 27-1 Fünf erste Fragen zur Syndromdiagnose. ? = nicht beurteilbar, ↓ = Reduktion, ↑ = Steigerung, ✓ = regelrecht.

Auftreten/ Entwicklung der Störungen meist ...	... akut	...akut/ chronisch	... akut/ fluktuierend	... chronisch
Orientierung/ Merkfähigkeit	?	↓	↓	↓
Aufmerksamkeit/ Konzentration	?	✓	↓	↓
weitere kognitive Funktionen	?	✓	↓	↓
motorische Reagibilität	↓	✓	↓↑	✓
Verdacht auf	**Quantitative Bewußtseinsstörung (Somnolenz-, Koma)**	**Amnestisches Syndrom**	**Verwirrtheitszustand/Delir**	**Demenz**

mit eine alleinige Erklärung der Symptomatik durch ein therapeutisch nicht angehbares dementielles Syndrom vermieden werden.

27.1 Delir

Nach Untersuchungen in Allgemeinkrankenhäusern sind bis zu 20% der stationär behandelten Patienten im höheren Lebensalter bei Aufnahme von einem Delir betroffen oder entwickeln eine entsprechende Symptomatik im Verlauf des klinischen Aufenthalts. Besonders hoch ist das Risiko für ältere Patienten in der postoperativen Phase. Man schätzt, daß – bei Berücksichtigung aller Schweregrade – delirante Bilder während dieser Periode bei 25–50% der Patienten auftreten.

Leitsymptome des Delirs sind eine akut aufgetretene Trübung des Bewußtseins und Einschränkung der Aufmerksamkeit in Verbindung mit globalen kognitiven Defiziten und einer Störung des Tag-Nacht-Rhythmus (s.a. Tab. 14-3).

Während das Delir bei jüngeren Patienten meist mit einer akuten Verhaltensänderung beginnt, kann der Zustand im höheren Alter mit Hypoaktivität, mit einem Verlust von Interesse und Konzentration subakut auftreten („stilles Delir").

Der Verlauf ist typischerweise fluktuierend. Die Prognose ist besonders beim alten Menschen dubiös. Statistisch korreliert ein Delir mit einer verlängerten Verweildauer im Krankenhaus sowie einer erhöhten Sterblichkeit.

> Ein Delir ist ein ätiologisch unspezifisches Syndrom, das immer als ein Hinweis auf ein dringend klärungs- und behandlungsbedürftiges organisches Krankheitsgeschehen gewertet werden sollte.

Tabelle 27-2 Risikofaktoren für ein Delir.

Allgemeine Risikofaktoren	Perioperative Risikofaktoren
– hohes Alter	– Blutdruckabfall
– vorbestehende kognitive Defizite	– reduziertes Herzzeitvolumen
– akute oder subakute medizinische Erkrankungen	– verminderter Sauerstoffpartialdruck
– Therapie mit anticholinerg wirkenden Medikamenten	
– Alkoholkrankheit	

Allgemeine Risikofaktoren für ein Delir nennt Tabelle 27-2. Als wesentliche Auslöser bzw. Ursachen sind ferner zu nennen:
– Erkrankungen, die primär oder sekundär eine Störung der Hirnfunktion bedingen können, z.B. durch eine kritische Einschränkung der zerebralen Sauerstoff- und Glukoseutilisation, etwa
  • zerebrovaskuläre Erkrankungen, z.B. Hirninfarkt, Hirnblutung,
  • Enzephalitis, Epilepsie, Schädel-Hirn-Trauma etc.,
  • kardiovaskuläre Erkrankungen, z.B. Herzinfarkt, schwere Herzinsuffizienz,
  • Ateminsuffizienz, z.B. bei chronisch obstruktiver Atemwegserkrankung, Pneumonie,
  • fieberhafte Infekte, z.B. Sepsis oder Harnwegsinfektionen,
  • Exsikkose, Elektrolytstörungen, Hypoglykämie,
– zentralnervös wirksame Substanzen, deren Einwirkung (oder Entzug) zu einer Veränderung des Neurotransmitter-Gleichgewichts im Zentralnervensystems führen kann, z.B. im Sinne einer noradrenerg-cholinergen Imbalanz.

> Im Prinzip kann jedes Medikament beim alten Menschen ein Delir auslösen. Besonders häufig aber führen anticholinerg wirksame Substanzen zu Delirien.

Wichtige auslösende Medikamentengruppen und Beispiele sind in Tabelle 27-3 aufgeführt.

Die Angaben der Patienten zur Vorgeschichte sind typischerweise lückenhaft und unzuverlässig.

> Eine möglichst ausführliche Fremdanamnese ist daher ein wichtiger Teil der Diagnostik.

Eine gezielte Erhebung der Medikamenteneinnahme ist unerläßlich, hierzu gehört auch die Frage nach Mehrfachverordnungen durch verschiedene Ärzte sowie nach der Einnahme von freiverkäuflichen Schmerz-, Erkältungs- und Schlaftabletten.

Tabelle 27-3 Medikamente als Auslöser von Delirien (mod. nach [2]).

Substanzgruppe	Beispiele
Alkohol*	
Analeptika	Koffein, Theophyllin
Analgetika	Opiate, Salicylate, nichtsteroidale Antiphlogistika
Anticholinergika	Atropin, Scopolamin
Antiarrhythmika	Lidocain, Disopyramid
Antibiotika	Cephalosporine, Penicilline, Gyrasehemmer
Antihistaminika	Diphenhydramin, Promethazin, Cimetidin
Antihypertensiva	Clonidin, α-Methyldopa, Captopril
Antidepressiva	v.a. Trizyklika mit starker anticholinerger Wirkung
Antikonvulsiva	Phenobarbital, Phenytoin, Valproat
Antiparkinsonika	Biperiden, L-Dopa, Bromocriptin, Amantadin
Herzglykoside	
Lithium	
Kortikosteroide	
Neuroleptika	
Sedativa*	Benzodiazepine, Barbiturate
Virostatika	Aciclovir
Zytostatika	5-Fluorouracil

* Delirante Bilder können sowohl in Entzugssituationen als auch bei Intoxikationen auftreten

Der psychopathologische Befund soll exakt festgehalten werden, so daß Änderungen im Verlauf mit dem Ausgangsbefund verglichen werden können. Als orientierendes, einfach anwendbares und standardisiertes Testinstrument zur Beurteilung des aktuellen kognitiven Leistungsvermögens bietet sich der „Mini-Mental State" an, der innerhalb der ersten 24 Stunden erhoben werden sollte (derartige Kurzinstrumente dienen nicht zur „Diagnose", sondern allein zur groben Verlaufseinschätzung).

Eine gründliche und vollständige körperliche Untersuchung muß sofort erfolgen und duldet auch dann keinen Aufschub, wenn die Anamnese und der psychopathologische Befund bereits eine bestimmte Verdachtsdiagnose nahelegen.

Ein kompletter differentialdiagnostischer Algorithmus unter Einschluß der körperlichen Untersuchungsbefunde ist wegen der Vielzahl möglicher Konstellationen nicht möglich. Thienhaus hat eine orientierende Beurteilung häufiger Störungen anhand bestimmter Leitsymptome und Vitalzeichen vorgeschlagen [6], die in Tabelle 27-4 modifiziert wiedergegeben ist.

Generell ist zu beachten, daß die klinsche Symptomatik bei alten Patienten häufig unspezifischer Natur ist. So zeigen sich beispielsweise bei metabolisch bedingten Delirien und Intoxikationen sehr unterschiedliche und in ihrer diagnostischen Aussagekraft begrenzte Abweichungen hinsichtlich der Vitalparameter und sonstiger klinischer Befunde. Deshalb sind apparative Untersuchungen bei gerontopsychiatrischen Notfällen unklarer Genese unverzichtbar.

Tabelle 27-4 Leitsymptome und Vitalzeichen zur orientierenden Beurteilung eines deliranten Syndroms (mod. nach [6]). ↓ = vermindert, ↑ = gesteigert, ↔ = unverändert.

Leitsymptome	Puls	Blutdruck	Temperatur	Verdacht auf	Wichtigste weiterführende Untersuchungen
Mydriasis, Hautrötung, Krampfanfall	↑	↑	↑	anticholinerges Syndrom	Medikamentenanamnese, Toxikologie
Tremor, Schwitzen	↑	↑	↔	Hypoglykämie	Blutzucker
Meningismus, Kopfschmerz	↑	↔	↑	Enzephalitis, Meningitis	Lumbalpunktion (Vorsicht bei Hirndrucksteigerung)
Fieber	↑	↔	↑	Allgemeininfektion	BKS, Differentialblutbild, Blut-, Urinkultur
Dyspnoe, Zyanose	↑↓	↑↓	↔	kardiozirkulatorisch oder respiratorisch bedingte zerebrale Hypoxie	Oxymetrie, Blutgasanalyse, Röntgen-Thorax, EKG, u.U. Echokardiographie
Kopfschmerz, Erbrechen, Stauungspapille	↓	↑	↔	erhöhter intrakranieller Druck	CT oder MRT

Ein gestuftes Vorgehen beim deliranten Syndrom ist in Tabelle 27-5 dargestellt. Dabei wird zwischen obligaten und fakultativen Untersuchungen differenziert, und es wird ein Zeitrahmen angegeben, der in den meisten Notfallsituationen eingehalten werden kann. Falls die genannten Methoden nicht zur Verfügung stehen, muß der Patient gegebenenfalls in eine entsprechend ausgerüstete Klinik verlegt werden.

Therapie
Die Therapie des Delirs richtet sich nach der Grunderkrankung bzw. nach dem Auslöser. In den meisten Fällen ist die Aufnahme in stationäre Behandlung notwendig, bei schwerwiegenden internistischen Problemen auf eine Überwachungs- oder Intensivstation, bei erheblicher Agitiertheit mit Weglauftendenzen auf eine geschlossene Station. Dabei ist zu beachten, daß die Aufnahme in eine fremde, ihn beunruhigende Umgebung zunächst für die psychische Situation des

Tabelle 27-5 Zehn erste apparative Untersuchungen zur Differentialdiagnostik des deliranten Syndroms unbekannter Ursache bei alten Patienten.

Untersuchung	Klinischer Verdacht/richtungweisende Befunde
Obligat, möglichst umgehend	
EKG	Arrhythmie, Herzinfarkt
Glukose	Hypo-, Hyperglykämie
BKS, Blutbild, Elektrolyte, Kreatinin, Harnstoff	Entzündung/Infektion, Anämie, Exsikkose, Elektrolytimbalance, Niereninsuffizienz
„Routinelabor": Transaminasen, Gesamteiweiß, Gerinnungsstatus, CK	hepatische Erkrankungen, Malnutrition u.a.m.
Obligat, möglichst innerhalb von 24 Stunden	
Röntgen-Thorax	pneumonisches Infiltrat, Tumor, Herzdilatation
EEG	
– Normalbefund	Delir sehr unwahrscheinlich
– Verlangsamung, Schlafmuster	unspezifisch
– triphasische Wellen	metabolisches Koma
– steile Abläufe	Anfallsleiden, Herpes-Enzephalitis, Creutzfeldt-Jakob
– vermehrte β-Aktivität	Benzodiazepin-, Barbituratintoxikation oder -entzug
CT/MRT	sub-/epidurales Hämatom, vaskulärer Prozeß/Hirnblutung, Tumor, Herpes-Enzephalitis, Normaldruckhydrozephalus, Hirnatrophie bei primär degenerativer Demenz
Bei gezieltem Verdacht, möglichst rasch	
Oxymetrie, Blutgasanalyse	respiratorische Insuffizienz, Lungenembolie, respiratorische oder metabolische Azidose etc.
Spezielle Labortests: Drogenscreening, Serumspiegel (Digitalis, Lithium, Antidepressiva), Blutalkoholkonzentration, Ammoniak	Intoxikationen, Alkoholrausch, hepatisches Koma
Lumbalpunktion	Infektion, Blutung, Malignom (bei Hinweisen auf intrakranielle Raumforderung Lumbalpunktion nicht ohne vorherige bildgebende Diagnostik!)

Weitere Laboruntersuchungen, z.B. Vitaminkonzentrationen, Endokrinologie, Serologie und Bakteriologie, sollten gezielt eingesetzt werden. Ihre Ergebnisse können jedoch nicht abgewartet werden. Die Behandlung des Patienten erfolgt entsprechend der klinischen Verdachtsdiagnose.

Patienten von Nachteil sein kann, weil Desorientiertheit, Schlafstörungen und psychomotorische Erregung zunehmen können.

Wichtigste Allgemeinmaßnahme ist das ruhige Gespräch mit freundlicher Zuwendung. Aufforderungen sollten in einfacher, unmißverständlicher Form an den Patienten gerichtet werden.

Wichtig sind ferner die vertrauten Gesichter der Angehörigen und einfache Orientierungshilfen, ausreichende Beleuchtung, das Vermeiden von sensorischer Deprivation: Der alte Patient braucht wahrscheinlich seine Brille und möglicherweise ein Hörgerät.

Viele alte Patienten sind exsikkiert, weswegen die intravenöse Gabe von Flüssigkeit, Elektrolyten und Glukose in Abhängigkeit vom klinischen Befund und von den Laborwerten notwendig sein kann. Blasenentleerungsstörungen können vor allem bei alten Männern zu einer empfindlichen Zuspitzung von Unruhe- und Verwirrtheitszuständen führen und sollten deshalb bedacht und gegebenenfalls behoben werden.

Gelegentlich muß ein Patient vorübergehend fixiert werden, um erkennbaren Eigengefährdungen entgegenzuwirken. Delirante Patienten – ob fixiert oder unfixiert – bedürfen der ständigen Überwachung.

Medikamente sollten zurückhaltend eingesetzt werden, vor allem wenn die Ursachen des Delirs noch nicht vollständig geklärt sind, da sie zu einer Verschleierung der Symptomatik und gelegentlich zu einer Verschlechterung des klinischen Bildes führen können.

Bei agitierten alten Patienten können in der Akutsituation folgende Substanzen verabreicht werden:
- als Mittel der ersten Wahl: Haloperidol (z.B. Haldol®) 1–2 mg i.v., i.m. oder oral;
- falls Haloperidol kontraindiziert ist: Perazin (z.B. Taxilan®) 25–50 mg oral oder 25 mg i.m;
- wenn weniger eine antipsychotische denn eine psychomotorisch dämpfende Wirkung angestrebt wird: Melperon (z.B. Eunerpan®) 25–50(–75) mg bzw. Pipamperon (z.B. Dipiperon®) 20–40(–60) mg.

Die Eingangsdosis ist im Vergleich zu jüngeren Patienten niedrig zu wählen. Nach zwei Stunden können die angegebenen Dosierungen wiederholt werden. Mögliche extrapyramidale Nebenwirkungen sind zu bedenken, wobei ältere Patienten in besonderem Maße für die Entwicklung eines Parkinsonoids anfällig sind (s. Kap. 28.2.2).

Falls keine bronchopulmonale Erkrankung bzw. eine Störung der Atemregulation (Schlafapnoe etc.) vorliegt, kommt auch die Gabe von **Clomethiazol** (Distraneurin®) in Betracht. Sie ist dann zu erwägen, wenn ein Patient unter einer erhöhten Anfallsgefährdung, extrapyramidalmotorischen Nebenwirkungen oder einem M. Parkinson leidet. Beim Alkoholentzugsdelir ist sie Mittel der Wahl. Begonnen wird die Behandlung mit 2 Kapseln Clomethiazol à 192 mg (= 10 ml Mixtur), die nach zwei Stunden wiederholt werden kann. Generell wird Clomethiazol niedriger dosiert als bei Patienten im jüngeren oder mittleren Lebensalter. Die vom Hersteller empfohlene Richtdosis für ältere Patienten beträgt 3 × 2 Kapseln (weitere Einzelheiten zur Clomethiazolbehandlung s. Kap. 12, 14.1 und 15.2). In sehr seltenen Ausnahmefällen kann Clomethiazol als Infusion (0,8%ige Lösung) unter intensivmedizinischen Bedingungen „nach Wirkung" dosiert werden. Dabei wird die notwendige Dosis in der Weise titriert, daß einerseits die gewünschte Sedierung eintritt, andererseits der Patient jederzeit weckbar ist und keine respiratorischen Probleme auftreten.

Barbiturate sind nur im Fall eines Barbituratentzugs erlaubt und ansonsten kontraindiziert.

Auch Benzodiazepine sollten restriktiv gehandhabt werden. Neben Benzodiazepin-Entzugssyndromen kommt ihr Einsatz nur dann in Frage, wenn Unruhezustände und Schlafstörungen auf Neuroleptika (wie Haloperidol, Perazin, Pipamperon oder Melperon) nicht ansprechen. Wenn Benzodiazepine zur Anwendung kommen, sollten Substanzen mit kurzer Halbwertszeit und ohne wirksame Metaboliten, wie Oxazepam [z.B. Adumbran®] oder Lorazepam [z.B. Tavor®], der Vorzug gegeben werden.

Anticholinerg wirksame Substanzen sind – wie erwähnt – häufige Auslöser medikamentös induzierter Verwirrtheitszustände. Alte Patienten mit ausgeprägtem anticholinergem Syndrom (zur Symptomatologie s. Kap. 28.2.1) müssen intensivmedizinisch überwacht werden. Streng zu vermeiden ist die Gabe von anticholinerg wirksamen Substanzen, etwa Antihistaminika, zur Sedierung des Patienten. Bei schwerem Krankheitsbild kann der Versuch unternommen werden, das cholinerge Defizit durch langsame i.v. Gabe von 1–2 mg Physostigmin (Anticholium®) zu kompensieren (s.a. Kap. 28.2.1).

Weitere Ausführungen zur Diagnostik und Therapie deliranter Zustandsbilder finden sich in den Kap. 12 und 14.1.1

27.2 Demenz

Die Alzheimer-Krankheit ist nicht nur die häufigste Demenzform, sondern sogar die häufigste Hirnerkrankung überhaupt. Zerebrovaskuläre Erkrankungen sind die zweithäufigsten Ursachen dementieller Syndrome. Sowohl die primär degenerativen, als auch die vaskulären Demenzen sind altersabhängig. Es wird geschätzt, daß ein Drittel der über 80jährigen von einer Demenz betroffen ist.

Die diagnostischen Kriterien einer Demenz nach ICD-10 sind in Tabelle 27-6 gekürzt wiedergegeben. Im vorangegangenen Abschnitt wurde bereits darauf hingewiesen, daß häufig erst der Verlauf es erlaubt, zwischen einem Delir und anhaltenden, schwerwiegenden kognitiven Defiziten, bedingt durch eine Demenz, zu unterscheiden.

Tabelle 27-6 Kriterien zur Feststellung einer Demenz (gekürzt nach ICD-10).

- Abnahme des Gedächtnisses und weiterer kognitiver Leistungen
- erhebliche Beeinträchtigung der Aktivitäten des täglichen Lebens
- Dauer mindestens 6 Monate
- „Bewußtseinsklarheit"

Demenzen entwickeln sich meist chronisch oder allenfalls subakut. Nicht selten wird die zunehmende kognitive Leistungseinschränkung von der Umgebung über einen Zeitraum von Monaten oder gar ein oder zwei Jahren nicht wahrgenommen, da viele Patienten unter Alltagsbedingungen eine intakte „Fassade" aufrechterhalten können, hinter der sich jedoch bereits schwere Defizite im Sinne einer Desorientierung, Kritikminderung etc. verbergen können. Eine krisenhafte Eskalation kann sowohl durch interkurrente medizinische als auch durch Verhaltensprobleme hervorgerufen werden. Die folgenden Krisen- und Notfallsituationen lassen sich abgrenzen:

- „akutes Auftreten eines Demenzsyndroms": Dies ist eigentlich ein Widerspruch in sich, da eine gewisse Zeitstabilität der Symptomatik Voraussetzung für die Diagnose einer Demenz ist (s. Tab. 27-6). Es handelt sich meist um die Demaskierung oder Verstärkung vorbestehender kognitiver Defizite unter besonderen situativen Bedingungen, etwa im Urlaub, nach dem Verlust eines umsorgenden Partners, bei Aufnahme in ein Krankenhaus, Heim etc. Seltener können plötzlich auftretende bzw. rasch progrediente organische Prozesse dahinter stecken, etwa ein Hirninfarkt oder (bei subakutem Verlauf) eine Creutzfeldt-Jakob-Krankheit.
- akute klinische Verschlechterung einer bereits manifesten Demenz im Sinne eines aufgepfropften Delirs, z.B. ausgelöst durch eine Exsikkose, Pneumonie oder einen Harnwegsinfekt, bei vaskulären Demenzen durch einen zusätzlichen Hirninfarkt etc.
- komplizierende psychopathologische Auffälligkeiten, etwa Depressivität, Wahn oder Halluzinationen, die ihrerseits Akutsituationen, wie Suizidalität, Erregungszustände, hervorrufen und indirekt zu einer Verschlechterung der kognitiven Leistung beitragen können.
- Störungen des Verhaltens, z.B. Verweigerung der Flüssigkeits- und Nahrungsaufnahme, Selbstgefährdung etwa durch unsicheres Hantieren mit gefährlichen Haushaltsgegenständen, ständiges Herumlaufen, Umkehrung des Schlaf-Wach-Rhythmus, Katastrophenreaktionen (d.h. plötzlicher gereizter, ängstlicher oder aggressiver Ausbruch in einer vermeintlichen Versagens- oder Bedrohungssituation [nach K. Goldstein]), Aggressivität, häufig ausgelöst durch eine Überforderung des Patienten. Sekundär kann es durch solche Verhaltensstörungen zu einer Erschöpfung, unter Umständen sogar zu einer vitalen Bedrohung des pflegenden Angehörigen kommen.
- körperliche Störungen, die von Patient und Pflegenden nicht bewältigt werden können, z.B. epileptische Anfälle, Myoklonien, Parkinson-Symptomatik, Inkontinenz.
- Überforderung oder Erkrankung des Partners bzw. Pflegepersonals mit daraus resultierendem Zusammenbruch der Versorgung im häuslichen Umfeld oder im Heim.

Therapie

Alle geschilderten Situationen repräsentieren Krisen oder Notfälle, die durch eine kurze ambulante Intervention meist nicht zu beheben sind.

> Im Rahmen der stationären Behandlung sollte stets nach der Ursache für die aktuelle Verschlechterung gefahndet werden, um in der Zukunft vergleichbare Situationen nach Möglichkeit vermeiden zu können.

Bei klinischen Hinweisen auf akute körperliche Erkrankungen gelten in diagnostischer wie therapeutischer Hinsicht die gleichen Empfehlungen wie für das Delir (s. Tab. 27-5).

Die einer Demenz zugrundeliegende Pathologie ist in den meisten Fällen nicht kausal behandelbar. Begleitende oder komplizierende somatische Erkrankungen und psychopathologische Störungen können jedoch in vielen Fällen erfolgreich therapiert werden. Es gelten hier die allgemein üblichen internistisch-neurologischen bzw. syndromal orientierten psychiatrischen Behandlungsprinzipien.

Bei agitierten Patienten mit paranoider oder halluzinatorischer Symptomatik steht die Gabe von hochpotenten Neuroleptika, wie Haloperidol (z.B. Haldol®), an erster Stelle (Initialdosis: 0,5–2,5 mg p.o./i.m.).

Wenn die Patienten wegen Unruhe- oder Erregungszuständen mediziert werden müssen, psychotische Symptome jedoch nicht im Vordergrund stehen, kommen alternativ auch nieder- bzw. mittelpotente Neuroleptika in Frage (Tab. 27-7), und zwar vorzugsweise Substanzen ohne anticholinerge Begleitwirkung (Melperon, Pipamperon). Eine Alternative könnten aufgrund neuerer Befunde bestimmte Antikonvulsiva (Carbamazepin, Valproat) in niedriger Dosierung (z.B. Carbamazepin initial 100 mg/Tag) darstellen.

Tabelle 27-7 Beispiele für Medikation bei Unruhe- oder Erregungszuständen ohne dominierende psychotische Symptome.

Substanz	Handelsname (Beispiel)	Initialdosis
Pipamperon	Dipiperon®	20–40 mg
Melperon	Eunerpan®	25–50 mg
Chlorprothixen	Truxal®	25–50 mg
Perazin	Taxilan®	25–50 mg

Bei der pharmakologischen Akutbehandlung depressiver dementer Patienten ist der verzögerte Wirkungseintritt der Antidepressiva zu beachten. Allerdings haben manche der Antidepressiva Begleitwirkungen, etwa im Sinne einer Sedierung oder Schlafförderung, die von Anfang an bestehen und die man sich deshalb auch in der Akutsituation zunutze machen kann. Dies gilt unter anderem für solche Substanzen wie Amitriptylin (Saroten®), Doxepin (Aponal®), Trazodon (Thombran®) oder Mianserin (Tolvin®). Zu beachten ist dabei, daß die beiden erstgenannten Pharmaka eine gerade bei dementen Patienten problematische anticholinerge Begleitwirkung haben, die eine Verschlechterung des kognitiven Leistungsvermögens bis hin zu deliranten Zuständen bewirken kann (s.a. Kap. 4.4).

Auch der Schutz der Angehörigen vor erkennbaren gesundheitlichen Risiken ist eine ärztliche Pflicht. Maßnahmen, die diesem Ziel dienen, kommen indirekt auch dem Patienten zugute.

Sobald der Nachtschlaf der Angehörigen durch unruhige Patienten nachhaltig beeinträchtigt wird, ist eine psychische Überforderung und körperliche Erschöpfung absehbar. Dieser Aspekt hat einen wesentlichen Einfluß auf die Entscheidung über die stationäre Aufnahme eines dementen Patienten. Zu berücksichtigen sind auch solche Situationen, in denen physisch unterlegene Partner ohne Unterstützung mit aggressiven Patienten allein gelassen werden. Wenn in solchen Fällen kein anderes geeignetes Arrangement zum Schutz des Angehörigen getroffen werden kann, muß der Patient als Notfall in ein Krankenhaus aufgenommen werden. Wenn eine Überforderung der Angehörigen erkennbar wird, eine Notaufnahme jedoch nicht indiziert ist, sollten die Betroffenen zu einer gründlicheren Nachuntersuchung aufgefordert werden. Angehörige sollten auch über Unterstützungsmöglichkeiten bei der häuslichen Pflege, über regionale Angehörigengruppen, Kontakte zur Alzheimer-Gesellschaft, Unterbringungsmöglichkeiten in Tagespflegeeinrichtungen etc. beraten werden.

27.3 Affektive Störungen

Depressive Syndrome im Senium können drei Diagnosegruppen zugeordnet werden:
- **Affektive Erkrankungen** (ICD-10: F3), meist mit Beginn vor, seltener nach dem 65. Lebensjahr, mit oder ohne psychotische Symptome: Schwere depressive Störungen bei affektiven Erkrankungen sind gekennzeichnet durch gedrückte Stimmung, Interessenverlust, Freudlosigkeit und Verminderung des Antriebs mit erhöhter Ermüdbarkeit und Aktivitätseinschränkung sowie – laut ICD-10 – zumindest vier der folgenden Symptome:
  - verminderte Konzentration und Aufmerksamkeit,
  - vermindertes Selbstwertgefühl und Selbstvertrauen,
  - Schuldgefühle und Gefühle von Wertlosigkeit,
  - negative und pessimistische Zukunftsperspektiven,
  - Suizidgedanken oder erfolgte Selbstverletzung bzw. Suizidhandlungen,
  - Schlafstörungen,
  - verminderter Appetit.
- **Anpassungsstörungen** (F43): Bei den für eine Anpassungsstörung im Senium verantwortlichen Faktoren handelt es sich meist um Verlust von Angehörigen oder Freunden, Verlust von Mobilität und Autonomie oder um die psychische Reaktion auf eine körperliche Erkrankung.
- **Organische Erkrankungen** (F06.3): Organische depressive Syndrome sind unmittelbar durch Hirn- oder andere körperliche Erkrankungen verursacht. Wichtige Beispiele sind dementielle Abbauprozesse, Hirninfarkte, schwere Anämie, ausgeprägte chronische Leber- und Nierenerkrankungen, bestimmte Neoplasien (z.B. Pankreaskarzinom).

Bei den folgenden häufigen Erkrankungen kann es schwierig sein zu entscheiden, ob sie unmittelbar oder reaktiv zu einer depressiven Störung führen:
- Schmerzzustände bei chronischen Gelenkerkrankungen;
- die Mehrzahl der Karzinomerkrankungen;

– Medikamenten- oder Alkoholabusus;
– Störungen von Blase und Mastdarm.
Im höheren Alter ist nicht immer eindeutig zwischen somatischen Symptomen als Ursache oder Folge einer Depression zu differenzieren.

Es kann sogar schwerfallen, den Krankheitscharakter einer Depression anzuerkennen, wenn derartige Reaktionen unter schwierigen somatischen und sozialen Bedingungen einfühlbar erscheinen. Unabhängig davon kann ein depressives Syndrom, definiert durch die oben genannte Symptomatik, dennoch eigenständige Bedeutung für die Therapie erlangen und bedarf in jedem Fall der diagnostischen Aufmerksamkeit. Dies wird unterstrichen dadurch, daß die Sterblichkeit depressiver alter Patienten wesentlich höher liegt als bei altersgleichen nichtdepressiven Personen.

Therapie
Bei jedem Patienten im höheren Lebensalter, der unter einer schwerwiegenden depressiven Erkrankung leidet, sollte ein Behandlungsversuch unternommen werden. Die Grundlage für eine tragfähige therapeutische Beziehung kann sich bereits während der psychiatrischen und körperlichen Untersuchung entwickeln.

Das Erstgespräch soll ruhig und möglichst ungestört geführt werden. Der Patient soll Gelegenheit bekommen, sich zu seinen Gefühlen und der eigenen Einschätzung seiner Probleme frei zu äußern. Er sollte möglichst frühzeitig über die geplanten diagnostischen und therapeutischen Schritte informiert werden, unter anderem auch darüber, von welchem Arzt er weiterbetreut wird.

Bei ausgeprägter Angstsymptomatik oder Schlafstörungen kann es notwendig sein, kurzfristig Benzodiazepine oral zu verabreichen, z.B.
– Lorazepam (z.B. Tavor®) 0,5–1 mg
oder
– Oxazepam (z.B. Adumbran®) 5–10(–20) mg.
Diese Dosen können bis zu dreimal pro Tag verabreicht werden.

Die Gabe von Antidepressiva zur Behandlung depressiver Störungen ist nicht als antidepressiv wirksame Notfallmaßnahme anzusehen, da sich diese Wirkkomponente frühestens nach einigen Tagen bemerkbar macht. Die unmittelbar eintretende sedierende Wirkung bestimmter Präparate kann aber von Vorteil sein. Beispiele für Antidepressiva mit sedierender Begleitwirkung nennt Tabelle 27-8.

Tabelle 27-8 Beispiele für Antidepressiva mit sedierender Begleitwirkung.

Substanz	Handelsname (Beispiel)	Initialdosis
Amitriptylin	Saroten®	25–75 mg/d
Doxepin	Aponal®	25–75 mg/d
Trimipramin	Stangyl®	25–75 mg/d
Mianserin	Tolvin®	20–60 mg/d
Trazodon	Thromban®	50–100 mg/d

Vor einer geplanten Behandlung mit trizyklischen Antidepressiva oder einer signifikanten Dosissteigerung ist eine EKG-Kontrolle angezeigt. Des weiteren müssen Blutdruckverhalten – auch in Orthostase – und mögliche anticholinerge Wirkungen (z.B. Darm- oder Blasenatonie) beachtet werden. Da alte Patienten häufig multimorbide sind und deswegen eine Reihe verschiedener Medikamente einnehmen, muß auch die Möglichkeit von Arzneimittelinterferenzen bedacht werden.

Wenn die depressive Symptomatik so schwer ist, daß eine vitale Gefährdung (z.B. durch Suizidalität, Nahrungsverweigerung) resultiert, oder wenn eine Therapieresistenz bzw. Unverträglichkeit gegenüber Antidepressiva besteht, sollte die Einleitung einer Elektrokrampftherapie ernsthaft in Betracht gezogen werden.

Bei schweren depressiven Störungen mit oder ohne Suizidalität sollten die Patienten im allgemeinen stationär aufgenommen werden. Wenn ein deutlicher Gewichtsverlust besteht und bei Alleinlebenden die Alltagsbewältigung offensichtlich nicht mehr gegeben ist, ist die Aufnahmeindikation dringlich.

Manische Syndrome mit einer Erstmanifestation nach dem 65. Lebensjahr haben in nahezu 50% der Fälle eine organische Ursache und müssen vor Einleitung einer symptomatischen Therapie ausführlich psychiatrisch, neurologisch und internistisch untersucht werden.

27.4 Suizidalität

In Deutschland sterben jährlich mehr als 12 000 Menschen durch Suizid. Die Suizidraten steigen mit dem Alter an. Während das Verhältnis von Suizidversuch zu Suizid in jüngeren Jahren etwa 10:1 beträgt, nähert sich diese Relation im Alter einem Wert von 1:1 an. Männer stehen dabei unter einem besonders hohen Risiko. Im höheren Alter treten suizidale Gesten zugunsten „harter" Suizidmethoden in den Hintergrund. Bei alten Menschen kann es auch zu einer suizidal motivierten passiven Selbstgefährdung durch Verweigerung von Medikamenten- und Nahrungsaufnahme kommen (silent suicides). Solche Verhaltensweisen sind in der Regel als Ausdruck psychischer Störungen zu verstehen, z.B. oligosymptomatischer depressiver Störungen (depressio sine depressione) oder organischer Psychosyndrome, etwa bei zerebralen Abbauprozessen.

Da Suizidgedanken häufig nicht spontan geäußert werden, müssen sie bei entsprechendem Verdacht gezielt erfragt werden.

Dabei dürfen ausweichende Antworten nicht akzeptiert werden. Nach früheren Suizidversuchen und derzeitigen Suizidgedanken muß bei alten Patienten gefragt werden, wenn eine depressive Symptomatik besteht oder wenn Merkmale vorliegen, die statistisch ein erhöhtes Risiko anzeigen (s.a. Kap. 10). Dies gilt unter anderem für:
– hohes Alter per se,
– Behinderungen und schwere körperliche Krankheiten,
– Einsamkeit.

Viele Patienten durchlaufen ein längeres Prodromalstadium („präsuizidales Syndrom" nach Ringel) mit
- Einengung von Denken und Handeln,
- Aggressionshemmung oder Aggressionsumkehr,
- Selbsttötungsphantasien und Todeswünschen.

Typisch sind der Abbau sozialer Kontakte, Hoffnungslosigkeit, Selbstvernachlässigung, mangelnde Compliance mit ärztlichen Verordnungen und Apathie.

> Bereits das Ansprechen der Suizidalität führt bei vielen Patienten zu einer spürbaren Entlastung. Ein mißglückter Suizidversuch kann (muß aber nicht!) als kathartisches Ereignis erlebt werden, und diese Zäsur kann Abstand zu der ursprünglichen Intention schaffen.

Nahezu alle Suizidversuche werden in einem Zustand krankhafter Einschränkung der Willensbildung unternommen. Dies rechtfertigt eine stationäre Aufnahme des Patienten, gegebenenfalls auch gegen dessen Willen. Besonders dringlich ist die stationäre Aufnahme nach einem Suizidversuch bei Patienten mit
- Psychosen des affektiven und schizophrenen Formenkreises, z.B. mit imperativen Stimmen als Auslöser des Suizidversuchs;
- nach „harten" Suizidversuchen (z.B. nach versuchtem Erhängen oder Erschießen);
- wenn die Gefahr eines erweiterten Suizids besteht;
- falls der Patient durch den Suizidversuch gefährliche somatische Komplikationen entwickeln kann (z.B. Dissektion der Halsgefäße nach Strangulation; verzögerte zentralnervöse oder kardiale Wirkungen nach Intoxikationen).

Darüber hinaus besteht eine zwingende Aufnahmeindikation bei denjenigen Patienten, die sich von Suizidimpulsen nicht distanzieren können oder bei denen anderweitige Hinweise auf eine akute Eigengefährdung vorliegen, auch dann, wenn kein Suizidversuch vorangegangen ist. Stimmen die Patienten in solchen Fällen einer Aufnahme nicht zu, kann – unter Berücksichtigung der auf Länderebene geltenden Unterbringungsgesetze – eine stationäre Einweisung gegen ihren Willen erfolgen (s.a. Kap. 5.4 und 10).

27.5 Schizophreniforme Psychosen

Die Erstmanifestation einer Schizophrenie nach dem 65. Lebensjahr ist ungewöhnlich.

> Bei Fehlen einer entsprechenden Vorgeschichte legt das erstmalige Auftreten von Wahn und Halluzinationen im Alter den dringenden Verdacht auf eine organische Verusachung nahe.

Psychotische Störungen mit aggressiven Ausbrüchen werden am häufigsten bei Demenzen beobachtet. Eine Reihe von körperlichen Erkrankungen und Medikamenten (z.B. Kortikosteroide, L-Dopa, Antikonvulsiva, bestimmte Antibiotika) kann mit oder ohne offensichtliches Delir zu psychotischen Symptomen führen.

Schizophreniforme Psychosen sind durch die beiden folgenden Merkmale gekennzeichnet:

- Das Erscheinungsbild gleicht demjenigen einer Schizophrenie, d.h., Störungen von Bewußtseinslage und kognitiven Funktionen liegen üblicherweise nicht vor
- Die Diagnose „Schizophrenie" kann nicht gestellt werden, weil entweder die Symptomdauer weniger als einen Monat beträgt oder weil eine somatische Ursache der psychotischen Auffälligkeiten nicht mit hinreichender Wahrscheinlichkeit ausgeschlossen werden kann.

Optische und taktile Halluzinationen sind bei schizophreniformen Störungen im Alter häufiger als bei der Schizophrenie in jüngeren Jahren. Bei erstmals aufgetretenen schizophreniformen Psychosen im höheren Lebensalter ist eine stationäre Aufnahme zur Diagnostik und Therapie unumgänglich.

Bei gespannten, agitierten, mißtrauischen Patienten ist eine ständige Überwachung anzuraten. Zur antipsychotischen Akutbehandlung stehen zwei Substanzgruppen zur Verfügung:
- Hochpotente Neuroleptika in niedriger Dosierung sind zu bevorzugen bei Patienten mit kardiovaskulären Vorerkrankungen. Das Risiko extrapyramidalmotorischer Störungen, insbesondere des Parkinsonoids, ist zu berücksichtigen (s.a. Kap. 28.2.2). Die am häufigsten gegebene Substanz ist Haloperidol (z.B. Haldol®), die initiale Einzeldosis bewegt sich in der Größenordnung von 0,25–2,5 mg, initiale Tagesdosen liegen im Bereich von 1–6 mg.
- Niederpotente Neuroleptika, etwa Thioridazin (z.B. Melleril®), sind aufgrund geringerer extrapyramidalmotorischer Nebenwirkungen bei Patienten mit Morbus Parkinson zu bevorzugen, besitzen jedoch stärkere anticholinerge Wirkungen und können dadurch bei zerebraler Vorschädigung zu paradoxen Effekten führen. Sie sind stärker sedierend als Butyrophenone, verursachen häufiger orthostatische Störungen, Schwindel und kardiale Nebenwirkungen. Die initiale Tagesdosis von Thioridazin liegt in der Größenordnung von (10–)25–75 mg. Als niederpotente Neuroleptika ohne wesentliche anticholinerge Wirkung stehen Melperon (z.B. Eunerpan®) und Pipamperon (z.B. Dipiperon®) zur Verfügung. Diese Medikamente können zur symptomatischen Behandlung begleitender Unruhezustände, Schlafstörungen etc. eingesetzt werden.

Das atypische Neuroleptikum Clozapin (Leponex®) besitzt eine starke antipsychotische Wirkung, ist dabei frei von extrapyramidalmotorischen Effekten. Aufgrund anderer Risiken (Agranulozytose, Anfallsauslösung, anticholinerge Wirkungen) ist es jedoch kein Mittel zum Ersteinsatz in Notfallsituationen.

Literatur

1. Hewer, W.: Gerontopsychiatrische Notfälle. In: Förstl, H. (Hrsg.): Lehrbuch der Gerontopsychiatrie, S. 472–491. Enke, Stuttgart 1997.
2. Hewer, W., H. Förstl: Verwirrtheitszustände im höheren Lebensalter. Psychiatr. Prax. 21 (1994), 131–138.
3. Jenike, M. A., M. C. Cremens: Geriatric emergencies. In: Hyman, S. E., G. E. Tesar (eds.): Manual of Psychiatric Emergencies, 3rd ed., pp. 60–72. Little, Brown & Co., Boston 1994.
4. Maurer, K., R. Ihl, L. Frölich: Alzheimer-Krankheit. Springer, Berlin–Heidelberg–New York 1993.

5. Stadtmüller, G., J. Bauer, B. Dykierek, H. Förstl, M. Berger: Depression im Alter. Extracta Psychiatrica 9 (1995), 25–32, 10 (1996), 18–32.
6. Thienhaus, O.: Delirium and dementia. In: Hillard, J. R. (ed.): Manual of Clinical Emergency Psychiatry, pp. 161–172. American Psychiatric Press, Washington D.C. 1990.
7. Wächtler, C.: Suizidalität. In: Oswald, W. D., et al. (Hrsg.): Gerontologie, 2. Aufl., S. 597–605. Kohlhammer, Stuttgart–Berlin–Köln 1991.
8. Wetterling, T.: Delir – Stand der Forschung. Fortschr. Neurol. Psychiatr. 62 (1994), 280–289.

IV
Besondere Problembereiche

28
Akut- und Notfallsituationen durch unerwünschte Arzneimittelwirkungen (UAW)

WALTER HEWER

Aufgrund der Fortschritte der Pharmakologie in den letzten Jahrzehnten mit der Entwicklung zahlreicher neuer Arzneimittel ist eine Vielzahl bis dahin therapeutisch nicht beeinflußbarer Erkrankungen einer wirksamen Behandlung zugänglich geworden. Die Kehrseite dieser Fortschritte besteht darin, daß die Verfügbarkeit eines weiten Spektrums potenter Pharmaka unvermeidlich mit einem nicht unerheblichen Risiko unerwünschter Arzneimittelwirkungen (UAW) verbunden ist. So wurde im Rahmen einer Arzneimittelüberwachungsstudie in deutschen psychiatrischen Kliniken ermittelt, daß bei etwa 10% der Patienten Psychopharmaka wegen UAW abgesetzt werden mußten und daß bei ca. 1,5–2% bedrohliche UAW mit somatischer oder psychopathologischer Manifestation auftraten [7].

Bei der Behandlung von Patienten mit psychischen Störungen wird der behandelnde Arzt regelmäßig mit Symptomen und Auffälligkeiten konfrontiert, die offensichtlich durch Medikamente verursacht sind oder bei denen zumindest ein entsprechender Verdacht besteht. Typische Beispiele hierfür sind anticholinerge Nebenwirkungen – wie Mundtrockenheit, Obstipation etc. – oder Veränderungen von Vigilanz und Antriebslage.

Der Zielsetzung dieses Buches entsprechend werden im vorliegenden Kapitel jedoch nicht alle bekannten unerwünschten Wirkungen von Psychopharmaka besprochen (Übersichten hierzu bei [7, 11, 17]), sondern der Schwerpunkt auf solche Nebenwirkungen gelegt, die Akut- und Notfallsituationen hervorrufen können und dementsprechend auch häufiger zu Kontakten mit Allgemeinärzten, internistischen Notfallambulanzen etc. führen. Nicht behandelt werden auch Notfallsituationen, die im Kontext einer Abhängigkeit von psychotropen Pharmaka entstehen (s. Kap. 16), und akute Intoxikationen durch Psychopharmaka (s. Kap. 13).

28.1 Entstehung

Unerwünschten Arzneimittelwirkungen (UAW) können verschiedene Pathomechanismen zugrunde liegen:
Zu **absoluten Überdosierungen** kann es kommen, wenn bei der ärztlichen Verordnung die vom Hersteller angegebenen Richtdosen überschritten werden bzw. wenn Patienten irrtümlich oder absichtlich Medikamente über die vom Arzt verordnete Menge hinaus einnehmen. Ähnliche Folgen kann es haben, wenn bei Medikamenten mit langer Halbwertszeit (z.B. bestimmte Benzodiazepine) die daraus resultierende Kumulationsneigung bei mittel- und längerfristiger Gabe bei der Dosisfindung nicht berücksichtigt wird.

Symptome einer überstarken Arzneimittelwirkung können auch bei Anwendung üblicher Dosen auftreten, ohne daß Arzneimittelinteraktionen oder Grunderkrankungen, die eine erhöhte Sensitivität gegenüber pharmakologischen Wirkungen bedingen, dem zugrunde liegen. Derartige Situationen können erklärt werden durch eine interindividuell stark variierende Intensität der Wirkungen von (Psycho-)Pharmaka (s.a. Kap. 4), so daß man hier auch von einer **relativen Überdosierung** bei einem entsprechend prädisponierten Individuum sprechen könnte. Beispiele für solche Wirkungen sind eine ausgeprägte Vigilanzminderung bei Verordnung niedriger bis mittlerer Dosen von Pharmaka mit sedierender Komponente oder ein signifikanter Blutdruckabfall unter trizyklischen Antidepressiva oder Neuroleptika, also Substanzen, die α-Rezeptoren-blockierende Effekte haben. Unerwünschte Wirkungen der dargestellten Art treten häufig in der Phase der Einstellung auf ein neues Medikament auf und können sich im weiteren Behandlungsverlauf verlieren. Bei den „slow metabolizers", also Personen mit einem genetisch bedingten verlangsamten Arzneimittelstoffwechsel, können bereits sehr niedrige Medikamentendosen zu überhöhten Plasmaspiegeln führen und Überdosierungserscheinungen auslösen.

Vielfältige **Wechselwirkungen** können entstehen **zwischen bestimmten Pharmaka und körperlichen Begleiterkrankungen** und Vorschädigungen des Patienten, die präexistent sind oder sich auch erst im Laufe der Behandlung entwickeln können. Dies betrifft etwa die Interaktion zwischen einer vorbestehenden asymptomatischen kardialen Erregungsleitungsstörung, die durch die Gabe eines trizyklischen Antidepressivums klinisch manifest werden kann, oder die Auslösung eines Krampfanfalls durch ein Neuroleptikum bei vorbestehender erhöhter Anfallsbereitschaft. Dazu gehört auch, daß es bei bestimmten internistischen Erkrankungen und veränderten pathophysiologischen Bedingungen zu einer veränderten Pharmakokinetik psychotroper Pharmaka kommt (etwa eine Verzögerung des Arzneimittelmetabolismus bei schweren Lebererkrankungen oder eine Kumulation von Lithiumsalzen bei salzarmer Ernährung, starkem Schwitzen, Diarrhö etc.).

Pharmakokinetisch erklärbare **Arzneimittelwechselwirkungen** können auf verschiedenem Wege zustande kommen, z.B. durch Interferenz einer Substanz mit der Elimination einer anderen (etwa den verzögerten Metabolismus zahlreicher über das Cytochrom-P-450-System der Leber verstoffwechselter Medikamente bei Komedikation mit selektiven Serotonin-Wiederaufnahmehemmern

[SSRI]), durch Veränderungen in der Plasmaeiweißbindung u.a.m. Zu berücksichtigen sind aber auch synergistische Effekte verschiedener Medikamentengruppen, wie beispielsweise bei den chinidinartigen Wirkungen von trizyklischen Antidepressiva und bestimmten Antiarrhythmika (insbesondere der Klasse Ia), die bei einer Komedikation mit einem erhöhten kardialen Risiko belastet sind (Erregungsleitungsstörungen, paradoxe Arrhythmien).

Bei den sogenannten **idiosynkratischen Reaktionen** handelt es sich um relativ seltene, wegen ihrer Schwere aber für die therapeutische Praxis sehr bedeutsame Ereignisse. Unter dem Begriff versteht man unerwünschte Wirkungen von Arzneimitteln, die – meist nicht dosisabhängig – auf dem Boden einer, normalerweise nicht vorhersagbaren, individuellen Unverträglichkeit entstehen und als deren Ursache sowohl allergische als auch toxische Prozesse diskutiert werden. Beispiele für idiosynkratische Reaktionen sind die Agranulozytose (z.B. durch Clozapin), schwere Hautreaktionen (z.B. durch Carbamazepin) oder fulminante hepatotoxische Reaktionen, die unter anderem durch verschiedene trizyklische Psychopharmaka verursacht sein können.

Wenn im folgenden ein breites Spektrum zerebraler und extrazerebraler UAW besprochen wird, so gilt naturgemäß, daß immer eine differentialdiagnostische Abgrenzung gegenüber nichtmedikamentös verursachten Zustandsbildern erforderlich ist (Beispiel: hypertensive Krise verursacht durch MAO-Hemmer oder als Folge eines Phäochromozytoms). Aus Platzgründen kann dieser Aspekt hier nur teilweise behandelt werden.

28.2 Zentralnervöse UAW von Psychopharmaka

28.2.1 Delir

Das Delir (wobei hier, wie an anderer Stelle des Buches, die weitgefaßte Definition dieses Begriffs im Sinne von ICD-10 und DSM-IV benutzt wird) gehört zu den häufigen UAW von Medikamenten im allgemeinen und Psychopharmaka im besonderen.

Pathogenese und Symptomatologie des Syndroms Delir werden in Kap. 12, 14.1.1 und 27.1 ausführlich dargestellt.

Von den Psychopharmaka ist bei den in Tabelle 28-1 aufgeführten Stoffgruppen die Möglichkeit einer Delirprovokation besonders zu beachten. Besonders hoch ist die delirogene Potenz von Psychopharmaka mit einer deutlichen anticholinergen Begleitwirkung (s.a. Tab. 4-3 und 4-6). Bei höherdosierter Behandlung mit entsprechenden Substanzen kann es zum typischen Bild eines **anticholinergen Syndroms** kommen (Tab. 28-2).

Die Häufigkeit eines deliranten Syndroms als Komplikation der Therapie mit den genannten Neuroleptika und Antidepressiva beträgt unter klinischen Bedingungen ca. 1%.

Tabelle 28-1 Psychopharmaka mit besonderem Potential für Delirprovokation.

Trizyklische Antidepressiva, z.B. Amitriptylin (Saroten®), Doxepin (Aponal®)

Nieder- und mittelpotente Neuroleptika
- Phenothiazine, z.B. Levomepromazin (Neurocil®), Promethazin (Atosil®), Thioridazin (Melleril®), Perazin (Taxilan®)
- Thioxanthene, z.B. Chlorprothixen (Truxa®)
- andere trizyklische Neuroleptika, z.B. Clozapin (Leponex®)

Benzodiazepine (delirante Symptome sowohl bei Überdosierungen als auch im Entzug möglich)

Tabelle 28-2 Anticholinerges Syndrom (mod. nach [10]).

Zentrale Symptome	Periphere Symptome
- psychomotorische Unruhe, Angst	- Mydriasis
- Desorientierung, Verwirrtheit, Delir	- Tachykardie
- Störungen von Mnestik und Auffassung	- warme, trockene Haut
	- trockene Schleimhäute
- Erregungszustände, bizarres Verhalten	- verminderte Darmmotilität
- Halluzinationen (insbesondere optischer Natur)	- Blasenentleerungsstörungen
	- Fieber
- Dysarthrie, Ataxie, Myoklonien	- in sehr schweren Fällen: Herzstillstand
- in sehr schweren Fällen: Koma, Krampfanfälle, Atemstillstand	

Therapie

Die auslösenden Medikamente müssen abgesetzt werden. Zu den darüber hinaus zur Anwendung kommenden therapeutischen Maßnahmen siehe Kapitel 12, 14.1.1 und 27.1.

Im Falle eines durch **Benzodiazepinentzug** bedingten Delirs steht die Substitution eines Benzodiazepins mit anschließender schrittweiser Dosisreduktion (s.a. Kap. 16.3.2) an erster Stelle.

Bei ausgeprägtem **anticholinergem Delir** – wenn symptomatische Maßnahmen allein nicht ausreichen – kommt ein Therapieversuch mit dem Cholinergikum Physostigmin (Anticholium®) in Betracht.

Die übliche Dosis beträgt 1–2 mg langsam i.v. Falls es darunter nicht zu einer (ausreichenden) Besserung der anticholinerg verursachten Symptomatik kommt und keine cholinergen Wirkungen von Physostigmin (s.u.) aufgetreten sind, kann nach 20 Minuten noch einmal 1 mg verabreicht werden. Ca. eine Stunde nach Gabe des Bolus ist wegen der kurzen Halbwertszeit von Physostigmin mit einem Sistieren der Wirkung zu rechnen, so daß gegebenenfalls ein weiterer Bolus verabreicht werden muß. Die Behandlung mit Physostigmin erlaubt auch eine diagnostische Aussage: Spricht die Symptomatik des Patienten nicht auf eine reguläre Dosis des Antidots an, muß die Diagnose eines anticholinergen Delirs revidiert werden.

Physostigmin darf wegen der Gefahr bradykarder Rhythmusstörungen nur unter kontinuierlichem EKG-Monitoring verabreicht werden.
Barbituratintoxikationen, Asthma bronchiale, koronare Herzkrankheit, bradykarde Rhythmusstörungen und Diabetes mellitus stellen absolute bzw. relative Kontraindikationen dar.

Falls es unter Physostigmin zu Symptomen einer cholinergen Überdosierung kommen sollte – wie Bradykardie, Übelkeit, Hypersalivation, abdominelle Krämpfe –, kann notfalls Atropin als anticholinerges Antidot injiziert werden (übliche Dosis 0,5 mg i.v.).

28.2.2 Extrapyramidale Störungen unter Neuroleptika

Extrapyramidale Bewegungsstörungen sind die häufigsten behandlungsbedürftigen UAW von Neuroleptika, bis zu 60% der akutbehandelten Patienten sind davon betroffen.

Ihre Entstehung geht darauf zurück, daß Neuroleptika potente Dopamin-2-Rezeptor-antagonistische Wirkungen im Bereich des nigrostriatalen Systems entfalten (s.a. Kap. 4.5).

Unter den sogenannten atypischen Neuroleptika (s. Kap. 4.5) treten extrapyramidale Störungen, wenn überhaupt, nur selten auf.

Frühdyskinesien
Es handelt sich hierbei um unwillkürliche Bewegungsabläufe mit dystoner Symptomatik (langsame Bewegungen bzw. abnorme Haltungen in Verbindung mit einer unphysiologischen Steigerung des Muskeltonus) oder auch hyperkinetischer Symptomatik. Die Kopf- und Halsregion sind bevorzugt betroffen, möglich ist aber auch eine Beteiligung von Rumpf und Extremitäten.

Ein weites Spektrum an Symptomen wird beobachtet (Tab. 28-3). Nicht selten wirken die Symptome ausgesprochen bizarr, manchmal entsteht fälschlicherweise der Eindruck hysteriformen Verhaltens. Sehr selten können dystone Bewegungsabläufe im Rachen- und Kehlkopfbereich zu einer kritischen Einengung der oberen Luftwege führen (s. Kap. 28.4.4).

Das subjektive Befinden des Patienten wird neben der als sehr beeinträchtigend erlebten Unfähigkeit zur Ausführung normaler Bewegungsabläufe durch emotionale Anspannung, Ängste und manchmal auch Schmerzen in den betroffenen Muskelpartien bestimmt.

Frühdyskinesien können schon wenige Stunden nach der ersten Dosis von Neuroleptika auftreten, in aller Regel manifestieren sie sich innerhalb der ersten Woche nach Behandlungsbeginn oder signifikanter Dosiserhöhung, ausnahmsweise können sie sich aber auch bei Dosisreduktion oder unter Einnahme einer unveränderten Dosis entwickeln [5].

Die Bewegungsstörung tritt bei 5–30% der mit Neuroleptika behandelten Patienten auf, bei Einnahme hochpotenter Neuroleptika ist die Wahrscheinlichkeit von Frühdyskinesien am höchsten. Sie werden bei jungen männlichen Patienten

Tabelle 28-3 Symptomspektrum der Frühdyskinesien.

- Blickkrämpfe mit starr nach oben gerichteten Augen
- Lidkrämpfe
- grimassierende mimische Bewegungen
- unwillkürliches Herausstrecken der Zunge
- Vorstülpen der Lippen
- Trismus (Kieferklemme aufgrund einer anhaltenden tonischen Kontraktion der Kaumuskulatur)
- mit Artikulationsstörungen verbundene Zungen-Schlund-Krämpfe
- Schluckstörungen, die unter Umständen mit Speichelfluß einhergehen
- Torticollis, Retrocollis
- Opisthotonus
- choreatiforme und athetoide Bewegungsabläufe
- Gangstörungen

gehäuft beobachtet. Zu beachten ist, daß derartige Bilder auch durch Metoclopramid (Paspertin®) verursacht werden können.

Therapie
Neben einer Überprüfung der Neuroleptikadosis und einer unter Umständen sinnvollen Umstellung des Neuroleptikums (s.u., Therapie der Akathisie) kommen bei der Akutbehandlung Anticholinergika mit guter Wirksamkeit zur Anwendung. In Deutschland ist Biperiden (z.B. Akineton®) das für diese Indikation am häufigsten angewandte Medikament. Als Kontraindikationen für Biperiden sind zu beachten: Engwinkelglaukom, ausgeprägte Tachykardien, Tachyarrhythmien, stärkergradige Störungen der Blasenentleerung und der intestinalen Motilität. Bei ausgeprägter Symptomatik kann durch Biperiden i.v. (1/2–1 Amp. à 5 mg) in aller Regel eine rasche und vollständige Besserung erzielt werden. In leichteren Fällen reicht es meist aus, Biperiden in nichtretardierter Form (Tablette à 2 mg) oral zu verabreichen. Nach Besserung der Akutsymptomatik kann Biperiden zur Verhütung von Rezidiven in festen Intervallen gegeben werden (z.B. Akineton ret.®, Tablette à 4 mg, 1–2×/Tag).

Aus verschiedenen Gründen sollten Anticholinergika nicht unbegrenzt in fester Dosis verordnet werden (s.u., Parkinsonoid). Deshalb sollten nach ca. einer Woche ein Auslaßversuch bzw. eine Dosisreduktion ins Auge gefaßt werden.

In manchen Fällen ist es schwierig zu entscheiden, ob bestimmte Symptome tatsächlich als Frühdyskinesien aufzufassen sind. Nach Ansicht des Verfassers sollte man sich in Zweifelsfällen zu einer probatorischen Gabe von Biperiden entschließen, da in der Regel die negativen Auswirkungen einer nicht erfolgten Behandlung von Frühdyskinesien schwerer wiegen als die vergleichsweise geringen Nebenwirkungen von Biperiden. Es ist jedoch zu beachten, daß man gelegentlich auf Patienten trifft, die Biperiden wegen seines euphorisierenden Effekts mißbräuchlich anwenden (s.a. Kap. 31.3).

Parkinsonoid

Die Symptomatik des durch Neuroleptika verursachten Parkinsonoids zeigt keine prinzipiellen Unterschiede zu einem idiopathischen Parkinson-Syndrom. Dementsprechend finden sich auch beim Parkinsonoid die Leitsymptome Rigor, Tremor, Akinese und vegetative Störungen:
- Der Rigor ist durch eine wächserne Tonussteigerung der Muskulatur gekennzeichnet, häufig ist bei passiver Bewegung das sogenannte Zahnradphänomen nachweisbar.
- Beim Tremor handelt es sich charakteristischerweise um einen Ruhetremor mit einer Frequenz von 3–6/min. Er kann sich im Kopf-Hals-Bereich wie an den Extremitäten manifestieren. Nicht ganz selten ist ein Lippentremor der genannten Frequenz („Rabbit-Syndrom").
- Die Hypo-/Akinese wird deutlich an einer Hypomimie, weiterhin manifestiert sie sich in einem kleinschrittig gebeugten Gangbild mit reduzierten Mitbewegungen und einer Start- und Stophemmung sowie einem allgemein verlangsamten Bewegungsablauf.
- Speichelfluß und Seborrhö („Salbengesicht") sind charakteristische vegetative Phänomene.

Beim Parkinsonoid unter Neuroleptika sind alle Schweregrade möglich. Das Spektrum reicht von leichten, nur bei gezielter Untersuchung feststellbaren Auffälligkeiten, beispielsweise diskreten feinmotorischen Störungen, bis zu schweren akinetischen Bildern mit Übergängen hin zum malignen neuroleptischen Syndrom (s. Kap. 28.2.6).

Es wird geschätzt, daß 20% (oder auch mehr) der mit Neuroleptika behandelten Patienten ein Parkinsonoid entwickeln. Es sind alle Altersgruppen betroffen; zu beachten ist, daß bei älteren Patienten schon unter niedrigen Dosen an Neuroleptika Parkinson-Symptome auftreten können (s.a. Kap. 27). Die Latenzzeit zwischen Beginn der neuroleptischen Therapie und Auftreten dieser Bewegungsstörung liegt in der Größenordnung von wenigen Tagen bis zu mehreren Wochen. Die Wahrscheinlichkeit für das Auftreten eines Parkinsonoids ist am höchsten unter hochpotenten Neuroleptika.

Prinzipiell handelt es sich um eine dosisabhängige Nebenwirkung, jedoch können bei Anwendung sehr hoher Neuroleptikadosen (z.B. Haloperidol > 40 mg/Tag) entsprechende Symptome fehlen und erst im Laufe einer Dosisreduktion zutage treten.

Therapie

Nach Möglichkeit sollten die Neuroleptika reduziert werden, in Frage kommt auch eine Umstellung auf Substanzen mit einem anderen Wirkprofil (s.u. Therapie bei Akathisie).

Auf symptomatischer Basis kommen Anticholinergika zur Anwendung. Übliche Tagesdosierungen liegen für Biperiden (z.B. Akineton® bzw. Akineton ret.®) in der Größenordnung von 4–12 mg (hinsichtlich genereller Anmerkungen zur Anwendung von Anticholinergika s.o., Therapie bei Frühdyskinesien).

Akathisie

Unter Akathisie versteht man eine subjektiv empfundene und äußerlich erkennbare Unruhe bei gesteigertem Bewegungsdrang. Die Patienten sind nicht dazu in der Lage, ruhig zu sitzen oder zu stehen. In schweren Fällen müssen sie ihre Haltung ständig, d.h. jeweils nach einigen Sekunden, ändern, bei weniger schwerer Symptomatik können sie eine einmal eingenommene Position allenfalls wenige Minuten aufrechterhalten.

Typische Bewegungsmuster bestehen im Sitzen in einem ständigen Hin- und Herbewegen oder wechselnden Übereinanderschlagen der Beine bzw. in aufrechter Körperhaltung in Trippeln auf der Stelle, wiederholter Verlagerung des Körpergewichts von Bein zu Bein oder ständigem Auf- und Abgehen. In ähnlicher Weise können Zeichen der motorischen Unruhe auch im Bereich anderer Körperpartien erkennbar sein.

Die Akathisie wird in der Regel als unangenehm erlebt, nicht selten auch als quälend bis hin zu dem Gefühl der Unerträglichkeit. In Verbindung damit kann es zu Angst- oder Verstimmungszuständen kommen, aus denen heraus sich sogar Suizidgedanken entwickeln können.

Die Akathisie tritt am häufigsten in der ersten bis vierten Woche nach Beginn oder Dosiserhöhung einer neuroleptischen Therapie auf, diese Latenzzeit überschreitet einen Zeitraum von acht bis zehn Wochen üblicherweise nicht.

Etwa 20–25% der mit Neuroleptika behandelten Patienten entwickeln eine Akathisie, unter hochpotenten Neuroleptika ist die Wahrscheinlichkeit hierfür am höchsten.

Therapie

Zunächst muß die Akathisie gegen eine Exazerbation der Grunderkrankung abgegrenzt und damit eine kontraindizierte Erhöhung der Neuroleptika vermieden werden.

Die erste und wichtigste therapeutische Maßnahme besteht darin – unter Berücksichtigung der aktuellen psychopathologischen Situation –, möglichst die Dosis der Neuroleptika zu reduzieren oder auf eine Substanz mit einem anderen Wirkprofil umzustellen (z.B. statt eines hochpotenten Neuroleptikums wie Haloperidol [z.B. Haldol®] Behandlung mit einer mittelpotenten Substanz wie Perazin [z.B. Taxilan®] oder mit einem atypischen Neuroleptikum wie Clozapin [Leponex®] oder Olanzapin [Zyprexa®]).

Zur symptomatischen Behandlung kommen vor allem bei frühem Auftreten der Symptomatik Anticholinergika wie Biperiden (Akineton®) in Frage, wobei die Wirkung nicht so zuverlässig ist wie bei den Frühdyskinesien (Dosierung s. dort). Weiterhin angewandt werden können Benzodiazepine (u.a. Diazepam [z.B. Valium®]), übliche Initialdosis ca. 3 × 5 mg), Propranolol (z.B. Dociton®), Initialdosis 3 × 10 mg, bei fehlender Wirksamkeit bzw. Vorliegen von Kontraindikationen für die genannten Pharmaka kann auch Promethazin (z.B. Atosil®), Initialdosis 3 × 25 mg, versucht werden.

Spätdyskinesien

Bei etwa 20% der längerfristig mit konventionellen Neuroleptika behandelten Patienten entwickeln sich bei mindestens dreimonatiger Einnahme extrapyramidalmotorische Nebenwirkungen dieser Art, bei älteren Patienten kann es dazu bereits nach kürzerer Einnahmedauer kommen.

Besonders häufig sind unwillkürliche Bewegungen der Zungen- und Mundmuskulatur, betroffen sein können aber auch die übrige Gesichtsmuskulatur, die Halsregion, der Rumpf und die Extremitäten. Spätdyskinesien können sowohl ein choreatiformes (plötzliche, ruckartig ausfahrende, irregulär auftretende Bewegungen) wie ein athetoides (langsamere, eher anhaltende, bizarre, Wurmbewegungen ähnelnde Innervationen) Erscheinungsbild zeigen, möglich sind aber auch stereotype Abläufe. Charakteristische Merkmale sind eine Zunahme der Symptome unter affektiver Anspannung, ein Verschwinden im Schlaf sowie der Umstand, daß die subjektive Beeinträchtigung der Patienten häufig deutlich geringer ist, als es die Schwere der von der Umgebung wahrnehmbaren Bewegungsstörung erwarten läßt.

Spätdyskinesien werden durch eine Reduktion bzw. ein Absetzen der Neuroleptika verstärkt oder manifestieren sich erstmals unter diesen Bedingungen, wobei ein Teil solcher „Absetzdyskinesien" innerhalb von zwei bis drei Monaten sich spontan zurückbildet.

Therapie
Spätdyskinesien stellen eine außerordentlich bedeutsame UAW der Neuroleptikatherapie dar, führen jedoch nur ausnahmsweise zu Situationen mit akutem Handlungsbedarf. In solchen Fällen kann eine Symptomsuppression am zuverlässigsten durch die vorübergehende Verordnung einer erhöhten Neuroleptikadosis erzielt werden (s.a. die Ausführungen zur Therapie respiratorischer Dyskinesien, Kap. 28.4.4).

Abgesehen davon ist jedoch bei Patienten mit Spätdyskinesien eine **langsame** Reduktion der Neuroleptikadosis über einen Zeitraum von Wochen bis Monaten anzustreben.

In Frage kommt auch das Umsetzen von einem hochpotenten auf ein niederpotentes oder atypisches Neuroleptikum (s. Kap. 4.5). Eine symptomatische Therapie mit der D-2-antagonistischen Substanz Tiaprid (Tiapridex®, übliche Initialdosis 300 mg/Tag) kann erwogen werden.

Prophylaxe von neuroleptikainduzierten extrapyramidalen Bewegungsstörungen
Dazu tragen bei
- die kritische Indikationsstellung bei der Verordnung von Neuroleptika,
- das Bemühen um die Verordnung möglichst niedriger Dosierungen,
- eine langsame Dosissteigerung.

28.2.3 Extrapyramidale Bewegungsstörungen unter Antidepressiva

Wesentlich seltener als unter Neuroleptika kann es auch unter Antidepressiva zu entsprechenden Bildern kommen (Akathisie, dystone Störungen, Parkinsonoid, Symptomatik wie bei Spätdyskinesien). Unerwünschte Wirkungen dieser Art scheinen unter selektiven Serotonin-Wiederaufnahmehemmern häufiger als unter trizyklischen Antidepressiva aufzutreten. Choreoathetoide Bewegungsstörungen können einen wichtigen Hinweis auf eine Intoxikation mit trizyklischen Antidepressiva darstellen.

Therapie
Bei stärkergradiger Ausprägung der Symptomatik ist – auch unter diagnostischem Aspekt – ein Auslaßversuch angezeigt.

28.2.4 Krampfanfälle

Üblicherweise handelt es sich um einzelne Anfälle vom Grand-mal-Typus. Sie treten mit einer Häufigkeit von ca. 0,5–1,0% der mit Neuroleptika und trizyklischen Antidepressiva (TZA) behandelten Patienten auf. Unter Clozapin (Leponex®) beträgt die Anfallshäufigkeit 1–2%, wobei bei diesem Neuroleptikum auch myoklonische Anfälle beobachtet werden. Auch das tetrazyklische Antidepressivum Maprotilin (z.B. Ludiomil®), das von seinem Wirkmechanismus her den TZA nahesteht, scheint zumindest in höherer Dosierung eine stärkere krampfauslösende Wirkung als die TZA zu haben.

Generell wird das Auftreten von Krampfanfällen begünstigt durch hohe Dosierungen der genannten Pharmaka, plötzliche Dosisänderungen und das Vorliegen einer zerebralen Vorschädigung, insbesondere wenn diese mit einer erhöhten Anfallsbereitschaft einhergeht. Eine Komedikation mit Lithiumsalzen wirkt sich vermutlich ebenfalls anfallsfördernd aus. Hinzu kommen unspezifische Faktoren, die Gelegenheitsanfälle auslösen können, wie Schlafmangel, Fieber, psychischer Streß etc. Auf Anfälle, die im Rahmen einer Benzodiazepinabhängigkeit auftreten, wird in Kap. 16.3.2 eingegangen.

> Bevor ein unter Psychopharmaka erstmals aufgetretener Krampfanfall als UAW erklärt wird, müssen andere Ursachen (Tumor, vaskuläre Malformation etc.) bedacht worden sein.

Therapie
Da es sich in der Regel um einzelne Anfallsereignisse handelt, ist eine sofortige medikamentöse Intervention meist nicht erforderlich. Sollte diese ausnahmsweise angezeigt sein, ist Clonazepam (Rivotril®) Mittel der ersten Wahl. Besonders bei Patienten, die auf Clozapin eingestellt sind, müssen bei zusätzlicher Gabe eines Benzodiazepins die Vitalfunktionen regelmäßig überwacht werden (s.a. Kap. 28.4.4).

Das weitere therapeutische Vorgehen richtet sich nach den im Einzelfall feststellbaren auslösenden Bedingungen. Hohe Tagesdosen von Neuroleptika bzw. Antidepressiva sollten nach Möglichkeit reduziert werden, über eine eventuelle Umstellung auf ein Medikament mit einer weniger starken anfallsprovozierenden Wirkung (z.B. Verordnung von hochpotenten statt niederpotenten Neuroleptika) ist individuell zu entscheiden.

> Für eine angemessene Überwachung des Patienten ist Sorge zu tragen; im Hinblick auf ein mögliches Anfallsrezidiv gefährliche Aktivitäten (Autofahren etc.) müssen vermieden werden; eine dahingehende Aufklärung des Patienten (die auch dokumentiert werden sollte!) ist unverzichtbar.

Über die Notwendigkeit einer stationären Aufnahme ist in Abhängigkeit von der aktuellen Symptomausprägung der Grunderkrankung und dem individuell gegebenen Überwachungsbedarf zu entscheiden.

Prophylaxe
Neben einem Vermeiden der genannten anfallsfördernden Faktoren kommt einer Überwachung des EEG-Befundes vor allem bei Risikopatienten eine gewisse Bedeutung zu (konkrete Richtlinien s. [2]).

28.2.5 Stürze

Psychopharmaka können durch verschiedene Mechanismen zu Stürzen führen:
- über eine Minderung von Vigilanz und Muskeltonus;
- durch extrapyramidale (Parkinsonoid) und ataktische Störungen;
- durch ungünstige Auswirkungen der Medikamente auf die Kreislaufsituation im Sinne einer orthostatischen Hypotonie.

Sowohl Neuroleptika, als auch Antidepressiva, Benzodiazepine und Antikonvulsiva können über einen oder mehrere dieser Mechanismen Stürze provozieren. Bei trizyklischen Antidepressiva und insbesondere bei dem wirkungsverwandten Maprotilin (z.B. Ludiomil®) besteht eine seltene Nebenwirkung darin, daß Patienten bei vollem Bewußtsein durch Myoklonien bzw. durch einen schlagartig einsetzenden Tonusverlust zu Boden stürzen.

Das Risiko eines durch Psychopharmaka ausgelösten Sturzgeschehens ist weitaus am höchsten bei betagten Patienten, die im Zusammenhang mit einer häufig vorbestehenden Gangunsicherheit und Vorschädigungen wie Parkinson-Syndrom, Arthrosen, Visusminderung etc. schon bei relativ niedrigen Medikamentendosen schwere Stürze erleiden und solche Folgen wie Schenkelhalsfrakturen, Schädel-Hirn-Traumata etc. davontragen können. Man schätzt, daß bei etwa einem Drittel der Sturzereignisse von Pflegeheimbewohnern die Einnahme von Psychopharmaka eine ursächliche Rolle hierfür spielt.

Therapie
> Wenn ein Patient unter Einnahme der genannten Pharmaka erstmals stürzt oder es zu einer signifikanten Zunahme von Sturzereignissen kommt, sollte bis zum Beweis des Gegenteils von einer iatrogenen Ursache ausgegangen werden. Dementsprechend besteht die wesentliche Akutmaßnahme in einem Absetzen oder einer deutlichen Dosisreduktion der mutmaßlich auslösenden Medikamente.

Wenn dadurch eine erhebliche Exazerbation der Grunderkrankung zu befürchten ist oder der Patient durch die UAW schwer beeinträchtigt ist, ist eine stationäre Aufnahme empfehlenswert. Unterstützende Maßnahmen zur Minderung des Sturzrisikos bestehen in der Verordnung von Gehhilfen und in einer engmaschigen Betreuung des Patienten in der Weise, daß er beim Gehen ständig begleitet wird. Bei kognitiv stark beeinträchtigten Patienten können – zeitlich begrenzt – bewegungseinschränkende Maßnahmen aus protektiven Gründen erforderlich werden (unter Beachtung der rechtlichen Voraussetzungen!).

Prophylaxe
Bei sturzgefährdeten Patienten muß die Indikation zur psychopharmakologischen Behandlung sorgfältig geprüft werden, ebenso ist eine niedrigstmögliche Dosierung sowohl bei der Akut- wie bei der Erhaltungstherapie zu wählen. Weiterhin ist unter laufender Behandlung gezielt auf Auffälligkeiten, die auf eine zunehmende Sturzgefährdung hinweisen, zu achten (kleinschrittiges, „gebundenes" Gangbild, Zeichen einer Ataxie, orthostatische Hypotonie etc.), um diesen gegebenenfalls durch geeignete therapeutische Maßnahmen zu begegnen (s.a. Kap. 28.2.2 und 28.4.3).

28.2.6 Malignes neuroleptisches Syndrom

Am häufigsten scheint das maligne neuroleptische Syndrom (MNS, Tab. 28-4) durch hochpotente Neuroleptika (wie z.B. Haloperidol, Fluphenazin) ausgelöst zu werden. Prinzipiell können aber alle Dopaminantagonisten – also alle Neuroleptika, aber auch verschiedene andere Substanzen, wie Tiaprid oder Metoclopramid (Paspertin®) – dem Syndrom zugrunde liegen. In seltenen Fällen kommt es zu einem ähnlichen Krankheitsbild, wenn bei Patienten mit Morbus Parkinson die Therapie mit Dopaminagonisten abrupt abgesetzt wird.

Tabelle 28-4 Symptomatik des malignen neuroleptischen Syndroms (Aufstellung nach [1, 16]).

Fieber* (soweit nicht anderweitig erklärt)	**Zeichen der vegetativen Dysfunktion** – Blutdruckanstieg,
Extrapyramidale Störungen Ausgeprägter Rigor Weitere extrapyramidale Störungen: – Akinese – Tremor – Retrocollis – Schluckstörungen – okulogyre Krise – gebundener Gang – Opisthotonus – Trismus – Dysarthrie – choreatiforme Dyskinesien	Blutdruckschwankungen – Tachypnoe – Speichelfluß – Tachykardie – profuses Schwitzen – Inkontinenz **Weitere Symptome** – gestörte Bewußtseinslage (z.B. Somnolenz, Delir) – Leukozytose – CPK-Anstieg, Myoglobinämie/-urie – Mutismus

* In der Regel sollte die Temperatur bei ≥ 38,0 °C liegen, nach den Diagnosekriterien der American Psychiatric Association sind aber auch Temperaturen ab 37,2–37,5 °C mit der Diagnose vereinbar. In schweren Fällen kann die Körpertemperatur 40–41 °C überschreiten.

Die Häufigkeit des MNS bewegt sich in einer Größenordnung von 1:100 bis 1:1000, bezogen auf die Gesamtzahl der mit Neuroleptika Behandelten. Die erhebliche Variation in den Angaben zur Inzidenz des Syndroms resultiert vermutlich aus der Anwendung unterschiedlich strenger Einschlußkriterien, aber auch aus unterschiedlichen Charakteristika der untersuchten Patientenpopulationen.

Das MNS entwickelt sich in mehr als 50% der Fälle innerhalb einer Woche nach Beginn oder Dosissteigerung einer neuroleptischen Therapie. Auch wenn Latenzzeiten, die einen Monat überschreiten, ungewöhnlich sind, so ist dennoch zu beachten, daß das MNS in Einzelfällen auch unter stabiler Langzeitmedikation beobachtet wurde. Das Intervall zwischen dem Auftreten erster Symptome bis zur Entwicklung des vollausgebildeten Syndroms beträgt im Durchschnitt ein bis drei Tage.

Nach Absetzen des auslösenden Medikaments liegt die mittlere Krankheitsdauer bei ein bis zwei Wochen (orale Neuroleptika) bzw. ca. einem Monat (Depotneuroleptika).

Medizinische Komplikationen treten auf unter anderem in Form von kardiovaskulären Ereignissen (Arrhythmien, bedrohliche Blutdruckdysregulationen), respiratorischer Insuffizienz (z.B. im Rahmen einer Pneumonie), Sepsis, thrombembolischen Ereignissen oder akuter Niereninsuffizienz infolge Myoglobinurie. Im Zusammenhang damit ist eine substantielle Letalität des Syndroms gegeben. Die in der Literatur genannten Letalitätsraten von 10–20% überschätzen möglicherweise jedoch das tatsächliche Risiko, da die publizierten Krankheitsfälle vermutlich eine Selektion schwerer Krankheitsverläufe darstellen [1].

Differentialdiagnostisch müssen Erkrankungen mit ähnlicher Symptomatologie ausgeschlossen werden (Tab. 28-5). Wenn Patienten unter Neuroleptika Fieber entwickeln, so ergeben sich differentialdiagnostische Probleme vor allem dann, wenn gleichzeitig extrapyramidale Symptome vorliegen. In solchen Fällen ist zu differenzieren zwischen einem primär durch das MNS bzw. dessen Komplikationen bedingten Fieber, Temperaturerhöhungen im Rahmen von Erkrankungen mit MNS-ähnlichem Erscheinungsbild und schließlich Fieberzuständen als Folge von Neuroleptika-unabhängigen Zweiterkrankungen bei gleichzeitig bestehenden extrapyramidalen Nebenwirkungen.

Tabelle 28-5 Wichtige Differentialdiagnosen des malignen neuroleptischen Syndroms.

- Meningoenzephalitis
- Parkinson-Krise
- Status epilepticus
- bestimmte fokale Hirnläsionen
- akute intermittierende Porphyrie
- Serotoninsyndrom
- Komplikationen des Konsums bestimmter Drogen (z.B. „Designerdrogen", s. Kap. 16.6)
- anderweitig bedingte Fieberzustände unter laufender neuroleptischer Behandlung

Wegen der vielfältigen Differentialdiagnosen ist in jedem Fall eine sorgfältige internistisch-neurologische Untersuchung erforderlich, der Umfang der notwendigen apparativen Zusatzdiagnostik (cCT, EEG etc.) ist individuell festzulegen.

Besondere Probleme wirft die Abgrenzung des MNS zu lebensbedrohlichen katatonen Syndromen auf, da diese mit einer identischen Sympomatik einhergehen können (allerdings nach der Erfahrung des Verfassers unter heutigen Bedingungen deutlich seltener als das MNS sind). Für diese Differentialdiagnose besonders wichtig ist die Beachtung eines möglichen zeitlichen Zusammenhangs mit dem Beginn oder der Dosissteigerung einer Therapie mit Neuroleptika. Anamnestisch bekannte katatone Zustandsbilder erhöhen die Wahrscheinlichkeit, daß aktuell ein entsprechendes Geschehen abläuft. Ein weiterer Hinweis auf eine primär katatone Symptomatik kann darin bestehen, daß zu Beginn der gegenwärtigen Krankheitsepisode floride psychotische Symptome bestanden, bevor der Patient in einen nicht mit der Gabe von Neuroleptika korrelierbaren stuporösen Zustand verfiel.

Therapie

Sobald konkrete Verdachtsmomente für ein MNS vorliegen – also insbesondere Fieber in Verbindung mit einem ausgeprägten Rigor –, ist die sofortige Neuroleptikakarenz obligat.
In der Regel ist die Aufnahme auf einer Intensivstation angezeigt.
Die Basis der Behandlung stellen die zur Versorgung Schwerkranker üblichen Maßnahmen dar (Tab. 28-6). Zur Fiebersenkung kommen sowohl Antipyretika als auch physikalische Maßnahmen zur Anwendung. Wenn die Patienten nicht in ausreichendem Maße schlucken können, empfiehlt sich das Legen einer nasogastralen Sonde zur Ernährung und Flüssigkeitszufuhr. Supportive Behandlungsmaßnahmen bestehen in einer Korrektur eventuell eingetretener Störungen des Wasser- und Elektrolythaushalts (z.B. durch massives Schwitzen), der Kreislaufsituation etc. Im Falle einer der oben genannten Komplikationen gelten die üblichen internistischen Behandlungsprinzipien [19].

Tabelle 28-6 Basis der Behandlung des malignen neuroleptischen Syndroms.

- Monitoring der Vitalfunktionen
- bedarfsgerechte Zufuhr von Flüssigkeit, Elektrolyten und Kalorien
- Bilanzierung des Flüssigkeitshaushalts
- Lagerung
- Thrombembolieprophylaxe
- regelmäßige Laborkontrollen

Empfehlungen zur spezifischen Behandlung des MNS beruhen auf klinischen Erfahrungen, da kontrollierte Studien bisher nicht vorliegen. Nach gegenwärtigem Kenntnisstand kommen die folgenden therapeutischen Ansatzpunkte in Frage:
- Dopaminergika: Die meisten Erfahrungen liegen für Bromocriptin (Pravidel®) vor. Bei einer Initialdosis von 2–3 × 2,5 mg kann die Dosis in Abhängigkeit von der klinischen Symptomatik auf 30 mg/24 h (in Einzelfällen auch 45–60 mg/24 h) gesteigert werden. Bei einem derartigen Vorgehen ist die Ver-

träglichkeit von Bromocriptin gut, ein Risiko im Sinne einer Verstärkung vorbestehender psychotischer Symptome scheint nicht in wesentlichem Umfang zu bestehen.
- Dantrolen (Dantrolen i.v.®, Dantamacrin®): Der Wirkort dieses Hydantoinderivats, das entweder in Kombination mit Dopaminergika oder auch als Monotherapeutikum eingesetzt werden kann, scheint überwiegend peripher im Sinne einer Relaxation der Skelettmuskulatur zu liegen. Eine Anwendung in folgender Weise wird empfohlen [2]:
  • Bei leichterer Symptomatik kann ein Versuch mit oraler Dantrolengabe unternommen werden. Nach initialer Gabe von 50 mg kann eine Dosis von 4–10 mg/kg KG in 24 h gegeben werden.
  • Bei massiver Ausprägung des MNS kommt die intravenöse Dantrolengabe in Betracht (initiale Kurzinfusion von 2,5 mg/kg KG, danach Dauerinfusion bis zu einer Höchstdosis von 10 mg/kg KG in den ersten 24 h, danach Dauerinfusion mit 2,5 mg/kg KG in 24 h).

Angesichts des speziellen Anwendungsbereichs von Dantrolen in der Anästhesiologie (maligne Hyperthermie als seltene Narkosekomplikation) ist es für den mit der parenteralen Anwendung der Substanz nicht Erfahrenen empfehlenswert, in entsprechenden Situationen einen Anästhesisten zu konsultieren.
- Weitere Pharmaka:
  • Als Alternative zu Bromocriptin wird von manchen Autoren Amantadin (PK Merz®) empfohlen, die Tagesdosis beträgt 200–400 mg.
  • Trotz ihrer muskelrelaxierenden Wirkung scheinen Benzodiazepine keinen spezifischen Effekt auf die Symptomatik des MNS zu haben. Die Indikation für diese Stoffgruppe (z.B. Lorazepam [Tavor®] 3–8 mg/Tag) besteht im wesentlichen in einer symptomatischen Behandlung psychopathologischer Auffälligkeiten wie Angst, Unruhe, Schlafstörungen etc. Bei psychotischer Grunderkrankung kann es zweckmäßig sein, Benzodiazepine überbrückend bis zu dem Zeitpunkt zu verordnen, wenn Neuroleptika wieder eingesetzt werden können (s.u.).
  • Kontrovers beurteilt wird der Einsatz von Anticholinergika, wie Biperiden (Akineton®). Von der Mehrzahl der Autoren wird diese Stoffgruppe zur Behandlung des MNS nicht für indiziert gehalten, jedoch wurden positive Wirkungen in Einzelfällen beobachtet. Für den Fall, daß ein Patient unter Einnahme von Anticholinergika ein MNS entwickelt, wird in der Literatur zum Teil deren Absetzen empfohlen, zum Teil aber auch eine gegenteilige Ansicht vertreten. Es besteht jedoch Einigkeit dahingehend, daß Anticholinergika bei höheren Temperaturen (> 38,5–39 °C) nicht mehr zum Einsatz kommen sollten.
- Elektrokrampftherapie (EKT): Auch wenn Hinweise auf eine günstige Beeinflussung des MNS durch dieses Verfahren vorliegen, so ist es dennoch keine Behandlung der ersten Wahl. Die Indikation zur EKT sollte jedoch frühzeitig gestellt werden, wenn eine lebensbedrohliche Katatonie differentialdiagnostisch nicht mit hinreichender Sicherheit ausgeschlossen werden kann („katatones Dilemma"). Als Methode der zweiten Wahl ist die EKT dann in Betracht zu ziehen, wenn die Symptomatik des MNS trotz Ausschöpfung der üblichen Behandlungsmaßnahmen in gravierender Ausprägung persistiert.

Prophylaxe

Als Risikofaktoren für ein MNS gelten:
- anamnestisch bekanntes MNS (vor allem wenn dieses kurz zurückliegt),
- Verordnung hoher Neuroleptikadosen bei rascher Dosissteigerung,
- Vorliegen eines Flüssigkeitsdefizits.

Auf kasuistischer Basis wurde auch eine Koinzidenz mit Hyponatriämien bzw. Polydipsie beschrieben. Solche Situationen sollten im Rahmen der neuroleptischen Akutbehandlung nach Möglichkeit vermieden werden. Auf jeden Fall ist eine angemessene Überwachung neuroleptisch behandelter Patienten – insbesondere bei Neueinstellung und bei signifikanter Dosissteigerung – erforderlich, damit die Neuroleptika gegebenenfalls frühzeitig abgesetzt werden können.

Wenn ein Patient ein MNS entwickelt hat, so sollte mit der erneuten Gabe von Neuroleptika nach dem kompletten Abklingen der Symptomatik noch mindestens ein Intervall von zwei Wochen abgewartet werden. Nach durchgemachtem MNS ist bei erneuter Neuroleptikagabe mit einer Rezidivrate in der Größenordnung von 15–30% zu rechnen. Im Hinblick darauf ist es gängige klinische Praxis, bei der Reexposition mit Neuroleptika, deren Indikation zuvor kritisch zu überprüfen ist, nach Möglichkeit hochpotente Substanzen zu vermeiden. Als eine Alternative kommen niederpotente Neuroleptika, wie z.B. Thioridazin (Melleril®), in Frage. Da diese bei schwereren Krankheitsverläufen jedoch meist nicht ausreichen, sollte der Einsatz eines atypischen Neuroleptikums (s. Kap. 4.5) wie Clozapin (Leponex®) erwogen werden. Dabei ist zu beachten, daß auch unter Clozapin Fälle von MNS beobachtet wurden, wobei deren Verlauf weniger schwer als bei konventionellen Neuroleptika zu sein scheint.

28.2.7 Serotoninsyndrom

Es handelt sich hierbei um ein seltenes Krankheitsbild, das bei voller Ausprägung lebensbedrohlich ist. Symptome sind in Tabelle 28-7 aufgezählt. Insgesamt zeigt die Symptomatik des Krankheitsbildes gewisse Parallelen zum malignen neuroleptischen Syndrom (s. Tab. 28-4), wobei bei letzterem psychomotorische Unruhe, Myoklonien, Schüttelfrost und Diarrhö üblicherweise nicht auftreten.

Tabelle 28-7 Symptome des Serotoninsyndroms.

- Fieber, Schüttelfrost, profuses Schwitzen
- Diarrhö
- Tremor, Myoklonien, Muskeltonuserhöhung
- Hyperreflexie
- Koordinationsstörungen
- psychomotorische Unruhe und Bewußtseinsstörungen, unter Umständen delirante Symptome
- bei sehr schweren Verläufen: Krämpfe, komatöse Zustände, kardiovaskuläre Instabilität mit ausgeprägten Normabweichungen von Blutdruck und Herzfrequenz sowie Arrhythmien, disseminierte intravasale Gerinnung, Myoglobinurie mit akutem Nierenversagen

Ein Serotoninsyndrom kann sich entwickeln, wenn – unter Nichtbeachtung entsprechender Anwendungsbeschränkungen – serotonerge Pharmaka (insbesondere selektive Serotonin-Wiederaufnahmehemmer [SSRI], Clomipramin [Anafranil®], L-Tryptophan) mit MAO-Hemmern kombiniert werden. Die Latenzphase zwischen der Gabe bzw. der Dosiserhöhung der genannten Pharmaka und dem Auftreten ist im allgemeinen kurz (Stunden bis wenige Tage). Das Risiko ist am höchsten bei Kombination mit dem irreversiblen und nichtselektiven MAO-Hemmer Tranylcypromin (Parnate®), besteht grundsätzlich aber auch bei Gabe des reversiblen und selektiven MAO-Hemmers Moclobemid (Aurorix®).

> Unbedingt zu beachten ist, daß das Serotoninsyndrom sich unter Umständen erst nach dem Absetzen einer der auslösenden Substanzen entwickeln kann, da die biologischen Wirkungen bei einem Teil der betreffenden Pharmaka erst nach Tagen bis Wochen abgeklungen sind (z.B. bei dem SSRI Fluoxetin [Fluctin®] erst nach ca. fünf Wochen).

Leichtere Ausprägungsgrade eines Serotoninsyndroms wurden beschrieben unter der Kombination von SSRI und L-Tryptophan, SSRI und Lithiumsalzen sowie bei Monotherapie mit serotonergen Pharmaka.

Therapie

Neben dem sofortigen Absetzen der ursächlichen Medikamente stehen eine engmaschige Überwachung des Patienten und eine symptomorientierte Therapie im Vordergrund. Diese umfaßt physikalische und medikamentöse Maßnahmen zur Senkung der Körpertemperatur (dabei keinesfalls Gabe von Pethidin [Dolantin®]!) sowie die Flüssigkeits- und Elektrolytsubstitution unter Berücksichtigung der erhöhten Verluste durch Fieber und Schwitzen. In Frage kommt auch die Gabe von Benzodiazepinen bzw. Dantrolen (Dantrolen i.v.®) zur Senkung des Muskeltonus mit dem Ziel, eine Reduktion der gesteigerten Wärmeproduktion zu erreichen. Ob durch die zusätzliche Gabe des Serotoninantagonisten Cyproheptadin (Peritol®, Initialdosis 4 mg) die Auswirkungen des Serotoninsyndroms gemildert werden können, ist fraglich.

> Wegen des häufig fulminanten Verlaufs des Serotoninsyndroms sollte die frühzeitige Aufnahme auf einer Intensivstation nicht versäumt werden, damit beim Auftreten von Vitalfunktionsstörungen eine entsprechende Therapie unverzüglich eingeleitet werden kann.

Möglicherweise kann bei einem Fieberanstieg über 39 °C der Verlauf des Krankheitsbildes durch eine frühzeitige Muskelrelaxation mit künstlicher Beatmung günstig beeinflußt werden [3].

Bei der Intensivtherapie ist zu berücksichtigen, daß bei Vorbehandlung mit MAO-Hemmern die Komedikation mit einer Reihe von Pharmaka (Opioide, insbesondere Pethidin, Suxamethonium, Barbiturate, Sympathomimetika) zu Problemen führen kann (zu Einzelheiten s. Herstellerinformationen).

Prophylaxe

Durch strikte Beachtung der bei Einnahme von MAO-Hemmern verbotenen Kombination mit serotonergen Pharmaka (insbesondere SSRI, Clomipramin, Venlafaxin, L-Tryptophan) einschließlich Einhalten der substanzspezifischen Karenzzeiten können schwere Verlaufsformen des Serotoninsyndroms mit hoher Wahrscheinlichkeit vermieden werden.

28.2.8 Verschiedenes

Bei **Unruhe-** und **Erregungszuständen** sind unter einer Vielzahl anderer Ursachen auch Medikamente als Auslöser zu bedenken (s. Kap. 6). Gleichfalls können Psychopharmaka – z.B. antriebssteigernde Antidepressiva – **Schlafstörungen** verursachen.

Umgekehrt kommt es, und zwar vor allem bei Neueinstellung auf Neuroleptika, Antidepressiva, Benzodiazepine und Antikonvulsiva, häufig zu einer unerwünschten **Vigilanzminderung**, die bereits bei relativ niedrigen Dosierungen auftreten kann (s. Kap. 12). Solche Reaktionen werden begünstigt durch Wechselwirkungen mit anderen Arzneimitteln oder mit Alkohol.

Bei prädisponierten Personen kann sich unter Antidepressiva eine **Manie** entwickeln (s. Kap. 18.1), ähnliches gilt vermutlich auch für die Auslösung **psychotischer Exazerbationen** (s. Kap. 8 und 17).

Zu medikamentös ausgelösten **stuporösen Bildern** siehe Kapitel 11 und die Ausführungen zum malignen neuroleptischen Syndrom in diesem Kapitel. Auf pharmakogene **depressive Syndrome** wird in den Kapiteln 9 und 18 eingegangen.

Zum diagnostischen und therapeutischen Vorgehen bei **suizidalem Verhalten**, das in Einzelfällen durch medikamentöse Einflüsse (z.B. antriebssteigernde Antidepressiva) exazerbieren kann, siehe Kapitel 10.

Wichtig ist auch der Hinweis an den Patienten, daß bei Neueinstellung auf psychotrope Pharmaka mit nachteiligen Auswirkungen auf die **Fahrtauglichkeit** zu rechnen ist. Bei Patienten, die mit Lithium behandelt werden, ist zu beachten, daß es in Einzelfällen – begünstigt durch zerebrale Vorschädigungen – bereits unter therapeutischen Serumspiegeln zu Intoxikationssymptomen kommen kann.

> Auch wenn Psychopharmaka, wie Antidepressiva, Neuroleptika oder Lithium keine Abhängigkeit verursachen, so sind dennoch **bei plötzlichem Absetzen unerwünschte Wirkungen** möglich.

Diese treten innerhalb weniger Tage auf und sind durch vegetative (z.B. Übelkeit, Schweißausbrüche, Schlafstörungen), grippeähnliche und unspezifische psychische Symptome (z.B. Reizbarkeit, Unruhezustände) gekennzeichnet. Akute psychotische Bilder wurden beobachtet nach abruptem Absetzen von irreversiblen MAO-Hemmern, wie Tranylcypromin (z.B. Parnate®).

Therapie

> Wichtig ist es zunächst, die Möglichkeit einer medikamentösen Verursachung zu bedenken und differentialdiagnostisch abzuklären.

Wenn ein solcher Zusammenhang anzunehmen ist, muß individuell darüber entschieden werden, ob das entsprechende Medikament unverzüglich abzusetzen ist oder ob eine Dosisreduktion oder eine Medikamentenpause angezeigt ist:
- Bei unerwünschten Wirkungen, die keine Gefährdung des Patienten bedingen und von denen angenommen werden kann, daß sie transienter Natur sind, kann durchaus im Einzelfall die Medikamentengabe unverändert weitergeführt werden (z.B. bei anfänglich verstärkter Müdigkeit im Rahmen einer Neueinstellung).

- In bestimmten Situationen ist es auch vertretbar, für einen begrenzten Zeitraum unerwünschten Arzneimittelwirkungen pharmakotherapeutisch entgegenzuwirken (z.B. bei initialen Unruhezuständen und Schlafstörungen durch antriebssteigernde Pharmaka Verordnung von Benzodiazepinen oder Substanzen wie Zoplicon [Ximovan®] oder Zolpidem [Bikalm®, Stilnox®]).
- Bei ausgeprägten Absetzsymptomen, die auf symptomatische Maßnahmen nicht ansprechen, ist zu prüfen, ob die zuvor verordneten Medikamente wieder angesetzt werden können. In prophylaktischer Hinsicht sollte man Symptomen der genannten Art in der Weise begegnen, daß man im Normalfall ein abruptes Absetzen vermeidet.

28.3 Psychische Störungen durch primär nichtpsychotrope Pharmaka

Bei einer Vielzahl von Medikamenten, die zur Behandlung körperlicher Erkrankungen eingesetzt werden, können unerwünschte psychotrope Effekte auftreten. Deren Symptomatologie umfaßt prinzipiell das ganze Spektrum organischer psychischer Störungen (s. Tab. 14-2). Praktisch am bedeutsamsten sind durch Medikamente ausgelöste delirante Syndrome, affektive Störungen (häufiger depressive, seltener maniforme Bilder) sowie Zustandsbilder, bei denen Wahn und/oder Halluzinationen im Vordergrund stehen.

In Tabelle 28-8 sind – ohne Anspruch auf Vollständigkeit – typische Beispiele für psychopathologische Störungen infolge primär nichtpsychotroper Pharmaka zusammengestellt (s.a. Tab. 27-3 [medikamentös ausgelöste delirante Syndrome], Tab. 9-2 und 18-2 [medikamentös verursachte depressive Störungen und manische Syndrome] und Tab. 17-3 [durch Medikamente verursachte Bilder mit schizophrenieähnlicher Symptomatik]).

Praktisches Vorgehen bei Verdacht auf eine durch nichtpsychotrope Pharmaka ausgelöste psychische Störung

Die Grundlage der Beurteilung stellt eine gründliche Medikamentenanamnese dar unter Berücksichtigung von Mehrfachverordnungen verschiedener Ärzte, einer eventuell bestehenden Selbstmedikation und im Einzelfall möglicher Tendenzen zur mißbräuchlichen Anwendung von Arzneimitteln.

Ob ein bestimmtes psychopathologisches Syndrom auf eine medikamentöse Ursache zurückgeführt werden kann, ist nach Lage des Einzelfalls zu beurteilen. Dabei sprechen die folgenden Kriterien für einen entsprechenden Zusammenhang:
- Einnahme eines Medikaments mit relativ hoher UAW-Wahrscheinlichkeit auf psychopathologischem Gebiet (z.B. Kortikosteroide);
- zeitlicher Zusammenhang mit der Erstverordnung bzw. einer Dosiserhöhung des Medikaments;
- eigen- und familienanamnestisch keine Vorbelastung mit psychischen Erkrankungen;
- keine Hinweise auf anderweitige körperliche bzw. psychosoziale Faktoren als Ursache/Auslöser der Symptomatik.

Tabelle 28-8 Psychopathologische Störungen durch Nichtpsychopharmaka: Aufstellung ausgewählter Beispiele (übernommen in leicht veränderter Form aus [14]).

	Affektive Störungen (Depression, Angst, Manie, Euphorie)	Delir, Verwirrtheit, Paranoia, Halluzinationen	Kognitive Störungen, demenzähnliche Bilder
Psychoanaleptika			
– Amphetamin	+	+	
– Methylphenidat	+	+	
– Fenfluramin	+	+	
– Ephedrin	+	+	
– Kokain	+	+	
Analgetika			
– Opiate	+	+	
– Acetylsalicylsäure		+	(+)
– Indometacin	(+)	(+)	
– Ibuprofen	(+)	(+)	
Antiparkinsonmittel			
– Amantadin		+	+
– Biperiden		+	+
– Trihexyphenidyl		+	+
– L-Dopa	+	+	+
– Bromocriptin		+	
– Lisurid		+	
Antikonvulsiva			
– Phenytoin		+	+
– Primidon		+	+
– Valproinsäure		+	+
– Carbamazepin		(+)	(+)
Antihypertensiva			
– Reserpin	+		
– Methyldopa	+		
– Clonidin		(+)	
– Prazosin	(+)	(+)	
– Propranolol	+	(+)	+
Antiarrhythmika			
– Chinidin		(+)	+
– Procainamid	(+)	(+)	
– Lidocain	(+)	(+)	
Digitalisglykoside	+	+	
Anticholinergika			
– Atropin		+	+
– Scopolamin		+	+

Tabelle 28-8 (Fortsetzung)

	Affektive Störungen (Depression, Angst, Manie, Euphorie)	Delir, Verwirrtheit, Paranoia, Halluzinationen	Kognitive Störungen, demenzähnliche Bilder
Antihistaminika		+	
H$_2$-Blocker			
– Cimetidin	(+)	+	(+)
– Ranitidin		+	
Hormone			
– Kortikosteroide	+	+	(+)
– Sexualhormone	+		
– Danazol	+		
Zytokine			
– Interferon	+	+	
– Interleukin		+	
Antiinfektiös wirksame Substanzen			
– Cephalosporine		(+)	
– Erythromycin		(+)	
– Aminoglykoside		(+)	
– Gyrasehemmer		+	
– Sulfonamide	+	(+)	
– Isoniazid	+	+	
– Chloroquin	+	+	
– Amphotericin B		(+)	
– Aciclovir		+	
– Zidovudin	+		
Zytostatika			
– Asparaginase			+
– Fluorouracil			+
– Procarbazin	+	+	
– Chlorambucil		(+)	
– Cisplatin		(+)	
– Vinblastin, Vincristin	(+)	(+)	
Verschiedene			
– Metoclopramid	+	+	
– Theophyllin		+	
– Ciclosporin	+	+	
– Tamoxifen	+		

+ = bekannt
(+) = Einzelkasuistiken

In der Praxis ist es allerdings eher die Regel als die Ausnahme, daß im Querschnitt nicht zu klären ist, ob ein bestimmtes Medikament die Ursache einer neu aufgetretenen psychischen Störung ist. Dies resultiert nicht zuletzt daraus, daß in der Akutsituation die Informationsbasis trotz entsprechender Bemühungen häufig lückenhaft bleibt. Außerdem kommen in vielen Fällen – insbesondere bei älteren, multimorbiden Patienten – verschiedene potentiell ursächliche Faktoren zusammen (z.B. prädisponierende Erkrankungen wie abgelaufener Schlaganfall in Verbindung mit einem oder mehreren Medikamenten, die als Noxe in Frage kommen).

Wenn in solchen Situationen zwar der Verdacht besteht, daß Medikamente (Teil-)Ursache einer akut behandlungsbedürftigen psychischen Störung sein könnten, eine eindeutige Aussage zur Ätiologie der Symptomatik andererseits nicht möglich ist, kann wie folgt vorgegangen werden:

- Generell sollte man darauf hinwirken, daß der Patient nur diejenigen Medikamente einnimmt, die aktuell (noch) indiziert sind.
- Besteht der konkrete Verdacht, daß ein Medikament, auf dessen Einnahme der Patient angewiesen ist, Ursache der aktuellen psychischen Störung sein könnte, so hängt das weitere Vorgehen von der Erkrankung, für die das Medikament eingesetzt wurde, und der Verfügbarkeit von Alternativpräparaten ab; das betreffende Medikament sollte nach Möglichkeit abgesetzt oder in seiner Dosis reduziert werden (eventuell auch im Sinne einer Medikamentenpause bzw. einer vorübergehenden Dosisreduktion). Ist eine bedeutsame Verschlechterung der Grunderkrankung durch ein solches Vorgehen zu befürchten, sollte man es nicht versäumen, einen Konsiliarius des involvierten Fachgebiets hinzuzuziehen.
- Darüber hinaus ist das therapeutische Vorgehen syndromorientiert, wenn das Absetzen der vermuteten medikamentöse Noxe nicht ausreicht bzw. nicht möglich ist (dieses wird an anderer Stelle des Buches exemplarisch für die durch Antiparkinsonmittel [Kap. 14.2.3] bzw. durch Kortikosteroide [Kap. 14.3.1] hervorgerufenen psychischen Störungen besprochen)

28.4 Extrazerebrale UAW

28.4.1 Kardiale Komplikationen

Bei stationär behandelten psychisch Kranken beträgt der Anteil der mit Neuroleptika oder Antidepressiva behandelten Patienten, bei denen diese Medikamente wegen kardialer Nebenwirkungen abgesetzt werden müssen, weniger als 0,5% [7].

Damit sind schwerwiegende kardiale UAW relativ seltene Ereignisse unter psychopharmakologischer Behandlung.

Es überwiegen Herzrhythmusstörungen. Bei Psychopharmaka mit chinidinartiger Begleitwirkung – also vor allem trizyklischen Antidepressiva, aber auch trizyklischen Neuroleptika – kann es durch intrakardiale Erregungsleitungsstörungen, wie AV-Block II° oder III° zu schweren Bradykardien kommen, wobei solche Ereignisse bei regelrechter Erregungsleitung im EKG vor Therapiebeginn sehr selten sind. Bradykardien werden auch unter Lithiumsalzen, selektiven Serotonin-Reuptake-Hemmern und Carbamazepin (z.B. Tegretal®) beobachtet. Im Fall der durch Lithium ausgelösten bradykarden Störungen werden diese auf eine Störung der Sinusknotenfunktion zurückgeführt.

Sinustachykardien werden häufiger unter anticholinerg wirksamen Pharmaka beobachtet. Sie sind überwiegend harmloser Natur, haben aber dann Konsequenzen, wenn sie ausgeprägt sind (Herzfrequenz > 120/min) oder wenn bestimmte Vorerkrankungen bestehen (z.B. koronare Herzkrankheit). Selten sind hingegen gehäufte Extrasystolien, Vorhofflimmern, supraventrikuläre und ventrikuläre Tachykardien.

Eine besondere Form tachykarder Arrhythmien stellt die Kammertachykardie vom Typ „Torsade de pointes" dar, die durch den charakteristischen EKG-Befund polymorpher QRS-Komplexe mit wellenförmiger Änderung des QRS-Hauptvektors definiert ist. Mit der Möglichkeit dieser Arrhythmie, die als Vorstufe von Kammerflimmern gefürchtet wird, ist bei der Verordnung trizyklischer Psychopharmaka, wie etwa Thioridazin (Melleril®), zu rechnen, jedoch besteht auch bei nicht trizyklischen Substanzen ein gewisses Risiko, so bei Pimozid (Orap®) oder bei hochdosierter Gabe von Haloperidol (z.B. Haldol®). Möglicherweise liegen derartige Kammertachykardien, aus denen sich Kammerflimmern entwickeln kann, einem Teil der unerwarteten Todesfälle bei psychisch Kranken zugrunde.

Chinidinartig wirkende Pharmaka haben unter anderem auch eine negativ inotrope Wirkung. Von daher ist die Manifestation oder Verschlechterung einer Herzinsuffizienz unter trizyklischen Antidepressiva und Neuroleptika eine prinzipiell mögliche Nebenwirkung. In der Praxis sind solche Ereignisse allerdings außerordentlich selten, wenn die Kontraindikationen für diese Substanzgruppen beachtet werden.

Therapie
Es gelten die Prinzipien der internistischen Notfalltherapie [8, 19]. Bei Herz-Kreislauf-Stillstand ist die kardiopulmonale Reanimation nach den gängigen Richtlinien durchzuführen. Bei Bradykardien muß in Abhängigkeit von Symptomatik, EKG-Befund, Reaktion auf frequenzsteigernde Pharmaka, wie Atropin oder Orciprenalin, unter Umständen die Indikation zu einem temporären Schrittmacher gestellt werden.

Antiarrhythmika können zu einer Verschlechterung von Rhythmusstörungen führen, deshalb ist ihre Anwendung dem darin Erfahrenen vorbehalten. Bestimmte Substanzen, wie Chinidin und verwandte Antiarrhythmika, sind kontraindiziert.

Dies gilt in besonderem Maße für die Tachykardie vom Typ Torsade de pointes, die neben einer Elektrolytgabe (Magnesium, Kalium) am wirksamsten mit einer sogenannten Schrittmacher-Overdrive-Stimulation behandelt wird (zu Einzelheiten s. internistische Therapiemanuale).

Auf jeden Fall müssen bei Patienten mit schweren kardialen UAW die auslösenden Medikamente abgesetzt werden, ebenso wie eine intensivmedizinische Überwachung bis zum Abklingen der Symptomatik angezeigt ist (s. auch Ausführungen zur Therapie toxischer Antidepressivawirkungen in Kap. 13).

Generell sollte bei ektoper Erregungsbildung (Extrasystolie, Vorhof- und Kammertachykardien, Vorhofflimmern) eine großzügige Substitution mit Kalium- und Magnesiumpräparaten stattfinden, da auf diese Weise arrhythmogenen Wirkungen entgegengewirkt wird. Bei Sinustachykardien, die therapiebedürftig erscheinen, können β-Blocker angewandt werden, sofern keine Kontraindikationen bestehen (u.a. AV-Block, Hypotonie, obstruktive Atemwegserkrankungen).

Prophylaxe
Neben der sorgfältigen Beachtung der Kontraindikationen leisten die in der Fachliteratur empfohlenen EKG-Kontrollen einen Beitrag in dieser Hinsicht [2]. Neben Erregungsleitungsstörungen sollte besonders auf eine Verlängerung der QT-Zeit geachtet werden, da diese ein erhöhtes Risiko für bedrohliche ventrikuläre Rhythmusstörungen anzeigt. Die häufigste Ursache für QT-Verlängerungen ist neben pharmakogenen Faktoren die Hypokaliämie. Deshalb kann durch Erhaltung des Elektrolytgleichgewichts ebenfalls schweren tachykarden Rhythmusstörungen vorgebeugt werden (wobei bereits bei Kalium- und Magnesiumwerten im unteren Normbereich eine Substitutionsbedürftigkeit gegeben sein kann).

28.4.2 Hypertone Reaktionen

Bei der **hypertensiven Krise** handelt es sich um eine Komplikation der Therapie mit irreversiblen MAO-Hemmern, wobei in Deutschland Tranylcypromin (Parnate®) die einzige im Handel befindliche Substanz dieser Stoffgruppe ist. Wegen der stark zurückgegangenen Verordnung dieses Medikaments in den letzten Jahren werden dadurch ausgelöste hypertensive Krisen derzeit nur noch selten beobachtet.

Ursache der hypertensiven Entgleisung ist in der Regel entweder ein Diätfehler, wenn Patienten unter laufender Einnahme von MAO-Hemmern entgegen den geltenden Richtlinien tyraminreiche Nahrungsmittel, wie z.B. Käse (ausgenommen Frischkäse) oder dicke Bohnen, zu sich nehmen oder gleichzeitig mit sympathomimetisch wirksamen Substanzen behandelt werden. Selten wurden hypertensive Krisen ohne erkennbare Auslöser beobachtet.

Die durch die genannten Interaktionen hervorgerufene Symptomatik wird durch eine überschießende Sympathikuswirkung bestimmt (Tab. 28-9).

Tabelle 28-9 Symptomatik der hypertensiven Krise unter Einnahme von irreversiblen MAO-Hemmern.

- massiv erhöhter Blutdruck mit systolischen Werten in der Regel > 200 mmHg
- Kopfschmerzen
- Übelkeit
- Tachykardie
- ausgeprägtes Schwitzen
- stenokardische Beschwerden, Arrhythmien
- Komplikation: intrakranielle Blutungen

Die hypertensive Krise stellt zwar mit Abstand die gefährlichste Komplikation bei Einnahme von irreversiblen MAO-Hemmern dar, die weitaus häufigste kardiovaskuläre Nebenwirkung ist jedoch die orthostatische Hypotonie (s. Kap. 28.4.3).
Unerwünschte Blutdrucksteigerungen können auch unter anderen Antidepressiva auftreten, insbesondere wenn diese eine starke Noradrenalin-Wiederaufnahmehemmung bewirken, wie beispielsweise Venlafaxin (Trevilor®). Auch wenn dieser bei höherer Dosierung und auch dann nur relativ selten auftretende Effekt nicht die Dramatik einer hypertensiven Krise erreicht, so sollte er dennoch bei Verordnung von Antidepressiva bekannt sein, damit in entsprechenden Situationen die richtigen Schlußfolgerungen gezogen werden.

Therapie
Bei hypertensiver Krise unter Einwirkung eines MAO-Hemmers gilt heute der Kalziumantagonist Nifedipin (Adalat®, Kapsel à 5 mg zerbeißen und sofort schlucken lassen, Wiederholung nach 15 Minuten möglich) als Mittel der ersten Wahl [18]. Als Erstmaßnahme kommt auch die sublinguale Applikation von Nitroglycerinspray in Frage (z.B. Nitrolingual®, initial 2–3 Hübe à 0,4 mg). Alternativen stellen dar der α-Rezeptorenblocker Urapidil (Ebrantil®, Initialdosis 10–25 mg i.v., weitere Dosierung nach Wirkung) sowie Clonidin (Catapresan®, 0,075 mg langsam i.v), wobei die beiden letztgenannten Medikamente gewisse Vorteile bei Herzfrequenzen im tachykarden Bereich haben. Bei ausgeprägter Symptomatik müssen die Patienten intensivmedizinisch versorgt werden.

Generell ist zu beachten, daß eine deutliche Blutdrucksenkung (Zielblutdruck ca. 160/90 mmHg) innerhalb von 15–30 Minuten angestrebt werden sollte und hypotone Situationen möglichst zu vermeiden sind.

Bestehen bei ausgeprägter Blutdrucksteigerung weder zentralnervöse noch kardiovaskuläre Symptome, handelt es sich definitionsgemäß nicht um eine hypertensive Krise. Behandlungsziel sind auch hier Werte im obersten Normbereich bzw. grenzwertig hypertonen Bereich, wobei die Blutdrucksenkung langsamer als bei der Hochdruckkrise herbeigeführt werden sollte.

Prophylaxe
Bei der Verordnung irreversibler MAO-Hemmer müssen die geltenden Richtlinien hinsichtlich Diät und Komedikation strikt beachtet werden. Entsprechende Merkblätter werden von den Herstellern zur Verfügung gestellt.

28.4.3 Hypotone Reaktionen

Diverse Psychopharmaka (v.a. trizyklische Antidepressiva und Neuroleptika) können über Einflüsse auf die zentrale Kreislaufregulation, insbesondere aber auch durch eine Blockade peripherer α-Rezeptoren zum Abfall des Blutdrucks führen. Dieser manifestiert sich überwiegend in aufrechter Körperhaltung.

Unter trizyklischen Antidepressiva wird eine orthostatische Hypotonie (systolischer Blutdruckabfall von 20 mmHg oder mehr im Stehen) bei 10–20% der Patienten beobachtet. Bei Patienten in stationärer psychiatrischer Behandlung müssen die Medikamente in etwa 1% der Fälle wegen hypotoner Reaktionen abgesetzt werden. Die Wahrscheinlichkeit einer orthostatischen Hypotonie ist erhöht, wenn Faktoren wie eingeschränkte kardiale Pumpfunktion, Exsikkose oder eine Komedikation mit blutdrucksenkenden Mitteln hinzukommen.

Auch wenn die orthostatische Hypotonie manchmal asymptomatisch bleibt und häufig die Beschwerden, wie Schwindel und Benommenheit in aufrechter Körperhaltung, nicht sehr ausgeprägt sind, so sind andererseits aber auch präsynkopale und synkopale Ereignisse mit Kollapssituationen und schweren sturzbedingten Verletzungen möglich. Ältere Patienten sind in besonderem Maße anfällig für solche Komplikationen.

Therapie
Bei Kollapssituationen besteht die wichtigste Maßnahme in der regelrechten Lagerung (entweder flach oder – bei ausgeprägterer Symptomatik – sogenannte Schocklagerung mit angehobenen Beinen). Bei Hinweisen auf einen Volumenmangel sollte eine Elektrolytlösung (0,9% NaCl oder Ringer-Lösung) infundiert werden. Die zusätzliche Gabe von vasopressorischen Medikamenten erübrigt sich meist.

> Sollten vasopressorische Medikamente notwendig sein, so ist zu beachten, daß Katecholamine vom Adrenalintyp wegen ihrer β-Rezeptoren-agonistischen Wirkung in der gegebenen Situation unter Umständen zu einer paradoxen Blutdrucksenkung führen können.

Deshalb sollte Substanzen, wie Norfenefrin (Novadral®, übliche Dosis 5–10 mg i.m., Kontraindikationen u.a. Engwinkelglaukom, koronare Herzkrankheit, tachykarde Arrhythmien), Dopamin (z.B. Dopamin Giulini®) oder – in extremen Situationen – Noradrenalin (Arterenol®) der Vorzug gegeben werden.

> Cave: Diese Substanzen dürfen bei Vormedikation mit irreversiblen MAO-Hemmern nicht gegeben werden.

Prophylaxe
Bei Patienten, die eine Prädisposition für orthostatische Blutdruckabfälle aufweisen, sollten bei der Einstellung auf Psychopharmaka Medikamente mit geringer oder fehlender Wirkung auf den Blutdruck bevorzugt angewandt werden:
- bei antidepressiver Behandlung eher selektive Serotonin-Wiederaufnahmehemmer oder Nortriptylin als Substanzen wie Amitriptylin (z.B. Saroten®) oder Doxepin (z.B. Aponal®);
- bei neuroleptischer Behandlung eher Haloperidol (z.B. Haldol®) als beispielsweise Perazin (z.B. Taxilan®) (s.a. Kap. 4).

Wenn regelmäßige Blutdruckkontrollen eine Hypotonieneigung zeigen (ggf. auch nur im Stehen), so ist folgendes zu beachten: Die Patienten müssen in jedem Fall über die notwendigen Verhaltensmaßregeln aufgeklärt werden (insbesondere Vermeiden des zu raschen Einnehmens der aufrechten Körperhaltung). Durch ausreichendes Trinken sollte einer Exsikkose entgegengewirkt werden. Hinsichtlich eventuell eingenommener blutdrucksenkender Medikamente kann eine Dosiskorrektur erforderlich werden. Das Tragen von Kompressionsstrümpfen trägt zur Verhinderung eines orthostatischen Blutdruckabfalls bei. Schließlich kommen – unter Beachtung der Kontraindikationen – auch medikamentöse Maßnahmen in Frage, wie Dihydroergotamin (z.B. Dihydergot®), 3 × 1–2 mg/Tag, in zweiter Linie auch Fludrocortison (z.B. Astonin H®), Initialdosis 0,1–0,2 mg/Tag.

28.4.4 Respiratorische Komplikationen

Akute Beeinträchtigungen der Atemfunktion können zustande kommen durch eine Hemmung des Atemzentrums, durch eine Verlegung der Atemwege infolge Zurückfallens der Zunge bei überstarker Sedierung sowie durch eine vermehrte Produktion von Bronchialsekret, das vom Patienten nicht abgehustet werden kann, eine Situation, die in erster Linie unter höherdosierter Behandlung mit Clomethiazol (Distraneurin®) beobachtet wird. Eine gefürchtete Komplikation der parenteralen Applikation von potentiell atemdepressiv wirksamen Pharmaka (Benzodiazepine, Clomethiazol) ist der Atemstillstand, der bei intravenöser Injektion von Benzodiazepinen mit einer Häufigkeit von ca. 0,3% auftritt [18].

Es sind jedoch auch medikamentös verursachte Situationen der akuten Asphyxie möglich, ohne daß eine i.v. Injektion vorausgegangen ist. Besonders zu beachten sind hier laryngeale Frühdystonien, die zu einer Verlegung der Stimmritze führen können und mit den Leitsymptomen Stridor und Zyanose einhergehen. Die wichtigste Differentialdiagnose stellt die akute Obstruktion der oberen Atemwege durch eine Bolusaspiration dar, die bei bestimmten Patientengruppen (chronisch schizophrene Patienten, hirnorganisch Kranke) gehäuft vorkommt und wahrscheinlich in manchen Fällen durch eine medikamentös verursachte Dyssynergie des Schluckakts begünstigt wird. Atemstillstände wurden auch in Einzelfällen unter oraler Gabe von Benzodiazepinen in Kombination mit Clozapin (Leponex®) beobachtet.

Bei vorbestehender Beeinträchtigung der Atemfunktion, insbesondere bei respiratorischer Globalinsuffizienz (erniedrigter pO_2 bei gleichzeitig erhöhtem pCO_2) besteht auch bereits bei oraler Medikation mit den oben genannten atemdepressiv wirkenden Pharmaka das Risiko einer Verschlechterung der Blutgase. Ferner kann eine starke Sedierung eines Patienten, insbesondere durch Benzodiazepine und Clomethiazol, eine Schlafapnoe auslösen bzw. verstärken. Schließlich sind als seltene Ursache einer akuten respiratorischen Beeinträchtigung Spätdyskinesien mit Beteiligung der Atemmuskulatur, insbesondere des Zwerchfells, zu bedenken, die bevorzugt nach rascher Reduktion einer über einen längeren Zeitraum verordneten höheren Neuroleptikadosis auftreten.

Therapie
Es gelten die gängigen internistischen und notfallmedizinischen Prinzipien der Therapie respiratorischer Notfälle (ABC-Maßnahmen etc., s. dazu entsprechende Lehrbücher, z.B. [8]). Hinzu kommen die folgenden spezifischen therapeutischen Ansatzpunkte:
– Apnoen durch Benzodiazepine: Gabe des spezifischen Antagonisten Flumazenil (Anexate®), 0,2–1 mg i.v. (Beachtung der Herstellerinformationen).
– Verlegung der Atemwege durch Frühdystonien: sofortige Injektion von 1 Ampulle Biperiden (Akineton®) i.v.
– Spätdyskinesien der Atemmuskulatur, die mit deutlicher Symptomatik verbunden sind: Gabe eines hochpotenten Neuroleptikums in höherer Dosis (z.B. Haloperidol [Haldol®] 20 mg/Tag, ggf. auch mehr; nach Abklingen der akuten Symptomatik kommen die für Spätdyskinesien generell geltenden Therapieprinzipien zur Anwendung, s. Kap. 28.2.2).

Prophylaxe
Bei vorbekannter respiratorischer Insuffizienz, bronchopulmonalen Erkrankungen, Hinweisen auf Schlafapnoe-Syndrom (s. Kap. 22.2) muß geprüft werden, inwieweit bestimmte Psychopharmaka kontraindiziert sind. Patienten mit entsprechender Vorschädigung sollten unter sedierender Medikation besonders sorgfältig beobachtet werden. Zur Vermeidung eines Atemstillstands muß die i.v. Applikation von Benzodiazepinen langsam über mehrere Minuten erfolgen, bei der i.v. Infusion von Clomethiazol sind die Herstellerinformationen strikt zu beachten.

28.4.5 Hämatologische Komplikationen

Von besonderer Bedeutung ist die **Agranulozytose**, definiert durch einen Abfall der neutrophilen Granulozyten im peripheren Blut auf einen Wert < 500/mm^3, die neben einer Vielzahl von anderen Medikamenten auch durch verschiedene Psychopharmaka hervorgerufen werden kann. Im klassischen Fall fehlen im Blutausstrich die Granulozyten vollständig.

Die klinischen Symptome der Agranulozytose resultieren aus sekundären Infektionen, die einhergehen mit Fieber, reduziertem Allgemeinzustand, ulzerösen Schleimhautveränderungen, nekrotisierender Angina etc. Durch septische Komplikationen kommt es bei einem beträchtlichen Anteil der Patienten zu einer vital bedrohlichen Situation.

Mit zunehmender Dauer der Exposition gegenüber dem ursächlichen Medikament und damit zunehmender Dauer der Agranulozytose steigt die Wahrscheinlichkeit solcher Komplikationen, weswegen eine möglichst frühzeitige Diagnose anzustreben ist.

Das Zeitintervall zwischen Absetzen des auslösenden Medikaments und der Erholung der Granulopoese beträgt etwa zwei Wochen.

Das Psychopharmakon, dessen Agranulozytoserisiko am besten untersucht wurde, ist Clozapin (Leponex®). Die Häufigkeit dieser Komplikation, die mit einer gewissen Bevorzugung im zweiten und dritten Behandlungsmonat auftritt, liegt in der Größenordnung von 0,2–1%. Auch bei der Verordnung von anderen trizyklischen Neuroleptika, Carbamazepin (z.B. Tegretal®)und den Antidepressiva Mianserin (Tolvin®) und Mirtazipin (Remergil®) besteht ein gewisses Agranulozytoserisiko, wobei die Inzidenzen vermutlich niedriger als bei Clozapin liegen. Auch unter anderen Psychopharmaka, z.B. trizyklischen Antidepressiva, sind in seltenen Fällen Agranulozytosen bekanntgeworden, während bei Neuroleptika vom Butyrophenontyp zwar Leukopenien beschrieben wurden, andererseits gesicherte Fälle von Agranulozytose nicht bekannt sind.

Bei Granulozytopenien bewegt sich die Zahl der Neutrophilen im Bereich von 500–1500/mm^3. Hierbei sind normalerweise, ebenso wie bei der Leukopenie (Leukozyten < 4000/mm^3), keine spezifischen Symptome zu erwarten. Diese Blutbildveränderungen sind differentialdiagnostisch abzugrenzen von Zytopenien im Rahmen anderweitiger Grundleiden (Virusinfektionen, hepatolienale Erkrankungen).

Sehr seltene UAW von Psychopharmaka sind **Panzytopenien**, **Thrombozytopenien** und **hämolytische Anämien**, während die unter Clozapin und Lithiumsalzen häufiger zu beobachtende **Leukozytose** eine harmlose Begleitwirkung darstellt, die bei der Differentialdiagnose gegenüber anderweitig bedingten Leukozytosen zu beachten ist.

Therapie

Bei Vorliegen einer Agranulozytose bzw. einer Panzytopenie müssen alle Medikamente, die potentiell blutzellschädigend sind, sofort abgesetzt werden.
Ein ähnliches Vorgehen ist bei signifikanter Thrombozytopenie mit Werten < 50 000–100 000/mm^3 angezeigt (wobei das relativ häufige Vorkommen von Pseudothrombozytopenien zu beachten ist!).

Bei Leuko- und Granulopenien sind die für die verschiedenen Pharmaka nicht ganz deckungsgleichen Herstellerinformationen zu beachten. Für Clozapin gilt als Richtlinie, daß das Medikament bei Leukozytenzahlen < 3000/mm^3 bzw. Granulozytenwerten < 1500/mm^3 abgesetzt werden muß.

Da trizyklische Neuroleptika bei einem gewissen Teil der Patienten mit steigender Dosis zu einem leichten Absinken der Leukozyten- bzw. Granulozytenzahlen führen (unter Phenothiazinen bei ca. 10% der Patienten), kommt es nicht ganz selten zu der Situation, daß diese Werte im unteren Grenzbereich liegen. Angesichts der methodisch bedingten spontanen Schwankungen der Zellzahlen im peripheren Blutbild ist es in solchen Fällen notwendig, durch engmaschige, gegebenenfalls tägliche Kontrollen zu ermitteln, ob eine Fortsetzung der Medikation vertreten werden kann.

Generell sollten bei schweren hämatologischen UAW ein Internist/Hämatologe frühzeitig hinzugezogen und die weiteren diagnostischen und therapeutischen Maßnahmen mit ihm abgestimmt werden.

Dies betrifft die Notwendigkeit einer Knochenmarkpunktion, die Festlegung von Maßnahmen zur Prophylaxe und Therapie von Infektionen ebenso wie die Indikationsstellung zur Behandlung mit Zytokinen (z.B. G-CSF [Neupogen®]), unter denen es zu einer beschleunigten Erholung der Granulopoese kommt. Über die Notwendigkeit der Aufnahme in eine internistische Klinik ist individuell zu entscheiden.

Prophylaxe

Die in den Herstellerinformationen und der Fachliteratur genannten Empfehlungen sind zu beachten [2]. Bei Clozapin, das einer eingeschränkten Anwendung unterliegt, sind engmaschige Laborkontrollen vorgeschrieben. Bis zur 18. Behandlungswoche sind Leukozytenzählungen wöchentlich erforderlich, wobei der Sicherheitsgrad der Kontrollen durch ein zusätzlich durchgeführtes Differentialblutbild noch erhöht wird.

Auch bei Beachtung dieser Kautelen kann eine Agranulozytose der Frühdiagnose entgehen. Deshalb sollten Patienten und Angehörige die wesentlichen Symptome dieser schweren Arzneimittelreaktion kennen, da dies die Voraussetzung dafür ist, daß ärztliche Hilfe bei entsprechendem Verdacht unverzüglich in Anspruch genommen wird.

Nach durchgemachter Agranulozytose ist dafür Sorge zu tragen, daß der Patient unter keinen Umständen noch einmal das ursächliche Medikament oder damit verwandte Substanzen erhält.

28.4.6 Hepatotoxische Reaktionen

Diese verlaufen entweder unter dem Bild einer Leberzellschädigung oder dem einer Cholestase und treten häufig während der ersten Behandlungswochen auf. Klinische Symptome bestehen in Inappetenz, Erbrechen, Ikterus, Juckreiz, Fieber, gelegentlich wurde das Bild einer hepatischen Enzephalopathie beobachtet.

Massive Veränderungen der laborchemischen Parameter in Verbindung mit ausgeprägten klinischen Erscheinungen sind seltene Ereignisse, deren Häufigkeit deutlich unter 1% liegt. Zu beachten ist jedoch, daß im Zusammenhang mit fulminanten hepatotoxischen Reaktionen unter Neuroleptika, Antidepressiva und Antikonvulsiva (Carbamazepin, Valproinsäure) Todesfälle beobachtet wurden. Nicht zu verwechseln damit sind die besonders unter trizyklischen Pharmaka (trizyklische Antidepressiva und Neuroleptika, Carbamazepin) zu beobachtenden Enzymanstiege in der Größenordnung des zwei- bis dreifachen Normwertes, die vermutlich auf einer harmlosen Enzyminduktion beruhen, mit einer Häufigkeit von etwa 10–15% auftreten und bei Fortführung der Behandlung oft rückläufig sind. Schließlich ist zu beachten, daß bei fortgeschrittener Leberinsuffizienz und Bestehen eines portalen Umgehungskreislaufs sedierend wirkende Medikamente, insbesondere Benzodiazepine, eine hepatische Enzephalopathie zur Manifestation bringen können.

Therapie
Wenn klinische Symptome in Verbindung mit einem Leberfermentanstieg bestehen, so ist das Absetzen der potentiell ursächlichen Medikamente zumindest ernsthaft zu erwägen, bei Auftreten eines Ikterus ist dieser Schritt obligat (während eine leichtgradige Hyperbilirubinämie mit ausschließlicher Erhöhung des unkonjugierten Bilirubins eine solche Maßnahme nicht erfordert, es sei denn, es bestünde der Verdacht auf eine arzneimittelinduzierte Hämolyse). Inwieweit bei symptomatischen hepatotoxischen Reaktionen über das Absetzen der auslösenden Medikamente hinaus spezifische Maßnahmen indiziert sind, ist in Abstimmung mit dem konsiliarisch hinzugezogenen Internisten zu entscheiden. Bei asymptomatischen Leberfermenterhöhungen besteht in der Akutsituation kein Anlaß zum Absetzen von Psychopharmaka, wenn die Transaminasen (SGOT, SGPT) einen Wert von 100 U/l nicht überschreiten. Ebenso müssen bei isoliert erhöhter Gamma-GT und ansonsten normalen Leberfunktionsparametern keine Konsequenzen gezogen werden.

28.4.7 Gastrointestinale Störungen

Übelkeit und **Erbrechen** sind häufige UAW, vor allem in der Einstellungsphase unter selektiven Serotonin-Wiederaufnahmehemmern (Übelkeit bei bis zu 30% der Patienten), aber auch bei anderen Pharmaka, wie beispielsweise Carbamazepin (z.B. Tegretal®).

Wenn es unter Behandlung mit Lithiumsalzen zu Beschwerden wie **Inappetenz**, **Übelkeit**, **Diarrhö** kommt, kann dies bei Blutspiegeln im therapeutischen

Bereich der Fall sein, differentialdiagnostisch muß jedoch eine Intoxikation in Betracht gezogen werden.

Unter anticholinerg wirkenden Substanzen (insbesondere trizyklischen Antidepressiva und Neuroleptika) kommt es typischerweise zur **Obstipation**, wobei die Angaben mancher Patienten im Kontext ihrer Psychopathologie auf ihre Richtigkeit hin überprüft werden müssen. Ein seltenes, aber ernsthaftes Problem stellen **Darmatonien** dar, die den Schweregrad eines **paralytischen Ileus** erreichen können.

Therapie

Bei leichterem Ausprägungsgrad der Störungen können symptomatische Maßnahmen ausreichend sein. Über eine Dosisreduktion oder einen Auslaßversuch in bezug auf das ursächliche Medikament ist individuell zu entscheiden, ebenso über den Wechsel auf ein Präparat mit einem anderen Nebenwirkungsprofil.

Eine **Obstipation** sollte besonders bei älteren Patienten, die zur Koprostase neigen, frühzeitig therapiert werden.

Bei ausgeprägter **Darmatonie** muß das dafür ursächliche Medikament unverzüglich abgesetzt werden. Je nach Schwere der Symptomatik ist ein Internist bzw. Chirurg zur Klärung des weiteren Procedere hinzuzuziehen. Neben der Anwendung von Basismaßnahmen (Nahrungs- und Flüssigkeitskarenz, Infusionstherapie, ggf. Elektrolytkorrektur, v.a. bei Hypokaliämie) kommt eine symptomatische Behandlung mit Cholinergika, wie Neostigmin (Neostigmin Curamed®, 0,5–1 mg in 250 ml 0,9% NaCl langsam i.v., Kontraindikationen s. Packungsbeilage) in Betracht, alternativ kann Ceruletid (Takus®, Anwendungsrichtlinien s. Herstellerinformationen) eingesetzt werden. Zusätzlich kann im Einzelfall versucht werden, durch einen hohen Einlauf die Darmtätigkeit anzuregen.

Besteht das Bild einer sogenannten **intestinalen Pseudoobstruktion**, kommt unter Umständen auch eine therapeutische Koloskopie in Betracht [19].

28.4.8 Störungen im Bereich des Urogenitaltrakts

Unter anticholinerg wirksamen Pharmaka kommt es häufig zu einer verzögerten Miktion und unter Umständen sogar zu einem **Harnverhalt**. Ein besonderes Risiko hierfür besteht bei Männern mit vergrößerter Prostata.

Relativ häufig ist auch – und zwar in erster Linie bei betagten Patienten –, daß Psychopharmaka mit sedierender Wirkkomponente eine vor allem nachts auftretende **Harninkontinenz** begünstigen.

Eine sehr seltene UAW stellt der **Priapismus** dar, bei dem es unter Einwirkung von Pharmaka mit α-adrenolytischer Begleitwirkung (s. Tab. 4-3 und 4-8) zu einer schmerzhaften Dauererektion kommt. Das Antidepressivum Trazodon (Thombran®) scheint in besonderem Maße prädisponierend zu wirken. Mit zunehmender Dauer des Priapismus steigt das Risiko einer permanenten erektilen Dysfunktion.

Therapie

Im Falle von **Miktionsstörungen** sollte man als erstes prüfen, ob diese durch eine Dosisreduktion bzw. einen Wechsel des Psychopharmakons behoben werden können.

Zur symptomatischen Behandlung **anticholinerg vermittelter Störungen** kommt das Cholinergikum Carbachol (Doryl®) in Betracht (1–4 mg oral oder 0,125–0,25 mg s.c. oder i.m.; Kontraindikationen: u.a. Asthma bronchiale, Bradykardien, s.a. Packungsbeilage). Wenn ein mechanisches Abflußhindernis besteht, sollte primär eher ein Blasenkatheter gelegt werden.

Bei Vorliegen eines **Priapismus** muß der Patient ohne Zeitverzug einem Urologen vorgestellt werden, der über die notwendigen konservativen oder operativen Maßnahmen zu entscheiden hat.

28.4.9 Hyponatriämie

Eine Erniedrigung des Serumnatriumspiegels kann sowohl durch Antidepressiva als auch durch Neuroleptika der verschiedenen Stoffgruppen hervorgerufen werden.

Pathogenetisch liegt dem ein Syndrom der inadäquaten ADH-Sekretion (SIADH) zugrunde, das gekennzeichnet ist durch eine in Relation zu Serumnatrium und -osmolalität zu hohe Natriumkonzentration und Osmolalität im Urin bei fehlenden Hinweisen auf verschiedene internistische Grunderkrankungen, die eine ähnliche Konstellation bedingen können (Näheres hierzu in Lehrbüchern der Inneren Medizin).

> Da bei einer inadäquaten ADH-Sekretion die Fähigkeit des Organismus, überschüssiges freies Wasser über die Niere zu eliminieren, eingeschränkt ist, nimmt die Hyponatriämie bei reichlichem Trinken zu.

Die durch die Hyponatriämie verursachten Symptome sind zentralnervöser Natur. Im Vordergrund stehen eine Vigilanzminderung bis hin zu komatösen Zuständen, akute organische Psychosyndrome (z.B. im Sinne eines Delirs), typisch ist ferner das Auftreten von Kopfschmerzen, Erbrechen und Krampfanfällen. Hyponatriämien verlaufen nicht selten jedoch auch asymptomatisch, und zwar insbesondere dann, wenn eine Serumnatriumkonzentration von ca. 125 mmol/l nicht unterschritten wird, sowie bei langsamem Abfall des Natriums, wobei dann der Patient auch bei Werten unter 125 mmol/l klinisch unauffällig bleiben kann.

Therapie

Diese richtet sich nach dem Zustand des Patienten:
- Ausgeprägte, symptomatische Hyponatriämien erfordern intensivmedizinische Maßnahmen, die unverzüglich einzuleiten sind. Wegen der Gefahr einer zentralen pontinen Myelinolyse darf der Ausgleich der Hyponatriämie durch hypertone Kochsalzlösung nur sehr langsam erfolgen (s. dazu Lehrbücher der internistisch-neurologischen Intensivmedizin sowie Kap. 15.2.1). Das Absetzen des auslösenden Medikaments ist in der Regel angezeigt.
- Bei fehlender Symptomatik und eher geringgradiger Hyponatriämie (Serumnatrium > 125–130 mmol/l) kann unter Umständen von einem sofortigen Ab-

setzen des Medikaments Abstand genommen werden, wenn eine engmaschige Verlaufsbeobachtung gewährleistet ist.

Auf eine kontrollierte Flüssigkeitszufuhr sollte generell geachtet werden, ebenso auf mögliche synergistische Effekte einer Begleitmedikation (z.B. Verstärkung einer Hyponatriämie durch Diuretika).

28.4.10 Glaukomanfall

Anticholinerg wirksame Pharmaka können ein akutes Engwinkelglaukom auslösen. Typische Symptome sind eine akut aufgetretene Visusverschlechterung, Schmerzen und Rötung des betroffenen Auges, Übelkeit und Kopfschmerzen. Die Erhöhung des Augeninnendrucks kann unter Umständen bereits durch die Palpation des – steinharten – Bulbus erfaßt werden.

Therapie
Der Patient muß ohne Zeitverzug in augenärztliche Behandlung überwiesen werden. Sollte dies nicht möglich sein, kann eine Anbehandlung mit Pilocarpin-Augentropfen (alle 10 min in den Bindehautsack träufeln, anfangs 0,5%-, dann 1%-Lösung), 500 mg Acetazolamid i.v. (Diamox®) und gegebenenfalls zusätzlich stark wirksamen Analgetika erfolgen [6].

28.4.11 Hautreaktionen

Arzneimittelexantheme, die bevorzugt während der ersten Behandlungswochen auftreten, sind prinzipiell bei allen Psychopharmaka möglich. Ihr Erscheinungsbild ist vielfältig, häufig handelt es sich um makulopapulöse und urtikarielle Veränderungen. Selten, aber bedrohlich sind Hautreaktionen im Sinne eines Stevens-Johnson-, eines Lyell-Syndroms bzw. einer exfoliativen Dermatitis.

Dermatologische Probleme ergeben sich in besonderem Maße unter Carbamazepin, und zwar, alle Schweregrade zusammengenommen, bei bis zu 15% der mit dieser Substanz behandelten Patienten. Zu nennen sind ferner phototoxische Reaktionen unter Phenothiazinbehandlung, die mit unterschiedlichen Effloreszenzen (u.a. makulopapulöse, urtikarielle Veränderungen) einhergehen können sowie die unter Lithiumsalzen mögliche Verschlechterung einer Psoriasis.

Therapie
> Während bei leichten Exanthemen ohne Einschränkung des Allgemeinbefindens die bisherige Therapie unter Umständen fortgesetzt werden kann, müssen bei schweren Hautreaktionen – bzw. auch bei dem geringsten Verdacht darauf – die als ursächlich angesehenen Medikamente sofort abgesetzt werden.

Die spezifische Behandlung muß vom Dermatologen festgelegt werden, der bei unklaren Exanthemen unter psychopharmakologischer Therapie hinzugezogen werden sollte.

Eine symptomatische Behandlung der Hautreaktionen mit entsprechenden Interna und Externa (Antihistaminika, Kortikosteroide etc.) erfolgt bei Bedarf.

28.4.12 Verschiedenes

Eine seltene Komplikation der Therapie mit Neuroleptika stellt die **Rhabdomyolyse** dar. Typischerweise bestehen bei diesen Patienten deutliche extrapyramidalmotorische Symptome, unter Umständen sogar das Vollbild eines malignen neuroleptischen Syndroms.

Auch ohne begleitende extrapyramidale Symptome kann bei Neuroleptika (besonders häufig bei Clozapin [Leponex®]) infolge einer Störung der Temperaturregulation ein **Fieberanstieg** auftreten. Insbesondere bei hohen Außentemperaturen kann dabei die Körpertemperatur in einen kritischen Bereich über 40 °C ansteigen, differentialdiagnostisch ist in solchen Situationen vor allem ein infektiöses Geschehen, beispielsweise im Rahmen einer Agranulozytose, zu bedenken. Möglich sind aber auch **Hypothermien** unter neuroleptischer Medikation.

Patienten, die mit Clozapin behandelt werden, entwickeln in seltenen Fällen hyperergische Reaktionen im Sinne einer **Pleuritis** bzw. **Perimyokarditis**.

Eine **Pankreatitis** stellt eine seltene Komplikation der Therapie mit Valproinsäure (z.B. Leptilan®) und eine noch seltenere Komplikation von Clozapin dar.

Vor allem in der älteren Literatur wurden auf kasuistischer Basis wiederholt **Beinvenenthrombosen**, zum Teil mit konsekutiven **Lungenembolien**, als Komplikation der Therapie mit Neuroleptika beschrieben, ohne daß ein spezifischer Pathomechanismus hierfür nachgewiesen werden konnte.

Unter Lithiumsalzen wurde in Einzelfällen ein **nephrotisches Syndrom** beobachtet, ferner kann es sehr selten zu einem **Pseudotumor cerebri** kommen. Ebenso durch Lithium verursacht kann sich unter bestimmten Voraussetzungen (wenn eine durch den ADH-antagonistischen Effekt von Lithium bedingte Polyurie bei fehlendem Durstempfinden im Rahmen einer Bewußtseinsstörung nicht durch eine entsprechende Trinkmenge ausgeglichen wird) eine mit **Hypernatriämie** einhergehende **hypertone Dehydratation** entwickeln. Eine weitere UAW von Lithiumsalzen stellt die **Hyperkalzämie** im Rahmen eines **Hyperparathyreoidismus** dar, dadurch ausgelöste Notfallsituationen sind jedoch eine Rarität. Ähnliches gilt für die durch Lithium verursachte **Hypothyreose**, deren Symptomatik sich schleichend entwickelt, sowie verschiedene andere endokrine Störungen, die insbesondere unter Neuroleptika auftreten können (**Hyperprolaktinämie, Amenorrhö, Galaktorrhö**).

Sexuelle Funktionsstörungen stellen ein häufiges Problem unter antidepressiver wie neuroleptischer Behandlung dar, sind jedoch nicht mit der Notwendigkeit einer akuten Intervention verbunden.

Ödeme der abhängigen Körperpartien, aber auch im Gesichtsbereich treten unter verschiedenen Psychopharmaka auf, so unter anderem bei Lithium und MAO-Hemmern. Sie bedürfen in den meisten Fällen nicht einer unmittelbaren Therapie.

Durch Wechselwirkungen zwischen verschiedenen Psychopharmaka (insbesondere trizyklische Antidepressiva, selektive Serotonin-Wiederaufnahmehemmer) und oralen Antikoagulanzien können erhebliche Schwankungen in der Intensität der **Antikoagulation** (meßbar z.B. anhand der Prothrombinzeit nach Quick) resultieren. Wiederholt wurden **hyperglykämische Stoffwechseldekompensationen** unter verschiedenen Psychopharmaka beschrieben. Inwieweit es sich hierbei nur um eine zufällige Koinzidenz handelte oder ob diese Ereignisse tatsächlich UAW darstellten (evtl. auch durch mittelbare Wirkungen der Psychopharmaka im Sinne einer Gewichtszunahme), ist nicht geklärt. Andererseits sind auch **Hypoglykämien** im Rahmen von Wechselwirkungen zwischen blutzuckersenkenden Substanzen und Psychopharmaka (MAO-Hemmer) bekannt geworden.

Therapie

Es gelten die üblichen internistischen Behandlungsprinzipien [19].

Das Absetzen der auslösenden Psychopharmaka ist bei den meisten der genannten UAW nicht zu vermeiden. Im Einzelfall kann jedoch auch vom Erfahrenen eine individuell begründete Entscheidung im Sinne einer Fortführung der Medikation getroffen werden (z.B. bei unter Clozapin auftretendem Fieber, das durch symptomatische Maßnahmen kontrolliert werden kann und bei dem eine Agranulozytose als Ursache ausgeschlossen wurde).

Hinsichtlich der möglichen Thrombosegefährdung bei neuroleptischer Therapie bzw. bei durch andere Pharmaka hervorgerufener ausgeprägter Sedierung empfiehlt sich die großzügige Anwendung der Prophylaxe mit Heparin in Niedrigdosis, wenn Patienten länger als nur einige Stunden immobilisiert sind.

28.5 Prophylaktische Aspekte

Wie aus den vorangehenden Ausführungen deutlich wurde, sind UAW nur teilweise vermeidbar.

> Wegen ihrer häufig gravierenden, in Einzelfällen sogar lebensbedrohlichen Auswirkungen besteht eine wichtige ärztliche Aufgabe darin, im Rahmen des Möglichen UAW vorzubeugen (Tab. 28-10).

Inwieweit einem Patienten bei Zustand nach einer (potentiell) gefährlichen UAW das entsprechende Medikament (einschließlich verwandter Pharmaka) erneut verordnet werden darf, kann nur nach Prüfung der im Einzelfall wirksam gewordenen Pathomechanismen entschieden werden. Nur dann, wenn diese erkannt sind und bei einer Reexposition kontrolliert werden können und insgesamt eine für den Patienten akzeptable Nutzen-Risiko-Relation gegeben ist, kann eine erneute Verordnung vertreten werden. Sollten in dieser Hinsicht auch nur geringste Zweifel bestehen, so muß eine Abstimmung mit einem in dieser Hinsicht besonders erfahrenen Arzt erfolgen.

Tabelle 28-10   Prophylaxe unerwünschter Arzneimittelwirkungen.

- sorgfältige anamnestische Erfassung früherer UAW
- Beachtung von Gegenanzeigen und Anwendungsbeschränkungen sowie spezieller Anwendungsrichtlinien
- Verordnung möglichst niedriger Dosierungen („so viel wie nötig, so wenig wie möglich")
- Aufklärung von Patient und Angehörigen über notwendige Vorsichtsmaßnahmen
- Dosissteigerung unter Berücksichtigung von individueller Wirkung und Verträglichkeit
- Beachtung der Kumulationsneigung bestimmter Pharmaka
- Beachtung von Faktoren, die mit einer erhöhten Sensitivität gegenüber UAW einhergehen (zerebrale bzw. extrazerebrale Vorschädigungen)
- Erfassen der Begleitmedikation (oft gezielte Nachfrage erforderlich, insbesondere in bezug auf Einnahme von Medikamenten, die von anderen [u.U. mehreren!] Ärzten verordnet wurden, bzw. die Einnahme von freiverkäuflichen Medikamenten)
- Erkennen von Merkmalen, die häufig eine mißbräuchliche Anwendung von Medikamenten bedingen (z.B. Abhängigkeitsproblematik, kognitive Defizite)

Literatur

1. American Psychiatric Association: Diagnostic and Statistical Manual of Mental Disorders: DSM IV. 4th ed. Washington D.C. 1994
2. Benkert, O., H. Hippius: Psychiatrische Pharmakotherapie. 6. Aufl. Springer, Berlin–Heidelberg 1996.
3. Bodner, R. A., T. Lynch, L. Lewis, D. Kahn: Serotonin syndrome. Neurology 45 (1995), 219–223.
4. Buckley, P. F., M. Hutchinson: Neuroleptic malignant syndrome. J. Neurol. Neurosurg. Psychiat. 58 (1995), 271–273.
5. Dose, M.: Spektrum Neuroleptika und andere Psychopharmaka. Aesopus, Basel 1993.
6. Grehn, F., W. Leydhecker: Augenheilkunde. 26. Aufl. Springer, Berlin–Heidelberg 1995.
7. Grohmann, R., E. Rüther, L. G. Schmidt (Hrsg.): Unerwünschte Wirkungen von Psychopharmaka. Ergebnisse der AMÜP-Studie. Springer, Berlin–Heidelberg 1994.
8. Harloff, M. (Hrsg.): Halhuber: Notfälle in der Inneren Medizin. 11. Aufl. Urban & Schwarzenberg, München–Wien–Baltimore 1993.
9. Hewer, W., F. Lederbogen (Hrsg.): Internistische Probleme bei psychiatrischen Erkrankungen. Enke, Stuttgart 1998.
10. Hyman, S. E., G. E. Tesar (eds.): Manual of Psychiatric Emergencies. 3rd ed. Little, Brown & Co, Boston, MA 1994.
11. Kane, J. M., J. A. Lieberman (eds.): Adverse Effects of Psychotropic Drugs. Guilford Press, New York–London 1992.
12. Kaplan, H. I., B. J. Sadock: Pocket Handbook of Emergency Psychiatric Medicine. Williams & Wilkins, Baltimore 1993.
13. Kasper, S., B. Jung: Psychiatrisch relevante Nebenwirkungen der nichtpsychopharmakologischen Pharmakotherapie. Nervenarzt 66 (1995), 649–661.
14. Lederbogen, F., W. Hewer: Somatische Diagnostik. In: Förstl, H. (Hrsg.): Lehrbuch der Gerontopsychiatrie. S. 128–140. Enke, Stuttgart 1997.
15. Möller, H.-J.: Aktuelle Standards der Behandlung schizophrener Erkrankungen. Psychopharmakotherapie 3 (1996), 51–56.
16. Pope, H. G., P. E. Keck, S. E. McElroy: Frequency and presentation of neuroleptic malignant syndrome in a large psychiatric hospital. Amer. J. Psychiat. 143 (1986), 1227–1233.

17. Tornatore, F. L., J. J. Sramek, B. L. Okeya, E. H. Pi: Unerwünschte Wirkungen von Psychopharmaka. Thieme, Stuttgart–New York 1992.
18. Tueth, M. J.: Emergencies caused by side effects of psychiatric medications. Amer. J. Emerg. Med. 12 (1994), 212–216.
19. Weihrauch, T. R. (Hrsg.): Wolff, Weihrauch: Internistische Therapie 98/99. 12. Aufl. Urban & Schwarzenberg, München–Wien–Baltimore 1998.

29
Psychiatrische Notfälle im Notarztdienst

KLAUS ELLINGER

Die Indikationsliste für den Einsatz des Notarztes im Rettungsdienst vermittelt den Eindruck, als kämen psychiatrische Notfälle im Rettungsdienst praktisch nicht vor. Die Aufgabe des Notarztes ist die präklinische „Intensivtherapie" akut lebensbedrohender Erkrankungen. Psychiatrische Notfallsituationen scheinen somit zunächst keine Notarztindikation darzustellen. Dennoch wird der Notarzt nicht selten zu psychiatrischen Notfällen gerufen, wenn ein Patient durch Gewalttätigkeit, aggressives oder abnormes Verhalten anderer Art auffällig wird. Der Notarzt muß deshalb in der Lage sein, solche Verhaltensweisen zu erkennen, sie einzuordnen und zu beurteilen, ob ein organisches Leiden krankheitsursächlich ist. Er sollte therapeutisch so vorgehen können, daß Schaden vom Patienten und von Fremden abgewendet werden kann. Besonders häufig wird ein Notarzt bei derartigen Einsätzen auch gefragt werden, ob Suizidalität sicher auszuschließen ist und welche Maßnahmen gegebenenfalls zu ergreifen sind (wie z.B. eine Zwangseinweisung).

Bezüglich des diagnostischen Vorgehens gilt, daß idealerweise Kontaktaufnahme, Untersuchungsgespräch, Fremdanamnese und körperliche Untersuchung aufeinanderfolgen. Häufig sind krankheitsbedingt nicht alle Untersuchungsschritte durchführbar. Auf die folgenden Elemente des psychopathologischen Befundes sollte bei dem Kontakt mit dem Patienten besonders geachtet werden:
– Verhalten, Ausdruck, äußeres Erscheinungsbild,
– Bewußtsein, Orientiertheit, Aufmerksamkeit, Konzentration,
– Psychomotorik, Antrieb,
– Auffassung, Gedächtnis,
– formales Denken,
– Vorhandensein psychotischer Phänomene (Wahn, Halluzinationen, Situations- oder Personenverkennungen etc.),
– Stimmungslage,
– Suizidgedanken, suizidale Verhaltenstendenzen.

29.1 Differentialdiagnose von Erregungszuständen

Psychiatrische Notfallsituationen imponieren am häufigsten als psychomotorische Erregungszustände. Dieses Syndrom ist unspezifisch und kann auf viele neuropsychiatrische Ursachen zurückgeführt werden.

> Der Notarzt hat dabei die Aufgabe, sich vor den potentiell gefährlichen Aktionen des Patienten zu schützen, aber dennoch mit ihm Kontakt aufzunehmen, um nach der Exploration die Behandlungsstrategie festzulegen.

Häufig ist eine genaue Abklärung der Ursachen des Erregungszustands erst nach Abklingen bzw. einer medikamentösen Therapie möglich. Allerdings liefert die psychopathologische Symptomatik wichtige Hinweise. Tabelle 29-1 gibt einen Überblick über die wichtigsten Ursachen von Erregungszuständen (s.a. Kap. 6).

Tabelle 29-1 Wichtige Ursachen für Erregungszustände.

- endogene Psychosen (Schizophrenie, manisch-depressiver Formenkreis)
- organische psychische Störungen (zerebrale Gefäßprozesse, SHT, Epilepsie, atrophische Prozesse, Entzündungen, Tumoren)
- Intoxikationen
- Entzugsdelir
- psychogene Störungen (psychische Traumen, Belastungsreaktionen bei Katastrophen, Panikattacken)

Entscheidende Frage für den Notarzt ist, ob es sich um einen psychiatrischen Notfall handelt oder ob die Unruhe und Erregung Ausdruck einer somatischen Störung wie Hypoxie, Stoffwechselstörung (Hypoglykämie!) oder Minderperfusion des Gehirns ist.

> Solange eine organische Krankheitsursache nicht ausgeschlossen ist, sollte eine psychiatrische Erkrankung im engeren Sinne präklinisch nur unter Vorbehalt diagnostiziert werden.

Im Zweifelsfall erfolgt eine symptomatische Therapie wie Sauerstoffgabe und Sicherung der Vitalfunktionen. Hierzu gehört ein klarer Algorithmus mit Ganzkörpercheck, Blutdruckmessung, Blutzuckerbestimmung und Monitoring von Sauerstoffsättigung und EKG.

> Vitalfunktionsstörungen können sich unter dem Bild psychopathologischer Auffälligkeiten manifestieren. Ein verzögerter Therapiebeginn durch verspätete Diagnosestellung kann zu einem deletären Verlauf führen.

29.2 Spezielle Krankheitsbilder

29.2.1 Akute Psychosen

Akute Psychosen können einhergehen mit Wahn, Halluzinationen und Störungen des formalen Denkens. Bei schizophrenen Psychosen stehen auffällige Verhaltensänderungen und wahnhaftes Verfolgungs- und Beziehungserleben sowie akustische Halluzinationen im Vordergrund.

Patienten mit schwerer agitierter Depression verspüren eine ausgeprägte innere Unruhe, fühlen sich innerlich getrieben und suchen Entlastung z.b. durch ungezieltes Aufundabgehen. Bei Befragung berichten diese Patienten über Schlafstörungen, Energie- und Vitalitätsverlust, Selbstzweifel sowie Schuldgefühle und Existenzängste, die oft wahnhaften Charakter annehmen.

Bei katatonen Syndromen stehen Störungen der Psychomotorik im Vordergrund. Es besteht typischerweise eine Einschränkung der Kontakt- und Kommunikationsfähigkeit. In schweren Ausprägungen liegt ein Stupor, also ein Zustand der motorischen Erstarrung vor, ohne daß eine Bewußtseinsstörung besteht.

Eine ausführliche Exploration durch den Notarzt ist in diesen Situationen schwierig, so daß die Diagnose meist durch den Befund und die Fremdanamnese erfolgt.

Bei der Begegnung mit einem Patienten mit akuter Psychose sind die folgenden möglichen Gefahren zu beachten:
- akute Suizidalität;
- Fremdgefährdungen (z.B. im Rahmen einer wahnhaften Personenverkennung);
- Eigengefährdung (z.B. bei imperativen Stimmen);
- bei Katatonie: lebensbedrohliche Komplikationen durch fehlende Nahrungs- und Flüssigkeitszufuhr sowie durch die bedrohliche febrile Katatonie.

Eine Differentialdiagnose der verschiedenen Formen der Psychosen ist präklinisch häufig nicht möglich und meist auch nicht erforderlich.

Akuttherapie

Umgang mit dem Patienten
- Kontaktaufnahme,
- beruhigende Zusprache,
- keine Diskussion über Wahrheitsgehalt der psychotischen Erlebnisse.

Der Notarzt sollte niemals mit dem Patienten allein bleiben, der Rettungsassistent muß in unmittelbarer Nähe sein.

Medikamentöse Therapie
Präklinisch hat sich die Vorhaltung nur weniger Psychopharmaka bewährt, so daß in der Regel für den Notarztdienst ein hochpotentes Neuroleptikum (z.B. Haloperidol) und ein Benzodiazepin (z.B. Dormicum®) ausreicht: Bei paranoid-halluzinatorischen Syndromen ist Haloperidol (2–10 mg i.v.) Mittel der Wahl. Besteht eine ausgeprägte psychotische Angst, kann zusätzlich ein anxiolytisch wirksames Benzodiazepin verabreicht werden.

Bei stuporösen Bildern ist primär an einen Volumenersatz zu denken, da die Patienten nicht selten exsikkiert sind. Immer sollte auch eine Blutzuckerkontrolle erfolgen.

Neuroleptika dürfen wegen der Gefahr des malignen neuroleptischen Syndroms nur dann eingesetzt werden, wenn eine Verursachung des Stupors durch Neuroleptika sicher ausgeschlossen ist. Es muß deshalb immer auch danach gefragt werden, ob in den zurückliegenden Tagen oder Wochen Depot-Neuroleptika verabreicht wurden.

Weiteres therapeutisches Vorgehen
Bei akuten Psychosen ist eine stationäre Aufnahme in der Regel indiziert. Falls der Patient die Mitfahrt verweigert, muß er notfalls auch gegen seinen Willen einer fachpsychiatrischen Untersuchung in der Klinik zugeführt werden. Der Notarzt kann unter Umständen gezwungen sein, hierzu die Polizei um Amtshilfe zu bitten.

Der Verbleib des Patienten in seiner häuslichen Umgebung ist normalerweise nicht vertretbar, auch wenn er sich entsprechend äußert. Solche Willensbekundungen sind bei den genannten Krankheitsbildern meist nicht rechtswirksam (s.a. Kap. 8 und 17).

29.2.2 Delir

Delir ist der Oberbegriff für diejenigen organischen Psychosen, die durch eine akut auftretende globale Beeinträchtigung kognitiver Funktionen gekennzeichnet sind. Darunter fallen auch Krankheitsbilder, die gemeinhin als Verwirrtheits- oder Dämmerzustand bezeichnet werden (s.a. Kap. 14).

Wichtige diagnostische Hinweise auf ein Delir sind in Tabelle 29-2 aufgeführt.

Tabelle 29-2 Wichtige diagnostische Hinweise auf ein Delir.

- plötzlicher Beginn
- Beeinträchtigung von Aufmerksamkeit, Auffassung und Bewußtsein
- Gedächtnisstörung, inkohärentes Denken, Desorientiertheit
- illusionäre Verkennung, Halluzinationen, flüchtige Wahnideen
- psychomotorische Auffälligkeiten (z.B. Verlangsamung, aber auch Umtriebigkeit, Antriebssteigerung)
- gestörter Schlaf-Wach-Rhythmus
- bei Entzugsdelirien: Blutdruckdysregulation, Tachykardie, Hyperhidrose, Tremor, epileptische Anfälle

Die häufigsten Ursachen nennt Tabelle 29-3.

Der Notarzt wird am häufigsten mit dem Alkoholentzugsdelir konfrontiert. Hierbei ist immer mit einem schweren Verlauf mit erheblicher und bedrohlicher vegetativer Symptomatik und optischen Halluzinationen zu rechnen. Aber: Vorsicht vor einer vorschnellen Diagnose eines Alkoholentzugsdelirs!

29 Psychiatrische Notfälle im Notarztdienst

Tabelle 29-3 Häufigste Ursachen eines Delirs.

- Entzugssyndrome: Alkohol, Hypnotika, Sedativa
- Drogenintoxikationen: Kokain, Halluzinogene, Crack, Angel dust
- Pharmakawirkungen: z.B. anticholinerge Substanzen, Antidepressiva
- zerebrale Erkrankungen
- extrazerebrale Erkrankungen: Stoffwechselentgleisungen, Exsikkose, Infektionskrankheiten

Gerade Alkoholiker stürzen häufig. Hinter einem deliranten Zustand kann sich jederzeit ein subdurales Hämatom oder eine andere schwere internistisch-neurologische Erkrankung verbergen!

Akuttherapie
- Internistisch-neurologische Notfalluntersuchung (Seitenzeichen? pathologische Reflexe?);
- Ausschluß von Begleitverletzungen (Patienten entkleiden und sorgfältig inspizieren);
- Blutdruckmonitoring, Blutzuckerbestimmung;
- Monitoring: immer EKG und Pulsoxymetrie;
- frühzeitige Sauerstoffgabe, falls Pulsoxymetrie nicht verfügbar;
- bei konservativ nicht besserbarer respiratorischer Insuffizienz frühzeitige Intubation und kontrollierte Beatmung;
- beruhigende Zusprache;
- falls Sedierung zusätzlich erforderlich: Haloperidol 1–5 mg i.v., alternativ Dormicum® 1–5 mg titrierend i.v.

Einen Sonderfall stellen die anticholinergen Delirien nach trizyklischen Antidepressiva, Neuroleptika oder Antihistaminika dar. Hier ist das Mittel der Wahl die Gabe von Physostigmin (Anticholium®). Falls daraufhin die psychopathologischen Symptome nicht vollständig verschwinden, war die Diagnose „anticholinerges Delir" falsch (s.a. Kap. 28).

Vorsicht ist geboten bei Intoxikationen: Durch Nachresorption kann rasch eine Vitalgefährdung auftreten (Ateminsuffizienz, Blutdruckabfall), so daß ein umfassendes und lückenloses Monitoring unverzichtbar ist. Die aufnehmende Klinik muß deshalb immer über eine leistungsfähige Intensivstation verfügen.

Notfallpatienten sollten im Zweifelsfall nicht primär in eine psychiatrische Fachklinik eingeliefert werden.

Weiteres therapeutisches Vorgehen
Ein Delir ist ein lebensbedrohliches Krankheitsbild. Deshalb wird der Notarzt Patienten mit der Diagnose „Delir" niemals ambulant vor Ort behandeln, zumal sich dahinter auch vital bedrohliche Erkrankungen (subdurales Hämatom!) verbergen können. Verweigert der Patient den Kliniktransport, ist eine Mitnahme auch gegen seinen Willen stets gerechtfertigt.

29.2.3 Suizidalität

Nicht selten wird der Notarzt alarmiert, wenn Patienten einen Suizidversuch unternommen haben oder durch ihre verbalen Äußerungen und ihr Verhalten Suizidabsichten erkennen lassen.

Schon in der allerersten Phase des Notarzeinsatzes muß in besonderem Maße darauf geachtet werden, Schaden vom Patienten abzuwenden.

Dies beginnt beispielsweise schon bei der Anfahrt des Einsatzteams zur Notfallstelle: Droht ein suizidaler Patient aus dem Fenster zu springen, so sollten weit vor der Einsatzstelle die Sondersignale abgestellt und alles vermieden werden, was den Patienten zu einem plötzlichen Vollzug seiner Absichten verleiten könnte.

Es empfehlen sich deshalb eine ruhige Anfahrt und das Vermeiden von hektischer Betriebsamkeit und unnötigem Lärm.

Durch sicheres, entgegenkommendes Auftreten sollten Gesprächskontakt aufgebaut, Verständnis signalisiert und Hilfe angeboten werden.

Schon während der Anfahrt muß der Notarzt frühzeitig weitere Fachdienste (Feuerwehr bei drohendem Fenstersprung) über die Rettungsleitstelle mitalarmieren lassen. Auch die weiteren Einsatzkräfte müssen die Einsatzstelle ebenso zurückhaltend wie der Notarzt anfahren.

Kriterien für die Beurteilung der akuten Gefährdung sind in Tabelle 29-4 sowie wichtige Risikofaktoren für die Durchführung einer suizidalen Handlung in Tabelle 29-5 aufgeführt (s.a. Kap. 10).

Tabelle 29-4 Kriterien für die Beurteilung der akuten Gefährdung von suizidalen Patienten.

- gewählte oder beabsichtigte Suizidmethode
- Art des Suizidmotivs (Autodestruktion, Zäsur, Appellation)
- Vorliegen einer schweren depressiven Symptomatik mit Hoffnungslosigkeit und Verzweiflung, u.U. auch depressivem Wahn (z.B. Schuld- oder Krankheitswahn)
- Ausprägung der Suizidgedanken (konkrete Planung, fehlende Distanzierung)

Tabelle 29-5 Risikofaktoren für suizidales Verhalten.

- Vorliegen einer psychiatrischen Grunderkrankung (Schizophrenie, manisch-depressive Erkrankung, Sucht, neurotische und Persönlichkeitsstörungen, reaktive psychische Störungen bei Partnerschaftskonflikten, beruflichen und finanziellen Schwierigkeiten)
- anamnestisch bekannte Suizidversuche
- soziale Isolation
- höheres Lebensalter (vor allem bei Männern)
- ungelöste Konfliktsituationen
- Alkohol- und Drogeneinfluß

29 Psychiatrische Notfälle im Notarztdienst

- Vorsicht ist geboten bei Bagatellisierungstendenzen des Patienten (nicht selten).
- Auch bei primär appellativ motivierten Suizidversuchen können autodestruktive Tendenzen jederzeit in den Vordergrund treten.
- Ein besonders aggressives Verhalten mit fehlender Gesprächsbereitschaft kann auf hohe Suizidgefährdung hinweisen.
- Risiken im Sinne eines erweiterten Suizids sind unbedingt zu beachten.

Akuttherapie

Umgang mit dem Patienten

Die wichtigste therapeutische Säule ist das Gespräch mit dem Suizidenten. Voraussetzungen für ein erfolgreiches Gespräch sind geduldiges Zuhören und Vermittlung von Empathie. Nur dadurch läßt sich eine tragfähige therapeutische Beziehung aufbauen. Der Patient muß sich dem Notarzt offenbaren können. Gemeinsam mit dem Patienten muß der Notarzt nach Lösungsmöglichkeiten aktueller Konfliktsituationen unter Einbeziehung des sozialen Umfelds suchen.

Das Rettungsteam sollte zwei wichtige Regeln beachten:

- Vermeidung von Eigengefährdung: keine heldenhaften Aktionen beim Beklettern von Dächern oder Gebäuden – Absturzgefahr! Der Notarzt sollte nie allein ihm unbekannte, nicht einsehbare Räumlichkeiten betreten. **Eigenschutz hat Vorrang!**
- In Ausnahmefällen zeigen suizidale Patiente aggressive Verhaltenstendenzen, deshalb müssen beim Gespräch des Notarztes mit dem Patienten die Rettungsassistenten in erreichbarer Nähe sein.

Medikamentöse Therapie

Wenn der Patient durch Unruhe und Erregung stark beeinträchtigt ist, bringen Benzodiazepine (Dormicum® 1–5 mg i.v.) Entlastung. Stehen psychotische Erlebnisse im Vordergrund: Haloperidol 1–5 mg i.v.

Jeder suizidale Patient muß lückenlos überwacht und darf niemals allein gelassen werden.

Weiteres therapeutisches Vorgehen

Ein Patient, der suizidale Absichten geäußert hat, muß vom Notarzt zumindest einer fachpsychiatrischen Untersuchung zugeführt werden, gegebenenfalls auch gegen seinen Willen. Eine solche Untersuchung kann, sofern andere Möglichkeiten nicht bestehen, auf jeden Fall in der regional zuständigen psychiatrischen Fachabteilung erfolgen. Notfalls muß die Polizei für den Transport in die Klinik zu Hilfe gerufen werden. Eine Gewaltanwendung durch Notarzt oder Rettungsdienst ist nur in Ausnahmesituationen zulässig („rechtfertigender Notstand", s.a. Kap. 5).

Im übrigen sind die länderspezifischen Unterbringungsgesetze zu beachten (s.a. Kap. 5 und 10).

Literatur

1. Dubin, W. R., K. J. Weiss: Handbuch der Notfallpsychiatrie. Huber, Bern 1993.
2. Ebert, D.: Psychiatrische Notfälle. In: Hintzenstern, U. v. (Hrsg.): Notarztleitfaden, S. 271–286. Jungjohann, Ulm 1996.
3. Huber, G.: Psychiatrie. 5. Aufl. Schattauer, Stuttgart 1994.
4. Kapfhammer, H. P.: Der suizidale Patient; Aggression, Gewalt, abnormes seelisches Verhalten. In: Madler, C., K. W. Jauch, K. Werdan (Hrsg.): Das NAW-Buch, S. 689–705. Urban & Schwarzenberg, München 1995.
5. König, F., E. König, M. Wolfersdorf: Zur Häufigkeit des psychiatrischen Notfalls im Notarztdienst. Notarzt 12 (1996), 12–17.
6. Möller, H. J.: Suizidalität – Klinisches Bild, Diagnostik, Therapie. Internist 35 (1994), 849–857.

30
Psychiatrische Notfälle und Krisen im Allgemeinkrankenhaus

BARBARA ALM

Zahlreiche Studien haben übereinstimmend gezeigt, daß Patienten, die in Allgemeinkrankenhäusern behandelt werden, zu einem beträchtlichen Teil auch an psychischen Störungen leiden, die zum Teil in Zusammenhang mit der aktuellen körperlichen Erkrankung stehen, häufig aber auch unabhängig davon sind. Die entsprechenden Prävalenzzahlen bewegen sich, je nach untersuchtem Kollektiv, in einer Größenordnung von 15% bis 60% [6].

Nach einer in einem deutschen Universitätsklinikum durchgeführten Studie werden psychiatrische Konsiliarleistungen in besonderem Maße von inneren und chirurgischen Kliniken in Anspruch genommen [2]. In der gleichen Studie zeigte sich, daß am häufigsten depressive Syndrome diagnostiziert wurden, ferner hirnorganische Störungen und Störungen im Zusammenhang mit Alkohol und anderen psychotropen Substanzen.

Bei dem Ausmaß der psychiatrischen Begleitmorbidität sind Notfall- und Krisensituationen auf diesem Gebiet im Allgemeinkrankenhaus mit einer gewissen Regelmäßigkeit zu erwarten. So konnte eigenen Daten zufolge bei 15% der Patienten einer internistischen Notaufnahme eine psychiatrische Diagnose gestellt werden. Da in vielen Kliniken ein psychiatrischer Konsiliarius nicht durchgehend zur Verfügung steht, müssen Notfall- und Krisensituationen dieses Fachgebiets häufig von Ärzten ohne spezielle Weiterbildung behandelt werden. Dieser Umstand verlangt, daß Grundkenntnisse in bezug auf das diagnostische und therapeutische Vorgehen bei psychiatrischen Akutsituationen auch bei Ärzten anderer Fachrichtungen vorhanden sein sollten.

Die häufigsten psychiatrischen Krankheitsbilder, die eine rasche Intervention erforderlich machen, sind Intoxikationen, Suizidalität, Entzugssyndrome, Erregungszustände und psychotische Episoden unterschiedlicher Ätiologie. Auf diese sowie eine Reihe anderer Akutsituationen wird in den jeweiligen Abschnitten des Buches unter syndromalen und nosologischen Aspekten eingegangen.

Im Mittelpunkt des vorliegenden Kapitels stehen nach Ausführungen über einige Prinzipien des diagnostischen und therapeutischen Vorgehens diejenigen psychiatrischen Problemsituationen, die typisch für bestimmte medizinische Bereiche – wie Intensivstation, perioperative Versorgung, Nephrologie, etc. – sind und im allgemeinen mit der Notwendigkeit einer raschen Intervention einhergehen.

30.1 Prinzipien des diagnostischen und therapeutischen Vorgehens

30.1.1 Allgemeines

Der Arzt in einer internistischen oder chirurgischen Notaufnahme sollte schon im Vorfeld möglicher Krisensituationen eine Reihe von Faktoren beachten. Bei Patienten mit unklarer Symptomatik ist es besonders wichtig, eine genaue Anamnese und Fremdanamnese einzuholen. Dazu gehören Informationen über psychiatrische Vorbehandlungen einschließlich der Therapie mit Psychopharmaka.

Häufig noch vor Abschluß der diagnostischen Beurteilung müssen nach Abschätzung der aktuell bestehenden Risiken unter Umständen schon erste Entscheidungen getroffen werden. Die Weichenstellung für das weitere diagnostische und therapeutische Vorgehen hängt dabei insbesondere davon ab, ob
– Anhaltspunkte für eine körperliche Verursachung der psychopathologischen Symptome vorliegen,
– eine Eigen- und/oder Fremdgefährdung erkennbar ist.

Darüber hinaus ist es wichtig, wenn sich eine kritische Situation anbahnt, möglichst frühzeitig zu überprüfen, ob die Voraussetzungen zu deren Bewältigung gegeben sind:
– steht eine ausreichende Zahl von Hilfspersonen zur Verfügung,
– stehen Notfallmedikamente wie Benzodiazepine und Neuroleptika bereit,
– sind geeignete Gurte zur Fixierung vorhanden – und auch medizinisches Personal, das diese bedienen kann,
– über welche Rufnummer kann gegebenenfalls polizeiliche Hilfe angefordert werden.

In einer Notfallsituation empfiehlt sich ein einfacher Kommunikationsstil mit klaren Anweisungen.

Die Behandlung des Patienten ist soweit wie möglich auf freiwilliger Basis durchzuführen. Der Patient sollte über jeden Behandlungsschritt – auch über eine mögliche Fixierung – unterrichtet werden. Unter Umständen muß dem Patienten mitgeteilt werden, daß er nach geltender Rechtslage auch gegen seinen Willen (bei Eigengefährdung, Fremdgefährdung) zurückgehalten und behandelt werden kann, ein Umstand, der oft nicht bekannt ist.

Neben den psychiatrischen Notfällen im engeren Sinne sieht der Arzt im Allgemeinkrankenhaus sich relativ häufig Situationen gegenüber, die objektiv weniger bedrohlich sind, dennoch einer kurzfristigen Intervention bedürfen. Dies trifft beispielsweise zu auf eine neu aufgetretene Angstsymptomatik im Zusammenhang mit belastenden Lebensereignissen. In diesen Fällen sollte der Arzt versuchen, neben der erforderlichen somatischen Abklärung, frühzeitig die Aufmerksamkeit auf eine mögliche psychische Verursachung des Krankheitsbildes zu lenken. Wenn Hinweise darauf vorliegen, kann eine Entlastung des Patienten in der Regel auf dem Weg des Gespräches, u.U. ergänzt durch medikamentöse Maßnahmen, erreicht werden. Danach wäre dann zu prüfen, ob eine psychiatrisch-psychotherapeutische Weiterbehandlung indiziert ist.

30.1.2 Psychotherapeutische Interventionsprinzipien

Patienten können in Verbindung mit körperlichen Erkrankungen oder operativen Eingriffen vor neuen Lebensproblemen oder Situationen stehen, in denen psychische Anpassungsprozesse zu leisten sind. Wenn sich dabei ein Ungleichgewicht zwischen subjektiver Bedeutung eines Problems und individuellem Bewältigungspotential ergibt, kann sich daraus eine psychische Krise entwickeln, die unter Umständen eine therapeutische Intervention erfordert. Nach Kanfer zeichnet sich eine Krise dadurch aus, daß der Betroffene glaubt, sein Problem nicht mehr selbständig bewältigen zu können [8].

Ziel einer Krisenintervention sollte es deshalb sein, in Verbindung mit somatotherapeutischen und weiterführenden psychotherapeutischen Maßnahmen die Fähigkeit des Betroffenen zu einer aktiven Bewältigung seiner Situation zu stärken. Dabei ist es wesentlich, die aktuelle Problemsituation ohne unnötige Verzögerung anzusprechen und – wenn entsprechende Hinweise vorliegen – auch nach Suizidgedanken zu fragen.

Zu einer Krisenintervention gehört weiter, den Patienten zu entlasten, ihm das Gefühl zu geben, daß er verstanden wird und gewohnte Bewältigungsstrategien sowie eigene Ressourcen zu reaktivieren.

Gesprächsführung bei einer Krisenintervention hat nach Kanfer bestimmte Ziele und bezieht sich insbesondere auf die folgenden vier Bereiche:

1. **Informationssammlung**: Der Arzt hat die Möglichkeit, relevante psychische und körperliche Symptome des Patienten zu erfahren und sich über die Entwicklung der aktuellen Problemsituation in Kenntnis zu setzen:
   - „Wollen Sie mir erzählen, was passiert ist?"
   - „Vielleicht erleichtert es Sie, wenn Sie mir erzählen, wie die Probleme begonnen haben?"
2. **Beurteilung der Situation**: Einschätzung hinsichtlich der Probleme, die Anlaß für die jetzige Behandlung sind, sowie hinsichtlich einer möglichen Gefährdung des Patienten, z.B. durch suizidales Verhalten.
3. **Vermittlung von Informationen**: die Weitergabe von Informationen und Erklärungen, die der Patient für die Bewältigung seiner Krisensituation benötigt.
4. **Anregung von Veränderungen**: Hilfestellung geben bei neuen Definitionen des Problems und bei der Aktivierung eigener Ressourcen und Kompetenzen.
   - „Wie sind Sie bisher im Verlauf Ihres Lebens mit problematischen Situationen umgegangen?"
   - „Gibt es Fähigkeiten, die Sie in der Vergangenheit besessen haben und die Sie jetzt nicht einsetzen?"
   - „Was hindert Sie, sich in dieser Situation so zu verhalten, wie Sie dies früher mit Erfolg getan haben?"
   - „Was könnten Sie tun, um die Situation für sich zu verbessern?"

Kenntnisse über Bewältigungsprozesse („Coping") und unspezifische Wirkfaktoren im Gesprächsprozeß können für den behandelnden Arzt hilfreich sein. Heim beschreibt, daß allgemein aktiv zupackendes Verhalten wesentlich dazu beitragen kann, mit Belastungen fertig zu werden, während eine passiv-resignative Haltung sich eher ungünstig auswirkt [5]. Als unspezifische Wirkfaktoren sind zu nennen: Emotionale Entlastung, Beruhigung des Patienten, Vermittlung eines plausiblen Entstehungsmodells für die Beschwerden, Ermutigung und Verstärkung hinsichtlich erster Schritte zur Problembewältigung und Aufzeigen möglicher Zukunftsperspektiven.

Insgesamt wünscht sich ein Patient vom Arzt ausreichend informiert und während seiner Krankheit begleitet zu werden.

Gesprächstechniken können somit als Grundlage für eine Intervention angesehen werden, die dem Patienten dazu verhilft, seine Kompetenz in der Krankheitsbewältigung zu verbessern.

30.1.3 Psychopharmakologische Interventionen

Je nach Art der psychiatrischen Akutsituation reichen Gesprächstechniken allein nicht (mehr) aus, eine Therapie mit Psychopharmaka ist dann in der Regel indiziert (s.a. Kap. 4). Die Auswahl der Pharmaka erfolgt syndromgerichtet, nach Abklingen der Akutsituation sollte eine eingehende diagnostische Abklärung des Krankheitsbildes erfolgen.

In jedem Fall muß – unter besonderer Berücksichtigung somatischer Begleiterkrankungen – das Nebenwirkungsprofil des jeweils verordneten Psychopharmakons beachtet werden.

Bei **Schlafstörungen, depressiver Verstimmung, innerer Unruhe** und **Ängsten** kann ein sedierendes Antidepressivum verordnet werden, z.B. das Trizyklikum Amitriptylin (z.B. Saroten®), beginnend mit zwei- bis dreimal 25 mg/die. Eine schrittweise Erhöhung auf 100–150 mg/die ist möglich unter Berücksichtigung von individueller Verträglichkeit, Lebensalter, Ausmaß einer eventuell vorliegenden kardialen oder zerebralen Vorschädigung etc. Bei Schlafstörungen kann versucht werden, durch eine höhere Dosis des nicht-retardierten Präparates (ggf. auch als Einmaldosierung) zur Nacht diese zu beseitigen.

Vor einer Behandlung mit **trizyklischen Antidepressiva** (TZA) ist eine EKG-Ableitung erforderlich, da diese Stoffgruppe bei höhergradigen kardialen Erkrankungen – insbesondere Überleitungsstörungen – nicht verordnet werden darf. Engwinkelglaukom und Blasenentleerungsstörungen (z.B. bei Prostatahyperplasie) sind bei Antidepressiva mit anticholinergen Nebenwirkungen als Kontraindikationen zu bedenken.

Trimipramin (z.B. Stangyl®) (Kontraindikationen wie Amitriptylin) in einer Initialdosis von 25–50 mg (schrittweise Erhöhung auf 75–150 mg möglich) zeigt ebenfalls eine gute Wirkung bei Schlafstörungen.

Wenn bei (meist älteren) Patienten, die zu einer orthostatischen Hypotonie neigen, eine Therapie mit TZA erfolgen soll, eignet sich dafür am besten der Hauptmetabolit von Amitriptylin, nämlich Nortriptylin (Nortrilen®). Auch wenn diese Substanz weniger starke anticholinerge Begleitwirkungen zeigt, so gelten doch prinzipiell die gleichen Kontraindikationen wie für Amitriptylin. Es empfiehlt sich eine Initialdosis von 10–25 mg/die, die übliche Enddosis bewegt sich in einer Größenordnung von 75–150 mg/die. Zu beachten ist, daß Nortriptylin wenig sedierend wirkt und sich deshalb bei Monotherapie für depressive Syndrome, die mit deutlicher Agitiertheit und ausgeprägten Schlafstörungen einhergehen, weniger gut eignet.

Nach ca. ein- bis zweiwöchiger Einnahme von TZA ist ein Steadystate der Plasmakonzentration erreicht, so daß dann – wenn eine sinnvolle klinische Fragestellung besteht – Plasmaspiegelkontrollen möglich sind (wobei für die meisten TZA kein enger Zusammenhang zwischen der Höhe des Plasmaspiegels und der therapeutischen Wirksamkeit besteht). Generell gilt, daß die Dosisanpassung von TZA in Abhängigkeit von der im individuellen Fall beobachteten Wirkung und Verträglichkeit erfolgt.

Eine gute Alternative zu den TZA stellen die **selektiven Serotonin-Wiederaufnahmehemmer** (SSRI) dar. Bei Paroxetin (Tagonis®, Seroxat®) z.B. beträgt die übliche Anfangsdosis 20 mg. Eine Steigerung auf max. 50 mg, bei älteren Patienten auf 40 mg/die, ist möglich. Bei Leber- und Nierenfunktionsstörungen ist die Dosis anzupassen [9].

SSRI haben in der Regel keine sedierende oder schlafanstoßende Wirkung und müssen deshalb u.U. mit entsprechend wirkenden Substanzen initial kombiniert werden (Diazepam [z.B. Valium®] o.ä.).

Generell zeichnen sich SSRI durch ein günstiges Nebenwirkungsprofil aus. Probleme können sich durch die bei 30% der Patienten initial auftretende Übelkeit ergeben. Kardiale Probleme treten nur ausnahmsweise auf, und zwar am ehesten im Sinne einer Verstärkung einer vorbestehenden bradykarden Rhythmusstörung. Bedeutsam und in jedem Fall sorgsam zu beachten sind über das Cytochrom-P 450-System vermittelte Arzneimittelinteraktionen, die zu erhöhten Plasmaspiegeln verschiedener Medikamente (u.a. Antiarrhythmika, β-Rezeptoren-Blocker) führen können. Hinsichtlich bestimmter streng kontraindizierter Arzneimittelkombinationen und des Vorgehens bei gleichzeitiger Einnahme von oralen Antikoagulanzien müssen die Herstellerempfehlungen beachtet werden.

Allgemein ist zu beachten, daß die Einstellung auf Antidepressiva durch einen mit der Materie vertrauten Arzt erfolgen sollte. Dies gilt insbesondere in bezug auf die erheblichen individuellen Unterschiede in den Wirkungen der verschiedenen Substanzen, aber auch wegen des bei depressiven Syndromen immer zu berücksichtigenden Suizidrisikos und der Tatsache, daß ein Teil der Pharmaka (TZA) schon in relativ geringen Mengen zu letalen Intoxikationen führen kann (s.a. Kap. 6.8).

Bei **Panikattacken** und **anderen Angststörungen** sind – soweit eine Medikation erforderlich ist – Benzodiazepine in der Akutsituation Mittel der Wahl (s.a. Kap. 7 und 19.1). **Erregungszustände** sonstiger Ursache werden vorzugsweise mit Benzodiazepinen und/oder hochpotenten Neuroleptika behandelt (ausführliche Ausführungen hierzu in Kap. 6).

Generell dürfen Psychopharmaka in psychiatrischen Akutsituationen nicht unkritisch und für längere Dauer verordnet werden. So sollte bei Benzodiazepinen zu einem möglichst frühen Zeitpunkt ein Auslaßversuch stattfinden bzw. mit einem langsamen Ausschleichen begonnen werden.

Zum Ende des stationären Aufenthalts sollte generell die Indikation für die Weiterbehandlung mit den verordneten Psychopharmaka überprüft werden.

30.2 Der Patient auf Intensivstation

Unabhängig von der involvierten Fachdisziplin (anästhesiologisch, internistisch etc.) sind psychiatrische Notfälle und Krisen während der Phase der Intensivbehandlung keine seltenen Ereignisse [4].

Hier sind insbesondere **delirante Syndrome** zu nennen, wobei in ätiologischer Hinsicht vor allem metabolische, endokrine, vaskuläre, infektiöse, hypoxische oder toxische Faktoren zu berücksichtigen sind (s. Kap. 14). Ältere und ZNS-vorgeschädigte Patienten sind dabei besonders gefährdet. Relativ häufig werden delirante Syndrome durch unerwünschte Arzneimittelwirkungen verursacht. Wird ein pharmakogenes Delir vermutet, so hat therapeutisch die Vermeidung der entsprechenden Noxen Vorrang vor der Verordnung von Psychopharmaka.

Bei Patienten mit Alkohol- oder Medikamentenabhängigkeit in der Vorgeschichte ist ein Entzugssyndrom differentialdiagnostisch in Erwägung zu ziehen, sofern die Symptomatik in einen zeitlichen Zusammenhang mit einer Entzugssituation gebracht werden kann. Eine Delirbehandlung ist dann mit Benzodiazepinen oder Clomethiazol (Distraneurin®) (s. Kap. 15 und 16) einzuleiten.

Psychische Belastungsreaktionen und **Anpassungsstörungen** können zum einen durch die zum Intensivaufenthalt führenden lebensbedrohlichen Grunderkrankungen verursacht werden, zum anderen können die für den Patienten ungewohnten Umgebungsbedingungen (computergesteuerte Monitore, Alarmgeräte, veränderte Zeitstrukturierung, invasive medizinische Maßnahmen etc.) mögliche begünstigende Faktoren für das Auftreten psychischer Krisen sein. Es können sich Störungen des Schlaf-Wach-Rhythmus, sowie Angst- und Unruhezustände zeigen. Wichtig ist eine frühzeitige Behandlung dieser Störungen, z.B. durch eine Regulation des Schlaf-Wach-Rhythmus oder eine pharmakologische Beeinflussung der Angstsymptome, für die entweder Benzodiazepine (Diazepam [z.B. Valium®] o.ä.) oder, bei fehlenden Kontraindikationen, sedierende trizyklische Antidepressiva in Frage kommen. Bei der letztgenannten Substanzgruppe sind dabei die zum Teil erheblichen anticholinergen Begleiteffekte mit ihren potentiell delirogenen Auswirkungen zu bedenken.

Unabhängig davon, ob Psychopharmaka verordnet wurden oder nicht, sollte der Patient, der dazu in der Lage ist, die Möglichkeit haben, ihn belastende Themen anzusprechen und ausreichende Informationen über seine Krankheit zu erhalten.

Auch bei intubierten Patienten sollte versucht werden, eine entsprechende Kommunikation herzustellen.

Massive Ängste können gelegentlich die Ursache dafür sein, daß Patienten trotz gegebener somatischer Voraussetzungen – d.h. einer ausreichenden Ventilation – schwer vom Beatmungsgerät zu entwöhnen sind. Das oben skizzierte Vorgehen gilt auch für diese Patienten, wobei ebenfalls Benzodiazepine und sedierende Antidepressiva sinnvoll eingesetzt werden können, natürlich unter Beachtung der Kontraindikationen.

Nicht selten müssen Patienten nach einer Intoxikation oder anderweitigen suizidalen Handlungen (z.B. Sprung aus dem Fenster) anfänglich auf einer Intensivstation behandelt werden. Wichtig ist, daß der Hintergrund des Suizidversuches zu einem möglichst frühen Zeitpunkt exploriert wird und die **Suizidalität** im weiteren Verlauf immer wieder eingeschätzt werden muß. Bei fortbestehender Suizidalität und/oder behandlungsbedürftiger Grunderkrankung sollte die Weiterbehandlung in einer psychiatrischen Klinik organisiert werden (Hinweise zum pharmakotherapeutischem Vorgehen in diesen Situationen in Kap. 10).

Neben den psychischen Störungen bei den Patienten kann es, wenn auch selten, bei **Angehörigen** zu behandlungsbedürftigen Belastungsreaktionen und Anpassungsstörungen kommen. Krisenauslösend wirken dabei ganz unterschiedliche Faktoren, z.B. der Anblick des bewußtlosen oder beatmeten Patienten oder die „fremde" Situation auf der Intensivstation. Meist ist ein informatives Gespräch ausreichend, nur ausnahmsweise ist es erforderlich, eine fachpsychiatrische Beratung zu vermitteln.

Insgesamt gilt für die Vorbeugung und Behandlung psychiatrischer Störungen bei Intensivpatienten:
- Eine möglichst frühzeitige Diagnose sollte angestrebt werden.
- Bei Symptomen wie Ängsten, Störungen des Schlaf-Wach-Rhythmus oder psychomotorischer Unruhe sollte die Indikation zur pharmakologischen Behandlung großzügig gestellt werden.
- Sofern der Zustand des Patienten dies zuläßt, sollten ihm ausreichend Informationen über den bisherigen Krankheitsverlauf und das weitere Procedere gegeben werden.

30.3 Typische Probleme in der perioperativen Phase

30.3.1 Häufige psychische Störungen in der perioperativen Phase

Im Vorfeld von operativen Eingriffen können Patienten **Ängste** und **Spannungszustände** unterschiedlicher Ausprägung zeigen, die prinzipiell als situationsadäquat anzusehen sind. Diese Symptome treten naheliegenderweise verstärkt dann auf, wenn - u.U. bedingt durch einen Mangel an Information - der Grad der Unsicherheit über das voraussichtliche Operationsergebnis hoch ist. Es gibt Hinweise darauf, daß ausgeprägte präoperative Ängste die Wahrscheinlichkeit für das Auftreten postoperativer psychischer Störungen erhöhen [11]. Deshalb ist es stabilisierend für den prä- und postoperativen psychischen Zustand des Patienten, wenn ihm ausreichend Information über die geplante Operation und das Vorgehen danach sowie den weiteren zeitlichen Verlauf gegeben wird.

Delirante Syndrome treten meist ein bis zwei Tage postoperativ auf. Angaben zur Häufigkeit bewegen sich in einer Größenordnung von 1–10% (Allgemeinchirurgie) bzw. 25–30% (Herzchirurgie) oder sogar 10–50% (Operationen im höheren Lebensalter) [7]. Die erhebliche Variation in den Häufigkeitsangaben erklärt sich zum einen durch unterschiedliche Merkmale der untersuchten Kollektive bezüglich der bekannten Risikofaktoren (s.u.), aber auch durch das unterschiedliche Ausmaß, in dem leichtere Krankheitsverläufe durch mehr oder weniger gezielte psychopathologische Befunderhebung erkannt werden. Es ist zu vermuten, daß delirante Syndrome mit geringerer Symptomausprägung unter den Bedingungen der klinischen Routine oftmals nicht diagnostiziert werden, auch deshalb, weil sie sich in manchen Fällen spontan zurückbilden.

Ein erhöhtes Risiko für ein postoperatives Delir besteht u.a. bei
- längerer Operationsdauer,
- dem Auftreten perioperativer Komplikationen,
- Vorliegen von Merkmalen, die generell für dieses Krankheitsbild prädisponieren: vorbestehende kognitive Beeinträchtigung, Substanzabhängigkeit etc. (s.a. Kap. 14).

Typische Symptome des postoperativen Delirs sind in Tabelle 30-1 genannt.

Tabelle 30-1 Typische Symptome des postoperativen Delirs.

- (häufig fluktuierende) Bewußtseinstrübung
- neu aufgetretene kognitive Defizite
- Störungen von Orientierung und Aufmerksamkeit
- z.T. ausgeprägte optische Halluzinationen
- meist unsystematisierte und transiente Wahnphänomene
- Störungen der Psychomotorik mit teilweise aggressiv getönten Unruhezuständen, aber auch antriebsgeminderte Bilder
- Affektstörungen, die z.B. durch Gereiztheit oder Depressivität geprägt sein können

Die Therapie besteht in der Beseitigung möglicher medizinischer Ursachen und je nach Schweregrad in einer symptomatischen medikamentösen Behandlung. Hier können Haloperidol (2–5 mg oral oder i.v.), evtl. ergänzt durch Benzodiazepine (z.B. Diazepam 2–5 mg), oder niederpotente Neuroleptika vom Butyrophenontyp verordnet werden (s.a. Kap. 14.1.1). Bei alkoholentzugsbedingten deliranten Syndromen sind Benzodiazepine oder Clomethiazol Mittel der Wahl (s. Kap. 15). Darüber hinaus erfolgt die Pharmakotherapie postoperativer psychischer Störungen nach syndromalen Gesichtspunkten. Insgesamt gilt:
- Zur Prophylaxe postoperativer psychischer Störungen können Informationen über das geplante Vorgehen und die Folgen einer Operation (Drainagen, Katheter etc.) hilfreich sein.
- Alkohol- und Medikamentenabhängigkeit sollten erfragt werden, um ggf. ein postoperatives Entzugssyndrom rechtzeitig zu erkennen und zu behandeln.
- Bei vorbestehender psychischer Erkrankung ist an das Risiko einer postoperativen Exazerbation zu denken.
- Schmerzmittel, Anästhetika und andere Pharmaka mit zentralnervösen Nebenwirkungen sollten bei delirgefährdeten Patienten möglichst niedrig dosiert werden.

30.3.2 Psychopharmaka und Anästhetika

Spezifische Probleme ergeben sich in der perioperativen Phase bei denjenigen Patienten, die unter Dauertherapie mit Psychopharmaka stehen. Verschiedene Wechselwirkungen zwischen Anästhetika und Psychopharmaka, die überwiegend das Herz-Kreislauf-System betreffen, sind zu beachten. Nach heutiger anästhesiologischer Meinung ist ein generelles Absetzen der Psychopharmaka präoperativ jedoch nicht erforderlich [12, 20].

In Abhängigkeit von der Schwere der jeweils vorliegenden somatischen und psychiatrischen Erkrankungen und dem Umfang des bevorstehenden Eingriffs ist individuell darüber zu entscheiden, ob Psychopharmaka abgesetzt werden müssen oder weitergegeben werden können.

Im letzteren Fall ist ein intensiviertes perioperatives Monitoring erforderlich. Wünschenswert ist immer eine Rücksprache zwischen Anästhesist, Operateur und Psychiater.

Auf spezielle Aspekte, die die verschiedenen Substanzgruppen betreffen, wird im folgenden näher eingegangen.

Trizyklische Antidepressiva
Sowohl aufgrund tierexperimenteller Untersuchungen als auch kasuistischer Beobachtungen ist bei einer kombinierten Anwendung von trizyklischen Antidepressiva (TZA) und Anästhetika mit der Möglichkeit kardiovaskulärer Komplikationen zu rechnen, und zwar besonders von Herzrhythmusstörungen bis hin zum Kammerflimmern.

Wenn perioperativ Katecholamine bei Patienten, die mit TZA vorbehandelt sind, gegeben werden, kann es zu verstärkten sympathomimetischen Wirkungen mit daraus resultierenden kardialen Arrhythmien und hypertonen Entgleisungen kommen. Zu beachten ist auch die durch TZA bedingte Senkung der Krampfschwelle.

Wegen dieser Komplikationsmöglichkeiten wurde in der älteren Literatur die Auffassung vertreten, daß TZA drei Tage bis zwei Wochen präoperativ abzusetzen seien.

Aus heutiger Sicht ist eine Medikamentenpause jedoch nicht unabdingbar. Dies gilt im Hinblick darauf, daß neuere Anästhetika (wie Isofluran, Sevofluran, Desfluran) wesentlich weniger als deren Vorläufer (z.B. Halothan) das Reizleitungssystem des Herzens beeinflussen und heute die Möglichkeit einer totalen intravenösen Anästhesie (TIVA) besteht, die mit einem hohen Grad an Sicherheit auch bei psychopharmakologisch behandelten Patienten, durchgeführt werden kann.

Bei Patienten mit relevanten kardiovaskulären Begleiterkrankungen sollten unter dem Aspekt der Risikominimierung dennoch die TZA abgesetzt werden, sofern dies aus psychiatrischer Sicht vertretbar erscheint. Wenn ein Patient nicht vorhersehbar operiert werden muß, ist die Dringlichkeit des Eingriffs gegenüber möglichen Risiken der nicht unterbrochenen TZA-Einnahme abzuwägen. Auf jeden Fall müssen potentielle Medikamenteninteraktionen (insbesondere mit Sympathomimetika) sorgfältig beachtet werden. Gegen eine kurzfristige Wiederaufnahme der TZA-Gabe postoperativ bestehen beim kardial stabilen Patienten keine Einwände.

Serotonin-Wiederaufnahmehemmer

Serotonin-Wiederaufnahmehemmer (SSRI) müssen nach derzeitigem Kenntnisstand nicht abgesetzt werden.

Zu beachten ist jedoch, daß die verschiedenen SSRI die Subsysteme des Cytochrom-P 450-Systems, das für den Arzneimittelstoffwechsel von zentraler Bedeutung ist, in unterschiedlicher Weise beeinflussen. SSRI können damit die Elimination von Pharmaka, die über dieses Enzymsystem metabolisiert werden (Tab. 30-2), verzögern mit der Folge erhöhter Plasmaspiegel und vermehrter Nebenwirkungen. Interaktionen dieser Art sind u.a. möglich mit β-Rezeptor-Blockern, Antiarrhythmika, oralen Antikoagulantien, TZA, Neuroleptika und Opiaten, so daß ggf. eine Dosisanpassung notwendig wird.

Tabelle 30-2 Beispiele für Pharmaka, deren Elimination durch Serotonin-Reuptake-Wiederaufnahmehemmer verzögert wird.

– β-Rezeptoren-Blocker	– trizyklische Antidepressiva
– Antiarrhythmika	– Neuroleptika
– oralen Antikoagulanzien	– Opiate

Zu beachten sind auch die unterschiedlichen Eliminationshalbwertszeiten der verschiedenen SSRI. So sind z.B. bei Fluoxetin, dem SSRI mit der langsamsten Elimination, erst nach fünfwöchiger Karenz keine relevanten Wechselwirkungen mehr zu erwarten.

Monoaminoxidasehemmer

Unter den **irreversiblen** Monoaminoxidasehemmern (MAO-Hemmern) ist eine Vielfalt von Medikamenteninteraktionen, u.a. auch mit Narkotika, Anästhetika und Opiaten, zu erwarten. Kontraindiziert wegen der Gefahr bedrohlicher Vitalfunktionsstörungen (u.a. hypertensive Krisen, cerebrale Krampfanfälle, schwere vegetative Dysregulation) ist die Kombination mit Pethidin (Dolantin®) und indirekten Sympathomimetika. Darüber hinaus können Unverträglichkeiten auftreten bei gleichzeitiger Gabe von Suxamethonium, Barbituraten und Anticholinergika. Die Wirkung von Antihypertensiva, einschließlich der Diuretika kann verstärkt werden. Keine prinzipielle Einschränkung ergibt sich bei der Kombination von Tranylcypromin mit Morphin, i.v. Anästhetika, Inhalationsnarkotika und Benzodiazepinen.

Aufgrund der großen Zahl möglicher Interaktionen sollte Tranylcypromin normalerweise zwei bis drei Wochen vor einer geplanten Operation abgesetzt werden, d.h. dem Zeitraum der erforderlich ist bis zur Normalisierung der MAO-Aktivität. In Ausnahmefällen, d.h. insbesondere bei Akutoperationen, kann jedoch eine Narkose auch unter fortgeführter Tranylcypromin-Gabe durchgeführt werden, wenn die kontraindizierten Arzneimittelkombinationen strikt beachtet werden.

Bei dem **selektiven** und **reversiblen** MAO-A-Hemmer Moclobemid sistiert die pharmakologische Wirkung innerhalb von 24 Stunden, so daß Wechselwirkungen nur bei Unterschreiten dieser Zeitspanne zu erwarten sind. Kombinationen mit dem Analgetikum Pethidin (Dolantin®) müssen vermieden werden. Zu beachten ist ferner, daß die Wirkung von Opiaten verstärkt sein kann, während eine Kombination mit Benzodiazepinen und Neuroleptika mit keinen besonderen Risiken verbunden zu sein scheint.

Benzodiazepine
Benzodiazepine werden u.a. zur Prämedikation verordnet. Es zeigten sich bisher keine Hinweise auf Interaktionen zwischen Benzodiazepinen und Inhalationsnarkotika.

Neuroleptika
Hinsichtlich der verschiedenen Gruppen von Neuroleptika (Butyrophenone, Phenothiazine) ergeben sich keine prinzipiellen Unterschiede.
Ein Absetzen ist nicht erforderlich, jedoch kann sich der Bedarf an Prämedikation durch die sedierenden Effekte reduzieren.
Potentielle Wechselwirkungen z.B. mit Barbituraten oder Opiaten sind zu berücksichtigen. Enfluran kann in Kombination mit Neuroleptika die Krampfschwelle senken. In jedem Fall wird ein verstärktes intraoperatives Monitoring von Herz und Kreislauf vorgeschlagen.

Lithium
In erster Linie sind Wechselwirkungen mit Muskelrelaxantien zu bedenken, und zwar im Sinne einer verlängerten Relaxationsdauer. Im Hinblick darauf empfiehlt es sich, zwei bis drei Tage vor einer geplanten Operation mit einer Lithiumpause zu beginnen. Wenn dies – wegen einer Notfalloperation oder im Einzelfall auch wegen eines sehr hohen Rezidivrisikos der zugrundeliegenden affektiven Erkrankung – nicht möglich ist, so ist darauf zu achten, daß der Lithiumspiegel präoperativ den üblichen prophylaktischen Bereich von 0,6–0,8 mmol/l nicht überschreitet, da höhere Spiegel mit dem Risiko zentralnervöser, kardialer und sonstiger toxischer Wirkungen verbunden sind.

Zusammenfassend gilt:
- Bei Patienten, die unter Dauermedikation mit Psychopharmaka stehen, muß sorgfältig auf mögliche Wechselwirkungen zwischen Anästhetika und Psychopharmaka geachtet werden.
- Die Entscheidung über ein Absetzen der Psychopharmaka sollte von der Dringlichkeit der bevorstehenden Operation und der Art und Schwere der im Einzelfall vorliegenden psychischen und somatischen Erkrankung abhängig gemacht werden. Angesichts der heute zur Verfügung stehenden gut verträglichen Anästhetika besteht keine Notwendigkeit mehr für das generelle Absetzen einer Dauermedikation.
- Ein erweitertes perioperatives Herz-Kreislauf-Monitoring kann für die Patienten notwendig werden, die unter laufender psychopharmakologischer Medikation operiert werden.

30.4 Typische Probleme bei nephrologischen Patienten

30.4.1 Dialysepatienten

Zahlreiche Erkrankungen, wie beispielsweise Glomerulonephritiden oder in zunehmendem Maße die diabetische Nephropathie, können zu einer terminalen Niereninsuffizienz führen. Bedingt durch die zunehmende Nierenfunktionseinschränkung kommt es zu Symptomen wie verminderte Ausdauer, Verlangsamung, allgemeine intellektuelle Einbußen, Schwächegefühl und Kopfschmerzen.

Die Dialysebehandlung bietet die Möglichkeit einer körperlichen Stabilisierung, erfordert andererseits aber auch eine erhebliche Anpassungsleistung des Patienten hinsichtlich der stark in den Alltag eingreifenden Behandlungsmodalitäten. Angesichts der Tatsache, daß der Patient von einer lebensbedrohlichen Erkrankung betroffen ist und es im Zusammenhang damit meist zu tiefgreifenden Veränderungen in bezug auf seine Autonomie und seine Rolle in Familie und Beruf kommt, verwundert es nicht, daß etwa die Hälfte der Betroffenen bedeutsame Einbußen in ihrer Lebensqualität angibt [14].

Dialysepatienten sind häufig von **psychischen Störungen** betroffen, dabei stehen depressive Syndrome an erster Stelle.
Ca. 20% der Dialysepatienten zeigen leichtere Depressionen, 6,5% schwerere Verläufe [4]. Das Risiko für eine Depression ist bei affektiven Erkrankungen in der Vorgeschichte erhöht, ähnlich bei vorbestehender Alkohol- und Medikamentenabhängigkeit und fehlenden familiären und sozialen Bindungen. Zu berücksichtigen ist aber auch, daß die körperliche Erkrankung selbst mit solchen Symptomen wie erhöhter Irritierbarkeit, vermindertem Appetit, Schlafstörungen und Müdigkeit einhergehen kann, da ein urämischer Zustand – wenn auch in verminderter Ausprägung – trotz Dialyse immer noch besteht.

Unbehandelte psychische Störungen gehen nicht selten mit einem erhöhten Maß an Non-Compliance (u.a. Verweigerung von Medikamenteneinnahme oder Diät) einher und haben damit einen ungünstigen Einfluß auf die Überlebensprognose der Erkrankten. Soweit eine genaue Aussage dazu möglich ist, scheint auch das Suizidrisiko von Dialysepatienten erhöht zu sein.

Schwierige Situationen ergeben sich, wenn Patienten den definitiven Wunsch nach dem Abbruch der Dialysebehandlung äußern. Aus psychiatrischer Sicht sollte in diesen Fällen unbedingt ein behandlungsbedürftiges suizidales Syndrom ausgeschlossen werden (was in der Regel im Rahmen einer einzigen Exploration nicht möglich ist).

Als relativ häufige **Komplikationen** treten organische Psychosyndrome aller Schweregrade und unterschiedlicher Symptomatologie auf (s. Kap. 14). An weiteren Komplikationen sind im Anschluß an Dialysebehandlungen vorübergehende kognitive Störungen verbunden mit Übelkeit, Schwäche, Müdigkeit, motorischer Unruhe, Muskelkrämpfen, Tremor und epileptischen Anfällen möglich (Dysäquilibrium). Unter den heutigen Behandlungsmodalitäten ist die Dialysedemenz mit Desorientierung, Gedächtnisstörungen, Myoklonien und epileptischen Anfällen sehr selten.

Für die **Behandlung** psychischer Störungen bei Dialysepatienten gelten die gleichen Prinzipien wie bei Nierengesunden. Jedoch sind bei medikamentöser

Behandlung aufgrund der terminalen Niereninsuffizienz und der Nierenersatztherapie besondere pharmakokinetische Bedingungen zu berücksichtigen. Grundsätzlich gilt, daß die in der Psychopharmakotherapie eingesetzten psychotropen Substanzen – mit Lithium, das renal eliminiert wird und vollständig dialysabel ist, als wesentlicher Ausnahme – überwiegend verstoffwechselt und aufgrund ihrer hohen Plasmaeiweißbindung in keinem nennenswerten Umfang über Dialyse ausgeschieden werden. Hingegen werden die teilweise noch wirksamen Metaboliten renal und auch biliär ausgeschieden. Bei Dialysepatienten wird die Dosis-Plasmaspiegel-Relation von unterschiedlichen Faktoren beeinflußt, so z.B. Plasmaproteinbindung, Halbwertszeit und Dialyseverfahren [18]. Zu beachten ist auch, daß bei Dialysepatienten häufig eine zerebrale Vorschädigung – z.B. durch eine hypertensiv bedingte vaskuläre Enzephalopathie – besteht, die die Sensitivität für unerwünschte Wirkungen der Psychopharmaka erhöht. Da nahezu alle Dialysepatienten an multiplen Erkrankungen leiden und sie dementsprechend meist mit einer größeren Zahl von Medikamenten behandelt werden, sollte die zusätzliche Verordnung von Psychopharmaka immer in Abstimmung mit dem zuständigen Nephrologen erfolgen.

Für die **einzelnen Substanzgruppen** ist folgendes zu beachten [18]:

- Antidepressiva: Zu berücksichtigen ist, daß konjugierte Metaboliten renal ausgeschieden werden und somit kumulieren können. Dies kann zu verstärkten unerwünschten Wirkungen (z.B. Sedierung, orthostatische Hypotonie) führen. Angesichts dieser veränderten pharmakokinetischen Gegebenheiten sollte mit einer eher niedrigen Initialdosis begonnen und einschleichend aufdosiert werden. Eine Substitution nach einer Dialysebehandlung ist nicht erforderlich. Nach heutigem Kenntnisstand gelten die getroffenen Feststellungen nicht nur für trizyklische Antidepressiva, sondern auch für selektive Serotonin-Wiederaufnahmehemmer.
- Neuroleptika: Die Exkretionsverhältnisse sind ähnlich wie bei den Antidepressiva, deshalb gelten die gleichen Vorsichtsmaßnahmen. Die Initialdosis sollte etwa bei der Hälfte bis zwei Drittel der üblichen Dosierung liegen. Dies scheint auch auf Clozapin (Leponex®) zuzutreffen, wobei systematische Daten für dieses Medikament bisher nicht vorliegen.
- Benzodiazepine: Bei den meisten Pharmaka dieser Gruppe kann es zu einer Kumulation der glukuronidierten Metaboliten kommen, mit dem Ergebnis einer verstärkten Sedierung, Ataxie und Sturzgefährdung. Deshalb sollte bei längerfristiger Anwendung die Medikamentendosis reduziert werden. Vorteilhaft ist, daß Lorazepam (z.B. Tavor®) und Oxazepam (z.B. Adumbran®) keine aktiven Metaboliten besitzen, so daß bei einmaliger Gabe oder kurzfristiger Anwendung keine Dosisreduktion erforderlich scheint.
- Lithium: Wegen der ausschließlich renalen Ausscheidung besteht eine Kumulationstendenz. Lithium kann prinzipiell auch bei Dialysepatienten verordnet werden. Voraussetzung hierfür sind neben einer besonderen Erfahrung des behandelnden Arztes häufige Blutspiegelkontrollen vor und nach Dialyse. Es reicht aus, wenn eine individuell zu bestimmende Dosis einmalig nach jeder Dialyse gegeben wird.
- Carbamazepin (z.B. Tegretal®): Dieses Medikament wird in einem relevanten Ausmaß renal ausgeschieden, so daß hier ebenfalls wegen unerwünschter Wirkungen wie Schwindel, Gangstörungen und gastrointestinalen Beschwerden

eine Serumkonzentrationsbestimmung mit Dosisanpassung erforderlich ist. Die initiale Dosis sollte 50–75% der üblichen Dosierung betragen, die Erhaltungsdosis muß individuell unter Berücksichtigung von Klinik und Serumspiegel ermittelt werden.

30.4.2 Nierentransplantierte Patienten

Auch in Zusammenhang mit einer Nierentransplantation kann es zu behandlungsbedürftigen psychischen Störungen kommen. Das Auftreten von depressiven und Angstsyndromen wird begünstigt durch die spezifischen Belastungsmomente während der Wartezeit auf ein geeignetes Spenderorgan und in der postoperativen Phase (z.B. Ängste bzgl. einer Transplantatabstoßung).

Differentialdiagnostisch müssen immer somatische Komplikationen und unerwünschte Wirkungen der eingesetzten immunsuppressiven Medikamente abgegrenzt werden.

Falls eine Behandlung mit Psychopharmaka erforderlich ist, muß bei Depressionen in der postoperativen Phase von einer erhöhten Sensitivität gegenüber möglichen Nebenwirkungen ausgegangen werden.

Antidepressiva können bei Beachtung der Kontraindikationen und Wechselwirkungen verordnet werden. Lithium sollte, wenn überhaupt, nur eingesetzt werden bei eindeutiger Indikation und in Abstimmung mit dem behandelnden Nephrologen. Bei Angststörungen erweisen sich Lorazepam (z.B Tavor®) und Oxazepam (z.B. Adumbran®) als gut steuerbar, auch wegen der fehlenden Bildung aktiver Metaboliten. Bei deliranten Syndromen kann Haloperidol (z.B. Haldol®) in niedriger Dosierung, gegebenenfalls in Kombination mit Lorazepam (z.B Tavor®) verordnet werden.

30.5 Psychische Störungen in Gravidität und Post-partum-Phase

30.5.1 Häufige psychische Störungen

Der Beginn einer Schwangerschaft ist für eine Frau ein Ereignis, das neben dem Gefühl der Freude auch mit Ängsten vor der veränderten Lebensperspektive verbunden sein kann. Viele Faktoren können für die Schwangere zu Belastungen werden, wie finanzielle Probleme, Partnerkonflikte, zu junges Alter, Alkohol- und Substanzabhängigkeit, vorbestehende psychische Erkrankungen sowie eine Schwangerschaft durch Vergewaltigung.

Bei leichteren Störungen stehen naturgemäß nichtmedikamentöse therapeutische Maßnahmen an erster Stelle. So können z.B. schwangerschaftsbezogene Ängste (wie die Angst, ein behindertes Kind zu bekommen) oft schon durch ausführliche Beratung und sorgfältige Geburtsvorbereitung ausreichend gebessert werden.

Bei **vorbekannter psychischer Erkrankung** aus dem schizophrenen oder affektiven Formenkreis ergeben sich spezielle Probleme: Während die Rezidivneigung in der Gravidität relativ niedrig ist, steigt dieses Risiko postpartal deutlich.

Naturgemäß erhöht das Absetzen einer zuvor eingenommenen Medikation die Rezidivgefährdung in erheblichem Maße.

> Insofern muß das therapeutische Vorgehen individuell in Abhängigkeit von Schwere und Rezidivneigung der Grunderkrankung und dem teratogenen Potential der jeweils angewandten Medikation festgelegt werden.

Bei Kinderwunsch sollten die Patientinnen möglichst schon vor Eintritt der Schwangerschaft über diese Zusammenhänge aufgeklärt werden. Mit Beginn der Gravidität wird eine intensivierte psychiatrische Behandlung in jedem Fall erforderlich.

Erhebliche Probleme können sich ergeben bei den im Zunehmen begriffenen **Abhängigkeitserkrankungen**. Alkohol, Nikotin und illegale Drogen wie Kokain und Opiate sind mit einem großen Spektrum an Folgeschäden für den Fötus und das Neugeborene verbunden.

> Bei entsprechendem Verdacht muß eine genaue Alkohol- und Drogenanamnese erhoben werden und die Patientin über die Folgen ihrer Abhängigkeit für das Kind in Kenntnis gesetzt werden [16].

Während der Intrauterinzeit kann es beim Fötus zu Entwicklungsstörungen und im Extremfall zum Fruchttod kommen. Beim Neugeborenen können die genannten Stoffe Entzugssyndrome hervorrufen. Im weiteren Verlauf ist mit dem Auftreten von Entwicklungsstörungen zu rechnen (z.B. in kognitiver, motorischer und affektiver Hinsicht).

Alkoholabhängige Schwangere sollten wegen des Risikos einer Alkoholembryopathie unbedingt entzogen werden und zwar zu einem möglichst frühen Zeitpunkt. Bei Heroinabhängigkeit kommt in den Fällen, in denen ein Entzug nicht möglich ist, alternativ auch eine Methadonsubstitution in Frage. Diese scheint nicht mit einem erhöhten teratogenen Risiko verbunden zu sein. Im Vergleich zu Schwangeren, die weiterhin Heroin zu sich nehmen, scheinen Schwangerschaftsvorsorge und fötale Ernährungssituation durch die Substitution eher verbessert zu werden. Den Rahmen für die Methadonsubstitution liefern die sogenannten NUB-Richtlinien (s.a. Kap. 16). Es sollte die niedrigste noch ausreichend wirksame Dosis gewählt werden (möglichst nicht mehr als 20 mg L-Methadon/Tag). Falls ein Methadonentzug stattfinden soll, so geschieht dies am günstigsten im zweiten Trimenon.

30.5.2 Psychopharmaka in Schwangerschaft und Wochenbett

Fetal- und Neugeborenenzeit
Grundsätzlich kann ein teratogenes Risiko bei Einnahme von Psychopharmaka in der Schwangerschaft nicht ausgeschlossen werden. Jedoch ist nach neueren Untersuchungen das Fehlbildungsrisiko durch Psychopharmaka als eher niedrig einzuschätzen [1, 3].

Eine psychopharmakologische Behandlung schwangerer Patientinnen ist in vielen Fällen – so etwa bei Psychosen oder schwerer Depression – auch bei strenger Indikationsstellung nicht zu vermeiden.

> Es müssen dann die Risiken einer pränatalen Exposition gegen die Risiken, die mit einer unbehandelten Krankheit für Mutter (Rückfälle, Selbst- und

Fremdgefährdung) und Kind (Teratogenität) assoziiert sind, gegeneinander abgewogen werden.

Für **trizyklische Antidepressiva** (TZA) sind bei Anwendung im ersten Trimenon in mehreren Untersuchungen teratogene Risiken nicht nachgewiesen worden. Die Therapie mit TZA scheint demnach relativ sicher, auch längerfristige Auswirkungen auf die Entwicklung der Kinder scheinen nicht zu bestehen.

Die Behandlung mit **selektiven Serotonin-Wiederaufnahmehemmern** (SSRI) im ersten Trimenon scheint ebenfalls nicht mit einer erhöhten Fehlbildungsrate assoziiert zu sein, wobei Daten in größerem Umfang nur zu Fluoxetin (Fluctin®) vorliegen.

Für **andere Antidepressiva**, z.B. MAO-A-Hemmer oder Venlafaxin (Trevilor®), existieren bisher keine Daten.

Aufgrund älterer Studien ist nach Einnahme von **Benzodiazepinen** im ersten Trimenon mit einem erhöhten teratogenen Risiko (Gesichtsspalten) zu rechnen, wobei neuere Untersuchungen jedoch diesen Verdacht nicht erhärtet haben. Diese Aussage gilt im Wesentlichen für Diazepam (z.B. Valium®), während andere Substanzen, wie Lorazepam (z.B. Tavor®), weniger gut untersucht wurden. Clonazepam (z.B. Rivotril®) gilt nach dem Stand der Literatur als relativ sicher.

> Bei insgesamt unklarer Datenlage empfiehlt es sich, im ersten Trimenon einer Schwangerschaft sehr zurückhaltend mit der Verordnung von Benzodiazepinen zu sein.

Wenn Benzodiazepine in der Spätschwangerschaft oder unter der Geburt gegeben werden, kann es beim Neugeborenen sowohl zu toxischen Erscheinungen als auch zu Entzugssyndromen kommen. Das sogenannte Floppy-Infant-Syndrom des Neugeborenen, das unter Benzodiazepineinwirkung auftreten kann, beinhaltet Muskelhypotonie, Ernährungsstörungen, Ateminsuffizienz und Hypothermie.

Hinsichtlich der **Neuroleptika** wurde für Phenothiazine in einer Studie über eine leicht erhöhte Fehlbildungsrate bei Exposition in der 4. bis 10. SSW berichtet. Ein generell erhöhtes teratogenes Risiko ist jedoch nicht nachgewiesen. Zu beachten ist, daß für viele Einzelsubstanzen – so auch Clozapin (Leponex®) – keine systematisch erhobenen Daten vorliegen.

> Insgesamt sollten Neuroleptika im ersten Trimenon möglichst nicht und im weiteren Schwangerschaftsverlauf auch nur bei strenger Indikationsstellung verordnet werden.

Erhält eine Schwangere perinatal Neuroleptika, so muß beim Neugeborenen mit extrapyramidalmotorischen Nebenwirkungen gerechnet werden.

Die sogenannten **Phasenprophylaktika** (Lithium, Carbamazepin, Valproinsäure) sind mit einem signifikanten teratogenen Risiko belastet. So können bei Einnahme von Lithium während der Schwangerschaft insbesondere Fehlbildungen des Herzens auftreten, unter Carbamazepin wurden gehäuft Neuralrohrdefekte beobachtet.

> Phasenprophylaktika haben zwar einen definierten Indikationsbereich bei der Therapie akuter affektiver und schizoaffektiver Erkrankungen, in der Schwangerschaft kommt ihre Anwendung jedoch nur unter besonderen Voraussetzungen in Frage und erfordert eine enge Zusammenarbeit eines erfahrenen Psychiaters mit dem behandelnden Gynäkologen.

Hingewiesen sei auch darauf, daß die zuletzt genannten Krankheitsbilder im allgemeinen gut auf eine **Elektrokrampftherapie** ansprechen und es sich dabei um ein Verfahren handelt, das bei Berücksichtigung der geltenden Richtlinien als sicher für Schwangere und Fötus anzusehen ist.

Stillzeit
Alle Psychopharmaka treten in stärkerem (Lithium, Benzodiazepine) oder geringerem Umfang (TZA, Neuroleptika) in die Muttermilch über.
> Da die Auswirkungen der Psychopharmaka im Hinblick auf Entwicklungsstörungen des Nervensystems bei Neugeborenen nicht untersucht sind und langfristige Störungen nicht ausgeschlossen werden können, muß bei Einnahme von Psychopharmaka vom Stillen abgeraten werden.

Zum Abstillen kann – in Absprache mit dem Gynäkologen – der Dopaminagonist Bromocriptin (Pravidel®) in einer Dosis von 2 × 2,5 mg über 14 Tage eingesetzt werden. Trotz theoretischer Bedenken im Hinblick auf eine psychoseauslösende Wirkung von Bromocriptin zeigt die Erfahrung, daß dieses Vorgehen auch bei psychisch erkrankten Frauen in der Postpartumphase prinzipiell vertretbar ist.

30.5.3 Postpartale depressive Syndrome und Psychosen [17]

Ein Viertel der Frauen leidet in den ersten Wochen nach der Geburt an **depressiven Stimmungsschwankungen**, Reizbarkeit und ausgeprägter Stimmungslabilität. Diese Zustände halten nur kurz (Stunden bis Tage) an und erfordern keine spezifische Behandlung (sog. postpartaler Blues). Wenn die betroffenen Patientinnen darüber aufklärt werden, daß es sich um eine vorübergehende Symptomatik handelt, die nicht krankhafter Natur ist, führt dies meist zu einer deutlichen Entlastung.

Länger – d.h. Wochen bis Monate – anhaltende depressive Störungen entwickeln ca. 10–15% der Frauen in den ersten drei bis zwölf Monaten nach der Entbindung. Das Risiko für das Auftreten einer postpartalen Depression ist bei Frauen mit depressiven Episoden in der Vorgeschichte mit etwa 25% erhöht; als weitere Risikofaktoren gelten konfliktbelastete Partnerschaftsbeziehungen und das Fehlen einer ausreichenden sozialen Unterstützung.
> Da depressive Syndrome in der Postpartalphase leicht übersehen werden können, empfiehlt es sich, die Frauen gezielt nach Stimmungsschwankungen, Antriebsmangel, Reizbarkeit, Müdigkeit und Ängsten zu fragen.

Länger anhaltende Symptomatik bzw. deutliche Beeinträchtigung von Befinden und Alltagsbewältigung macht im allgemeinen eine antidepressive Pharmakotherapie erforderlich (s.a. Kap. 9 und 18).

Die **Postpartumpsychose** tritt nach etwa 0,1–0,2% aller Entbindungen auf. Diese sogenannten Wochenbettpsychosen beginnen in der Mehrzahl im ersten Monat nach der Geburt, können jedoch auch später vorkommen. Am häufigsten sind Psychosen mit manischem und depressivem Erscheinungsbild, Verläufe mit schizophrenieartiger Symptomatik werden in geringerer Häufigkeit beobachtet.

Eine Besonderheit der Postpartalpsychose kann der hochakute Verlauf sein, mitunter entwickelt sich das Krankheitsbild innerhalb weniger Stunden.

Unbedingt zu beachten ist, daß es zu fremd- und eigengefährdenden Verhaltensweisen kommen kann, weswegen eine stationäre Aufnahme frühzeitig in Betracht gezogen werden sollte.

Eine fachpsychiatrische Untersuchung sollte möglichst rasch stattfinden, dabei müssen potentielle Risiken für das Neugeborene besonders sorgfältig beachtet werden. Patientinnen, die schon zuvor unter einer Therapie mit Antidepressiva und Neuroleptika standen, sollten diese nach der Entbindung weiter einnehmen.

Bei anamnestisch bekannten postpartal aufgetretenen bipolaren Störungen (s.a. Kap. 18) geht man davon aus, daß nach einer weiteren Geburt eine Rezidivwahrscheinlichkeit in der Größenordnung von 20–50% besteht.

Deshalb sollten Patientinnen, bei denen ein erkennbares Risiko für die Entwicklung einer manischen oder schizoaffektiven Episode besteht, postpartal eine Rezidivprophylaxe mit Lithium, Carbamazepin oder Valproinsäure erhalten.

30.6 Patienten mit HIV-Infektion und AIDS

Im Zusammenhang mit einer HIV-Infektion können vielfältige psychische Störungen auftreten. Notfallsituationen ergeben sich vor allem bei suizidalem Verhalten und akuten psychotischen Episoden mit maniformen oder paranoid-halluzinatorischen Zustandsbildern.

30.6.1 Beratung vor und nach HIV-Testung

Bei Personen aus den Hauptrisikogruppen (homo- und bisexuelle Männer, i.v. Substanzabhängige, zunehmend auch Frauen und Sexualpartner aus den Risikogruppen) ist die Durchführung eines HIV-Tests prinzipiell indiziert. Die Reaktionen auf den Nachweis einer HIV-Infektion können von emotionaler Irritation mit Verlust der Lebensorientierung, depressiven Stimmungsschwankungen bis hin zur Abwehr des Testergebnisses reichen.

Im Beratungsgespräch mit dem Patienten, das vor und nach der Testung stattfinden sollte, sollte unter anderem auf folgendes geachtet werden:
- Der Gesprächsstil muß sich der zu erwartenden Reaktion des Patienten auf das positive Testergebnis anpassen (bereits vor der Testung sollte eine dahingehende Exploration erfolgen).
- Der Patient muß über die aus dem Testergebnis resultierenden Vorsichtsmaßnahmen informiert werden (also Maßnahmen, die einen Kontakt anderer Personen mit infektiösem Material wie Blut, Sperma etc. verhindern).
- Der Patient sollte in Kenntnis gesetzt werden über den Verlauf der Erkrankung und die vorhandenen Behandlungs- und Versorgungsmöglichkeiten (einschließlich spezialisierter Institutionen wie Schwerpunktpraxen, Spezialambulanzen, AIDS-Hilfe, Selbsthilfegruppen).
- Eine Teilnahme von Bezugspersonen des Patienten an den Beratungsgesprächen ist anzustreben, soweit dies von ihm gewünscht wird.

- Eine kurze Dokumentation über den Inhalt des Aufklärungsgesprächs ist empfehlenswert.
- Die Informationen müssen in vielen Fällen wiederholt werden, da aufgrund von Ängsten und sonstigen emotionalen Reaktionen vieles nicht sofort verstanden und behalten wird.
- Wenn ein Patient trotz des Wissens über seine Infektion und die damit verbundenen Konsequenzen Dritte gefährdet, ist im Sinne einer Güterabwägung zu prüfen, ob die Einhaltung der Schweigepflicht oder Maßnahmen zum Schutz der gefährdeten Personen das höherwertige Rechtsgut darstellen (worauf der Patient ggf. hingewiesen werden sollte).

30.6.2 Psychopathologische Syndrome [15]

Belastungsreaktionen und Anpassungsstörungen

Angesichts der immer noch eher ungünstigen Prognose der HIV-Infektion und der Tatsache, daß vor allem jüngere Menschen betroffen sind, überrascht es nicht, wenn es nach Mitteilung eines positiven Testergebnisses bei 30% und mehr der Patienten zu akuten Belastungsreaktionen bzw. Anpassungsstörungen kommt.

Diese manifestieren sich in Form depressiver Stimmungsschwankungen, Ängsten, erhöhter Irritierbarkeit, Insuffizienzgefühlen, Schlafstörungen und suizidalen Verhaltenstendenzen. Patienten mit vorbekannten psychischen Störungen (z.B. Persönlichkeitsstörungen, insbesondere vom Borderlinetypus) zeigen – ebenso wie Betroffene, die nur über ein geringes Maß an sozialer Unterstützung verfügen – häufiger ausgeprägte emotionale Reaktionen. Drogenabhängigen Patienten wird eine gleichgültigere Einstellung zur HIV-Infektion zugeschrieben als Patienten aus der Risikogruppe der Homosexuellen.

Häufig wird die Situation auch dadurch erschwert, daß die Diagnosestellung die Zugehörigkeit zu einer der Risikogruppen zum Thema werden läßt. Es treten nachvollziehbare Ängste vor der Reaktion von Partnern, Familie, Arbeitgeber und Öffentlichkeit auf, verbunden mit der (oft berechtigten) Sorge vor dem Ausgegrenztwerden.

Für die primäre ärztlich-psychiatrische Versorgung gelten die allgemeinen Prinzipien der Krisenintervention (s. Kap. 3), wobei auf die Entwicklung einer stabilen Arzt-Patienten-Beziehung besonderes Augenmerk gerichtet werden sollte. Dem ist es zuträglich, wenn dem Patienten das Gefühl vermittelt wird, daß ihm von ärztlicher Seite offen und vorurteilsfrei entgegengetreten wird und er keine abwertenden Reaktionen auf risikoträchtiges Verhalten zu erwarten hat. Ein solches Gesprächsklima trägt dazu bei, daß der Patient sich in seinen Ängsten (hinsichtlich des Krankheitsverlaufs, aber auch bezüglich des Verlusts von Freunden, Arbeitsplatz etc.) offenbaren und einen Anfang machen kann, sich schrittweise mit seiner Erkrankung auseinanderzusetzen.

Wenn Informationsdefizite bestehen, sollten diese behoben werden. Zeitpunkt und Umfang eines solchen Aufklärungsgesprächs müssen sich am aktuellen psychischen Zustand des Patienten orientieren. Wichtig kann eine Beratung hinsichtlich der sozialen Konsequenzen der Erkrankung sein (z.B., ob der Patient verpflichtet ist, den Arbeitgeber über seine Erkrankung zu informieren).

Wenn über Gespräche eine ausreichende Entlastung nicht erreicht wird, empfiehlt sich eine kurzfristige Medikation mit Benzodiazepinen (z.B. Lorazepam [z.B. Tavor®] in einer Initialdosis von 1–2 mg). Bei substanzabhängigen Patienten kann es günstiger sein, Antidepressiva (z.B. Amitriptylin, z.B. Saroten®) zu verordnen. Die Indikation für eine sich anschließende psychotherapeutische Intervention ist individuell zu prüfen. Auf die Möglichkeit einer suizidalen Gefährdung ist sorgfältig zu achten (weitere Ausführungen dazu: s.u.).

Depressive Syndrome
Ein depressives Syndrom entwickeln im Verlauf der Erkrankung 10–30% der HIV-Patienten. Das Risiko ist erhöht bei vorbekannten psychischen Störungen sowie bei sozial isolierten Patienten.

Im Vordergrund der Symptomatik stehen niedergeschlagene Stimmung, vermindertes Selbstwertgefühl, Schuldgefühle, Schlafstörungen, Appetit- und Gewichtsverlust. Diese Symptome können zum Teil auch durch die körperliche Krankheit selbst verursacht sein, so daß, in Abhängigkeit von deren Bewertung, nicht unwesentliche Variationen hinsichtlich der zitierten Häufigkeiten resultieren können.

Zur medikamentösen Behandlung können sowohl trizyklische Antidepressiva wie selektive Serotonin-Wiederaufnahmehemmer (SSRI) angewandt werden. Unter anderem wegen möglicher Wechselwirkungen mit internistischen Medikamenten sollte die Anfangsdosierung der Psychopharmaka gewöhnlich die Hälfte oder ein Viertel der üblichen Initialdosierung betragen. Weiterhin kann eine psychotherapeutische Behandlung, z.B. ein verhaltenstherapeutisch-kognitiv orientiertes Verfahren mit Fokussierung auf die im Einzelfall bedeutsamen Problembereiche, empfohlen werden.

Angststörungen
Von Angststörungen, die häufig einen engen Bezug zu den befürchteten Krankheitsfolgen aufweisen, sind etwa 5–20% der Patienten betroffen.

Auch hier ergänzen sich psycho- und pharmakotherapeutische Maßnahmen sinnvoll. Zur längerfristigen Behandlung kommt Imipramin (z.B. Tofranil® 25–75 mg) in Frage, in Akutsituationen können auch Benzodiazepine gegeben werden (z.B. Lorazepam [z.B. Tavor®], 2 × 0,5 mg oder Diazepam [z.B. Valium®], 2 × 2 mg). Bei nicht ausreichender Wirkung können diese Initialdosierungen erhöht werden.

Substanzabhängigkeit
Eine Substanzabhängigkeit besteht bei ca. 20–40% der Patienten. Diese sind häufig auch von depressiven Syndromen und Persönlichkeitsstörungen betroffen. Bei letzteren überwiegen dabei Störungen im Impulskontrollverhalten bzw. dissoziale Störungen.

Neben der zielsymptomorientierten Behandlung akuter psychopathologischer Auffälligkeiten wird die Abhängigkeitsproblematik auch beim Patienten mit einer HIV-Infektion unter Anwendung der allgemein geltenden therapeutischen Prinzipien angegangen (s. Kap. 15 und 16). Nach den sogenannten NUB-Richtlinien (s. dazu Kap. 16) liegt bei AIDS-Erkrankung und Substanzabhängigkeit eine Indikation für die Substitutionsbehandlung mit Methadon vor.

Suizidalität

Eine Häufung suizidaler Verhaltensweisen bei Patienten mit HIV-Infektion ist gegenüber HIV-negativen Personen, die den gleichen Risikogruppen angehören, nicht gesichert. Im Vergleich zur Allgemeinbevölkerung besteht jedoch ein zwanzigfach erhöhtes Suizidrisiko [19]. Besonders hoch scheint das Risiko in den ersten sechs bis zwölf Monaten nach Mitteilung eines positiven Testergebnisses zu sein.

Psychopharmakologisch können in Akutsituationen Benzodiazepine (z.B. Lorazepam [z.B. Tavor®], Diazepam [z.B. Valium®]) verordnet werden (weitere Ausführungen dazu in Kap. 10).

Psychosen

Psychotische Symptome treten im Krankheitsverlauf bei ca. 2–10% der Patienten auf. Es werden sowohl paranoid-halluzinatorische als auch affektive Syndrome beobachtet (wobei eine Häufung paranoid-halluzinatorischer Schizophrenien bei HIV-Patienten epidemiologisch nicht nachgewiesen werden konnte). Durch Drogen verursachte Psychosen sind nicht ungewöhnlich.

Beim Auftreten psychotischer Symptome ist immer eine organische Verursachung in Erwägung zu ziehen. Insbesondere bei deliranten Syndromen (s. Kap. 14) muß eine genaue körperliche Untersuchung erfolgen, um einen bisher nicht bekannten ZNS-assoziierten Prozeß nachzuweisen bzw. auszuschließen. Bei stärkergradiger Symptomatik ist eine stationäre (psychiatrische) Aufnahme meist nicht zu umgehen.

HIV-Enzephalopathie

Etwa 40–60% der an AIDS Erkrankten weisen klinisch eine Beteiligung des Nervensystems auf, autoptisch werden ZNS-Veränderungen sogar in 80% der Fälle gefunden.

Zahlenmäßig an erster Stelle steht die **HIV-Enzephalopathie**, deren Entstehung durch eine unmittelbare HIV-bedingte Schädigung des Gehirns erklärt wird.

Frühsymptome dieser Erkrankung betreffen die kognitive Leistungsfähigkeit mit Gedächtnis-, Konzentrations- und Auffassungsstörungen, Verlangsamung, Müdigkeit, Erschöpfbarkeit und Persönlichkeitsveränderungen. Im Krankheitsverlauf ist mit einer Progredienz der kognitiven Leistungseinschränkungen zu rechnen, das Verhalten ist typischerweise durch Apathie und sozialen Rückzug gekennzeichnet. Schließlich kann es zum Vollbild des AIDS-Demenz-Komplexes kommen.

Bei psychiatrischen Akutsituationen mit psychomotorischer Unruhe und Agitiertheit, die in diesem Kontext auftreten, können Neuroleptika und/oder Benzodiazepine in niedriger Dosierung verordnet werden, alternativ kommen niederpotente Neuroleptika vom Butyrophenontyp (Melperon [z.B. Eunerpan®], Pipamperon [z.B. Dipiperon®]) in Frage.

30.6.3 Besonderheiten bei der Betreuung von AIDS-Patienten

AIDS-Patienten zu behandeln heißt auch, sich mit einer Gruppe Patienten zu beschäftigen, die sich manchmal von ihrer Umwelt nicht verstanden fühlt und deren Behandlung den Behandler in Kontakt mit Themen wie Sterben und Sexualität bringt.

AIDS-Patienten zu behandeln heißt weiter, eine Gruppe von meist jungen Patienten bei einer Erkrankung zu begleiten, die progredient verläuft. In der Schlußphase der Erkrankung kann die Beziehung zu den behandelnden Ärzten von großer Bedeutung werden. Viele Patienten haben selbst den Tod von Freunden miterlebt und haben mehr Angst vor der Art des Sterbens als vor dem Tod selbst. AIDS-Patienten können in dieser Phase Bilanz ihres Lebens ziehen, diese kann sehr unterschiedlich ausfallen. Informationen über Hilfen in dieser Lebensphase sind sehr entscheidend, eine adäquate palliative Therapie sollte selbstverständlich sein.

Die Behandlung von AIDS-Patienten in dieser letzten Phase stellt den Behandler vor eine schwierige Aufgabe, die viel Einfühlung, Flexibilität und Auseinandersetzung mit eigenen Ängsten fordert.

30.7 Der krebskranke Patient

Psychosoziale Faktoren sind als Ursache für Krebserkrankungen immer wieder diskutiert worden, ohne daß es bisher Untersuchungen gibt, die ätiologische Vorstellungen dieser Art überzeugend belegen [13]. Bedeutsam für die medizinische Praxis ist, daß im Verlauf maligner Erkrankungen relativ häufig komplizierende psychische Störungen auftreten, deren Behandlung einen wichtigen Beitrag zu einer verbesserten Lebensqualität des Patienten leisten kann.

30.7.1 Aufklärung

Hinsichtlich der Vorbeugung psychischer Krisen kommt einer stabilen Arzt-Patienten-Beziehung wesentliche Bedeutung zu, da diese es dem Patienten erleichtert, seine Ängste und Informationsbedürfnisse offen zu äußern. Was die Aufklärung über die Erkrankung betrifft, so geht man heute davon aus, daß die überwiegende Mehrheit der Patienten eine Aufklärung wünscht, und zwar auch dann, wenn eine schlechte Prognose besteht. Eine sachgerechte Aufklärung ist im übrigen auch deshalb erforderlich, damit der Patient in die meist invasiven Therapiemaßnahmen rechtswirksam einwilligen kann [10, 21].

> Ungeachtet dieser Feststellung erfordert der Prozeß der Aufklärung eine einfühlsame, auf den individuellen Patienten eingehende Gesprächsführung. Man sollte versuchen zu erfragen, wieviel und zu welchem Zeitpunkt der Patient über seine Krankheit informiert werden möchte, auch der eher seltene Wunsch nach Nichtaufklärung ist zu respektieren.

In diesem Zusammenhang wird empfohlen, z.B. durch die Frage: „Manche Patienten möchten über ihre Erkrankung und Prognose aufgeklärt werden, wie ist es bei Ihnen?" sich einen Eindruck von Bedürfnissen und Wünschen des Patienten zu verschaffen. Es liegt auf der Hand, daß der Patient wissen sollte, daß von ärztlicher Seite alles getan wird, was möglich ist, um seine Krankheitssituation günstig zu beeinflussen.

Erwähnenswert erscheint auch noch, daß nach Ergebnissen der sogenannten Coping-Forschung eine aktive Auseinandersetzung mit der Erkrankung deren Bewältigung erleichtert. Ähnliches gilt für die intensive soziale Unterstützung, die viele Patienten von ihrem Umfeld erhalten.

30.7.2 Psychische Störungen

Psychische Krisen können prinzipiell in jeder Krankheitsphase auftreten. Wenn Symptome wie Traurigkeit und gedrückte Stimmung passager bestehen, so sind sie in der Regel Ausdruck eines notwendigen Adaptationsprozesses und bedürfen deshalb keiner spezifischen Therapie.

Man schätzt, daß sich bei ca. 20–50% der Patienten behandlungsbedürftige **depressive Syndrome** manifestieren. Die Symptomatik wird geprägt durch depressive Herabgestimmtheit, Antriebsdefizit, Schlafstörungen, Grübelneigung und oft auch lebensmüde Gedanken. Inwieweit körperliche Symptome wie Appetitlosigkeit, Gewichtsverlust und Schmerzsyndrome Folge der depressiven Verstimmung oder doch eher Ausdruck des somatischen Grundleidens sind, muß individuell beurteilt werden. Trotz des nicht seltenen Vorkommens suizidaler Denkinhalte konnte eine erhöhte Suizidrate bei Krebskranken nicht nachgewiesen werden.

Die Häufigkeit behandlungsbedürftiger **Angststörungen** wird auf 2–6% geschätzt. Psychopharmakologisch können sowohl bei depressiven als auch Angstsyndromen trizyklische Antidepressiva verordnet werden. Falls deren anticholinerge Nebenwirkungen problematisch sein sollten, kommen alternativ selektive Serotonin-Wiederaufnahmehemmer (SSRI) oder Benzodiazepine in Frage.

Ein häufiges psychiatrisches Problem im Verlauf einer Krebserkrankung stellen **delirante Syndrome** dar. Diese können assoziiert sein mit zerebralen Metastasen, ebenso können paraneoplastische Prozesse oder metabolische Entgleisungen, wie Hyperkalzämie oder Hyponatriämie, die Ursache darstellen. Auch Nebenwirkungen von Medikamenten – z.B. von Zytostatika, wie Methotrexat, Fluoroucil oder Vincristin – sind als Auslöser zu bedenken (weitere Ausführungen zu deliranten Syndromen finden sich in den Kap. 12 und 14).

30.7.3 Betreuung im Finalstadium

> Für die letzte Lebensphase gilt: Besonders jetzt sollte der Behandler sich den Fragen des Patienten stellen und ihm die gewünschten Informationen vermitteln, ebenso ihm zusichern, daß die nötigen Maßnahmen zur Linderung seiner Beschwerden getroffen werden.

Dies betrifft vor allem die Gewährleistung einer wirksamen Analgesie, kann unter Umständen auch die Einleitung einer Hospizbetreuung beinhalten. Die Patienten haben vor allem Ängste vor dem Verlassenwerden, vor Hilflosigkeit und Pflegebedürftigkeit, denen durch eine möglichst häufige Präsenz der Angehörigen, eine intensive pflegerische Betreuung und nicht zuletzt auch durch ärztliche Gespräche entgegengewirkt werden sollte.

Es kann durchaus sinnvoll sein, der Situation angemessene Ziele zu thematisieren („Was möchten Sie noch erreichen?"). Auch in weit fortgeschrittenen Krankheitsphasen können Ängste und Depressionen in diesem Sinne bearbeitet werden und dem Patienten zu einer begrenzten Neuorientierung verholfen werden. Die Ziele, die die Patienten dann häufig noch finden, ändern sich im Krankheitsverlauf: Hofften sie anfangs noch auf Heilung, so stehen später Beschwerdefreiheit und die Erfüllung kurzfristiger Ziele (z.B. die Teilnahme an der Geburtstagsfeier eines Kindes) im Vordergrund, während sie sich zuletzt Schmerzfreiheit und eine verläßliche Beziehung zu ihren Angehörigen und denen, die sie behandeln, wünschen.

30.8 Häufige Rechtsprobleme im Allgemeinkrankenhaus

Patienten, die eine dringend indizierte medizinische Behandlung verweigern oder auf ihre sofortige Entlassung drängen, stellen den Arzt immer wieder vor große Probleme. Generell gilt, daß ärztliche Untersuchungen, Behandlungen und Eingriffe nur mit Einwilligung des Patienten vorgenommen werden dürfen.

Für die Wirksamkeit einer Einwilligung kommt es auf die natürliche Einsichts- und Steuerungsfähigkeit des Patienten an, nicht, wie häufig fälschlicherweise angenommen wird, auf seine Geschäftsfähigkeit.

Die **Einwilligungsfähigkeit** ist gegeben, wenn der Patient Art, Bedeutung und Tragweite der ärztlichen Maßnahme erfassen, „für" und „wider" abwägen und dementsprechend in den ärztlichen Eingriff einwilligen oder ihn ablehnen kann. Die Einwilligungsfähigkeit zu prüfen, ist Sache des Arztes.

Je komplexer und risikoreicher die Maßnahme, desto höhere Anforderungen sind an die Einwilligungsfähigkeit zu stellen. Dies bedeutet, daß der Patient den Grund und die Dringlichkeit der ärztlichen Maßnahme verstehen muß, die ärztliche Diagnose und die therapeutischen Möglichkeiten (einschließlich möglicher Alternativen) begreifen und die damit verbundenen Heilungschancen und Risiken abschätzen können muß. (Weitere Ausführungen zur Beurteilung von Einwilligungs- und Geschäftsfähigkeit s. Kap. 5).

Eine aus medizinischer Sicht unvernünftige Behandlungsverweigerung läßt nicht per se auf eine fehlende Einwilligungsfähigkeit schließen. Entscheidend ist weder der Wille von Angehörigen noch die Überzeugung des Behandlers, sondern der Wille des Patienten, soweit er rechtswirksam geäußert werden kann. Anhand der beiden folgenden Beispiele seien Kriterien illustriert, die für die Entscheidungsfindung von wesentlicher Bedeutung sind:

Beispiel 1: Ein Patient, der am Vortag einen akuten Herzinfarkt erlitten hat, verweigert jede Art von medizinischen Maßnahmen. Bei der Untersuchung zeigen sich keine kognitiven Einbußen oder Hinweise für eine psychiatrische Erkrankung. Der Patient versteht nach dem Aufklärungsgespräch die Folgen einer Nichtbehandlung, auch die damit für ihn verbundene Gefahr. Die Kriterien der Einwilligungsfähigkeit trafen hier zu. Trotz intensiver Aufklärung und Bemühungen von Seiten der behandelnden Ärzte war der Patient nicht zur weiteren stationären Behandlung bereit und mußte entlassen werden.

Beispiel 2: Ein Patient mit einer bisher nicht diagnostizierten paranoid-halluzinatorischen Schizophrenie zog sich bei einem Fahrradunfall Fersenbeinfrakturen beidseits zu. Die Unfallchirurgen stellen die Indikation zur Operation. Der Patient verweigerte dies in der wahnhaften Überzeugung, daß er „Selbstheilungskräfte" habe. Bei diesem Patienten wurde eine Betreuung für den Bereich medizinische Behandlung beantragt.

Im Beispiel 1 lag Einwilligungsfähigkeit vor, so daß dem Wunsch nach Entlassung entsprochen werden mußte. Im Beispiel 2 war der Patient aufgrund der wahnhaften Symptomatik im Rahmen der schizophrenen Psychose nicht in der Lage, Bedeutung und Tragweite des medizinischen Eingriffs zu erfassen, bei ihm lag Einwilligungsunfähigkeit vor.

Bei fehlender Einwilligungsfähigkeit eines Patienten und dringender Notwendigkeit einer medizinischen Behandlung ist es erforderlich, beim Amtsgericht unter Nennung der geplanten Behandlungsmaßnahmen einen Antrag auf die Einrichtung einer gesetzlichen Betreuung zu stellen, die in der Regel auf dem Weg einer „Einstweiligen Anordnung" beschlossen wird. Voraussetzung für dieses Vorgehen ist, daß einerseits ein reguläres Betreuungsverfahren eine indizierte Behandlung in nicht tragbarer Weise verzögern würde, andererseits aber auch kein akuter Notfall vorliegt, der sofortiges Handeln im Sinne eines „rechtfertigenden Notstands" erfordert (s.u.).

In dem Betreuungsantrag müssen die Erkrankung des Patienten und die in Verbindung damit erforderlichen medizinischen Maßnahmen in möglichst allgemeinverständlicher Form schriftlich niedergelegt werden. Gleichzeitig muß der Hinweis darauf enthalten sein, daß der Patient derzeit nicht in der Lage ist, rechtswirksam eine eigene Entscheidung zu treffen und nach dieser zu handeln. Wenn das Gericht nach Prüfung der Voraussetzungen einen Betreuer bestellt, kann dieser eine rechtswirksame Einwilligung geben, allerdings mit der Einschränkung, daß er bei risikoreichen Behandlungsmaßnahmen (z.B. herz- oder neurochirurgische Operationen) die Genehmigung des Vormundschaftsgerichtes einholen muß (Münchener Kommentar zum BGB Band VIII, 3. Auflage 1993).

Wenn bei einem einwilligungsunfähigen Patienten eine dringend indizierte medizinische Behandlung unverzüglich durchgeführt werden muß, ist dies ohne richterliche Genehmigung unter den Bedingungen des sogenannten **rechtfertigenden Notstands** (§ 34 StGB) möglich. Dies wäre z.B. der Fall bei einem Patienten mit einer paranoid-halluzinatorischen Schizophrenie, der aufgrund imperativer Stimmen aus dem Fenster springt und ein Polytrauma erleidet. Da eine Verzögerung der sofortigen chirurgischen Versorgung mit hoher Wahrscheinlichkeit Leben und Gesundheit des Patienten in kritischem Maße gefährden würde, kann dieser unter Anwendung des § 34 StGB ohne Vorliegen einer Einwilligung stattfinden. Der behandelnde Arzt hat auch dann keine rechtlichen Konsequenzen zu befürchten, wenn der Patient später zum Ausdruck bringen sollte, er habe den Eingriff nicht gewollt.

Hilfreich, wenn auch ohne rechtlich bindende Wirkung, kann es sein, den mutmaßlichen Willen des Patienten von einem Angehörigen oder einer anderen Vertrauensperson zu erfragen. Falls nach erfolgter Notfallbehandlung von einer länger bestehenden Einwilligungsunfähigkeit auszugehen ist, ergibt sich daraus die Notwendigkeit, ein gesetzliches Betreuungsverfahren einzuleiten. Da im Gesetz keine definierten Fristen hierfür genannt sind, empfiehlt sich eine Abstimmung mit dem örtlichen Gericht, ebenso wie in sonstigen Verfahrensfragen.

Zusammenfassend gilt:
- Bei dringend medizinisch indizierter Behandlung und Behandlungsverweigerung ist bei Hinweisen auf eine psychische Störung insbesondere auch bei organischen Psychosyndromen die Einwilligungsfähigkeit zu prüfen.
- Ist die Einwilligungsfähigkeit gegeben, muß dem Willen des Patienten Folge geleistet werden.
- Ist der Patient einwilligungsunfähig, muß, sofern keine Notfallsituation vorliegt, beim Gericht ein Antrag für eine Betreuung für den Bereich medizinische Behandlung gestellt werden.
- Bei akuten Notfällen sind die Voraussetzungen des „rechtfertigenden Notstands" (§ 34 StGB) gegeben, so daß der medizinische Eingriff bei nicht einwilligungsfähigen Patienten auch vor Einrichtung einer Betreuung durchgeführt werden kann.

Literatur

1. Altshuler, L. L., L. Cohen, M. P. Szuba et al.: Pharmacologic management of psychiatric illness during pregnancy: Dilemmas and guidelines. Amer. J. Psychiat. 153 (1996), 592–606.
2. Arolt, V., A. Gehrmann, U. Hohn et al.: Psychiatrischer Konsiliardienst an einem Universitätsklinikum. Eine empirische Untersuchung zur Leistungscharakteristik. Nervenarzt 66 (1995), 347–354.
3. Benkert, O., H. Hippius: Psychiatrische Pharmakotherapie. Springer, Berlin–Heidelberg 1996.
4. Cassem, N. H. (ed.): Massachusetts General Hospital Handbook of General Hospital Psychiatry, 3rd ed. Mosby-Year Book, St. Louis 1991.
5. Heim, E., M. Perrez: Krankheitsverarbeitung. Jahrbuch Med. Psychologie 10. Hogrefe, Göttingen 1994.
6. Herzog, T., A. Hartmann: Psychiatrische, psychosomatische und medizinpsychologische Konsiliar- und Liaisontätigkeit in der Bundesrepublik Deutschland. Nervenarzt 61 (1990), 281–293.
7. Hewer, W., H. Förstl: Verwirrtheitszustände in höherem Lebensalter. Eine aktuelle Literaturübersicht. Psychiatr. Praxis 21 (1994), 131–138.
8. Kanfer, F. H., H. Reinecker, D. Schmelzer: Selbstmanagement-Therapie. Springer, Berlin–Heidelberg1991.
9. Kapfhammer, H. P.: Nieren- und leberinsuffiziente Patienten – ein therapeutisches Problem. In: Möller, H. J., H. Przuntek (Hrsg.): Therapie im Grenzgebiet von Psychiatrie und Neurologie. Springer, Berlin–Heidelberg 1993.

10. Keller, M., E. Müller: Aufklärung und Information von Krebspatienten. In: Marguli, A., K. Fellinger, T. Kroner et al. (Hrsg.): Onkologische Krankenpflege. Springer, Berlin–Heidelberg 1994.
11. Klapp, B. F., G. Wecke, S. Kunde-Hoffmann et al.: Psychische Belastungssituationen auf Intensivstationen. Intensivmedizin 29 Suppl. 1 (1992), 23–29.
12. Lemberger, P., W. Scherbaum: Anästhesie bei Patienten mit Psychopharmaka-Dauertherapie. Anästh. Intensivmed. 5 (1992), 124–131.
13. Levenson, J. L., C. Bemis: The role of psychological factors in cancer onset and progression. Psychosomatics 32 (1991), 124–132.
14. Levenson, J. L., S. Glocheski: Psychological factors affecting end-stage renal disease. Psychosomatics 32 (1991), 382–389.
15. Maj, M., R. Janssen, F. Starace et al.: WHO Neuropsychiatric AIDS Study, Cross-sectional Phase 1. Arch. Gen. Psychiat. 51 (1994), 39–49.
16. McCance-Katz, E.: The consequences of maternal substance abuse for the child exposed in utero. Psychosomatics 32 (1991), 268–274.
17. Riecher-Rössler, A.: Psychische Störungen und Erkrankungen nach der Entbindung. Fortschr. Neurol. Psychiat. 65 (1997), 97–107.
18. Seyffart, G.: Drug Dosage in Renal Insufficiency. Kluwer, Dordrecht–Boston–London 1992.
19. Starace, F.: Suicidal behavior in people infected with human immunodeficiency virus: A literature review. Intern. J. Soc. Psychiat. 39 (1993), 64–70.
20. Stoelting, R. K., S. F. Dierdorf: Anesthesia and Co-Existing Disease. Churchill Livingstone, New York 1993.
21. Vollmann, J., H. Helmchen: Aufklärung und Einwilligung (Informed Consent). Dtsch. med. Wschr. 122 (1997), 870–873.

31
Besondere Situationen

HARALD DRESSING

31.1 Artifizielle Störungen

Krankheitsbild

Artifizielle Störungen sind dadurch gekennzeichnet, daß die Patienten körperliche und/oder psychische Erkrankungen vortäuschen (durch entsprechende anamnestische Angaben oder indem sie Befunde fälschen [z.B. Hämaturie] bzw. pathologische Veränderungen willkürlich herbeiführen [z.B. Hypoglykämie durch Insulininjektion]) und dieses gleichzeitig ihrer Umwelt gegenüber konsequent verheimlichen.
Es handelt sich also um überlegtes und zielbewußtes Handeln, das sich jedoch nicht aus finanziellen oder sonstigen materiellen Motiven erklärt, sondern aus dem intensiven Wunsch, die Krankenrolle einzunehmen und damit medizinisch versorgt zu werden. Durch die vorgetäuschten Symptome werden die behandelnden Ärzte häufig dazu veranlaßt, vielfältige, oft kostenintensive diagnostische und therapeutische Maßnahmen in die Wege zu leiten. Nicht selten kommt es zu invasiven Eingriffen bis hin zu Operationen, die ihrerseits körperliche Sekundärschäden zur Folge haben können.
Auch wenn die Diagnose einer artifiziellen Störung nach den ICD-10-Kriterien das „... Fehlen einer gesicherten körperlichen oder psychischen Störung, Krankheit oder Behinderung ..." voraussetzt, so zeigen sich bei den betroffenen Patienten dennoch in der Regel Hinweise auf eine schwer gestörte Persönlichkeitsentwicklung mit mangelhafter Ausbildung der Ich-Funktionen und einer Störung von Körpererleben und Impulskontrolle. Man geht davon aus, daß das unkontrollierbare Bedürfnis nach Erlangung der Krankenrolle, das für diese Patienten kennzeichnend ist, in diesem Zusammenhang zu sehen ist und die Triebfeder darstellt für die unterschiedlichsten willentlichen Manipulationen, die diesem Ziel dienen. Häufig bestehen schwere Persönlichkeitsstörungen, z.B. vom Borderline-Typus (s.a. Kap. 24.2). In der Biographie der Patienten finden sich ty-

pischerweise ausgeprägte traumatische Erfahrungen, nicht selten auch sexueller Mißbrauch und körperliche Mißhandlung.

Nach heutigem Kenntnisstand überwiegt bei Patienten mit artifiziellen Störungen das weibliche Geschlecht. Gehäuft handelt es sich um Frauen, die in medizinischen Berufen arbeiten und dementsprechend über spezifische Kenntnisse hinsichtlich der vorgetäuschten Krankheitsbilder verfügen. Bei der Mehrzahl der Betroffenen entsteht der Eindruck, daß sie sich sowohl in ihrem persönlichen und beruflichen Umfeld als auch in der Patientenrolle sozial angepaßt verhalten und scheinbar auch unter keiner besonderen seelischen Belastung stehen.

Unter dem Begriff der artifiziellen Störungen wird auch das **Münchhausen-Syndrom** subsumiert, wobei es in seiner klassischen Ausprägung (Tab. 31-1) vermutlich nur einen kleinen Teil der Krankheitsbilder ausmacht. Hinsichtlich der vorgenannten Merkmale ergeben sich bei den – häufiger männlichen – Patienten mit Münchhausen-Syndrom wesentliche Besonderheiten. Neben der Selbstmanipulation von Krankheiten finden sich hier eine besonders tiefgehende Störung der Beziehungsfähigkeit, eine ausgeprägte Pseudologia phantastica, eine soziale Desintegration und nicht ganz selten auch delinquentes Verhalten. Insbesondere Patienten mit Münchhausen-Syndrom sind dazu in der Lage, die Symptomatik akuter Erkrankungen in einer derart dramatischen Weise vorzutäuschen, daß sie damit weitreichende therapeutische Eingriffe provozieren – etwa eine Laparatomie wegen eines „akuten Abdomens". Patienten mit Münchhausen-Syndrom reisen in manchen Fällen im ganzen Land umher, immer auf der Suche nach neuen Krankenhausaufnahmen, ein Ziel, das offensichtlich im Mittelpunkt ihres Lebens steht. Häufig kommt es zu Behandlungsabbrüchen, mitunter verlassen die Patienten das Krankenhaus kurze Zeit nach einer Operation, meist um bald darauf an anderer Stelle eine erneute Aufnahme zu begehren. Dies geschieht oft unvermittelt, manchmal aber auch zu einem Zeitpunkt, wenn der behandelnde Arzt Anhaltspunkte für das Vorliegen einer artifiziell erzeugten Symptomatik gewonnen hat.

Tabelle 31-1 Typische Merkmale von Patienten mit Münchhausen-Syndrom.

- zielloses Umherreisen im ganzen Land auf der Suche nach neuen Krankenhausaufenthalten
- kurze Hospitalisationen, die durch Entlassung gegen ärztlichen Rat oder Entlaufen beendet werden
- dramatische Anamnese mit ausgeprägter Kenntnis medizinischer Fachausdrücke, die jedoch ohne emotionale Beteiligung vorgetragen wird (belle indifférence)
- widersprüchliche und wechselvolle Darstellung der Anamnese
- Pseudologia phantastica (frei erfundene Angaben über außergewöhnliche Geschehnisse in der Biographie und Krankheitsvorgeschichte)
- fluktuierende Symptomatik
- vernarbtes Abdomen als Resultat vielfacher chirurgischer Eingriffe
- kriminelle Delikte

Ebenfalls zu den artifiziellen Störungen gerechnet wird das **Münchhausen-Stellvertreter-Syndrom** („Munchausen syndrome by proxy"), bei dem Angehörige, z.B. die Mutter, bei einem Kind eine Krankheit vortäuschen – etwa durch die anamnestische Angabe stattgehabter Krampfanfälle, die Erzeugung einer Diarrhö durch Laxanzien etc. –, wodurch das Kind zum Objekt nichtindizierter medizinischer Interventionen wird.

Aus verständlichen Gründen gibt es keine auch nur annähernd zuverlässigen Zahlen zur Häufigkeit von artifiziellen Störungen. Nach Schätzungen in der Literatur sollen bis zu 2% der stationär behandelten Patienten entsprechende Auffälligkeiten zeigen.

Symptomatik und Befunderhebung

Aus naheliegenden Gründen wird die wahre Ursache der Vielfalt der bei artifiziellen Störungen möglichen Symptome und Krankheitsbilder (Tab. 31-2) in den meisten Fällen über lange Zeit nicht erkannt. Besondere diagnostische Probleme ergeben sich naturgemäß bei Notfallkontakten, wenn den untersuchenden Ärzten oft wesentliche Informationen nicht zur Verfügung stehen.

Tabelle 31-2 Häufige Methoden der Selbstmanipulation (aus [5]).

Artifizielle Hauterkrankungen
- Aufbringen von Säuren und Laugen oder anderen schädigenden Substanzen
- Kneten, Reiben, Quetschen der Haut
- Strangulieren von Extremitäten (artifizielle Lymphödeme)
- subkutanes Einspritzen von infizierten Lösungen, Speichel, Milch etc.

Artifizielle internistische Erkrankungen
- artifizielles Fieber durch
  - Einnahme pyrogen wirkender Substanzen
  - Thermometermanipulationen
  - Fälschung des Krankenblattes
- artifizielle hämatologische Erkrankungen:
  - Selbstentnahme von Blut zur Erzeugung von Anämien
  - selbst herbeigeführtes Bluten
  - Einnahme von Antikoagulanzien
- Vortäuschen einer HIV-Infektion
- artifizielle Stoffwechselerkrankungen:
  - Hyperthyreose durch Einnahme von Schilddrüsenhormonen
  - Hypoglykämie durch Injektion von Insulin oder Einnahme von oralen Antidiabetika
  - Hypokaliämie durch Einnahme von Diuretika, Lakritzabusus, Laxanzienabusus
  - Hyperkalzämie durch Einnahme von Kalzium oder Vitamin D
  - Cushing-Syndrom durch Einnahme von Prednison
- Hyperamylasurie durch Speichelzusatz zum Urin
- Anticholinergikaintoxikation durch Einnahme von Atropin
- Pseudo-Phäochromozytom durch Einnahme von Sympathomimetika
- artifizielle kardiologische Symptome:
  - Vortäuschung einer koronaren Herzkrankheit
  - Einnahme von Betablockern, Clonidin etc.
- artifizielle pulmonologische Symptome: Hämoptysis durch vorher geschlucktes Eigen- oder Tierblut

Tabelle 31-2 (Fortsetzung)

Artifizielle gynäkologische Symptome
- abdominelle Schmerzen
- vaginale Blutungen durch Eigen- oder Fremdblut
- mechanische Manipulationen an Portio und Vagina
- Einbringen ätzender Lösungen in die Vagina

Artifizielle chirurgische Symptome
- Vortäuschen abdominaler Schmerzen, Stuhlverhalt etc.
- Manipulationen an Wunden und Operationsnarben
- Selbstinjektion von Fremdkörpermaterial zur Erzeugung von Abszessen
- Manipulation an zentralvenösen Zugängen u.a.

Artifizielle urologische Symptome
- Einbringen von Eigen- oder Tierblut retrograd durch die Harnröhre oder durch Injektion durch die Bauchdecke in die Blase zur Erzeugung einer Hämaturie
- Kontamination des Urins mit Fäkalien u.a.
- Manipulationen an der Harnröhre mit Nadeln etc.

Artifizielle Symptome in der Kinderheilkunde (Munchausen by proxy)
- artifizielle Symptome bei Kindern und Jugendlichen:
  • meist dermatologische Symptome, Schmerzzustände, Fieber
  • prinzipiell auch andere Symptome

Psychiatrische Symptome
- Vortäuschen von Verwirrtheitszuständen, Amnesien, halluzinativen Erlebnissen, deliranten Zuständen, psychotischen Symptomen, Suizidalität; häufig mit Hilfe von Medikamenten

An artifizielle Störungen sollte gedacht werden, wenn Symptome oder klinische Befunde vorliegen, die sich trotz adäquater klinischer Befunderhebung diagnostisch in keiner Weise einordnen lassen. Dies gilt vor allem dann, wenn sich anamnestisch Hinweise auf zahlreiche, häufig wechselnde Arztkontakte ergeben, ohne daß diese eine Klärung der Situation herbeiführen konnten. Auch wenn sie nicht als spezifisch gelten können, so liefern doch bestimmte Verhaltensmerkmale zusätzliche Hinweise. Oft kommen die Patienten während der Notdienstzeit in die Klinik und schildern ihre Symptome sehr überzeugend, manchmal unterstützt durch ein auffallend gutes medizinisches Wissen. Die Beschwerden werden manchmal in ausgesprochen dramatisierender Form dargestellt, ohne daß dies von einer entsprechenden emotionalen Beteiligung begleitet wird. Bei genauerem Nachfragen finden sich oft widersprüchliche und wechselvolle Angaben zur Vorgeschichte. Auffallend ist schließlich auch die Bereitschaft der Patienten, sich unangenehmen und schmerzhaften Eingriffen wiederholt zu unterziehen.

Wenn sich Verdachtsmomente in Richtung einer artifiziellen Symptomatik ergeben, so sollten möglichst umfassende Informationen aus allen verfügbaren Quellen eingeholt werden (fremdanamnestische Angaben von Familienangehörigen und sonstigen Bezugspersonen, Vorbefunde von vorbehandelnden

Ärzten und Krankenhäusern etc.), um auf diese Weise ein differenziertes Bild der Gesamtsituation zu erhalten.

Aus verschiedenen Gründen stößt dieses Unterfangen gerade in Akutsituationen aber auf Grenzen, nicht zuletzt auch wegen mitunter falscher Angaben der Patienten und – gelegentlich – wegen datenschutzrechtlicher Bestimmungen, die die Einholung objektiver Unterlagen erschweren können.

Die Möglichkeit real bestehender vitaler Gefährdungen muß in jedem Fall beachtet werden. Diese resultieren in erster Linie aus Automanipulationen (z.B. selbst herbeigeführte Blutungsneigung durch orale Antikoagulanzien), können durchaus aber auch Folge iatrogener Komplikationen (z.B. Bridenileus nach wiederholter Laparotomie) sein.

Deshalb ist eine sorgfältige körperliche Untersuchung – einschließlich einer in einem angemessenen Abstand durchzuführenden Befundkontrolle – unverzichtbar. Über den notwendigen Umfang der Zusatzdiagnostik ist individuell zu entscheiden, wobei die Indikation zu aufwendigen und insbesondere invasiven Maßnahmen aus den bereits angesprochenen Gründen sorgfältig geprüft werden sollte.

Die Intensität der psychopathologischen Befunderhebung wird von der im Einzelfall bestehenden Symptomatik bestimmt. Zumindest sollte eine anderweitige psychische Störung – insbesondere eine Psychose – ausgeschlossen werden. Hingegen ist es im Rahmen von Notfallkontakten im allgemeinen nicht möglich, die weiter oben angedeuteten Auffälligkeiten hinsichtlich Biographie und Persönlichkeitsentwicklung zu explorieren.

Differentialdiagnose

Während bei den artifiziellen Störungen die Symptome ausschließlich vorgetäuscht werden, um die Krankenrolle einnehmen zu können, liegt der **Simulation** die Absicht, einen bestimmten Vorteil zu erzielen (z.B. Zurückstellen vom Wehrdienst, Entlassung aus dem Gefängnis etc.), als Motiv zugrunde.

Bei **somatoformen Störungen** (s.a. Kap. 19.4) unterliegen die Symptome nicht wie bei artifiziellen Syndromen der bewußten Kontrolle des Patienten, sondern sind Ausdruck unbewußter neurotischer Konflikte. Die differentialdiagnostische Unterscheidung ist in der Regel nicht schwierig, da diese Patienten aufgrund ihrer Persönlichkeit und Beziehungsgestaltung beim Untersucher schon früh den Eindruck einer psychischen Verursachung ihrer Beschwerden erwecken. Solche Patienten vermitteln oft einen ausgeprägten Leidensdruck, sind in der Untersuchungssituation ängstlich und auch ablehnend gegenüber eingreifenderen Untersuchungen, sozial sind sie meist gut integriert.

Konversions- oder **dissoziative Störungen** (s.a. Kap. 19.3) können im Einzelfall schwierig von vorgetäuschten Krankheitsbildern abzugrenzen sein. Die Symptomatik wird meist in auffälliger Weise präsentiert (reichend von „belle indifférence" bis hin zu dramatisierenden Verhaltenstendenzen); auch ist bei manchen Patienten ein sogenannter sekundärer Krankheitsgewinn erkennbar (z.B. Entlastung von einer konflikthaften sozialen Situation). Auch für Konversionssyndrome gilt, daß die Symptomentstehung nicht der bewußten Kontrolle der Patienten unterliegt. Allerdings kann es, gerade in Akutsituationen, schwierig sein, diesbezüglich zu einer eindeutigen Beurteilung zu kommen. Im allgemeinen deutlicher als bei den artifiziellen Störungen ist ein zeitlicher Zusammenhang mit belastenden Lebenssituationen, zwischenmenschlichen Konflikten etc. erkennbar, wobei entsprechende Auslöser von den Patienten meist verleugnet werden.

Abgrenzungsprobleme gegenüber **suizidalen Handlungen** (s.a. Kap. 10) und **selbstschädigendem Verhalten** – letzteres vor allem im Zusammenhang mit bestimmten Persönlichkeitsstörungen (s.a. Kap. 24.2) – ergeben sich nur ausnahmsweise, da Handlungen dieser Art, anders als bei den artifiziellen Störungen, von den Patienten in der Regel nicht verheimlicht werden, zumindest dann, wenn sie gezielt darauf angesprochen werden.

Therapeutisches Vorgehen

Wie aus den vorausgegangenen Ausführungen deutlich wurde, stößt das Erkennen einer artifiziellen Störung auf eine Reihe von Problemen. Deshalb ist es bei einer einmaligen Untersuchung meist nicht möglich, eine korrekte Diagnose zu stellen. Unabhängig davon werden im folgenden einige Prinzipien des – ebenfalls mit besonderen Problemen und ungewissen Erfolgsaussichten verbundenen – therapeutischen Umgangs mit den Patienten skizziert, die bei entsprechendem Verdacht Berücksichtigung finden sollten. Eine detaillierte Darstellung der notwendigen therapeutischen Maßnahmen würde, angesichts der Vielfalt der bei artifiziellen Störungen möglichen Symptomkonstellationen, den Rahmen dieses Kapitels sprengen.

> Generell gilt, daß bei deutlichen Verdachtsmomenten in Richtung einer artifiziellen Störung nichtindizierte und potentiell nebenwirkungsträchtige diagnostische und therapeutische Maßnahmen vermieden oder zumindest aufgeschoben werden sollten, um gegebenenfalls ihre Notwendigkeit noch einmal überprüfen zu können.

Dies gilt insbesondere dann, wenn sich bei der körperlichen Untersuchung Hinweise auf vielfältige stattgehabte Operationen und unter Umständen Zeichen frischer diagnostischer oder operativer Eingriffe ergeben, die nicht überzeugend erklärt werden können. Voraussetzung für ein solches abwartendes Vorgehen ist selbstverständlich eine sorgfältige Beobachtung des Patienten angesichts der Möglichkeit atypischer und oligosymptomatischer Verläufe bei vielen somatischen und psychiatrischen Erkrankungen. In diesem Zusammenhang kann ein hohes Maß an diagnostischem Urteilsvermögen erforderlich sein, insbesondere wenn sich – wie häufig der Fall – zu den initialen Symptomen und Befunden weitere Beschwerden hinzugesellen.

Typischerweise versuchen die Patienten eine stationäre Aufnahme mit dem Ziel einer intensiven Diagnostik und Therapie der vorgetäuschten Symptomatik zu erreichen. Es würde dem pathologischen Verhalten der Patienten Vorschub leisten, wenn einem solchen Ansinnen ohne genauere Prüfung der Aufnahmeindikation entsprochen würde. Andererseits kann ein stationärer Aufenthalt aber auch erforderlich sein, wenn eine ausgeprägte, zunächst diagnostisch nicht einzuordnende Symptomatik besteht oder wenn es zu einer gravierenden körperlichen Schädigung durch automanipulatives Verhalten gekommen ist.

Wenn sich konkrete Anhaltspunkte für die Vortäuschung oder Automanipulation einer Erkrankung ergeben oder der Patient gar „überführt" ist, so ist es naheliegend, daß Ärzte und Pflegepersonal mit Wut, Enttäuschung und ähnlichen Empfindungen reagieren. Es ist wichtig, daß man solchen verständlichen Gefühlen nicht freien Lauf läßt, ebenso wie man es vermeiden sollte, das Verhalten des Patienten moralisch zu verurteilen. Reaktionen dieser Art ziehen meist einen Abbruch der therapeutischen Beziehung durch den Patienten nach sich, der mit hoher Wahrscheinlichkeit kurze Zeit später andernorts mit einer ähnlichen Symptomatik vorstellig werden wird. Von entscheidender Bedeutung ist es zu beachten, daß hinter der artifiziellen Symptomatik eine schwere, behandlungsbedürftige psychische Störung steht.

> Um den notwendigen therapeutischen Zugang nicht zu verbauen, empfiehlt es sich, den Patienten nicht zu rasch mit der erkannten wahren Ursache seiner Symptome zu konfrontieren.

Grundsätzlich sollte man versuchen – möglichst in Kooperation mit einem mit dieser Problematik vertrauten Arzt –, die Patienten für eine psychiatrisch-psychotherapeutische Behandlung zu motivieren. Diese wird am ehesten dann angenommen, wenn die Patienten sich als Kranke akzeptiert und verstanden fühlen. Schrittweise sollte man versuchen, sie auf ein Erkennen der zugrundeliegenden psychischen Problematik hinzuführen, gleichzeitig aber auch die Intensität des Eingehens auf die bis dahin üblichen Beziehungsangebote (Vortäuschen körperlicher oder psychischer Erkrankungen) allmählich vermindern, soweit dem keine besonderen Gründe entgegenstehen. Wenn es gelingt, den Patienten von der Notwendigkeit einer psychiatrisch-psychotherapeutischen Behandlung zu überzeugen, so ist zu entscheiden, ob eine ambulante Therapie ausreicht oder ob eine stationäre Aufnahme in einer dafür geeigneten Fachklinik anzustreben ist mit dem Ziel einer Beeinflussung der meist aus einer Persönlichkeitsstörung resultierenden schweren Verhaltensauffälligkeiten.

Wenn ein Patient die psychiatrisch-psychotherapeutische Behandlung ablehnt und unter Umständen auf diese Empfehlung mit einem Behandlungsabbruch reagiert, so ist individuell über das weitere Vorgehen zu entscheiden. Unter Berücksichtigung rechtlicher Erwägungen (ärztliche Schweigepflicht!) muß eine Information von weiterbehandelnden Ärzten und sonstigen Bezugspersonen in Betracht gezogen werden. Eine massive Ausprägung der Symptomatik kann unter Umständen sogar Maßnahmen gegen den Willen des Patienten unter Anwendung des Betreuungs- bzw. Unterbringungsgesetzes erforderlich machen.

31.2 Simulation

Bei der Simulation werden Krankheitssymptome bewußt und willentlich produziert, um ganz bestimmte Ziele zu erreichen, z.B. die Gewährung einer Rente oder das Vermeiden eines Gefängnisaufenthalts. Im Unterschied zu den artifiziellen Störungen, bei denen die Symptome aus einer psychopathologisch begründeten Motivation heraus vorgetäuscht werden (s.o.), besteht das Wesen der Simulation darin, daß auf diesem Wege zielstrebig konkrete, meist materielle Vorteile verfolgt werden, ohne daß dies in irgendeiner Weise auf eine psychische Störung zurückgeführt werden kann.

Im Prinzip können alle körperlichen Symptome, aber auch psychotische Symptome, Suizidalität und Entzugserscheinungen vorgetäuscht werden mit dem

Ziel, einen persönlichen Vorteil hieraus zu ziehen. Differentialdiagnostisch sind weiterhin abzugrenzen somatoforme Störungen, wobei Patienten mit derartigen Krankheitsbildern meist einen nachvollziehbaren Leidensdruck vermitteln und ein aus der Erkrankung resultierender materieller Vorteil nicht zu erkennen ist.

Simulation wird nicht selten im Kontext einer Substanzabhängigkeit beobachtet: Patienten mit einer entsprechenden Problematik täuschen mitunter bestimmte Symptome vor, um an solche Pharmaka, wie Benzodiazepine oder Stimulanzien, zu gelangen.

Es gibt kaum Untersuchungen über die Häufigkeit von Simulation, insgesamt dürfte es sich um ein eher seltenes Phänomen handeln, das bevorzugt bei Gefängnisinsassen und Menschen mit einer dissozialen Persönlichkeitsstörung auftritt.

| Wenn durch Anamnese und Untersuchung eine körperliche bzw. eine psychische Erkrankung ausgeschlossen werden kann, sollte der Arzt dies sachlich und offen mitteilen. Ob man den „Patienten" mit dem dringenden Verdacht auf Simulation konfrontiert, muß individuell entschieden werden.

Unbedingt sollte man sich in solchen Situationen negativer Bewertungen enthalten und sich keinesfalls in aggressive Auseinandersetzungen verstricken. Sehr wichtig ist auch eine sorgfältige Dokumentation, aus der klar hervorgeht, warum bestimmte Wünsche des „Patienten" verweigert oder bestimmte Medikamente nicht verordnet wurden.

| In jedem Fall ist eine voreilige Einordnung eines Patienten als „Simulant" zu vermeiden, um nicht ernsthafte und behandlungsbedürftige körperliche und psychopathologische Symptome zu übersehen.

Bei Vortäuschen vital bedrohlicher Situationen läßt sich eine weitere Abklärung nicht immer vermeiden. Ähnlich wie bei den artifiziellen Störungen sollte aber auch hier weitestgehend auf Befunde von vorbehandelnden Ärzten zurückgegriffen werden, um potentielle Komplikationen durch nichtindizierte Eingriffe zu vermeiden. Allerdings ist die Gefahr, daß es dazu kommt, bei Simulanten nicht sehr hoch, da sie im Vergleich zu Patienten mit artifiziellen Störungen sehr viel weniger Bereitschaft zeigen, sich schmerzhaften oder risikoreichen medizinischen Maßnahmen zu unterziehen.

31.3 „Drug seeking"

Manche Patienten suchen den Notdienst auf mit dem dezidierten Wunsch nach der Verschreibung eines bestimmten Medikaments. Besonders häufig handelt es sich dabei um alkohol-, medikamenten- und drogenabhängige Patienten, die zur Behandlung von Entzugssymptomen bestimmte Medikamente fordern. Diese werden von den Patienten in manchen Fällen aber nur vorgegeben oder vorgetäuscht mit dem Ziel, günstig an verschreibungspflichtige Medikamente heranzukommen und sie bei unverändertem Suchtverhalten zu konsumieren oder gar auf dem illegalen Markt zu verkaufen.

Wenn Entzugssymptome nicht objektivierbar ist, sollten die Patienten hinsichtlich ihrer Problematik beraten (s.u.) und ihnen eine Wiedervorstellung bei

Bedarf angeboten werden. Liegt hingegen eine Entzugssymptomatik in relevanter Ausprägung vor, ist diese nach den üblichen Richtlinien ambulant oder stationär zu behandeln (s.a. Kap. 15, 16).

Während die Bereitschaft zu einer stationären Aufnahme mit der Ausprägung der Entzugsbeschwerden wächst, lehnen „drug seekers" in aller Regel einen Klinikaufenthalt kategorisch ab.

Medikamente mit hoher Suchtpotenz (z.B. Opiate, Clomethiazol) sollten – auch bei Vorliegen eindeutiger körperlicher Entzugssymptome – ambulant nicht verordnet werden. Bei Benzodiazepinen kommt hingegen eine Anwendung bei ambulanten Patienten in Frage, wenn ein Mißbrauch dieser Substanzen mit hinreichender Wahrscheinlichkeit ausgeschlossen werden kann.

Patienten, die in einem **Methadonprogramm** betreut werden, stellen sich manchmal außerhalb der üblichen Sprechzeiten vor mit der Bitte um zusätzliche Methadonverordnungen. Mit der Materie nicht vertraute Ärzte können getäuscht werden, etwa durch Aussagen, man habe die Methadonausgabe beim behandelnden niedergelassenen Arzt versäumt und müsse diese jetzt nachholen. Diesem Wunsch sollte jedoch nicht unkritisch entsprochen werden. Üblicherweise ist im Rahmen von Methadonprogrammen eine durchgehende Versorgung der Patienten durch die daran teilhabenden Ärzte – auch am Wochenende – gewährleistet. Vor der Verordnung von Methadon ist es deshalb zwingend notwendig, mit dem ambulant behandelnden Arzt Kontakt aufzunehmen, um die Angaben des Patienten zu überprüfen. Patienten, die falsche Angaben gemacht haben, werden eine solche Überprüfung nicht abwarten und sich vorher entfernen. Im übrigen haben die Patienten auch einen Behandlungsausweis, in dem die vom behandelnden Arzt verordneten Dosierungen vermerkt sind.

Auch **Biperiden** (Akineton®) wird wegen seines euphorisierenden Effekts teilweise mißbräuchlich benutzt und besonders im Notfalldienst außerhalb üblicher Sprechzeiten unter Vortäuschung extrapyramidalmotorischer Störungen von manchen Patienten gefordert. In solchen Fällen ist es zunächst wichtig, tatsächlich vorhandene extrapyramidale Nebenwirkungen von Neuroleptika, wie z.B. einen Torticollis oder Zungen-Schlund-Krampf, zu erkennen und unverzüglich mit Biperiden zu behandeln.

Die Unterscheidung von realen und nur scheinbar bestehenden extrapyramidalen Störungen kann im Einzelfall schwierig sein. Prinzipiell gilt, daß man sich bei Patienten ohne Suchtproblematik, die unter Neuroleptika Symptome der genannten Art entwickeln, im Zweifelsfall zur Gabe von Biperiden entscheiden sollte, während sich bei Hinweisen auf eine Suchterkrankung eine sehr kritische Indikationsstellung empfiehlt.

Umgang mit dem Patienten

Für den Umgang mit Patienten, die Medikamente fordern, ohne daß diese medizinisch indiziert sind, gilt, daß man ihnen verständnisvoll, freundlich und keinesfalls feindselig begegnen sollte, gleichzeitig aber auch medizinisch begründete Entscheidungen unmißverständlich vertreten sollte. Dabei ist zu berücksichtigen, daß die Weigerung, die geforderten Medikamente zu verordnen, unter Umständen zu feindseligen Äußerungen oder gar aggressiven Verhaltensweisen seitens des Patienten führen kann.

Deshalb sollte man alles unterlassen, was eine unnötige Provokation darstellen könnte, ebenso wie Maßnahmen zur Gewährleistung der eigenen Sicherheit nicht unbeachtet bleiben sollten (Anwesenheit mindestens einer weiteren Person; Möglichkeit, Unterstützung herbeirufen zu können etc.).

Patienten mit einer Abhängigkeitsproblematik sollten, wenn sie dazu bereit sind, eine Beratung über Entzugs- und Entwöhnungsmöglichkeiten erhalten. Diese beinhaltet die Vermittlung von Kontaktadressen, Suchtberatungsstellen etc. und unter Umständen den Versuch, eine Motivation für eine stationäre Entgiftungsbehandlung aufzubauen. Patienten, die ohne aktuellen Leidensdruck nur das Ziel verfolgen, von einem vielleicht unerfahrenen Assistenzarzt ein bestimmtes Medikament zu erhalten, sind naturgemäß an einer solchen Beratung nicht interessiert und werden den Notfallkontakt spätestens zu diesem Zeitpunkt abbrechen.

31.4 Sprachliche Kommunikationsprobleme

31.4.1 Fremdsprachige Patienten

Ausländische Mitbürger stellen in vielen Industrieländern Europas einen beachtlichen Anteil an der Gesamtbevölkerung dar. Überproportional häufig sind sie, im Vergleich zur übrigen Bevölkerung, mit schwierigeren Lebens- und Arbeitsbedingungen konfrontiert. Für viele von ihnen stellen Sprachprobleme eine wesentliche Barriere bei der Inanspruchnahme medizinisch-psychiatrischer Einrichtungen dar.

Besondere Probleme ergeben sich naturgemäß dann, wenn Patienten, die der deutschen Sprache nicht mächtig sind, wegen psychiatrischer Akutsituationen zur Vorstellung kommen. Wenn trotz Ausschöpfung aller Möglichkeiten (Ausfindigmachen eines Klinikmitarbeiters als Dolmetscher, Benutzen eines Wörterbuchs etc.) eine Übersetzung nicht geleistet werden kann, ist eine auch nur annäherungsweise zuverlässige psychopathologische Befunderhebung nicht möglich. In solchen Fällen muß man versuchen, aufgrund fremdanamnestischer Angaben und nicht zuletzt auch durch Beobachtung des nonverbalen Ausdrucksverhaltens des Patienten zu einer vorläufigen Beurteilung der Situation zu gelangen. Insbesondere wenn greifbare Hinweise auf eine krankheitsbedingte aktuelle Eigen- oder Fremdgefährdung bestehen, sollte man sich im Zweifelsfall zu einer stationären Aufnahme entschließen, da die dann mögliche Verlaufsbeobachtung meist eine weitergehende diagnostische Aussage ermöglicht. Falls die Betroffenen die Aufnahme ablehnen, kann sie, bei Vorliegen der dafür erforderlichen rechtlichen Voraussetzungen (s. Kap. 5), unter Umständen auch gegen ihren Willen, vollzogen werden.

Wenn **Angehörige als Dolmetscher** fungieren können, so stellt dies in der Regel eine große Hilfe dar. Es sollten aber auch solche Einflüsse bedacht werden, die die diagnostische Wertigkeit der Exploration unter diesen Voraussetzungen einschränken können. Neben den häufig auch mit den Angehörigen bestehenden Verständigungsschwierigkeiten ist dies zum einen die Tatsache, daß es bei Personen, die in einer engen Beziehung zueinander stehen, wichtige Sachverhalte geben kann, die aus verschiedenartigen Gründen nicht angesprochen werden. Zu beachten ist auch, daß dolmetschende Angehörige nicht selten die Aussagen der Patienten mit eigenen Beobachtungen, Interpretationen etc. vermischen. Deshalb ist es oft vorteilhaft, wenn zusätzlich ein dem Patienten und dessen Angehörigen nicht bekannter Dolmetscher zur Verfügung steht.

31.4.2 Andere Ursachen

Sprachliche Verständigungsschwierigkeiten können auch aus anderen Gründen auftreten, etwa bei **organischen Psychosen** (z.B. bei Verwirrtheitszuständen; s.a. Kap. 12, 14).

In manchen Fällen von akuten Exazerbationen **schizophrener Psychosen** kann es zu erheblichen Verständigungsschwierigkeiten kommen, wenn die Sprache des Patienten durch Neologismen oder einen zerfahrenen Denkstil bis hin zum sogenannten Sprachzerfall für den Untersucher nicht mehr verständlich ist (s.a. Kap. 17).

Weiterhin zu nennen sind sprachliche Verständigungsprobleme bei **Aphasien**. Motorische Aphasien zeichnen sich durch eine eher geringe Sprachproduktion in einem Telegrammstil aus, der Patient kann sich hierbei noch in Ansätzen verständlich machen. Erhebliche Störungen der Kommunikation treten vor allem bei sensorischen Aphasien auf, bei denen das Sprachverständnis des Patienten gestört ist. Bei starker Ausprägung einer sensorischen Aphasie können die sprachlichen Äußerungen des Patienten bei nicht endenden Neologismen und Paraphasien jeglichen Sinngehalt verlieren.

Zwar sind Aphasien häufig mit anderen fokalen neurologischen Symptomen kombiniert, jedoch können sie auch isoliert ohne weitere Ausfallserscheinungen auftreten. Insbesondere bei sensorischen Aphasien kann es dann leicht zu diagnostischen Irrtümern kommen, indem eine primär psychische Störung fälschlicherweise diagnostiziert wird. Deshalb sollte man in solchen Fällen frühzeitig an die entsprechende Diagnostik (cCT) denken.

Bei aphasischen Störungen kommt es – im Kontext der eingeschränkten Möglichkeit der Kommunikation mit der Umwelt – nicht ganz selten zu sekundären psychopathologischen Auffälligkeiten, etwa Erregungszuständen oder depressiven Syndromen.

> Es liegt nahe, daß man sich bei diesen Patienten intensiv bemühen muß, ein größtmögliches Maß an Verständigung herzustellen, um Mißverständnisse zu klären, das geplante weitere Vorgehen zu erklären etc.

Darüber hinaus kommen hier die an anderer Stelle des Buches dargestellten syndromal orientierten diagnostischen und therapeutischen Prinzipien zur Anwendung (s. z.B. Kap. 6, 9).

31.5 Obdachlosigkeit

Obdachlose Menschen leiden häufig an psychischen Krankheiten wie z.B. Schizophrenie, Alkohol- und Drogenabhängigkeit, Persönlichkeitsstörungen und organischen psychischen Störungen. Die mit der Psychiatriereform einhergehende Verkürzung der stationären Verweildauer führte dazu, daß Krankenhäuser weitaus weniger als früher eine Asylfunktion wahrnehmen, während andererseits nicht alle Betroffenen von komplementären Angeboten (Heime, Wohngemeinschaften etc.) erreicht werden und demzufolge der Anteil chronisch psychisch Kranker ohne feste Unterkunft tendenziell wächst.

Nicht selten werden obdachlose Menschen durch die Polizei im Notfalldienst vorgestellt, weil sie auf der Straße auffällig geworden sind. In solchen Fällen kann es schwierig sein, mit ihnen überhaupt in Kontakt zu kommen und sie in diagnostisch weiterführender Weise zu explorieren, da die Betroffenen unfreiwillig und auch ohne Krankheitsgefühl zur Untersuchung kommen. Im Einzelfall kann es sinnvoll sein, ein Getränk oder Essen anzubieten oder die Möglichkeit, ein Bad zu nehmen, um damit vielleicht einen Zugang zum Patienten zu finden. In jedem Fall ist eine gründliche körperliche Untersuchung notwendig, da obdachlose Menschen häufig von einer Vielzahl, unter Umständen auch vital bedrohlicher körperlicher Erkrankungen betroffen sind.

Wenn eine **psychische Störung** diagnostiziert werden kann, so gelten die üblichen nosologisch bzw. syndromal orientierten Behandlungsprinzipien. Deren Realisierung scheitert jedoch sehr oft an den extrem ungünstigen Rahmenbedingungen, unter denen diese Patienten leben, ebenso wie viele von ihnen die nötige Kooperationsbereitschaft nicht aufbringen.

Bei Ablehnung der ärztlich empfohlenen Behandlung durch den Patienten gilt - wie generell -, daß sie dann akzeptiert werden muß, sofern keine aktuelle Eigen- oder Fremdgefährdung vorliegt und der Patient fähig ist, seinen Willen frei zu erklären - auch wenn eine solche Entscheidung in hohem Maße „unvernünftig" erscheinen mag.

Besonders in der kalten Jahreszeit kommen Obdachlose aber auch zur Vorstellung mit dem Ziel, für eine Nacht unterzukommen, und geben dann z.B. **Suizidabsichten** an. In diesen Fällen ist es nicht immer einfach, die Suizidalität abzuschätzen, insbesondere wenn sie von dem Patienten in fordernder oder drohender Weise vorgebracht wird. Wenn erkennbar wird, daß aktuell keine stationäre Behandlungsindikation besteht, sollte auf die in allen Städten vorhandenen Obdachlosenunterkünfte verwiesen werden. In manchen Fällen läßt sich jedoch eine suizidale Gefährdung nicht mit hinreichender Sicherheit ausschließen, so daß dann die kurzfristige Aufnahme in einer psychiatrischen Einrichtung erforderlich wird.

Nützlich ist es auch, die verschiedenen **Hilfen** für alleinstehende Wohnsitzlose, die im Bundessozialhilfegesetz geregelt sind, und die konkreten Hilfsangebote vor Ort zu kennen. In diesem Zusammenhang zu erwähnen sind die Nichtseßhaftenhilfe des Sozialamts und entsprechende Angebote der Träger sozialer Einrichtungen (Caritas, Diakonie, Landeswohlfahrtsverband), die Fachberatungsstelle für alleinstehende Wohnsitzlose, Heime, die für eine Notübernachtung bzw. einen längeren Aufenthalt in Frage kommen, Wärmstuben, Suppenküchen etc.

31.6 Patienten mit gehäuften Notfallkonsultationen

Um eine besonders schwierige Klientel handelt es sich bei denjenigen Patienten, die den Notfalldienst sehr häufig in Anspruch nehmen. Oft sind dies sozial desintegrierte, chronisch psychisch kranke Patienten, die zu einer kontinuierlichen therapeutischen Beziehungsaufnahme nicht in der Lage sind. Die Situation wird häufig noch dadurch erschwert, daß Zweitdiagnosen im Sinne schwerer Persönlichkeitsstörungen und nicht selten auch eines Alkohol-, Medikamenten- oder Drogenmißbrauchs vorliegen.

Sinnvoll erscheint es, bei den Patienten mit gehäuften Notfallkonsultationen drei Gruppen zu unterscheiden (in Anlehnung an [11]):
– Gruppe 1: Patienten, die in regelmäßiger ambulanter psychiatrisch-psychotherapeutischer Behandlung stehen und den Notfalldienst nur in Perioden einer krisenhaften Zuspitzung ihrer Symptomatik wiederholt aufsuchen.
– Gruppe 2: Patienten, die sich bei Erstmanifestation oder Rückfall einer psychischen Krankheit gehäuft vorstellen.
– Gruppe 3: Patienten, für die häufige Notfallkonsultationen nahezu die einzigen therapeutischen Kontakte darstellen, ohne daß es gelingt, sie in eine reguläre ambulante Behandlung einzubinden.

Bei Patienten der **Gruppe 1** werden kritische Phasen vor allem zu Beginn, aber auch am Ende einer Behandlung, während Urlaubszeiten des Therapeuten sowie bei wesentlichen Änderungen des Behandlungsplans beobachtet. Im Verlauf von Psychotherapien mit einem üblicherweise festgelegten zeitlichen Rahmen kommt es bei einem Teil der Patienten zu Situationen, in denen sie außerhalb der Therapiestunden um Hilfe nachsuchen. Anlaß hierfür können vielfältige Symptome sein, wie Ängste, depressive Verstimmungen, Suizidimpulse etc. Neben der psychischen Störung, derentwegen die Psychotherapie durchgeführt wird, sind solche Krisen nicht selten Ausdruck von Schwierigkeiten in der Beziehung zwischen Therapeut und Patient, die sich in manchen Fällen fast unvermeidlich im therapeutischen Prozeß einstellen.

Patienten, die ambulant psychopharmakologisch behandelt werden, stellen sich manchmal außerhalb der regulären Dienstzeit vor mit der Bitte um Verschreibung von Medikamenten. Möglich ist, daß sie es einfach vergessen haben, sich beim letzten Termin das erforderliche neue Rezept ausstellen zu lassen. Wenn aber die Verschreibung solcher Medikamente, wie Benzodiazepine oder Biperiden (Akineton®), von Patienten, die einem nicht bekannt sind, gefordert wird, sollte man an einen Medikamentenmißbrauch denken und entsprechende Vorsicht walten lassen (s.a. Kap. 31.3). Zu bedenken sind schließlich auch eine inadäquate Einnahme oder Verordnung von Psychopharmaka oder akut aufgetretene Nebenwirkungen (z.B. Dyskinesien, Akathisie), die eine Intervention im Notdienst erfordern.

Der Umgang mit Patienten aus **Gruppe 2** ist relativ problemlos. Zunächst ist zu entscheiden, ob eine stationäre Behandlung notwendig ist. Ist dies nicht der Fall, muß eine regelmäßige ambulante Behandlung vermittelt werden.

Am problematischsten ist der Umgang mit Patienten aus **Gruppe 3**. Typischerweise leiden diese an schweren psychischen Erkrankungen mit ungünstigem Verlauf, häufig kompliziert durch begleitende Persönlichkeitsstörungen, die mit großer Regelmäßigkeit zu Schwierigkeiten im Umgang mit Mitmenschen führen. Diese Patienten werden meist vorstellig wegen überwältigender Angstgefühle oder impulsiver Handlungen, wie z.B. Selbstbeschädigungen, parasuizidalen Handlungen oder Intoxikationszuständen. Da sie angebotene therapeutische Hilfen meist nicht adäquat nutzen und in der Kontaktaufnahme fordernd, mitunter sogar feindselig wirken, lösen sie bei Ärzten und Pflegepersonal oft negative Gegenübertragungsreaktionen aus, etwa im Sinne von Frustration, dem Gefühl des Gestörtwerdens oder auch dem Eindruck, daß sie mehr an Zuwendung und Zeit fordern, als ihnen zusteht.

Werden solche negativen Einstellungen nicht ausreichend reflektiert, kann dies einen unprofessionellen Umgang mit den Patienten zur Folge haben, indem ihnen etwa mit Ablehnung oder Herablassung begegnet wird, ihre Beschwerden nicht in ausreichendem Maße ernst genommen oder neu aufgetretene Probleme nicht erkannt werden. Eine gewissenhafte psychiatrische und körperliche Untersuchung ist deshalb auch bei diesen Patienten eine Selbstverständlichkeit.

Wenn Patienten den Notfalldienst für nicht dringende Angelegenheiten mißbrauchen, etwa weil sie ihn als wesentlichen Teil ihres sozialen Netzes ansehen, müssen sie mit klaren Behandlungsregeln und Grenzen konfrontiert werden. Hierbei können schriftlich niedergelegte Verhaltensmaßnahmen hilfreich sein, die den Umgang mit solchen Patienten klar regeln und die allen Mitarbeitern der Versorgungseinrichtung bekannt sein müssen. Auf diese Art und Weise kann Gefühlen des Ärgers und der Enttäuschung sowohl beim Patienten als auch auf seiten der behandelnden Ärzte, Schwestern und Pfleger entgegengewirkt werden.

Generell ist zu sagen, daß das sich häufende notfallmäßige Vorstellungen von Patienten für die Mitarbeiter von Institutionen immer Anlaß sein sollten, gemeinsam die Ursache für dieses Verhalten des Patienten zu erörtern und nach geeigneten therapeutischen Strategien zu suchen. Wird dieses versäumt, so kommt es erfahrungsgemäß in solchen Fällen allzuleicht zu einer Diffusion der Verantwortung.

31.7 Inhaftierung

Psychische Störungen werden bei Inhaftierten relativ häufig beobachtet, zum einen wegen der aus der Haft resultierenden psychosozialen Belastungen, zum anderen aber auch deswegen, weil bestimmte psychische Störungen in dieser Personengruppe gehäuft bestehen. Dies gilt insbesondere für Substanzmißbrauch und -abhängigkeit sowie bestimmte Persönlichkeitsstörungen, z.B. vom dissozialen Typus.

Als unmittelbare Reaktion auf die Inhaftierung kann es zu einem sogenannten **Inhaftierungsschock** kommen. Es handelt sich dabei um ein stuporöses Zustandsbild, das unvermittelt in einen Zustand der Erregung und Aggression umschlagen kann (s.a. Kap. 11).

In den ersten Hafttagen kann es bei Alkoholkranken oder Rauschgiftkonsumenten zu **Entzugserscheinungen** bis hin zum Delir kommen (s. Kap. 15, 16). In Abhängigkeit von deren Schwere ist über die Notwendigkeit einer stationären Entzugsbehandlung in einem Vollzugskrankenhaus zu entscheiden. Zu beachten ist ferner, daß die mißbräuchliche Einnahme psychotrop wirksamer Substanzen in Gefängnissen weitverbreitet ist, so daß bei Inhaftierten auch mit Intoxikationszuständen und drogeninduzierten Psychosen zu rechnen ist (s.a. Kap. 16).

Wenn es zur Manifestation von **Psychosen des schizophrenen Formenkreises** kommt, sollte dies die Aufnahme im zuständigen Vollzugskrankenhaus zur Folge haben. Ähnliches gilt für affektive Erkrankungen, wenn unter den Bedingungen einer Haftanstalt eine ausreichende Behandlung nicht gewährleistet ist.

Ein gravierendes Problem stellt die bei Inhaftierten – besonders in den ersten Tagen der Untersuchungshaft – deutlich erhöhte **Suizidgefahr** dar. Der Anteil der inhaftierten Menschen, die suizidgefährdet sind, wird auf 1–5% geschätzt. Deshalb sind direkte und indirekte Suizidankündigungen ernst zu nehmen und durch einen Psychiater weiter abzuklären. Es muß dann entschieden werden, ob besondere Haftbedingungen (Gemeinschaftszelle, Überwachungsraum) oder die Verlegung in ein Vollzugskrankenhaus indiziert sind. Zu unterscheiden ist eine echte suizidale Gefährdung von vorgeschobenen Suiziddrohungen und bestimmten Formen der Selbstschädigung (z.B. Hungerstreik). Die letztgenannten Verhaltensweisen lassen sich meist im Rahmen einer Exploration abgrenzen, wenn erkennbar wird, daß die Betroffenen in Verbindung damit bestimmte Ziele oder Forderungen verfolgen.

Schließlich werden als Reaktion auf die Haft vielfältige **Anpassungsstörungen**, insbesondere auch selbstschädigende Verhaltensweisen, beobachtet.

Literatur

1. Asher, R.: Münchhausen's syndrome. Lancet I (1951), 339–341.
2. Bauer, M., F. Boegner: Neurological syndromes in factitious disorder. J. Nerv. Ment. Dis. 184 (1996), 281–288.
3. Bools C.: Factitious illness by proxy. Munchausen Syndrome by proxy. Brit. J. Psychiatry 169 (1996), 268–275.
4. Dreßing, H., W. Hewer, W. F. Gattaz: Münchhausen-Syndrom. Münch. med. Wschr. 132 (1990), 329–332.
5. Eckhardt, A.: Selbstmanipulierte Krankheiten. In: Faust, V. (Hrsg.): Psychiatrie, S. 675–681. Fischer, Stuttgart–Jena–New York 1995.
6. Ellison, J. M., D. H. Higher, K. A. White: An emergency psychiatry update. Hospital Commun. Psychiatr. 40 (1989), 250–260.
7. Lauer, G.: Artifizielle Störungen: psychopathologische Merkmale, biographischer Hintergrund und Therapieverlauf. Psychiatr. Prax. 23 (1996), 37–39.
8. Plassmann, R.: Münchhausen syndromes and factitious diseases. Psychother. and Psychosom. 62 (1994), 7–26.

9. Rössler, W., H. J. Salize, U. Biechele: Psychisch kranke Wohnsitzlose – Die vergessene Minderheit. Psychiatr. Prax. 21 (1994), 173–178.
10. Schlenss, G.: Psychiatrische Manifestationen im Strafvollzug. In: Venzlaff, U., K. Foerster (Hrsg.): Psychiatrische Begutachtung, S. 425–442. Fischer, Stuttgart–Jena–New York 1994.
11. Tesar, G. E.: Psychiatric emergency repeaters. In: Hyman, S. E., G. E. Tesar (eds.): Manual of Psychiatric Emergencies, 3rd ed., pp. 110–114. Little, Brown & Co., Boston–New York–Toronto–London 1994.

Sachverzeichnis

Sachverzeichnis

A

Abasie, Marchiafava-Bignami-Syndrom 254
Abdominaldruck, depressive Syndrome 141
Abhängigkeit
- iatrogene, Somatisierungsstörungen 371
- Persönlichkeitsstörungen 430
Ablenkbarkeit, vermehrte, Manie 329
Ablösungsprozeß, Anorexia nervosa 396
Absetzdyskinesie 506
- s.a. Dyskinesie
Abteilung, geschlossene, Unterbringung 79–83
Abwertungen, globalisierende, Aggression 49
Acetylsalicylsäure, psychische Störungen 517
Aciclovir, psychische Störungen 518
Addison-Syndrom
- Depression 145
- Schizophrenie 308
Ängste/Ängstlichkeit s. Angst(störungen)
Ärger
- Belastungsreaktionen 119
- Partnerschaftskonflikte 390
- Sexualstörungen 414
Äthanolvergiftung 209
- Hämodialyse 209
Äther, Mißbrauchspotential 293
Affektabflachung 128
- durch Benzodiazepine 62
- Persönlichkeitsveränderungen, organische 224
- sexueller Mißbrauch 474
Affektarmut 128
Affektinkontinenz 128
affektive Störungen 134, 224, 325–355
- Alkoholkrankheit 234, 242
- Alkoholvergiftung 236
- Alter 491–493
- anhaltende 325
- arzneimittelinduzierte 517–518
- bipolare 135, 325, 327
- - depressive Störungen, Kinder/Jugendliche 469
- - Typ I/II 327
- - Wochenbett 560
- Delir, alkoholinduziertes 242
- - postoperatives 550
- depressive Syndrome 148
- Dialysepatienten 554
- Epidemiologie und Verlauf 326
- Epilepsie 229
- Erregungszustände 94, 96–97, 99
- Halluzinogene 288

affektive Störungen
- Ischämie, frontotemporale 223
- manische Episoden 446
- Minderbegabung 446–447
- organische 215
- PCP-induzierte 291
- Persönlichkeitsstörungen 434–435
- Persönlichkeitsveränderungen, organische 225
- Prüfung 21–22
- Psychosen, akute 127
- - Kinder/Jugendliche 465
- - schizophrene 302
- rapid cycling 327
- Schizophrenie 303
- Sedativa-/Hypnotika- bzw. Anxiolytikaintoxikation 276
- Sexualstörungen 414
- Spätdyskinesien 506
- Kokainintoxikation 280
Affektresonanz, sexueller Mißbrauch 474
Affektstarre 128
Affektsteuerung, mangelnde 128
Affektstörungen s. affektive Störungen
Aggression/Aggressivität 90–110
- s.a. Fremdaggression/-aggressivität
- Abwertungen, globalisierende 49
- Alkoholvergiftung 236–237
- Amphetaminintoxikation 284
- Belastungsreaktionen 378
- Benzodiazepine 62
- Erregungszustände 97
- Gesprächsführung, therapeutische 35, 49–50
- Inhalanzienintoxikation 292
- Kinder/Jugendliche 479
- Kokainintoxikation 280
- Kränkungen 49
- Manie 134
- Minderbegabte 440
- Minderbegabung, rechtliche Aspekte 442
- Partnerschaftskonflikte 390, 392
- Persönlichkeitsstörungen 430
- - paranoide 423
- Schuldvorwürfe 49
- Simulation 577
- Suizidalität 541
- - Alter 494
- Talk down 49
- verbale, Gewalttätigkeit 101
Agitiertheit
- depressive Episoden 134
- psychomotorische, Depression 341
Agoraphobie 358
Agranulozytose 525
- Therapie 526

AIDS 563
Akathisie
- Erregungszustände 96
- Frühdyskinesien 503
- Neuroleptika 307, 503, 505
Akinese
- neuroleptisches Syndrom 509
- Parkinson-Erkrankung/Parkinsonoid 504
- Parkinsonoid 230, 504
akinetische Syndrome, Stupor 176
Akkommodationsstörungen durch Antidepressiva, trizyklische 69, 349
Akrozyanose, Anorexia nervosa 397
Aktivitätssteigerung, sexueller Mißbrauch 474
Akutsituationen
- Arzneimittelwirkungen, unerwünschte 488, 499–533
- Notfallpsychiatrie 13
Akzeptationsbreite, Zuhören, aktives 38
Alkoholabhängigkeit/-abusus 51, 234–256, 261
- affektive Störungen 234
- - Alter 492
- - bipolare 327
- Amnesie, dissoziative 368
- Anpassungsstörungen 99
- Behandlungsfehler 256
- Belastungsreaktionen, posttraumatische 381
- Bilanzsuizid 255
- Cannabis 234
- Delir, postoperatives 550
- Demenz 254–255
- Depression 146, 346–347
- Diagnose 235
- Differentialdiagnose 433
- drug seeking 577
- Erregungszustände 95–96, 99
- Folgekrankheiten 253–255
- Hirnschädigungen 255
- Inhaftierung 584
- Kinder/Jugendliche 459
- Koma 237
- Kontinuitätsdelir 239
- Krampfälle 249–250
- Labilisierung 52
- Marchiafava-Bignami-Syndrom 254
- Myelinolyse, zentrale pontine 253–254
- Obdachlose 581
- Partnerschaftskonflikte 391
- Persönlichkeitsstörungen, dissoziale 234
- Polytoxikomanie 234
- Porphyrie, akute, intermittierende 232
- Psychosen 132, 250–251
- - akute 131

Sachverzeichnis

Alkoholabhängigkeit/-abusus
- psychotrope Substanzen, Mißbrauch 234
- Schizophrenie 307–308
- Schwangerschaft 557
- Stimulanzien 234
- Suizidalität 132, 160, 234, 255, 540
- – Kinder/Jugendliche 467
- Therapie, Phasen 248
- Trauerreaktion, pathologische 388
- Wernicke-Enzephalopathie 251–252
- Wernicke-Korsakow-Syndrom 253

Alkoholanamnese, Bulimia nervosa 401

Alkoholdelir 240–246, 294
- Alkoholtherapie 246
- Angst 240
- Aufnahme, stationäre 246
- Basistherapie, internistische 242–243
- Befunderhebung 241–242
- Begleiterkrankungen 241
- Benzodiazepine 245
- Clomethiazol 108, 191, 244
- Clonidin 191
- Dehydratation 243
- Differentialdiagnose 278
- drogeninduziertes 277–278
- Grand-mal-Anfälle 241
- Haloperidol 191
- Hypokaliämie 243
- Magnesiummangel 243
- Natriumsubstitution 243
- Neuroleptika 245
- Paraldehyd 246
- Prädelir 246
- Prophylaxe 246
- Reaktionstyp nach Bonhoeffer 241
- rechtliche Aspekte 247
- Schlaf-Wach-Rhythmus 240
- Schreckhaftigkeit 240
- Therapie, psychopharmakologische 243–246
- Zeichen, klinische 241

Alkoholdemenz, Vitamin B_1 255

Alkoholentzugssyndrom 239, 247–249
- Akuttherapie 247–248
- Begleiterkrankungen 241
- Clomethiazol 487
- Delir 242, 538
- – Orientierung 21
- – schweres 246
- Entgiftungsphase 248–249
- leichtes 247–249
- Schizophrenie 308
- Therapie, medikamentöse 247–248
- Zeichen, klinische 241

Alkoholhalluzinose 250
- s.a. Halluzinosen

Alkoholhalluzinose
- Schizophrenie 308

Alkoholintoxikation 209, 236–239
- s.a. Vergiftungen
- Akuttherapie 237
- Barbiturate 51
- Benzodiazepine, Kontraindikation 106
- Bewußtlosigkeit 209
- depressive Syndrome 153
- Differentialdiagnose 264, 273, 428, 431
- Giftelimination, primäre 237
- Kinder/Jugendliche 461
- Patientenumgang 238–239
- Rausch, pathologischer 237
- Schizophrenie 308

Alkoholismus s. Alkoholabhängigkeit/-abusus

Alkoholkoma 237–238
- Glukose 238
- Hämodialyse 238

Alkoholkrankheit/-mißbrauch s. Alkoholabhängigkeit/-abusus

Alkoholrausch 236–237

Alkoholtherapie, Alkoholdelir 246

Alkoholvergiftung s. Alkoholintoxikation

Allgemeinärzte 5

Allgemeinkrankenhäuser
- Notfall- und Krisenhilfe, psychiatrische 5
- psychiatrische Abteilungen 10
- psychiatrische Notfälle 543–568

Allgemeinkrankheiten, Delir 294

Alpha-2-Rezeptoragonisten, Alkoholdelir 245

Alprazolam, Zwangsstörungen, Kinder/Jugendliche 464

Alpträume
- Angst 113
- Belastungsreaktionen, posttraumatische 380

Alter
- affektive Störungen 491–493
- Anpassungsstörungen 491
- Arzneimittelwirkungen, unerwünschte 481
- Delir 482–488
- Demenz 488–491
- Erregungszustände 105–107
- manische Syndrome 493
- Multimorbidität 480
- Notfall- und Krisensituationen 480–496
- organische Erkrankungen 491
- Polytherapie 480
- psychiatrische Notfälle 480
- psychoaktive Substanzen 481

Alter
- Psychosen, schizophrene 494–495
- Suizidalität 493–494
- Unruhezustände 107

Alzheimer-Krankheit 488–491
- s.a. Demenz
- depressive Syndrome 145

Amantadin
- neuroleptisches Syndrom, malignes 512
- Parkinson-Erkrankung 230
- psychische Störungen, arzneimittelinduzierte 517

Amatoxin, Transaminasen 196

Ambivalenz, Fremdgefährdung 28

Amblyopien
- Drogenabhängigkeit 296
- Opioidintoxikation 263

Amenorrhö, arzneimittelinduzierte 531

amentielles Syndrom 185

Aminoglykoside, psychische Störungen, arzneimittelinduzierte 518

Amitriptylin 66, 68
- affektive Störungen 435
- – Minderbegabung 447
- Angst 123
- Anorexia nervosa 397
- Begleitwirkung, sedierende 492
- Belastungsreaktionen, posttraumatische 382
- Demenz, Alter 490
- Depressionen 153–155
- – agitierte 108
- – Kinder/Jugendliche 470
- Erregungszustände 106, 108
- HIV-Infektion 562
- Insomnie 408
- Intoxikation 203
- Methadonsubstitution 270
- Persönlichkeitsstörungen 434
- Schlafstörungen 155, 546
- Stupor 181
- Suizidalität 167

Ammoniumchlorid, Amphetaminintoxikation 284

Amnesie/amnestisches Syndrom 215
- Akuttherapie 223
- Alkoholvergiftung 237
- anterograde 222
- – durch Benzodiazepine 62
- artifizielle Störungen 573
- dissoziative 368
- Drogenabhängigkeit 296
- globale 213
- Immediat-Gedächtnis 213
- organische 222–223
- – Ursachen 222
- Parasomnie 410
- postiktale 368
- Prüfung 21

Sachverzeichnis

Amnesie/amnestisches Syndrom
- Psychopharmaka 223
- Symptomatik/Befunderhebung 223

AMP, zyklisches 61
Amphetaminabhängigkeit, wahnhafte Störungen 286
Amphetamine 261, 284
- Delir 285
- Depression 146, 347
- Entzugssyndrom 284–285
- psychische Störungen, arzneimittelinduzierte 517
- Rhabdomyolyse 197
- wahnhafte Störungen 285
- Zustandsbilder, vital bedrohliche 262

Amphetaminintoxikation 209–210, 284
- Beta-Rezeptorenblocker 210
- Differentialdiagnose 280

Amphotericin B, psychische Störungen, arzneimittelinduzierte 518

Amylnitrit
- Inhalation 417
- Mißbrauchspotential 293
- sexuelle Stimulation 417

Anabolika, Mißbrauchspotential 293
Anämie
- Alkoholdelir 242
- hämolytische 525

Anästhetika
- und Antidepressiva, trizyklische 551
- und Benzodiazepine 62, 552–553
- und Butyrophenone 553
- und Lithium 553
- und MAO-Hemmer 552
- und Moclobemid 552
- und Neuroleptika 553
- und Phenothiazine 553
- und Psychopharmaka 551–553
- und Serotonin-Reuptake-Inhibitoren, selektive 552
- und Tranylcypromin 552

Analgetika
- Mißbrauchspotential 293
- psychische Störungen, arzneimittelinduzierte 517

Anamnese, Notfallpsychiatrie 18

Aneurysmen
- Differentialdiagnose 277
- mykotische, Opioidintoxikation 263

Anfälle
- epileptische s.a. Epilepsie
- – Altersdemenz 489
- – Delir 538
- – Designer-Drogen 287
- – Dialysepatienten 554

Anfälle, epileptische
- – Drogenabhängigkeit 296
- – Halluzinose 287
- – Kokainintoxikation 280
- – Opioidentzugssyndrom 268
- – Opioidintoxikation 262–263
- – Pavor nocturnus 411
- – Polytoxikomanie 295
- – Sedativa-/Hypnotika- bzw. Anxiolytikaentzugssyndrome 277
- herzphobische 46
- hirnorganische, Alkoholentzugssyndrom 249
- komplex-fokale, Epilepsie 228
- myoklonisch-astatische, Akuttherapie 228
- – Clonazepam 228
- – Epilepsie 228
- psychogene, dissoziative Störungen 367
- tonisch-klonische, Alkoholkrankheit 249

Anfallsleiden
- Angst 116
- Erregungszustände 97

Angehörige
- Einbeziehung, Gesprächsführung, therapeutische 44–45
- Notfallpsychiatrie 15

Angehörigenarbeit, paranoid-halluzinatorisches Syndrom 313

Angel Dust, Delir 539
Angina pectoris, Angst 117
Angststörungen 112–124, 357–364
- affektive 223–224
- – Alter 492
- Akuttherapie 363
- Alkoholentzugssyndrom 247
- Alkoholkrankheit 240, 250
- Alkoholvergiftung 237
- Amitriptylin 123
- Antidepressiva 123
- Anxiolytika 121
- arzneimittelinduzierte 517–518
- Aspekt, rechtlicher 115
- Auslöser 114
- Befunderhebung 115
- Belastungsreaktionen 376–378
- – akute 119
- Belastungsstörungen, posttraumatische 120, 380
- Benzodiazepine 62, 121, 123
- Beschwerden, typische 361
- Chlorprothixen 123
- chronische 362
- Clomipramin 122
- Depression 115, 118, 144, 352

Angststörungen
- Differentialdiagnose 112, 115–116, 360, 431
- Erregtheit 90
- Erregungszustände 96
- gastrointestinale Erkrankungen 116
- generalisierte 113, 119, 359, 363
- – Psychopharmakotherapie 364
- Gesprächsführung, therapeutische 45
- Halluzinationen 24, 118
- Haloperidol 123
- HIV-Infektion 561–562
- Hyperventilation 363
- hypochondrische Störung 373
- Intensivstation 548
- kardiovaskuläre Erkrankungen 116
- katatone 223–224
- körperliche 361
- Kokainentzugssyndrom 282
- Kokainintoxikation 280
- Krebserkrankung 565
- MAO-Hemmer 121
- Neuroleptika 123
- neurologische Syndrome 116
- Nierentransplantierte 555
- Notfallkonsultationen, gehäufte 582
- Notfallsituation, Differentialdiagnose 359–360
- – Symptomatik und Befunderhebung 361–362
- organisch bedingte 115–117, 215
- Panikstörungen 118, 364
- paranoide 122
- paroxysmale, Panikstörungen 357
- Partnerschaftskonflikte 392
- Patientenumgang 114–115
- perioperative 549
- Persönlichkeitsstörungen 431, 435
- Phobien 24, 118–119, 364
- physiologische Symptome 361
- primäre 113
- – Therapie, stationäre 122
- Prüfung 24
- psychische 113
- Psychopharmaka 122
- Psychosen, akute 24
- – Kinder/Jugendliche 465
- – schizophrene 302
- Psychotherapie 120, 122, 364
- psychotrope Substanzen 359, 362
- pulmonale Erkrankungen 116
- Schizophrenie 117–118
- Schutzverhalten 362

Sachverzeichnis

Angststörungen
- Sedativa-/Hypnotika- bzw. Anxiolytikaentzugssyndrome 277
- sekundäre 113
- Serotonin-Reuptake-Inhibitoren 121
- Sexualstörungen 414
- somatische 113
- Somatisierungsstörungen 371
- Stressoren 362
- Stupor 172
- Suizidalität 114, 118, 122, 164
- – Kinder/Jugendliche 467
- Symptomatik 117
- Therapie, medikamentöse 121–123
- Ursachen 115–116
- vegetative 360
- Vergewaltigung 384
- Verhaltenstherapie 363
- Vermeidungsverhalten 362–363
- wahnhafte 223–224
- Zeichen 113
- Zwangsstörungen 119
- Zwerchfellatmung 363

Anhedonie, Schizophrenie 147
Anilin, Methämoglobinämie 197
Anordnung, einstweilige 88
Anorexia nervosa 394–400
- s.a. Eßstörungen
- s.a. Magersucht
- Akrozyanose 397
- Aufnahme, stationäre 396, 398
- Autonomiebedürfnisse 399
- Befunderhebung 397
- Behandlungsfehler 400
- Bulimia nervosa 401
- depressive Störungen, Kinder/Jugendliche 469
- Diagnostik 395
- Diuretikaabusus 398
- Gesprächsführung, therapeutische 400
- Hypochlorämie 398
- Kooperationswille 400
- Laxanzienabusus 398
- Notfallsituation, psychiatrische 396
- – somatische 397
- Psychotherapie 398, 400
- Suizidalität 396
- Wiederauffütterung 398

Anorgasmie 413
Anpassungsstörungen 376, 386–387
- Alkoholabusus 99
- Alter 491
- Belastungsreaktionen 387
- depressive Syndrome 148–149
- Erregungszustände 99

Anpassungsstörungen
- Inhaftierung 584
- Intensivstation 548
Anspannung
- Angststörungen 359
- Gewalttätigkeit 101
- Stupor 172
Antiarrhythmika, psychische Störungen, arzneimittelinduzierte 517
anticholinerges Syndrom 106
- Delir 501, 503
- Physostigmin 204
- Psychopharmaka 500
Anticholinergika
- Delir 294, 484
- Erregungszustände 96
- Extrasystolie 520
- Frühdyskinesien, neuroleptikainduzierte 503
- Harnverhalt 528
- Intoxikation, artifizielle Störungen 572
- und MAO-Hemmer 552
- neuroleptisches Syndrom, malignes 512
- Parkinson-Erkrankung/Parkinsonoid 230, 504
- psychische Störungen, arzneimittelinduzierte 517
- Psychosen, schizophrene, Minderbegabte 445
- (Sinus-)Tachykardie 520
- Vorhofflimmern 520
Anti-Craving-Substanzen, Drogenabhängigkeit 291
Antidepressiva, tri- bzw. tetrazyklische 65–70, 121
- affektive Störungen, Alter 492–493
- – Minderbegabte 447
- Agranulozytose 525
- amnestisches Syndrom 223
- und Anästhetika 551
- Angst 123
- Anorexia nervosa 397
- Applikation, parenterale 65
- AV-Block 519
- Begleitwirkung, sedierende 492
- Belastungsreaktionen 379
- – posttraumatische 382
- Blutdrucksteigerungen, unerwünschte 522
- Bradykardie 519
- Bulimia nervosa 402
- Delir 294, 484, 539
- Depression 150, 153–157, 348–349
- – agitierte 108
- depressive Störungen, Kinder/Jugendliche 470
- Dialysepatienten 555
- Eigenschaften 67
- Erregungszustände 97, 106, 108, 110

Antidepressiva, tri- bzw. tetrazyklische
- extrapyramidale Störungen 506
- hepatotoxische Reaktionen 527
- HIV-Infektion 562
- Hypotonie 522
- – orthostatische 350
- Insomnie 408
- Kammertachykardie 520
- Kokainentzugssyndrom 282
- Kontraindikationen 68, 70
- Krampfanfälle 507
- Krebserkrankung 565
- Kreislaufhypotonie 154
- Methadonsubstitution 270
- Narkolepsie 410
- Nebenwirkungen, kardiale 350
- – kardiotoxische-chinidinartige 66
- Neuroleptikavergiftung 208
- Nierentransplantierte 556
- Obstipation 528
- Opioidentzugssyndrom 266
- Panikstörungen 364
- Persönlichkeitsstörungen 434
- Postpartumphase 559
- Schädel-Hirn-Trauma 227
- Schlafstörungen 515, 546
- Schwangerschaft 558
- Sexualstörungen 154, 414
- Somatisierungsstörungen 374
- Stillzeit 559
- Stürze 508
- Stupor 181
- Suizidalität 167
- Synapse, noradrenerge 67
- Torsade de pointes 520
- vegetative Funktionen 349
- Vergiftungen 195, 203–204
- Wirkungen, unerwünschte 69, 348
- Zwangsstörungen 367
Antidottherapie
- Polytoxikomanie 295
- Vergiftungen 203
Antiemetika
- Cannabisvergiftung 210
- Vergiftungen 201
Antihistaminika
- Delir 539
- Mißbrauchspotential 293
- psychische Störungen, arzneimittelinduzierte 518
Antihypertensiva
- Delirauslöser 484
- Opioidintoxikation 264
- psychische Störungen, arzneimittelinduzierte 517
Antikoagulanzien, Blutgerinnung 196
Antikonvulsiva
- affektive Störungen, Minderbegabte 446

Antikonvulsiva
- Benzodiazepine 62
- Delirauslöser 484
- Epilepsie 229
- hepatotoxische Reaktionen 527
- Kontraindikationen 336
- Kontrolluntersuchungen 336
- Manie 336
- Nebenwirkungen 336
- psychische Störungen, arzneimittelinduzierte 517
- Schädel-Hirn-Trauma 227
- Schizophrenie 494

Antiparkinsonmittel
- Delirauslöser 484
- Erregungszustände 97
- Parkinson-Erkrankung 230
- psychische Störungen, arzneimittelinduzierte 517

Antipyretika, Amphetaminvergiftung 210
Antrieb, Prüfung 21–22
Antriebsarmut/-losigkeit bzw. -mangel/-verlust s. Antriebsstörungen
Antriebssteigerung s. Antriebsstörungen
Antriebsstörungen 22, 128, 409
- Depression 140, 144, 155, 342
- Erregungszustände 90
- Hypomanie 331
- Inhalanzienintoxikation 292
- Parkinson-Erkrankung 230
- Persönlichkeitsveränderungen, organische 224
- Postpartumphase 559
- Psychosen, akute 128–129
- – schizophrene 302
- Schizophrenie 147

Anxiolytika 121, 261
- Angst 121
- Benzodiazepine 62
- Depression 156
- Intoxikation 275–277
- Rebound-Phänomene 121

Apathie
- Inhalanzienintoxikation 292
- Psychosen, akute 131
- – schizophrene 134
- Schizophrenie 303
- Suizidalität 162

Aphasie 23
- Erregungszustände 94
- Kommunikationsstörungen, sprachliche 580
- motorische/sensorische 580

Aphonie, dissoziative Störungen, Kinder/Jugendliche 477
Aphrodisiaka, sexuelle Stimulation 417
Apnoe, Benzodiazepine 524
Apomorphin, Alkoholvergiftung, schwere 237

Apophänie
- Haloperidol 275
- Perazin 275
- psychische Störungen, THC-induzierte 274

Apoplexie
- Drogenabhängigkeit 296
- Opioidintoxikation 263

Appetitstörungen
- affektive Störungen, Minderbegabung 446
- durch Antidepressiva, trizyklische 69
- Depression 140, 341
- Schizophrenie 304
- Suizidalität 162
- Trauerreaktion 388

Aprosodien 224
Areflexie, Sedativa-/Hypnotika- bzw. Anxiolytikaintoxikation 276
Argwohn, Persönlichkeitsstörungen, paranoide 423
Arsenvergiftung
- amnestisches Syndrom 222
- Hämolyse 197

Arteria-basilaris-Thrombose, Differentialdiagnose 254
Arteriitis temporalis, depressive Syndrome 145
Arthritis, rheumatoide, depressive Syndrome 145
artifizielle Störungen 135, 570–576
- Psychotherapie 576
- Selbstmanipulation 572–573
- Stupor 172

Artikulationsstörungen
- Frühdyskinesien, neuroleptikainduzierte 503
- Wernicke-Korsakow-Syndrom 253

Arylcyclohexylamine 289–291
Arzneiformen, flüssige 57
Arzneimittel
- Alpha-Phase 58
- Beta-Phase 58
- Einmaldosierungen 59
- Elimination 58–59
- Evasionsprozeß 58
- lipophile 57
- Plasmaspiegelverlauf 58
- Überdosierung 499
- Wechselwirkungen 499

Arzneimittelexantheme 530
Arzneimittelwirkungen, unerwünschte
- Akut- und Notfallsituationen 488, 499–533
- Alter 481
- Blutdrucksteigerung 521–522
- Delir 500–503
- Entstehung 499–500
- extrapyramidale Störungen 503–506

Arzneimittelwirkungen, unerwünschte
- gastrointestinale Störungen 527–528
- Glaukomanfall 530
- Hautreaktionen 530–531
- hepatotoxische Reaktionen 527
- Herz-Kreislauf-Stillstand 520
- hypertensive Krise 521–522
- Hyponatriämie 529–530
- hypotone Reaktion 522–523
- Komplikationen, hämatologische 525–526
- – kardiale 519–521
- – respiratorische 523–525
- Krampfanfälle 507
- neuroleptisches Syndrom, malignes 509–513
- Prophylaxe 532–533
- Psychopharmaka 500–505
- Reaktionen, idiosynkratische 500
- Serotoninsyndrom 513–514
- Stürze 508
- Urogenitaltrakt, Störungen 528

Arzt-Patient-Beziehung 74
- Einwilligung 78
- Krisenintervention 54
- paradoxe, Suizidalität 27
- Partnerschaftskonflikte 392

Asparaginase, psychische Störungen, arzneimittelinduzierte 518
Asphyxie
- arzneimittelinduzierte 524
- Stimulation, autoerotische 417

Aspiration, Schlafmittelvergiftungen 198
Aspontaneität, Somnolenz 184
Astasie, Marchiafava-Bignami-Syndrom 254
Asthma bronchiale, Angst 116
Ataxie
- Äthanolvergiftung 209
- Alkoholentzugssyndrom 247
- Alkoholvergiftung 236
- durch Benzodiazepine 62
- Carbamazepinvergiftung 206
- Designer-Drogen 287
- Drogenabhängigkeit 296
- Halluzinose 287
- Lithiumintoxikation 207
- Opioidintoxikation 263
- Psychopharmaka 508
- Sedativa-/Hypnotika- bzw. Anxiolytikaintoxikation 276
- Stürze 509
- Wernicke-Enzephalopathie 132, 251–252

Atemdepression
- Benzodiazepine 62
- – Kontraindikation 106
- Opioidintoxikation 262

Sachverzeichnis

Atemnot, Panikstörungen 118
Atemregulationsstörungen
- nächtliche, Hypersomnie 405
- – Insomnie 406
Athetose, Frühdyskinesien, neuroleptikainduzierte 503
Atropin/atropinhaltige Substanzen
- Mißbrauchspotential 293
- psychische Störungen, arzneimittelinduzierte 517
Attest, ärztliches 87
Auffassungsstörungen
- Bewußtseinsstörungen 186
- Prüfung 21
Aufmerksamkeitsstörungen
- Alkoholvergiftung 236
- Alter 491
- amnestisches Syndrom 223
- Belastungsreaktionen 377
- durch Benzodiazepine 62
- Delir, Alter 482
- – postoperatives 550
- Minderbegabte 550
- Prüfung 20–21
- Zuhören, aktives 39
Augeninnendrucksteigerung durch Antidepressiva, trizyklische 349
Augenmuskellähmung
- Marchiafava-Bignami-Syndrom 254
- Wernicke-Enzephalopathie 132, 251
Ausgangsgewicht, Depression 341
Autismus 464
- Automutilation 471
- Kinder/Jugendliche 470–471
- Zwangsstörungen 464
Autoaggression
- Befunderhebung 440
- Erregtheit 90
- Kinder/Jugendliche 479
- Minderbegabte 439–442
- sexueller Mißbrauch 474
Automutilation
- affektive Störungen, Alter 491
- artifizielle Störungen 575
- Autismus 471
- Bewegungsstereotypien 471
- Differentialdiagnose 428, 575
- Kinder/Jugendliche 470–471
- Merkmale, häufige 572–573
- Minderbegabte 470
- Notfallkonsultationen, gehäufte 583
- Persönlichkeitsstörungen, emotional instabile 427
- Schizophrenie 321
Autonomiebedürfnisse, Anorexia nervosa 399
AV-Block, arzneimittelinduzierter 519
Axone 59

B

Bagatellisierung
- Manie 330
- Suizidalität 170
Barbiturate
- Alkoholintoxikation 51
- Delir 278
- Depression 146
- Entzugssyndrom 278
- Giftanalytik 196
- und MAO-Hemmer 552
- Mißbrauchs-/Abhängigkeitspotential 275
Barbituratintoxikation 195
- Carbo medicinalis 202
- Diurese, alkalische 202
- Hämoperfusion 202
- Physostigmin, Kontraindikationen 502
Bauchschmerzen, dissoziative Störungen, Kinder/Jugendliche 477
Bedeutungsbewußtsein, abnormes, psychische Störungen, THC-induziert 274
Befehlsautomatismus, Schizophrenie, katatone 314
Befindlichkeitsstörungen 148
Befunderhebung, Notfallpsychiatrie 18, 20
Behandlung, Fehler/Mißerfolg 74
Behandlungsauftrag 74–76
Behandlungseinsicht 26
Behandlungspflicht 74–76
Behandlungsqualität 74
Behandlungsunterlagen, ärztliche, Einsicht 83–84
Behindertenberatung 5
Beinvenenthrombose, arzneimittelinduzierte 531
Belastungsreaktionen/-störungen 376–386
- akute 377–379
- Akuttherapie 378
- Angst 119–120
- Anpassungsstörungen 387
- Aufnahme, stationäre 379
- Erregungszustände 96, 99, 536
- HIV-Infektion 561
- Intensivstation 548
- Kinder/Jugendliche 478–479
- Mutismus 478–479
- posttraumatische 120, 379–383
- – Akuttherapie 381
- – Aufnahme, stationäre 381
- – Befunderhebung 381
- – Erregungszustände 96
- – Leitlinien, diagnostische 380
- – Prophylaxe 382–383
- – Psychotherapie 382
- – Suizidalität 382

Belastungsreaktionen/-störungen, Suizidalität
- – Kinder/Jugendliche 467
- Vergewaltigung 383–386
belle indifférence
- dissoziative Störungen 367
- Münchhausen-Syndrom 571
Benommenheit
- Äthanolvergiftung 209
- Angststörungen 359
- durch Antidepressiva, trizyklische 69
- Opioidintoxikation 262
- Panikattacken 358
- Schlafmittelvergiftungen 198
Benperidol 72
- Halluzinationen 310
- Schizophrenie, katatone 180, 317
- Stupor 180
- Wahn 310
Benzodiazepinantagonist, Flumazenil 108
Benzodiazepine 61–65
- affektive Störungen, Alter 492
- Akathisie 505
- Alkoholdelir 245–246
- Alkoholentzugssyndrom 246
- amnestisches Syndrom 222
- und Anästhetika 552–553
- Angst(störungen) 121, 123, 363
- – generalisierte 364
- – paranoide 122
- Apnoe 524
- Applikation, parenterale 63
- Belastungsreaktionen 378
- Bewußtseinsstörungen 190–191
- Cannabisvergiftung 210
- Delir 191, 221, 501
- – postoperatives 550
- Depression 146, 155–156, 348, 352
- Dialysepatienten 555
- dissoziative Störungen 370
- Eigenschaften 61–65
- – pharmakologische 62
- – therapeutische 63
- Erregungszustände 96–97, 105–107, 547
- Floppy-Infant-Syndrom 558
- GABA 61, 245
- Gewohnheiten, abnorme 433
- Globalinsuffizienz, respiratorische 524
- HIV-Infektion 561–562
- Impulskontrollstörungen 433
- Kokainintoxikation 211, 281
- Komplikationen, respiratorische 524
- Konzentrationsschwierigkeiten 62
- Krampfanfälle, medikamenteninduzierte 507

Benzodiazepine
- Manie 335
- Mißbrauchs-/Abhängigkeitspotential 275
- Nebenwirkungen 335
- neuroleptisches Syndrom, malignes 512
- Panikattacke 363
- Partnerschaftskonflikte 392
- PCP-Intoxikation 290
- Persönlichkeitsstörungen 429, 434
- Polytoxikomanie 295
- Psychosen, akute 537
- – schizophrene, Minderbegabte 445
- Schädel-Hirn-Trauma 227
- Schizophrenie 445
- – katatone 318
- Schlafstörungen 155, 516
- Schwangerschaft 558
- Serotoninsyndrom 514
- Stillzeit 558
- Stupor 175, 179–180
- Suchtpotential 429
- Suizidalität 541
- Tagesmüdigkeit 63
- Trauerreaktion 390
- Tropfenform 57
- Unruhezustände 516
- Vergewaltigung 385
- Zwangsstörungen 366

Benzodiazepinentzugssyndrom
- Diazepam 277
- Dikaliumclorazepat 277

Benzodiazepinintoxikation 195, 205–206, 276–277
- Flumazenil 277

Benzodiazepin-Rezeptor 62
Benzodiazepin-Rezeptor-Antagonisten 62–63
Beratung, Gesprächsführung, therapeutische 40–41
Berentung, Depression 51
Beri-Beri-Krankheit, Wernicke-Enzephalopathie 252
Beschäftigung, übermäßige, Manie 329
Besessenheitszustände, Dämmerzustand, dissoziativer 368
Bestehlungswahn, Erregungszustände 96
Betäubungsmittelgesetz
- Buprenorphin 258
- Morphium 258
- Pentazocin 258

Beta-Rezeptorenblocker
- Amphetaminvergiftung 210
- Erregungszustände 110
- Kokainentzugssyndrom 282
- PCP-Intoxikation 290
- Vergiftungen 195

Betreuer, gerichtlich bestellter 82
Betreuung
- Geschäftsunfähigkeit 82
- Notwendigkeit 82

Betreuungsgesetz (BtG) 80
- Psychosen, akute 138
- Unterbringung 80, 82

Betreuungshilfen am Arbeitsplatz 5
Betreuungsrecht, Unterbringung 82
Betriebsamkeit, gesteigerte, Manie 329
Bewältigungsmechanismus, Partnerschaftskonflikte 392
Bewältigungsstrategien
- Belastungsreaktionen 376
- psychische 51
- Vergewaltigung 383

Bewegungen, dissoziative Störungen 369
Bewegungsfreiheit, Einschränkung, Erregungszustände 93
Bewegungsstereotypien
- s.a. Stereotypien
- Automutilation 471
- Depression 342
- Kinder/Jugendliche 470

Bewegungsstörungen, Minderbegabte 443
Bewußtlosigkeit
- Alkoholvergiftung 209
- Schädel-Hirn-Trauma 226
- Schlafmittelvergiftungen 198

Bewußtsein, Prüfung 20–21
Bewußtseinseinengung, Belastungsreaktionen 377
Bewußtseinshelligkeit
- Mnestik 32
- Orientierung 32

Bewußtseinsstörungen 184–192
- Akuttherapie 190
- Alkoholkrankheit 237
- amnestisches Syndrom 223
- Anamnese 186
- Auffassungsstörungen 186
- Basistherapie, internistische 190
- Belastungsreaktionen 377
- Benzodiazepine 190–191
- Beobachtung/Exploration 187
- Blutungen 189
- Chlorprothixen 192
- Clomethiazol 191
- Diagnostik 186–189
- Diazepam 191
- Differentialdiagnose 188–189, 428, 433
- Eigengefährdung 192
- EKG 188
- Flumazenil 190
- Fremdgefährdung 192
- Grunderkrankung, Behandlung 190
- Haloperidol 190–191
- Hypersomnie 405
- Infektionen 186
- Levomepromazin 192
- Lorazepam 191

Bewußtseinsstörungen
- Marchiafava-Bignami-Syndrom 254
- Neuroleptika 192
- Orientierungsstörungen 186
- Patientenumgang 186
- Phenothiazine 192
- Promethazin 192
- psychopathologische Erscheinungen 190
- Psychosen, akute 126, 537
- psychotrope Substanzen 186, 190
- qualitative 184
- quantitative 126, 184
- Schädel-Hirn-Trauma 226
- Schnelltests 188
- Serotoninsyndrom 513
- Stoffwechselentgleisungen, diabetische 186
- Thioxantene 191
- Untersuchungen, internistisch-neurologische 187
- – – technische 188
- Vergiftungen 186, 189, 195
- Vigilanzminderung 190
- Wernicke-Enzephalopathie 132

Bewußtseinstrübung 185
- Alkoholdelir 240, 242
- Alkoholkrankheit 242, 250
- Delir 185, 216
- – – Alter 482
- – – postoperatives 550
- Differentialdiagnose 188
- Erregungszustände 94
- Schädel-Hirn-Trauma 226
- Stupor 175
- Wernicke-Enzephalopathie 251

Beziehungsideen/-wahn
- s.a. Wahnideen
- Halluzinose, halluzinogeninduzierte 287
- Schizophrenie 304
- sensitiver, Depression, reaktive 144

Bezugsperson
- Minderbegabte 450–451
- Verlust, Depression 339
- – – Gesprächsführung, therapeutische 44–48

Bicucullin 61
Biegsamkeit, wächserne, Katatonie 314, 317
Bilanzsuizid 147, 164
- Alkoholkrankheit 255

binge eating 400
Biperiden
- Akathisie 505
- drug seeking 578
- Frühdyskinesien 524
- – – neuroleptikainduzierte 503
- – – Manie 335
- neuroleptisches Syndrom, malignes 512

Sachverzeichnis

Biperiden
- Notfallkonsultationen, gehäufte 582
- Parkinsonoid 504
- psychische Störungen, arzneimittelinduzierte 517
- Psychosen, schizophrene, Minderbegabung 445
- Stupor 175, 180

Bisexualität 418
Bleivergiftung, amnestisches Syndrom 222
Blickkontakt, Gesprächsführung, therapeutische 36
Blickkrämpfe, Frühdyskinesien, neuroleptikainduzierte 503
Blickrichtungsnystagmus, Wernicke-Enzephalopathie 252
Blutbildschäden durch Neuroleptika 71
Blutdruckabfall
- durch Antidepressiva, trizyklische 69
- durch Neuroleptika 106

Blutdrucksteigerung, Arzneimittelwirkungen, unerwünschte 521–522
Blutgerinnung, Antikoagulanzien 196
Blutungen
- epidurale, Differentialdiagnose 249
- extrazerebrale, Differentialdiagnose 264
- intrakranielle, Bewußtseinsstörungen 189
- – Differentialdiagnose 249
- – Persönlichkeitsveränderungen 224
- intrazerebrale, Differentialdiagnose 264
- – Verwirrtheitszustände 21
- petechiale 251
- subdurale, Differentialdiagnose 236

Blutzucker
- Insulin 196
- Sulfonylharnstoff 196

Bolusaspiration, Minderbegabte 441
Borderlinestörungen
- Differentialdiagnose 309
- HIV-Infektion 561
- Sexualstörungen 414
- Suizidalität, Kinder/Jugendliche 467

Bradykardie
- Anorexia nervosa 398
- durch Antidepressiva, trizyklische 519
- durch Neuroleptika, trizyklische 519–520
- Opioidintoxikation 262
- Schlafmittelintoxikation 199

Bradyphrenie, Parkinson-Erkrankung 230
Brandstiftung 432–433
- Kinder/Jugendliche 460

Bromcarbamide, Vergiftungen 201
Bromocriptin
- MAO-Hemmervergiftung 205
- neuroleptisches Syndrom, malignes 511
- psychische Störungen, arzneimittelinduzierte 517
- Stillzeit 559

Bromperidol, Methadonsubstitution 270
Bronchialkarzinom, depressive Syndrome 145
bronchopulmonale Erkrankungen, Psychopharmaka, Kontraindikationen 525
Brustschmerzen, Angststörungen 361

Bulimia nervosa 400–403
- s.a. Eßstörungen
- Alkoholanamnese 401
- Anorexia nervosa 401
- Aufnahme, stationäre 402
- Diagnostik 401
- Drogenanamnese 401
- Erbrechen 401
- Eßanfälle 400
- Hyperphagie 401
- Medikamentenanamnese 401
- Notfallsituation, psychiatrische 401
- – somatische 402
- Parotisschwellung 403
- Suizidalität 401

bulimischer Zyklus 401
Bundesarbeitsgemeinschaft Hilfe für Behinderte 453
Bundesverband Hilfe für das autistische Kind 453
Bundesvereinigung Lebenshilfe für geistig Behinderte e.V. 453
Buprenorphin, Betäubungsmittelgesetz 258
Buspiron, Angststörung, generalisierte 364
Butylnitrit, Mißbrauchspotential 293
Butyrophenone
- Amphetaminvergiftung 210
- und Anästhetika 553
- Cannabisintoxikation 273
- Erregungszustände 107
- – Alter 105
- Methadonsubstitution 270
- Polytoxikomanie 295

C

Cannabinoide 271–275
- Erregungszustände 96

Cannabinoide
- sexuelle Stimulation 417

Cannabis(abhängigkeit) 261, 272–275
- Alkoholkrankheit 234
- Depression 146, 347
- Schizophrenie 308

Cannabisintoxikation 210, 273
- wahnhafte Störungen 274

Carbamazepin
- affektive Störungen, Minderbegabte 446
- Agranulozytose 525
- Alkoholentzugssyndrom 247
- Bradykardie 520
- Demenz, Alter 490
- Dialysepatienten 555
- Erbrechen 527
- Erregungszustände 110
- hepatotoxische Reaktionen 527
- Kontraindikationen 336
- Kontrolluntersuchungen 337
- Manie 336
- Myoklonien, nächtliche 408
- Nebenwirkungen 336
- Opioidentzugssyndrom 268
- Persönlichkeitsstörungen 434
- Postpartumphase 560
- psychische Störungen, arzneimittelinduzierte 517
- Rapid-Cycling-Syndrom 339
- Restless-Legs-Syndrom 408
- Schwangerschaft 558
- Übelkeit 527

Carbamazepinvergiftung 195, 201, 206
- Carbo medicinalis 202
- Diazepam 206

Carbo medicinalis
- Neuroleptikavergiftung 208
- Vergiftungen 201–202

Cephalosporine, psychische Störungen, arzneimittelinduzierte 518
Charakter, Definition 423
Charakterneurose 423
Charakterpanzerung 423
Charakterstörungen 423
- oneiroide/szenische, Alkoholdelir 241

Chinidin
- psychische Störungen, arzneimittelinduzierte 517
- Vergiftungen 195

Chinin
- Vergiftungen 195
- – Carbo medicinalis 202

Chloralhydrat
- Mißbrauchs-/Abhängigkeitspotential 275
- Schlafstörungen 155

Chloralhydratvergiftung 206–207
- Birnengeruch 206
- Katecholamine 207

Chloralhydratvergiftung
- Transaminasen 206
Chlorambucil, psychische Störungen, arzneimittelinduzierte 518
Chlorate, Methämoglobinämie 197
Chloroquin
- psychische Störungen, arzneimittelinduzierte 518
- Vergiftungen 195
Chlorpromazin-Äquivalente, Neuroleptika 72
Chlorprothixen 72
- Aggression, Minderbegabung 442
- Angst 123
- Anorexia nervosa 397
- Bewußtseinsstörungen 192
- Bulimia nervosa 402
- Delir, medikamenteninduziertes 501
- depressive Syndrome 155
- Erregungszustände 106
- - Alter 490
- Gewohnheiten, abnorme 433
- Halluzinationen 310
- Impulskontrollstörungen 433
- Opioidentzugssyndrom 267
- paranoid-halluzinatorisches Syndrom 310
- Persönlichkeitsstörungen, abhängige/ängstliche 431
- Psychosen, schizophrene, Minderbegabte 445
- Wahn 310
Cholinergika, Darmatonie 528
Chorea Huntington
- Angst 116
- depressive Syndrome 145
- Manie 332
Choreoatethose
- Frühdyskinesien, neuroleptikainduzierte 503
- Lithiumvergiftung 207
Ciclosporin, psychische Störungen, arzneimittelinduzierte 518
Ciclosporinvergiftung, Carbo medicinalis 202
Cimetidin, psychische Störungen, arzneimittelinduzierte 518
Cisaprid, Anorexia nervosa 399
Cisplatin, psychische Störungen, arzneimittelinduzierte 518
Citalopram 69
Clomethiazol
- Alkoholdelir 108, 191, 244, 246
- Alkoholentzugssyndrom 247–248, 487
- Alkoholvergiftung, schwere 238
- Bewußtseinsstörungen 191
- Delir 190, 219–221

Clomethiazol, Delir
- - Alter 487
- - postoperatives 550
- drug seeking 578
- Erregungszustände 106–108
- Globalinsuffizienz, respiratorische 524
- Komplikationen, respiratorische 524
- Nebenwirkungen 244
- Porphyrie, akute, intermittierende 232
- Schädel-Hirn-Trauma 227
- Suchtpotential 220
Clomipramin 66, 68
- Angst 122
- depressive Syndrome 153, 155
- Panikstörungen 364
- Serotoninsyndrom 514
- Status cataplecticus 410
- Zwangsstörungen 367
Clonazepam 63–64
- Anfälle, myoklonisch-astatische 228
- Krampfanfälle, Alkoholkrankheit 250
- - medikamenteninduzierte 507
- Myoklonien, nächtliche 408
- Petit mal 228
- Restless-Legs-Syndrom 408
- Schwangerschaft 558
Clonidin
- Alkoholdelir 191, 245–246
- Alkoholentzugssyndrom 246
- depressive Syndrome 146
- Halluzinose 287
- hypertensive Krise 522
- Inhalanzienintoxikation 293
- Kontraindikationen 246
- Opioidentzugssyndrom 266
- Opioidintoxikation 264
- psychische Störungen, arzneimittelinduzierte 517
Clozapin 71–73
- Agranulozytose 525
- Akathisie 505
- Dialysepatienten 555
- Fieber 531
- Krampfanfälle 507
- - medikamenteninduzierte 507
- Laborkontrolle 526
- Leukozytose 525
- Manie 337
- neuroleptisches Syndrom, malignes 513
- Pankreatitis 531
- paranoid-halluzinatorisches Syndrom 312
- Parkinson-Erkrankung 231
- Schizophrenie, Alter 495
- - Minderbegabte 445
- Schwangerschaft 558
Cocain s. Kokain

Coenästhesien, Flashbacks, halluzinogeninduzierte 288
Colitis ulcerosa, Angst 116
Colon irritabile, psychogenes 372
Coma s. Koma
Commotio cerebri
- amnestisches Syndrom 222
- Schädel-Hirn-Trauma 226
contre coup, Schädel-Hirn-Trauma 226
Contusio cerebri
- Bewußtseinsstörungen 189
- Schädel-Hirn-Trauma 226
Copinganalyse 51
- Krisenintervention 53
Corpus-callosum-Degeneration 254
Crack(intoxikation) 279
- Delir 539
Creutzfeldt-Jakob-Krankheit, Demenz 489
Crohn-Krankheit, Angst 116
cross-dressing, Transsexualismus 414
Cushing-Syndrom
- Angst 116–117
- depressive Syndrome 145
- Manie 332
- psychische Störung 231
- schizophrenieähnliche Zustandsbilder 308
Cyproheptadin, Serotoninsyndrom 514

D

Dachverband Psychosozialer Hilfsvereinigungen e.V. 453
Dämmerattacken/-zustand 185
- Differentialdiagnose 433
- dissoziative 368
- iktale 228
- Persönlichkeitsstörungen, emotional instabile 427
- postiktale, Epilepsie 228–229
Danazol, psychische Störungen, arzneimittelinduzierte 518
Danebenreden, Schizophrenie 303
Dantrolen
- MAO-Hemmervergiftung 205
- neuroleptisches Syndrom, malignes 512
- Serotoninsyndrom 514
Dapson
- Intoxikation, Carbo medicinalis 202
- Methämoglobinämie 197
Darmatonien 528
Dehydratation
- Alkoholdelir 243
- Amphetaminvergiftung 210
- hypertone, arzneimittelinduzierte 531

Sachverzeichnis

Delinquenz
– Drogenabhängigkeit 297
– Inhalanzienintoxikation 292
– Kinder/Jugendliche 461
– Persönlichkeitsstörungen, emotional instabile/histrionische 427
Delir(ium) 184, 215–221, 538–539
– Akuttherapie 219
– Alkoholentzugssyndrom 242
– Alkoholkrankheit 240–246
– Allgemeinkrankheiten 294
– Alter 482–488
– – Clomethiazol 487
– – Differentialdiagnose 486
– – Gesprächsführung, therapeutische 487
– – Leitsymptome 485
– – Medikamente, auslösende 484
– – Risikofaktoren 483
– – Untersuchungen, apparative 486
– – Vitalzeichen 485
– Amphetamine 285
– Angst 117
– anticholinerges 294, 501, 503
– Antidepressiva 294
– artifizielle Störungen 573
– arzneimittelinduziertes 218, 294, 500–503, 517–518
– – Intensivstation 548
– Barbiturate 278
– Befunderhebung 217–218
– Benzodiazepine 190, 221, 501
– Bewußtseinstrübung 216
– Clomethiazol 190, 219–221
– Diazepam 190
– Differentialdiagnose 218, 431
– Drogenabhängigkeit 218, 296
– Erregungszustände 96
– Gesprächsführung, therapeutische 35
– Halluzinationen 185
– Haloperidol 190, 219–221
– HIV-Infektion 562–563
– Hypnotika 277
– Hyponatriämie 529
– Intensivstation 548
– Kokain 282–283
– Krebserkrankung 565
– Leitlinien, diagnostische 217
– Lorazepam 190, 221
– MAO-Hemmervergiftung 205
– Melperon 221
– Methaqualon 278
– Neuroleptika 190, 220–221, 294
– neuroleptisches Syndrom 509
– Nierentransplantierte 556
– Patientenumgang 217
– PCP-induziertes 290
– Pipamperon 221
– Polytoxikomanie 295

Delir(ium)
– postoperatives 549–550
– psychotrope Substanzen 191
– Rauschmittel 294
– Schädel-Hirn-Trauma 226
– Sedativa-/Hypnotika- bzw. Anxiolytikaentzugssyndrome 277
– Serotonin-Reuptake-Inhibitoren 351
– stilles 175, 482
– Subduralhämatom 539
– Symptomatik 217–218
– tremens 132, 241
– Ursachen 539
– – intrakranielle 218
– Verlauf, subakuter 216
– zytostatikainduziertes 565
Delta-9-Tetrahydrocannabinol s. THC
dementielle Erkrankungen/Syndrome s. Demenz
Demenz 215
– s.a. Alzheimer-Krankheit
– Alkoholkrankheit 254–255
– Alter 488–491
– Angststörungen 116
– arzneimittelinduzierte 517–518
– Depression 145, 346
– Dialysepatienten 554
– Differentialdiagnose 278
– Drogenabhängigkeit 296
– Epilepsie 230
– Erbrechen, selbstinduziertes 404
– Erregungszustände 96–97
– Gesprächsführung, therapeutische 35
– Katastrophenreaktionen 489
– Marchiafava-Bignami-Syndrom 254
– Sexualstörungen 414
– Stupor 172, 176
– Suizidalität, Alter 489
Demoralisierung, Angst 114
Dendriten 59
Denkstörungen 22, 126
– Alkoholvergiftung 236
– Belastungsreaktionen, posttraumatische 382
– Delir 184, 538
– Depression 140, 344, 346
– Gesprächsführung, therapeutische 35
– paranoid-halluzinatorisches Syndrom 305
– Prüfung 23
– Psychosen, akute 126, 537
– – Kinder/Jugendliche 465
– – schizophrene 302
– Schizophrenie 147
– Stupor 176
– Suizidalität 167
– – Alter 494
Denkvermögen, Depression 342

Depersonalisation
– Belastungsreaktionen 377
– Cannabisintoxikation 273
– Halluzinose, halluzinogeninduzierte 287
– Methadonsubstitution 270
– Panikattacken 358
– Sedativa-/Hypnotika- bzw. Anxiolytikaentzugssyndrome 277
Depression 139–158, 325, 339–354
– Ätiologie 144
– affektive Störungen 135, 148
– – Alter 492
– – Minderbegabte 446
– agitierte 108, 144
– – Erregungszustände 99
– – Sedierung 155
– Akutsituation, Behandlungsmethoden 157
– – rechtliche Aspekte 157–158
– Akuttherapie 347
– Alkoholabhängigkeit 347
– Alkoholintoxikation 153
– Alkoholkrankheit 250
– Amphetaminmißbrauch 347
– Anamnese 142–143
– anankastische, Differentialdiagnose 365
– Angststörungen 115, 118, 352
– Anorexia nervosa 396
– Anpassungsstörungen 148–149
– Antidepressiva, trizyklische 349
– Antriebsminderung 342
– Antriebsstörungen 140, 155
– Anxiolyse 156
– Appetitmangel 341
– arzneimittelinduzierte 146, 515–518
– Aspekte, psychosoziale/somatische 152
– Ausgangsgewicht 341
– Befunderhebung 143, 346
– Belastungsreaktionen 378
– Benzodiazepinabhängigkeit 352
– Berentung 51
– Bulimia nervosa 401
– Cannabisabhängigkeit 347
– Delir, postoperatives 550
– Demenz, Alter 489
– Denkstörungen 140
– Denkvermögen, eingeschränktes 342
– Diagnostik 142–143
– Dialysepatienten 554
– Differentialdiagnose 144–145, 345–347, 360, 396, 431, 574
– Durchschlafstörungen 341
– Einordnung 343
– Einweisung, stationäre 151

Depression
- Elektrokrampfbehandlung 157, 352
- Epidemiologie 326
- Epilepsie 230
- Episoden 326
-- hypomanische 327
-- manische 327
- Erbrechen, selbstinduziertes 404
- Ermüdbarkeit, gesteigerte 342
- Erregungszustände 96, 107
- Fremdgefährdung 99
- Freudlosigkeit 341
- Gefühle 139–140
- Gesprächsführung, therapeutische 35
- Grunderkrankungen, neurologische 346
- Halluzinationen 141–142
- Halluzinose, halluzinogeninduzierte 287
- Hemmung 144, 341
- HIV-Infektion 562
- Hypersomnie 341
- Ich-Störungen 147
- Insomnie 341
- Insuffizienzgedanken 22
- Interessensverlust 341
- Kinder/Jugendliche 469–470
- Körpergewichtveränderungen 341
- körperliche Symptome 140
- Kokainabhängigkeit 347
- Kokainentzugssyndrom 282
- Kokainintoxikation 280
- Komorbidität 352
- Konzentrationsstörungen 342
- Krankheitsbild 139
- Krebserkrankung 565
- Kriterien, diagnostische 340
- Medikamentenanamnese 346
- Motivationsstörungen 140
- Neurosen 149–150
- neurotische 148
- Notfallkonsultationen, gehäufte 582
- organische 145–146
- Partialremission 352
- Partnerschaftskonflikte 391–392
- Patientenumgang 142, 150–151
- Persönlichkeitsstörungen 149–150
-- abhängige/ängstliche 431
-- emotional instabile 427
- Phasenprophylaxe 352
- postpartale 99
- Postpartumphase 559
- postremissive 147
- Pseudodemenz 140
- Pseudohalluzinationen 141
- Psychosen, akute 537
-- Kinder/Jugendliche 465

Depression, Psychosen, akute
-- schizophrene 304
- psychosomatische Störungen 140
- Psychotherapie 152–153, 352, 354
- psychotische 326, 344
-- Befunderhebung unter Notfallbedingungen 344, 346
-- Suizidalität 345
- reaktive, Beziehungswahn, sensitiver 144
- rezidivierende 325, 327
- Rückfallprophylaxe 354
- Schizophrenie 147–148, 303–304, 320
- Schlafentzug(stherapie) 157, 352
- Schlafstörungen 155, 341, 406
-- medikamentös induzierte 350
- Schuldgefühle 342
- Schweregrade 134, 343
- Sedativa-/Hypnotika- bzw. Anxiolytikaentzugssyndrome 277
- Selbstbestrafung 141
- Selbstgefährdung 157
- Selbstvernachlässigung 142
- Selbstwertgefühl, prämorbid stabiles 342
- Serotonin-Wiederaufnahmehemmer 350
- Sexualstörungen 412, 414
- somatische Beschwerden 343
- Somatisierungsstörungen 371
- Spontanheilungsrate 326
- Stimmungsaufhellung 153–154
- Stupor 141, 172, 182
- Substanzmißbrauch 146–147
- Sucht 146–147, 352
- Suizidalität 141, 143, 151, 156, 164, 168, 326, 343, 540
-- Alter 493
-- Kinder/Jugendliche 467, 470
- Symptome, produktiv-psychotische 156
- Therapie 150
-- medikamentöse 150, 153–156, 347–352
-- zielsymptomorientierte 349
- Therapieresistenz 351
- Trauerreaktion 149, 389–390
- unipolare, rezidivierende 325
- Ursachen, internistische 346
- vegetative Beschwerden 343
- Vergewaltigung 384, 386
- Verhaltensregeln, allgemeine 150
- Verhaltenstherapie 354
- Vulnerabilität 354

Depression
- wahnhafte 141, 144, 147, 322
-- Differentialdiagnose 115
-- Stupor 173
- Weiterbehandlung, ambulante 151–152
- Wertlosigkeitsgefühl 342
- Zukunftserwartungen, negative 343
depressive Syndrome, Krisen bzw. Störungen s. unter Depression
Deprivation, Drogenabhängigkeit 297
Derealisation
- Belastungsreaktionen 377
- Cannabisintoxikation 273
- Halluzinose, halluzinogeninduzierte 287
- Methadonsubstitution 270
- Panikattacken 358
- Sedativa-/Hypnotika- bzw. Anxiolytikaentzugssyndrome 277
- Vergewaltigung 384
Dermatitis, exfoliative 530
Desfluran und Antidepressiva, trizyklische 551
Designer-Drogen 209, 287–289
- Differentialdiagnose 510
- Zustandsbilder, vital bedrohliche 262
Desipramin
- Hypotonie, orthostatische 350
- Kokainentzugssyndrom 282
Desmethyldiazepam 63–64
Desorientiertheit
- Alkoholdemenz 255
- amnestisches Syndrom 222
- Delir(ium) 216, 538
-- Alter 486–487
-- tremens 132
- Demenz, Alter 489
- Dialysepatienten 554
- Korsakow-Psychose 132
- Lithiumvergiftung 207
- Stupor 176
- Wernicke-Enzephalopathie 251
- Wernicke-Korsakow-Syndrom 253
detached compassion 41
Deutsche Interessensgemeinschaft für Kinder mit Phenylketonurie (PKU) und verwandten Stoffwechselstörungen e.V. 453
Diabetes mellitus, depressive Syndrome 145
Dialysepatienten
- psychische Störungen 554–555
- und Psychopharmaka 555
- Suizidalität 554
Diarrhö, Lithium 527

Sachverzeichnis

Diazepam 63–64
– Akathisie 505
– Alkoholentzugssyndrom 248
– Amphetaminentzugssyndrom 285
– Angst(störungen) 363, 435
– – paranoide 122
– Belastungsreaktionen 378
– Benzodiazepinentzugssyndrom 278
– Bewußtseinsstörungen 191
– Cannabisvergiftung 210
– Carbamazepinvergiftung 206
– Delir 191
– Depression 155
– – Kinder/Jugendliche 470
– Erregungszustände 106–107
– – schizophrene 311
– Halluzinationen 310
– Halluzinose 287
– HIV-Infektion 562
– Kokaindelir 283
– Kokainintoxikation 211, 281
– Krampfanfälle 204
– – alkoholinduzierte 250
– LSD-Intoxikation 211
– MAO-Hemmer-Intoxikation 205
– PCP-Intoxikation 290
– Persönlichkeitsstörungen 434
– Polytoxikomanie 295
– Schwangerschaft 558
– Suizidalität 167
– Vergewaltigung 385
– Wahn 310
Dibenzepin, depressive Syndrome 155
Digitoxinintoxikation 195
– Carbo medicinalis 202
Dikaliumclorazepat 63–64
– Benzodiazepinentzugssyndrom 278
Dimethyltryptamin (DMT) 286
Diphenhydramin
– Rhabdomyolysen 197
– Vergiftungen 195
Diphenylhydantoin, Krampfanfälle, alkoholinduzierte 250
Dissimulation, Manie 330
dissoziale/dissoziative Störungen bzw. Verhalten 367–370, 424–430
– affektive 223–224
– Alkoholkrankheit 234
– Anpassungsstörungen 386
– Belastungsreaktionen 119, 377
– – posttraumatische 381
– Bewegungen 369
– Chronifizierung 370
– Differentialdiagnose 309, 368–369
– Erregungszustände 99
– Hyperventilationstetanien 477
– Inhaftierung 583

dissoziale/dissoziative Störungen bzw. Verhalten
– katatone 223–224
– Kinder/Jugendliche 460–462, 477–478
– organische 215
– psychogene, Differentialdiagnose 316
– Sinnesempfindungen 369
– Stupor 172, 223
– Therapie 369–370
– wahnhafte 223–224
Distanzstörungen
– Äthanolvergiftung 209
– sexueller Mißbrauch 474
Diurese
– alkalische 202
– forcierte, Porphyrie, akute, intermittierende 232
– Vergiftungen 202
Diuretikaabusus, Anorexia nervosa 398
DMT (Dimethyltryptamin) 286
Dobutamin, Kreislaufinsuffizienz 198
Dokumentation 76–77
– Qualitätskontrolle 77
L-Dopa s. Methyldopa
Dopamin
– hypotone Reaktion 523
– Kreislaufinsuffizienz 198
Dopaminagonisten
– neuroleptisches Syndrom 509
– Parkinson-Erkrankung 230
– Stillzeit 559
Dopaminantagonisten
– Gilles-de-la-Tourette-Syndrom 464
– neuroleptisches Syndrom 509
Dopaminergika, neuroleptisches Syndrom, malignes 511
Dopamin-D$_2$-Rezeptoren 70
Doppeltsehen
– Alkoholvergiftung 236
– Inhalanzienintoxikation 292
downers 284
Doxepin 66, 68
– affektive Störungen, Minderbegabte 447
– Amphetaminentzugssyndrom 285
– Anorexia nervosa 397
– Begleitwirkung, sedierende 492
– Belastungsreaktionen, posttraumatische 382
– Demenz, Alter 490
– Depression 155
– – agitierte 108
– Erregungszustände 106, 108
– Insomnie 408
– Intoxikation 203
– Schlafstörungen 155
– Stupor 181
Drehtür-Entgiftungen, Opioidentzugssyndrom 267

Drogenabhängigkeit 51, 257
– affektive Störungen, bipolare 327
– Amnesie, dissoziative 368
– Anti-Craving-Substanzen 291
– Anxiolytika 275–277
– Cannabinoide 272–275
– Depression 346
– Diagnostik und Therapie 295–297
– Differentialdiagnose 433
– drug seeking 577
– Flupentixol 299
– Folge- und Begleiterkrankungen 295–297
– Halluzinogene 286–289
– Heroin 261
– HIV-Infektion 299, 561
– Hypnotika 275–277
– Inhaftierung 584
– Kinder/Jugendliche 459
– Kokain 279–283
– Nachweismethoden 297
– Neuroleptika 299
– Obdachlose 581
– Opioide 258–272
– Partnerschaftskonflikte 391
– Patientenumgang 297
– Prognose 297–299
– Psychosen 132
– – Kinder/Jugendliche 465
– Psychostimulanzien 283–286
– Schizophrenie 307
– Schwangerschaft 557
– Sedativa 275–277
– sexuelle Stimulation 417
– Suizidalität 160, 540
– – Kinder/Jugendliche 467
– Zustandsbilder, vital bedrohliche 262
Drogenanamnese, Bulimia nervosa 401
Drogenintoxikation
– Delir 539
– Differentialdiagnose 428, 431
Drogenscreening
– Differentialdiagnose 428
– psychiatrische Erkrankungen 27
– Psychosen, akute 131
Droperidol, Porphyrie, akute, intermittierende 232
Druckgefühle, depressive Syndrome 140
drug seeking 577–579
DSM-IV-Diagnosen, psychotrope Substanzen 261
Dünnschichtchromatographie, Vergiftungen 196
Duodenalulzera, Angst 116
Durchschlafstörungen 24, 405
– s.a. Schlafstörungen
– Depression 341
– Kinder/Jugendliche 472
Dysäquilibrium-Syndrom, Dialysepatienten 554

Dysarthrie
- Alkoholentzugssyndrom 247
- Alkoholvergiftung 236
- Lithiumvergiftung 207
- Marchiafava-Bignami-Syndrom 254
- Myelinolyse, zentrale pontine 253
- neuroleptisches Syndrom 509
Dyskinesien
- s.a. Frühdyskinesien
- choreatiforme, neuroleptisches Syndrom 509
- Neuroleptika(vergiftung) 70, 208
Dyspareunie 413
Dysphagie, Myelinolyse, zentrale pontine 253
Dysphorie
- depressive Syndrome 144
- Kokainentzugssyndrom 282
Dysthymie 148–149, 326–328
Dystonie, Neuroleptikawirkungen, unerwünschte 449

E

Echolalie 128
Echopraxie 128
Eifersuchtswahn 322
- Schizophrenie 308
Eigengefährdung
- Bewußtseinsstörungen 192
- Erregungszustände 94
- psychiatrische Notfälle 544
- Psychosen, akute 129
- Schizophrenie 98
Einblutungen, Schädel-Hirn-Trauma 226
Einleitungsfrage, Notfallpsychiatrie 20
Einmaldosierungen, Arzneimittel 59
Einnässen, Alkoholkrankheit 249
Einschlafattacken 405
- imperative, Hypersomnie 409
Einschlafstörungen 24, 405
- s.a. Schlafstörungen
- Kinder/Jugendliche 472
Einsichtsrecht, Krankenunterlagen, psychiatrische 83–84
Einwilligung
- Arzt-Patient-Vertrag 78
- nach Aufklärung 77–79
Einwilligungsfähigkeit 77–78, 566
- Einschätzung, psychiatrische 78
Ejaculatio
- deficiens 413
- praecox 413
- retarda 413

Elektrokrampftherapie
- Depression 157, 352
- neuroleptisches Syndrom, malignes 512
- Schizophrenie, katatone 318
- Schwangerschaft 558
- Stupor 181
Elektrolytverschiebungen, Schizophrenie 134
Eliminationshalbwertszeiten, Arzneimittel 59
emotionale Störungen
- Kinder/Jugendliche 462–464
- organische 215
- Prüfung 22
- Trauerreaktion 387
Empfindungsstörungen, dissoziative Störungen 369
Encephalomyelitis disseminata
- Angst 116
- depressive Syndrome 145
- Manie 332
endokrine Störungen/Endokrinopathien
- Angst 116
- Depression 346
- Psychosen 133
Energielosigkeit, Psychosen, schizophrene 302
Engwinkelglaukom
- durch Antidepressiva, trizyklische 349
- Biperiden, Kontraindikationen 503
- durch Neuroleptika 71
Entgiftungsphase, Alkoholentzugssyndrom 248–249
Enthemmung
- Alkoholvergiftung 236
- Amphetaminintoxikation 284
- Heroin 261–262
- intoxikationsbedingte, Eigen-/Fremdgefährdung 31
- Sedativa-/Hypnotika- bzw. Anxiolytikaintoxikation 276
Entscheidungsschwierigkeiten, Depression 342
Enttäuschungen, Depression 339
Entwicklungsstörungen, Minderbegabung 443
Entzündungshemmer, nicht steroidale, Mißbrauchspotential 293
Entzugsdelir 538
- Erregungszustände 536
Entzugssyndrome
- Alkoholabhängigkeit s. Alkoholentzugssyndrom
- Amphetamine 284–285
- Angststörungen 117
- Barbiturate 277
- Bewußtseinsstörungen 189
- Delirium tremens 132
- drug seeking 577
- Erregungszustände 96

Entzugssyndrome
- Hypnotika 277
- Inhaftierung 584
- Kokain 282
- Methadon 270
- Opioide 264–268
- Sedativa 277
Enzephalitis
- Bewußtseinsstörungen 189
- Delir, Alter 483
- depressive Syndrome 145
- Differentialdiagnose 253
- Manie 332
- Stupor 172
Enzephalopathie
- arteriosklerotische, depressive Syndrome 145
- hepatische 527
- – Bewußtseinsstörungen 189
- – Manie 332
- – Stupor 172
- HIV-Infektion 563
- urämische, Bewußtseinsstörungen 189
Enzyme-Mediated Immunoassay (EMIT), Vergiftungen 196
Ephedrin, psychische Störungen, arzneimittelinduzierte 517
Epilepsie 227–230
- s.a. Anfälle, epileptische
- affektive Störungen 229
- Angst 117
- Antikonvulsiva 229
- Benzodiazepine 62
- Dämmerzustände, postiktale 228–229
- Delir, Alter 483
- Depression 145, 230, 346
- Differentialdiagnose 264, 278
- Erregungszustände 96, 536
- iktale Störungen 228
- Manie 332
- Psychosen, interiktale 229
- Stupor 172
Erbrechen
- Carbamazepin 527
- dissoziative Störungen, Kinder/Jugendliche 477
- induziertes, Vergiftungen 201
- Leberzellschädigung 527
- selbstinduziertes 403
- Serotonin-Reuptake-Inhibitoren 527
Erektionsstörungen 413
Erinnerungslücken, amnestisches Syndrom 222
Ermessensspielraum, Therapie 75
Ermüdbarkeit
- depressive Störungen, Kinder/Jugendliche 469
- gesteigerte, Depression 342
Ermunterungen, Zuhören, aktives 39
Erregungszustände 90–110
- ängstliche, Delir 184

Sachverzeichnis 601

Erregungszustände
- affektive Störungen 99
- akute 90
- – Persönlichkeitsstörungen 428
- Akuttherapie 100
- Alkoholabusus 99
- Alter 106–107
- Anamnese 93–95
- Anpassungsstörungen 99
- Antriebssteigerung 90
- Autoaggression 90
- Befunde, psychopathologische 93–95
- Befunderhebung, körperliche 95
- Belastungsreaktionen 99
- – posttraumatische 380
- Benzodiazepine 62, 105–107, 547–548
- Beurteilung, notfallmäßige 94
- Bewegungsfreiheit, Einschränkung 93
- Butyrophenone 107
- Delir, Alter 487
- Demenz, Alter 489
- Depression 144
- – agitierte 99
- Differentialdiagnose 95–96, 536
- Dissozialität 99
- Fixierung 108–109
- Fremdgefährdung 91–92, 100
- Gesprächsführung, therapeutische 100–104
- Gewalttätigkeit 101
- Grunderkrankungen 95–96
- Isolierung 109
- katatone 96
- Kokainentzugssyndrom 282
- Kokainintoxikation 280–281
- Konfrontationen 103
- Manien, psychotische 99
- Maßnahmen, protektive 108
- Minderbegabte 100, 439–442
- neurotische Störungen 99
- Nichtpsychopharmaka 521
- Patientenüberwachung 92
- Patientenumgang 91–93
- Persönlichkeitsstörungen 99–100
- Persönlichkeitsveränderungen, organische 225
- Phasenprophylaktika 110
- Prophylaxe 110
- psychische Störungen, organische 96–97
- – – durch psychotrope Substanzen 97–98
- Psychomotorik 90
- Psychopharmaka 515
- Psychosen, schizophrene 98
- psychotrope Substanzen 97–98
- rechtliche Aspekte 93

Erregungszustände
- Schizophrenie 98, 134, 303, 310
- – katatone 314
- Selbstgefährdung 90
- Therapie, medikamentöse 104–109
- Therapiefehler 110
- Vergiftungen 102
- Verhaltensmerkmale 91
- Verhaltensregeln 92–93
- Verhaltensstörungen durch psychotrope Substanzen 97–98
- Vorgehen 93
- Weiterbehandlung, stationäre/ambulante 109
Erröten, Somatisierungsstörungen 372
Erscheinungsbild, äußeres 20
Erstarrtsein, Vergewaltigung 384
Erstgespräch
- Notfallpsychiatrie 13
- Notfallsituation 12–14
Erstickung, amnestisches Syndrom 222
Erythromycin, psychische Störungen, arzneimittelinduzierte 518
Eßstörungen 394–404
- s.a. Anorexia nervosa
- s.a. Bulimia nervosa
- Depression, Kinder/Jugendliche 469
Ethylenglykol, Osmolalität 196
Ethylenglykolvergiftungen 195
- Hämodialyse 202
Euphorie
- Alkoholvergiftung 236
- arzneimittelinduzierte 517–518
- Cannabisabhängigkeit 272
- Erregtheit 90
- Heroin 261–262
- Inhalanzienintoxikation 292
- Kokainintoxikation 280
Exhibitionismus 415–417
Exploration, Gesprächsführung, therapeutische 40
Expositionsübungen, Belastungsreaktionen, posttraumatische 382
Exsikkose
- Differentialdiagnose 277
- Erregungszustände 94
extrapyramidale Störungen
- Antidepressiva 506
- – trizyklische 69
- Differentialdiagnose 510
- Haloperidol 104
- Neuroleptika 71, 104, 502–506
- neuroleptisches Syndrom 509
Extrasystolie, Anticholinergika 520

extrazerebrale Erkrankungen 214, 231–233
- psychische Störung 231

F

Fachkrankenhäuser, psychiatrische 7, 10
Facies alcoholica 242
Fahrtauglichkeit/-tüchtigkeit 86
- Mitteilungspflicht 87
Farbblitze, Flashbacks, halluzinogeninduzierte 288
Farbwahrnehmungen, Flashbacks, halluzinogeninduzierte 288
Fassungslosigkeit, Vergewaltigung 384
Fasten, prolongiertes, Porphyrie, akute, intermittierende 232
Faszikulationen, Lithiumvergiftung 207
Faxen, Schizophrenie, hebephrene 319
Fehleinschätzung, Suizidalität 169
Fehlhandlung, berufsrechtlich zu überprüfende 75
Fehlverhalten, schuldhaftes, Anorexia nervosa 395
Feindseligkeit, Gesprächsführung, therapeutische 49–50
Fenfluramin, psychische Störungen, arzneimittelinduzierte 517
Fetischismus 416–417
Feuerlegen s. Brandstiftung
Fieber
- arzneimittelinduziertes 531
- Differentialdiagnose 510
- Leberzellschädigung 527
- neuroleptisches Syndrom, malignes 511
- Serotoninsyndrom 513–514
Filmriß, Alkoholvergiftung 237
Fixierung
- Erregungszustände 108–109
- psychiatrische Notfälle 544
- Psychosen, akute 138
Flashbacks
- Belastungsreaktionen, posttraumatische 381
- halluzinogeninduzierte 288–289
- Psychosen 288
- THC-induzierte 274–275
Flexibilitas cerea, Schizophrenie 303
Floppy-Infant-Syndrom, Benzodiazepine 558
Flumazenil 62–63
- Apnoe 524
- Benzodiazepinintoxikation 108, 277
- Bewußtseinsstörungen 190

Flumazenil
– Polytoxikomanie 295
Fluorescence-Polarisation-Immuno-Assay (FPIA), Vergiftungen 196
Fluorouracil, psychische Störungen, arzneimittelinduzierte 518
Fluoxetin 69
– affektive Störungen, Minderbegabte 447
– depressive Syndrome 155
– Persönlichkeitsstörungen, emotional instabile 429
– Schwangerschaft 558
Flupentixol
– Drogenabhängigkeit 299
– PCP-Intoxikation 290
Fluphenazin, neuroleptisches Syndrom 509
Flush, Opioidintoxikation 262
Fluvoxamin 69
– affektive Störungen, Minderbegabung 447
– depressive Syndrome 155
– Persönlichkeitsstörungen, emotional instabile 429
– Zwangsstörungen 367
Foetor alcoholicus 237
fokal-neurologische Defizite, Schädel-Hirn-Trauma 226
Follow-up, Krisenintervention 53
Folsäure
– Opioidentzugssyndrom 268
– Wernicke-Enzephalopathie 252
Folteropfer, Belastungsreaktionen, posttraumatische 381
forensische Fragen, Notfallentscheidungen 74–87
Frau-zu-Mann-Transsexuelle 414
free base 279
Fremdaggression/-aggressivität
– s.a. Aggression/Aggressivität
– Befunderhebung 440
– Kokainintoxikation 281
– Minderbegabte 439–442
– Notfallpsychiatrie 13
Fremdgefährdung 29
– Alkoholdelir 242
– Ambivalenz 29
– Bewußtseinsstörungen 192
– Depressionen 99
– Einschätzung 25
– Erregungszustände 91–94, 100
– Gesprächsführung, therapeutische 31
– Halluzinationen 29
– Ich-Störungen 29
– Notfalluntersuchung 17
– psychiatrische Notfälle 544
– Psychosen, akute 129, 537
– Schizophrenie 98, 307

Fremdgefährdung
– Wahn 29
fremdsprachige Patienten 579–580
Fremdunterbringung, Geschwisterrivalität 473
Freßanfälle, Persönlichkeitsstörungen, emotional instabile/histrionische 427
Freude, Prüfung 22
Freudlosigkeit 340
– Depression 341
– – Kinder/Jugendliche 469
– Psychosen, schizophrene 134
– Suizidalität 162
Freundeskreis Camphill e.V. 453
Frontallappenläsion, Persönlichkeitsveränderungen, organische 225
Frotteurismus 416
Frühdyskinesien
– s.a. Dyskinesien
– Biperiden 524
– Neuroleptika 449, 503
– Symptomspektrum 503
Frustrationstoleranz, Gewalttätigkeit 101
Fütterstörungen, Kinder/Jugendliche 472
Fugue 368
– Belastungsreaktionen 119, 377
Furcht 112

G

GABA (Gamma-Amino-Buttersäure) 61
– Benzodiazepine 61
GABAerge Hemmung 61–62
GABA-Rezeptor 61
– Antagonisten 61
– Benzodiazepine 245
Gang, ataktischer s. Ataxie
Gang, gebundener
– Inhalanzienintoxikation 292
– neuroleptisches Syndrom 509
– Stürze 503
Gangstörungen
– durch Benzodiazepine 62
– Frühdyskinesien, neuroleptikainduzierte 503
– Schädel-Hirn-Trauma 227
– Sedativa-/Hypnotika- bzw. Anxiolytikaintoxikation 276
– Wernicke-Enzephalopathie 251
gastrointestinale Erkrankungen
– Angst 116
– Arzneimittelwirkungen, unerwünschte 527–528
– durch Neuroleptika 71
Gedächtnisstörungen
– Alkoholentzugssyndrom 247

Gedächtnisstörungen
– durch Antidepressiva, trizyklische 69
– Delir 538
– Dialysepatienten 554
– Korsakow-Psychose 132
– Lithiumvergiftung 207
– Prüfung 21
– Wernicke-Korsakow-Syndrom 253
Gedankenabreißen 22
– Schizophrenie 303
Gedankenausbreitung, Psychosen, schizophrene 134
Gedankeneingebung
– Psychosen, schizophrene 134
– Schizophrenie 303
Gedankenentzug, Schizophrenie 303
Gedankengang
– Beschleunigung 22
– Hemmung 22
– Zielgerichtetheit 22
Gedankenjagen, Manie 329
Gedankenlautwerden
– Psychosen, schizophrene 134
– Schizophrenie 303
Gedankenleere, depressive Syndrome 140
Gefährdungen, akute, Notfalluntersuchung 16
Gefühllosigkeit 128
Gefühlslosigkeit, depressive Syndrome 139
Geistesabwesenheit 185
Geräuschehören, Schizophrenie 304
Gereiztheit
– Alkoholvergiftung 236
– Erregtheit 90
– Persönlichkeitsstörungen, emotional instabile 427
Gesamtschlafdauer 24
Geschäftsfähigkeit 77–79
– Notfallpsychiatrie 18
– Testierfähigkeit 79
Geschäftsführung ohne Auftrag 76
Geschäftsunfähigkeit, Betreuung 82
Geschlechtsidentität, Störungen 414–415
Geschwisterrivalität
– Aufnahme, stationäre 473
– Fremdunterbringung 473
Gesprächsbereitschaft 32
Gesprächsdokumentation, Notfallpsychiatrie 19
Gesprächsfähigkeit 32
Gesprächsführung, therapeutische 45–51
– s.a. Patientengespräch
– Aggression 35, 49–50
– Angststörungen 46
– Anorexia nervosa 400
– Belastungsreaktionen 378

Sachverzeichnis

Gesprächsführung, therapeutische
- Beratung 40–41
- Bezugsperson, Einbeziehung 44–45
- – Verlust 46–48
- Delir 35
- – Alter 487
- Demenz 35
- Denkstörungen, formale 35
- Depression 35
- Doppelaspekt 32
- Einleitung 37
- Exploration 40
- Feindseligkeit 49–50
- Fremdgefährdung 31
- Grenzen 35
- Haltungen, ungünstige 39
- Ideenflucht 35
- Information 40–41
- Inkohärenz 35
- Interventionen 39
- Intoxikationen 50–51
- kognitive Defizite 35
- Konfliktsituationen, Erkennen und Bearbeiten 41–43
- – offensichtliche 41
- – psychosoziale 42
- Konfrontation 43
- Kontakt, parasprachlicher 36
- Krisenintervention 30–55
- Notfallpsychiatrie 15, 30–55
- – Voraussetzungen 13
- paranoid-halluzinatorisches Syndrom 309–310
- Partnerschaftskonflikte 392
- Patient, ängstlicher 45
- – nicht krankheitseinsichtiger 46
- Persönlichkeitsstörungen 426
- Praxis 36–45
- psychomotorische Hemmung 35
- Psychosen 50
- Richtlinien, allgemeine 32–33
- Schizophrenie, katatone 319
- Schwerpunkte 34
- Selbstgefährdung 31
- Somatisierungsstörungen 45–46
- Stupor 35, 182
- Suizidalität 31, 46, 49
- Umgebung, ruhige, Gewährleistung 37
- Vergewaltigung 384
- Verhalten, distanzloses/expansives 35
- Verlangsamung 35
- Verleugnung 46
- Voraussetzungen 31–32
- Wahndynamik 35
- Weiterbehandlung 43
- – Einleitung 43
- Ziele 33–35
- Zuhören, aktives 38–40
Gestalttherapie 54

Gestik 20
- Gesprächsführung, therapeutische 36
Gewalttätigkeit
- Amphetaminintoxikation 284
- Erregungszustände 101
- Kinder/Jugendliche 460–462
- Manie 134
- Merkmale 101
- Partnerschaftskonflikte 391
Gewichtsveränderungen
- durch Antidepressiva, trizyklische 69
- depressive Syndrome 140
Gewissenhaftigkeit, übermäßige, Persönlichkeitsstörungen 430
Gewohnheiten, abnorme 432–433
Giftelimination, primäre, Alkoholvergiftung 237
Giftentfernung, primäre 200–202
Gilles-de-la-Tourette-Syndrom
- Differentialdiagnose 365
- Dopaminantagonisten 464
- Koprolalie 418
- Psychosen, Kinder/Jugendliche 465
- Zwangsstörungen, Kinder/Jugendliche 464
Glaukomanfall, Arzneimittelwirkungen, unerwünschte 530
Gleichgültigkeit durch Benzodiazepine 62
globale Störungen, Alkoholdelir/-entzugssyndrom 242
Globalinsuffizienz, respiratorische
- s.a. respiratorische Störungen
- Benzodiazepine 107, 524
- Clomethiazol 524
Globus hystericus, Somatisierungsstörungen 372
Globusgefühle, depressive Syndrome 141
Glomerulonephritis 554
Glücksspiel, pathologisches 432–433
Glukose
- Alkoholkoma 238
- Porphyrie, akute, intermittierende 232
Glyceroltrinitrat, Kokainvergiftung 211
G-Proteine 61
Grand mal 507
- Alkoholdelir 241–242
- Alkoholentzugssyndrom 242, 247, 249
- Sedativa-/Hypnotika- bzw. Anxiolytikaentzugssyndrome 277
Grausamkeit, Kinder/Jugendliche 460
Greifreflexe, Marchiafava-Bignami-Syndrom 254

Grimassieren
- Neuroleptikavergiftung 208
- Schizophrenie, hebephrene 319
Größenideen/-wahn 322
- Amphetaminintoxikation 284
- Kokainintoxikation 280
- Manie 22, 328
Grübelneigung 22
- Krebserkrankung 565
Gutachten
- ärztliches 87
- Notfallpsychiatrie 85
gutachterliche Fragen, Notfallpsychiatrie 84
Gyrasehemmer, psychische Störungen, arzneimittelinduzierte 518

H

Hämatome
- intrazerebrale, Differentialdiagnose 278
- subdurale, Differentialdiagnose 249, 278
- subkutane, Alkoholdelir 242
Hämodialyse 202
- Äthanolvergiftung 209
- Alkoholkoma 238
- Lithiumvergiftung 207
- Vergiftungen 202
Hämolyse
- Arsenintoxikation 197
- arzneimittelinduzierte 527
- Kupfer 197
- MAO-Hemmer-Intoxikation 205
- organische Säuren 197
Hämoperfusion 202
- Vergiftungen 202
Haftfähigkeit 86
Halbseitensyndrome
- Erregungszustände 94
- Schädel-Hirn-Trauma 226–227
Halluzinationen 127, 242, 331
- akustische 127
- – Aggression, Minderbegabung 442
- – Angst 118
- – Flashbacks, halluzinogeninduzierte 288
- – Psychosen, Minderbegabte 443
- – Schizophrenie 305
- Alkoholkrankheit 237, 242, 250
- Angststörungen 24, 117
- artifizielle Störungen 573
- arzneimittelinduzierte 517–518
- Belastungsreaktionen, posttraumatische 381
- Bewußtseinsstörungen 190

Halluzinationen
– Delir(ium) 185, 538
– – tremens 132
– Demenz, Alter 489
– Depressionen 141–142, 147, 344
– – Kinder/Jugendliche 469
– – psychotische 344
– Fremdgefährdung 29
– geometrische, Flashbacks, halluzinogeninduzierte 288
– Halluzinose, halluzinogeninduzierte 287
– hypnagoge, Narkolepsie 410
– leibliche, Angst 118
– Manie 330
– MAO-Hemmer-Intoxikation 205
– Neuroleptikawirkungen, unerwünschte 449
– optische 127, 240
– – Alkoholdelir/-entzugssyndrom 241–242, 247
– – artifizielle Störungen 135
– – Delir 216
– – – postoperatives 550
– – Flashbacks, halluzinogeninduzierte 288
– – Psychosen, Kinder/Jugendliche 465
– – – Minderbegabte 443
– – Schizophrenie 305
– Prüfung 24
– Psychosen, akute 127, 537
– Schizophrenie 134, 302–304
– – hebephrene 319
– Suizidalität 167
– taktile 127
– – Alkoholdelir/-entzugssyndrom 241–242
– – Amphetaminabhängigkeit 285
– – Flashbacks, halluzinogeninduzierte 288
– – Kokainabhängigkeit 283
Halluzinogene 261, 286–289
– affektive Störung 288
– Erregungszustände 96
– Flashbacks 288
– Nachhallzustände 288
– schizophrenieähnliche Zustandsbilder 308
– sexuelle Stimulation 417
– wahnhafte Störung 288
– Wahrnehmungszustände 288
Halluzinogenintoxikation
– Delir 539
– Differentialdiagnose 273
Halluzinosen 223–224, 286–287
– s.a. Alkoholhalluzinose
– Drogenabhängigkeit 296
– halluzinogeninduzierte 286
– – Symptome 287
– – organische 215
– Polytoxikomanie 295

Halluzinosen
– Sedativa-/Hypnotika- bzw. Anxiolytikaentzugssyndrome 277
Haloperidol 72
– Aggression, Minderbegabte 442
– Akathisie 505
– Alkoholdelir 246
– Alkoholentzugssyndrom 248
– Amphetaminentzugssyndrom/-intoxikation 284–285
– Angst 123
– – paranoide 122
– Apophänie 275
– Automutilation, Kinder/Jugendliche 471
– Bewußtseinsstörungen 190–191
– Cannabisintoxikation 273
– Delir 191, 219, 221, 539
– – Alter 487
– Demenz, Alter 490
– Erregungszustände 106–107
– extrapyramidale Störungen 104
– Halluzinationen 310
– Halluzinose 287
– Kammertachykardie 520
– Kinder/Jugendliche 466
– kognitive Störungen 435
– Kokaindelir, -entzugssyndrom bzw. -intoxikation 281–283
– Methadonsubstitution 270
– neuroleptisches Syndrom 208, 509
– Nierentransplantierte 556
– paranoid-halluzinatorisches Syndrom 311
– Parkinsonoid 504
– Persönlichkeitsstörungen 434
– psychische Störungen, THC-induzierte 274
– Psychosen, akute 537
– Schizophrenie, Alter 495
– – katatone 180, 317
– – Minderbegabte 445
– Spätdyskinesien 524
– Stupor 180
– Suizidalität 167, 541
– Torsade de pointes 520
– Wahn 310
Halothan und Antidepressiva, trizyklische 551
Halsvenenstauung, Erregungszustände 94
Haltung, Gesprächsführung, therapeutische 36
Haltungsstereotypien
– s.a. Stereotypien
– Schizophrenie 134, 303
– – katatone 314
– – Stupor 177
Handlungsweisen
– eingeengte, Suizidalität, Alter 494

Handlungsweisen
– fremdgefährliche 25
Harnalkalisierung, Vergiftungen 202
Harnblasenentleerungsstörungen
– durch Neuroleptika 71
– Schädel-Hirn-Trauma 227
Harndrang, Angst 113
Harninkontinenz 528
Harnverhalt
– durch Anticholinergika 528
– durch Antidepressiva, trizyklische 69
– Vergiftungen 204
Haschisch 271–275
Hausbesuch, Notfallpsychiatrie 16
Hautreaktionen, Arzneimittelwirkungen, unerwünschte 530–531
Hautreflexe, Koma 184
H_2-Blocker, psychische Störungen, arzneimittelinduzierte 518
Hebephrenie 134, 319
Heiterkeit, Alkoholdelir 240
Hemisymptomatik s. Halbseitensyndrome
Hemmung, Depression 341
Hepatopathie
– Alkoholdelir 241–242
– Differentialdiagnose 254
hepatotoxische Reaktionen, Arzneimittelwirkungen, unerwünschte 527
Heroinabhängigkeit 211–212, 261
– Rhabdomyolyse 197
– Schwangerschaft 557
Herpes-simplex-Enzephalitis, amnestisches Syndrom 222
Herzerkrankungen, Psychosen 133
Herzinfarkt s. Myokardinfarkt
Herzinsuffizienz
– Angst 116
– dekompensierte, Angst 116
Herzklopfen
– Angststörungen 359
– Somatisierungsstörungen 372
Herz-Kreislauf-Stillstand, Arzneimittelwirkungen, unerwünschte 520
Herzneurose 363, 372
Herzphobie 46
Herzrhythmusstörungen
– Amphetaminvergiftung 210
– Angst 116
– Psychopharmaka 519
Herzsensationen, Todesangst 46
High-Pressure-Liquid-Chromatography (HPLC), Vergiftungen 196
high sein, Cannabisabhängigkeit 272

Sachverzeichnis

Hilfeangebote, organisierte, nicht-professionelle, Vorfeldeinrichtungen 6
Hilflosigkeit
– Belastungsreaktionen, posttraumatische 380
– Persönlichkeitsstörungen 430
Hintergrunddienste, psychiatrische 9
Hirnabszeß, Opioidintoxikation 263
Hirnatrophie, Alkoholdelir 241
Hirnblutungen
– s.a. Blutungen, intrakraniale/intrazerebrale
– Delir, Alter 483
Hirnerkrankungen 214, 225–231
– Alkoholkrankheit 255
– Erbrechen, selbstinduziertes 404
– Persönlichkeitsveränderungen, organische 224
– Psychosen 133
– Schizophrenie 308
– schwere 226
Hirninfarkt
– Delir, Alter 483
– Demenz 489
– depressive Syndrome 145
Hirnläsionen, fokale, Differentialdiagnose 510
Hirnnervenausfälle/-störungen
– Erregungszustände 94
– Schädel-Hirn-Trauma 226
Hirnödem, Schädel-Hirn-Trauma 226
Hirnstammerkrankungen, Differentialdiagnose 254
Hirntumoren, Schizophrenie 308
Histamin-H_1-Rezeptor, Neuroleptika 73
Hitzegefühle, Opioidentzugssyndrom 265
HIV-Infektion 560–563
– Angststörungen 561–562
– Beratung bei positivem Testergebnis 560–561
– Borderlinestörungen 561
– Delir 562–563
– Depression 145, 562
– Drogenabhängigkeit 299, 561
– Enzephalopathie 563
– Manie 332
– Medikamentenabhängigkeit 562
– Persönlichkeitsstörungen 561
– Psychosen 563
– Schizophrenie, paranoid-halluzinatorische 562
– Schlafstörungen 561
– Substanzabhängigkeit 562
– Suizidalität 561, 563
Hoffnungslosigkeit
– Angst 114

Hoffnungslosigkeit
– Suizidalität 162
Holocaust-Überlebende, Belastungsreaktionen, posttraumatische 381
Homosexualität 418–419
Hospitalismus, Minderbegabung 450
Hustenreflex, Schlafmittelvergiftungen 198
Hydrochlorothiazid, Lithiumvergiftung 208
Hyperaktivität
– Amphetaminvergiftung 209
– Gewalttätigkeit 101
– Sedativa-/Hypnotika- bzw. Anxiolytikaentzugssyndrome 277
Hyperaktivitätsstörungen, Minderbegabte 443
Hyperkalzämie
– arzneimittelinduzierte 531
– depressive Syndrome 145
Hyperkinese 128
– Kinder/Jugendliche 473
Hypernatriämie, arzneimittelinduzierte 531
Hyperparathyreoidismus
– Angst 116
– arzneimittelinduzierter 531
– depressive Syndrome 145
– Schizophrenie 308
Hyperphagie, Bulimia nervosa 401
Hyperprolaktinämie, arzneimittelinduzierte 531
Hyperpyrexie, MAO-Hemmervergiftung 205
Hyperreflexie
– Designer-Drogen 287
– Halluzinose 287
– MAO-Hemmervergiftung 205
– Serotoninsyndrom 513
Hypersexualität, Kokainintoxikation 281
Hypersomnie 405, 409–410
– Atemregulationsstörungen, nächtliche 405
– Bewußtseinsstörung 405
– Depression 140, 341
– Kokainentzugssyndrom 282
– Narkolepsie 409
– primäre 409
– Schlafapnoesyndrom 409
hypertensive Krise
– Angst 117
– Arzneimittelwirkungen, unerwünschte 521–522
– MAO-Hemmer 521, 552
Hyperthermie
– Amphetaminvergiftung 210
– MAO-Hemmervergiftung 205
– Schizophrenie 134
Hyperthyreose
– Angst 116–117
– depressive Syndrome 145

Hyperthyreose
– Manie 332
– Schizophrenie 308
Hypertonie
– Amphetaminvergiftung 209
– Kokainvergiftung 211
– Marchiafava-Bignami-Syndrom 254
– Opioidintoxikation 264
Hyperventilation
– Angststörungen 113, 363
– Belastungsreaktionen 377
– dissoziative Störungen, Kinder/Jugendliche 477
– MAO-Hemmervergiftung 205
– psychogene 372
Hyperventilationstetanie, dissoziative Störungen 477
Hypnotika 261, 275–277, 279
– Benzodiazepine 62
– delirante Zustände 278, 539
– Entzugssyndrom 277
– Intoxikation 275–277
– Opioidentzugssyndrom 267
– Polytoxikomanie 295
– Schizophrenie 308
Hypochlorämie, Anorexia nervosa 398
hypochondrische Störung 371
– Angst 373
– Schizophrenie, hebephrene 319
Hypoglykämie
– Angst 116–117
– arzneimittelinduzierte 532
– Bewußtseinsstörungen 189
– Differentialdiagnose 236, 264
– Erregungszustände 96–97
– MAO-Hemmer 532
– schizophrenieähnliche Zustandsbilder 308
Hypokaliämie
– Alkoholdelir 243
– Bulimia nervosa 402
Hypokalzämie, depressive Syndrome 145
Hypokinese 128
– Parkinsonoid 504
Hypomanie 331
Hypomimie, Parkinsonoid 504
Hyponatriämie 529
– Arzneimittelwirkungen, unerwünschte 529–530
– Delir 529
– depressive Syndrome 145
– Vigilanzminderung 529
Hypoparathyreoidismus
– depressive Syndrome 145
– Schizophrenie 308
Hypophosphatämie, Anorexia nervosa 399
Hyporeflexie, Opioidintoxikation 262
Hypothermie
– Anorexia nervosa 398
– arzneimittelinduzierte 531

Hypothermie
– Opioidintoxikation 262
Hypothyreose
– Angst 116
– arzneimittelinduzierte 531
– depressive Syndrome 145
– Lithium, Kontraindikationen 335
– schizophrenieähnliche Zustandsbilder 308
Hypotonie
– Anorexia nervosa 398
– Antidepressiva 154
– – Sedativa-/Hypnotika- bzw. Anxiolytikaentzugssyndrome 277
– – – trizyklische 68, 350, 522
– Arzneimittelwirkungen, unerwünschte 522–523
– Neuroleptika 71, 73, 522
– orthostatische s. Orthostase
– Psychopharmaka 522
– Stürze 509
Hypoxie, Differentialdiagnose 253, 277
hysterische Störungen
– Differentialdiagnose 309
– Porphyrie, akute, intermittierende 232

I

Ibuprofen, psychische Störungen, arzneimittelinduzierte 517
Ich-Störungen
– Depression 346
– depressive Syndrome 147
– Fremdgefährdung 29
– Prüfung 23
– Psychosen, akute 126
Ideenflucht 22
– Erregungszustände 94
– Gesprächsführung, therapeutische 35
– Manie 134, 329
Identitätsstörungen, Persönlichkeitsstörungen, emotional instabile/histrionische 426
iktale Störungen, Epilepsie 228
Ikterus
– Alkoholdelir 242
– Leberzellschädigung 527
Ileus, paralytischer 528
illusionäre Verkennung/Illusionen 132
– Alkoholdelir 241–242
– Belastungsreaktionen, posttraumatische 381
– Delir(ium) 216, 538
– – tremens 132
– Halluzinose, halluzinogeninduzierte 287
Imipramin
– Angstzustände 435

Imipramin
– Belastungsreaktionen, posttraumatische 382
– Panikstörungen 364
– Vergiftung 203
Immediat-Gedächtnis, amnestisches Syndrom 222
Impulskontrollstörungen 432–433, 435
– Erregungszustände 96
Inappetenz 403
– Leberzellschädigung 527
– Lithium 527
Indometacin, psychische Störungen 517
Infektionen, Bewußtseinsstörungen 186, 189
Influenza
– depressive Syndrome 145
– Manie 332
Information, Gesprächsführung, therapeutische 40–41
informed consent 75, 77–79
Inhaftierung 583–584
– Schock 584
Inhalanzien(intoxikation) 261, 291–293
Inhalation, Amylnitrit, gefäßerweiterndes 417
Inkohärenz, Gesprächsführung, therapeutische 35
Inkontinenz
– Demenz, Alter 489
– neuroleptisches Syndrom 509
Inobhutnahme, Kinder/Jugendliche 457
Inositolphosphate 61
Insomnie 405–408
– Alkoholdelir 242
– Alkoholentzugssyndrom 242
– Atemregulationsstörungen, nächtliche 406
– Befunderhebung 407
– Depression 341
– Myoklonien, nächtliche 407
– organisch bedingte 406
– primäre 406
– Restless-Legs-Syndrom 407
– Suizidalität 407
Insuffizienzgedanken, Depression 22
Insulin, Blutzucker 196
Intelligenzminderung 438
– Grade 438
– Sprachgebrauch 438
– Sprachverständnis 438
Intensivstation
– Angstzustände 548
– Anpassungsstörungen 548
– Belastungsreaktionen 548
– Delir 548
– – pharmakogenes 548
– psychiatrische Störungen 549
– Schlaf-Wach-Rhythmus 548
– Suizidalität 549

Interaktionsstörungen, Kinder/Jugendliche 471
Interessensverlust 340
– Depression 341
– psychotische Störungen, Kinder/Jugendliche 465
– Trauerreaktion 388
Interferon/Interleukin, psychische Störungen 518
interpersonelle Defizite, Depression 346
interpersonelle Therapie 54
Interventionsstrategien, Suizidalität 166–167
Interview, psychiatrisches 19
Intoxikationen
– s. Alkoholintoxikation
– s. Vergiftungen
Introspektionsfähigkeit, depressive Störungen, Kinder/Jugendliche 469
Ipecacuanha-Sirup
– Abusus, Bulimia nervosa 403
– Alkoholvergiftung, schwere 237
Irritierbarkeit, Dialysepatienten 554
Ischämie, frontotemporale, affektive Störungen 224
Isobutylnitrit, sexuelle Stimulation 417
Isofluran und Antidepressiva, trizyklische 551
Isolierung, Erregungszustände 109
Isoniazid
– psychische Störungen 518
– Status epilepticus 195
Isopropanol, Osmolalität 196

J

Jaktationen, Kinder/Jugendliche 472
Jugendamt, Minderjährige, Behandlung 456

K

Kältegefühl, Opioidentzugssyndrom 265
Kalziumantagonisten, Vergiftungen 195
Kardiomyopathie, Angst 116
kardiopulmonale Erkrankungen, depressive Syndrome 145
kardiovaskuläre Erkrankungen
– Angst 116
– arzneimittelinduzierte 519–521
Karzinoid(syndrom)
– Angst 116
– Manie 332

Sachverzeichnis

Katalepsie
- Schizophrenie, katatone 314
- Stupor 176

Kataplexie
- Hypersomnie 409
- Narkolepsie 409–410

Katastrophenreaktionen, Demenz, Alter 489

katatone Störungen/Katatonie 223, 313–318
- s.a. Schizophrenie, katatone
- Befunderhebung 314
- Biegsamkeit, wächserne 317
- Differentialdiagnose 316–317
- febrile 180
- – Differentialdiagnose 318
- intoxikationsbedingte, Differentialdiagnose 317
- Kinder/Jugendliche 466
- metabolische Erkrankungen 317
- organische 215
- Psychose, akute 537
- Schizophrenie 303
- Stupor 177

katatones Dilemma 318

Katecholamine
- Chloralhydratvergiftung 207
- Neuroleptikavergiftung 208

Kernfeldeinrichtungen, Notfallpsychiatrie 6–7

Kick, Opioidintoxikation 263

Kieferklemme, Frühdyskinesien, neuroleptikainduzierte 503

Kinästhesien, Sedativa-/Hypnotika- bzw. Anxiolytikaentzugssyndrome 277

Kinder- und Jugendhilfegesetz 456

Kinder/Jugendliche
- Aggressivität 479
- Alkohol(intoxikation) 459, 461
- Autismus 470–471
- Autoaggression 479
- Automutilation 470–471
- Befunderhebung, Beurteilung 458
- Belastungsreaktionen 478–479
- Besonderheiten, alterstypische 455–460
- Bewegungsstereotypien 470
- Delinquenz 461
- depressive Störungen 469–470
- dissoziales Verhalten 460–462, 477–478
- Drogeneinnahme 459
- Ein- und Durchschlafstörungen 472
- emotionale Störungen 462–464
- Fütterstörungen 472
- Geschwisterrivalität 473

Kinder/Jugendliche
- Gespräch, deeskalierendes 461
- – diagnostisches 458
- Gewalttätigkeit 460–462
- hyperkinetische Störungen 473
- Inobhutnahme 457
- Interaktionsstörungen 471
- Jaktationen 472
- Medikamenteneinnahme 459
- Mißhandlung 474–477
- Mutismus 478–479
- Nahrungsverweigerung 472
- negativistisches Verhalten 473
- Notdienstkonsultationen, typische 460
- Notfall- und Krisensituationen 455–479
- oppositionelles Verhalten 460, 473
- Pharmakotherapie 459
- psychotische Störungen 465–466
- rechtliche Situation 455–457
- Schlafstörungen 472
- sexueller Mißbrauch 474–477
- somatoforme Störungen 477–478
- Strafverfolgung 461
- Suizidalität 459, 470
- Trennungsangststörung 462–464
- Ungehorsamkeit 473
- Unterbringung, geschlossene 83
- Untersuchung, internistische/neurologische 458
- Zwangsstörungen 464

Kindesmißhandlung s. Mißhandlungen

Kleptomanie 416, 418

Kloßgefühl
- Panikstörungen 118
- Somatisierungsstörungen 372

Knollenblätterpilzvergiftung 195
- Transaminasen 196

Körperbild, Verzerrung, Amphetaminabhängigkeit 285

Körperfühlstörungen, Sedativa-/Hypnotika- bzw. Anxiolytikaentzugssyndrome 277

Körpergewichtsveränderungen, Depression 341

Körperhalluzinationen, halluzinogeninduzierte 287

Körperhaltungen, bizarre, Stupor 177

Körperkontakt, Notfallpsychiatrie 14

körperliche Untersuchung 26
- psychiatrische Erkrankungen 26

Körperschemastörung, Anorexia nervosa 395

Körpertemperatur, Sedativa-/Hypnotika- bzw. Anxiolytikaintoxikation 276

Körperverletzung 75

Koffein/koffeinhaltige Substanzen 261
- Mißbrauchspotential 293

kognitiv-behaviorale Therapien 54

kognitive Störungen/-Defizite 215, 435
- arzneimittelinduzierte 517–518
- Delir, postoperatives 550
- Demenz, Alter 489
- Dialysepatienten 554
- Eigen-/Fremdgefährdung 31
- Gesprächsführung, therapeutische 35
- Persönlichkeitsstörungen, emotional instabile 435
- – organische 225
- – paranoide 435
- Prüfung 21
- Sedativa-/Hypnotika- bzw. Anxiolytikaintoxikation 276

Kohle s. Carbo medicinalis

Kohlenhydrate, Alkoholdelir 243

Kohlenmonoxidvergiftung, amnestisches Syndrom 222

Kohlenwasserstoffe, Vergiftungen 195

Kokain(abhängigkeit) 261, 279–283
- Delir 282–283, 539
- Depression 146, 347
- Entzugssyndrom 282
- Erregung 281
- Intoxikation 211, 280–282
- Komplikationen 281
- psychische Störungen 517
- Schwangerschaft 557
- sexuelle Stimulation 281, 417
- wahnhafte Störungen 283
- Zustandsbilder, vital bedrohliche 262

Kollaps, kardiovaskulärer, MAO-Hemmervergiftung 205

Koma 184
- Abgrenzung 22
- alkoholisches 237
- Carbamazepinvergiftung 206
- diabetisches, Differentialdiagnose 236
- Differentialdiagnose 264
- Inhalanzienintoxikation 292
- krampfendes, MAO-Hemmervergiftung 205
- Schlafmittelvergiftungen 198
- Sedativa-/Hypnotika- bzw. Anxiolytikaintoxikation 276
- Serotoninsyndrom 513

Kommunikationsprobleme, sprachliche 579–580
Kompetenztraining, Belastungsreaktionen, posttraumatische 382
Konfabulationen
- amnestisches Syndrom 222–223
- Korsakow-Psychose 132
- Prüfung 21
- Wernicke-Korsakow-Syndrom 253
Konfliktsituationen
- adoleszenztypische, Anorexia nervosa 396
- Erbrechen, selbstinduziertes 404
- Erkennen und Bearbeiten 41–43
- Gesprächsführung, therapeutische 41–43
Konfrontationen, Erregungszustände 103
Kontaktaufnahme, telefonische, Notfallpsychiatrie 16
Kontaktstörungen, Anorexia nervosa 396
Kontaktverhalten, nicht selektives, sexueller Mißbrauch 474
Kontinuitätsdelir 240
- Alkoholkrankheit 239
Kontrakturen, Stupor 173
Kontrollverlust
- Angststörungen 361
- Panikattacken 358
Kontrollwahn, Schizophrenie 303
Konversionsstörungen, Differentialdiagnose 574
Konzentration, Prüfung 21
Konzentrationsstörungen
- affektive Störungen, Alter 491
- Alkoholentzugssyndrom 247
- Angst 113
- Benzodiazepine 63
- Depression 342
- Erregungszustände, Minderbegabung 439
- Lithiumvergiftung 207
- Prüfung 21
- Schizophrenie 302, 304
- sexueller Mißbrauch 474
- Suizidalität 162
Kooperationswille, Anorexia nervosa 400
Koordinationsstörungen
- Alkoholvergiftung 236
- Cannabisabhängigkeit 272
- halluzinogeninduzierte 287
- Inhalanzienintoxikation 292
- Sedativa-/Hypnotika- bzw. Anxiolytikaintoxikation 276
- Serotoninsyndrom 513
Kopfschmerzen
- Carbamazepin 555

Kopfschmerzen
- Delir, Alter 485
- Erregungszustände 94
- Kokainintoxikation 280
- MAO-Hemmervergiftung 205
Koprolalie 416
- Gilles-de-la-Tourette-Syndrom 418
Koprophilie 416
Koprostase, Obstipation 528
koronare Insuffizienz s. Herzinsuffizienz
Korsakow-Psychose 132, 253
Kortikosteroide, psychische Störungen, arzneimittelinduzierte 518
Krämpfe s. Krampfanfälle
Kränkungen
- Aggression 49
- Gewalttätigkeit 101
- Suizidalität 164
Krampfanfälle
- Alkoholdelir/-entzugssyndrom 242
- Alkoholkrankheit 249–250
- Antidepressiva, trizyklische 507
- Benzodiazepine 62
- Bulimia nervosa 403
- Carbamazepinvergiftung 206
- Clonazepam 64
- Clozapin 507
- Delir, Alter 485
- dissoziative 369
- Grand mal 507
- Lithium, Kontraindikationen 335
- Maprotilin 507
- Minderbegabung 441
- Neuroleptika 507
- Physostigmin 204
- Sedativa-/Hypnotika- bzw. Anxiolytikaentzugssyndrome 277
- Serotoninsyndrom 513
- Serotonin-Wiederaufnahmehemmer 351
- Vergiftungen 197
- zerebrale durch MAO-Hemmer 552
Krankenunterlagen, psychiatrische, Einsichtsrecht 83–84
Krankheitsbewältigung, Schizophrenie 304
Krankheitseinsicht 26
Krankheitssymptomatik, Vollbild 13
Krebserkrankung 564–565
- Angststörungen 565
- Aufklärung 564
- Betreuung im Finalstadium 565
- Delir 565
- Depression 565
- psychische Störungen 565

Kreislaufstörungen
- Alkoholvergiftung 236
- Dobutamin/Dopamin 198
- Vergiftungen 197–199
Kribbelparästhesien
- Panikstörungen 118
- Somatisierungsstörungen 372
Krisendienste, spezialisierte 4
Krisenintervention 52–54
- ambulante 53
- Arzt-Patienten-Rapport 54
- Belastungsreaktionen 378
- Copinganalyse 53
- Follow-up 53
- Gesprächsführung, therapeutische 30–55
- HIV-Infektion 561
- Partnerschaftskonflikte 392
- psychiatrische Notfälle 544–545
- psychiatrische Soforthilfe 52
- sozialpsychiatrische 6
Krisensituationen, psychische Reaktionen 52
Kritikfähigkeit/-vermögen
- Alkoholdemenz 255
- Amphetaminintoxikation 284
- Demenz, Alter 489
- Halluzinose, halluzinogeninduzierte 287
- Kokainintoxikation 280
- Sedativa-/Hypnotika- bzw. Anxiolytikaintoxikation 276
Kupfer, Hämolyse 197
Kurzatmigkeit, Angststörungen 113, 361
Kurzzeitpsychotherapie, Krisenintervention 52

L

Labilisierung, Alkoholabusus 52
Laboruntersuchung 26
- psychiatrische Erkrankungen 27
Lachgas, Mißbrauchspotential 293
Lächeln, versunkenes, Schizophrenie, hebephrene 319
Lähmungen
- dissoziative 369
- - Chronifizierung 370
- emotionale, Belastungsreaktionen 377
Laktatazidose, Alkoholdelir 241
Laugen, Vergiftungen 195
Laxanzienabusus, Anorexia nervosa 395, 398
Lebenskrisen 51
- laute/stille 52
Lebensmüdigkeit, Suizidalität 27
Lebensziele, Persönlichkeitsstörungen 426

Sachverzeichnis

Lebererkrankungen, Psychosen 133
Leberzirrhose, alkoholische 234
Leibhalluzinationen 127
Leidensdruck, Bulimia nervosa 402
Leistungsabfall/-einschränkung
– Delir 185
– Demenz, Alter 489
– psychotische Störungen, Kinder/Jugendliche 465
Leistungsorientierung, Anorexia nervosa 396
Leistungsvermögen, kognitives, Prüfung 21
Lernen fördern
– Bundesverband zur Förderung Lernbehinderter e.V. 453
Lethargie, MAO-Hemmervergiftung 205
Leukozytose 526
Levomepromazin 72
– Bewußtseinsstörungen 191
– Delir 501
– Erregungszustände 106
– – psychomotorische 310
– Halluzinationen 310
– Methadonsubstitution 270
– Psychosen, schizophrene, Minderbegabte 445
– Wahnstörungen 310
Libidostörungen 413
– Suizidalität 162
Lidkrämpfe, Frühdyskinesien, neuroleptikainduzierte 503
Lidocain
– Neuroleptikavergiftung 208
– psychische Störungen, arzneimittelinduzierte 517
– Vergiftungen 195
Lippentremor, Parkinsonoid 504
Lisurid, psychische Störungen 517
Lithium
– affektive Störungen, Minderbegabte 446
– Aggression, Minderbegabte 442
– und Anästhetika 553
– Bradykardie 519
– Delirauslöser 484
– depressive Syndrome 154, 348
– Dialysepatienten 555
– Diarrhö 527
– Erregungszustände 110
– Hämodialyse 202, 207
– Hyperkalzämie 531
– Hypothyreose 531
– Inappetenz 527
– Intoxikation 207, 334
– Kontraindikationen 334–335
– Leukozytose 525
– Manie 334

Lithium
– Nebenwirkungen 334
– nephrotisches Syndrom 531
– Neueinstellung 334
– Ödeme 531
– Pavor nocturnus 411
– Persönlichkeitsstörungen 434
– Postpartumphase 560
– Pseudotumor cerebri 531
– Schwangerschaft 558
– Stillzeit 559
– Übelkeit 527
– Wechselwirkungen 335
Locked-in-Syndrom, Myelinolyse, zentrale pontine 253
Lösungsmittel 291–293
– Zustandsbilder, vital bedrohliche 262
Logorrhö, Äthanolvergiftung 209
Lorazepam 63–64
– affektive Störungen, Alter 492
– Aggression, Minderbegabte 441
– Amphetaminentzugssyndrom 285
– Amphetaminintoxikation 284
– Angststörungen 363, 435
– Belastungsreaktionen 378
– Bewußtseinsstörungen 191
– Delir 191, 221
– depressive Syndrome 155–156
– Dialysepatienten 555
– dissoziative Störungen 370
– Erregungszustände 105–107
– Gewohnheiten, abnorme 433
– HIV-Infektion 561–562
– Impulskontrollstörungen 433
– Kinder/Jugendliche 466
– Kokainintoxikation 281
– Mutismus 479
– neuroleptisches Syndrom, malignes 512
– Nierentransplantierte 556
– Partnerschaftskonflikte 392
– Persönlichkeitsstörungen 434
– psychische Störungen, THC-induzierte 274
– Schizophrenie, katatone 318
– Schwangerschaft 558
– Stupor 175, 179–180
– – katatoner 123
– Trauerreaktion 390
– Vergewaltigung 385
– Zwangsstörungen 366
– – Kinder/Jugendliche 464
LSD (Lysergsäurediäthylamid) 286
– Vergiftung 211
Lügen, chronisches, Kinder/Jugendliche 460
Lues
– depressive Syndrome 145
– Manie 332

Lues
– schizophrenieähnliche Zustandsbilder 308
Lungenembolie
– Angst 116
– arzneimittelinduzierte 531
Lungenerkrankungen, chronisch-obstruktive, Angst 116
Lungenödem
– Angst 116
– Anorexia nervosa 399
– Naloxon 264
– Opioidintoxikation 264
Lupus erythematodes, systemischer
– depressive Syndrome 145
– schizophrenieähnliche Zustandsbilder 308
Lustlosigkeit, Suizidalität 162
Lyell-Syndrom 530
– durch Carbamazepin 336
Lysergsäurediäthylamid s. LSD

M

Magenatonie, Anorexia nervosa 399
Magen-Darm-Stenose
– durch Neuroleptika 71
Magenneurose 371
Magenspülung
– Vergiftungen 201
– Wasserintoxikation 201
Magenulzera, Angst 116
Magersucht
– s.a. Anorexia nervosa
– psychogene 394–400
– Suizidalität 160
Magnesium, Wernicke-Enzephalopathie 252
Magnesiummangel, Alkoholdelir 243
major depression 139, 148, 343
Makropsie, Flashbacks, halluzinogeninduzierte 288
Mallory-Weiss-Syndrom, Bulimia nervosa 403
Manie/manische Episoden 21, 134, 325, 328–339
– Ablenkbarkeit, vermehrte 329
– affektive Störungen 135
– – Minderbegabte 446
– Akuttherapie, medikamentöse 333–338
– Alter 493
– Antikonvulsiva 336
– arzneimittelinduzierte 515, 517–518
– Aufnahme, stationäre 333
– Bagatellisierung 330
– Befunde 330
– Benzodiazepine 335
– Beschäftigung, übermäßige 329

Sachverzeichnis

Manie/manische Episoden
- Betriebsamkeit, gesteigerte 329
- Carbamazepin 336
- Differentialdiagnose 280, 331
- Dissimulation 330
- Erregungszustände 96
- Fremdanamnese 330
- Gedankenjagen 329
- Größenideen 22, 328
- Halluzinationen 330
- Ideenflucht 329
- Lithium 334
- Medikamentenanamnese 331
- Neuroleptika 337
- Notfallsituation 330
- Patienten, nicht kooperative 338
- Patientenumgang 331–333
- psychomotorische Unruhe 329, 337
- Psychotherapie 339
- psychotische Symptome 99, 329, 337
- Rededrang, starker 328
- Schizophrenie, hebephrene 319
- Schlafbedürfnis, vermindertes 328
- Schlafstörungen 406
- Selbstwertgefühl, übersteigertes 328
- somatische Erkrankungen 332
- Stupor 172
- Symptomatik 328
- Therapie, medikamentöse 338–339
- Ursachen 331–332
- Valproinsäure 337
- verworrene 134
manische Episoden s. Manie
Mann-zu-Frau-Transsexuelle 414
- Selbstkastration 415
MAO-Hemmer 65
- affektive Störungen, Minderbegabte 447
- und Anästhetika 552
- Angststörungen 121, 435
- und Anticholinergika 552
- und Barbiturate 552
- Depression 155, 348
- hypertensive Krise 521
- Hypoglykämie 532
- Hypotonie 350
- Narkolepsie 410
- Ödeme 531
- Panikstörungen 364
- Parasomnie 411
- Parkinson-Erkrankung 230
- Persönlichkeitsstörungen 434
- und Pethidin 552
- Phobien 364
- Rhabdomyolyse 197
- Schwangerschaft 558

MAO-Hemmer
- Serotoninsyndrom 514
- und Suxamethonium 552
- Vergiftung 204–205
Maprotilin 66–68
- Krampfanfälle 507
- Stürze 508
- Vergiftung 203
Marchiafava-Bignami-Syndrom 254
Marihuana 272
Masochismus 416
Medikamente
- Applikation, intravenöse/orale 57
- Bolusinjektion 57
- Evasions-/Invasionsphase 56
- lipophile 56
- Notfallpsychiatrie 56–73
- Pharmakokinetik 56–57
- Plasmakonzentration 56
Medikamentenabhängigkeit/-abusus 51
- affektive Störungen, Alter 492
– – bipolare 327
- Amnesie, dissoziative 368
- Belastungsreaktionen, posttraumatische 381
- Delir 294
– – postoperatives 550
- Differentialdiagnose 433
- drug seeking 577
- HIV-Infektion 562
- Intoxikation, Differentialdiagnose 428, 431
- Kinder/Jugendliche 459
- Partnerschaftskonflikte 391
- Schwangerschaft 556
- Simulation 577
- Somatisierungsstörungen 374
- Suizidalität 160
– – Kinder/Jugendliche 467
- Trauerreaktion, pathologische 388
Medikamentenanamnese
- Bulimia nervosa 401
- Manie 331
- psychiatrische Erkrankungen 27
- Stupor 175
Meldepflicht, Vergiftungen, akzidentielle/suizidale 200
Melperon 72
- Delir 221
– – Alter 487
- Demenz, Alter 490
- Erregungszustände 107
- Schizophrenie, Alter 495
- Unruhe- oder Erregungszustände, Alter 490
Meningismus, Delir, Alter 485
Meningitis, Bewußtseinsstörungen 189
Meningoenzephalitis
- Differentialdiagnose 510

Meningoenzephalitis
- schizophrenieähnliche Zustandsbilder 308
Meprobamatvergiftung
- Carbo medicinalis 202
- Hämoperfusion 202
Merkfähigkeit, Prüfung 21
Merkfähigkeitsstörungen
- Delir 216
- Wernicke-Korsakow-Syndrom 253
metabolische Störungen
- Angst 116
- Bewußtseinsstörungen 189
- depressive Syndrome 145
- Katatonie 317
- Stupor 172
Metamphetamin 284
Methadon
- Entzugssyndrom, Vorbeugung 270
- Opioidentzugssyndrom 262, 265–266
- Rhabdomyolyse 197
Methadonsubstitution 268–271
- Depersonalisations-/Derealisationsphänomen 270
- drug seeking 578
- Kontraindikationen 269
- Notfälle 268–271
- Porphyrie, akute, hepatische 269
- Probleme, häufige 270
- psychische Störungen 270
- Schwangerschaft 557
- Vergiftungen 270
Methämoglobinämie 197
Methanol
- Hämodialyse 202
- Osmolalität 196
- Vergiftungen 195
Methaqualon
- delirante Zustände 278
- Mißbrauchs-/Abhängigkeitspotential 275
Methotrexatvergiftung, Diurese, alkalische 202
Methyldopa
- depressive Syndrome 146
- Myoklonien, nächtliche 408
- Parkinson-Erkrankung 230
- psychische Störungen, arzneimittelinduzierte 517
- Restless-Legs-Syndrom 408
- Schizophrenie 494
Methylendioxymetamphetamin 209
Methylphenidat, psychische Störungen, arzneimittelinduzierte 517
Metoclopramid
- Cannabisvergiftung 210
- neuroleptisches Syndrom 509
- psychische Störungen, arzneimittelinduzierte 518

Sachverzeichnis 611

Mianserin
– Agranulozytose 525
– Begleitwirkung, sedierende 492
– Demenz, Alter 490
– Depression 348
– Hypotonie, orthostatische 350
Midazolam 63, 65
– Alkoholdelir 246
– amnestisches Syndrom 222
– Porphyrie, akute, intermittierende 232
Mikropsie, Flashbacks, halluzinogeninduzierte 288
Miktionsstörungen 529
– durch Antidepressiva, trizyklische 69
Mimik 20
– Gesprächsführung, therapeutische 36
mimische Bewegungen, grimassierende, Frühdyskinesien, neuroleptikainduzierte 503
Minderbegabte
– affektive Störungen 446–447
– Autoaggression 439–442
– Automutilation 470
– Behandlung, rechtliche Aspekte 447–448
– Behandlungsfehler 452
– Bezugspersonen 450–451
– Bolusaspiration 441
– Erregungszustände 96, 100, 439–442
– Fremdaggression 439–442
– Hospitalismus 450
– Intoxikationszeichen 441
– Krampfanfälle 441
– Maßnahmen, freiheitsentziehende 448
– Neuroleptika, psychische Wirkungen, unerwünschte 449
– Notfall- und Krisensituationen 438–453
– Pfropf-Schizophrenie 443
– Psychosen, schizophrene 443–445
– rechtfertigender Notstand 447
– Selbsthilfegruppen 453
– Symptomfixierung 450
– Unterbringung, geschlossene 448
– Verätzungszeichen 441
– Verhaltenstherapie 451–452
– Verhaltensweisen, aggressive 440
Minderjährige
– Informationen, Weitergabepflicht 457
– Suizidalität 468
– Unterbringung, geschlossene 456
Minderwertigkeitsgefühle, Anorexia nervosa 396

Minussymptomatik, Psychosen, schizophrene 302
Miosis, Opioidintoxikation 262
Mirtazapin
– Agranulozytose 525
– Depression 348
– Hypotonie, orthostatische 350
Mischintoxikation, Differentialdiagnose 264
Mißbrauch s.a. sexueller Mißbrauch
Mißempfindungen, körperliche, depressive Syndrome 140
Mißhandlungen
– Befunderhebung, Krisensituation 475
– Kinder/Jugendliche 474–477
– körperliche, Hinweise 476
– Partnerschaftskonflikte 391
Mißtrauen
– Manie 134
– Persönlichkeitsstörungen, paranoide 423
– Psychosen, schizophrene 302
Mitralklappenprolaps, Angst 116
Mittagsmüdigkeit 409
Mitteilungspflicht, Fahrtauglichkeit/-tüchtigkeit 87
mnestische Störungen
– Bewußtseinshelligkeit 32
– Sedativa-/Hypnotika- bzw. Anxiolytikaintoxikation 276
Moclobemid
– affektive Störungen, Minderbegabte 447
– und Anästhetika 552
– Angstzustände 435
– depressive Syndrome 155
– Parasomnie 411
– Persönlichkeitsstörungen 434
– Serotoninsyndrom 514
Monoaminoxidasehemmer s. MAO-Hemmer
Mononukleose, infektiöse, depressive Syndrome 145
Morning-after-Pille, Vergewaltigung 385
Morphium, Betäubungsmittelgesetz 258
Motivationsstörungen, depressive Syndrome 140
motorische Störungen/Unruhe 113, 128
– Alkoholentzugssyndrom 247
– Alter 107
– Angst 113
– arzneimittelinduzierte 515
– Belastungsreaktionen 119, 377
– Delir 184
– – postoperatives 550
– Dialysepatienten 554
– Persönlichkeitsveränderungen, organische 225

motorische Störungen/Unruhe
– Psychopharmaka 514
– Psychosen, akute 128
Müdigkeit
– Angst 113
– durch Antidepressiva, trizyklische 69
– Dialysepatienten 554
– durch Lithium 334
– Suizidalität 162
Münchhausen-Stellvertreter-Syndrom 474, 571–572
Münchhausen-Syndrom 571–572
Multimorbidität, Alter 480
Multiple Sklerose, schizophrenieähnliche Zustandsbilder 308
Mund, trockener
– Angst 113
– durch Antidepressiva, trizyklische 69
Muskarin-Rezeptoren, Neuroleptika 73
Muskeldehnungsreflexe, Schlafmittelvergiftung 198–199
Muskelkrämpfe
– Dialysepatienten 554
– Opioidentzugssyndrom 265
Muskelrelaxierung, Benzodiazepine 62
Muskelschwäche
– durch Benzodiazepine 62
– Inhalanzienintoxikation 292
– Kokainintoxikation 280
– durch Lithium 334
Muskelverspannungen, Benzodiazepine 62
Muskelzuckungen
– Opioidentzugssyndrom 265
– Sedativa-/Hypnotika- bzw. Anxiolytikaentzugssyndrome 277
Mutismus 22, 171
– akinetischer, Stupor 172
– Belastungsreaktionen 478–479
– Fremdanamnese 174–175
– Kinder/Jugendliche 478–479
– neuroleptisches Syndrom 509
– Psychotherapie 479
– Schizophrenie 303
– – katatone 314
– Stupor 178
– totaler 478
Mutlosigkeit, Depression 339
Myasthenia gravis
– depressive Syndrome 145
– Lithium, Kontraindikationen 335
Mydriasis
– Carbamazepinvergiftung 206
– Delir, Alter 485
– Erregungszustände 95
– MAO-Hemmervergiftung 205
– Opioidentzugssyndrom 265

Myelinolyse, zentrale pontine 253–254
– Natriumsubstitution 243
Myelitis, Drogenabhängigkeit 296
Myelopathien, Opioidintoxikation 263
Myokardinfarkt
– Angst 116–117
– Kokainvergiftung 211
Myoklonien 513
– Demenz, Alter 489
– Designer-Drogen 287
– Dialysepatienten 554
– Halluzinose 287
– Lithiumvergiftung 207
– nächtliche, Insomnie 407
– Stürze 508
Myopathien, Opioidintoxikation 263

N

Nabelkoliken, dissoziative Störungen 477
Nachhallzustände, Halluzinogene 288
Nahrungsverweigerung 403
– Kinder/Jugendliche 472
Naloxon
– Lungenödem 264
– Opiat-/Opioidintoxikation 212, 264
– Polytoxikomanie 295
Naltrexon, Opioidentzug(ssyndrom) 265, 271
Narkolepsie
– Hypersomnie 409
– Status cataplecticus 409
Narkosegase, Mißbrauchspotential 293
Narzißmus 424, 426–430
– Suizidalität 164
Natriumsubstitution
– Alkoholdelir 243
– Myelinolyse, zentrale pontine 243
Natriumsulfat, Vergiftungen 201
Negativismus 128
– Kinder/Jugendliche 473
– Schizophrenie 134, 303
– – katatone 314
– Stupor 177
Neologismen, Schizophrenie 303
Neostigmin, Darmatonie 528
Nephropathie, diabetische 554
nephrotisches Syndrom, arzneimittelinduziertes 531
Nervenärzte, niedergelassene 6
Nervenläsionen, periphere, Drogenabhängigkeit 296
Nervosität 113
– Angst 113

Nesteln
– Erregungszustände, Minderbegabte 439
– Psychosen, akute 131
Netzwerk, soziales 5
Neuritis
– Drogenabhängigkeit 296
– Opioidintoxikation 263
neurodegenerative Erkrankungen, schizophrenieähnliche Zustandsbilder 308
Neuroleptika 70–73
– Agranulozytose 525
– Akathisie 307, 505
– Alkoholdelir 245
– Amenorrhö 531
– und Anästhetika 553
– Angst 123
– atypische 71, 73
– – neuroleptisches Syndrom, malignes 513
– – Psychosen, schizophrene, Minderbegabte 445
– – Spätdyskinesien 506
– Bewußtseinsstörungen 191
– Chlorpromazin-Äquivalente 72
– Delir 221, 294, 484, 539
– – medikamenteninduziertes 501
– Depression 146, 347
– Drogenabhängigkeit 299
– Eigenschaften 70–72
– Erregungszustände 96–97, 310
– extrapyramidale Störungen 502–506
– Fieber 531
– Frühdyskinesien 502–503
– Halluzinationen 310
– hepatotoxische Reaktionen 527
– Histamin-H$_1$-Rezeptor 73
– hochpotente 72
– – Bewußtseinsstörungen 192
– – Delir 190, 219
– – Demenz, Alter 490
– – Erregungszustände 106, 547
– – extrapyramidale Störungen 104
– – Nebenwirkungen, extrapyramidal-motorische 318
– – Opioidentzugssyndrom 267
– – PCP-Intoxikation 290
– – Persönlichkeitsstörungen 434
– – Psychose, akute 537
– – Schizophrenie, Alter 495
– – – katatone 317–318
– – Suizidalität 167
– Hyperprolaktinämie 531
– Hyponatriämie 529
– hypotone Reaktion 522
– Insomnie 408
– Kinder/Jugendliche 466

Neuroleptika
– Kokainintoxikation 281
– Kontraindikationen und Anwendungsgebiete 71
– Krampfanfälle 507
– Manie 337
– mittelpotente 72
– Muskarin-Rezeptor 73
– Nebenwirkungen, extrapyramidal-motorische 311
– neuroleptisches Syndrom 509
– niederpotente 72
– – amnestisches Syndrom 223
– – Anorexia nervosa 397
– – Belastungsreaktionen 379
– – Bulimia nervosa 402
– – Cannabisintoxikation 273
– – Delir 219
– – depressive Syndrome 155
– – Erregungszustände 105–107
– – Gewohnheiten, abnorme 433
– – Impulskontrollstörungen 433
– – Opioidentzugssyndrom 267
– – Persönlichkeitsstörungen, emotional instabile 429
– – Schizophrenie, Alter 495
– Obstipation 528
– paranoid-halluzinatorisches Syndrom 224, 312
– Parkinson-Erkrankung/Parkinsonoid 230, 504
– Persönlichkeitsstörungen 426, 431
– Postpartumphase 559
– psychische Wirkungen, unerwünschte, Minderbegabte 449
– Psychosen, schizophrene, Minderbegabte 445
– 5HT$_2$-Rezeptor 73
– Rhabdomyolyse 197, 531
– Schädel-Hirn-Trauma 226–227
– Schizophrenie 147
– Schwangerschaft 558
– Sexualstörungen 414
– Spätdyskinesien 505–506
– Stillzeit 559
– Stupor 180, 511
– Suizidalität 167
– trizyklische, Agranulozytose 525
– – AV-Block 519
– – Bradykardie 519
– – Delir, medikamenteninduziertes 501
– Tropfenform 57
– Vergiftung 195, 208
– Wahn 310
– Zungenschlundkrämpfe 307, 311

Sachverzeichnis

neuroleptisches Syndrom, malignes 71, 106, 509–513
– Differentialdiagnose 318
– Elektrokrampftherapie 512
– Fieber 511
– Letalitätsrate 510
– Prophylaxe 513
– Stupor 172, 176
– vaskuläre Ereignisse 510
neurologische Erkrankungen/Störungen
– Angst 116
– Cannabisabhängigkeit 272
– Depression 346
– Differentialdiagnose 317
– Psychosen 133
Neurone
– GABAerge 61
– post-/präsynaptisches 59
Neuropathie, periphere, Wernicke-Enzephalopathie 132
Neurose/neurotische Störungen 132, 149, 356–376
– depressive 132, 149–150
– Erregungszustände 96, 99
– hypochondrische 371
Neurotransmitter
– Psychopharmaka 59, 61
– Psychosen, endogene 125
Nichtansprechen, Suizidgedanken 169
Nichtpsychopharmaka/nichtpsychotrope Pharmaka
– Erregungsbildung, ektope 521
– psychische Störungen 516–519
Niedergeschlagenheit, Depression 339
Nierenfunktionsstörungen, psychische Störungen 554–556
Niereninsuffizienz, terminale 553
– Dialysepatienten 555
Nierentransplantation, psychische Störungen 556
Nierenversagen, MAO-Hemmervergiftung 205
Nikotin(abusus) 261, 293–294
– Alkoholdelir 241
Nitrate
– Amphetaminvergiftung 210
– Methämoglobinämie 197
Nitrobenzol, Methämoglobinämie 197
Nitroglycerin, hypertensive Krise 522
Nitrolin, Kokainvergiftung 211
Noradrenalin
– hypotone Reaktion 523
– MAO-Hemmervergiftung 205
Norfenefrin
– Alkoholvergiftung, schwere 238
– hypotone Reaktion 523

Normaldruckhydrozephalus
– Schädel-Hirn-Trauma 227
– schizophrenieähnliche Zustandsbilder 308
Nortriptylin 66–67
– Belastungsreaktionen, posttraumatische 382
– depressive Syndrome 155
– Hypotonie, orthostatische 350
– Schlafstörungen 546
Notarztdienst, psychiatrische Notfälle 9, 535–542
Notfälle
– medizinische 16
– methadonsubstituierte Patienten 268–271
Notfall- und Krisenhilfe
– Alter 480–496
– Dienstzeiten 8
– Filtermodell 7–8
– Gesprächskontakte 13
– Kinder/Jugendliche 455–479
– Notdienst, ärztlicher 9
– Organisationsmodell, horizontales 7
– – vertikales 8
– psychiatrische, Allgemeinkrankenhäuser 5
– Sicherstellungsauftrag 9
– spezialisierte 4
– Stufenmodell 7
– Vorfeldeinrichtungen 4–6
Notfallentscheidungen
– forensische Fragen 74–87
– psychiatrische, Dokumentation 77
– richterliche 88
Notfallpsychiatrie
– Akutsymptomatik 13
– Anamnese 18
– Angehörige 15
– Befunderhebung 18, 20
– Einleitungsfrage 20
– Erstgespräch 13
– Erstkontakt, Ziele 17
– Fragestellungen, gutachterliche 84, 86
– – rechtliche 85, 87
– Fremdaggression 13
– Geschäftsfähigkeit 18
– Gesprächsführung 15
– – Dokumentation 19
– – therapeutische 30–55
– Gutachten 85
– Hausbesuch 15
– Hilfeinstanz, zuständige im Einzelfall 10–11
– Kernfeldeinrichtungen 6–7
– Körperkontakt 14
– Konsultationen, gehäufte 582–583
– Kontakt, Aufnahme, telefonische 16
– – zwischenmenschlicher 14–16

Notfallpsychiatrie
– Krankheitsymptomatik, Vollbild 13
– Krisenintervention 52
– Medikamente 56–73
– Nachbetreuung 11
– Organisationen 4–8
– Organisationsprinzipien 3
– Polizei 15
– Schuldfähigkeit 19
– Schwierigkeiten, praktische 8–10
– Unterbringung, sofortige 11
– Untersuchung, körperliche 14
– Untersuchungssituation, Verkennung 13
– Urteilsfähigkeit 18
– Versorgungsebenen 2–11
– Vorfeldeinrichtungen 4–6
– Zurechnungs- oder Haftfähigkeit 15
Notfallsituationen
– Anorexia nervosa 396
– Arzneimittelwirkungen, unerwünschte 488, 499–533
– Daten, anamnestische 18
– Erstgespräch 12–14
– Manie 330
– psychopathologischer Befund 20–25
– Schizophrenie 320–321
– somatische, Anorexia nervosa 397
Notfalluntersuchung
– Entscheidungen 16–17
– Fremdgefährdung 17
– Gefährdungen, akute 16
– Selbstgefährdung 17
– Unterbringungsgesetz 17
Notstand, rechtfertigender 567–568
Nutzlosigkeit, depressive Episoden 134
Nystagmus
– Carbamazepinvergiftung 206
– Designer-Drogen 287
– Halluzinose 287
– Inhalanzienintoxikation 292
– MAO-Hemmervergiftung 205
– Wernicke-Enzephalopathie 132, 251

O

Obdachlosigkeit 581, 583
– Drogenabhängigkeit 297
Objektverlust, Trauerreaktion 387
Obstipation
– Antidepressiva, trizyklische 69, 528
– Koprostase 528
– Neuroleptika 528
Obszönitäten 416

Sachverzeichnis

Ödeme
- Anorexia nervosa 399
- arzneimittelinduzierte 531
- Erregungszustände 94
- MAO-Hemmer 531
- Wernicke-Enzephalopathie 252

okulogyre Krise
- Neuroleptikawirkungen, unerwünschte 449
- neuroleptisches Syndrom 509

Olanzapin
- Akathisie 505
- paranoid-halluzinatorisches Syndrom 312

Ophthalmoplegie, Wernicke-Enzephalopathie 252
Opiate/Opioide 258–272, 284
- Polytoxikomanie 295
- psychische Störungen, arzneimittelinduzierte 517
- Zustandsbilder, vital bedrohliche 262

Opiat-/Opioidabhängigkeit
- drug seeking 578
- Intoxikation 262–264
- Prognose 297, 299
- Schwangerschaft 257
- sexuelle Stimulation 417
- Vergiftungen 194, 211–212

Opiat-/Opioidantagonisten
- Opiatvergiftung 212
- Opioidentzug 267, 271

Opiat-/Opioidentzug(ssyndrom) 264–268
- Akuttherapie 266
- Anfälle, epileptische 268
- Differentialdiagnose 266
- Drehtür-Entgiftungen 267
- Folsäure 268
- Komplikationen 266
- Methadon 263, 265, 268–271
- Naltrexon 265, 271
- Opioidantagonisten 271
- – Ultrakurzentgiftung in Narkose 267
- Stadien 265
- Therapie, medikamentöse 266–268
- Thiamin 268

Opisthotonus
- Frühdyskinesien, neuroleptikainduzierte 503
- Neuroleptikavergiftung 208
- neuroleptisches Syndrom 509

oppositionelles Verhalten, Kinder/Jugendliche 460, 473
organische Erkrankungen, Alter 491
organische Säuren, Hämolyse 197

Orientierungsstörungen
- Alkoholentzugsdelir 21
- Flashbacks, halluzinogeninduzierte 288
- Bewußtseinshelligkeit 32
- Bewußtseinsstörungen 186
- Delir 184

Orientierungsstörungen, Delir
- – postoperatives 550
- Differentialdiagnose 428
- Prüfung 20–21

Orthostase
- durch Antidepressiva, trizyklische 69
- durch Neuroleptika 73

Osmolalität
- Ethylenglykol 196
- Isopropanol 196
- Methanol 196

Oszillopsien, Sedativa-/Hypnotika- bzw. Anxiolytikaentzugssyndrome 277

Oxazepam 63, 65
- Dialysepatienten 555
- Nierentransplantierte 556
- Trauerreaktion 390

P

Paar- und Familientherapie 54
Pädophilie 416–417
Palpitationen
- Angst 113
- Halluzinose, halluzinogeninduzierte 287
- Panikstörungen 118

Panikattacken/-störungen 24, 113, 357
- Alkoholkrankheit 250
- Angststörungen 118, 357, 364
- – episodisch paroxysmale 357
- Differentialdiagnose 115, 431
- Erregungszustände 90, 536
- Persönlichkeitsstörungen 435
- – emotional instabile 427
- phobische Störungen 357
- psychische Störungen, THC-induzierte 274
- Psychopharmakotherapie 364
- Somatisierungsstörungen 373–374
- Symptomspektrum 358
- Vergewaltigung 384

Pankreaskarzinom, depressive Syndrome 145
Pankreatitis, arzneimittelinduzierte 531
Panzytopenien 525
- Therapie 526

Paracetamol
- Giftanalytik 196
- Transaminasen 196
- Vergiftungen 195

Parästhesien
- Alkoholentzugssyndrom 247
- Flashbacks, halluzinogeninduzierte 288
- Somatisierungsstörungen 372

Paraldehyd, Alkoholdelir 246

paranoide Persönlichkeitsstörungen 423–426, 435
- Aggression, Minderbegabung 442

Amphetaminabhängigkeit 285
- arzneimittelinduzierte 517–518
- Differentialdiagnose 309
- Kokainentzugssyndrom 282
- Kokainintoxikation 280
- Psychose, organische, Differentialdiagnose 425

paranoid-halluzinatorisches Syndrom 305
- Akuttherapie 309
- Angehörigenarbeit 313
- Differentialdiagnose 306
- ohne starke Erregung 310
- Erregungszustände 94
- Fremdanamnese 306
- Gesprächsführung, therapeutische 309–310
- organisches, Neuroleptika 224
- Patientenumgang 305
- psychoedukative Maßnahmen 312
- Psychotherapie 312
- rehabilitative Maßnahmen 313
- Schizophrenie 304–313
- Sedativa-/Hypnotika- bzw. Anxiolytikaentzugssyndrome 279
- Stupor 182
- Weiterbehandlung 312–313

Paraparesen, Myelinolyse, zentrale pontine 253

Paraquat
- Giftanalytik 196
- Vergiftungen 195

Parasomnie 406, 410–411
- Amnesie 410
- somnambule Episoden 410

Parasuizidalität 160
- Notfallkonsultationen, gehäufte 583

Parkinson-Krise
- Differentialdiagnose 510
- Stupor 172, 176

Parkinson-Syndrom/Parkinsonoid 230–231
- akinetisch-rigides, depressive Syndrome 144
- Angst 116
- Anti-Parkinson-Mittel 230
- Demenz 230
- – Alter 489
- Depression 145, 346
- Drogenabhängigkeit 296
- Lithium, Kontraindikationen 335
- Lithiumvergiftung 207
- Neuroleptika 71, 504
- Opioidintoxikation 263

Parkinson-Syndrom/Parkinsonoid
– Psychopharmaka 508
Parotisschwellung, Bulimia nervosa 403
Paroxetin 69
– affektive Störungen 435
– – Minderbegabte 447
– Angstzustände 435
– Persönlichkeitsstörungen 434
– – emotional instabile 429
– Schlafstörungen 547
Partialremission, Depression 352
Partnerschaftskonflikte 390–392
– Akuttherapie 392
– Krisenintervention 392
Patientengespräch s. Gesprächsführung, therapeutische
Patientenumgang
– Angst 114–115
– Bewußtseinsstörungen 186
– Delir 217
– depressive Syndrome 142, 150–151
– Erregungszustände 91–93
– Manie 331–333
– paranoid-halluzinatorisches Syndrom 305
– Psychosen, akute 129–130
– Schizophrenie, katatone 313
– Stupor 173
– Suizidalität 168–169
Patientenzugang 12–16
Pavor nocturnus 406, 410–411
PCP (Phenylcyclidin) 261, 289–291
– affektive Störungen 291
– Delir 290
– Intoxikation 290
– psychische Störungen, organische 291
– Rhabdomyolysen 197
– schizophrenieähnliche Zustandsbilder 308
– wahnhafte Störungen 291
Pentazocin, Betäubungsmittelgesetz 258
Perazin 72
– Akathisie 505
– apophäne Syndrome 275
– Cannabisintoxikation 273
– Delir, Alter 487
– – medikamenteninduziertes 501
– Insomnie 408
– kognitive Störungen 435
– Persönlichkeitsstörungen 434
– – abhängige/ängstliche 431
– psychische Störungen, THC-induzierte 274
– Psychosen, schizophrene, Minderbegabung 445
– Suizidalität 167
– Unruhe- oder Erregungszustände, Alter 490

Perimyokarditis, arzneimittelinduzierte 531
Perphenazin, Psychosen, schizophrene, Minderbegabung 445
Perseverationen 22
– Erregungszustände 94
– Gewalttätigkeit 101
– Persönlichkeitsveränderungen, organische 225
Persönlichkeit(sstörungen) 422–436
– abhängige 430–432
– affektive 434–435
– Alkoholkrankheit 250
– anankastische 430–432
– Angstzustände 430–432, 435
– Aufnahme, stationäre 436
– Belastungsreaktionen, posttraumatische 381
– chronifizierte, Sedativa-/Hypnotika- bzw. Anxiolytikaentzugssyndrome 279
– Definition 422–423
– depressive Syndrome 149–150
– Differentialdiagnose 309
Persönlichkeitsstörungen, dissoziale s. dissoziale/dissoziative Störungen bzw. Verhalten
Persönlichkeit(sstörungen)
– emotional instabile 424, 426–430
– Erregungszustände 96–100
– histrionische 342, 424–430
– HIV-Infektion 561
– ICD10-Definition 424
– Identitätsstörungen 426
– Impulskontrollstörungen 424, 435
– Inhaftierung 583
– kognitive Störungen 435
– multiple, dissoziative Störungen 369
Persönlichkeitsstörungen, narzißtische s. Narzißmus
Persönlichkeit(sstörungen)
– Notfallkonsultationen, gehäufte 583
– Obdachlose 581
– organische 215, 224–225
– – Akuttherapie 225
– – Epilepsie 230
– Panikattacken 435
– passiv-aggressive 430–432
– prämorbide, Depression 148, 346
– Psychopharmaka 434
– schizoide 423–426
– Selbstverletzungen 427
– Sexualstörungen 420
– Suizidalität 427
– Syndrome, pharmakologisch behandelbare 433–435
– THC-induzierte 274
– Typologie 422

Personenbezogenheit, Zuhören, aktives 38
Personenverkennung
– Alkoholdelir 241
– wahnhafte, Erregungszustände 96
Perzeptionsstörungen
– Amphetaminabhängigkeit 285
– Sedativa-/Hypnotika- bzw. Anxiolytikaentzugssyndrome 277
Pethidin
– und MAO-Hemmer 552
– Serotoninsyndrom 514
Petit mal 228
– Akuttherapie 228
– Clonazepam 228
Pfropf-Schizophrenie, Minderbegabung 443
Phäochromozytom
– Angst 117
– durch Neuroleptika 71
– schizophrenieähnliche Zustandsbilder 308
Pharmakokinetik, Medikamente 56
Phasenprophylaktika
– Erregungszustände 110
– Persönlichkeitsstörungen 434
– Schwangerschaft 558
Phencyclidin s. PCP (Phenylcyclidin)
Phenobarbital
– Krämpfe 204
– Opioidentzugssyndrom 267
Phenothiazine
– und Anästhetika 553
– Bewußtseinsstörungen 192
– Delir, medikamenteninduziertes 501
– Neuroleptikavergiftung 208
– Polytoxikomanie 295
– Schwangerschaft 558
Phenylcyclidin s. PCP
Phenytoin
– Halluzinose 287
– Opioidentzugssyndrom 268
– psychische Störungen, arzneimittelinduzierte 517
– Vergiftung, Carbo medicinalis 202
Phobien 113
– Angststörungen 24, 118–119, 364
– Psychopharmakotherapie 364
– Psychotherapie 364
– soziale 358
– – Persönlichkeitsstörungen, abhängige/ängstliche 431
– spezifische (isolierte) 359
– Vergewaltigung 384, 386
Physostigmin
– anticholinerges Syndrom 204
– Delir 539

Physostigmin, Delir
– – anticholinerges 501
– Herzrhythmusstörungen 204
– Nebenwirkungen 502
– Vergiftungen 204
Pick-Syndrom, Manie 332
Picrotoxin 61
Piloerektion,
   Opioidentzugssyndrom 265
Pilze, Vergiftungen 195
Pimozid
– Kammertachykardie 520
– Torsade de pointes 520
Pipamperon 72
– Delir 221
– – Alter 487
– Demenz, Alter 490
– depressive Syndrome 155
– Erregungszustände 107
– – Alter 107
– Insomnie 408
– paranoid-halluzinatorisches
   Syndrom 310
– Schizophrenie, Alter 495
– Unruhe- oder Erregungszu-
   stände, Alter 490
Plasmapherese, Vergiftungen
   202
Pleuritis, arzneimittelinduzierte
   531
Plussymptomatik, Psychosen,
   schizophrene 302
Pneumonie, hypostatische, Stu-
   por 173
Pneumothorax, Angst 116
Polioencephalitis haemorrhagica
   superior 251
Polizei, Notfallpsychiatrie 15
Pollakisurie, psychogene 372
Polyneuropathie
– alkoholische 241
– Drogenabhängigkeit 296
– Porphyrie, akute, intermittie-
   rende 232
– Wernicke-Enzephalopathie
   252
Polytherapie, Alter 480
Polytoxikomanie 293–295
– Alkoholkrankheit 234
– Vergiftungen 295
Poppers, sexuelle Stimulation
   417
Porphyrie, akute
– hepatische, Methadonsubsti-
   tution 269
– intermittierende 232
– – depressive Syndrome 145
– – Differentialdiagnose 510
– – Diurese, forcierte 232
– – Glukose 232
– – Manie 332
– – Polyneuropathie 232
– – schizophrenieähnliche Zu-
   standsbilder 308
Post-partum-Pphase
– Depression 559

Post-partum-Phase
– psychische Störungen
   556–557
– Psychosen 559
postsynaptische Membran 60
Prädelir, Alkoholdelir 246
Prämedikation, Anästhesie, Ben-
   zodiazepine 62
präsuizidales Syndrom 494
präsynaptische Membran 60
Prazosin, psychische Störungen,
   arzneimittelinduzierte 517
Priapismus 528
– Trazodon 350, 528
Primaquin, Methämoglobinämie
   197
Primidon, psychische Störungen,
   arzneimittelinduzierte 517
Problemanalyse/-bearbeitung
– Belastungsreaktionen, post-
   traumatische 382
– Krisenintervention 53
Procainamid, psychische Störun-
   gen 517
Procarbazin, psychische Störun-
   gen 518
Prolaktinerhöhung
– durch Antidepressiva, trizykli-
   sche 69
– durch Neuroleptika 70–71
Promazin, Methadonsubstitution
   270
Promethazin
– Akathisie 505
– Anorexia nervosa 397
– Belastungsreaktionen 379
– Bewußtseinsstörungen 192
– Bulimia nervosa 402
– Delir, medikamenteninduzier-
   tes 501
– depressive Syndrome 155
– Porphyrie, akute, intermittie-
   rende 232
Promiskuität, Persönlichkeitsstö-
   rungen, emotional instabi-
   le/histrionische 427
Propranolol
– Akathisie 505
– Erregungszustände 110
– Kokainentzugssyndrom 282
– Kokainintoxikation 281
– PCP-Intoxikation 290
– Phobien 364
– psychische Störungen, arznei-
   mittelinduzierte 517
Prosodie, Gesprächsführung,
   therapeutische 36
Prothipendyl,
   Opioidentzugssyndrom 267
proxy consent 75
Pseudodemenz, depressive Syn-
   drome 140
Pseudohalluzinationen, depres-
   sive Syndrome 141
Pseudologia phantastica 571

pseudoneurologische Ausfallser-
   scheinungen 370
Pseudoobstruktion, intestinale
   528
Pseudotumor cerebri, arzneimit-
   telinduzierter 531
psychiatrische Abteilungen 7
– Allgemeinkrankenhäuser 10
– Fachkrankenhäuser 7, 10
psychiatrische Erkrankun-
   gen/Störungen s. psychische
   Störungen
psychiatrische Klinik, Unterbrin-
   gung 79–83
psychiatrische Notfälle 2–3, 16
– Allgemeinkrankenhaus
   543–568
– Alter 480
– Diagnostik 544–545
– Eigengefährdung 544
– Fixierung 544
– Fremdgefährdung 544
– Krisenintervention 544–545
– Notarztdienst 535–542
– Pharmakotherapie 546–548
– Psychotherapie 544–545
– Therapie 544–545
psychiatrische Soforthilfe, Kri-
   senintervention 52
psychiatrisches Interview 19
psychische Funktionen, Prüfung
   20–24
psychische Störungen
– s.a. Psychosen
– Alkoholentzugssyndrom 247
– Angst 115
– Bewußtseinsstörungen 190
– Cannabis 272
– Cushing-Syndrom 231
– Delir, postoperatives 550
– Dialysepatienten 554–555
– Differentialdiagnose 396
– Drogen-/Medikamenten-
   screening 26
– Erregungszustände 96–98,
   536
– extrazerebrale Erkrankungen
   231
– Inhaftierung 583
– Intensivstation 549
– Krebserkrankung 565
– Krisensituationen 52
– Laboruntersuchung 27
– Maßnahmen, freiheitsentzie-
   hende 48
– Medikamenten-/Drogen-
   screening 27
– Methadonsubstitution 270
– nichtpsychotrope Pharmaka
   516–519
– Nierenfunktionsstörungen
   554–556
– Nierentransplantation 556
– Obdachlose 581
– organische 214–233
– PCP-induzierte 291

Sachverzeichnis 617

psychische Störungen
- perioperative 549–553
- Postpartumphase 556–557
- psychotrope Substanzen 97–98, 257–300
- Schwangerschaft 556–557
- Sexualstörungen 412
- Stupor 172, 177
- Suizidalität 160, 167–168
- – Alter 493
- THC-induzierte 274
- Unterbringung, geschlossene 448
- – Landesgesetze 448
- Untersuchung, körperliche 26
Psychoanaleptika
- Alter 481
- psychische Störungen 517
psychoanalytische Therapie 54
psychoedukative Maßnahmen, paranoid-halluzinatorisches Syndrom 312
psychomotorische Störungen
- Alkoholdelir 242
- Alkoholentzugssyndrom 242
- Amphetaminintoxikation 284
- Belastungsreaktionen 119
- Bewußtseinsstörungen 190
- Delir 185
- Depression 341
- Erregungszustände 90
- Gesprächsführung, therapeutische 35
- Gewalttätigkeit 101
- Inhalanzienintoxikation 292
- Kokainentzugssyndrom 282
- Manie 329
- Neuroleptikawirkungen, unerwünschte 449
- Schizophrenie, katatone 313
- Serotoninsyndrom 513
- Untersuchung 21
psychopathologischer Befund, Notfallsituation 20–25
Psychopharmaka 56
- amnestisches Syndrom 223
- und Anästhetika 551–553
- Angst 122
- anticholinerges Syndrom 500
- Arzneimittelwirkungen, unerwünschte 500–505
- ataktische Störungen 508
- depressive Syndrome 153
- bei Dialysepatienten 555
- Erregungszustände 514
- Herzrhythmusstörungen 519
- hypotone Reaktion 522
- Nebenwirkungen 154
- Neurotransmission, chemische 59–61
- Notfallkonsultationen, gehäufte 582
- Parkinsonoid 508
- Persönlichkeitsstörungen 434
- Schädel-Hirn-Trauma 227

Psychopharmaka
- Schwangerschaft 557–558
- Stillzeit 559
- Stürze 508
- Überdosierung, letale 154
- Unruhezustände 514
- Vergiftungen 203
- Wochenbett 557–558
Psychosen
- s.a. psychische Störungen
- affektive 125
- – Differentialdiagnose 309, 316
- – Suizidalität, Alter 494
- akute 125–138, 537–538
- – Affektstörungen 127
- – Alkoholspiegel, Messung 131
- – Angstsymptomatik 24
- – Antriebsstörungen 128–129
- – Apathie 131
- – Befund, psychopathologischer 130–131
- – Betreuungsgesetz 138
- – Bewußtseinsstörungen 126
- – Denkstörungen 126
- – Diagnostik 130
- – Differentialdiagnose 132
- – Drogenscreening 131
- – Eigengefährdung 129
- – Fixierung 138
- – Fremdgefährdung 129
- – Halluzinationen 127
- – Ich-Erlebnisstörungen 126
- – körperlich begründbare 132
- – Laboruntersuchungen 131–132
- – motorische Störungen 128
- – Nesteln 131
- – Patientenumgang 129–130
- – Reflexstatus 131
- – Schädel-Hirn-Trauma 136
- – Schizophrenie 126
- – Stufenplan, diagnostischer 135–137
- – Suizidalität 537
- – Therapie 136–138
- – Unterbringungsgesetz 138
- – Untersuchung, internistisch-neurologische 131
- – Vorerkrankungen 130
- – Wahn 126–127
- Alkoholkrankheit 250–251
- Alkoholmißbrauch 132
- Anorexia nervosa 396
- artifizielle Störungen 573
- arzneimittelinduzierte 133, 515
- Bewußtseinsstörungen 190
- Cannabisintoxikation 273
- Depression 344
- Differentialdiagnose 264, 360
- Drogenabhängigkeit 296
- Drogenmißbrauch 132

Psychosen
- Eigen-/Fremdgefährdung 31
- endogene 125, 133–134
- – Differentialdiagnose 433
- – Erregungszustände 536
- – Neurotransmitter 125
- epileptische, Differentialdiagnose 444
- Erbrechen, selbstinduziertes 404
- Erregtheit 90
- Exazerbation, Neuroleptikawirkungen, unerwünschte 449
- exogene, Differentialdiagnose 433
- exogen-toxische 200
- Flashbacks 288
- funktionelle 125, 133–134
- Gesprächsführung, therapeutische 50
- Halluzinose 286
- HIV-Infektion 563
- Inhaftierung 584
- interiktale, Epilepsie 229
- Kinder/Jugendliche 465–466
- Kommunikationsstörungen, sprachliche 580
- Manie 329
- medikamentös ausgelöste, Differentialdiagnose 444
- Minderbegabte 443
- neurologische Erkrankungen 133
- organische 125
- – Differentialdiagnose 431
- – Erregungszustände 96–97, 536
- – paranoides Syndrom, Differentialdiagnose 425
- – Sexualstörungen 414
- – Wernicke-Enzephalopathie 251
- paranoide, Differentialdiagnose 425
- paranoid-halluzinatorische, Alkoholkrankheit 250
- – Erregungszustände 96
- Porphyrie, akute, intermittierende 232
- Postpartumphase 559
- schizoaffektive 147
- Schlafstörungen 406
- schizophrene 125, 133–134, 301–304, 425
- – s.a. Schizophrenie
- – Alter 494–495
- – Designer-Drogen 287
- – Differentialdiagnose 280, 306, 365, 431
- – Erregungszustände 96, 98
- – Exploration 307
- – Halluzinose 287
- – Homosexualität 419
- – Minderbegabung 443–445
- – Minussymptomatik 302

Psychosen, schizophrene
– – Plussymptomatik 302
– – Residualsyndrom 304
– – Schlafstörungen 406
– – Suizidalität, Alter 494
– Schizophrenie 321
– Simulation 576
– streßbedingte, Neuroleptikawirkungen, unerwünschte 449
– Suizidalität 164, 167–168
– symptomatische 125
– Wochenbett 559
– Zwangsstörungen, Kinder/Jugendliche 464
psychosomatische Störungen
– depressive Syndrome 140
– Opioidentzugssyndrom 265
psychosoziale Einrichtungen 5
psychosoziale Krisen, Auslöser 52
Psychosozialer Dienst 5
Psychostimulanzien
– Abhängigkeit 283–286
– Erregungszustände 96
– schizophrenieähnliche Zustandsbilder 308
– vital bedrohliche Zustandsbilder 262
Psychosyndrome
– amnestische, Schädel-Hirn-Trauma 226
– organische 214–225
– – Differentialdiagnose 240
– – Erregungszustände 96
– Wernicke-Enzephalopathie 251
Psychotherapie
– Angst 120, 122
– Angststörungen 364
– Anorexia nervosa 398, 400
– artifizielle Störungen 576
– Belastungsreaktionen, posttraumatische 382
– Depression 152–153, 352, 354
– Manie 339
– Mutismus 479
– paranoid-halluzinatorisches Syndrom 312
– Partnerschaftskonflikte 392
– psychiatrische Notfälle 544–545
– Somatisierungsstörungen 374
– Suizidalität 28, 166
psychotrope Substanzen 257–300
– Angststörungen 359, 362
– Bewußtseinsstörungen 186, 190
– delirante Syndrome 191
– DSM-IV-Diagnosen 261
– Entzugssyndrome 214
– Erregungszustände 96–98
– Mißbrauch 259, 427
– – Alkoholkrankheit 234

psychotrope Substanzen
– schizophrenieähnliche Zustandsbilder 308
– Vergiftungen 209
– Verhaltensstörungen 260
PTSD (posttraumatische Belastungsstörung) 379–383
pulmonale Erkrankungen, Angst 116
Pupillenerweiterung, Halluzinose, halluzinogeninduzierte 287
Pupillenreflexe, Schlafmittelvergiftungen 199
Pupillenstörung, Wernicke-Enzephalopathie 251–252
Pyramidenbahnzeichen
– Erregungszustände 94
– Lithiumvergiftung 207
– Marchiafava-Bignami-Syndrom 254
Pyromanie 416, 418

Q

Q-Fieber, Manie 332
QRS-Komplex, Vergiftungen 204
Qualitätskontrolle, Dokumentation 77
Querulantenwahn 322

R

Rabbit-Syndrom, Parkinsonoid 504
Racheakt, Suizidalität 164
Radioimmunoassay (RIA), Vergiftungen 196
Ranitidin, psychische Störungen, arzneimittelinduzierte 518
Rapid-Cycling-Syndrom
– affektive Störungen 327
– Carbamazepin 339
Rausch, pathologischer
– Alkoholvergiftung 237
– Differentialdiagnose 264
– schizophrenieähnliche Zustandsbilder 308
Rauschmittel, Delir 294
Reagibilität, affektive, Prüfung 21
Reaktionstyp, Alkoholdelir 240
Realitätsflucht durch Benzodiazepine 62
Realitätsoffenheit, Zuhören, aktives 38
Realitätsverkennung
– psychotische, Stupor 173
– wahnhafte, Angst 118
Reanimation, amnestisches Syndrom 222
Rebound-Phänomene, Anxiolytika 121

rechtfertigender Notstand 567–568
Rechtsprobleme 566–568
Rededrang, Manie 134, 328
Reflexstatus
– Psychosen, akute 131
– Schlafmittelvergiftungen 198
Reflextachykardie durch Antidepressiva, trizyklische 69
Reiterationen, Schizophrenie, hebephrene 319
Reizbarkeit
– Äthanolvergiftung 209
– Alkoholdelir 240
– arzneimittelinduzierte 515
– Gewalttätigkeit 101
– Kokainentzugssyndrom 282
– Manie 134
– Sedativa-/Hypnotika- bzw. Anxiolytikaentzugssyndrome 277
Reizgase, Vergiftungen 195
Reorganisation, Trauerarbeit 47
Reserpin
– depressive Syndrome 146
– psychische Störungen, arzneimittelinduzierte 517
Residualsyndrom
– Psychosen, schizophrene 304
– Schizophrenie 304
Respektierung, fehlende, Umgang, zwischenmenschlicher 20
respiratorische Insuffizienz/Störungen
– s.a. Globalinsuffizienz, respiratorische
– arzneimittelinduzierte 524–525
– Notfälle 524
– Psychopharmaka, Kontraindikationen 525
Ressourcen, Krisenintervention 53–54
Restless-Legs-Syndrom, Insomnie 407
Retrocollis
– Frühdyskinesien, neuroleptikainduzierte 503
– neuroleptisches System 509
$5HT_2$-Rezeptor, Neuroleptika 73
α-Rezeptorenblocker
– hypertensive Krise 522
– Neuroleptika 73
Rhabdomyolyse
– Amphetamine 197
– arzneimittelinduzierte 531
– Diphenhydramin 197
– Heroin 197
– MAO-Hemmer 197
– MAO-Hemmervergiftung 205
– Methadon 197
– Neuroleptika 197
– Opioidintoxikation 263
– Phencyclidin 197

Sachverzeichnis

Rhinorrhö, Opioidentzugssyndrom 265
Rigor
- neuroleptisches Syndrom 509
- Parkinson-Erkrankung/Parkinsonoid 230, 504
- Stupor 176
Risperidon
- paranoid-halluzinatorisches Syndrom 312
- Psychosen, schizophrene, Minderbegabte 445
Rollenkonflikte, Depression 346
Rollenverpflichtungen, Belastungsreaktionen 376
Rückzug(stendenzen) 20
- Belastungsreaktionen 119
- Psychosen, schizophrene 302, 304
- psychotische Störungen, Kinder/Jugendliche 465
- Schizophrenie 304
- sexueller Mißbrauch 474
- Trauerreaktion 388
- Vergewaltigung 384

S

Sachverständigengutachten 87
Sadismus 416
Sadomasochismus 417
Säuren, Vergiftungen 195
Salbengesicht, Parkinsonoid 504
Salicylate
- Giftanalytik 196
- Vergiftungen 195, 202
Saliromanie 416
Salpirid, paranoid-halluzinatorisches Syndrom 312
Schädel-Hirn-Trauma 226–227
- Akuttherapie 227
- Alkoholdelir 241
- amnestisches Syndrom 222
- Delir, Alter 483
- depressive Syndrome 145
- Differentialdiagnose 236, 253, 264
- Erregungszustände 536
- Manie 332
- Psychosen, akute 136
- Sexualstörungen 414
Schädigungen, iatrogene, Sexualstörungen 420
Scham(gefühl)
- depressive Syndrome 139
- Trauerreaktion 389
Schaukeln, rhythmisches, Erregungszustände, Minderbegabte 439
schizoaffektive Störungen 135, 321
- Minderbegabte 443
schizoide Störungen 423–426
- Differentialdiagnose 309

Schizophrenie 23, 133–134, 301–321, 494–495
- s.a. Psychosen, schizophrene
- Angst 115, 117–118
- Automutilation 321
- depressive Syndrome 144, 147–148, 320
- Differentialdiagnose 115, 306, 331, 396
- Eigengefährdung 98
- Erregungszustände 98, 311, 536
- Fremdgefährdung 98
- Halluzinationen 304
- hebephrene 319
- Inhaftierung 584
- katatone 177, 313–318
- – s.a. katatone Störungen/Katatonie
- – Akuttherapie 317
- – Allgemeinbehandlung, somatische 318
- – Anamnese 315
- – Befunderhebung 314
- – Benperidol 180
- – Beobachtung 315
- – depressive Syndrome 144
- – Diagnostik, weiterführende 315
- – Differentialdiagnose 316–317
- – Elektrokrampftherapie 318
- – Fremdanamnese 315
- – Gesprächsführung, therapeutische 319
- – Haloperidol 180
- – Patientenumgang 313
- – Stupor 172
- – Therapie, medikamentöse 317–318
- – Untersuchung, internistisch-neurologische 315
- – Verhaltensweisen 314
- Kommunikationsstörungen, sprachliche 580
- Minderbegabte 443
- Notfallsituationen 320–321
- Obdachlose 581
- paranoid-halluzinatorische, HIV-Infektion 562
- paranoid-halluzinatorisches Syndrom 304–313
- Psychosen 301–304, 321
- – akute 126
- Exploration 307
- Residualsyndrom 304
- Selbstvernachlässigung 321
- Stupor 177
- Suizidalität 320
- Symptome, charakteristische 303
- Ursachen 308
- Wasserintoxikation 321
- Wochenbett 559–560

Schläfrigkeit
- durch Antidepressiva, trizyklische 69
- durch Benzodiazepine 62
- Somnolenz 184
- vermehrte 405
Schlafapnoe-Syndrom
- Bluthochdruck 409
- depressive Syndrome 145
- Hypersomnie 409
- Psychopharmaka, Kontraindikationen 525
- Tracheostomie 410
Schlafbedürfnis, vermindertes, Manie 328
Schlafdauer 24
Schlafentzug, depressive Syndrome 157, 352
Schlaflähmung 410
- Narkolepsie 409
Schlaflosigkeit s. Schlafstörungen
Schlafmittelvergiftungen 194
- Komatiefe 198
Schlafqualität 24
Schlafstörungen 24, 405–411
- s.a. Durchschlafstörungen
- s.a. Einschlafstörungen
- affektive Störungen, Alter 492
- Alkoholentzugssyndrom 247
- Angst 113
- Antidepressiva, antriebssteigernde 515
- – trizyklische 546–547
- arzneimittelinduzierte 515
- Belastungsreaktionen 119, 379
- – posttraumatische 382
- Benzodiazepine 62
- Delir, Alter 486–487
- depressive Syndrome 146, 155, 341, 406
- Dialysepatienten 554
- Erregungszustände, Minderbegabung 439
- HIV-Infektion 562
- Hypersomnie 409
- Kinder/Jugendliche 472
- Kokainentzugssyndrom 282
- Krebserkrankung 565
- Manie 406
- medikamentös induzierte, Depression 350
- Methadonsubstitution 270
- neurotische Störungen 149
- Opioidentzugssyndrom 265
- Persönlichkeitsstörungen, emotional instabile 429
- Pharmakotherapie 546–547
- Psychosen, akute 537
- – schizoaffektive 406
- – schizophrene 304, 406
- Schizophrenie 304

Schlafstörungen
– Sedativa-/Hypnotika- bzw. Anxiolytikaentzugssyndrome 277
– Serotonin-Wiederaufnahmehemmer 350, 547
– sexueller Mißbrauch 474
– Suizidalität 162
– Trauerreaktion 388, 390
– Vergewaltigung 384
Schlaf-Wach-Rhythmus
– Alkoholdelir 240, 242
– Alkoholentzugssyndrom 242
– Delir 216, 538
– Demenz, Alter 489
– Intensivstation 548
– Regulation, Angst 120
Schlafwandeln 406, 410–411
Schluckstörungen
– Angst 113
– Frühdyskinesien, neuroleptikainduzierte 503
– neuroleptisches Syndrom 509
– Somatisierungsstörungen 372
Schmerzen
– depressive Syndrome 140
– Somatisierungsstörungen 372
– somatoforme 372
Schock, Vergiftungen 197–199
Schreckhaftigkeit
– Alkoholdelir 240
– Alkoholentzugssyndrom 247
– Angst 113
– Belastungsreaktionen, posttraumatische 380
Schrittmacher-Overdrive-Stimulation, Torsade de pointes 520
Schuld, depressive Syndrome 139
Schuldfähigkeit, Notfallpsychiatrie 19
Schuldgefühle
– affektive Störungen, Alter 491
– Belastungsreaktionen 378
– Bulimia nervosa 402
– Depression 342
– Partnerschaftskonflikte 392
– Sexualstörungen 414
– Suizidalität 162
– Trauerreaktion 389
Schuldhaftigkeit, Depression, psychotische 344
Schuldvorwürfe, Aggression 49
Schuldwahn 141
– Depression, psychotische 344
Schuldzuschreibungen, Vergewaltigung 383
Schuleschwänzen, Kinder/Jugendliche 460
Schulschwierigkeiten, Drogenabhängigkeit 297
Schutzverhalten, Angststörungen 362

Schwangerschaft
– psychische Störungen 556–557
– Psychopharmaka 557–558
Schweigeanteile, Gesprächsführung, therapeutische 36
Schweigepflicht 76–77
Schwermetalle, Vergiftungen 195
Schwindel
– Alkoholvergiftung 236
– Angststörungen 117, 361
– Anorexia nervosa 395
– durch Antidepressiva, trizyklische 69
– durch Carbamazepin 555
– Inhalanzienintoxikation 292
– Panikstörungen 118, 358
Schwingungsfähigkeit, emotionale, Trauerreaktion 388
Schwitzen
– Amphetaminvergiftung 210
– Belastungsreaktionen 119
– Erregungszustände 95
– Kokainintoxikation 280
– Opioidentzugssyndrom 265
– Panikstörungen 118
– Somatisierungsstörungen 372
Scopolamin, psychische Störungen, arzneimittelinduzierte 517
Seborrhö, Parkinsonoid 504
Sedativa 261, 275–279
– Antidepressiva, trizyklische 69
– Benzodiazepine 62
– Deliraulöser 484
– depressive Syndrome, agitierte 155
– Entzugssyndrom 277, 539
– Neuroleptika 73
– Opioidentzugssyndrom 266
– Polytoxikomanie 295
– schizophrenieähnliche Zustandsbilder 308
– Sedativa-/Hypnotika- bzw. Anxiolytikaintoxikation 276
– Vergiftungen 194, 275–277
– – Benzodiazepine, Kontraindikation 106
– Zustandsbilder, vital bedrohliche 262
seelische Krise 2–3
Sehen, verschwommenes
– Antidepressiva, trizyklische 69
– Halluzinose 287
– Inhalanzienintoxikation 292
Sehnenreflexe, Koma 184
Sehnsucht und Suche, Trauerarbeit 47
Selbstabwertung, Suizidalität 162
Selbstachtungsverlust, Vergewaltigung 383

Selbstbestrafung, depressive Syndrome 141
Selbstbild, Persönlichkeitsstörungen 426
Selbstgefährdung 25
– Alkoholdelir 242
– Demenz, Alter 489
– depressive Syndrome 157
– Einschätzung 25
– Erregtheit 90
– Gesprächsführung, therapeutische 31
– Notfalluntersuchung 17
Selbsthilfegruppen, Minderbegabte 453
Selbsthilfeorganisationen 5
Selbstkastration, Mann-zu-Frau-Transsexuelle 415
Selbstkontrolle, eingeschränkte, Gewalttätigkeit 101
Selbstmanipulation/-schädigung s. Automutilation
Selbsttötungsphantasien, Suizidalität, Alter 494
Selbstverletzungen s. Automutilation
Selbstvernachlässigung
– depressive Syndrome 142
– Schizophrenie 321
Selbstwertgefühl
– prämorbid stabiles, Depression 342
– übersteigertes, Manie 328
– vermindertes, affektive Störungen, Alter 491
– – depressive Syndrome 139
– – Differentialdiagnose 431
– – Sexualstörungen 414
Serotoninantagonisten, Serotoninsyndrom 514
Serotoninsyndrom 513–514
– Differentialdiagnose 510
Serotonin-Wiederaufnahmehemmer, selektive (SSRI) 66–67
– affektive Störungen, Minderbegabte 447
– und Anästhetika 552
– Angst 121
– Arzneimittelinteraktionen 351
– Belastungsreaktionen, posttraumatische 382
– Bradykardie 520
– Bulimia nervosa 402
– delirante Syndrome 350
– Depression 154, 347, 350
– depressive Syndrome 154
– Dialysepatienten 555
– Eigenschaften 69–70
– Erbrechen 527
– Kokainentzugssyndrom 282
– Kontrollen 351
– Krampfanfälle 351
– Krebserkrankung 565
– Nebenwirkungen 350

Sachverzeichnis

Serotonin-Wiederaufnahme-
hemmer, selektive (SSRI)
- Persönlichkeitsstörungen 434
-- emotional instabile 429
- Schlafstörungen 350, 547
- Schwangerschaft 558
- Serotoninsyndrom 514
- Übelkeit 527
- Zwangsstörungen 367
-- Kinder/Jugendliche 464
Sertindol, paranoid-halluzinatorisches Syndrom 312
Sertralin 69
Sevofluran und Antidepressiva, trizyklische 551
Sexualhormone, psychische Störungen, arzneimittelinduzierte 518
Sexualpräferenz, Störungen 415–418
Sexualstörungen 412–421
- Angst 113
- Antidepressiva 154
-- trizyklische 69
- arzneimittelinduzierte 531
- Depression 412
- Entspannungsphase 413
- Erregungsphase 413
- Lustappetenzphase 413
- Orgasmusphase 413
- Persönlichkeitsstörungen 420
- Plateauphase 413
- Schädigungen, iatrogene 320
- Suizidalität 412
- Therapie 419–420
- Tiefenpsychologie 420
- Vergewaltigung 384, 386
- Verhaltenstherapie 420
sexuelle Stimulation, Probleme 417
sexueller Mißbrauch
- s.a. Mißbrauch
- Befund, psychopathologischer 476
- Befunderhebung, Krisensituation 475
- Behandlungsfehler 477
- Intervention, akute 476
- Kinder/Jugendliche 474–477
- rechtliche Hinweise 477
- Untersuchung, gynäkologische 476
- Verhaltensregeln 475
- Vorschulalter 474
Simulation 576–577
Sinnestäuschungen
- dissoziative Störungen 369
- Kokainintoxikation 280
- Prüfung 23
Sinustachykardie
- Anticholinergika 520
- durch Antidepressiva, trizyklische 69
Sirupus Ipecacuanhae, Vergiftungen 201

Situationsanalyse, Krisenintervention 53
Situationsverkennung, Alkoholdelir 241
Skrupulantenwahn, Depression, psychotische 344
somatische Störungen
- Anorexia nervosa 397
- autonome 371–372
- Depression 343
- Differentialdiagnose 396, 574
- Kinder/Jugendliche 477–478
- Manie 332
- psychotische Störungen, Kinder/Jugendliche 465
Somatisierungsstörungen 371–372, 374
- Akuttherapie 374
- Antidepressiva 374
- autonome 372
- Befunderhebung 372
- Gesprächsführung, therapeutische 45
- hypochondrische 371
- Medikamentenmißbrauch 374
- Panikattacke 374
- Panikgedanken 373
- Psychotherapie 374
- Schmerzen 372
- Streß 375
- Suizidalität 371
- Symptomatik 372, 374
- Überlastung 375
- undifferenzierte 371
Somnambulie, Parasomnie 410
Somnolenz 184
- neuroleptisches Syndrom 509
Sopor 184
Sorgfaltspflicht 76
soziale Phobie 358
sozialer Rückzug s. Rückzug(stendenzen)
sozialpsychiatrische Dienste
- Aufgaben 9
- Krisenhilfe 6, 9
Sozialverhaltensstörungen
- Alkoholdemenz 255
- Anpassungsstörungen 386
Soziopathie 423
Spätdyskinesien
- athetoide/choreatiforme 506
- Haloperidol 524
- Neuroleptika 71, 505–506
Spannungszustände
- Benzodiazepine 62
- perioperative 549
Spastik, Benzodiazepine 62
speed 284
speed ball 279
Speichelfluß, Parkinsonoid 504
Spider naevi, Alkoholdelir 241–242
Spontanbewegungen, Schlafmittelvergiftungen 198

Sprache
- Äthanolvergiftung 209
- sexualisierte 474
- skandierende, Wernicke-Enzephalopathie 252
- verwaschene, Inhalanzienintoxikation 292
-- Sedativa-/Hypnotika- bzw. Anxiolytikaintoxikation 276
Sprachentwicklung, sexueller Mißbrauch 474
Sprachgebrauch, Intelligenzminderung 438
sprachliche Kommunikationsprobleme 579–580
Sprachstörungen, Wernicke-Korsakow-Syndrom 253
Sprachverarmung, Schizophrenie 303
Sprachverständnis, Intelligenzminderung 438
Sprachzerfall 23
Sprechanteile, Gesprächsführung, therapeutische 36
SSRI s. Serotonin-Wiederaufnahmehemmer, selektive
Standataxie, Wernicke-Enzephalopathie 252
Status
- cataplecticus 409–410
- epilepticus 228
-- Alkoholkrankheit 249
-- amnestisches Syndrom 222
-- Differentialdiagnose 510
-- Isoniazid 195
-- Strychnin 195
-- nonconvulsivus, Stupor 172
Stauungspapille, Delir, Alter 485
Stehlen
- Kinder/Jugendliche 460
- pathologisches 432–433
Stellungnahme, gutachterliche 87
Stereotypien
- s.a. Bewegungsstereotypien
- s.a. Haltungsstereotypien
- Dämmerzustände, dissoziative 368
- Erregungszustände, Minderbegabung 439
- Kokainintoxikation 280
- motorische 128
Steroide, Mißbrauchspotential 293
Stevens-Johnson-Syndrom 530
- durch Carbamazepin 336
Stillzeit, Psychopharmaka 559
Stimmen
- dialogische, Schizophrenie 303
- imperative, Psychose, akute 537
-- Suizidalität 28, 494

Stimmen
- kommentierende oder dialogisierende 134
- – Schizophrenie 303
- Psychosen, schizophrene 134, 302
Stimmenhören 444
- Schizophrenie 304
Stimmungsaufhellung, depressive Syndrome 153–154
Stimmungslabilität
- Gewalttätigkeit 101
- morgendliche, depressive Syndrome 140
- Sedativa-/Hypnotika- bzw. Anxiolytikaintoxikation 276
Stimmungslage
- aktuelle, Prüfung 21–22
- Beschreibung, verbale 22
Stimulanzien, Alkoholkrankheit 234
Stimulation, autoerotische, Asphyxie 417
Stoffwechselstörungen
- Alkoholdelir 241
- Depression 346
- diabetische, Bewußtseinsstörungen 186
Strabismus, Carbamazepinvergiftung 206
Strafverfolgung, Kinder/Jugendliche 461
Strangulation, kontrollierte, sexuelle Stimulation 417
Streitsucht, Kinder/Jugendliche 460
Streß
- Angststörungen 362
- Benzodiazepine 62
- Somatisierungsstörungen 375
Stridor, arzneimittelinduzierter 524
Strychnin, Status epilepticus 195
Stürze
- Antidepressiva, trizyklische 508
- Maprotilin 508
- Myoklonien 508
- Psychopharmaka 508
Stuhldrang, Panikstörungen 118
Stupor 22, 148, 171–176, 178–182
- Amitriptylin 181
- Antidepressiva, trizyklische 181
- artifizielle Störungen 172
- arzneimittelinduzierter 515
- Aufnahme, stationäre 182
- Belastungsreaktionen 377
- Benperidol 180
- Benzodiazepine 175, 179–180
- Beobachtung/Exploration 174
- Biperiden 175, 180

Stupor
- Cannabisvergiftung 210
- depressiver 141, 144, 178, 182, 344
- – Antidepressiva, Infusionstherapie 157
- – Kinder/Jugendliche 469
- Diagnostik 174
- Differentialdiagnose 175–176, 178
- dissoziativer 178, 368
- Doxepin 181
- drogeninduzierter 172
- Elektrokrampftherapie 181
- Ernährung, künstliche 178
- Flüssigkeitszufuhr, intravenöse 178
- Fremdanamnese 174–175
- Gesprächsführung, therapeutische 35, 182
- Grunderkrankungen 172, 175–178
- Haloperidol 180
- Inhalanzienintoxikation 292
- Interventionen, pharmakologische 175
- katatoner 177, 314
- Komplikationen, Therapie 179
- Lorazepam 123, 175, 179–180
- manisch-depressiver 174
- Medikamentenanamnese 175
- Mutismus 178
- Neuroleptika 180, 511
- paranoid-halluzinatorische Symptome 182
- Patientenumgang 173
- Pneumonie, hypostatische 173
- psychogener 176, 178
- psychoreaktiv bedingter 175
- Psychose, akute 537
- Realitätsverkennung, psychotische 173
- Schizophrenie 134, 174, 177, 303
- Sekundärkomplikationen 178
- Therapie 178–182
- Thrombembolien 173
- Untersuchungen 175
Subarachnoidalblutungen, Differentialdiagnose 253
Subduralhämatom, Delir 539
Substanzabhängigkeit
- Angst 117
- Bulimia nervosa 401
- depressive Syndrome 146–147
- HIV-Infektion 562
- Simulation 577
Substupor 171
Sucht(erkrankungen) 258
- Clomethiazol 221
- Depression 352

Sucht(erkrankungen)
- depressive Syndrome 146–147
- Differentialdiagnose 431
- Suizidalität 164, 168
Suggestibilität, Alkoholdelir 241
Suizid, frei verantwortlicher 200
Suizidalität 27–29, 159–170, 466–469, 540–541
- Absicht 162
- akute 28
- Alkoholabhängigkeit/-vergiftung 132, 160, 234, 237, 255
- Alter 493–494
- Amitriptylin 167
- Angst 114, 118, 122
- Anorexia nervosa 396
- Antidepressiva 167
- artifizielle Störungen 573
- arzneimittelinduzierte 515
- Arzt-Patient-Beziehung, paradoxe 27
- ausgeprägte 28
- Bagatellisierung 170, 541
- Befundnerhebung 160
- Belastungsreaktionen, posttraumatische 382
- Beurteilungskriterien 540
- Bulimia nervosa 401
- Demenz, Alter 489
- demonstrative 25
- Denkstörungen 167
- Depressionen 134, 141, 143, 151, 156, 164, 168, 326, 343, 345
- – Kinder/Jugendliche 470
- Dialysepatienten 554
- Diazepam 167
- Differentialdiagnose 428, 575
- Drogenabhängigkeit 160, 297
- Eigengefährdung 541
- Einteilung 160
- Ernsthaftigkeit 25
- – Einschätzung 160
- Fehleinschätzung 169
- Gedanken, gelegentliche 27
- Gesprächsführung, therapeutische 31, 49
- Halluzinationen 167
- Haloperidol 167
- HIV-Infektion 561, 563
- Indikatoren 162–163
- Inhaftierung 584
- Inhalanzienintoxikation 292
- Insomnie 407
- Intensivstation 549
- Interventionsstrategien 166–167
- Kinder/Jugendliche 459, 470
- – Aufnahme, stationäre 468
- – Behandlungsfehler 468
- – rechtliche Gesichtspunkte 468
- Kokainentzugssyndrom 282
- Krebserkrankung 565

Sachverzeichnis 623

Suizidalität
- Krisenintervention, pharmakologische 167
- – psychotherapeutische 166
- Lebensmüdigkeit 27
- Magersucht 160
- Medikamentenabhängigkeit 160
- Methoden 160–162
- – harte 494
- Minderjährige 468
- Motive und Bedeutungen 164
- Neuroleptika 167
- Notfallbehandlung 165–166
- Notfallkonsultationen, gehäufte 582
- Obdachlose 581
- Patientenumgang 168–170
- Perazin 167
- Persönlichkeitsstörungen 427, 431
- Prüfung 25
- psychische Störungen 160, 167–168
- Psychosen 167–168
- – akute 537
- Psychotherapie 28, 166
- Risikoeinschätzung 162–164
- Risikofaktoren 164, 540
- Schizophrenie 307, 320
- Sexualstörungen 412
- Simulation 576
- Somatisierungsstörungen 371
- Stimmen, imperative 28
- Stupor 173
- Suchterkrankungen 164, 168
- Symptomatik 159–160
- Tablettenintoxikation 163
- Therapie 165–169
- Todeswünsche, gelegentliche 27
- Tranquilizer 167
- Transsexualismus 415
- Trauerreaktion 388
- Vergiftungen 199
- Vorbereitungshandlungen 28
- Vorgehen, diagnostisches 161
- Wahn 167
Suizidarrangement 160
- Kinder/Jugendliche 467
Suizidgedanken, Nichtansprechen 169
Suizidideen 159–160
Sulfonamide, psychische Störungen, arzneimittelinduzierte 518
Sulfonylharnstoff, Blutzucker 196
Sulpirid
- Automutilation, Kinder/Jugendliche 471
- Psychosen, schizophrene, Minderbegabung 445
survivor guilt, Belastungsreaktionen, posttraumatische 382

Suxamethonium und MAO-Hemmer 552
Symptome, Erzeugen oder Vortäuschen, absichtliches 135
Symptomfixierung, Minderbegabte 450
Synapsen 59
- chemische 60
synaptischer Spalt 60
Syndrom der inadäquaten ADH-Sekretion (SIADH), arzneimittelinduziertes 529
Systemerkrankungen, depressive Syndrome 145

T

Tablettenintoxikation, Suizidalität 163
Tachykardie
- Alkoholkrankheit 237
- Amphetaminvergiftung 209
- Angst 113
- Anticholinergika 520
- Belastungsreaktionen 119
- Erregungszustände 95
- Kokainvergiftung 211
- MAO-Hemmervergiftung 205
- durch Neuroleptika 106
- Panikstörungen 118
- Schlafmittelvergiftungen 199
Tachypnoe
- Amphetaminvergiftung 209
- Erregungszustände 94
Tagesmüdigkeit/-schläfrigkeit 405
- Benzodiazepine 62–63
- Hypersomnie 409
- Narkolepsie 409
Talk(ing) down
- Aggression 49
- PCP-Intoxikation 290
Tamoxifen, psychische Störungen, arzneimittelinduzierte 518
Taubheitsgefühle, Somatisierungsstörungen 372
TCA s. Antidepressiva, trizyklische
Teleangiektasien, Alkoholdelir 241
Temperatursteigerung, Opioidentzugssyndrom 265
Temporallappenepilepsie, schizophrenieähnliche Zustandsbilder 308
Termination, Krisenintervention 53
Testierfähigkeit 79
Tetanie, Bulimia nervosa 403
Tetanus
- Benzodiazepine 62
- Opioidintoxikation 263
Tetrachlorkohlenstoff, Transaminasen 196

THC (Delta-9-Tetrahydrocannabinol) 271–272
- psychische Störungen 274
Theophyllin(vergiftung)
- Carbo medicinalis 202
- Hämoperfusion 202
- psychische Störungen, arzneimittelinduzierte 518
Therapie, Ermessensspielraum 76
Thiamin(mangel)
- amnestisches Syndrom 222
- Opioidentzugssyndrom 268
- Wernicke-Enzephalopathie 251
Thiaziddiuretika, Lithiumvergiftung 208
Thioridazin
- Delir, medikamenteninduziertes 501
- Kammertachykardie 520
- Neuroleptikavergiftung 208
- Schizophrenie, Alter 495
- Torsade de pointes 520
Thioxantene
- Bewußtseinsstörungen 192
- Delir, medikamenteninduziertes 501
Thorax, Engegefühle, depressive Syndrome 141
Thrombembolie, Stupor 173
Thrombozytopenie 525
Tiaprid
- neuroleptisches Syndrom 509
- Spätdyskinesien 506
Tics, Somatisierungsstörungen 373
Tiefenpsychologie, Sexualstörungen 420
t_{max}-Angaben, Medikamente 57
Todesangst, Herzsensationen 46
Todeswünsche
- Suizidalität 27
- – Alter 492
Torsade de pointes
- Neuroleptikavergiftung 208
- Schrittmacher-Overdrive-Stimulation 520
- Trizyklikavergiftung 204
Torticollis
- Frühdyskinesien, neuroleptikainduzierte 503
- Neuroleptikavergiftung 208
Tracheostomie, Schlafapnoesyndrom 410
Tränenfluß, Opioidentzugssyndrom 265
Trance, Dämmerzustände, dissoziative 368
Tranquilizer
- Angstzustände 435
- depressive Syndrome 146
- Opioidentzugssyndrom 266
- Persönlichkeitsstörungen 429, 431

Tranquilizer
- Suizidalität 167

Transaminasen(erhöhung)
- Amatoxin 196
- arzneimittelinduzierte 527
- Chloralhydratvergiftung 206
- Knollenblätterpilzgift 196
- Paracetamol 196
- Tetrachlorkohlenstoff 196

Transsexualismus 414
- cross-dressing 414
- Suizidalität 415

Transvestitismus 416

Tranylcypromin
- und Anästhetika 552
- Angstzustände 435
- Parasomnie 411
- Serotoninsyndrom 514
- Vergiftung 204–205

Trauerarbeit 47
- Abschluß 48
- Gefühle, Annahme 47
- Phasen 47
- Reorganisation 47
- Sehnsucht und Suche 47
- Trennungsängste 48
- Verlustängste 48
- Verzweiflung 47
- Zeiträume, unangemessen lange 48

Trauerreaktion 387–390
- Belastungsreaktionen 376
- Depression 149, 389–390
- nicht gelebte 47
- normale, Akuttherapie 389
- pathologische 388–389
- – Alkoholabusus 388
- – Medikamentenabusus 388
- Phasen 387
- Reorganisation 388
- Suizidalität 388
- Unwiederbringlichkeit 388

Traurigkeit, Prüfung 22

Trazodon
- Begleitwirkung, sedierende 492
- Demenz, Alter 490
- Depression 348
- Dysfunktion, erektile 528
- Hypotonie, orthostatische 350
- Priapismus 350, 528

Tremor
- Alkoholdelir/-entzugssyndrom 241–242, 247
- Angststörungen 359
- Delir 538
- – Alter 485
- Dialysepatienten 554
- Erregungszustände 95
- Halluzinose, halluzinogeninduzierte 287
- Inhalanzienintoxikation 292
- Kokainintoxikation 280
- Lithiumvergiftung 207, 334
- MAO-Hemmervergiftung 205

Tremor
- neuroleptisches Syndrom 509
- Opioidentzugssyndrom 265
- Panikattacken 358
- Panikstörungen 118
- Parkinson-Erkrankung/Parkinsonoid 230, 504
- Sedativa-/Hypnotika- bzw. Anxiolytikaentzugssyndrome 277
- Somatisierungsstörungen 372

Trennungsangst(störung)
- Behandlungsfehler 464
- Depression 339
- Kinder/Jugendliche 462–464
- Leitsymptome 463
- Persönlichkeitsstörungen 430
- Trauerarbeit 48
- Verhaltensregeln 463

Trichotillomanie 432–433

Trifluoperazin 72

Trihexyphenidyl, psychische Störungen, arzneimittelinduzierte 517

Trijodthyronin, Depression 347

Trimipramin
- Begleitwirkung, sedierende 492
- Belastungsreaktionen 379
- Insomnie 408
- Partnerschaftskonflikte 392
- Schlafstörungen 155, 546

Trismus
- Frühdyskinesien, neuroleptikainduzierte 503
- neuroleptisches Syndrom 509

Trisomie 21, affektive Störungen, Minderbegabung 447

Trizyklika s. Antidepressiva, tribzw. tetrazyklische

Tuberkulose, depressive Syndrome 145

Tumoren
- extrakranielle, Differentialdiagnose 278
- intrakranielle, Differentialdiagnose 278

Tumorexstirpation, Persönlichkeitsveränderungen, organische 224

Tyrannisieren, Kinder/Jugendliche 460

U

Übelkeit
- Angst 113
- Carbamazepin 527
- Lithium 527
- Panikstörungen 118
- Serotonin-Wiederaufnahmehemmer 527

Überaktivität/-erregbarkeit
- Alkoholdelir 240

Überaktivität/-erregbarkeit
- Belastungsreaktionen 119, 377
- Delir 216
- Kokainvergiftung 211

Überlastung, Somatisierungsstörungen 375

Umgang, zwischenmenschlicher, Respektierung, fehlende 20

Ungehorsam, Kinder/Jugendliche 473

Unruhe s. motorische Störungen/Unruhe

Unterbringung
- Abteilung, geschlossene 79–83
- Aufnahme, fürsorgliche 81–83
- Betreuungsgesetz 80, 82
- Betreuungsrecht 82
- geschlossene, Kinder/Jugendliche 83
- Kriterien 80
- Maßnahmen 82
- psychiatrische Klinik 79–83
- Vorgehen, praktisches 81–83
- zivilrechtliche mit Freiheitsentziehung 82

Unterbringungsgesetz 80
- Notfalluntersuchung 17
- Psychosen, akute 138

Urämie
- depressive Syndrome 145
- Manie 332

Urapidil
- Amphetaminvergiftung 210
- hypertensive Krise 522
- MAO-Hemmervergiftung 205

Urogenitaltrakt, Störungen, Arzneimittelwirkungen, unerwünschte 528

Urolagnie 416

Uroporphyrinogen-I-Synthetase, Porphyrie, akute, intermittierende 232

Urteilsfähigkeit/-vermögen
- Alkoholdemenz 255
- Amphetaminintoxikation 284
- Halluzinose, halluzinogeninduzierte 287
- Kokainintoxikation 280
- Notfallpsychiatrie 18
- Sedativa-/Hypnotika- bzw. Anxiolytikaintoxikation 276

V

Vaginismus 413

Valproat/Valproinsäure
- affektive Störungen, Minderbegabung 446
- Demenz, Alter 490
- hepatotoxische Reaktionen 527
- Manie 337

Sachverzeichnis

Valproat/Valproinsäure
- Nebenwirkungen 337
- Pankreatitis 531
- Postpartumphase 560
- psychische Störungen, arzneimittelinduzierte 517
- Schwangerschaft 558
- Vergiftung 202

Vaskulitis, zerebrale, Angst 116

Vasodilatanzien, Mißbrauchspotential 293

vegetative Dysregulation/Störungen 24
- Alkoholdelir 240–241
- Alkoholkrankheit 247, 250
- Angststörungen 359
- Antidepressiva, trizyklische 349
- Belastungsreaktionen 377
- Depression 343
- durch MAO-Hemmer 552
- Parkinson-Erkrankung/Parkinsonoid 504
- Vermeidungsverhalten 112

Venlafaxin
- Blutdrucksteigerungen, unerwünschte 522
- Depression 348
- Schwangerschaft 558

Verätzungszeichen, Minderbegabte 441

Verarmungswahn 141

Verbrauchskoagulopathie, MAO-Hemmervergiftung 205

Vereinsamung, Drogenabhängigkeit 297

Verfolgungsideen/-wahn 322
- Alkoholkrankheit 250
- Amphetaminabhängigkeit 285
- Halluzinose, halluzinogeninduzierte 287
- Schizophrenie 304

Vergewaltigung
- Akuttherapie 385
- Befunderhebung, medizinische 385
- Belastungsreaktionen 383–386
- forensische Aspekte 385
- Informationen, Einholen 384
- Reaktionen, seelische 384
- Schwangerschaft 556

Vergiftungen 194–212
- Abgrenzung 22
- akute, rechtliche Probleme 199–200
- akzidentielle, Meldepflicht 200
- Alkohol 236–239
- Amphetamine 209, 284
- Antidepressiva 195, 203–204
- Antidottherapie 203
- Antiemetika 201
- Anxiolytika 275–277
- Atmung 197

Vergiftungen
- Barbiturate 195
- Benzodiazepine 195, 205–206, 276–277
- Beta-Rezeptorenblocker 195
- Bewußtseinsstörungen 186, 189, 195
- Bromcarbamide 201
- Cannabis 210, 273
- Carbamazepin 195, 201, 206
- Carbo medicinalis 201
- Chinidin/Chinin 195
- Chloralhydrat 206–207
- Chloroquin 195
- depressive Syndrome 144
- Diagnostik 195–197
- Differentialdiagnose 278, 433
- Digitalis 195
- Diphenhydramin 195
- Diurese 202
- Dünnschichtchromatographie 196
- Erbrechen, induziertes 201
- Erkrankungen, körperliche, Maskierung 51
- Erregungszustände 102, 536
- Ethylenglykol 195
- FPIA 196
- Fremdanamnese 196
- Gesprächsführung, therapeutische 50–51
- Giftanalytik 196
- Giftentfernung aus dem primären Giftweg 200–202
- Hämodialyse/-perfusion 202
- Harnalkalisierung 202
- Harnverhaltung 204
- High-Pressure-Liquid-Chromatography (HPLC) 196
- Hypnotika 275–277
- Inhalanzien 292
- Kalziumantagonisten 195
- Katatonie, Differentialdiagnose 316
- Knollenblätterpilze 195
- Kohlenwasserstoffe 195
- Kokain 211, 280–282
- Krämpfe 197
- Kreislaufinsuffizienz 197–199
- Laugen 195
- Lidocain 195
- Lithium 334
- Lithiumsalze 207
- LSD 211
- Magenspülung 201
- Methadonsubstitution 270
- Methanol 195
- Minderbegabte 441
- Natriumsulfat 201
- Neuroleptika 195, 208
- Notfallkonsultationen, gehäufte 583
- Opiate 194, 211–212
- Paracetamol 195
- Paraquat 195

Vergiftungen
- Physostigmin 204
- Pilze 195
- Plasmapherese 202
- Polytoxikomanie 295
- Psychopharmaka 203
- psychotrope Substanzen 209
- QRS-Komplex 204
- Reizgase 195
- RIA 196
- Säuren 195
- Salicylate 195
- Schlafmittel 194
- Schock 197–199
- Schwermetalle 195
- Sedativa 194, 275–277
- Sirupus Ipecacuanhae 201
- Sofortmaßnahmen 197
- Suizidalität 199–201

Vergiftungswahn, Erbrechen, selbstinduziertes 404

Verhalten 20

Verhaltensauffälligkeiten
- grobe 20
- Sedativa-/Hypnotika- bzw. Anxiolytikaintoxikation 276

Verhaltensregeln
- sexueller Mißbrauch 475
- Trennungsangststörung 463

Verhaltensstörungen 422–436
- dissoziative Störungen 367
- Erregungszustände 96
- Kinder/Jugendliche 460
- organische 215
- Porphyrie, akute, intermittierende 232
- psychotrope Substanzen 97–98, 260

Verhaltenstherapie
- Angststörungen 363
- Depression 354
- Gewohnheiten, abnorme 433
- Impulskontrollstörungen 433
- Minderbegabung 451–452
- Sexualstörungen 420

Verhandlungsfähigkeit 86

Verhangenheit 185

Verlangsamung
- Gesprächsführung, therapeutische 35
- Somnolenz 184

Verleugnung
- Anorexia nervosa 395
- Gesprächsführung, therapeutische 46

Verlustängste, Trauerarbeit 48

Verlustsituation, Erbrechen, selbstinduziertes 404

Vermeidungsverhalten
- Angststörungen 362
- habituelles, Angststörungen 363
- vegetative Reaktionen 112
- Vergewaltigung 384
- Zwangsstörungen, Kinder/Jugendliche 464

Vernehmungsfähigkeit 86
Vernichtungsgefühle, Angststörungen 361
Verstörtsein, schockartiges, Vergewaltigung 384
Verstopfung s. Obstipation
Versündigungswahn, Depression, psychotische 344
Verwahrlosung, Drogenabhängigkeit 297
Verwirrtheit 185
– Amphetaminvergiftung 209
– arzneimittelinduzierte 517–518
– Blutungen, zerebrale 21
– depressive Syndrome 144
– Designer-Drogen 287
– Halluzinose 287
– Schädel-Hirn-Trauma 227
– Wernicke-Enzephalopathie 251
Verzagtheit, Depression 339
Verzweiflung
– Belastungsreaktionen 119
– depressive Episoden 134
– Trauerarbeit 47
vestibuläre Störungen, Angst 116
vicarious hope, Krisenintervention 53
Vigilanzminderung
– Amphetaminintoxikation 284
– arzneimittelinduzierte 515
– Belastungsreaktionen 377
– Bewußtseinsstörungen 190
– Hyponatriämie 529
– Stupor 176
Vigilanzsteigerung, Kokainintoxikation 280
Viloxazin, Depression 348
Vinblastin/Vincristin, psychische Störungen, arzneimittelinduzierte 518
Vitamin B_1
– Alkoholdemenz 255
– Krampfanfälle, Alkoholkrankheit 250
– Wernicke-Enzephalopathie 251
Vitamin-B_{12}-Mangel
– Manie 332
– schizophrenieähnliche Zustandsbilder 308
– Wernicke-Enzephalopathie 252
Vitaminmangel
– depressive Syndrome 145
– Psychosen 133
Vorbeireden 22
Vorfeldeinrichtungen
– Hilfeangebote, organisierte, nicht-professionelle 6
– Notfall- und Krisenhilfe 4–6
– Notfallpsychiatrie 4–6
– psychosoziale 5

Vorhofflimmern, Anticholinergika 520
Vorschulalter
– Mißhandlungen, körperliche 474
– sexueller Mißbrauch 474
Voyeurismus 416

W

Wahn/wahnhafte Störungen 126–127, 322–323
– Alkoholvergiftung 237
– Amphetaminabhängigkeit 285–286
– Bewußtseinsstörungen 190
– cannabisinduzierte 274
– Delir(ium), postoperatives 550
– – tremens 132
– depressive Syndrome 141, 147, 344
– Fremdgefährdung 29
– Gesprächsführung, therapeutische 35
– Halluzinogene 223, 288
– hypochondrischer 141, 322
– – Depression, psychotische 344
– Kokainabhängigkeit 283
– nihilistischer 141
– organische 215
– PCP-induzierte 291
– Psychosen, akute 126–127, 537
– – Kinder/Jugendliche 331, 465
– – schizophrene 134, 302
– Schizophrenie 134
– – hebephrene 319
– Suizidalität 167, 540
– Symptome 23
– THC-induzierte 274
Wahnideen
– s.a. Beziehungsideen/-wahn
– Delir 538
– depressive Störungen, Kinder/Jugendliche 469
Wahrnehmungsstörungen
– Alkoholvergiftung 236
– Halluzinogene 288
– Halluzinose, halluzinogeninduzierte 287
– Prüfung 23
– Psychosen, schizophrene 302
– psychotische Störungen, Kinder/Jugendliche 465
Waschzwang, Vergewaltigung 384
Wasserintoxikation
– Magenspülung 201
– Schizophrenie 321
Weglaufen, Kinder/Jugendliche 460

Wernicke-Enzephalopathie 132
– Akuttherapie 252
– Alkoholkrankheit 251–252
– Thiaminmangel 251
– Vitamin B_1 251–252
Wernicke-Korsakow-Syndrom 253
– Alkoholdelir 241
– amnestisches Syndrom 222
– Differentialdiagnose 278
Wertlosigkeit(sgefühl)
– Depression 342
– – psychotische 344
Wertungen, Vermeidung, Zuhören, aktives 39
Wilson-Syndrom
– Angst 116
– depressive Syndrome 145
– Differentialdiagnose 254
– Manie 332
– schizophrenieähnliche Zustandsbilder 308
Wochenbett
– Psychopharmaka 557–558
– Psychosen 559
– Schizophrenie 559
Wut(ausbrüche)
– Erregtheit 90
– Kinder/Jugendliche 460
– Persönlichkeitsstörungen, paranoide 423

Y

Yen-Schlaf, Opioidentzugssyndrom 265

Z

Zähneknirschen, Somatisierungsstörungen 373
Zahnradphänomen, Lithiumvergiftung 207
Zeitgitterstörungen, Prüfung 21
zerebrale Erkrankungen 214
– Erregungszustände 94, 96–97
zerebraler Insult, Differentialdiagnose 278
zerebrovaskuläre Erkrankungen, Delir, Alter 483
Zerfahrenheit, Schizophrenie 303
Zeugnis 87
– ärztliches 87
Zidovudin, psychische Störungen, arzneimittelinduzierte 518
Zieldefinition, Krisenintervention 53
Zittern s. Tremor
ZNS-Infektionen, Differentialdiagnose 278
Zolpidem
– Schlafstörungen 156, 516